7AA0-9B40-F428-F92F

W0273907

Ihr Zugang zum Elsevier-Portal!
Mit Ihrer persönlichen PIN-Nummer haben Sie entsprechend den Angaben auf der Buchrückseite:

- mindestens 3 Monate kostenlosen Online-Zugriff auf den Buchinhalt
- mindestens 12 Monate kostenlosen Online-Zugriff auf die Abbildungen
- ggf. Zugriff auf exklusive Zusatzinhalte

Bitte beachten Sie, dass das Buch nicht mehr zurückgegeben werden kann, sobald die PIN-Nummer einmal eingegeben wurde. Weitere Informationen finden Sie im Hilfebereich unter www.elsevier.de/service.

Ihr Zugang zum Online-Angebot für dieses Buch auf www.elsevier.de:
1. Sie finden oben Ihre individuelle PIN-Nummer.
2. Gehen Sie im Internet auf www.elsevier.de, dort können Sie sich registrieren.
3. Schalten Sie anschließend mit der PIN-Nummer das Online-Angebot frei.
4. Der Zugang zu den Online-Inhalten zum Buch wird ab Eingabe der zugehörigen PIN-Nummer nach Maßgabe der Nutzungsbedingungen gewährt. Alle Informationen und Nutzungsbedingungen können bei der Registrierung eingesehen werden. Um Zugang zum Elsevier-Online-Angebot zu erhalten, müssen Sie den Nutzungsbedingungen zustimmen.

Wichtige Hinweise:
Zugang zu allen Online-Inhalten und -Materialien erhält der Käufer ausschließlich für den eigenen, privaten Gebrauch. Nutzung durch Bibliotheken, Institute und Lehreinrichtungen ist nicht erlaubt. Der Zugang darf nicht gemeinsam genutzt, verkauft oder anderweitig weitergegeben werden. Bitte beachten Sie, dass der Austausch von Passwörtern nicht gestattet ist. Bei Missbrauch wird der Zugang sofort und ohne weitere Ankündigung gesperrt. Das Angebot ist freibleibend.

Kalg

Chinesische Arzneipflanzen

Andreas Kalg

Chinesische Arzneipflanzen

Wesensmerkmale und klinische Anwendung

ELSEVIER
URBAN & FISCHER

URBAN & FISCHER München

Zuschriften und Kritik an:
Elsevier GmbH, Urban & Fischer Verlag, Lektorat Komplementäre und Integrative Medizin, Hackerbrücke 6, 80335 München

Wichtiger Hinweis für den Benutzer

Die Erkenntnisse in der Medizin unterliegen einem laufenden Wandel durch Forschung und klinische Erfahrungen. Der Autor dieses Werkes hat große Sorgfalt darauf verwendet, dass die in diesem Werk gemachten therapeutischen Angaben dem derzeitigen Wissensstand entsprechen. Das entbindet den Nutzer dieses Werkes aber nicht von der Verpflichtung, anhand anderer Werke zu diesem Thema zu überprüfen, ob die dort gemachten Angaben von denen in diesem Buch abweichen und seine Verordnung in eigener Verantwortung zu treffen.

Bibliografische Information der Deutschen Nationalbibliothek
Die Deutsche Nationalbibliothek verzeichnet diese Publikation in der Deutschen Nationalbibliografie; detaillierte bibliografische Daten sind im Internet über http://dnb.d-nb.de abrufbar.

1. Auflage 2009

Der Urban & Fischer Verlag ist ein Imprint der Elsevier GmbH.

09 10 11 12 13 5 4 3 2 1

Planung und Lektorat: Christl Kiener, München
Projektmanagement und Lektorat: Sonja Frankl, München
Herstellung: Rainald Schwarz, München; Antje Arnold, München
Satz: abavo GmbH, Buchloe; TnQ, Chennai
Druck und Bindung: Printer Trento, Trento/Italien
Fotos: Andreas Kalg
Alle mit * gekennzeichneten Fotos: Complemedis AG Schweiz – Chinesische Arzneimittel von höchster Qualität – Seit 20 Jahren im Dienste der Chinesischen Heilkunst www.complemedis.ch
Umschlaggestaltung: SpieszDesign, Neu-Ulm
Titelfotografie: Mit freundlicher Genehmigung von Complemedis AG

ISBN 978-3-437-57510-5

Aktuelle Informationen finden Sie im Internet unter **www.elsevier.de** und **www.elsevier.com**

Gewidmet meinen Kindern Sebastian und Clara,
die zwar noch zu klein sind, um dieses Buch zu lesen,
die jedoch nicht zu klein sind,
um sich an der Schönheit von Pflanzen zu erfreuen.

Danksagung

Ich danke allen Freunden, Familienmitgliedern und Kollegen, die mich während der Arbeit an diesem Buch unterstützt und begleitet haben.

Mein ganz besonderer Dank gilt meiner Berliner Kollegin und Freundin Ina Horn, die mich anfangs ermutigt hat, die Kräutergeschichten, von denen ich ihr erzählt hatte, in Buchform herauszugeben und die mich auch während des Schreibens mit weitsichtigen Ratschlägen begleitet hat. Anastasia Horn möchte ich herzlich für die Unterstützung bei der Vorbereitung der englischen Ausgabe dieses Buches danken. Für die wertvollen Anregungen, produktiven Gespräche und kritischen Bemerkungen zu Teilen meines Manuskripts möchte ich mich bei Markus Goeke sowie bei meinem Lehrer und Freund Volker Scheid bedanken. Mein Unterricht bei Volker war prägend für mich und was ich von ihm gelernt habe, spiegelt sich gewiss auch in diesem Buch wider.

Außerdem möchte ich meinen Lehrern in Taipei danken, bei denen ich viele Dinge über chinesische Arzneimittel gelernt habe, die man kaum in Büchern finden kann. Dies ist zum einen der chinesische Arzt und Apotheker Gao Wenxiang, der mir nicht nur Wissen über chinesische Kräuter und Rezepturen vermittelte, sondern mich auch an seiner in einem langen und bewegten Leben in Festlandchina, Korea und Taiwan gewonnen Lebensweisheit teilhaben ließ, die vor allem von aufrichtig praktiziertem Buddhismus geprägt war. Zum anderen sind dies der chinesische Apotheker Li Liangqiang und seine Frau Cai Lingshu, die gemeinsam die Chong-Sheng-Apotheke in Taipei City betreiben. Sie zeigten und erklärten mir unzählige chinesische Arzneimittel und ließen mich auch Fotos all ihrer arzneilichen Substanzen machen.

Mein Dank gilt auch meinen Lehrern von der Zhejiang Chinese Medical University in Hangzhou. Namentlich möchte ich Xu Xiaodong, Lian Jianwei, He Saiping, Ni Shimei, Yu Xinwei, Zhang Limei und nicht zuletzt Wu Boping danken, deren immenses Wissen über die Anwendung chinesischer Arzneimittel auch direkt in dieses Buch mit eingeflossen ist. Prof. Wu Boping danke ich auch für die Zeit, die er sich genommen hat, einen Teil meines englischen Manuskripts zu lesen und ein Geleitwort für dieses Buch zu schreiben. Unter meinen Kommilitonen an der Zhejiang Chinese Medical University in Hangzhou war mir der Austausch mit meinem Freund Greg Livingston aus den USA besonders wichtig und wertvoll. Auch danke ich Greg dafür, dass er für mich in letzter Minute Fotos von Kräutern gemacht hat, die mir in meiner Fotodatenbank noch fehlten. Für ihre Unterstützung in Hangzhou möchte ich auch meinen Schweizer Kommilitonen und Freunden Carine und Stephan Biner danken. In Bezug auf die Abbildungen möchte ich vor allem auch der Schweizer Firma Complemedis meinen Dank aussprechen, die mir eine große Auswahl ihrer qualitativ hochwertigen Fotos für dieses Buch zur Verfügung gestellt hat. Weiterhin möchte ich mich bei der Apothekerin Micaela Werner von der Nord-Apotheke in Düsseldorf dafür bedanken, dass sie mir Muster von chinesischen Kräutern und auch ihre eigenen Kräuterfotos zur Verfügung gestellt hat. Auch die Ärztin Dr. Cornelia Dunckel, mit der ich das Vergnügen hatte, ein Semester lang gemeinsam in Hangzhou zu studieren, hat mir ihre wunderschönen Fotos aus China zur Verfügung gestellt, darunter auch einige Pflanzenfotos. Dr. Axel Wiebrecht vom Centrum für Therapiesicherheit in der Chinesischen Arzneitherapie (CTCA) in Berlin danke ich für seine Beratung in Fragen der Arzneimittelsicherheit und Toxikologie. Bedanken möchte ich mich auch beim Elsevier-Verlag, namentlich bei Frau Sonja Frankl und Frau Christl Kiener, für die gute, effiziente und stets freundliche Zusammenarbeit.

Nicht zuletzt möchte ich meiner Familie danken, meiner Frau Peggy, meinen Schwiegereltern Judy Lee und Peter Yang sowie meinem Vater Bernd Kalg. Hätten sie mir nicht durch die Betreuung unserer Kinder Freiraum zum Arbeiten geschaffen, wäre dieses Buch gewiss nie fertig geworden.

Geleitwort von Professor Wu Boping

《本草传说》序言 20世纪80年代，WHO作为初级医疗保健手段向全世界推广针灸疗法起，中国传统医学，以针灸为契机，二十多年来，在全球迅速传播。目前，西方许多国家成立了中医学院，不仅仅学习针灸，进一步学习中药和方剂。

中华民族应用中药的历史十分悠久，可以说，自从中华大地上有了人，中药也伴随而生。因此，至少已经有三、四千年，最早记载中药的书籍《神农本草经》也有一、二千年。经过几千年的长期积累，中药的数量愈来愈多、中药的应用经验愈来愈丰富，中药品种从《神农本草经》记载的365种，到1977年出版的《中药大辞典》6008种，到1999年出版的《中华本草》8980种。当然，临床中医师常用的中药没有这么多。因人而异，一般在400-600种，有经验的老中医，可能用到800-1000种。

如何记忆数百种中药？包括命名、性味、归经、功能、炮制、禁忌、用量、毒性等等，对不懂得中文的西方学生，尤其困难。因此常常发生错误。我在美国、欧洲教中医学生时，往往把拼音相近的中药搞错，如“大蓟”误为“大戟”，“辛夷”误为“细辛”，险些攘成事故。不但因为名称混淆发生差错，并且数百味中药，靠死记硬背，十分枯燥难记。

ANDREAS KALG书写的这本《本草传说》，从解释中药的中文名称着手，讲述这味中药的传说故事，然后谈到它的性味功能和临床应用，使人读之十分生动有趣，不忍释手，当然令读者记忆深刻而善于应用。本书不但有益于初学者，而且取材严谨，每节文后记载了参考资料，便于读者进一步探讨研究。

中国中医科学院 教授 吴伯平 识
2008年10月

Übersetzung des Geleitwortes

Seit die WHO in den 80er Jahren des 20sten Jahrhunderts die Akupunktur als Methode zur Behandlung von Erkrankungen und zur Erhaltung der Gesundheit weltweit empfohlen hat, breitet sich die traditionelle chinesische Medizin in rasender Geschwindigkeit um die Erdkugel aus. Inzwischen gibt es in vielen westlichen Ländern bereits Schulen, Institute und Universitäten, an denen die Studenten nicht nur Akupunktur, sondern auch chinesische Arzneimittelkunde und Rezepturenlehre erlernen.

Das chinesische Volk verwendet schon seit unergründlichen Zeiten chinesische Arzneimittel. Man könnte sagen, seit auf dem großen chinesischen Festland Menschen leben, sind dort auch chinesische Kräuter in Gebrauch – also seit mindestens drei bis viertausend Jahren. Das frühste Werk über chinesische Arzneimittel, die *Materia Medica des Göttlichen Landmannes*, entstand vor über 2000 Jahren. Im Laufe der Jahrtausende hat sich die Anzahl der medizinisch verwendeten chinesischen Kräuter vervielfacht und auch die bei der Anwendung dieser Arzneimittel gesammelte Erfahrung ist stetig gewachsen. In der *Materia Medica des Göttlichen Landmannes* wurden 365 Arzneimittel beschrieben, in der 1977er Ausgabe des *Großen Wörterbuchs der Chinesischen Materia Medica (Zhong Yao Da Ci Dian)* bereits 6008 und in der 1999 erschienenen *Materia Medica Chinas (Zhong Hua Ben Cao)* ganze 8980 Arzneimittel. Doch verwenden chinesische Ärzte bei ihrer täglichen klinischen Arbeit natürlich nicht so viele Substanzen. Üblicherweise verwenden Ärzte in China 400 bis 600 Arzneimittel, alte erfahrene Ärzte vielleicht 800 bis 1000.

Wie soll man sich nun Hunderte von chinesischen Arzneimitteln merken, wobei man sich Namen, Geschmack, Temperaturverhalten, Leitbahnbezug, Wirkungen, Aufbereitungsarten, Kontraindikationen, Dosierung, Toxizität usw. einprägen muss? Dies ist für die der chinesischen Sprache nicht kundigen Studenten im Westen mit besonderen Schwierigkeiten verbunden. Aus der Verwechslung von Kräutern mit ähnlichen Namen resultieren nicht selten Fehler. Als ich in den USA und in Europa Studenten der chinesischen Medizin unterrichtete, hatte ich selbst auch große Mühe, in der *Pinyin*-Umschrift ähnlich oder gleich erscheinende Drogen wie Magnoliae Flos *(Xin yi)* und Asari Herba *(Xi xin)* oder Cirsii japonici Herba sive Radix *(Da ji)* und Knoxiae / Euphorbiae Radix *(Da ji)* auseinander zu halten. Schlimmstenfalls können derartige Verwechslungen zu schweren Zwischenfällen führen. Außerdem ist das sture Auswendiglernen von einigen hundert chinesischen Arzneimitteln auch eine äußerst trockene Angelegenheit. Ohne mit den chinesischen Namen der Kräuter etwas verbinden zu können, lassen sie sich nur sehr schwer memorieren.

An dieser Stelle setzt das Buch *Chinesische Arzneipflanzen – Wesensmerkmale und klinische Anwendung* von Andreas Kalg an. Mit der Erklärung der Namen der chinesischen Arzneimittel beginnend, setzt er seine Beschreibungen mit Legenden und Geschichten zu den Kräutern fort, um dann Geschmack, Temperaturverhalten, Wirkungen sowie alle anderen Eigenschaften und die klinische Anwendung detailliert zu erläutern. Mit diesen plastischen und höchst lebendigen Erläuterungen bekommt der Leser Material an die Hand, das er nicht mehr missen möchte. Auf diese Weise wird der Leser sich die übermittelten Fakten tief und unvergesslich einprägen, wodurch er dieses Wissen später in der Praxis parat haben wird. Dieses Buch nützt nicht nur Studenten zu Beginn ihrer Ausbildung in chinesischer Arzneimittelkunde. Auch für Fortgeschrittene stellt dieses sorgfältig ausgewählte Material eine Bereicherung dar und die zahlreichen Verweise auf Quellentexte am Ende des Buches bieten darüber hinaus auch interessante Themen für weitergehende Forschung.

Professor Wu Boping, China Academy of Chinese Medical Sciences
Oktober 2008

Vorwort

Die Intention dieses Buch ist es, anhand von Legenden, Geschichten, historischen Falldarstellungen, klassischen Zitaten sowie von Namen und Signaturen der Kräuter ihr Wesen und ihre Wirkungen zu beschreiben. Es soll vor allem Studierenden der chinesischen Arzneimitteltherapie einen leichteren Einstieg in die chinesische *Materia Medica* gestatten. Auch wird es demjenigen, der sich schon seit einiger Zeit damit beschäftigt, einen tieferen Einblick in dieses Gebiet und somit auch ein tieferes Verständnis der Zusammenhänge von Namen, Signaturen oder Geschmacksqualitäten und der Wirkungen der Kräuter gewähren. Dieses Buch soll breites Hintergrundwissen auf eine unterhaltsame Weise vermitteln. Es versteht sich einerseits als Lernhilfe, andererseits als unterhaltsame Zusatzlektüre zur *Materia Medica*. Denn für diejenigen, die chinesische Medizin studieren ohne Chinesisch zu können – und das dürfte der überwiegende Teil der Studierenden und Praktizierenden sein – sind die Namen der chinesischen Kräuter in *Pinyin*-Umschrift nur eine Aneinanderreihung von Buchstaben, die einfach keinen Sinn ergibt. Daher sind sie auch relativ schwer memorierbar. Viele Schüler benutzen daher bevorzugt die pharmazeutischen Bezeichnungen der chinesischen Arzneimittel. Diese sind zwar auch nicht gerade leicht zu memorieren, doch sind sie dem deutschen Sprachgebrauch noch eher verwandt als die chinesischen Namen. Aber was sagen uns die lateinischen Namen über die Natur der Kräuter, die sie bezeichnen? – Nichts. Abgesehen von einigen Kräutern, die auch in der antiken griechischen oder römischen Medizin gebraucht und entsprechend ihrer Wirkung benannt worden sind, wie beispielsweise Sanguisorba oder Tussilago, geben uns die lateinischen oder griechischen Namen, die ihren Ursprung zumeist in der botanischen Klassifizierung haben, kaum einen Hinweis auf die Eigenschaften oder Anwendungsgebiete eines Krautes. Im Chinesischen hingegen haben die Namen der Kräuter in jedem Fall eine Bedeutung, die entweder mit der Wirkung des Krautes oder mit seiner Form, seiner Farbe, seinem Geschmack, seiner Herkunft oder mit anderen Kriterien in Zusammenhang steht. Um viele Heilkräuter ranken sich auch Sagen und Legenden. Bei meinen Recherchen in chinesischer Original- und Sekundärliteratur bin ich in den letzten Jahren auf eine Vielzahl von interessanten Geschichten, Legenden und anderen aussagekräftigen Texten zu chinesischen Heilkräutern gestoßen. Unter diesen vielen Texten habe ich jene ausgewählt, übersetzt und kommentiert, die meiner Ansicht nach ein besonders tiefes Verständnis des Wesens der chinesischen Heilkräuter erlauben. Ausgewählt habe ich vor allem diejenigen Legenden, die einen direkten Bezug zur medizinischen Anwendung der jeweiligen Pflanze haben. Denn in erster Linie verstehe ich dieses Buch als das eines sinologisch bewanderten Mediziners für andere Mediziner, gleichgültig ob Arzt oder Heilpraktiker. Auch medizinisch interessierten Laien, die eine Leidenschaft für Heilkräuter haben, wird dieses Buch viele neue Einsichten vermitteln.

Chinesische Kräuter haben viele Dichter in der langen chinesischen Geschichte zu unzähligen Gedichten und Geschichten angeregt. Viele Sagen dürften jedoch im Volk entstanden sein und lassen sich nicht namentlich auf einen Dichter zurückführen. Der Natur einer Legende entsprechend, beruhen diese volkstümlichen Erzählungen selbstverständlich nicht in jedem Falle auf wahren Begebenheiten. Um manche Kräuter ranken sich sogar mehrere verschiedene Legenden. Viele dieser Legenden erscheinen ziemlich realitätsfern und unglaubwürdig. Die wenigsten dieser Geschichten werden sich tatsächlich derart zugetragen haben. Manche werden über einen wahren Kern verfügen, die meisten allerdings dürften vollständig der Phantasie entsprungen sein. Man kann sie als Ausdruck der kreativen Phantasie des chinesischen Volkes verstehen und auch als Ausdruck des uns Menschen eigenen Bedürfnisses nach Erklärungen. Warum heißt dieses Kraut so, mag ein Kind seine Mutter gefragt haben, wenn sie es ihm als Suppe gekocht zu trinken gab. Und dann wird sich die Mutter eine kleine Geschichte ausgedacht haben, die sie ihrem Kind erzählt hat. Das Kind wiederum wird diese Geschichte seinen Freunden und später seinen eigenen Kindern erzählt haben. So entstanden vermutlich in verschiedenen Regionen Chinas unterschiedliche Geschichten zu den Kräutern – gewissermaßen nachträglich. Doch müssen die Kräuter irgendwann auch zum ersten Mal einen Namen bekommen haben. Diese Namensgebung reicht jedoch weit in die lange Geschichte Chinas zurück und bleibt mitunter unergründlich. In vielen Fällen jedoch erfolgte die Namensgebung klar nachvollziehbar nach Kriterien wie Farbe oder Form des Krautes oder auch nach seiner Wirkung. Diese Prinzipien der Namensgebung sollen in diesem Buch erläutert und an vielen Beispielen illustriert werden. Denn so, wie das gerade erwähnte Kind, das seine Mutter fragt, warum denn ein Kraut so und nicht anders heißt, wird sich auch mancher Student der chinesischen Medizin im Westen fragen: Was hat dieser Name zu bedeuten? Und in der Tat erschließt sich uns über das Verständnis der Namen und Beinamen der chinesischen Kräuter ein tieferes Verständnis seiner Wirkungen und Anwendungsmöglichkeiten.

Oft stehen die Namen der Kräuter auch in engem Zusammenhang mit ihren Signaturen, also mit ihren äußerlich sichtbaren Merkmalen, die oft das Wesen einer Pflanze widerspiegeln. Die Signaturen einer Pflanze erlauben sehr oft, wenn auch nicht immer, einen Hinweis auf die Wirkung des aus ihr gewonnenen Arzneimittels. Die chinesische Kräutermedizin ist keine reine Signaturenmedizin. Doch die Signaturen der Pflanzen waren wohl nicht selten Anlass für die alten Kräuterärzte, ein Mittel bei bestimmten Erkrankungen anzuwenden. Es scheint sehr wahrscheinlich, dass in frühen Zeiten Heilkräuter nach diesen Kriterien gezielt ausgesucht worden sind. Zum Beispiel mag sich jemand überlegt haben, dass Fledermäuse nachts gut „sehen“ können. Also sollten sie dem Menschen gegen Nachtblindheit helfen können. Und so unternahm man wohl verschiedene Versuche, unterschiedliche Teile der Fledermäuse und ihrer Umgebung als Heilmittel auszuprobieren. Derartiges Denken erscheint naiv, gar primitiv, doch hat man auf diese Weise viele noch heute angewandte, effektive Heilkräuter entdeckt. In unserem Beispiel war es schließlich das Exkrement der Fledermäuse, Faeces Vespertilionis *(Ye ming sha)*, das sich im Laufe der Zeit nach gewiss vielen Anwendungen verschiedener Teile der Fledermäuse als besonders wirksam gegen Nachtblindheit herausgestellt hat. Und es gibt die Pflanze, die über Verdickungen der Stängel verfügt, die an das Knie eines Rindes erinnern. Man nannte sie entsprechend Ochsenknie *(Niu xi)* und wendete sie zur Behandlung von Kniebeschwerden des Menschen an – mit Erfolg. Derartige Beispiele sollen in diesem Buch ausführlich erörtert werden. So aufschlussreich die Signaturen einer Pflanze häufig auch sind – sie erklären bei Weitem nicht in allen Fällen die Wirksamkeit eines Krautes. Sie mögen oft Ausgangspunkt der Anwendung eines Krautes gewesen sein, doch sind sie nicht über längere Zeit hinweg stur als Paradigma der chinesischen Kräutermedizin verwendet worden. Das entscheidende an der chinesischen Arzneimitteltherapie, und das, was sie so unschätzbar wertvoll macht, ist der über Jahrhunderte und Jahrtausende angesammelte Erfahrungsschatz. Für die Anwendung vieler Kräuter als Arzneimittel gibt es eine über zweitausendjährige belegte Geschichte. Die praktische Anwendung dürfte über diesen schriftlich dokumentierten Zeitraum weit hinausgehen. In dieser langen Zeit sind viele Kräuter bei verschiedensten Beschwerden verwendet worden, zum Teil vielleicht zufällig, zum größeren Teil jedoch gezielt über Anhaltspunkte, welche die Pflanzen äußerlich sichtbar darboten. So wurden rote Pflanzen bei Erkrankungen angewendet, die man dem Blut zuschrieb und weiße Pflanzen bei Qi-Erkrankungen. Auch entsprechend der Theorie der Fünf Wandlungsphasen wurden rote Pflanzen bei Herz-Erkrankungen, gelbe bei Milz-Erkrankungen, weiße bei Lungen-Erkrankungen, schwarze bei Nieren-Erkrankungen und grüne bei Leber-Erkrankungen angewendet. Dies kann man als die Ursprünge einer systematischen Medizin ansehen. Doch blieb die chinesische Medizin nicht in diesen Kinderschuhen stecken. Die über derartige Kriterien gesuchten und gefundenen Arzneimittel wurden der klinischen Austestung unterzogen, die offenbar nicht nur streng, sondern auch sehr feinfühlig war.

Der legendäre „Göttliche Landmann“, Shennong, gilt als der Begründer der chinesischen Kräutermedizin. Er soll seinerzeit der Legende nach höchstpersönlich alle ihm zur Verfügung stehenden Kräuter gekostet und auf ihre Wirkungen hin beurteilt haben. Dies betont, dass die chinesische Kräutermedizin ihrem Wesen nach eine auf Empirie beruhende Wissenschaft ist. Schließlich hat sich die heute gebräuchliche chinesische Kräutermedizin aus diesen beiden Ansätzen, der Auswahl nach äußerlich sichtbaren Merkmalen und aus der Empirie heraus entwickelt.

Ein Charakteristikum der chinesischen Kultur ist zwar eine relative Konstanz über sehr große Zeiträume hinweg, wobei Schriften der Altmeister bis in die Moderne hinein anerkannt und hoch geschätzt werden. Im Falle der Kräutermedizin sind dies Werke wie der *Innere Klassiker des Gelben Kaisers (Huang Di Nei Jing)*, die *Materia Medica des Göttlichen Landmannes (Shennong Bencao Jing)*, die *Enzyklopädie der Materia Medica (Bencao Gangmu)* etc. Doch wurden die in klassischen Werken aufgezeichneten Charakteristika und Wirkungen der einzelnen Kräuter immer wieder von Generationen von Ärzten einer kritischen Prüfung unterzogen. Dies gilt natürlich nicht für alle Ärzte. Es gab Ärzte, die sich blind an die Angaben aus den frühen Klassikern gehalten haben; aber es gab auch immer wieder herausragende Ärzte, wie z.B. Tao Hongjing, Zhang Yuansu, Li Dongyuan, Li Shizhen, Zhang Jingyue, Yu Chang, Chen Shiduo, Zhang Xichun usw., die die Angaben aus jenen frühen Quellen einer kritischen Prüfung unterzogen haben und Kräuter nach ihren eigenen Erfahrungen neu beschrieben haben. So wurde das ursprünglich vor allem an Signaturen und Zuordnungsprinzipien gemäß der Theorie der Fünf Wandlungsphasen orientierte System der Kräutermedizin immer mehr durch die gesammelten Erfahrungen korrigiert und erweitert. Die den Kräutern zugeschriebenen Wirkungen, die Resultat dieses akkumulierten empirischen Wissens sind, sollen in diesem Buch ausführlich beschrieben werden, um dem Leser ein umfassendes Bild ihrer heutigen Anwendungsbereiche zu geben.

Ein anderer hauptsächlicher Fokus dieses Buches liegt auf der ursprünglichen Wahrnehmung und Einschätzung der Arzneipflanzen. Ich möchte dem Leser die Gelegenheit bieten, die Entwicklung, die die chinesische Arzneimitteltherapie von ihren Ursprüngen bis heute durchgemacht hat, nachzuvollziehen. Dies ist allerdings nur in etwas holprigen Schritten anhand einiger Eckdaten möglich, da eine vollständige Darstellung der Anwendungsgeschichte eines jeden Krautes mehrere Bände füllen würde. In diesem einführenden Buch, das vorerst auf einen Band begrenzt bleiben soll und auch den Anspruch hat, medizinhistorisches und medizinethnologisches Wissen in einer unterhaltsamen und kurzweiligen Weise zu vermitteln, ist für allzu ausführliche Erörterungen kaum Platz. Dieses Buch möchte den Leser in die Welt der kreativen Phantasie des chinesischen Volkes hineinführen und ausgehend von Legenden, Geschichten, historischen Falldarstellungen sowie von Namen und Signaturen der Kräuter ihr Wesen und ihre Wirkungen beschreiben.

Anmerkungen zur Terminologie

Häufig ist von „Kraut" oder „Kräutern" und von „Kräuterheilkunde" die Rede. Dabei bin ich mir natürlich dessen bewusst, dass nicht alle Arzneimittel der chinesischen *Materia Medica* pflanzlichen Ursprungs sind. Und auch nicht alle pflanzlichen Drogen sind ein Kraut (herba) im pharmazeutischen Sinne. Doch scheint mir in der Verwendung von Heilkräutern der Ursprung der Art von Medizin zu liegen, um die es in diesem Buch geht. „Gegen jedes Leiden ist ein Kraut gewachsen", sagen wir auch im Deutschen. Und mit diesem „Kraut" meint man Mittel, die zur Gesundung führen im Allgemeinen. Alternativ verwende ich auch die Wörter „Mittel", „Arzneimittel", „Droge" oder „Substanz". Damit beziehe ich mich zum Teil auf Arzneimittel nicht pflanzlichen Ursprungs, zum Teil hat dies auch nur stilistische Gründe. Streng genommen wäre der Begriff „Arzneimittel" die korrekteste Bezeichnung für die verschiedenen Arten von arzneilichen Substanzen. Doch erscheint es mir sprachlich etwas ärmlich, immer nur ein und dasselbe Wort zu benutzen. Weiterhin habe ich mich im Sprachgebrauch den chinesischen Autoren angepasst, die von einem Kraut sagen, dass es die jeweils aufgeführten Erkrankungen oder Beschwerden behandle. Nach deutschem Sprachgebrauch ist es eigentlich der Arzt oder Therapeut, der behandelt, nicht das Arzneimittel. Doch schätze ich die chinesische Kürze und Prägnanz in dieser Hinsicht und habe auf die längeren und komplizierteren deutschen Satzkonstrukte verzichtet, obwohl mir bewusst ist, dass dies nicht ganz korrekt ist. Ich hoffe, die Leser werden meine Bemühungen um Kürze und Klarheit anerkennen und über diese Schwächen hinwegsehen.

Oft verwende ich im Abschnitt über ein jeweiliges Kraut seinen Namen in *Pinyin*, also der chinesischromanischen Lautumschrift, da mir der pharmazeutische Name oft zu lang und somit störend erscheint. Ich hoffe, der Leser wird sich daran gewöhnen können. Die ständige Wiederholung der chinesischen Namen hat im Übrigen auch einen didaktischen Effekt. Wem die chinesischen Namen zu Beginn der Lektüre noch unvertraut sind, dem werden sie nach der Lektüre in Fleisch und Blut übergegangen sein. Dies ist besonders nützlich, wenn man in China oder anderswo bei chinesischen Lehrern lernt, denen die lateinischen pharmazeutischen Bezeichnungen wiederum ein Buch mit sieben Siegeln sind. Online findet der Leser auch einen ➤ Aussprache-Guide für diese Lautumschrift.

Häufig ist es aus stilistischen Gründen auch erforderlich, das jeweilige Mittel durch ein Personalpronomen zu ersetzen. Dies ist im Deutschen unproblematisch; für Wurzel oder Frucht nimmt man „sie", für Kraut „es" usw. Doch wenn ich nur den Namen in *Pinyin* benutze, verwende ich grundsätzlich das neutrale „es" als Pronomen, auch wenn es sich um Wurzeln oder Früchte handelt. Dieses „es" steht hierbei für *das* Arzneimittel oder *das* Kraut.

Im Text wird der Leser zu Beginn jedes Abschnitts auch die Namen der chinesischen Arzneimittel in chinesischen Schriftzeichen betrachten können. Um die ursprüngliche Schönheit und auch den originären Sinngehalt eines jeden Schriftzeichens voll zum Ausdruck zu bringen, habe ich die unverkürzten Standardschriftzeichen verwendet, wie sie heute noch in Hongkong und Taiwan verwendet werden. In den Fällen, in denen sich die modernen, in der Volksrepublik China benutzten Kurzzeichen von den Standardschriftzeichen unterscheiden, habe ich diese in Klammern mit angegeben.

Sämtliche in diesem Buch zitierten chinesischen Textstellen beruhen ausschließlich auf meiner eigenen Übersetzung aus dem Chinesischen. Was die deutsche Terminologie der Begriffe der chinesischen Medizin angeht, so verwende ich meine eigene, im Laufe der vergangenen Jahre ausgearbeiteten Nomenklatur. Da es hierbei möglicherweise zu Diskrepanzen zu den von anderen Autoren und Übersetzern verwendeten Begriffen kommt, habe ich im ➤ Anhang des Buches ein kleines ➤ Glossar aufgestellt, in welchem der Leser die wichtigsten in diesem Buch verwendeten Begriffe finden kann. Natürlich war es hierbei nicht möglich, absolut jeden verwendeten Begriff ins Glossar zu übernehmen. Dies würde den Rahmen eines Anhangglossars sprengen. Bei der Begriffsfindung bin ich immer um eine möglichst genaue Übertragung des ursprünglichen chinesischen Begriffs bemüht. Diese Übertragung ist nicht immer einfach und mitunter bieten sich auch mehrere Übersetzungsmöglichkeiten an. Daher verwenden verschiene Autoren zum Teil unterschiedliche Begriffe. Hinzu kommt, dass die meisten deutschsprachigen TCM-Bücher Übersetzungen aus dem Englischen sind und somit keinen direkten Bezug zu den ursprünglichen chinesischen Begriffen besitzen. So mag der Leser bei mir hin und wieder auf etwas ungewohnte Begriffe stoßen. Ich bitte den Leser daher um Verständnis und darum, meine Bemühungen um wirklich treffende und korrekte Begriffe anzuerkennen. Bei der Erstellung der deutschen Terminologie der Chinesischen Medizin habe ich mich sowohl an chinesischsprachigen wie auch an englischsprachigen Werken orientiert. Im Westen hat Nigel Wiseman eine achtbare Nomenklatur aufgestellt. Sein *Glossary of Chinese Medical Terms* und sein *Practial Dictionary of Chinese Medicine* dienten mir immer auch als Referenzwerke. Doch nicht jeden seiner Begriffe finde ich sehr glücklich gewählt. Das Verständnis des westlichen Lesers wird meiner Ansicht nach eher durch die von Dan Bensky für Publikationen bei *Eastland Press* erstellte Nomenklatur gefördert, welche bisher allerdings nicht in Buchform als Nachschlagewerk veröffentlicht wurde. Im Rahmen eines Buchprojektes für *Eastland Press* zusammen mit Volker Scheid hatte mir der Verlag seine Nomenklatur zur Verfügung gestellt. Der Einfluss dieser englischen Terminologie auf meine deutsche ist sicher nicht gering. Inzwischen ist dieses Glossar auch auf der Website von *Eastland Press* online einsehbar: http://www.eastlandpress.com/resources/

Doch schließlich habe ich jeden einzelnen chinesischen Terminus unter genauer Analyse seiner chinesischen Implikationen und unter Berücksichtigung bereits bestehender englischer und deutscher Übertragungen selbst aus dem Chinesischen ins Deutsche übertragen.

Die pharmazeutischen Bezeichnungen der chinesischen Drogen habe ich aus Dan Benskys aktueller *Materia Medica* übernommen. Die in der überarbeiteten Ausgabe dieses Werkes von 2004 benutzte, teils neue Nomenklatur ist ebenfalls auf der Website von *Eastland Press* online einsehbar: http://www.eastlandpress.com/resources/

Die deutschen Namen der chinesischen Drogen habe ich zum Teil nach meinem eigenen Kenntnisstand ausgewählt, mich zum Teil aber auch an der Arzneimittelliste in *Pinyin*, Latein und Deutsch des Kollegen Gerd Wiesemann auf seiner hervorragenden Website http://www.tcm-germany.de/ (Arzneimittelliste unter: http://www.tcm-germany.de/Fachbeitraege/Arzneimittel_Pinienumschrift.html) orientiert. Bei der Übersetzung der klassischen chinesischen Buchtitel war mir die vom amerikanischen Verlag *Eastland Press* auf dessen Website http://www.eastlandpress.com/resources/ zur Verfügung gestellte Liste der chinesischen Buchtitel http://www.eastlandpress.com/upload/_pdf_20050308154244_2/EPBiblioforWeb2005.pdf eine unschätzbare Hilfe. Ebenso hilfreich war die ausgezeichnete chinesischsprachige Website von *windrug.com*. Auf ihrer Seite http://www.windrug.com/pic/30/11/75/002.htm fand ich eine sehr detaillierte Darstellung der meisten chinesischen Pharmakopöen. Diese beiden Webseiten, wie auch Angaben aus anderen Büchern meiner Bibliographie, boten mir die Grundlage zur Erstellung der deutschsprachigen Liste der ➤chinesischen Arzneiklassiker, die der Leser online findet. Innerhalb des Textes verwende ich ausschließlich die deutschen Namen der chinesischen Klassiker. Wer sich für den chinesischen Namen, den Autor und das Erscheinungsjahr interessiert, sei auf die online gestellte Liste verwiesen.

Die Namen der berühmten chinesischen Ärzte und Autoren, die ich in diesem Buch häufig zitiere und erwähne, gebe ich im Text in vereinfachtem *Pinyin*, also ohne Angabe der Betonung, wieder, also z.B. Li Dongyuan. Wer genauere Angaben zu jenen Persönlichkeiten nachschlagen möchte, kann dies gern online tun. Dort findet der Leser eine Liste berühmter Ärzte, die auch ihre Beinamen und Lebenszeiten umfasst. Denn eine Schwierigkeit beim Lesen chinesischer Quellen besteht darin, dass berühmte Persönlichkeiten nicht nur einen Namen, sondern im Allgemeinen drei oder sogar vier verschiedene Namen führten oder zugeschrieben bekamen. Den westlichen Leser, dem dies völlig unvertraut ist, mag das sehr verwirren. Um diese Verwirrung abzumildern, habe ich mir die nicht geringe Mühe gemacht, alle Namen und Beinamen der in diesem Buch erwähnten Ärzte aufzulisten. Damit dürfte ein im deutschen Sprachraum meines Wissens noch nicht existentes Nachschlagewerk entstanden sein.

Dieses Buch ist in erster Linie eine Darstellung der Eigenschaften, Wirkungen und Anwendungsbereiche einzelner chinesischer Arzneimittel. Sie soll das Wissen des Lesers über diese Mittel erweitern und durch unterhaltsames historisches und zeitgenössisches Material, das in herkömmlichen Monographiensammlungen nicht zu finden ist, ergänzen. Die Kenntnis der Wesensmerkmale stellt die Grundlage des Studiums der chinesischen Arzneimitteltherapie dar. Doch ist die chinesische Arzneimitteltherapie in ihrer klinischen Anwendung eine Therapie der Kombinationen von verschiedenen arzneilichen Substanzen. In diesem Buch kann nur marginal auf die Rezepturenlehre eingegangen werden. An geeigneten Stellen werden einige typische Kombinationen aufgeführt und hin und wieder werden auch einige klassische Rezepturen namentlich erwähnt. Doch ist dieses Buch keine Einführung in die komplexe Kunst der Zusammenstellung einer Rezeptur. Der Leser sei also auf andere Werke verwiesen. Gebräuchliche Kombinationen findet der Leser beispielsweise in der *Materia Medica* von Dan Bensky et al. Rezepturen kann der Leser in *Formulas and Strategies* von Dan Bensky et al. oder in anderen Rezepturensammlungen nachschlagen.

Anmerkungen zur Übersetzung von Originaltexten

Bei der Übersetzung von Zitaten aus klassischen Texten der chinesischen Medizinliteratur kommt man oft nicht umhin, einige Wörter zu ergänzen, um einen verständlichen deutschen Satz zu bilden. Dies liegt zum Teil in der Andersartigkeit der Grammatik der beiden Sprachen begründet, zum Teil auch in der Eigenart der klassischen chinesischen Schriftsprache. Diese ist durch einen sehr kompakten, ja geradezu komprimierten Stil gekennzeichnet, bei dem ein Schriftzeichen einen großen Bedeutungsraum besitzen kann. Dabei ergeben sich mitunter verschiedene Interpretationsmöglichkeiten. Im Allgemeinen legt der Kontext eine bestimmte Deutung nahe. Doch mitunter bietet auch der Kontext keine zwingende Lösung an, so dass man als Übersetzer selbst festlegen muss, was der Autor gemeint haben mag. Dies ist ein Grund für unterschiedliche Übertragungen klassischer Texte durch verschiedene Übersetzer. Um eine größere Transparenz zu gestatten, hat es sich unter anspruchsvollen Übersetzern etabliert, die nicht explizit im Originaltext enthaltenen Wörter in eckigen Klammern zu ergänzen. Dies ist also der Teil, den der Übersetzer nach bestem Wissen und Gewissen selbst hinzugefügt hat, um einen verständlichen und sinnvollen Satz zu schreiben. Dies kann beispielsweise so aussehen:

„*[Huang qi]* ... supplementiert durch [sexuelle] Überlastung bedingte Leere beim Mann." Bei diesem Zitat aus den *Verschiedenen Aufzeichnungen Berühmter Ärzte* wird der Name des betreffenden Arzneimittels nur in der Überschrift genannt. Im Text wird es dann nicht mehr namentlich erwähnt, da der Leser bereits weiß, um welches Mittel es sich handelt. Bei einem kurzen Auszug wie diesem muss man den Namen des Arzneimittels natürlich hinzuschreiben. Außerdem legen die verwendeten Schriftzeichen und der Kontext in diesem Fall nahe, dass die genannte „Überlastung" aus einer langfristigen sexuellen Überaktivität resultiert. Da Worte wie „sexuell" seinerzeit als unschicklich empfunden wurden, kann man nur aus dem Kontext und aus vergleichbaren Textstellen in anderen Werken schließen, dass mit „Überlastung" hier eine sexuelle Überlastung gemeint ist. Doch bleibt dies bei aller Folgerichtigkeit doch nur Interpretation und somit Spekulation. Deswegen wird das entsprechende Wort in eckigen Klammern wiedergegeben.

Zur „politischen Korrektheit": In diesem Buch verwende ich durchgehend die maskuline Form „der Leser". Dies verstehe ich entsprechend der althergebrachten deutschen Sprachgewohnheit als neutralen Begriff, der selbstverständlich weibliche Leser mit anspricht. Neumodische Versuche wie „der/die LeserIn" mag ich aus Gründen der Sprachästhetik einfach nicht. Auch hierfür bitte ich um Nachsicht.

Taipei, Sommer 2005
Andreas Kalg

Inhaltsverzeichnis

A . . . 1

1 Die Natur und die Geschmacksqualitäten der Chinesischen Kräuter . . . 3
1.1 Yin und Yang . . . 3
1.2 Die vier Temperaturmerkmale: kalt, heiß, warm und kühl . . . 3
1.3 Die fünf Geschmacksqualitäten: süß, sauer, salzig, scharf und bitter . . . 5
1.3.1 Süß . . . 6
1.3.2 Scharf . . . 6
1.3.3 Salzig . . . 7
1.3.4 Sauer . . . 7
1.3.5 Bitter . . . 7
1.4 Das Aufsteigen, Absteigen, Schweben und Sinken . . . 9
1.5 Der Leitbahnbezug . . . 11
1.6 Die Signaturen . . . 11

2 Die Einteilung der Arzneimittel in verschiedenen klassischen Pharmakopöen . . . 19
2.1 Arzneimittel in der *Materia Medica des Göttlichen Landmannes* . . . *19*
2.2 Arzneimittel in der *Enzyklopädie der Materia Medica* des Li Shizhen . . . 20
2.3 Arzneimittel in *Die Quintessenz der Materia Medica* von Wang Ang . . . 21

B . . . 23

3 Namensgebung nach der Form und dem Erscheinungsbild . . . 25
3.1 *Wŭ Jiā Pí* 五加皮 Acanthopanacis Cortex . . . 25
3.2 *Mù Guā* 木瓜 Chaenomelis Fructus . . . 28
3.3 *Jú Huā* 菊花 Chrysanthemi Flos . . . 31
3.4 *Guì Zhī* 桂枝 Cinnamomi Ramulus . . . 35
3.5 *Fó Shŏu* 佛手 Citri sarcodactylis Fructus . . . 38
3.6 *Shān Zhū Yú* 山茱萸 Corni Fructus . . . 41
3.7 *Shí Hú* 石斛 Dendrobii Herba . . . 43
3.8 *Zhī Zĭ* 梔子 (栀子) Gardeniae Fructus, Gardeniae Semen . . . 47
3.9 *Tiān Má* 天麻 Gastrodiae Rhizoma . . . 49
3.10 *Rén Shēn* 人參 (人参) Ginseng Radix . . . 54
3.10.1 *Dăng Shēn* 黨參 (党参) Codonopsis Radix . . . 65
3.11 *Shí Liú Pí* 石榴皮 Granati Pericarpium . . . 68
3.12 *Dà Zăo* 大棗 (大枣) Jujubae Fructus . . . 71
3.13 *Biăn Dòu* 扁豆 Lablab Semen album . . . 74
3.14 *Băi Hé* 百合 Lilii Bulbus . . . 78
3.15 *Jīn Yín Huā* 金銀花 (金银花) Lonicerae Flos . . . 83
3.16 *Rĕn Dōng Téng* 忍冬藤 Lonicerae Caulis . . . 86
3.17 *Gŏu Qĭ Zĭ* 枸杞子 Lycii Fructus . . . 87
3.18 *Dì Gŭ Pí* 地骨皮 Lycii Cortex . . . 91
3.19 *Jīn Qián Căo* 金錢草 (金钱草) Lysimachiae Herba . . . 94
3.20 *Sān Qī* 三七 Notoginseng Radix . . . 97
3.21 *Chē Qián* 車前 (车前) Plantaginis Herba et Semen . . . 101
3.21.1 *Chē Qián Zĭ* 車前子 (车前子) Plantaginis Semen . . . 102

3.21.2 *Chē Qián Cǎo* 車前草 (车前草) Plantaginis Herba ... 106
3.22 *Bái Tóu Wēng* 白頭翁 (白头翁) Pulsatillae Radix ... 107
3.23 *Gōu Téng* 鉤藤 (钩藤) Uncariae Ramulus cum Uncis ... 110
3.24 *Huā Jiāo* 花椒 Zanthoxyli Pericarpium ... 113

4 Namensgebung nach der Farbe ... 119
4.1 *Hóng Huā* 紅花 (红花) Carthami Flos ... 120
4.2 *Shān Zhā* 山楂 Crataegi Fructus ... 122
4.3 *Mǔ Dān Pí* 牡丹皮 Moutan Cortex ... 126
4.4 *Zǐ Wǎn* 紫菀 Asteris Radix ... 133
4.5 *Zǐ Huā Dì Dīng* 紫花地丁 Violae Herba ... 137
4.6 *Huáng Qí* 黄耆 (黄芪) Astragali Radix ... 140
4.7 *Huáng Jīng* 黄精 Polygonati Rhizoma ... 146
4.8 *Huáng Lián* 黄連 (黄连) Coptidis Rhizoma ... 151
4.9 *Dà Huáng* 大黄 Rhei Radix et Rhizoma ... 156
4.10 *Huáng Qín* 黄芩 Scutellariae Radix ... 160
4.11 *Wū Méi* 烏梅 (乌梅) Mume Fructus ... 164
4.12 *Bái Jí* 白及 Bletillae Rhizoma ... 169
4.13 *Qīng Hāo* 青蒿 Artemisiae Annuae Herba ... 173

5 Namensgebung nach dem Geschmack ... 179
5.1 *Xì Xīn* 細辛 (细辛) Asari Radix ... 179
5.2 *Má Huáng* 麻黄 Ephedrae Herba ... 182
5.3 *Gān Cǎo* 甘草 Glycyrrhizae Radix ... 187
5.4 *Xīn Yí Huā* 辛夷花 Magnoliae Flos ... 191
5.5 *Wǔ Wèi Zǐ* 五味子 Schisandrae Fructus ... 194

6 Namensgebung nach dem Geruch ... 199
6.1 *Mù Xiāng* 木香 Aucklandiae Radix ... 199
6.2 *Dīng Xiāng* 丁香 Caryophylli Flos ... 201
6.3 *Xiāng Fù* 香附 Cyperi Rhizoma ... 203
6.4 *Yú Xīng Cǎo* 魚腥草 (鱼腥草) Houttuyniae Herba ... 207

7 Namensgebung nach der Wirkung ... 211
7.1 *Hé Huān* 合歡 (合欢) Albiziae Cortex, Albiziae Flos ... 211
7.2 *Dāng Guī* 當歸 (当归) Angelicae sinensis Radix ... 213
7.3 *Jué Míng Zǐ* 決明子 (决明子) Cassiae Semen ... 220
7.4 *Qiàn Shí* 芡實 (芡实) Euryales Semen ... 225
7.5 *Qiān Nián Jiàn* 千年健 Homalomenae Rhizoma ... 229
7.6 *Yì Mǔ Cǎo* 益母草 Leonuri Herba ... 230
7.6.1 *Chōng Wèi Zǐ* 茺蔚子 Leonuri Semen ... 234
7.7 *Lù Lù Tōng* 路路通 Fructus Liquidambaris ... 235
7.8 *Yuǎn Zhì* 遠志 (远志) Polygalae Radix ... 236
7.9 *Wáng Bù Liú Xíng* 王不留行 Vaccariae Semen ... 240
7.10 *Shēng Jiāng* 生薑 (生姜) Zingiberis Rhizoma recens ... 242

8 Namensgebung nach dem Anbaugebiet ... 247
8.1 *Wú Zhū Yú* 吳茱萸 (吴茱萸) Evodiae Fructus ... 248

9 Namensgebung nach der ausländischen Herkunft 251
9.1 *Hú Táo Rén* 胡桃仁 Juglandis Semen 251
9.2 *Xī Yáng Shēn* 西洋參 (西洋参) Panacis Quinquefolii Radix 255
9.3 *Hú Jiāo* 胡椒 Piperis Nigri Fructus . . 257

10 Namensgebung nach Tieren . . . 261
10.1 *Niú Xī* 牛膝 Achyranthis Bidentatae Radix, Cyathulae Radix 261
10.2 *Niú Bàng Zǐ* 牛蒡子 Arctii Fructus 266
10.3 *Shé Chuáng Zǐ* 蛇床子 Cnidii Fructus 267
10.4 *Tù Sī Zǐ* 菟絲子 (菟丝子) Cuscutae Semen 270
10.5 *Mǎ Chǐ Xiàn* 馬齒莧 (马齿苋) Portulacae Herba 273

11 Die Unsterblichkeitskräuter 277
11.1 *Wēi Líng Xiān* 威靈仙 (威灵仙) Clematidis Radix 277
11.2 *Xiān Máo* 仙茅 Curculiginis Rhizoma 280

12 Die phallischen Kräuter 283
12.1 *Ròu Cōng Róng* 肉蓯蓉 (肉苁蓉) Cistanches Herba 283
12.2 *Suǒ Yáng* 鎖陽 (锁阳) Cynomorii Herba 286

13 Namensgebung nach den Jahreszeiten 289
13.1 *Kuǎn Dōng Huā* 款冬花 Farfarae Flos 289
13.2 *Bàn Xià* 半夏 Pinelliae Rhizoma 294
13.3 *Xià Kū Cǎo* 夏枯草 Prunellae Spica 299

14 Namensgebung nach Personen . . 305
14.1 *Chái Hú* 柴胡 Bupleuri Radix 305
14.2 *Xú Cháng Qīng* 徐長卿 Cynanchi paniculati Radix 309
14.3 *Mǎ bó* 馬勃 (马勃) Lasiosphaera/Calvatia 314
14.4 *Qiān Niú Zǐ* 牽牛子 (牵牛子) Pharbitidis Semen 315
14.5 *Hé Shǒu Wū* 何首烏 (何首乌) Polygoni multiflori Radix 318
14.6 *Gé Gēn* 葛根 Puerariae Radix 324
14.7 *Shǐ Jūn Zǐ* 使君子 Quisqualis Fructus 328
14.8 *Pú Gōng Yīng* 蒲公英 Taraxaci Herba 331

15 Arzneipflanzen mit unerklärlichen Eigennamen 337
15.1 *Dà Suàn* 大蒜 Allii sativi Bulbus 337
15.2 *Shān Yào* 山藥 (山药) Dioscoreae Rhizoma 341
15.3 *Sāng* 桑 Morus alba 344
15.3.1 *Sāng Yè* 桑葉 (桑叶) Mori Folium 344
15.3.2 *Sāng Shèn* 桑椹 Mori Fructus 347
15.3.3 *Sāng Bái Pí* 桑白皮 Mori Cortex . . 349
15.3.4 *Sāng Zhī* 桑枝 Mori Ramulus 350
15.4 *Sháo Yào* 芍藥 (芍药) Paeoniae Radix alba, Paeoniae Radix rubra 351
15.4.1 *Bái Sháo* 白芍 Paeoniae Radix alba 354
15.4.2 *Chì Sháo* 赤芍 Paeoniae Radix rubra 357
15.5 *Lí* 梨 Pyri Fructus, Lí Pí 梨皮 Pyri Pericarpium 358
15.6 *Lái Fú Zǐ* 萊菔子 Raphani Semen 362
15.7 *Lái Fú* 萊菔 Raphani Radix 364

Anhang 367
Glossar *Pinyin* – deutsch 369
Bibliographie 372
Chinesischsprachige Quellen 372
Englischsprachige Quellen 374
Deutschsprachige Quellen 374
Übersicht über die chinesischen Dynastien 375

Register allgemein 377
Register Arzneimittel – *Pinyin* 388
Register Arzneimittel – pharmazeutischer Name 389

Online

Klassische Ärzte
Die bedeutendsten Werke der chinesischen Arzneimitteltherapie
Alphabetisch geordnet nach dem deutschen Titel
Alphabetisch geordnet nach dem chinesischen Titel in *Pinyin*
Drogen nach Kategorien in der *Materia Medica des Göttlichen Landmannes*
Anleitung zur Aussprache der chinesischen Lautumschrift *(Hanyu Pinyin)*
Anlaute
Auslaute
Die Töne

A

1 Die Natur und die Geschmacksqualitäten der chinesischen Kräuter 3

2 Die Einteilung der Arzneimittel in verschiedenen klassischen Pharmakopöen 19

KAPITEL

1 Die Natur und die Geschmacksqualitäten der chinesischen Kräuter

1.1 Yin und Yang

Ein Grundkonzept der chinesischen Medizintheorie ist die Einteilung aller Phänomene in Yin und Yang. So lässt sich auch jedes Nahrungs- oder Arzneimittel aufgrund seiner innewohnenden Natur als Yin oder Yang kategorisieren. Dies ist ein erster Schritt in der Klassifizierung der arzneilichen Substanzen. Einige klassische Autoren führen auch in der Tat für jedes Arzneimittel auf, ob es Yin oder Yang, Yang im Yin oder Yin im Yang sei. Diese Art der Beschreibung findet man insbesondere in den Werken von Zhang Yuansu, Li Dongyuan und Wang Haogu, die auch eine Lehrer-Schüler-Linie bilden. Beispielsweise findet man in dem Li Dongyuan zugeschriebenen Werk *Ergänzung der im Beutel voller Perlen ausgelassenen Eigenschaften der Arzneimittel* für jedes Kraut eine exakte Angabe darüber, in welchem Grade es Yin oder Yang ist. Hier einige Beispiele:

„Carthami Flos (Hong hua) ist von scharfem Geschmack und warmer Natur.
... Es ist Yang."
„Menthae Herba (Bo he) ist von scharfem Geschmack und kühler Natur.
... Es ist aufsteigend. Es ist Yang."
„Pulsatillae Radix (Bai tou weng) ist von bitterem Geschmack und warmer Natur.
... Es kann aufsteigen und absteigen. Es ist Yang im Yin."
„Mori Cortex (Sang bai pi) ist von süßem Geschmack und kalter Natur.
... Es kann aufsteigen und absteigen. Es ist Yin im Yang."
„Ostreae Concha (Mu li) ist von salzigem und neutralem Geschmack und kalter Natur.
... Es kann aufsteigen und absteigen. Es ist Yin."[1]

[1] Hu Xiqin, S. 151 ff.

An diesen Beispielen sieht man, wie komplex die Einteilung nach Geschmack, Natur und Yin oder Yang sein kann. Es ist nicht der Geschmack allein und auch nicht die Temperaturqualität allein, die darüber entscheiden, in welchem Maße ein Kraut Yin oder Yang ist. Es ist die Summe all seiner Eigenschaften. Der süße und der salzige Geschmack haben sowohl Yin- als auch Yang-Anteile, wobei der süße Geschmack zu Yang tendiert und der salzige zu Yin. Der scharfe Geschmack ist an sich Yang und der bittere ist Yin. Doch nur, wenn ein scharfes Kraut auch warm ist, ist es Yang, und nur, wenn ein bitteres Kraut auch kalt ist, ist es Yin. Ein bitter-warmes Kraut ist dann entsprechend Yin im Yang. Ein scharf-kühles Kraut wäre dann folglich Yang im Yin. Doch wie wir oben am Beispiel der Minze sehen, kommt noch die Frage hinzu, ob ein Kraut auf- oder absteigt. In diesem Falle bestimmen die aufsteigende Natur und der scharfe Geschmack das Kraut als Yang. Daran sieht man schon, dass selbst diese diffizile Aufteilung in die vier Klassen Yang, Yang im Yin, Yin im Yang und Yin nicht fein genug ist, um alle Wesensaspekte eines Krautes vollständig widerzuspiegeln. In der heutigen klinischen Praxis werden solche Feinheiten nur noch von wenigen Ärzten berücksichtigt. Im Vordergrund der Betrachtung stehen die Geschmacks- und Temperaturqualitäten, der Leitbahnbezug sowie das Auf- oder Absteigen. Die eher theoretische Einteilung in Yin und Yang vernachlässigt man zumeist.

1.2 Die vier Temperaturmerkmale: kalt, heiß, warm und kühl

Das Ziel einer Behandlung mit chinesischer Medizin besteht in der Harmonisierung von Yin-Yang-Dysbalancen. Um das Überwiegen des einen oder die Schwächung des anderen Aspektes auszugleichen, benutzt man in der chinesischen Pharmakotherapie die arzneilichen Substanzen entsprechend ihrer Natur. Mit „Natur"[2] meint man die immanenten Eigenschaften eines Mittels, die sich nach der Einnahme im Körper als heiße oder kalte, warme oder kühle Phänomene bemerkbar machen. Im Chinesischen redet man hierbei von den „vier Temperaturmerkmalen" *(si xing)*. Bei der Übertragung dieses Begriffes aus dem Chinesischen stellt sich das Problem, dass das Zeichen *xing* 性 am ehesten als „Natur" oder „Wesen" zu übersetzen ist. Da das Wort „Natur" im Deutschen üblicherweise nicht im Plural benutzt wird, stehen hier in bestimmten Situationen auch die Begriffe „Temperaturmerkmale", „Temperaturqualität" oder „Temperaturverhalten". Diese Begriffe mögen für Einsteiger zwar etwas irreführend sein, da hiermit nicht die in Grad Celsius messbare Temperatur gemeint ist, doch der Leser, der bereits über Grundkenntnisse der chinesischen Medizin verfügt, wird damit umgehen können. Alternativ wird im Chinesischen von den „vier Arten von Qi" *(si qi)* geredet, womit dasselbe gemeint ist und weswegen hierfür der gleiche deutsche Begriff „vier Temperaturmerkmale" verwendet wird. Doch ist es lohnenswert, sich den Bedeutungsgehalt dieses Begriffes bewusst zu machen. Krankheit bedeutet entweder ein Übermaß an pathologischem Qi und/oder eine Schwächung des regulären Qi. Die pathogenen Faktoren ihrerseits werden auch als Hitze-Qi oder Kälte-Qi etc. kategorisiert, um nur diese zwei grundlegenden Arten zu nennen. Bei der Behandlung macht man sich das Qi eines Arzneimittels zunutze, um das entgleiste Qi im Körper wieder zu ordnen. Dies ist das bereits im *Inneren Klassiker des Gelben Kaisers* formulierte Behandlungsprinzip, Kälte mit Hitze zu behandeln und Hitze mit Kälte.[3] Entsprechend verwendet man also Kräuter von kühler und kalter Natur bei Wärme- und Hitze-Erkrankungen oder warme und heiße Kräuter bei Kühle- oder Kälte-Erkrankungen. Dieses Wissen um die Natur der Kräuter hat sich im Laufe von Jahrhunderten und Jahrtausenden herauskristallisiert und stellt den Erfahrungsschatz unzähliger Generationen von Ärzten und Patienten dar. Von diesen Prinzipien abgeleitet, teilt man die Substanzen der chinesischen *Materia Medica* also grundlegend in heiße und kalte Mittel ein. Doch wird man mit dieser groben Unterteilung in heiße und kalte Drogen weder der Komplexität der Arzneimittel noch der Vielgestaltigkeit der Erkrankungen gerecht. Daher hat man die Natur der Kräuter noch etwas feiner unterteilt in die neun Abstufungen sehr kalt (*da han* 大寒), kalt (*han* 寒), leicht kalt (*wei han* 微寒), kühl (*liang* 涼), neutral (*ping* 平), leicht warm (*wei wen* 微溫), warm (*wen* 溫), heiß (*re* 熱) und sehr heiß (*da re* 大熱). Das Wissen um die Natur eines Krautes ist also der erste Schritt, wenn man die chinesische Pharmakotherapie erlernen möchte. In der unten stehenden Tabelle findet der Leser Beispieldrogen für die fünf Basiskriterien warm, heiß, kühl, kalt und neutral und die grundlegenden Funktionen, die den jeweiligen Temperaturqualitäten zugeordnet sind. (➤ Tab. 1.1)

Die Natur eines Krautes wird als stabil angesehen. Doch muss man die Natur eines Mittels immer auch im Zusammenhang mit der Konstitution des Patienten und seinem Krankheitsbild sehen. Einem Patienten mit einer Leere-Kälte-Konstitution und einer Kälte-Erkrankung wird beispielsweise getrockneter Ingwer *(Gan jiang)* sehr gut bekommen. Jedoch kann z.B. ein Patient mit einer Leere-Hitze-Konstitution ebenfalls an einer akuten Kälte-Erkrankung leiden. In diesem Fall kann *Gan jiang* schlicht zu heiß sein. Also, ein und dasselbe Kraut kann für den einen gerade richtig sein und für den anderen nicht tolerierbar.

Verändern kann man die Natur eines Krautes durch seine Aufbereitung *(pao zhi)*. Dies ist die Lehre der Präparierung von Arzneimitteln mittels vieler verschiedener Verfahren, wie z.B. Anbraten (Rösten), Verkohlen, in Teig backen, in Wein oder Essig braten, Dämpfen, in Wein dämpfen usw. Beispielsweise mildert man die drastisch purgierende Wirkung von Radix et Rhizoma Rhei *(Da huang)* durch das Dämpfen oder das Anbraten in Wein ein wenig ab oder man vermindert die Kälte von Fructus Gardeniae *(Zhi zi)*, die bei manchen Patienten zu Übelkeit und Erbrechen führen kann, indem man die Droge trocken anbrät. An einigen Stellen in diesem Buch werden häufig angewandte Verfahren der Aufbereitung der Drogen erwähnt. Doch würde eine umfassende Darstellung dieses Teilgebietes der chi-

[2] 性 *xing*; oft auch gleichermaßen passend als „Temperaturmerkmale", „Temperaturqualität" oder „Temperaturverhalten" übersetzt.

[3] Wesentliche Fragen *(Suwen)*, Kapitel 74: „寒者熱之, 熱者寒之."

Tab. 1.1 Temperaturqualitäten

Natur des Krautes	Yin/Yang	Funktion	Beispieldrogen
warm	Yang	Kälte vertreibend Qi-Leere supplementierend Qi und Blut bewegend	*Dang gui* *Chuan xiong* *Long yan rou* *Huang qi*
heiß	Yang	Kälte vertreibend Yang-Leere supplementierend	*Rou gui* *Xian mao* *Gan jiang*
kühl	Yin	Körperflüssigkeiten erzeugend Yin supplementierend Qi herabführend Wind-Hitze klärend	*Yu zhu, Bai he* *Mai men dong* *Sha shen* *Xi yang shen* *Bo he* *Ju hua*
kalt	Yin	Hitze klärend, Toxine herauslösend Qi herabführend Yin supplementierend	*Huang lian* *Huang qin* *Da huang, Zhi zi* *Sheng di huang* *Xuan shen*
neutral	Yin und Yang im Gleichgewicht	die Mitte stärkend alle Organe supplementierend	*Fu ling, Gou qi zi* *Gan cao* *Huang jing*

nesischen Pharmakotherapie den Rahmen dieses Buches sprengen.

Weiterhin spielt selbstverständlich auch die Kombination mit anderen Drogen eine entscheidende Rolle für die Wirkung eines Krautes. Mitunter werden sogar Drogen gegensätzlicher Natur miteinander kombiniert, um die starke Hitze bzw. Kälte des einen Mittels durch das andere abzumildern. Als Beispiel hierfür mag die Rezeptur *Zuo Jin Wan* gelten, in der das sehr kalte Mittel Rhizoma Coptidis *(Huang lian)* mit dem sehr heißen Mittel Fructus Evodiae *(Wu zhu yu)* kombiniert wird.

Durch derartige graduelle Veränderungen der Natur von Arzneikräutern und durch geschicktes Kombinieren wird man der Komplexität von Erkrankungen eher gerecht als mit dem relativ einfachen Grundkonzept kalt – heiß – warm – kühl. Denn schließlich sind unsere Erkrankungen auch nicht nur reine Hitze-Erkrankungen oder reine Kälte-Erkrankungen; oft findet man in der klinischen Praxis verwirrende Mischbilder von Hitze und Kälte vor, die eine fein abgestimmte Anwendung von heißen, warmen, kühlen und kalten Arzneimittel notwendig macht.

1.3 Die fünf Geschmacksqualitäten: süß, sauer, salzig, scharf und bitter

Neben den oben beschriebenen Temperaturqualitäten sind die Geschmacksqualitäten der zweite wichtige Grundbaustein zum Verständnis der chinesischen Kräuterheilkunde. Mit „Geschmack" meint man hier einerseits tatsächlich den beim Kosten wahrnehmbaren Geschmack eines Arznei- oder Lebensmittels, andererseits jedoch auch die mit diesem Geschmack erfahrungsgemäß verbundene Wirkung. Schon vor sehr langer Zeit hatten chinesische Kräuterkenner festgestellt, dass Kräuter mit gleichem oder ähnlichem Geschmack bei der Behandlung von Krankheiten auch gleiche oder ähnliche Wirkungen haben. Diese Erkenntnis war ein grundlegender Schritt hin zur Systematisierung der *Materia Medica.*

1.3.1 Süß

Süße Arznei- oder Nahrungsmittel sind von nährender, supplementierender Qualität. Sie harmonisieren die Mitte und entspannen Krämpfe. Mit ihrer Hilfe werden Qi und Blut des ganzen Körpers aufgebaut. Durch den speziellen Bezug zur Wandlungsphase Erde stärkt der süße Geschmack vor allem das Qi von Milz und Magen. Doch, was in Maßen förderlich ist, kann im Übermaß schädlich sein. So kann ein maßloser Konsum von Süßem das Qi der Mitte schwächen und zur Bildung von Feuchtigkeit und Schleim führen. Dieses Prinzip gilt für alle Geschmacksqualitäten: Ein geeignetes Maß fördert das Qi der jeweiligen Wandlungsphase, während ein Übermaß Störungen in ebendiesem Bereich hervorruft.

An dieser Stelle soll kurz angemerkt werden, dass das, was wir im Deutschen als „süß" bezeichnen, nicht unbedingt das ist, was in der chinesischen Medizin unter „süß" verstanden wird. Für das deutsche Wort „süß" gibt es im Chinesischen zwei verschiedene Schriftzeichen, und zwar *gan* 甘 und *tian* 甜. Im Allgemeinen wird *gan* 甘 nur als ein altes Zeichen für *tian* 甜 angesehen, welches im Grunde dieselbe Bedeutung hat und heute nur noch in wenigen feststehenden Redewendungen und Namen verwendet wird. Doch streng genommen bedeutet *tian* 甜 eher „süß" in unserem Sinne, doch *gan* 甘 bezieht sich auf den feinen Geschmack, den jedes wohlschmeckende Nahrungsmittel besitzt, auch wenn es nicht vordergründig süß schmeckt. Und genau diese wohlschmeckende Komponente, mit der immer auch eine Leib und Seele nährende Wirkung verbunden ist, meint man, wenn man in der chinesischen Medizin von „süß" redet.

In der Praxis werden als süß klassifizierte Drogen bei allen Arten von Leere-Mustern verwendet, also sowohl bei Qi- als auch bei Blut-, sowohl bei Yin- als bei Yang-Leere. So supplementieren z.B. Ginseng *(Ren shen)* und Radix Astragali *(Huang qi)* das Qi von Milz und Lunge, Radix Rehmanniae praeparata *(Shu di)* und Radix Polygoni Multiflori *(He shou wu)* das Blut der Leber und die Nieren-Essenz. Semen Juglandis *(Hu tao ren)* supplementiert das Yang der Niere und der Lunge und Rhizoma Polygonati Odorati *(Yu zhu)* supplementiert das Yin von Lunge und Magen.

Die Wirkorte und die vorrangig supplementierte Körpersubstanz ist also in jedem Fall eine andere. Doch ist diesen Drogen, neben all ihren Unterschieden, der süße, nährende Geschmack gemein.

Der fade Geschmack

Der fade Geschmack ist eine Sonderform des süßen Geschmacks. Fad meint nahezu geschmacklos. Drogen dieser Art leiten Wasser aus, wirken also mild harntreibend. Sie lassen Feuchtigkeit heraussickern, wodurch Ödeme ausgeschwemmt werden. Typische Vertreter dieser Gruppe sind Poria *(Fu ling)* und Polyporus *(Zhu ling)*.

Der sehr süße Geschmack

Eine andere Sonderform des süßen Geschmacks ist der sehr süße Geschmack, wie insbesondere der von Süßholz *(Gan cao)* und Jujuben *(Da zao)*. Dieser Geschmack wird oft benutzt, um die verschiedenen Substanzen einer Rezeptur miteinander zu harmonisieren. Außerdem sagt man, dass dieser Geschmack „Anspannung lindert" (*huan ji* 緩急), womit vor allem eine spasmolytische Wirkung bei Bauch- oder Unterleibskrämpfen, aber auch bei Krämpfen der Glieder gemeint ist. Eine bespielhafte Rezeptur für dieses Anwendungsgebiet ist *Shao Yao Gan Cao Tang*.

1.3.2 Scharf

Scharfe Arzneimittel und Gewürze sind von zerstreuender, bewegender und öffnender Qualität. Sie enthalten im Allgemeinen reichlich ätherische Öle und zeichnen sich durch ein intensives Aroma aus. Viele scharfe Kräuter vermögen die Oberfläche zu befreien, wobei sie die Poren öffnen und eingedrungene Wind-Kälte oder Wind-Hitze vertreiben. Die warm-scharfe Droge Folium Perillae *(Zi su ye)* zerstreut Wind-Kälte und das kühl-scharfe Kraut Herba Menthae *(Bo he)* zerstreut Wind-Hitze. Die scharf-bitter-warme Wurzel Radix Aucklandiae *(Mu xiang)* bewegt das Qi und die scharf-warme Droge Rhizoma Chuanxiong *(Chuan xiong)* belebt das Blut. Und das scharf-aromatische Mittel Rhizoma Acori Graminei *(Shi chang pu)* öffnet die Sinnespforten.

1.3.3 Salzig

Salzige Drogen wirken oft abführend; sie erweichen Verhärtungen und Knoten oder Tumoren; manche wandeln auch Schleim. Durch ihre schwere Natur führen die Drogen dieser Gruppe aufsteigendes Qi oder Yang herab. In der klinischen Praxis werden sie zumeist verwendet, um Knoten und Tumoren, Obstipation oder Schleim-Hitze-Muster zu behandeln.

Beispielsweise erweichen die beiden Muscheldrogen Concha Arcae *(Wa leng zi)* und Concha Cyclinae *(Hai ge ke)* Verhärtungen, zerstreuen Knoten und wandeln Schleim. Das Glaubersalz, Mirabilitum *(Mang xiao)*, wirkt abführend, wobei es Hitze mit dem Stuhlgang abführt. Thallus Algae *(Kun bu)*, Herba Sargassi *(Hai zao)* und Concha Ostreae *(Mu li)* erweichen ebenfalls Knoten und wandeln Schleim; sie werden insbesondere zur Behandlung von Knoten im Halsbereich angewendet, worunter vor allem Knoten der Schilddrüse und Kropfbildungen fallen.

Es sei hier jedoch ausdrücklich erwähnt, dass nicht alle dem salzigen Geschmack zugeschriebenen Wirkungen auch für das Speisesalz gelten, eben so wie man den süßen Geschmack nicht mit Zucker gleichsetzen darf. Salz neigt dazu, Körperflüssigkeiten zu verbrauchen und somit eine trockene Kehle und Durst zu bedingen. Es wirkt nicht abführend wie z.B. das Glaubersalz *(Mang xiao)*. Doch kann man manchen Rezepturen durchaus kleine Mengen von Speisesalz hinzufügen oder Drogen darin anbraten, wenn man ihre Wirkung auf die Niere ausrichten möchte, denn der salzige Geschmack tritt bekanntlich in die Nieren-Leitbahn ein.

1.3.4 Sauer

Saure Drogen wirken zumeist zusammenziehend, also adstringierend und festigend. Damit unterbinden sie Verluste von Körpersubstanzen oder Sekreten wie Qi, Schweiß, Blut, Samenflüssigkeit, Fluor oder Stuhl. Sie werden vor allem bei Durchfall, Pollutionen, Spermatorrhoe, Fluor vaginalis, unphysiologischem Schwitzen im Rahmen von Leere-Mustern oder bei chronischem Husten oder Asthma angewendet. Indem sie Körperflüssigkeiten bewahren, regenerieren sie auch verminderte Säfte. Außerdem wirkt der saure Geschmack appetitanregend und unterstützt die Verdauung. Beispielsweise hält Fructus Schisandrae *(Wu wei zi)* sowohl das Lungen-Qi als auch die Nieren-Essenz zurück und behandelt dadurch chronischen Husten und Asthma oder spontanes Schwitzen bei Lungen-Qi-Leere oder Pollutionen bzw. vaginalen Ausfluss bei Nieren-Leere. Pericarpium Granati *(Shi liu pi)* adstringiert den Darm und stillt somit chronische Durchfälle und festigt auch die Nieren-Essenz, weshalb es auch ungewollte oder vorzeitige Samenergüsse sowie Uterusblutungen aufgrund von Nieren-Leere unterbindet. Fructus Crataegi *(Shan zha)* unterstützt die Verdauung und beseitigt damit Nahrungsstagnation.

Der adstringierende Geschmack

Der adstringierende Geschmack ist eine Sonderform des sauren Geschmacks. Diese Substanzen schmecken nicht wirklich sauer, eher leicht bitter oder herb. Typischerweise hinterlassen sie ein pelziges Gefühl auf der Zunge, etwa so wie unreife Früchte. Die Wirkung dieser Geschmacksqualität entspricht der des sauren Geschmacks, wobei der zurückhaltende Effekt noch spezifischer ausgeprägt ist. Typische Vertreter dieser Gruppe sind Radix Sanguisorbae *(Di yu)* und Galla Chinensis *(Wu bei zi)*. Bei der Anwendung saurer und adstringierender Substanzen ist darauf zu achten, dass sie leicht zu Obstipation führen, die wiederum den Qi-Fluss beeinträchtigen und somit viele andere Probleme hervorrufen kann.

1.3.5 Bitter

Bittere Drogen, die größtenteils auch kalt sind, drainieren Feuer, klären Hitze, beseitigen Nervosität, trocknen Feuchtigkeit, lösen Toxine heraus und führen das Qi herab. Man behandelt mit ihrer Hilfe verschiedenste Arten von Feuer-, Hitze- oder Feuchtigkeit-Hitze-Mustern, also all das, was mit Rötung, Schwellung und Schmerzen einhergeht, wie auch Obstipation oder Husten und Asthma vom Fülle-Typ.

Beispielsweise führt die Bittermandel *(Xing ren)* das blockierte Lungen-Qi wieder herab und stillt somit Husten und Asthma. Die Gardenienfrucht *(Zhi zi)* drainiert Feuer, beseitigt Nervosität und klärt

1

Feuchtigkeit-Hitze, wodurch es unter anderem bei Fieber, Ruhelosigkeit, Schlaflosigkeit oder Gelbsucht angewandt wird. Die bittere Rhabarberwurzel *(Da huang)* ist das effektivste Mittel bei Obstipation.

Zu beachten ist bei der Anwendung von bitteren Drogen, dass sie zum einen die Körperflüssigkeiten schädigen können, indem sie Feuchtigkeit trocknen und zum anderen, dass sie das Qi der Mitte schwächen. Sie sind also vorwiegend im Rahmen von Fülle-Hitze-Mustern anzuwenden. Bei Leere-Hitze-Mustern darf man sie entweder nicht oder nur gering dosiert in entsprechenden Kombinationen benutzen.

In der unten stehenden Tabelle sind die jeweiligen Geschmacksqualitäten mit ihren allgemeinen Funktionen, ihren Organ- bzw. Leitbahnbezügen entspre-

Tab. 1.2 Geschmacksqualitäten

Geschmack	Organbezug	Wirkung	Beispieldrogen	Warnhinweise
Süß	Milz/Magen	Harmonisierend nährend Leere supplementierend Krämpfe lindernd	*Da zao* *Gan cao* *Dang shen* *Huang qi*	Führt leicht zu Feuchtigkeit, Stagnation und Hitze
Scharf	Lunge/Dickdarm	Wind und Kälte zerstreuend Stagnationen zerstreuend Leitbahnen durchgängig machend Qi bewegend und Blut belebend Sinnespforten öffnend	*Sheng jiang* *Qiang huo* *Mu xiang* *Chuan xiong* *Chuan jiao* *Gui zhi* *Shi chang pu*	Zerstreut auch das reguläre Qi; führt leicht zu Trockenheit und Hitze; schädigt Qi, Blut und Körperflüssigkeiten; begünstigt Feuer
Salzig	Niere/Blase	Verhärtungen und Knoten erweichend abführend aufsteigendes Yang absenkend	*Mang xiao* *Mu li* *Ci shi* *Zhen zhu mu* *Kun bu* *Hai zao*	Ein Übermaß schädigt die Niere und lässt das Blut erstarren.
Sauer	Leber/Gallenblase	Adstringierend schweißstillend Durchfall stillend Körperflüssigkeiten erzeugend appetitanregend die Verdauung unterstützend	*Bai shao,* *Wu mei,* *Wu wei zi,* *Shan zhu yu,* *Shan zha*	Ein Übermaß schädigt die Sehnen und Knochen; hält pathogene Faktoren zurück. Kann leicht zu Obstipation führen.
Bitter	Herz/Dünndarm, Herzbeutel/Dreifacher Erwärmer	Hitze klärend Feuer drainierend Feuchtigkeit-Hitze klärend Qi herabführend Toxine herauslösend Nervosität beseitigend	*Huang lian* *Huang qi* *Huang bai* *Da huang* *Zhi zi* *Lian zi xin* *Ku shen*	Trocknet die Körperflüssigkeiten aus und führt leicht zu Mund- und Halstrockenheit oder Obstipation. Schädigt die Mitte und beeinträchtigt die Verdauung.
Fad	Nicht spezifisch, doch vor allem: Milz/Magen, Niere/Blase	Wasser ausleitend Feuchtigkeit heraussickern lassend harntreibend Ödeme ausschwemmend	*Fu ling* *Zhu ling* *Tong cao* *Yi yi ren*	Ein Übermaß trocknet die Körperflüssigkeiten aus und kann zu Obstipation oder Mund- und Halstrockenheit führen.
Adstringierend	Nicht spezifisch, doch vor allem: Niere, Dickdarm, Lunge, Leber	–	*Wu bei zi* *Di yu* *Long gu*	Kann leicht zu Obstipation führen.

chend der Theorie der fünf Wandlungsphasen und einige Beispieldrogen aufgelistet. Außerdem enthält die Tabelle Hinweise, wie sich die Überdosierung eines Geschmacks manifestieren kann. (➤ Tab. 1.2)

Die Zuordnung der einzelnen Geschmacksqualitäten zu den Organen und Leitbahnen, wie wir sie heute kennen, stammt aus dem *Inneren Klassiker*. Dort heißt es im Kapitel 23 der *Wesentlichen Fragen*:

„Der saure Geschmack tritt in die Leber ein; der scharfe Geschmack tritt in die Lunge ein; der bittere Geschmack tritt ins Herz ein; der salzige Geschmack tritt in die Nieren ein; der süße Geschmack tritt in die Milz ein."[4]

So wie die fünf Geschmacksqualitäten spezifische Wirkungen besitzen, können sie auch bestimmte Schädigungen hervorrufen. Dazu wurden bereits im *Inneren Klassiker* die „Kontraindikationen der fünf Geschmacksqualitäten" konstatiert. In den *Wesentlichen Fragen*, Kapitel 23, heißt es:

„Der scharfe Geschmack tritt ins Qi ein; bei Qi-Erkrankungen darf man nicht viel Scharfes essen. Der salzige Geschmack tritt ins Blut ein; bei Blut-Erkrankungen darf man nicht viel Salziges essen. Der bittere Geschmack tritt in die Knochen ein; bei Knochen-Erkrankungen darf man nicht viel Bitteres essen. Der süße Geschmack tritt ins Fleisch ein; bei Erkrankungen des Fleisches darf man nicht viel Süßes essen. Der saure Geschmack tritt in die Sehnen ein; bei Erkrankungen der Sehnen darf man nicht viel Saures essen. Dies nennt man die fünf Kontraindikationen."[5]

Diese „fünf Kontraindikationen" sind weitgehend an der Theorie der fünf Wandlungsphasen orientiert. Doch fällt hierbei auf, dass der salzige Geschmack nicht wie üblich der Niere und den Knochen zugeordnet ist, sondern dem Blut und dass der sonst der Wandlungsphase Feuer zugeordnete bittere Geschmack den Knochen zugeordnet ist. Dies ist ein interessantes Beispiel dafür, dass die chinesische Medizin nicht in starren Schemen verhaftet bleibt, sondern dass die klinische Realität meist wichtiger ist als theoretische Modelle. Aus moderner Sicht macht diese Zuordnung auch Sinn, da ein hoher Salzkonsum das Blut eindickt und bittere Drogen zumeist stark diuretisch wirken, wobei sie wichtige Mineralien und Spurenelemente mit ausschwemmen. Dass übermäßiger Kaffeekonsum das Osteoporoserisiko erhöht, sei nur ein Beispiel für die Knochen schädigende Wirkung von bitteren Substanzen.

Zu diesen „fünf Kontraindikationen" ist noch anzumerken, dass sie keine absoluten Kontraindikationen darstellen. Oft muss man bestimmte Geschmacksqualitäten gerade bei Erkrankungen der ihnen zugeordneten Strukturen anwenden. Ist das Qi beispielsweise im Sinne einer Qi-Stagnation erkrankt, dann bedarf es scharfer Drogen, um das stagnierte Qi zu bewegen. Doch ist hier auf das richtige Maß zu achten. Benutzt man diese scharfen Drogen im Übermaß, wird das Qi zu stark zerstreut und somit geschwächt. Dieses Zitat aus dem *Inneren Klassiker* bezieht sich offenbar auf Qi-Leere-Erkrankungen.

Im Laufe der Entwicklung der chinesischen Kräuterheilkunde hatte man sich mehr und mehr davon entfernt, den Begriff des Geschmacks allzu wörtlich zu nehmen. Diese Begriffe werden eher als zusammenfassendes Symbol für eine bestimmte Art von Wirkungen angesehen. So werden praktisch alle Arznei- und Nahrungsmittel von nährender Qualität als süß bezeichnet, auch wenn sie nicht wirklich süß schmecken, wie z.B. die meisten Arten von Fleisch oder Fisch. Schließlich hat man die oben beschriebenen Prinzipien auch umgekehrt angewendet und z.B. alle Drogen, die Verhärtungen erweichen, als salzig bezeichnet, auch wenn sie nicht wirklich salzig schmecken.

1.4 Das Aufsteigen, Absteigen, Schweben und Sinken

Mit den Temperatur- und Geschmacksqualitäten haben wir bereits die beiden grundlegenden Wesensmerkmale der Kräuter erörtert. Hinzu kommt nun noch die Wirkrichtung, oder Tendenz, also das, was in der chinesischen Medizin als Aufsteigen (*sheng* 升), Absteigen (*jiang* 降), Schweben (*fu* 浮) und Sinken (*chen* 沉) bezeichnet wird.

Erkrankungen gehen oft mit einer Störung des Qi-Mechanismus, also des physiologischen Auf- und Absteigens des Qi, einher. Erbrechen, Schluckauf,

[4] Nanjing University of TCM: *Huangdi Neijing Suwen Yishi*, S. 153

[5] ebenda: *Huangdi*, S. 155

häufiges Aufstoßen, Husten und Atemnot sind Ausdruck des gegensinnig nach oben aufsteigenden Magen- oder Lungen-Qi, welches physiologischerweise nach unten fließt. Dieses gegensinnige Aufsteigen wird in der westlichen Fachliteratur auch häufig als „rebellieren" bezeichnet. Durchfall, Darmvorfall, Uterusprolaps oder unphysiologisch starke Uterusblutungen bedeuten dagegen, dass das normalerweise aufsteigende Milz-Qi absinkt. Unphysiologisch starkes Schwitzen, Nachtschweiß oder spontanes Schwitzen sind Ausdruck einer Auswärtsbewegung des Qi. Dem gegenüber steht die nach innen gerichtete Bewegung, welche beinhaltet, dass sich ein Krankheitsprozess von der Oberfläche aus zu den inneren Organen hin entwickelt bzw. sich dort konzentriert. Dies kann sich als Bauchschmerz, Kopfschmerz oder Frieren manifestieren.

Die Begriffe Auf- und Absteigen sind selbstredend. Aufsteigende Substanzen bewegen das Qi nach oben und heben das Yang an. Absteigende Substanzen bewegen das Qi nach unten und senken damit aufsteigendes Yang ab. Doch was verbirgt sich hinter den Begriffen Schweben und Sinken? Die als „Schweben" bezeichnete Wirkung eines Krautes ist die nach außen gerichtete, also eine schweißtreibende, Wind und Kälte zerstreuende, die Oberfläche befreiende Wirkung. „Sinken" steht einerseits ähnlich wie „Absteigen" für eine nach unten gerichtete, zum Teil auch abführende Wirkung, andererseits aber auch für eine nach innen gerichtete, konsolidierende, adstringierende und festigende Wirkung, wobei der Verlust von Körpersubstanzen oder Sekreten unterbunden wird.

Bei der Behandlung benutzt man zum einen Arzneimittel mit einer dem Krankheitsgeschehen entgegengesetzten Tendenz und zum anderen Arzneimittel, welche in die betroffene Region einzudringen vermögen. Wenn also, um ein Beispiel zu nennen, pathogene Faktoren in die Oberfläche eingedrungen sind und der Patient ein Oberflächen-Fülle-Muster mit Schüttelfrost, Kopfschmerzen und Nackensteifigkeit aufweist, benötigt man also Arzneimittel mit einer nach oben und außen gerichteten Wirkung, wie z.B. Ephedra *(Ma huang)* und Zimtzweige *(Gui zhi)*, um in die betroffenen Regionen Körperoberfläche, Kopf und Nacken vorzudringen und die pathogenen Faktoren dort zu zerstreuen. Liegt stattdessen eine pathologische Auswärtsbewegung des Qi mit Nachtschweißen, traumgestörtem Schlaf und spontanen Samenergüssen vor, dann benötigt man Arzneimittel mit einer nach innen gerichteten, adstringierenden Wirkung, wie z.B. Concha Ostreae *(Mu li)* und Os Draconis *(Long gu)*, um das Qi zusammenzuhalten und zu konsolidieren.

Aufsteigen und Schweben sind miteinander verwandte Wirkungen, so wie es das Absteigen und das Sinken sind. Diese Paare von Wirkungen lassen sich in der Praxis nicht immer klar voneinander trennen. Um sie zu unterscheiden, sagt man, dass absteigende Substanzen das Qi nach unten führen und dass sinkende Substanzen das leere Yang vom Aufsteigen abhalten. Aufsteigende Kräuter bewegen das Qi nach oben und schwebende Kräuter halten die Organe an ihrem Platz und bewahren sie vor dem Kollabieren. Im modernen Sprachgebrauch hat es sich eingebürgert, zumeist lediglich von Aufsteigen und Absteigen zu reden oder vom Qi-Mechanismus. Die Aspekte des Schwebens und Sinkens werden meist unter diesen beiden Begriffen subsumiert und nicht explizit erwähnt.

Für die meisten Kräuter ist genau beschrieben, ob sie auf- oder absteigen. Insbesondere die berühmten Ärzte der Jin-Yuan-Zeit Zhang Yuansu, Li Dongyuan und Wang Haogu hatten auf diesem Gebiet Pionierarbeit geleistet und diese Eigenschaften in ihren Werken akribisch vermerkt. Wie oben im Yin-Yang-Abschnitt an einigen Beispielen aufgeführt worden ist, beschrieb Li Dongyuan für jedes Kraut, ob es aufsteigt, absteigt oder sogar beides gleichermaßen kann. Manche Kräuter vereinigen in der Tat zwei gegensätzliche Tendenzen in sich. Beispielsweise vermag Rhizoma Chuanxiong *(Chuan xiong)* einerseits zum Kopf und zu den Augen aufzusteigen, wo es Kopfschmerzen behandelt, und andererseits auch zum Meer des Blutes[6] abzusteigen, wo es das Blut belebt und Menstruationsbeschwerden lindert.

Typische aufsteigende und schwebende Kräuter sind Rhizoma Cimicifugae *(Sheng ma)* und Radix Bupleuri *(Chai hu)*. Sie vereinigen nach oben und

[6] Das Meer des Blutes (*xue hai* 血海) bezeichnet in der Physiologie der chinesischen Medizin entweder das Durchdringungsgefäß *(Chong Mai)* oder die Leber. Sowohl *Chong Mai* als auch die Leber stehen in sehr engem Zusammenhang mit dem Blut, und da das *Chong Mai* aus dem Uterus entspringt, ist auch der Uterus hierin mit eingeschlossen.

nach außen gerichtete Wirkungen in sich. Typische absteigende und sinkende Kräuter sind Tuber Asparagi Cochinchinensis *(Tian men dong)* und Radix et Rhizoma Rhei *(Da huang)*.

Im Allgemeinen kann man sagen, dass aufsteigende und schwebende Kräuter von warmer oder heißer Natur und von scharfem oder süßem Geschmack sind, wohingegen absteigende und sinkende Substanzen in der Regel kalt oder kühl und salzig, bitter oder sauer sind.

Auch durch die Aufbereitung der Drogen kann ihre Wirkrichtung verändert werden. Absteigende oder sinkende Drogen wie z.B. Radix et Rhizoma Rhei (*Da huang*) können nach oben zum Kopf dirigiert werden, wenn man sie vor der Anwendung in Wein und Ingwer brät. Umgekehrt kann man aufsteigende und schwebende Drogen durch die Behandlung mit Salz oder durch das Anbraten in Pulver aus salzigen Drogen schwer machen, so dass sie ihre Wirkung im unteren Erwärmer entfalten. (➤ Tab. 1.3)

1.5 Der Leitbahnbezug

Ein weiteres wesentliches Merkmal eines Krautes ist sein Leitbahnbezug. Dieser sagt uns, in welche Leitbahn, und damit auch in welches Organ bzw. in welchen Funktionskreis, eine Droge eintritt. Mittels dieser Angabe ist es dem Behandler möglich, die nach Temperatur- und Geschmacksqualität ausgewählten Mittel in den gewünschten Leitbahn- und Organbereich zu schicken. Der Hitze klärenden Kräuter gibt es beispielsweise viele, doch wenn man Lungen-Hitze klären möchte, muss man eben ein Kraut mit Lungenbezug auswählen, wie Radix Scutellariae *(Huang qin)* oder Cortex Mori *(Sang bai pi)* usw. Dies versteht sich von selbst und bedarf wohl keiner weiteren Erklärung.

1.6 Die Signaturen

Ein in der modernen TCM-Literatur häufig unerwähnt gelassener Aspekt des Wesens der Kräuter sind ihre Signaturen. Mit Signaturen sind die äuße-

Tab. 1.3 Wirkrichtung

Tendenz	Yin/Yang	Funktionen	Natur & Geschmack	Beispieldrogen
Aufsteigen und Schweben *(sheng fu)*	Yang	nach oben und nach außen bewegend das Yang anhebend die Oberfläche befreiend Wind vertreibend Kälte zerstreuend Sinnespforten öffnend	warm oder heiß scharf oder süß	*Sheng ma* *Chai hu* *Huang qi* *Ren shen* *Chuan xiong* *Jie geng* *Gao ben* *Ma huang*
Absteigen und Sinken *(jiang chen)*	Yin	nach unten und nach innen bewegend Hitze klärend abführend Wasser ausleitend und Feuchtigkeit heraussickern lassend den Geist beruhigend Akkumulationen und Stagnationen abführend hustenstillend und Atemnot beruhigend Erbrechen stillend	kühl oder kalt salzig bitter sauer oder adstringierend	*Tian men dong* *Mai men dong* *Da huang* *Huang lian* *Huang bai* *Qing pi* *Zhi shi* *Zhi mu* *Sheng di huang*

Tab. 1.4 Das Entsprechungssystem des *Inneren Klassiker*

Wandlungsphase	Speicherorgan	Durchgangsorgan	Farbe	Geschmack	Geruch
Erde	Milz	Magen	Gelb	Süß	Aromatisch
Metall	Lunge	Dickdarm	Weiß	Scharf	Fischig
Wasser	Niere	Blase	Schwarz	Salzig	Faulig
Holz	Leber	Gallenblase	Grün	Sauer	Urinös
Feuer	Herz, Herzbeutel	Dünndarm, Dreifacher Erwärmer	Rot	Bitter	Verbrannt

ren Merkmale einer Pflanze oder eines Pflanzenteils gemeint, also ihre Form, Farbe, Struktur und im weiteren Sinne auch der Geruch und der Geschmack. Mitunter stellt sogar die Art des Wachstums oder die Zeit, zu welcher eine Pflanze ihre Sprossen oder Blüten hervorbringt, eine wichtige Signatur dar. Gemäß der Signaturenlehre ist es möglich, von der äußeren Erscheinung eines Krautes auf sein Wesen und seine Wirkung zu schließen. Beispielsweise hat die menschenähnliche Gestalt des Ginsengs seinen Ruf begründet, den Menschen wie kein anderes Kraut zu kräftigen – und in der Tat vermag Ginseng wie sonst kein Mittel, das Qi kraftvoll zu supplementieren. Die Auftreibungen im Stängel von Radix Achyranthis Bidentatae *(Niu xi)* haben die alten Chinesen an das Knie eines Rindes erinnert und man wendet es bis heute noch bei Beschwerden der unteren Gliedmaßen im Allgemeinen und bei Knieproblemen im Besonderen an. Der milchige Saft des Löwenzahns *(Pu gong ying)* steht in Analogie zur Milchdrüse der Frau. Daher wurde und wird er bei Mastitis, bei Laktationsbeschwerden oder auch bei Knoten und Tumoren der Brust angewandt. Diese und ähnliche Zusammenhänge von äußeren Zeichen und immanenten Eigenschaften sollen im Hauptteil dieses Buches ausführlich besprochen werden.

Auch die Farbe stellt eine Signatur dar, über die sich in nicht wenigen Fällen der Leitbahnbezug eines Krautes herstellen lässt. Zum Teil kann man dies über die auch in der antiken europäischen Medizin gebräuchlichen Analogien verstehen, wie beispielsweise, dass gelbe Kräuter eine Beziehung zur Galle haben und Gelbsucht heilen können. Beispiele hierfür sind die beiden gelbblühenden Kräuter Herba Lysimachiae *(Jin qian cao)* und Herba Taraxaci *(Pu gong ying)*. Beide haben unter anderem einen speziellen Bezug zur Gallenblase und behandeln auch Ikterus. Lysimachia vermag sogar, Gallensteine aufzulösen. Andererseits lassen sich die Farben als Signaturen ebenso im Kontext des Entsprechungssystems der fünf Wandlungsphasen verstehen. In diesem Sinne stellen auch Geschmack und Geruch Merkmale dar, welche sogar in noch stärkerem Maße den Bezug zu bestimmten Leitbahnen und Organen herstellen. Der Vollständigkeit halber soll hier noch einmal das sicher allen Lesern bekannte Prinzip der Zuordnung der Farben, des Geschmacks und des Geruchs zu den fünf Wandlungsphasen dargestellt werden, welches auf den *Inneren Klassiker* zurückgeht (➤ Tab. 1.4):[7]

Neben dieser Zuordnung im Kontext der fünf Wandlungsphasen ist in der chinesischen Volksheilkunde und auch bis in die heutige Zeit hinein bei der täglichen Ernährung die Betrachtung der farblichen Signaturen weit verbreitet und für die meisten Chinesen selbstverständlich. Jede Hausfrau weiß zum Beispiel, dass rotes Gemüse oder rotes Obst das Blut supplementiert und dass weiße Nahrungsmittel das Qi supplementieren. Beispielsweise wird die chinesische Yamswurzel, die wir offizinell als Radix Dioscoreae *(Shan yao)* verwenden, in China auch gern als kräftigendes Gemüse gegessen. Auf den Märkten dort sieht man diese Wurzeln häufig in zwei verschiedenen Farben angeboten: eine Art ist blendend weiß und die andere Art rötlich-violett. Fragt man die Marktfrau, worin der Unterschied zwischen beiden bestehe, dann bekommt man die Antwort, dass die weiße Wurzel das Qi supplementiere und die rote das Blut. Auch achten viele Chinesen, die als praktizierende Buddhisten vegetarisch leben, darauf, dass sie viel rotes und grünes Gemüse essen, da sie wissen, dass beides das Blut supplementiert – das

[7] Nanjing University of TCM: *Huangdi Neijing Suwen Yishi*, S. 30

rote über den direkten Bezug zum Blut und das grüne über den Bezug zur Leber, welche bekanntlich ein wichtiges Blut-Organ ist.

Similia similibus curant („Ähnliches heilt Ähnliches") ist der im europäischen Raum formulierte Grundsatz der Signaturenlehre. Dieses Prinzip hat selbstverständlich auch innerhalb der chinesischen Medizin seine Gültigkeit. Doch sollte man diese Theorie nicht überstrapazieren. In vielen Fällen kann man zwar frappierende Rückschlüsse von den äußeren Merkmalen eines Krautes auf seine Eigenschaften ziehen, doch lassen sich über diese Theorie bei weitem nicht alle Eigenschaften und Wirkungen der Kräuter erklären und verstehen. Dort, wo sie das Verständnis des Wesens eines Krautes fördern, wird im Hauptteil dieses Buches auf derartige Zusammenhänge eingegangen. Die Signaturenlehre ist lediglich ein Teilaspekt innerhalb der komplexen Welt der Heilpflanzen, den man auf keinen Fall verabsolutieren darf. Sie ist ein faszinierender Weg, Pflanzen zu betrachten, und sie kann uns als Eselsbrücke diesen, um die Eigenschaften der Kräuter leichter zu memorieren.

Zwischen der Farbe oder dem Aussehen einer Heilpflanze und ihrer Wirkung besteht kein zwingender kausaler Zusammenhang. Es wäre falsch zu sagen, dass die Wirkung einer roten Droge in jedem Fall in die Blut-Ebene eintritt oder dass alle weißen Drogen in die Lungen-Leitbahn eintreten. Aber, wie sich der Leser bei der Lektüre dieses Buches überzeugen kann, sind derartige Zusammenhänge in der überwiegenden Zahl der Fälle existent. Diese Zusammenhänge sollen lediglich aufgezeigt werden, ohne davon eine Gesetzmäßigkeit ableiten zu wollen. Die Analyse der Wesensmerkmale der chinesischen Drogen und ihrer Signaturen ist rein beschreibender Art. Sie mag den Grundstein legen für eine weitere Erforschung dieser gemeinhin als unwissenschaftlich empfundenen Aspekte der Phytotherapie. Es geht nicht um eine wissenschaftliche Beweisführung. Ein wissenschaftlicher Beweis der aufgezeigten signaturbezogenen Zusammenhänge ist nach Auffassung des Autors nicht nötig, um dieses Wissen in der therapeutischen Praxis als Wegweiser und Merkhilfe anzuwenden.

Eine interessante Frage, die sich in diesem Zusammenhang stellt, ist, ob die Signaturenlehre überhaupt ein Konzept der chinesischen Medizin ist, da es im Chinesischen den Begriff der „Signaturenlehre" als solchen überhaupt nicht gibt. Kann es sein, dass der chinesischen Medizin hiermit eine Sichtweise übergestülpt wird, die ihr an sich wesensfremd ist? In der Tat existiert kein chinesischer Begriff, der dem westlichen Begriff „Signaturenlehre" vollständig entspricht. Da sich Konzepte im Allgemeinen in sprachlichen Begriffen kristallisieren, könnte man also behaupten, dass es in der chinesischen Medizin keine Signaturenlehre gibt, da ihre Vertreter es nicht einmal für nötig befunden haben, einen unmissverständlichen Begriff dafür zu prägen. Und doch kann davon ausgegangen werden, dass es die „Signaturenlehre" in der chinesischen Medizin gibt. Die klassischen Werke der chinesischen Medizin sind voll von Anspielungen darauf. Und dennoch gibt es kein greifbares Wort dafür. Doch das Konzept der Entsprechung von ähnlich erscheinenden Entitäten ist in der chinesischen Medizin sehr wohl vorhanden. Dieses Konzept findet im Chinesischen seinen Ausdruck im Leitsatz *tong lei xiang cong* 同類相從, was wörtlich bedeutet, dass Dinge der gleichen Art einander folgen. Li Shizhen benutzte in der *Enzyklopädie der Materia Medica* den Ausdruck *lei xiang gan ying* 類相感應,[8] was bedeutet, dass Dinge, die zu derselben Kategorie gehören, aufeinander reagieren und miteinander korrespondieren. Darin ist eine klare Entsprechung zur europäischen Signaturenlehre zu sehen. Auch die im *Inneren Klassiker* formulierte Theorie der Organ-Manifestationen, *zang xiang lun* 臟象論, ist im Grunde denselben Prinzipien verpflichtet wie die Signaturenlehre. Die Theorie der Organ-Manifestationen geht davon aus, dass sich der Zustand der inneren Organe in äußerlich sichtbaren Phänomenen kundtut. Diese Theorie ist ein Herzstück der chinesischen Medizin und besitzt bis heute entscheidende Bedeutung sowohl in der Diagnostik als auch in der Therapie. So weisen beispielsweise die grünliche Farbe, der urinöse Geruch, windartige, also intermittierend auftretende oder wandernde Beschwerden, Rigidität oder Zittern auf Erkrankungen der Leber hin. Ein salziger Geschmack im Mund oder eine schwärzliche Gesichtsfarbe werden als Nieren-Pathologie gewertet usw. In diesem Sinne kann man auch Kräuter, die durch ihr Erscheinungsbild

[8] Li Shizhen, S. 1020

eine besondere Beziehung zu einem bestimmten Organ nahelegen, zur Behandlung ebendieses Organs einsetzen. So kann man beispielsweise das wegen seines frühen Sprießens als Holz-Mittel angesehene Kraut Artemisia annua *(Qing hao)* bei Erkrankungen der Holz-Organe Leber und Gallenblase einsetzen oder das weiße Mittel Rhizoma Bletillae *(Bai ji)* bei Lungen-Erkrankungen. Das Houttuynia-Kraut *(Yu xing cao)* zeichnet sich aufgrund seines scharfen Geschmacks, seiner weißen Blüten und seines fischigen Geschmacks gleich dreifach als Lungen/Metall-Mittel aus. Derartige Beispiele wird der Leser im Hauptteil dieses Buches noch zur Genüge finden. Das Prinzip sowohl der chinesischen Theorie der Organ-Manifestationen als auch das der westlichen Signaturenlehre ist also, von äußerlich wahrnehmbaren auf immanente Merkmale zu schließen. Sie sind Entsprechungssysteme, die von der Verbundenheit einander ähnlicher Dinge ausgehen. Ohne also den Begriff „Signaturenlehre“ an sich geprägt zu haben, stellten die alten Chinesen Bezüge von Arzneidrogen oder Nahrungsmitteln zu Organen des menschlichen Körpers bzw. zu deren Funktionen her. Beispielsweise gehört es sowohl in der chinesischen Medizin als auch in der chinesischen Küche zum Allgemeinwissen, dass eine tierische Leber die Leber und die Leber-Funktion des Menschen kräftigt und somit unter anderem bei Sehschwäche angewendet werden kann, oder dass tierische Nieren, ebenso tierische Hoden, die menschliche Niere und damit unter anderem die Sexualfunktion kräftigen. Dass die Exkremente von Fledermäusen (*Ye ming sha*, wörtlich: „der die Nacht erhellende Sand“) als Heilmittel gegen Nachblindheit verwendet werden, kann vermutlich auch das Ergebnis einer auf Signaturenlehre basierenden gezielten Suche sein. Es ist möglich, dass man anfangs vielleicht die Augen, die Köpfe oder die ganzen Fledermäuse abgekocht hatte, bis man schließlich herausfand, dass ihr Kot am effektivsten in der Behandlung der Nachtblindheit ist. Regenwürmer ähneln durch ihre längliche, schlauchartige Form den menschlichen Leitbahnen und Gefäßen, wirken also auf diese Kanäle. Aufgrund ihres Verhaltens, sich durch die Erde durchzufressen, nimmt man an, dass sie Obstruktionen in den Leitbahnen beseitigen. Dies ist eindeutig eine Art von Signaturenlehre. Darüber hinaus beinhaltet das in der chinesischen Medizin am häufigsten verwendete Entsprechungssystem, das der fünf Wandlungsphasen, die Analogie bestimmter Farben zu bestimmten Organen. Als Beispiel dafür, dass klassische chinesische Ärzte tatsächlich in derartigen Mustern dachten, sollen hier einige berühmte klassische Ärzte zitiert werden: Zhu Danxi wird vermutlich niemand mit der Signaturenlehre in Verbindung bringen. Ohne dass er diese Lehre als solche explizit verfochten hätte, war sein Denken offenbar davon geprägt. Hier ein Auszug aus seinem Kommentar zum Löwenzahn *(Pu gong ying)*:

„Dieses Kraut gehört zur Erde, [denn es] hat gelbe Blüten und ist von süßem Geschmack.
… Es tritt in die Yangming- und Taiyin [d.h. Magen- und Milz]-Leitbahnen ein.“[9]

Der Ming-zeitliche Arzt Miao Xiyong schrieb über das Rindfleisch, das in China von hellbraunen Rindern stammt, die dort als „gelbe Rinder“ bezeichnet werden:

„Das Rind ist das Haustier der Erde. Gelb ist die Farbe der Mitte. Im [Inneren] Klassiker heißt es: ‚Die Mitte ist von gelber Farbe, sie steht mit der Milz in Verbindung.‘ Also ist [Rindfleisch] ein Mittel, dass Milz und Magen kräftigt. Wenn Milz und Magen genährt werden, wird die Mitte von selbst ruhig und friedlich und das Qi reichlich vorhanden sein.“[10]

In diesem Punkt unterscheidet sich das chinesische Konzept der Signaturenlehre vom europäischen. Während in der europäischen Signaturenlehre die Farben eher bestimmten Körpersäften wie Blut oder Galle zugeordnet werden, stehen die Farben im chinesischen Konzept in direkter Beziehung zu Organen und deren Funktionen. Doch gab und gibt es parallel dazu in der chinesischen Medizin, insbesondere in der daoistischen Tradition, auch den Ansatz, die rote Farbe einer Droge mit seiner Wirkung auf das Blut zu beziehen oder die weiße Farbe einer Droge mit seiner Wirkung auf das Qi. Beispielsweise schrieb Wang Ang in *Die Quintessenz der Materia Medica* über die Moutan-Wurzelrinde *(Mu dan pi)*:

„Da Mu dan pi von zinnoberroter Farbe ist, tritt es in die Blut-Ebene ein.“[11]

---

9 Yu Xiaoping et al., S. 844
10 Miao Zhongchun, S. 326
11 Wang Ang, Rolle 1, S. 43

Sowohl in der westlichen als auch in der chinesischen Medizin schlussfolgerte man von der Form einer Droge auf dessen Organbezug. In der westlichen Phytotherapie kann die Analogie des Kürbis zur Prostata als typisches Beispiel genannt werden, mit dessen Kernen man bekanntermaßen die Prostatahyperplasie behandelt. Auch wenn moderne chinesische Pharmakopöen derartige Aspekte nicht erwähnen, findet man doch in klassischen chinesischen Werken zahllose ähnliche Beispiele. Um hier nur einige kurz zu nennen, seien folgende Drogen erwähnt, die Walnuss *(Hu tao rou)*, die dem Gehirn ähnelt und dieses nährt, die nierenförmigen schwarzen Bohnen *(Hei dou)*, welche die Niere supplementieren, oder die an eine Pferdeleber erinnernde Polygonumwurzel *(He shou wu)*, welche das Leber-Blut supplementiert. Auch in vielen anderen Fällen wird eine Verbindung von der Gestalt der Drogen zu analogen Körperstrukturen gezogen. Dies soll hier anhand einiger Beispiele veranschaulicht werden:

Von der Scutellariawurzel *(Huang qin)* unterschied man früher zwei strukturell verschiedenartige Drogen. Über die unterschiedlichen Anwendungsgebiete dieser beiden Arten schrieb Li Dongyuan:

„Die Scutellariawurzel, die innen hohl und strukturell leicht ist, drainiert Lungen-Feuer, reguliert das Qi und löst Schleim auf; außerdem beseitigt sie Wind-Hitze und löst Hitze aus der Haut und Muskulatur. Die dünne und feste Scutellariawurzel, die strukturell schwer ist, klärt Dickdarm-Hitze, nährt das Yin und drängt Hitze zurück.“[12]

Dies ist ein gutes Beispiel, an dem deutlich wird, wie sehr das Denken maßgeblicher Vertreter der klassischen chinesischen Medizin von der Signaturenlehre geprägt war. Hier wird die leichte, poröse, mit Lufteinschlüssen versehene Wurzel *(Pian qin* oder *Ku qin)* zum leichten, zarten und luftigen Organ Lunge in Beziehung gesetzt, während die länglich-schlanke und festere Wurzel *(Tiao qin* oder *Zi qin)* zum länglich-schlanken Darm in Beziehung gesetzt wird.

Als weiteres Beispiel für die Bewertung der Struktur und der Farbe sollen die Gardeniensamen *(Zhi zi ren)* dienen. Zhang Yuansu, ein Lehrer von Li Dongyuan, interpretierte die rote Farbe der Gardeniensamen als Hinweis darauf, dass sie Feuer und Hitze klären. Doch ging er noch einen Schritt weiter und beschrieb auch die geringe Dichte der Samen als Signatur:

„Die Gardeniensamen (Zhi zi ren) sind leicht, schwebend und ähneln der Lunge. Ihre rote Farbe ähnelt dem Feuer. Daher vermögen sie, Feuer aus der Lunge zu drainieren. Man behandelt damit auch Hitze, die sich in der Herz-Leitbahn eingenistet hat und Leere-Hitze im oberen Erwärmer mit Gereiztheit und Ruhelosigkeit.“[13]

Die Ähnlichkeit mit der Lunge, die Zhang Yuansu hier anspricht, bezieht sich auf die Struktur der Gardeniensamen. Sie setzen sich aus vielen kleinen Stückchen zusammen, die durch ihre rote Farbe ein fleischiges Aussehen erhalten und durch ihre körnige Struktur an die vielen kleinen Lungenbläschen erinnern. Auch dadurch, dass sie für Samen ein ungewöhnlich geringes Gewicht besitzen, sind sie mit der luftgefüllten und somit relativ leichten Lunge verwandt.

Stachelige und spitze Drogen werden in der klassischen chinesischen Medizin oft als durchgängig machend und durchdringend verstanden. Runde und stachelige Früchte wie Fructus Liquidambaris *(Lu lu tong)*, Fructus Tribuli *(Ci ji li)*, Fructus Xanthii *(Cang er zi)* oder Fructus Arctii *(Niu bang zi)* gelten aufgrund ihrer scharfen, mit Stacheln besetzten Schale als besonders effektiv darin, die Leitbahnen und Netzgefäße durchgängig zu machen. Man verbindet mit ihrer kratzigen Erscheinung in Gedanken praktisch eine reinigende, freikratzende, von Blockaden befreiende Wirkung. Als Beispiel hierfür soll die Beschreibung der Klettenfrucht *(Niu bang zi)* des berühmten Arztes der Qing-Dynastie Zhang Shanlei dienen. Er hielt die Klettenfrucht für das Arzneimittel, das am spezifischsten das Masern-Exanthem behandeln kann. In seinem Werk *Richtigstellung der Bedeutung der Materia Medica* von 1914 schrieb er:

„Ihr Vermögen, Wind-Hitze zu zerstreuen und makulopapulöse Exantheme zum Durchbruch zu bringen, … liegt darin begründet, dass die Klettenfrucht ganz

[12] Yu Xiaoping et al., S. 359

[13] Yu Xiaoping et al., S. 1102

und gar von Stacheln besetzt ist, so ähnlich wie eine Kastanie. Und ihre Samen wiederum sind zu beiden Seiten hin spitz. So kann sich [diese Droge] also nach allen Richtungen hin ausbreiten, [Pathogene] ausleiten und Leitbahnen und Netzgefäße durchgängig machen. Dies ist ihre natürliche, physische Eigenart."[14]

Auch die Haken der Uncariareben *(Gou teng gou)* sind spitz und scharf, wovon Li Shizhen eine besonders starke arzneiliche Kraft ableitete:

„In ihrer Form ähneln die Uncariareben (Gou teng) den Weinreben, doch besitzen sie Haken.
... Heutzutage benutzt man meist nur die Haken aufgrund ihrer spitzen [daher durchdringenden] Kraft."[15]

In der chinesischen Medizin kann neben Farbe und Form eines Krautes sogar seine Wachstums- und Blütezeit als Signatur gewertet werden. Hier ein Beispiel von Zhang Xichun, der die Anwendung von Pinellia *(Ban xia)* bei Schlaflosigkeit auf sein Wachstum in der Mitte des Sommers zurückführt:

„[Die schlaffördernde Wirkung von] Ban xia beruht nicht auf seiner Schleim umwandelnden Funktion. Ban xia tritt in der Mitte des Sommers hervor – diese Zeit stellt den Übergang von Yin und Yang dar. Dies ist die Zeit, wo Yang ins Yin übergeht. Daher vermag [Ban xia] Yin und Yang den Weg zu bahnen sowie Innen und Außen miteinander zu harmonisieren. Es lässt das Yang des Herzens nach und nach ins Yin absinken. So tritt [der Patient] ins Reich des Schlafes ein."[16]

Bei Artemisia annua *(Qing hao)* werden die grüne Farbe der Blätter, die im Gegensatz zu anderen Beifußarten sogar beidseitig grün sind, und sein frühes Wachstum als Signaturen gewertet, die auf den direkten Bezug dieses Mittels zu den beiden Holz-Organen Leber und Gallenblase hinweisen. Insbesondere sein frühes Sprießen offenbart die Holz-Natur dieses Krautes. In der *Quintessenz der Materia Medica* von Wang Ang heißt es dazu:

„Qing hao ist bitter und kalt. Es folgt dem Ruf des Frühlings sehr zeitig und bringt schon im zweiten Monat Sprossen hervor. Daher tritt es in die Blut-Ebene des Shaoyang und Jueyin, [also] der Gallenblase und der Leber ein."[17]

Viele weitere Beispiele dieser Art wird der Leser im Hauptteil dieses Buches finden, in dem es unter anderem auch darum geht, aufzuzeigen, dass es derartige Konzepte in der chinesischen Medizin gab und gibt. Denn im Laufe der Modernisierung und Systematisierung sind derartige als unwissenschaftlich angesehene Ideen bedauerlicherweise kaum übertragen worden. Diese Eradikation „unwissenschaftlichen" Gedankenguts aus der modernen Fachliteratur der TCM kann leicht den Eindruck erwecken, dass in der chinesischen Medizin keine Signaturenlehre existiere. Dieses Buch soll zeigen, dass sie ein fester Bestandteil der vormodernen Medizin Chinas ist und bis heute das Denken vieler Ärzte prägt. Allerdings liegt dem Autor kein bekanntes chinesisches Werk vor, das sich ausschließlich mit der Signaturenlehre beschäftigt hat, man findet lediglich vereinzelte Hinweise darauf. Daher wurde an einigen Stellen, an denen der Bezug der Signaturen einer Pflanze zu deren Wirkung augenfällig ist (ohne dass dem Autor Erwähnungen in chinesischen Quellen vorlagen), die Signaturen im Sinne der chinesischen Medizin erörtert. Derartige Erweiterungen verstoßen nach Auffassung des Autors nicht gegen Grundkonzepte der chinesischen Medizin. Sinnvolle Ergänzungen zu sbereits bestehenden Theorien gab es schon immer und wird es auch immer geben. Schließlich muss bedacht werden, dass es in der chinesischen Medizin nicht nur **ein** Konzept oder nur **eine** Lehre gibt; sie ist ein Sammelsurium unterschiedlicher Ansätze oder, wie Volker Scheid betont, ein „pluralistisches System". Zu verschiedenen Zeiten wurden unterschiedliche Aspekte betont, und zwischen bestimmten Theorien innerhalb des Gedankengebäudes, das wir heute als TCM bezeichnen, bestehen durchaus Widersprüche. In der langen Geschichte der chinesischen Medizin ist im Grunde alles mehr oder weniger angelegt: Es gab und gibt empirische Akupunktur, systematisierte Akupunktur, empirische Kräutermedizin, ins Konzept der Fünf-Wandlungsphasen-Theorie eingebettete Kräutermedizin oder

[14] Wang Huanhua et al., Band 1, S. 106
[15] Yu Xiaoping et al., S. 683
[16] Zhang Xichun, Wu Wenqing, Wang Zhipu: S. 49
[17] Wang Ang, Rolle 1, S. 74

Akupunktur; es gab Anatomie, Chirurgie, Ernährungsheilkunde, Bewegungstherapien etc. Zu bestimmten Zeiten oder von bestimmten Ärzten wurden gewisse Methoden und Konzepte stärker in den Vordergrund gerückt, ohne dass dadurch die anderen Methoden und Konzepte vollständig an Bedeutung verloren hätten. Und in diesem unermesslichen Netz unterschiedlicher und doch ineinandergreifender, sich ergänzender Konzepte und Methoden hat auch die Signaturenlehre ihren Platz, selbst wenn sie nie einen Namen bekommen hat.

Die Kombination der wichtigsten Wesensmerkmale der chinesischen Kräuter macht einen Großteil des Wesens eines Mittels aus und bestimmt seine Wirkungen und Anwendungsbereiche. Doch darüber hinaus gibt es auch ganz spezifische Wirkungen bestimmter Kräuter. Beispielsweise wirkt Radix et Rhizoma Rhei *(Da huang)* einfach sehr stark abführend. Dies lässt sich natürlich über seine bitterere, kalte und sinkende Natur bei Bezug zu Magen und Dickdarm erklären. Aber auch andere Kräuter sind bitter, kalt und absteigend, doch haben sie nicht einen solch kraftvoll purgierenden Effekt. Ein Teil der Wirkungen der Kräuter lassen sich also nicht restlos über seine Wesensmerkmale Temperatur- und Geschmacksqualität, auf- oder absteigende Tendenz, Leitbahnbezug und auch nicht über Signaturen verstehen. Zum Teil handelt es sich dabei einfach um sehr spezielle, einem Kraut innewohnende Eigenschaften, die man sich zusätzlich zu den oben beschriebenen Basisdaten merken muss. Und hierbei können die Geschichten, Legenden und historische Falldarstellungen helfen, die im Hauptteil des Buches vorgestellt werden.

KAPITEL 2 Die Einteilung der Arzneimittel in verschiedenen klassischen Pharmakopöen

2.1 Arzneimittel in der *Materia Medica des Göttlichen Landmannes*

Die dem legendären Göttlichen Landmann, Shennong, zugeschriebene Pharmakopöe *Materia Medica des Göttlichen Landmannes* präsentiert die arzneilich verwendeten Substanzen in drei Gruppen. Die Arzneimittel werden als Mittel der oberen, mittleren oder unteren Kategorie aufgeführt. Dieses Werk unterscheidet Arzneimittel also nach ihrer Qualität. Da im Hauptteil dieses Buches gelegentlich auch auf diese Kategorisierung des Shennong Bezug genommen wird, soll sie hier kurz in ihren Grundzügen beschrieben werden.

Arzneimittel der oberen Kategorie sind Shennongs Beschreibung gemäß Mittel, die das Leben nähren und mit dem Himmel korrespondieren. Sie sind ungiftig. Auch bei reichlicher und langfristiger Einnahme schaden sie dem Menschen nicht. Stattdessen sollen sie den Körper leicht machen und das Qi mehren; sie sollen der Alterung entgegenwirken und das Leben verlängern.

Arzneimittel der mittleren Kategorie sind nicht von allen Menschen gleichermaßen anzuwenden. Sie nähren das Wesen, also die Konstitution eines jeweiligen Menschen. Innerhalb der kosmischen Ordnung korrespondieren sie mit dem Menschen. Manche sind ungiftig, manche geringfügig giftig. Sie vermögen Krankheiten zu heilen und supplementieren zu einem gewissen Grad Leere.

Arzneimittel der unteren Kategorie behandeln manifeste Erkrankungen und korrespondieren mit der Erde. Sie sind zum überwiegenden Teil toxisch und dürfen nicht langfristig angewendet werden. Sie beseitigen z.B. pathogene Hitze oder Kälte, brechen Akkumulationen auf und heilen dadurch Erkrankungen.

Die Beschreibungen dieses etwa 2000 Jahre alten Klassikers sind selbstverständlich nicht alle wortwörtlich zu nehmen. Von vielen Mitteln wird berichtet, dass man nach längerer Einnahme leicht werde und schließlich zu fliegen vermöge oder dass man unsterblich werde etc. Diesen Bemerkungen ist der alchemistische Zeitgeist jener Tage noch anzumerken. Doch sind die Mittel der oberen Kategorie größtenteils tatsächlich gut verträgliche Arzneimittel, die von Menschen mit bestimmten Leere-Mustern auch langfristig eingenommen werden können und dabei nicht nur nicht schaden, sondern auch ihr heilendes Potenzial entfalten. Allerdings ist auch bei den Mitteln der oberen Kategorie Vorsicht geboten. Auch wenn sie ungiftig, also nicht „toxisch" sind, werden sie, anders als vom Text suggeriert, nicht von allen Menschen gleich gut vertragen. Diese Mittel können in Abhängigkeit von der Konstitution des Patienten und seiner Erkrankung erhebliche Nebenwirkungen hervorrufen, wenn man sie zu lange, zu hoch dosiert oder unter falscher Diagnosestellung anwendet.

Auch fallen aus heutiger Sicht nicht alle Mittel der oberen Kategorie des Shennong in die Gruppe der supplementierenden Arzneimittel oder Tonika, wie sie auch oft genannt werden. Beispielsweise hatte Shennong das stark Qi bewegende Mittel Radix Aucklandiae *(Mu xiang)*, das stark Blut bewegende Mittel Semen Vaccariae *(Wang bu liu xing)*, das scharf-heiße Kraut Herba Asari *(Xi xin)* und selbst das Brechmittel Melo Pedicellus *(Gua di)* in dieser Gruppe aufgeführt. Spätere Ärzte hatten jene Mittel aufgrund ihrer Erfahrungen anders eingeschätzt als Shennong bzw. die Ärzte jener Zeit, deren Ansichten in jenes Werk eingeflossen sind. Der Grundsatz, dass ein Mittel der oberen Kategorie „das Leben nährt" und „auch bei reichlicher und langfristiger Einnahme dem Menschen nicht schadet", lässt sich auf diese Kräuter jedenfalls nicht anwenden. Bei zu hoher Dosierung oder längerer Anwendung schädigen sie das reguläre Qi, weshalb sie von späteren Ärzten meist nur kurzfristig oder niedrig dosiert angewendet worden sind. Andererseits finden sich auch relativ gut verträgliche, ungiftige Kräuter wie Radix Platycodi *(Jie geng)*, Rhizoma Bletillae *(Bai ji)*, Fructus Forsythiae *(Lian qiao)* oder Spica Prunellae *(Xia ku cao)* in der unteren Kategorie. Diese Kräuter würden nach unserem heutigen Verständnis eher in die mittlere Kategorie der Kräuter gehören, die bestimmte, teils konstitutionell bedingte Krankheiten behandeln und bei richtiger Indikationsstellung dem Menschen nicht schaden.

Trotz dieser Schwächen stellt die *Materia Medica des Göttlichen Landmannes* ein beeindruckendes Werk dar. Die den Arzneimitteln dort zugeschriebenen Wirkungen und Indikationen sind zu einem beträchtlichen Teil heute noch gültig. Und wenn man über einige Übertreibungen hinwegsieht, kann man viel über chinesische Kräuter lernen und zum Teil auch Aspekte entdecken, die in modernen Pharmakopöen vernachlässigt werden. Online findet der Leser eine Übersicht mit der Einordnung der Arzneimittel in die drei Kategorien. Diese hat jedoch mehr medizinhistorische Bedeutung und soll die in diesem Buch angesprochenen Angaben aus früher Zeit vervollständigen.

Zur Charakterisierung der Arzneimittelbeschreibung in der *Materia Medica des Göttlichen Landmannes* lässt sich sagen, dass die Einträge stets kurz und knapp gehalten sind. Nach dem Namen werden Geschmack und Natur aufgeführt, gefolgt von den Indikationen. Bei den Arzneimitteln der oberen Kategorie folgt dann noch ein preisender Kommentar, der angibt, welch segensreiche Wirkungen jenes Mittel bei langfristiger Einnahme entfalte. Abschließend werden noch Beinamen und die Landschaften erwähnt, in denen jenes Kraut typischerweise wächst. Zuordnungen zu Leitbahnen finden sich in diesem frühen Werk noch nicht.

Die Beschreibungen des *Göttlichen Landmannes* wurde nicht bei jedem Kraut zitiert, sondern nur dort, wo die Angaben auch heute noch von Bedeutung sind oder besonders interessant erschienen. Wenn die dort erwähnten Indikationen bereits aus anderen Quellen in größerer Klarheit zitiert worden sind, wurde meist darauf verzichtet, die Beschreibungen dieses Werkes aufzuführen.

2.2 Arzneimittel in der *Enzyklopädie der Materia Medica* des Li Shizhen

Eine der wichtigsten Quellen für dieses Buch über das Wesen der chinesischen Kräuter ist die *Enzyklopädie der Materia Medica* von Li Shizhen.

Li Shizhen beginnt seine Diskussion eines jeweiligen Krautes immer mit der Erklärung des Namens und der Erwähnung verschiedener Beinamen aus anderen klassischen Werken. Da es in diesem Buch auch um die in den chinesischen Kräuternamen verborgene Bedeutung geht, wurden die Ausführungen von Li Shizhen häufig zitiert. Dann fährt Li Shizhen mit einer Erklärung zum Sammeln des jeweiligen Krautes fort. Darin beschreibt er Wachstums- und Blütezeit, morphologische, farbliche und andere Eigenheiten, an denen man das Kraut erkennen kann. Diese Abschnitte geben oft wertvolle Hinweise zu den Signaturen der Kräuter. Dann erfolgen gegebenenfalls noch die Unterscheidung von ähnlichen Drogen und die Korrektur von Fehlern und Verwechslungen aus früheren Pharmakopöen. Darauf folgt die Nennung des Geschmacks, der Natur und der Toxizität. Schließlich listet er die Indikationen der Arzneimittel auf. Dazu zitiert er erst alle namhaften früheren Pharmakopöen, insofern sie das jeweilige Kraut beschrieben haben. Anschließend gibt er seinen eigenen Kommentar zu dem Arzneimittel und seine praktischen Erfahrungen damit ab. So gewinnt man einen hervorragenden Überblick über die historische Entwicklung der Indikationen der Arzneimittel, wobei sich neben einem Wandel von Nuancen zumeist eine historische Konstanz offenbart. Mitunter finden sich aber auch gegensätzliche, sich widersprechende Zitate aus früheren klassischen Werken nebeneinander. Li Shizhen ging es nicht um Vereinheitlichung. Er hatte den Mut aufgebracht, zum Teil Widersprüchliches in seinem Werk nebeneinander stehenzulassen. Zwar schrieb er seine eigenen Ansichten unmissverständlich auf, doch erwies er den früheren Autoren den ihnen gebührenden Respekt, indem er ihre Ansichten auch dann aufführte, wenn sie seinen eigenen nicht entsprachen. Damit maßt er sich also nicht an, selbst der Weisheit letzten Schluss gefunden zu haben, sondern erlaubt dem Leser sich selbst ein vollständiges Bild zu machen.

Eine solch unermüdliche Lesebereitschaft wird vom Leser dieses Buches allerdings nicht erwartet. Das reichliche Material in diesem Buch soll nicht durch ein Zuviel an widersprüchlichen und verwirrenden Aussagen ausufern. Im Großen und Ganzen wird versucht, einer klaren Linie bei der Beschreibung der Kräuter zu folgen, wobei besonders Wert auf die heutige Anwendung gelegt wird. Mitunter, wenn es besonders interessant erschien, wurden auch heutzutage unübliche Indikationen oder Anwendungsarten erwähnt und auch Veränderungen in den den Kräutern zugeschriebenen Eigenschaften und Wirkungen im Laufe der Geschichte thematisiert.

Im Anschluss an die Diskussion der Eigenschaften und Anwendungsgebiete führt Li Shizhen auch jeweils einige Rezepturen aus früheren Rezepturensammlungen auf, die jenes Mittel als Hauptkraut enthalten. Diese Rezepturen sind in nur sehr wenigen Fällen erwähnt, da der Fokus des Buches auf der *Materia Medica* und nicht auf Rezepturen liegt.

Leitbahnbezüge werden in der *Enzyklopädie der Materia Medica* bereits erwähnt, allerdings nicht in der heutigen Form, dass zu Beginn des Eintrags steht, in welche Leitbahnen ein Arzneimittel eintritt. In den vormodernen Pharmakopöen finden sich diese Leitbahnbezüge in den Text eingebettet. Zum Teil werden dort auch Leitbahnbezüge erwähnt, die in modernen Pharmakopöen nicht zu finden sind. Wenn jene Leitbahnbezüge plausibel erschienen, wurden sie auch erwähnt, woraus sich also eine leichte Differenz zu heute gebräuchlichen Standardwerken ergibt.

2.3 Arzneimittel in *Die Quintessenz der Materia Medica* von Wang Ang

Neben den zwei oben genannten Werken ist auch die *Quintessenz der Materia Medica* von Wang Ang eine hoch geschätzte Quelle. Damit bieten also ein Werk aus der antiken Zeit, eines aus der klassischen und eines aus der Übergangszeit zur Moderne eine breite Grundlage, die selbstverständlich durch zeitgenössisches Wissen vervollständigt wurde. An der *Quintessenz der Materia Medica* von Wang Ang ist besonders schätzenswert, dass sie die klassischen Erkenntnisse sehr übersichtlich und dabei ohne Ausschweifungen präsentiert und diese nötigenfalls durch eigene Anmerkungen erklärend abrundet. Sie konzentriert in sich also die Essenz von nahezu zwei Jahrtausenden chinesischer Kräuterheilkunde. Ein Schwachpunkt dieses Werkes ist allerdings, dass der Autor nicht immer die Quelle angibt, aus der er bestimmte Angaben zitiert hat. Vieles stammt offenbar aus der *Enzyklopädie der Materia Medica* von Li Shizhen. Wenn man mit diesem Werk etwas vertraut ist, erkennt man jene Passagen leicht wieder. Nichtsdestoweniger ist es eine hervorragende Pharmakopöe, die durch Übersichtlichkeit und Prägnanz besticht. Anders als die *Enzyklopädie der Materia Medica* enthält es keine Unterrubriken. Die einzelnen Arzneimittel sind, wie in klassischen Werken üblich, in Gruppen nach ihrer Herkunft geordnet, also beispielsweise in die große Gruppe der Kräuter, in die der Baumdrogen, der Früchte, der Getreide und Gemüse, der Metalle und Mineralien etc. In der Gruppe der Kräuter findet sich dann zwar noch keine durch Überschriften gekennzeichnete Unterteilung in verschiedene Klassen, wie man sie heute kennt, doch sind die Kräuter trotzdem in Gruppen von ähnlichen Substanzen angeordnet, beginnend mit den Qi supplementierenden Drogen. Allerdings diese Anordnung stellenweise noch etwas unsystematisch. Bei den Beschreibungen der einzelnen Kräuter gibt es dann keine weiteren Unterrubriken. Unter dem Namen des Krautes folgt eine plakative Aufführung seiner Haupteigenschaften. Beispielsweise steht unter *Huang qi* (Astragali Radix): „Supplementiert Qi, festigt die Oberfläche und drainiert [Leere-]Feuer". Dies erlaubt einen ersten Überblick über die wichtigsten Funktionen eines Arzneimittels. Dann folgen in einem Textblock der Geschmack, die Natur und alle Eigenschaften und Indikationen. In kleineren Schriftzeichen ergänzt Wang Ang illustratives Material wie z.B. Legenden, Fallgeschichten oder Erläuterungen aus klassischen Werken und auch eigene Erkenntnisse. Wann immer man eine gute, übersichtliche Zusammenfassung der Eigenschaften und Indikationen eines Arzneimittels sucht, ist man gut beraten, in diesem Werk nachzuschlagen.

B

3 Namensgebung nach der Form und dem Erscheinungsbild 25

4 Namensgebung nach der Farbe 119

5 Namensgebung nach dem Geschmack 179

6 Namensgebung nach dem Geruch 199

7 Namensgebung nach der Wirkung 211

8 Namensgebung nach dem Anbaugebiet 247

9 Namensgebung nach der ausländischen Herkunft 251

10 Namensgebung nach Tieren 261

11 Die Unsterblichkeitskräuter 277

12 Die phallischen Kräuter 283

13 Namensgebung nach den Jahreszeiten 289

14 Namensgebung nach Personen 305

15 Arzneipflanzen mit unerklärlichen Eigennamen 337

KAPITEL

3 Namensgebung nach der Form und dem Erscheinungsbild

3.1 *Wǔ Jiā Pí* 五加皮 Acanthopanacis Cortex

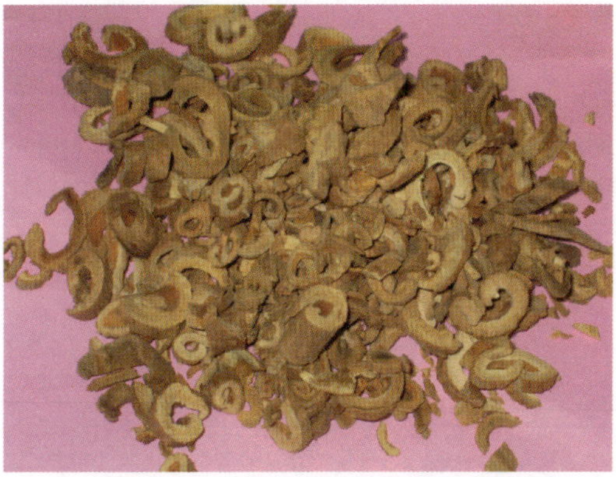

Abb. 3.1 *Wǔ Jiā Pí* 五加皮 Acanthopanacis Cortex

- Pharmazeutische Bezeichnung: Acanthopanacis Cortex
- Botanische Namen: Acanthopanax gracilistylus, A. giraldii
- Familie: Araliaceae (Araliengewächse, Efeugewächse)
- Deutsche Namen: Sibirische Ginsengwurzelrinde, Acanthopanaxwurzelrinde, Stachelpanaxwurzelrinde
- Deutsche Übersetzung des chinesischen Namens: „Fünf-Verstärkungen-Rinde"
- Beinamen: *Wǔ jiā* 五加 („Fünf Verstärkungen"), *Wǔ jiā* 五佳 („Fünf am besten"), *Zhuī fēng shǐ* 追風使 („Der den Wind verjagende Gesandte"), *Zhuī fēng* 追風 („Den Wind verjagen"), *Wǔ yè mù* 五葉木 („Fünfblättriges Gehölz"), *Nán wǔ jiā pí* 南五加皮 („Südliche Fünf-Verstärkungen-Rinde")

Namen und Signaturen

Der Erklärungen des Namens von *Wu jia pi* gibt es mehr als nur eine. Ursprünglich scheint die Namensgebung aufgrund der Anzahl seiner Blätter pro Stängel erfolgt zu sein. Denn charakteristischerweise verfügt Acanthopanax über fünf Blätter an jedem Stängel. Man sagte, dass die Pflanzen mit fünf Blättern pro Stängel am besten (*jia* 佳) seien, weswegen man die Pflanze *Wu jia* 五佳 („Fünf am besten") nannte. Da die Schriftzeichen *jia* 佳 („gut, am besten") und *jia* 加 („hinzufügen, verstärken") gleich klingen, wurden früher beide gleichermaßen verwendet. Heute hat sich der Name *Wu jia pi* 五加皮 als allgemein übliche Bezeichnung durchgesetzt. Denn das Zeichen *jia* 加 („hinzufügen, verstärken") wird im Kontext der chinesischen Medizin als „Supplementieren" (*bu* 補) verstanden, was eine sehr positive Konnotation besitzt. Einer meiner Lehrer, ein ehrwürdiger alter Arzt und Apotheker Namens Gao Wenxiang aus Taipei, sagte, dass *Wu jia pi* „Fünf Verstärkungen" heiße, weil es die fünf Speicherorgane verstärke, also supplementiere. So hat sich also die ursprünglich an der äußeren Form der Pflanze orientierte Bedeutung des Namens zu einer funktionellen Bedeutung hin verändert. Dies verwundert nicht, da die Zahl fünf in der chinesischen Kultur schon seit alters eine besondere Bedeutung besitzt, da sie mit den fünf Wandlungsphasen in Verbindung gebracht wird. Alle möglichen Dinge wurden in Anlehnung an die Fünf-Wandlungsphasen-Theorie in Fünfergruppen eingeteilt. So redet man beispielsweise von den fünf Richtungen (Osten, Süden, Westen, Norden und Mitte), den fünf Metallen (Gold, Silber, Kupfer, Eisen und Zinn) oder den fünf Tugenden (Güte, Rechtschaffenheit, Anstand, Weisheit und Vertrauen). Innerhalb des Körpers entsprechen dem unter anderem die fünf Speicherorgane. Auch die Pflanze *Wu jia* stellte man derart in Beziehung zu den fünf Wandlungsphasen. Es heißt:

„Die grüne Essenz tritt in die Stängel [der Pflanze Wu jia] ein; somit besitzt sie die Essenz des Ostens. Das weiße Qi tritt in die Verdickungen des Hauptstängels ein, an denen sich die feinen Stängel zu den Blättern abzweigen; somit besitzt sie die Säfte des Westens. Das rote Qi tritt in die Blüten ein; somit besitzt sie den Glanz des Südens. Die schwarze Essenz tritt in die Wurzel ein; somit besitzt sie die Essenz des Nordens. Der gelbe Rauch tritt in die Rinde ein; somit besitzt sie den Geist der Erde."[1]

Somit besitzt *Wu jia pi* also die Essenz der fünf Wandlungsphasen, wodurch sie die fünf Speicherorgane zu supplementieren vermag. Seine kraftvolle Wind vertreibende Wirkung hat diesem Mittel auch den Namen *Zhui feng shi* 追風使 („Der den Wind verjagende Gesandte") eingebracht.

Eigenschaften und Anwendungsgebiete

Wu jia pi ist scharf, bitter und warm; es tritt in die Leber- und Nieren-Leitbahnen ein. Die hauptsächlichen Wirkungen von *Wu jia pi* sind, Wind und Feuchtigkeit zu vertreiben sowie die Sehnen und Knochen zu kräftigen. Angewandt wird es vor allem bei chronischen Wind-Kälte-Feuchtigkeit-Bi-Syndromen, also bei schmerzhaften rheumatischen Erkrankungen sowie bei einer Schwäche und Erschlaffung der Muskeln, Sehnen und Knochen. Dieses Syndrom beruht auf einer Leere der Leber und der Niere, welche für die Sehnen und Knochen verantwortlich sind, und auf dem Eindringen pathogener Faktoren in den geschwächten Körper, welche schließlich den Qi- und Blut-Fluss in den Leitbahnen blockieren. Hier vermag *Wu jia pi* gleichermaßen die Manifestation der Erkrankung, also die schmerzhaften Blockaden, als auch die Wurzel der Erkrankung, nämlich die Leere von Leber und Niere, zu behandeln. Bei Wang Ang heißt es in der Beschreibung der Wirkungen von *Wu jia pi*:

„Der scharfe Geschmack fördert den harmonischen Qi-Fluss und wandelt Schleim. Der bittere Geschmack festigt die Knochen und mehrt die Essenz. Die warme Natur vertreibt Wind, überwältigt Feuchtigkeit, treibt Blut-Stase aus Haut und Muskeln aus und behandelt die Krämpfe und Spasmen von Sehnen und Knochen. Wenn die Niere genährt wird, dann verschwindet das sich chaotisch bewegende Wasser und die Knochen [werden wieder] stark. Wenn die Leber genährt wird, dann verschwindet der pathogene Wind und die Sehnen [werden wieder] kräftig. [Wu jia pi] behandelt alle Arten von Erschlaffung und Auszehrung."[2]

Dieses Zitat beschreibt in sehr anschaulicher Weise, wie *Wu jia pi* aufgrund seines scharf-bitteren Geschmacks und seiner warmen Natur gleichzeitig Niere und Leber kräftigen und pathogene Faktoren vertreiben kann. Somit ist *Wu jia pi* ein ideales Mittel für ältere und geschwächte Patienten wie auch bei motorischen Entwicklungsverzögerungen von Kindern. Denn anders als die übrigen Wind-Feuchtigkeit vertreibenden Kräuter besitzt *Wu jia pi* eben auch ein nährendes Potenzial, was bei der engen Verwandtschaft zum Ginseng nicht verwundert.

Mit dem „sich chaotisch bewegenden Wasser" ist pathogene Feuchtigkeit gemeint, die sich hier in Form von Ödemen, Schwellungen der Gelenke und Spannungs- oder Schweregefühl der Glieder manifestiert. Da Feuchtigkeit auch eine Art Wasser darstellt, gehört sie zum Nieren-Funktionskreis. Kräftigt man also die Niere, vermag sie diese pathologische Feuchtigkeit auszuscheiden. Gleichzeitig werden dabei auch die Knochen gekräftigt, da sie ebenfalls zur Niere gehören. Analog gilt dies für den pathogenen Faktor Wind und die Sehnen, welche der Wandlungsphase Holz und somit der Leber angehören. Die von Wang Ang aufgeführte Indikation der Erschlaffung der Sehnen, die man als eine muskuläre Schwäche bis hin zur Atrophie verstehen kann, wurde bereits vor etwa 2000 Jahren in der *Materia Medica des Göttlichen Landmannes* aufgeführt. Dort heißt es: *„Wu jia pi ... mehrt das Qi, behandelt Hinken [und die Neigung zu] fallen sowie das Unvermögen von dreijährigen Kindern zu laufen."*[3] Auch andere klassische Quellen betonen den Sehnen und Knochen kräftigenden Aspekt von *Wu jia pi*. In den

[1] Wang Huanhua et al., Band 1, S. 93

[2] Wang Ang, Rolle 2, S. 19

[3] Li Shizhen, S. 1224

Verschiedenen Aufzeichnungen Berühmter Ärzte heißt es unter anderem: *„Bei Männern behandelt [Wu jia pi] Verkümmerung des Penis [d.h. Impotenz], feuchtes Skrotum, tröpfelndes Wasserlassen mit Restharn. Bei Frauen behandelt es vaginalen Juckreiz und Schmerzen im Bereich der Lendenwirbelsäule. [Weiterhin behandelt es] schmerzhafte Blockaden beider Beine [aufgrund von] Wind und Schwäche [wie auch] allgemeine Erschlaffung und Auszehrung des Körpers. Es supplementiert die Mitte und mehrt die Essenz, festigt Sehnen und Knochen und stärkt den Willen.“*[4]

Hierzu ist anzumerken, dass in der klassischen chinesischen Medizin auch der Penis als eine muskulär-sehnige Struktur aufgefasst worden ist und man Impotenz daher häufig als eine Form der Atrophie verstanden und behandelt hat.

Zur Behandlung von rheumatischen Wind-Feuchtigkeit-Erkrankungen wird *Wu jia pi* häufig auch als arzneilicher Wein oder Likör angewendet. Und dies hat schon eine sehr lange Tradition. Bereits Tao Hongjing beschrieb im fünften Jahrhundert eine Weinzubereitung aus *Wu jia pi*. Damals wurden jedoch keine alkoholischen Auszüge aus den Drogen hergestellt, vergleichbar mit den Tinkturen in der westlichen Phytotherapie, sondern man kochte die Drogen erst ab und braute dann mittels einer Art Hefe ein alkoholisches Getränk aus dem Dekokt. Tao Hongjing schrieb: *„Kocht man die Wurzel und Stängel [von Wu jia pi] ab, braut daraus Wein und trinkt diesen, so kräftigt das den Menschen.“*[5] Man sagt, dass *Wu jia pi* wie kein anderes Kraut mit dem Alkohol zusammenpasse. Auch der Alkohol ist von warmer, bewegender und durchdringender Natur. *Wu jia pi* verleiht dem Alkohol einen angenehmen Geschmack. Die beiden Substanzen ergänzen und verstärken einander. Im elften Jahrhundert schrieb Su Song: *„Braut man Wein [aus Wu jia pi] und trinkt diesen, so kann man damit schmerzhafte Wind-Blockaden mit Spasmen und Anspannung der Extremitäten behandeln.“*[6]

Diesem Wein wurde nicht nur heilende Wirkung bei rheumatischen Leiden zugesprochen, sondern auch eine potenzsteigernde und das Sperma mehrende. Oben wurde bereits an zwei Stellen erwähnt, dass *Wu jia pi* die Essenz mehre. Da für Essenz und Sperma im Chinesischen dasselbe Schriftzeichen benutzt wird, ist es nicht immer ganz klar, worauf der jeweilige Autor abzielt. Das ist meist unerheblich, da das Sperma ein Aspekt der Essenz *(jing)* ist. Wenn man also die Essenz mehrt, kräftigt man zugleich das Sperma wie die sexuelle Potenz. In einigen Legenden wird direkt auf diese Wirkung von *Wu jia pi* hingewiesen. Da heißt es beispielsweise, dass einige dort namentlich aufgeführte Herren oft Acanthopanaxwein tranken und 300 Jahre alt wurden, ohne sich sexuell zurückzuhalten. Jeder von ihnen soll zwanzig Söhne gezeugt haben.[7] Auch oben, im Zitat aus den *Verschiedenen Aufzeichnungen Berühmter Ärzte*, ist dieser Aspekt bereits deutlich angesprochen worden. Die folgende Legende beschreibt die Entstehung des berühmten Acanthopanaxweines *Zhi Zhong He Wu Jia Pi Jiu*, der eigentlich ein recht hochprozentiger Kräuterlikör mit 54–55 Vol.-% ist:

„Vor langer Zeit lebte im Westen der Provinz Zhejiang ein junger Mann Namens Zhi Zhonghe. Er war ein gutherziger und rechtschaffener Mann, der von seinen Vorfahren die Kunst der Weinherstellung übernommen hatte. Eines Tages begab sich die fünfte Tochter des Drachenkönigs aus dem Ostmeer, die Prinzessin Jiabi, in die menschliche Welt und verliebte sich in den einfach und anständig lebenden, hart arbeitenden Zhi Zhonghe. Die Prinzessin sah, wie sehr sich die erbarmungswürdigen Menschen abmühten und wie sehr ihr Leben von Kummer und ihr Körper von Krankheiten geplagt war. Deshalb schlug sie Zhi Zhonghe vor, einen Wein zu brauen, der den Körper der Menschen kräftigen und sie von ihren Leiden befreien kann. Also machte sie sich daran, Zhi Zhonghe zu zeigen, wie man einen derartigen Wein herstellt. Dabei sang sie ein Lied, welches die Rezeptur dieses Weines beinhaltete: „Dang gui supplementiert das Blut vom Herzen; mit Jiang huang beseitigt man Stase- und Feuchtigkeitsschmerzen; Gan song erweckt die Milz und vermag das Qi zu regulieren; mit Guang mu xiang kann man Stagnationen zerstreuen und den Magen harmonisieren. Bo he, von kühler Natur,

[4] Li Shizhen, S. 1224
[5] Li Shizhen, S. 1224
[6] Li Shizhen, S. 1224
[7] Li Zhongzi, S. 91

klärt die Augen und den Kopf; Mu gua entspannt die Gefäße und macht zufrieden jeden armen Tropf. Du huo und Shan zha vertreiben Wind-Feuchtigkeit-Kälte aus Bein und Arm, so dass man die erstarrten Glieder wieder ausstrecken kann. Die Rinde von Wu jia verströmt einen wunderbaren Duft beim Kochen; sie nährt Leber wie auch Nieren und kräftigt Sehnen und Knochen. Mische alle Kräuter zusammen und füge noch Gan cao hinzu. Zum Schluss vergiss nicht Gui zhi und Yu zhu."[8]

Aus dieser Geschichte erfährt der Leser also, dass dieser berühmte Acanthopanaxlikör nicht nur *Wu jia pi* enthält, sondern insgesamt zwölf Substanzen, die alle ihren Teil zu seiner Wirkung beitragen. Dies sind also die Kräuter Angelicae sinensis Radix *(Dang gui)*, Curcumae Rhizoma *(Jiang huang)*, Nardostachys Radix et Rhizoma *(Gan song)*, Aucklandiae Radix *(Guang mu xiang)*, Menthae Herba *(Bo he)*, Chaenomelis Fructus *(Mu gua)*, Angelicae pubescentis Radix *(Du huo)*, Crataegi Fructus *(Shan zha)*, Acanthopanacis Cortex *(Wu jia pi)*, Glycyrrhizae Radix *(Gan cao)*, Cinnamomi Ramulus *(Gui zhi)* und Polygonati odorati Rhizoma *(Yu zhu)*. Dieser Kräuterlikör entspannt die Sehnen und Knochen, regeneriert bei Entkräftung, vertreibt Wind-Feuchtigkeit und kräftigt Lenden und Knie. Angewandt wird er entsprechend bei Gelenkschmerzen, Krämpfen und Spasmen oder Taubheitsgefühlen der Gliedmaßen sowie bei Schmerzen und Schwäche des unteren Rückens und der Beine. Laut moderner Untersuchungen soll er auch bei Gesunden gesundheitserhaltende Wirkungen haben. Wenn man täglich ein Glas davon trinke, soll dies das Serumcholesterin senken sowie der Bildung von Gallensteinen und Krebsgeschwüren vorbeugen.[9]

Wu jia pi ist ein gut verträgliches Arznei- und Stärkungsmittel, von dem keine Kontraindikationen beschrieben werden.

[8] Chinesische Originaltexte im Internet: http://www.brewchina.com/wine-calture/20010116.htm; http://www.cnmeijiu.com/ShowArticle.asp?ArticleID=23

[9] Wang Huanhua et al., Band 1, S. 95 f.

3.2 *Mù Guā* 木瓜 Chaenomelis Fructus

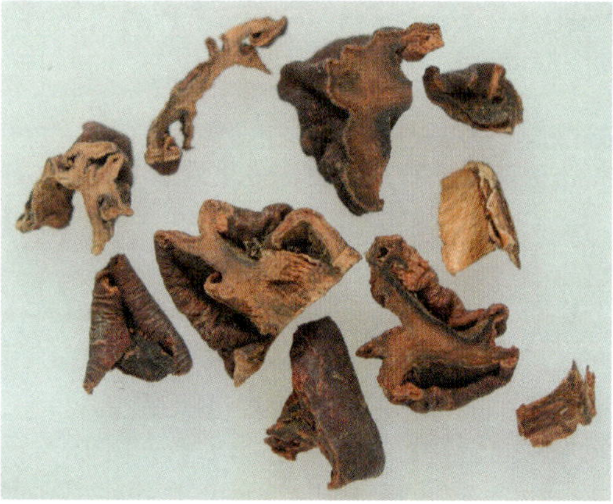

Abb. 3.2 *Mù Guā* 木瓜 Chaenomelis Fructus*

- Pharmazeutische Bezeichnung: Chaenomelis Fructus
- Botanischer Name: Chaenomeles lagenaria
- Familie: Rosaceae (Rosengewächse)
- Deutscher Name: Chinesische Quitte
- Deutsche Übersetzung des chinesischen Namens: „Baummelone" oder „Baumkürbis"
- Beinamen: *Tiě jiǎo lí* 鐵腳梨 („Eisenfußbirne")

Namen und Signaturen

Die Chinesische Quitte erhielt ihren Namen nach ihrer Form und ihrer Art zu wachsen. In ihrer Form, fanden die alten Chinesen, gleiche sie einer kleinen Melone oder einem kleinen Kürbis. Da die Quitten aber nicht wie die Kürbisgewächse (Cucurbitaceae) auf dem Boden wachsen, sondern an einem Baum, nannte man sie „Baummelone". Das Wort 瓜 *gua* wird im Chinesischen für alle Arten von Melonen, Gurken und Kürbissen benutzt. Welche Art die alten Chinesen beim Anblick der Quitten im Sinn hatten, ist nicht mehr nachzuvollziehen. Außerdem erinnern die chinesischen Quitten auch an Birnen. Daher sagt man, dass sie Birnen ähnelten, aber keine Birnen seien, und dass sie Melonen ähnelten, aber keine Melonen seien. Botanisch sind sie eher mit den sauren chinesischen Weißdornfrüchten *(Shan zha)* oder mit unseren Hagebutten verwandt als mit Birnen oder Melonen.

Die chinesischen Quitten werden wegen ihres sehr sauren und leicht adstringierenden Geschmacks praktisch nicht als Frischobst gegessen, doch erfreuen sie sich trotzdem großer Beliebtheit als duftspendendes und Ungeziefer fernhaltendes Mittel zum Beispiel für Kleiderschränke. Außerdem gilt der Baum als ein schöner Zierbaum und auch wegen ihrer arzneilichen Eigenschaften sind die Quitten hoch geschätzt. Gegessen werden die Quitten nur in zubereiteter Form, zum Beispiel als Marmelade oder in speziellen Arten von Gebäck. Li Shizhen beschreibt in seiner Enzyklopädie der *Materia Medica* auch ein Rezept für eine Quittensuppe, die an kalten Wintertagen besonders empfehlenswert ist. Da die chinesischen Quitten auch in Deutschland kultiviert werden, kann man dies durchaus einmal probieren: *„Man kann die Quitten auch von ihren Steinen befreien und dämpfen, bis sie fast zerfallen. Dann zerstößt man sie zu Brei und fügt Honig und frischen Ingwer hinzu. Daraus kocht man dann eine Suppe, die man am besten an Wintertagen trinkt.“*[10]

Die Quitten sind je nach Reifegrad grün bis gelbrot. Sie schmecken vorwiegend sauer, haben aber auch eine süße und eine leicht adstringierende Note.

Der saure Geschmack führt die Wirkung der Quitte in die Leber-Leitbahn, der süße Geschmack führt in die Milz-Leitbahn. Der saure Geschmack ist der Geschmack der Wandlungsphase Holz. Holz wird im Chinesischen mit demselben Schriftzeichen bezeichnet wie Baum: *mu* 木, eben dem *mu* 木 aus *Mu gua*. Eine Erklärung des Namens von *Mu gua* betont auch diesen Aspekt und meint, dass der saure Geschmack der Quitte Ausdruck dessen sei, dass sie vom Qi des Holzes erfüllt ist.[11] Daher korrespondiert *Mu gua* auch insbesondere mit dem Holz-Aspekt des menschlichen Körpers, also mit der Leber und den ihr zugeordneten Sehnen. In diesem Sinne äußerte sich auch Kou Zongshi in *Erweiterung der Materia Medica: „Chaenomelis Fructus (Mu gua) hat das Wesen des Holzes erhalten. Der saure Geschmack tritt in die Leber ein. Daher vermag [diese Droge] die Sehnen und das Blut zu supplementieren. Wenn man [Beschwerden im Bereich der] Lenden und Nieren oder Kraftlosigkeit der Füße und Knie behandelt, darf [dieses Arzneimittel] nicht fehlen.“*[12]

Eigenschaften und Anwendungsgebiete

Mu gua ist sauer und warm, tritt in die Leitbahnen von Leber und Magen ein. Es entspannt die Sehnen und macht die Leitbahnen durchgängig. *Mu gua* wird vor allem bei Feuchtigkeit-Bi-Syndromen, also bei schmerzhaften rheumatischen Erkrankungen, bei denen die Leitbahnen hauptsächlich durch den pathogenen Faktor Feuchtigkeit blockiert sind, angewendet. Dabei behandelt es Beschwerden wie heftige, krampfartige Schmerzen sowie Schwäche in Beinen und in den Lenden. Es gilt als ein sehr effektives Mittel, um die Sehnen zu entspannen. Weiterhin wandelt *Mu gua* Feuchtigkeit und harmonisiert den Magen. In diesem Sinne wird es bei Bauchschmerzen und bei Schmerzen, Krämpfen, Kraftlosigkeit, Spannungsgefühl oder Taubheitsgefühl sowie bei Schwellung und Rötung der Beine angewendet. Letzteres Syndrom wird im Chinesischen als „Bein-Qi“ bezeichnet und von manchen Autoren auch treffend als Beriberi-artiges Syndrom übersetzt. Hierbei handelt es sich um eine Erkrankung, die die chinesische Medizin den pathogenen Faktoren Feuchtigkeit und Wind zuschreibt, welche aufgrund der schweren Natur der Feuchtigkeit in die Beine absinken und sich dort in Hitze wandeln. Hierbei dringt die Feuchtigkeit entweder äußerlich als Wind-Feuchtigkeit ein oder entsteht innerlich durch überreichliche Ernährung. Bei der Behandlung dieser Erkrankung muss man Feuchtigkeit vertreiben und Blockaden zerstreuen. Und genau das tut die chinesische Quitte. Ein Aspekt der Wirksamkeit von *Mu gua* hierbei ist die Wandlung der Feuchtigkeit aufgrund ihres kräftigen Aromas. Dazu wird sie zwar hauptsächlich innerlich angewendet, doch kann auch die äußerliche Anwendung Linderung verschaffen, wie in folgender Begebenheit berichtet wird:

[10] Yu Xiaoping et al., S. 920

[11] Yu Xiaoping et al., S. 920 f.

[12] Yu Xiaoping et al., S. 921

3

„In der ostchinesischen Provinz Anhui erkrankte ein Mann Namens Gu Anzhong aus der Stadt Guangde an ‚Bein-Qi'. Seine Beine waren geschwollen und er hatte schmerzhafte Krämpfe darin. Er hielt sich gerade in geschäftlichen Dingen in einem anderen Ort am Yangtse-Fluss auf. Wegen seiner starken Beschwerden, die ihn sogar am Laufen hinderten, entschied er sich, mit einem Schiff zurück nach Hause zu fahren. Während der Schiffsfahrt setzte er sich auf einen Stuhl und legte seine Beine auf einen prall gefüllten Sack, der gerade dort herumlag. Als er in seiner Heimatstadt angekommen war und von Bord ging, stellte er fest, dass seine Beine schon viel weniger schmerzten und auch weniger geschwollen waren. Darüber wunderte er sich sehr. So fragte er den Bootsbesitzer, was er denn in jenen Säcken habe. Dieser sagte ihm, dass darin Quitten seien. Als Gu Anzhong wieder zu Hause angekommen war, kaufte er sofort Quitten, schnitt sie in Scheiben und füllte damit einen Stoffsack. Jeden Tag legte er dann seine Beine auf diesen Sack und nach nicht allzu langer Zeit waren seine Beschwerden vollständig verschwunden."[13]

In jenem Fall wird neben der aromatisch Feuchtigkeit wandelnden Wirkung der Quitten auch das Hochlegen der Beine an sich zur Gesundung beigetragen haben. In diesem Fall zwar nicht erwähnt, empfielt sich bei derartigen Leiden auch die innerliche Einnahme des Quitten-Dekoktes. Traditionell wurde das „Bein-Qi", das auch als „Bein-Schwäche" bezeichnet wird, mit Suppen aus verschiedenen Bohnen behandelt, namentlich mit der Sojabohne *(Da dou)*, der schwarzen Bohne *(Wu dou)* und der kleinen roten Bohne *(Chi xiao dou)*.

Ursprünglich wurde *Mu gua* in den *Verschiedenen Aufzeichnungen Berühmter Ärzte* mit den Hauptindikationen Cholera bzw. Brechdurchfall mit unstillbaren Krämpfen aufgeführt.[14] Mit Krämpfen sind hier vor allem Wadenkrämpfe infolge von Dehydratation bei Durchfall gemeint. Tao Hongjing schreibt etwas überschwänglich, dass die krampflösende Wirkung von *Mu gua* so sicher sei, dass man, wenn man Krämpfe bekommt, nur das Wort *„Mu gua"* auszusprechen oder die beiden Schriftzeichen 木瓜 aufzuschreiben brauche – und schon würden die Krämpfe verschwinden.[15] Li Shizhen bezeichnet diese Äußerung zwar als unglaubwürdig, doch kann man sie in dem Sinne verstehen, wie den konditionierten Reflex, bei dem einem das Wasser im Mund zusammenläuft, wenn man eine Zitrone sieht. Dies setzt natürlich voraus, dass man die Wirkung bereits einmal erfahren hat. Wie auch immer, für uns ist diese etwas übertriebene Äußerung von Tao Hongjing doch ein wichtiger Hinweis auf die spezifische Wirkung von *Mu gua* bei Krämpfen der Extremitäten. Bei Wadenkrämpfen gilt insbesondere die Kombination von *Mu gua* mit der Päonienwurzel *(Bai shao)* und der Süßholzwurzel *(Gan cao)* als sehr effektiv.

Im Allgemeinen geht man davon aus, dass *Mu gua* besonders effektiv darin ist, Krämpfe zu stillen, da es auf die Leber-Leitbahn und somit auf die von der Leber verantworteten Sehnen wirkt. Doch Li Shizhen hatte eine etwas andere Auffassung von der Wirkung dieses Mittels, die ebenfalls sehr folgerichtig ist: *„Die mittels Mu gua behandelten Muster wie Cholera, Brechdurchfall, Krämpfe, Bein-Qi-Syndrom etc. sind allesamt Erkrankungen von Milz und Magen – und keine Leber-Erkrankungen. Die Leber verantwortet zwar die Sehnen, doch in diesen Fällen entstehen die Krämpfe dadurch, dass Feuchtigkeit-Hitze oder Feuchtigkeit-Kälte Milz und Magen schädigen. Daher beginnen die Krämpfe an der Wade. Die Waden und der Konfluenzpunkt der Leitbahnsehnen [in der Schambeinregion] gehören zum Yangming. Mu gua behandelt Krämpfe nicht, indem es die Sehnen nährt, sondern indem es die Milz reguliert und somit die Leber bezwingt. Ist die Erde erkrankt, ist folglich das Metall schwach und das Holz in Fülle. Daher adstringiert man hier mittels warm-saurer Mittel das erschöpfte und zerstreute Qi von Milz und Lunge. Aufgrund seiner Sehnengängigkeit vermag [Mu gua] das pathogene Leber-Qi zu beruhigen. Das ist die Methode, über die Mitte das Holz zu drainieren und das Metall zu unterstützen. Ist das Holz beruhigt, kann die Mitte ihren Aufgaben nachgehen und auch das Metall zieht Nutzen daraus."*[16]

[13] Wang Huanhua et al., Band 1, S. 80
[14] Yu Xiaoping et al., S. 921
[15] Yu Xiaoping et al., S. 921
[16] Yu Xiaoping et al., S. 921

Ein weiteres Anwendungsgebiet der chinesischen Quitte ist Nahrungsstagnation. Traditionell ist bekannt, dass *Mu gua* Nahrungsstagnation auflöst und „den Magen öffnet", also den Appetit anregt. Heutzutage weiß man, dass die chinesischen Quitten Enzyme enthalten, die diese Wirkung erklären. Daher werden sie bei Verdauungsschwäche im Allgemeinen und bei chronisch atrophischer Gastritis im Besonderen empfohlen. In diesem Bereich ähnelt die Quitte der chinesischen Weißdornfrucht *(Shan zha)*, mit der sie botanisch auch nah verwandt ist.

Kontraindikationen

Wegen seiner zusammenziehenden und zugleich warmen Natur soll *Mu gua* nicht bei Hitze-Mustern, insbesondere nicht bei Mustern mit Stauungshitze, angewendet werden. Wie viele andere saure Früchte kann *Mu gua* bei reichlichem Verzehr die Zähne und Knochen angreifen. Außerdem geben klassische Quellen an, dass *Mu gua* nicht in Eisengeschirr abgekocht werden soll.

3.3 *Jú Huā* 菊花 Chrysanthemi Flos

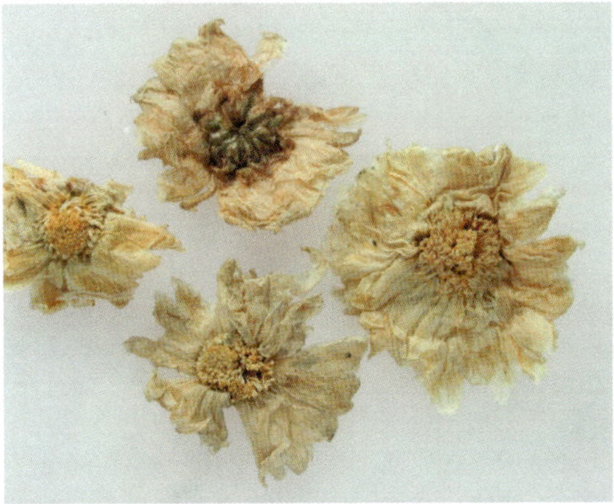

Abb. 3.3 *Jú Huā* 菊花 Chrysanthemi Flos*

- Pharmazeutische Bezeichnung: Chrysanthemi Flos
- Botanischer Name: Chrysanthemum morifolium
- Familie: Asteraceae = Compositae (Korbblütler)
- Deutscher Name: Chrysanthemenblüte
- Deutsche Übersetzung des chinesischen Namens: „*Ju*-Blüte" (Eigenname)
- Beinamen: *Rì jīng* 日精 („Sonnenessenz"), *Nǚ huā* 女花 („Frauenblüte"), *Jú huá* 鞠華 oder 菊華 („Strahlenkranz-Blüte"), *Jié huá* 節華 („Segmentierter Strahlenkranz"), *Yán shòu kè* 延壽客 („das Leben verlängernder Gast"), *Fù yán nián* 傅延年 („das Leben des Lehrers verlängernd"), *Gān jú huā* 甘菊花 („Süße Chrysanthemenblüte"), *Bái jú huā* 白菊花 („Weiße Chrysanthemenblüte"), *Háng jú huā* 杭菊花 („Chrysanthemenblüte aus Hangzhou"), *Háng bái jú* 杭白菊 („Weiße Chrysantheme aus Hangzhou"), *Huáng jú huā* 黄菊花 („Gelbe Chrysanthemenblüte")

Namen und Signaturen

Der Name *Ju* 菊 ist ein nicht übersetzbarer Eigenname. Das Zeichen setzt sich aus dem Klassenzeichen für Pflanzen *cao* 艸 und dem antiken Schriftzeichen *ju* 匊 zusammen, welches die Bedeutung von „eine Handvoll Getreide opfern" besitzt. Doch in der ersten chinesischen Pharmakopöe, der *Materia Medica des Göttlichen Landmannes*, wurde die Chrysanthemenblüte unter dem Namen *Ju hua* 鞠華 aufgeführt. In der Pinyin-Umschrift erscheint der Name zwar gleich, doch handelt es sich dabei um andere Schriftzeichen. *Ju* 鞠 ist ein antikes Schriftzeichen für das heute gebräuchliche *ju* 菊 für Chrysantheme. *Hua* 華 hat verschiedene Bedeutungen, hier insbesondere „strahlend, farbenfroh leuchtend, blühend, majestätisch" und bezieht sich vermutlich auf das sonnenartige Erscheinungsbild der Chrysanthemenblüte. Ob weiß oder gelb blühend, die Chrysantheme blüht in strahlender Intensität und erinnert in der Form ihrer Blüte an die Korona der Sonne. Daher ist es also wahrscheinlich, dass die Chrysanthemenblüte ursprünglich ihrer Form nach benannt worden ist. Auch der Beiname *Ri jing* 日精 („Sonnenessenz") stellt die Chrysanthemenblüte in Bezug zur Sonne, wovon allerdings keine wärmende Qualität abzuleiten ist. Sie ist stattdessen kühl und auch hier dürfte sich die Anspielung auf die Sonne auf ihr Erscheinungsbild beziehen.

Zwei anderere volkstümliche Beinamen der Chrysanthemenblüte, *Yan shou ke* 延壽客 („das Leben verlängernder Gast") und *Fu yan nian* 傅延年 („das Leben des Lehrers verlängernd") beziehen sich auf ihre schon in der *Materia Medica des Göttlichen Landmannes* beschriebene lebensverlängernde Funktion. Dort wurde *Ju hua* als Arzneimittel der oberen Kategorie aufgeführt und folgendermaßen beschrieben: *„Ju hua ist von bitterem Geschmack und neutraler Natur. Es behandelt Wind, Schwindel, Schwellungen im Kopfbereich und Kopfschmerzen, hervortretende Augen, Tränenfluss, Unempfindlichkeit und Lähmungen von Haut und Muskeln, sowie Wind-Feuchtigkeit-Blockaden. Lange Einnahme nützt dem Blut und Qi, stärkt die Ausdauer und verlängert das Leben."*[17]

Ob und inwiefern *Ju hua* tatsächlich das Leben zu verlängern vermag, ob sie ein Allheilmittel für jedermann ist, soll weiter unten ausführlicher diskutiert werden. Wichtig an diesem Zitat ist der Hinweis auf die Behandlung von Wind-Erkrankungen und Augenleiden. Schließlich wird diese Arznei bis heute bei derartigen Problemen angewendet. Im Namen *Fu yan nian* 傅延年 („das Leben des Lehrers verlängernd") spiegelt sich auch die Augen klärende Wirksamkeit der Chrysanthemenblüte wider. Warum verlängert sie gerade das Leben des Lehrers? Ein Lehrer liest besonders viel, strengt also seine Augen über die Maßen an. Das regelmäßige Trinken von Chrysanthemenblütentee kann der vorzeitigen Alterung seiner Augen entgegenwirken. Doch um die Augen zu schützen und zu kräftigen, muss man den Chrysanthemenblütentee ausdauernd über einen langen Zeitraum hinweg einnehmen. Chen Shiduo, der ebenfalls schrieb, dass *Ju hua* auch die Haare und den Bart schwarz erhalten könne, meinte hierzu: *„Die süße Chrysanthemenblüte (Gan ju hua) ist leicht und klar in Geschmack und Natur. Ihre Wirkung tritt sehr langsam ein. Sie muss über einen langen Zeitraum hinweg eingenommen werden, bevor sie wirkt. Man kann auch nicht einfach mehr davon einnehmen, um die Wirkung zu beschleunigen.*[18]

Die Chrysanthemenblüte wird in China als die Edle unter den Blüten und als Heilige unter den Arzneipflanzen bezeichnet.[19] Diese große Wertschätzung rührt sicher auch daher, dass sämtliche Teile der Pflanze arzneilichen oder kulinarischen Wert besitzen. Li Shizhen hat dies zusammengefasst: *„Die Sprossen der Chrysantheme kann man als Gemüse zubereiten, ihre Blätter kann man essen, aus ihren Blüten kann man Gebäck herstellen, ihre Wurzel und Samen dienen als Arznei. Wenn man [das getrocknete Kraut] in einen Stoffbezug stopft, dann kann man diesen als Kissen benutzen. Wenn man Chrysanthemen fermentiert, kann man auch Wein daraus herstellen. Von der Wurzel bis zu den Blütenspitzen hat die Chrysantheme keinen wirkungslosen Teil."*[20]

Die Signaturen scheinen bei dieser Pflanze wenig bedeutsam zu sein. Zwar werden bei Li Shizhen und Wang Ang die in unterschiedlichen Farben blühenden Chrysanthemen verschiedenen Ebenen zugeordnet. Dort heißt es: *„Die gelben Chrysanthemen treten in die Yin-Ebene der Metall- und Wasserorgane ein, die weißen in die Yang-Ebene der Metall- und Wasserorgane, die roten und violetten in die Blut-Ebene."*[21] Doch scheint diese Einschätzung wenig praktische Bedeutung zu besitzen und wird heutzutage kaum noch berücksichtigt.

Eigenschaften und Anwendungsgebiete

In modernen Pharmakopöen wird die Chrysanthemenblüte als süß, bitter und leicht kalt bezeichnet und es heißt, dass sie in die Leitbahnen von Leber und Lunge eintritt. Ihre wichtigsten Funktionen sind, Wind-Hitze zu zerstreuen, die Leber und die Augen zu klären sowie die Leber zu beruhigen und Wind auszulöschen.

Im Altertum gab es heftige Kontroversen darüber, ob die Chrysanthemenblüte nun süß oder bitter sei. Insbesondere Tao Hongjing meinte, dass die echte Chrysantheme süß sei und die bittere Sorte nicht als *Ju* 菊 zu bezeichnen sei, sondern als *Ku yi* 苦薏, als „bittere *Yi*-Blüte". Letztere hat kleinere Blüten und ist von etwas höherem Wuchs. Heute wird sie als „Wilde Chrysantheme" *(Ye ju hua)* bezeichnet und

[17] Zhu Shifeng, Band 1, S. 63
[18] Chen Shiduo, S. 82
[19] Yu Xiaoping et al., S. 471
[20] Xu Guangxing, S. 73
[21] Yu Xiaoping et al., S. 471; Wang Ang, Rolle 1, S. 12

wird zur Behandlung von Abszessen und anderen toxischen Geschwüren verwendet. Ein anderer antiker Autor meinte, dass die echte Chrysantheme das Leben verlängere, die wilde Chrysantheme den Menschen aber auszehre. Dies liegt darin begründet, dass der süß-bittere Geschmack der echten Chrysantheme auch ein nährendes Potenzial in sich birgt, während die rein bittere wilde Chrysantheme ausschließlich Hitze klärt, ohne im Geringsten zu nähren.[22] Daher darf letztere nur kurzfristig zur Behandlung von Erkrankungen durch toxische Hitze angewendet werden, während die echte Chrysantheme auch langfristig zur Gesundheitsvorsorge eingenommen werden kann. So sieht man also, dass sich die Kontroverse über den Geschmack der Chrysantheme an der Verwendung verschiedener Chrysanthemenarten entspann. Diese Unterscheidung ist heute klar und unmissverständlich. Die wilde Art nennt man Chrysanthemi Indici Flos *(Ye ju hua)* und die „echte" nennt man Chrysanthemi Flos *(Ju hua)*. Doch ist nach Erfahrung des Autors auch bei der echten Chrysantheme der bittere Geschmack und die zerstreuende Natur nicht zu unterschätzen. Ihr bitterer Geschmack und ihre kalte Natur machen sie nicht für jedermann langfristig genießbar. Nur Menschen von Yang-Konstitution bzw. mit Hitze-Erkrankungen wird die regelmäßige Einnahme von Chrysanthemenblütentee nützen. Patienten mit einem Yang-Mangel von Milz und Magen würden sich damit eher Schaden zufügen. Die nährenden Eigenschaften, die der Chrysanthemenblüte zugeschrieben werden, entfaltet sie vor allem in Kombination mit anderen nährenden Arzneimitteln, insbesondere zusammen mit Fructus Lycii *(Gou qi zi)* oder in der Rezeptur *Qi Ju Di Huang Wan*.

Laut Wang Ang sind die wichtigsten Eigenschaften der Chrysanthemenblüte *(Gan ju hua)* Wind-Wärme zu vertreiben, die Lunge und die Nieren zu supplementieren sowie die Augen zu klären. In *Die Quintessenz der Materia Medica* beschrieb er, sich auf Li Shizhen beziehend, in anschaulicher Weise, wie es *Ju hua* vermag, diese Wirkungen zu zeitigen. Oft sind es nämlich keine direkten, sondern über den Kontrollzyklus der Fünf Wandlungsphasen sich vollziehende Wirkungen: *„Ihr Geschmack ist gleichermaßen süß wie bitter, ihre Natur ausgeglichen. Sie empfängt das Qi aller vier Jahreszeiten. Sie treibt Sprossen im Winter, bekommt Blätter im Frühjahr, Knospen im Sommer und Blüten im Herbst. Indem die Chrysantheme Tau und Frost zur Genüge durchgemacht hat und damit gesättigt ist, besitzt sie reichlich Essenz des Metalls und des Wassers. Somit kräftigt sie die Lunge und die Nieren. Dadurch kontrolliert sie das Feuer (Herz) und beruhigt das Holz (Leber). Auf diese Weise wird der Wind ausgelöscht und Feuer abgesenkt, Hitze beseitigt und die Augen mit Blut genährt, wodurch [oberflächliche Obstruktionen der Augen wie] Pterygien verschwinden. Wenn man sie zusammen mit Fructus Lycii (Gou qi) in Form von Honigpillen langfristig einnimmt, wird man nie an Augenleiden erkranken. [Außerdem] behandelt sie Schwindel aufgrund von Wind-Hitze."*[23]

Die Chrysantheme blüht erst im Herbst, bis in den Winter hinein. Daher meinen Li Shizhen und Wang Ang, dass sie während ihrer Blütezeit im Herbst die Essenz des Metalls und im Winter die des Wassers aufnehme. Hier erklärt sich der Bezug zu bestimmten Wandlungsphasen also nicht vornehmlich über die Farbe der Blüte oder ihren Geschmack, sondern über die Zeit des Blühens. So tritt *Ju hua* als Metall- und Wasserkraut in erster Linie in die Leitbahnen von Lunge und Nieren ein. Seine klinisch besonders relevante Wirkung auf die Leber-Leitbahn erklärt sich, wie im obigen Zitat beschrieben, über die Wirkung der Lunge auf die Leber im Kontrollzyklus und auch über die nährende und befeuchtende Wirkung des Wassers auf Holz und Feuer im Hervorbringungs- respektive Kontrollzyklus.

Wie auch immer, ob direkt oder indirekt auf die Leber und die Augen wirkend, *Ju hua* wird häufig zur Behandlung von Rötung, Schmerzhaftigkeit oder Schwellung der Augen angewendet. Insbesondere seit der Begründung der Schule der Wärme-Erkrankungen *(wen bing)* wird sie auch oft zur Behandlung von Wind-Hitze-Erkrankungen angewendet, beispielsweise in der Rezeptur *Sang Ju Yin*.

Also alle klassischen und modernen Quellen stimmen darin überein, dass *Ju hua* auf die Lunge und die Leber wirkt, direkt oder indirekt. Doch die An-

[22] Alle indirekten Zitate in diesem Abschnitt nach Yu Xiaoping et al., S. 470 ff.

[23] Wang Ang, Rolle 1, S. 11 f.

sicht, dass *Ju hua* in die Nieren und den Magen eintritt, wird nicht von allen Autoren geteilt. Das Klären der Augen, das wir heutzutage im Allgemeinen als Effekt seiner Hitze klärenden oder Wind-Hitze zerstreuenden Wirksamkeit verstehen, scheint von einigen klassischen Autoren als eine nährende Wirkung verstanden worden zu sein. Dies lässt sich daraus ableiten, dass klassische Quellen die Augen klärende Funktion der Chrysantheme oft in einem Atemzug mit der Funktion, das Haar und den Bart zu schwärzen sowie das Leben zu verlängern, nennen.[24] Wenn es um das Klären der Augen geht, verwenden die meisten Autoren den Begriff *ming mu* 明目, was wörtlich übersetzt „die Augen erhellen" bedeutet. Dieses therapeutische Ziel kann auf verschiedene Weise erreicht werden, entweder durch Klären von Hitze, Zerstreuen von Wind-Hitze, Absenken von Feuer oder durch Supplementieren. Doch Wang Ang benutzt nicht diesen allgemeinen Begriff, sondern den Terminus „Nähren des Blutes der Augen„ *(yang mu xue* 養目血), um diese Wirkung von *Ju hua* genauer zu beschreiben. Nichtsdestoweniger erklärt er diesen Effekt dann auch als Resultat der Hauptwirkungen von *Ju hua*, dem Beruhigen von Leber-Holz und dem Absenken von Feuer.[25] Zhang Yuansu behauptete konkret, dass die Chrysanthemenblüte das Leber-Blut zu nähren vermöge und oberflächliche Trübungen der Augen beseitigen könne.[26] Der mild nährende Effekt der Chrysanthemenblüte auf die Augen wurde auch von Chen Shi-Duo erwähnt, der schrieb: *„Die Chrysanthemenblüte klärt die Augen, aber sie klärt die Augen von geschwächten Menschen, nicht [in erster Linie] von [akut] erkrankten Menschen. Die Augen von [akut] erkrankten Menschen können [selbstverständlich] auch mit Chrysanthemenblüten behandelt werden, doch man kann sich dabei nicht ausschließlich auf [diese milde Droge] verlassen, um Wind und Feuer zu beseitigen. Dann muss man sie mit zerstreuenden Arzneimitteln kombinieren."*[27]

Diese aufschlussreiche Ausführung von Chen Shiduo erklärt uns, weshalb die Chrysanthemenblüten sowohl bei Fülle- als auch bei Leere-Mustern angewandt werden können. *Ju hua* ist ein mildes und eher neutrales Kraut, das den Augen nützt. Je nach Kombination mit anderen Kräutern kann es eine Vielzahl von verschiedenen Augenleiden behandeln. Dass Chen Shiduo auch die Magen-Leitbahn erwähnt, macht Sinn, da *Ju hua* neben dem bitteren auch über den süßen Geschmack verfügt. Der süße Geschmack tritt in Milz und Magen ein und wirkt supplementierend. Man kann die supplementierende Wirkung von *Ju hua* also auch über seinen süßen Geschmack verstehen – neben den oben diskutierten indirekten Wirkmechanismen. Doch Chen Shiduos Erkenntnis, dass *Ju hua* in die Magen-Leitbahn eintritt, scheint vor allem auf seinen Erfahrungen bei der Behandlung von Atrophie-Erkrankungen aufgrund von Magen-Hitze zu beruhen. Er schrieb: *„Wann immer Magen-Feuer besteht, vermag die süße Chrysanthemenblüte (Gan ju hua) es zu klären. Sie ist besonders geeignet zur Behandlung von Atrophie-Erkrankungen. Atrophie beruht [oft] auf Yangming [-Hitze] und man benutzt meistens Bai Hu Tang [um sie zu behandeln]. Doch Gypsum (Shi gao) ist zu kalt und schädigt leicht das Magen-Qi. Atrophie beruht oft auf Yangming-Leere-Hitze. Doch Bai Hu Tang ist ein Dekokt, dass Fülle-Feuer drainiert, weshalb es [in diesen Fällen] nicht indiziert ist. Dann nehme man lieber 30–60 g der süßen Chrysantheme (Gan ju), koche dies ab und trinke es über den Tag verteilt anstelle von Tee. Dies wird das Yangming-Feuer zurückdrängen und gleichzeitig das Yangming-Qi supplementieren. Langfristig eingenommen, kann dies die Atrophie-Erkrankung heilen."*[28]

Wie oben schon im Zitat von Li Shizhen erwähnt, können Chrysanthemenblüten auch zu Wein vergoren werden. Chrysanthemenwein steht einerseits im Ruf, der Alterung entgegenzuwirken und das Leben zu verlängern, andererseits auch, übles, miasmatisches Qi abzuwehren. Letztere Wirkung geht auf eine Legende aus der östlichen Han-Dynastie zurück, wonach der Alchemist Fei Changfang zu seinem Schüler Huan Jing sagte, dass ihn und seine Familie am neunten Tag des neunten Monats Unheil wider-

---

24 Chen Shiduo, S. 82; Wang Ang, Rolle 1, S. 12; Bensky et al., 2004, Materia Medica (3rd Edition), S. 59

25 Wang Ang, Rolle 1, S. 12

26 Yu Xiaoping et al., S. 470

27 Chen Shiduo, S. 83

28 Chen Shiduo, S. 83

fahren werde. Um dieses Unheil abzuwenden, solle er rote Stoffsäckchen mit Evodiafrüchten *(Wu zhu yu)* füllen, mit seiner ganzen Familie auf einen hohen Berg steigen und Chrysanthemenwein trinken. Huan Jing folgte dem Rat seines Lehrers und verbrachte jenen Tag mit seiner Familie Chrysanthemenwein trinkend auf einem hohen Berg. Als sie am Abend zu ihrem Haus zurückkehrten, fanden sie alle Hühner und Enten tot vor. Doch die Menschen hatten dank der scharf-aromatischen Evodiafrüchte und des Chrysanthemenweins das todbringende Qi abwehren können. Seitdem ist es in China Brauch, am neunten Tag des neunten Monats nach dem chinesischen Mondkalender, dem *Double Yang Festival*, mit Evodiasäckchen auf einen Berg zu steigen und Chrysanthemenwein oder Chrysanthementee zu trinken.[29] Unabhängig von Feiertagen wird Chrysanthemenwein in China auch gern in Kombination mit anderen Kräutern zur Kräftigung und Lebensverlängerung getrunken, so z.B. der „Langlebigkeitschrysanthemenwein" *(Chang Shou Ju Hua Jiu)*. Hierzu braucht man 500 g Lycii Fructus *(Gou qi zi)*, 20 g Chrysanthemi Flos *(Ju hua)*, 100 g Ophiopogonis Tuber *(Mai dong)* und 5 Flaschen Reiswein. Man zerstößt die drei Arzneimittel und legt sie, in ein Mulltuch eingewickelt, in den Wein. Nach einer Woche kann man den Wein abseihen und genießen. Man kann zweimal täglich je 20 bis 30 ml davon trinken. Schließlich muss es aber nicht unbedingt Wein sein. Da dieser seinerseits viele Kontraindikationen hat, kann man auch entweder ein Dekokt aus den genannten Drogen bereiten oder einfach einen Aufguss herstellen. Besonders empfehlenswert ist ein Teeaufguss aus Chrysanthemenblüten, Bocksdornfrüchten *(Gou qi zi)* und gerösteten Cassiasamen *(Chao jue ming zi)*. Diese Kombination schmeckt nicht nur gut, sondern nährt und beruhigt die Leber, fördert den Stuhlgang, wirkt also Obstipation entgegen, beseitigt Hitze aus der Leber-Leitbahn, klärt und kräftigt gerötete und überlastete Augen. Außerdem kann dieser Tee sowohl erhöhten Blutdruck als auch erhöhte Blutfettwerte senken.

In der *Enzyklopädie der Materia Medica* wurden auch zwei Eremiten erwähnt, die durch die Einnahme von Zubereitungen aus Chrysanthemenblüten Unsterblichkeit erlangten. Weiterhin wird von einem Mann berichtet, der sehr lange an einer schweren Wind-Erkrankung gelitten hatte und schon völlig ausgezehrt war. Erst nachdem er Wasser aus einer Senke trank, in der Chrysanthemen wuchsen, wurde er wieder gesund und erfreute sich eines langen Lebens.[30]

Auch heute noch wird Chrysanthementee in China, Taiwan, Singapur und anderen warmen Regionen Südostasiens insbesondere im Sommer gern als Erfrischungsgetränk zu sich genommen.

Kontraindikationen

Wegen seiner kalten Natur soll *Ju hua* nicht in höherer Dosierung bei Yang-Mangel der Mitte mit Neigung zu Durchfall und Appetitlosigkeit angewendet werden.

3.4 *Guì Zhī* 桂枝 Cinnamomi Ramulus

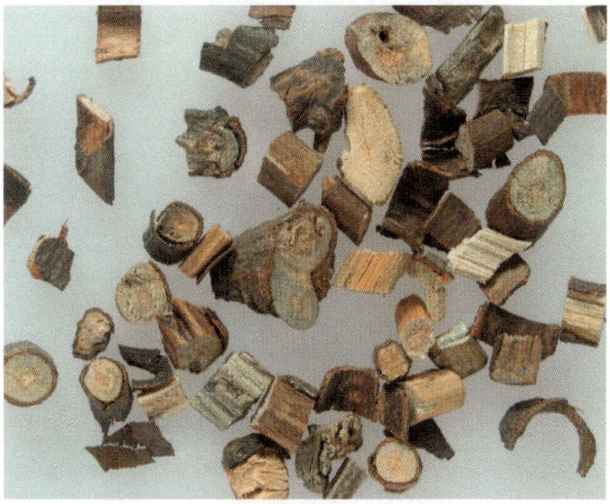

Abb. 3.4 *Guì Zhī* 桂枝 Cinnamomi Ramulus*

- Pharmazeutische Bezeichnung: Cinnamomi Ramulus
- Botanischer Name: Cinnamomum cassia
- Familie: Lauraceae (Lorbeergewächse)

[29] Wang Huanhua et al., Band 3, S. 63; zh.wikipedia.org/wiki/重陽節

[30] Yu Xiaoping et al., S. 471

- Deutsche Namen: Zimtzweige, Zimtbaumzweige, Cassia-Zimtzweige
- Deutsche Übersetzung des chinesischen Namens: „Zimtzweig"
- Beinamen: *Mǔ guì* 牡桂 („Männlicher Zimt"), *Guì zhī jiān* 桂枝尖 („Zimtzweigspitzen")

Namen und Signaturen

3

Der Name *gui* 桂 kann nur als Eigenname übersetzt werden und steht für den Zimtbaum. Wie Li Shizhen schrieb, wurde dieser Name gewählt, weil die Maserung der Zimtblätter dem Schriftzeichen *gui* 圭 ähnlich sehe.[31] Das Zeichen *zhi* 枝 bedeutet „Ast" oder „Zweig" und wurde gewählt, um diese Droge unmissverständlich von der ebenfalls in der Chinesischen Medizin verwendeten Zimtrinde *(Rou gui)* zu unterscheiden. Die Zweige bzw. kleinen Äste des Zimtbaumes werden zumeist in Scheiben geschnitten angewandt. Dabei kann man deutlich die drei Anteile Rinde der Zweige (nicht identisch mit der Baumrinde), Holz und Kernholz unterscheiden. Das Holz ist von hellem Braun, während das Kernholz einen rötlichen Einschlag hat, also rotbraun ist. Durch dieses Rot des Kernholzes besitzt *Gui zhi* einen Bezug zum Herzen wie auch zum Blut. Diese Eigenschaft kann einerseits therapeutisch genutzt werden, da *Gui zhi* die Wirkung einer Rezeptur zum Herzen oder ins Blut und so auch in das „Meer des Blutes", den Uterus, leiten kann, doch bedeuten diese Bezüge auch, dass *Gui zhi* bei seiner sehr warmen Natur leicht das Blut überhitzen und das Herz-Yin schädigen kann.

Darüber hinaus kann man die Signaturen von *Gui zhi* noch besser im Vergleich zur Zimtrinde *(Rou gui)* verstehen. *Rou gui* ist vergleichsweise schwer und stammt vom unteren Teil dieses Baumes, namentlich von der Rinde seines Stammes. Daher wirkt es vornehmlich, wenn auch nicht ausschließlich im unteren Erwärmer. *Gui zhi* ist dagegen von leichter Natur und stammt von den oberen und äußeren Spitzen des Baumes, welche beständig vom Wind hin und her gewiegt werden. Entsprechend wirkt *Gui zhi* stärker im oberen Erwärmer und insbesondere an der Körperoberfläche. Auch hat es eine besondere Beziehung zum pathogenen Faktor Wind. Seine Hauptindikation ist, das von Zhang Zhongjing als Wind-Angriff (*zhong feng* 中風) bezeichnete Muster, welches heutzutage auch als Oberflächen-Leere-Muster bezeichnet wird, zu behandeln.

Charakteristisch an *Gui zhi* sind auch sein intensives Aroma und sein scharfer Geschmack. Der scharfe Geschmack ist der Lunge zugeordnet. Die Lunge regiert die Haut und die Poren. Somit besitzt *Gui zhi* also einen doppelten Bezug zur Körperoberfläche. *Gui zhi* besitzt außerdem noch einen süßen Geschmack, doch steht dieser hinter dem scharfen Geschmack zurück. Nichtsdestoweniger besitzt dieser süße Geschmack eine bedeutende therapeutische Relevanz. Zum einen kann man davon ausgehen, dass *Gui zhi* in der Rezeptur *Gui Zhi Tang* durch seinen süßen und somit nährenden Geschmack bei der Behandlung des Oberflächen-Leere-Musters auch zur Supplementierung des geschwächten Abwehr-Qi beiträgt und nicht ausschließlich die Funktion hat, die eingedrungene Wind-Kälte zu zerstreuen. Durch seine Verwendung in der Rezeptur *Xiao Jian Zhong Tang* offenbart sich auch eine deutliche Beziehung zur Mitte, die es in dieser Rezeptur wärmt. Man kann davon ausgehen, dass *Gui zhi* aufgrund seines süßen Geschmacks in die Leitbahnen von Milz und Magen eintritt und diese mithilfe seines scharfen Geschmacks und seiner warmen Natur wärmt.

Eigenschaften und Anwendungsgebiete

Gui zhi ist scharf, süß und warm; es tritt in die Leitbahnen von Herz, Lunge und Blase ein. Wenn *Gui zhi* als warm beschrieben wird und nicht als heiß, so ist dies offenbar im Kontrast zur Zimtrinde *(Rou gui)* zu verstehen, welche noch erheblich heißer ist als die Zimtzweige. Doch ist auch *Gui zhi* nach Empfinden des Autors eine heiße Droge und es macht Sinn, die Zimtrinde *(Rou gui)* als „sehr heiß" zu bezeichnen, wie es Wang Ang beispielsweise tat[32], und *Gui zhi* als heiß oder zumindest als sehr warm.

[31] Li Shizhen, S. 1127

[32] Wang Ang, Rolle 2, S. 4

Gui zhi wirkt schweißtreibend und befreit die Oberfläche, es beseitigt Blockaden *(Bi)* und stillt Schmerzen, es bahnt dem Yang den Weg und fördert die Qi-Transformation; es wärmt die Leitbahnen und Netzgefäße, macht sie durchgängig und vertreibt Stase. Den Zimtzweigen wird insbesondere die Eigenschaft zugeschrieben, eine Dysbalance des Nähr- und Abwehr-Qi zu regulieren. Diese Funktion ist allerdings nur im Kontext der Rezeptur *Gui Zhi Tang* aus der *Abhandlung über Kälte-Schädigung* zu verstehen. Darin wird *Gui zhi* als Hauptdroge mit Paeonia alba *(Bai shao)* und Glycyrrhiza praeparata *(Zhi gan cao)* als Assistentendrogen kombiniert.[33] Letztere beiden Drogen stärken hierbei das geschwächte Nähr-Qi, während *Gui zhi* das Abwehr-Qi kräftigt. Im Allgemeinen gilt, dass bei Patienten mit einer Kälte-Schädigung *Gui zhi* in der Rezeptur *Gui Zhi Tang* angewendet wird, wenn der Patient schwitzt, ohne dass seine Beschwerden dadurch gebessert werden, und dass *Gui zhi* in der Rezeptur *Ma Huang Tang* angewendet wird, wenn der fiebernde Patient nicht schwitzt. Daher kann man also sagen, dass die schweißtreibende und oberflächenbefreiende Wirkung von *Gui zhi* erst in der Kombination mit Herba Ephedrae *(Ma huang)* voll zum Tragen kommt und dass *Gui zhi* zum Regulieren einer Ying-Wei-Disharmonie auf die Assistentendrogen *Bai shao* und *Zhi gan cao* angewiesen ist. Also, was im Grunde für alle Arzneimittel der chinesischen *Materia Medica* gilt, gilt für *Gui zhi* in ganz besonderem Maße: Die einzelnen Indikationen sind oft nicht losgelöst von ihren Kombinationen in den klassischen Rezepturen zu verstehen.

Schließlich wird *Gui zhi* auch nicht nur bei äußerlichen Mustern, also bei febrilen Erkältungskrankheiten angewandt. Auch in vielen Rezepturen zur Behandlung von gastroenterologischen oder gynäkologischen Erkrankungen trifft man häufig auf *Gui zhi*. Dass *Gui zhi* die Mitte wärmt, wurde oben schon angesprochen. Weiterhin wärmt es auch die Leitbahnen und den Menstruationsfluss. Beispielsweise wird *Gui zhi* in der Rezeptur *Wen Jing Tang* bei Dysmenorrhoe, Amenorrhoe, Zyklusstörungen oder postpartalen Unterleibsschmerzen aufgrund von kältebedingter Blut-Stagnation angewandt. Seine Funktion, die Leitbahnen und Netzgefäße zu wärmen und sie durchgängig zu machen, macht man sich beispielsweise in der Rezeptur *Gui Zhi Fu Ling Wan* auch bei abdominellen Tumoren, insbesondere bei Myomen, zunutze.

Über die verschiedenen Wirkaspekte von *Gui zhi* ließe sich ein eigenes Buch schreiben. An dieser Stelle sollen nur einige Beispiele genannt werden.

Kontraindikationen

Gui zhi ist eine nicht ungefährliche Droge und man kann mit ihr großen Schaden anrichten, wenn man sie entweder allein, in zu hoher Dosis oder in Fällen anwendet, in denen sie nicht indiziert ist. Insbesondere Patienten mit Yin-Leere-Hitze oder Blut-Hitze dürfen *Gui zhi* nicht einnehmen. Auch sind das jeweilige Muster wie auch die Jahreszeit zu berücksichtigen. Wegen der heiß-scharfen Natur der Zimtdrogen *Gui zhi* und *Rou gui* meinten manche Ärzte, dass man sie im Frühling und Sommer im Allgemeinen nicht anwenden sollte. In umgekehrter Ausdrucksweise empfahl Miao Xiyong, die Zimtdrogen *(Gui)* nur in der kalten Jahreszeit und bei Patienten ohne Feuer-Symptomatik anzuwenden.[34] Zu dieser Problematik soll hier eine Falldarstellung des Arztes Zhang Xichun, der zum Ende der Qing-Dynastie und zum Anfang der Republikzeit lebte, angeführt werden:

„Einst behandelte ich eine 60-jährige Frau, die sich zu Beginn des Frühlings Wind-Kälte zugezogen hatte. Ich gab ihr eine oberflächenbefreiende Rezeptur, die eine größere Menge Gui zhi enthielt [ca. 9 – 15 g]. Nach der Einnahme war die Erkältung rasch ausgeheilt. Die Angehörigen dieser Frau waren begeistert und hielten dies für eine wunderbare Rezeptur, so dass sie sie lobpreisend bei sich zu Hause an die Wand klebten. Als diese Frau sich dann mitten im Sommer erneut erkältete, nahmen die Angehörigen einfach dieses Rezept, kauften in die Apotheke diese Kräuter, gaben der Frau davon zu trinken. Doch nach der Einnahme begann sie Blut zu spucken und sie bedurfte ärztlicher Behandlung.

[33] Wang Ang, Rolle 2, S. 5

[34] Miao Zhongchun, S.79

Beim ersten Mal hatte sie sich Wind-Kälte zugezogen, beim zweiten Mal Wind-Hitze. Beim ersten Mal war Gui zhi also indiziert, beim zweiten Mal war es kontraindiziert. Man kann gar nicht genug davor warnen, Gui Zhi Tang zur Behandlung von Wärme-Erkrankungen einzusetzen!"[35]

In der Tat kann eine Überdosierung oder fälschliche Anwendung von *Gui zhi* zu Blut-Hitze mit Blutspucken, Bluterbrechen oder Menorrhagien führen. In der folgenden historischen Begebenheit, die sich um den Arzt Jin Shenzhi dreht, ging eine versehentlich zu hohe Dosierung von *Gui zhi* leider nicht so glimpflich ab wie im obigen Fall:

Gegen Ende der Qing-Dynastie lebte in der Stadt Yongjia in der Provinz Zhejiang eine sehr wohlhabende Familie. Der Hausherr hieß Ni Fuchang. Eines Tages erkrankte eine seiner Konkubinen und er bat den seinerzeit sehr berühmten Arzt Jin Shenzhi, sie zu behandeln. Jin Shenzhi nahm den Puls der Frau und befragte sie sehr gewissenhaft nach ihren Beschwerden. Dann stellte er die Diagnose „Kälte-Schädigung" (shang han) und schrieb ein entsprechendes Rezept aus. Dies war die Rezeptur Gui Zhi Tang von Zhang Zhongjing aus der Abhandlung über Kälte-Schädigung, wobei er seiner Gewohnheit und seinem Charakter entsprechend sehr vorsichtig dosierte. Für Gui zhi spezifizierte er lediglich 1,5 g. Dieses Rezept gab er Ni Fuchang und dieser ging damit in die San-Yi-Apotheke, welche seinerzeit die renommierteste Apotheke im Ort war. Doch die Sache nahm einen unheilvollen Lauf. Dieses Rezept wurde einem unerfahrenen, neuen Apothekerlehrling in die Hände gedrückt, der sich verlas und statt 1,5 g ganze 15 g von Gui zhi abpackte. Herr Ni ging mit den gekauften Kräutern ahnungslos wieder nach Hause, lies sie abkochen und seiner Konkubine verabreichen. Doch verschlechterte sich der Gesundheitszustand seiner Konkubine nach der Einnahme dieses Dekoktes und sie erblickte das Licht des nächsten Tages nicht mehr. Ni Fuchang war verständlicherweise erbittert über den Tod seiner Konkubine und wollte die Sache nicht einfach auf sich beruhen lassen. Er ging zum Kreisgericht und verklagte Jin Shenzhi. Daraufhin wurde Jin Shenzhi sofort festgenommen und zum Gericht gebracht. Als er die Anklage hörte, dachte er bei sich: ‚Da habe ich mich selbst Shenzhi genannt[36]*, war mein Leben lang immer sehr vorsichtig! Meine Rezeptur war gewiss nicht falsch. Wie konnte es passieren, dass die Patientin daran starb?' Dann wurden noch der Besitzer der San-Yi-Apotheke und ein weiterer renommierter Arzt vorgeladen und um ihre Meinung als Experten gefragt. Beide meinten nach gründlicher Erörterung der geschilderten Situation, dass weder die Diagnose noch die Rezeptur von Herrn Jin Shenzhi anzuzweifeln seien. Schließlich untersuchte man noch die Überreste der abgekochten Kräuter und entdeckte dabei, dass darin viel zu viel Gui zhi enthalten war. So fand man also heraus, dass es die Unachtsamkeit des neuen Apothekerlehrlings war, die den Tod dieser Frau verursacht hatte. So verfügte der Richter also, dass der Besitzer der San-Yi-Apotheke die Beerdigungskosten für die Konkubine in voller Höhe zu tragen habe und dass er auf dem Grab einen Gedenkpavillon errichten solle. Dieser Pavillon wurde dann „Zimtzweigpavillon" genannt, weil es die Zimtzweige waren, die dieser Frau das Leben gekostet hatten.*[37]

3.5 *Fó Shǒu* 佛手 Citri sarcodactylis Fructus

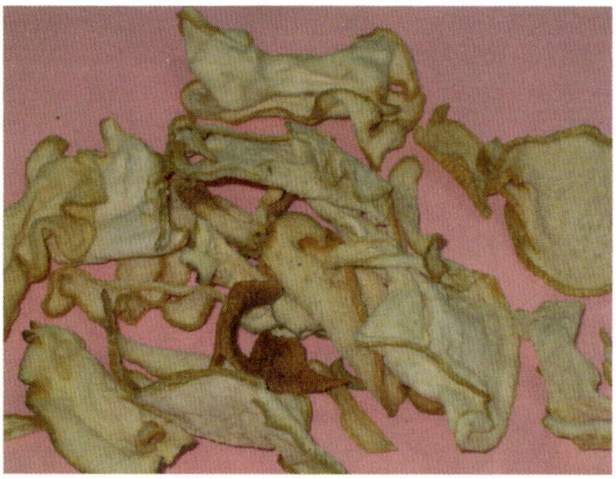

Abb. 3.5 *Fó Shǒu* 佛手 Citri sarcodactylis Fructus

[35] Zhang Xichun: *Zhong Yao Qin Shi Ji*, S. 99

[36] Der unter seinem selbstgewählten Beinamen bekannte Arzt Jin Shen-Zhi 金慎之hieß ursprünglich Jin Zhi-Kang 金志康. „Shen-Zhi 慎之" bedeutet in etwa „der Vorsichtige".

[37] Wang Huanhua et al., Band 2, S. 175

- Pharmazeutische Bezeichnung: Citri sarcodactylis Fructus
- Botanischer Name: Citrus medica L. var. sarcodactylis
- Familie: Rutaceae (Rautengewächse)
- Deutscher Name: Buddha-Hand-Zitrone
- Deutsche Übersetzung des chinesischen Namens: „Buddha-Hand"
- Beinamen: *Fó shǒu gān* 佛手柑 („Buddha-Hand-Orange"), *Chén fó shǒu* 陳佛手 („Lang gelagerte Buddha-Hand"), *Tiān jú* 天橘 („Himmelsorange")

Namen und Signaturen

Der Name *Fo shou* bezieht sich auf die Form dieser Zitronenart. Sie ähnelt in verblüffender Weise einer zartgliedrigen Hand. Diese außergewöhnliche Form beflügelte natürlich die Phantasie der Chinesen und ließ sie die folgende Legende kreieren:

„Vor langer Zeit lebten nördlich der Stadt Jinhua in der Provinz Zhejiang ein junger Mann mit seiner Mutter zusammen in einem Haus am Fuße des Jinhua-Berges. Sein Vater war schon früh gestorben. Die Mutter war bereits betagt und litt an dumpfen Schmerzen, Spannungs- und Völlegefühl in der Brust, in den Flanken und im Bauch. Man sah sie tagein, tagaus nur in gekrümmter Haltung mit vor der Brust zusammengezogenen Armen und mit zusammengekniffenen Augenbrauen dasitzen. Oft seufzte und stöhnte sie auch. Ihr Sohn Xiaoshun war ein sehr fürsorglicher und mitfühlender Sohn. Um seine Mutter von ihrem Leiden zu befreien, suchte er alle Ärzte und Wahrsager in der Umgebung auf, doch half all dies nicht im Geringsten. Tag und Nacht sorgte sich Xiaoshun um seine Mutter. Und eines Tages, kurz nachdem er eingeschlafen war, erblickte er eine wunderschöne Fee, die zu seinem Haus geschwebt kam. Diese Fee gab seiner Mutter eine Frucht, die aussah, wie die Jadehand einer Fee. Seine Mutter brauchte nur einmal an dieser Frucht zu riechen und schon waren ihre Beschwerden verflogen. Da waren beide so glücklich, dass sie lachten und vor Freude sprangen. Doch als Xiaoshun die Augen öffnete, merkte er, dass er nur geträumt hatte. Merkwürdigerweise war das Leiden der Mutter danach etwas besser, doch nach nicht allzu langer Zeit wurde es wieder so unerträglich wie zuvor. Da entschloss sich Xiaoshun, die Fee und die Frucht, die er im Traum gesehen hatte, zu suchen. Er packte seine Sachen, steckte sich etwas Proviant ein, verabschiedete sich von seiner Mutter und stieg auf den Jinhua-Berg. 99 Tage lang suchte er dort nach dieser sonderbaren Frucht. Er untersuchte jeden Baum und jeden Strauch, doch fand er sie nicht.
Als er sich eines Abends völlig entkräftet auf einem großen Stein am Wegesrand niederließ, erschien plötzlich ein alter weißhaariger Mann mit einem langen weißen Bart und sprach zu ihm: „Oben auf dem Gipfel des Jinhua-Berges gibt es einen Obsthain. Dort wachsen ganz besondere Früchte. Da wirst du sicher finden, wonach du suchst." Nachdem er dies gesagt hatte, war er auch schon wieder im dichten Wald verschwunden. Xiaoshun glaubte auf einen Unsterblichen getroffen zu sein, und sein Rat gab ihm wieder neuen Mut. Ungeachtet seiner körperlichen Erschöpfung kletterte er zum Gipfel des Jinhua-Berges hinauf.
Am nächsten Tag um Mitternacht hatte er dann endlich den Gipfel erreicht und sah dort goldgelbe Blüten und goldgelbe Früchte, wohin er nur schaute. Von Glücksgefühl erfüllt, lief er durch diesen himmlischen Orangenhain und plötzlich erblickte er auch die wunderschöne Fee, die ihm im Traum erschienen war. Sie sagte: „Da bist du ja endlich. Ich habe schon lange auf dich gewartet." Sie führte ihn in den Teil des Haines, in dem die Früchte wuchsen, die er im Traum gesehen hatte. Die Schale dieser Früchte war goldgelb und ihr Fruchtfleisch weiß wie Jade und sie strömten einen wunderbaren Duft aus. Die Fee sprach: „Diese Früchte hat vor langer Zeit der Göttliche Landmann, Shennong, nach dem Willen des Jadekaisers in Nachahmung der Jadehände der Feen geformt. Dann haben wir sie hier angebaut. Sie können alle Krankheiten heilen und sind auch eine Augenweide. Nimm dir so viel Früchte mit, wie du möchtest." Doch Xiaoshun sagte: „Ich würde meine Mutter gern tagtäglich den wunderbaren Duft dieser himmlischen Orangen riechen lassen und sie so für alle Zeit von ihrem Leiden befreien. Dürfte ich mir einen jungen Spross dieses Baumes mitnehmen, damit ich ihn in unserem Garten anpflanzen kann? Die Fee erfüllte ihm seinen Wunsch und Xiaoshun kehrte mit einigen Früchten und einem Ableger nach Hause zurück. Aus den Früchten bereitete Xiaoshun seiner Mutter einen Tee,

3

der ihre Schmerzen und ihr Völlegefühl in Brust und Bauch rasch heilte. Den Ableger pflanzte er in seinem Garten an und schon bald war ein Bäumchen daraus geworden. Und nach einigen Jahren war die ganze Region am Fuße des Jinhua-Berges voll von Himmelsorangenbäumchen. So konnten sich viele Menschen an der Schönheit dieser Früchte erfreuen und viele leidgeplagte Menschen erfuhren Linderung durch diese Früchte.

Weil diese Früchte aussehen wie die Jadehände der buddhistischen Göttin der Barmherzigkeit, Guanyin, wurde diese Frucht Buddha-Hand genannt."[38]

Eigenschaften und Anwendungsgebiete

Die in der obigen Legende erwähnten Beschwerden der Mutter wie Schmerzen, Spannungs- und Völlegefühl in der Brust und im Bauch, zusammengekniffene Augenbrauen, Seufzen und Stöhnen sind typische Symptome einer Leber-Qi-Stauung. Die Hauptfunktion von *Fo shou* ist in der Tat auch, das Leber-Qi zu regulieren und den Qi-Fluss zu fördern.

Fo shou ist scharf, bitter, sauer und leicht warm. Es tritt in die Leitbahnen von Leber und Magen ein. Der saure Geschmack leitet die Wirkung dieser Droge vor allem in die Leber-Leitbahn, während der scharf-aromatische Geschmack und die warme Natur für die Bewegung und Regulierung des Qi sorgt. Der bittere Geschmack führt gegensinnig aufsteigendes Qi herab und leitet Feuchtigkeit aus, was im Zusammenspiel mit der aromatischen Natur dieser Frucht zur Transformation von Schleim beiträgt. Die gelbe Farbe der Schale, die weiß-gelbliche Farbe des Fruchtfleisches und das feine Aroma dieser Frucht stellen den Bezug zur Mitte her. Da *Fo shou* also sowohl das Leber-Qi reguliert als auch die Mitte harmonisiert, ist es ein ideales Mittel, wenn gestautes Leber-Qi Magen und Milz attackiert.

Zusammenfassend kann man also sagen, dass *Fo shou* die Leber reguliert und somit die Mitte harmonisiert, Erbrechen stillt, Feuchtigkeit trocknet und Schleim wandelt. Angewandt wird es oft bei Schmerzen im Epigastrium, in den Flanken oder im Bauch aufgrund einer Disharmonie von Holz und Erde. Indem es die Mitte harmonisiert und gegensinnig aufsteigendes Magen-Qi herabführt, lindert es Beschwerden wie Völlegefühl, Appetitlosigkeit, Übelkeit, Erbrechen und Blähungen. Bei chronischem Husten mit reichlich Schleim und Schmerzen in der Brust wird *Fo shou* als unterstützende Droge angewendet, um Schleim zu wandeln und Schmerzen zu stillen.

Fo shou wird in der chinesischen Medizin seit noch nicht allzu langer Zeit verwendet. Sehr wahrscheinlich wurde es früher schon regional in der chinesischen Volksheilkunde verwendet, doch erst in der Ming-Dynastie hielt sie Einzug in die Bücher der chinesischen Medizin. In alten Werken wie der *Materia Medica des Göttlichen Landmannes* taucht es noch nicht auf. Seit der Ming-Dynastie ist sie zwar als Arzneimittel bekannt, doch wurde sie zumeist nicht deutlich von der sehr ähnlichen Droge Citrus medica *(Xiang yuan)* abgegrenzt und viele Ärzte waren der Meinung, dass *Fo shou* lediglich ein antiker Name für *Xiang yuan* sei. In der Tat gehören diese beiden Zitronenarten nicht nur derselben Familie, sondern auch derselben Art an, wobei *Fo shou* eine Unterart von *Xiang yuan* darstellt. Auch in ihren arzneilichen Eigenschaften ähneln sich diese beiden Drogen sehr. Beide regulieren das Qi und wandeln Schleim, entspannen das Zwerchfell und weiten die Brust. Doch sind manche Ärzte auch der Meinung, dass es Unterschiede zwischen beiden Drogen gibt. Beispielsweise meinte einer der großen Ärzte des 20. Jahrhunderts, der Pekinger Professor Jiao Shude: „Die Schleim wandelnde Wirkung von *Xiang yuan* ist stärker als die von *Fo shou*, doch die Erbrechen stillende Wirkung von *Fo shou* ist stärker als die von *Xiang yuan*.[39]

Kontraindikationen

Als bitteres, scharfes und warmes Arzneimittel sollte *Fo shou* nur in geeigneten Kombinationen bei Yin-Mangel mit Leere-Hitze angewandt werden.

[38] Wang Huanhua et al., Band 2, S. 45 f.; Yang Xiaoguang et al., S. 172

[39] Jiao Shude, S. 130

Die Blüte des Buddha-Hand-Zitronenbäumchens – Citri sarcodactylis Fructus *(Fo shou hua)*

Auch die Blüte dieses Baumes *(Fo shou hua)* wird arzneilich genutzt. Sie besitzt ähnliche Eigenschaften wie die Frucht, sie harmonisiert ebenfalls Leber und Magen. Vergleicht man diese beiden Drogen, kann man sagen, dass die Blüte *(Fo shou hua)* in stärkerem Maße schmerzhafte Qi-Stagnationen in der Brust und in den Flanken behandelt und außerdem den Magen öffnet und die Milz erweckt. Die Frucht *(Fo shou gan)* ist dagegen eher zur Behandlung von Qi-Stagnation in der Mitte geeignet; sie behandelt Magenschmerzen, Übelkeit und Erbrechen. Dass die Blüte vorrangig im oberen Erwärmer wirkt und die Frucht im mittleren, liegt daran, dass die Blüten leichter sind und somit in den oberen Erwärmer aufsteigen, während die etwas schwereren Früchte eine absinkende Tendenz haben und vor allem im mittleren Erwärmer wirken.

3.6 *Shān Zhū Yú* 山茱萸 Corni Fructus

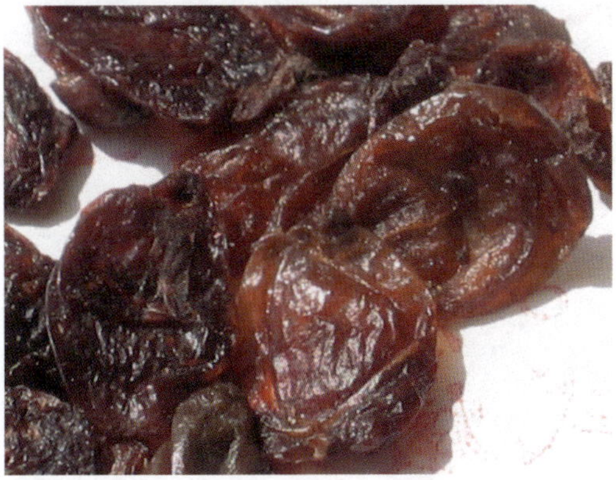

Abb. 3.6 *Shān Zhū Yú* 山茱萸 Corni Fructus

- Pharmazeutische Bezeichnung: Corni Fructus
- Botanischer Name: Cornus officinalis
- Familie: Cornaceae (Hartriegelgewächse)
- Deutsche Namen: Japanische Kornelkirschenfrucht, Asiatische Kornelkirschenfrucht, Asiatischer Hornstrauch
- Deutsche Übersetzung des chinesischen Namens: „Berg-*Zhu*-Hornstrauch"
- Beinamen: *Shān yú ròu* 山萸肉 („Berg-Hornstrauch-Fruchtfleisch"), *Zǎo pí* 棗皮 („Jujubenhaut"), *Yào zǎo pí* 藥棗皮 („Offizinelle Jujubenhaut"), *Ròu zǎo* 肉棗 („Fleischige Jujube"), *Shǔ suān zǎo* 蜀酸棗 („Saure Jujube aus Sichuan"), *Shí zǎo* 石棗 („Stein-Jujube")

Namen und Signaturen

Früher wurden die beiden Früchte *Shan zhu yu* und *Wu zhu yu* offenbar als verwandt angesehen – daher die ähnlichen Namen. Es besteht jedoch bestenfalls eine rein äußerliche Ähnlichkeit zwischen diesen Früchten, die im reifen Zustand beide leuchtend rot in Erscheinung treten. Doch weder botanisch noch pharmakologisch haben sie Gemeinsamkeiten. So schrieb z.B. auch Kou Zongshi im Jahre 1116: *„Zwischen Shan zhu yu und Wu zhu yu besteht ein riesiger Unterschied. Ihre therapeutischen Wirkungen sind grundverschieden."* Li Shizhen schrieb zur Namensgebung von *Shan zhu yu*, dass es seine verschiedenen Beinamen aufgrund seiner äußeren Form erhalten habe, die den Jujuben ähnlich sei. Auch Su Song schrieb, dass diese Früchte sauren Jujuben ähnelten und von roter Farbe seien.[40]

Seine verschiedenen Namen hat diese Frucht also nach seiner äußeren Erscheinung und nach seinem Geschmack erhalten. Die mehrfache Erwähnung von *rou* 肉 („Fruchtfleisch") und *pi* 皮 („Haut") in den Namen dieser Frucht weist auf die Haut zusammen mit dem Fruchtfleisch als den Träger der arzneilichen Eigenschaften hin. Manche klassischen Ärzte empfahlen, allein die Haut zu verwenden, andere wiederum spezifizierten in ihren Rezepturen das Fruchtfleisch, manche empfahlen beides zusammen. Heutzutage werden die reifen, entkernten und im Schatten getrockneten Früchte arzneilich verwendet. Das Fruchtfleisch und die Haut dieser Frucht, die auch als Frischobst gegessen werden kann, sind sehr sauer. Daher nannte man *Shan zhu yu* auch *Shu suan zao* 蜀酸棗 („Saure Jujuben aus Sichuan"). Der saure Geschmack ist auch das ent-

[40] Li Shizhen, S. 1216; Kou Zongshi, S. 87

scheidende Charakteristikum dieser Droge. Sauer wirkt zusammenziehend und sammelnd. Dies macht *Shan zhu yu* zu einem wichtigen adstringierenden Arzneimittel.

Eigenschaften und Anwendungsgebiete

Shan zhu yu ist sauer und adstringierend; sie tritt in die Leitbahnen der Leber und der Niere ein. Nur die Angaben über das Temperaturverhalten von *Shan zhu yu* gehen etwas auseinander. Sowohl in der *Materia Medica des Göttlichen Landmannes* als auch in der *Enzyklopädie der Materia Medica* wird *Shan zhu yu* als neutral bezeichnet. Bei Tao Hongjing, Li Dongyuan, Wang Ang und in modernen Pharmakopöen wird *Shan zhu yu* entweder als leicht warm oder als warm bezeichnet. Es besitzt offenbar eine Tendenz zur Wärme. Zhang Yuansu meinte beispielsweise, dass *Shan zhu yu* die Leber wärme.[41] Außerdem behandelt *Shan zhu yu* Pollutionen, Spermatorrhoe, Bettnässen, Harninkontinenz, übermäßige Harnausscheidung, Lendenschmerzen und sexuelle Funktionsstörungen des Mannes. Dies sind vor allem dem Nieren-Yang zugeschriebene Funktionen. Also kann man davon ausgehen, dass *Shan zhu yu* zu einem gewissen Grade das Nieren-Yang wärmt. Doch ist die Wirkung von *Shan zhu yu* nicht allein auf das Nieren-Yang beschränkt. Indem es durch seine adstringierende, zurückhaltende Wirkung Verluste des essentiellen Qi unterbindet, werden gleichermaßen Yang, Qi und Yin gesammelt, was einer milden Supplementierung gleichkommt. Wang Haogu drückte dies so aus: „*Wenn [Essenz] herausschlüpft, geht [dem Körper] Qi verloren. Daher benutzt man eine adstringierende Substanz, um dies zurückzuhalten.*“[42] Da *Shan zhu yu* nur leicht warm ist, kann sein adstringierender Effekt in entsprechenden Kombinationen auch in Fällen von Yin-Leere genutzt werden. In der berühmten Rezeptur *Liu Wei Di Huang Wan* und all seinen Variationen unterstützt *Shan zhu yu* Rehmannia praeparata *(Shu di)* dabei, das Nieren-Yin zu supplementieren. Doch auch in der ebenso berühmten Rezeptur *Jin Gui Shen Qi Wan* zur Supplementierung des Nieren-Yang erfüllt *Shan zhu yu* die gleichen Funktionen, nämlich, pathologische Verluste von Körpersubstanzen wie Sperma, Urin und Qi zurückzuhalten und die Essenz zu festigen. Aus praktischer Sicht kann man *Shan zhu yu* also als nahezu neutral ansehen. Es hängt von den anderen Substanzen der jeweiligen Rezeptur ab, ob vorwiegend Yin- oder Yang-Leere behandelt wird. *Shan zhu yu* selbst enthält sowohl Yin- als auch Yang-Aspekte. In der Praxis lassen sich Yin- oder Yang-Leere oft auch nicht strikt voneinander trennen. In den meisten Fällen sind beide Aspekte und somit auch die Essenz, das Blut und das Qi vermindert. *Shan zhu yu* vermag all diese Substanzen wieder zu regenerieren. Diese Regenerierung erfolgt in erster Linie über seinen adstringierenden Effekt. Doch besitzt es auch ein supplementierendes Potenzial. Lei Xiao schrieb: „*Shan zhu yu vermag das Ursprungs-Qi zu kräftigen. Es festigt die Samen-Schranke.*“[43] In diesem Zitat wird also einerseits der supplementierende Effekt angesprochen und andererseits seine Wirkung, ungewollte Samenergüsse zurückzuhalten. Dies stellt eine der Hauptindikationen von *Shan zhu yu* dar. Es mehrt die Essenz und kräftigt Leber und Niere. Damit behandelt es Beschwerden wie Schwäche und Schmerzhaftigkeit in den Lenden und den Beinen, häufiges Wasserlassen mit reichlich klarem Urin, Harninkontinenz, Pollutionen, Spermatorrhoe, Impotenz, Schwindel, Tinnitus, Taubheit, spontanes Schwitzen oder Menorrhagien aufgrund von Leber- und Nieren-Schwäche. Zhen Quan schrieb: „*Shan zhu yu ... behandelt Gehirn- und Knochenschmerzen, unregelmäßige Menstruation, supplementiert das Nieren-Qi, erweckt den Penis und macht ihn hart und lang, füllt die Essenz wie auch das Mark auf, heilt Ohrensausen, stillt Schweißausbrüche und häufiges Wasserlassen oder Harninkontinenz bei älteren Menschen.*“[44]

Interessant an diesem Kommentar von Zhen Quan ist der Fokus auf die Nieren. Alle genannten Beschwerden lassen sich hier auf einen Mangel an Nieren-Essenz und Nieren-Qi zurückführen. Zhen Quan hat *Shan zhu yu* offenbar eher als wärmend

[41] Li Shizhen, S. 1216

[42] Wang Ang, Rolle 2, S. 7

[43] Yu Xiaoping et al., S. 1105

[44] Zhen Quan, S. 76

supplementierende Droge angesehen denn als rein adstringierende. Dies spiegelt sich auch darin wider, dass er sie als salzig, scharf und sehr heiß bezeichnete. Heutzutage betont man stattdessen die zurückhaltende, sammelnde Wirkung von *Shan zhu yu*. Die auf diese Weise bewahrten Körpersubstanzen Essenz, Blut und Qi können so wieder ihrer nährenden Funktion nachkommen.

Kontraindikationen

Wegen seiner warmen und adstringierenden Qualität darf *Shan zhu yu* nur in entsprechenden Kombinationen bei Yin-Leere-Hitze angewandt werden. Hierbei wird es üblicherweise mit Phellodendri Cortex *(Huang bai)* und Anemarrhenae Radix *(Zhi mu)* kombiniert. In Fällen von Feuchtigkeit-Hitze in der Blase mit Dysurie und wenig, dunklem Urin sowie bei allen Arten von Fülle-Hitze-Mustern ist *Shan zhu yu* kontraindiziert. Bei der Anwendung ist auch darauf zu achten, dass *Shan zhu yu* dazu neigt, Obstipation hervorzurufen.

3.7 *Shí Hú* 石斛 Dendrobii Herba

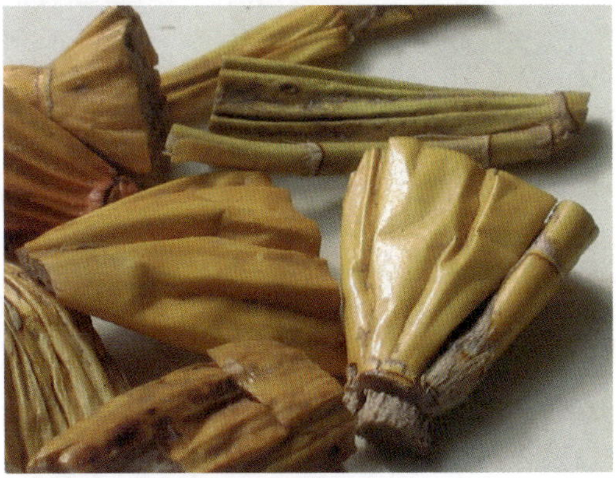

Abb. 3.7 *Shí Hú* 石斛 Dendrobii Herba

- Pharmazeutische Bezeichnung: Dendrobii Herba
- Botanischer Name: Dendrobium nobile
- Familie: Orchidaceae (Orchideengewächse)
- Deutscher Name: Knotenständelkraut
- Deutsche Übersetzung des chinesischen Namens: „Ein Scheffel Steine“
- Beinamen: *Lín lán* 林蘭 („Waldorchidee“), *Jīn chāi* 金釵 („Goldene Haarspange“), *Jīn chāi shí hú* 金釵石斛 („Goldene-Haarspange-*Shi-hu*„), *Jīn shí hú* 金石斛 („Goldenes *Shi hu*“), *Jīn cǎo* 金草 („Goldenes Kraut“), *Tiě pí shí hú* 鐵皮石斛 („Eisenhaut-*Shi-hu*“), *ěr huán shí hú* 耳環石斛 („Ohrring-*Shi-hu*“), *Tiě pí fēng dǒu* 鐵皮楓斗 („Eisenhaut-Ahorn-Röllchen“), *Tiě pí lán* 鐵皮蘭 („Eisenhaut-Orchidee“), *Bǎi zhàng xū* 百丈鬚 („Hundert-Meter-Bart“), *Cháng shēng cǎo* 長生草 („Langlebiges Kraut/Langes Leben verleihendes Kraut“), *Qiān nián rùn* 千年潤 („Tausend Jahre feucht“), *Huò shí hú* 霍石斛 bzw. *Huò shān shí hú* 霍山石斛 („Dendrobium vom Berg Huo“), *Chuān shí hú* 川石斛 („Sichuan-Dendrobium“)

Namen und Signaturen

Wie viele Orchideen ist *Shi hu* ein außergewöhnliches Kraut. Seine Art zu wachsen und sein Aussehen sind recht untypisch im Vergleich zu herkömmlichen Pflanzen. Dies hat ihm auch viele verschiedene Namen eingebracht, von denen hier nur eine Auswahl präsentiert wird.

Shi hu benötigt eine warme und feuchte Umgebung. Diese Orchidee wächst auf alten Baumstämmen oder auf Felsen und Steinen – daher das Wort „Stein“ (*shi* 石) in ihrem Namen. Sie bezieht ihren Feuchtigkeitsbedarf zu einem großen Teil aus der Luft und kann diese auch sehr gut speichern – daher der Name „Tausend Jahre feucht“ (*Qian nian run* 千年潤). Da sie in dichten, bergigen Wäldern wächst, wird sie auch als „Waldorchidee“ (*Lin lan* 林蘭) bezeichnet. Allerdings gibt es mehrere Arten von *Shi hu*, die sich in ihrem Aussehen erheblich unterscheiden. Eine heute sehr gebräuchliche Art, die offenbar nicht vom Aussterben bedroht und auch nicht sonderlich teuer ist, ist Dendrobium nobile (*Jin chai shi hu* 金釵石斛). Diese Art wird als „Goldene Haarspange“ bezeichnet, da sie in der Tat eine goldig glänzende Oberfläche besitzt und ihre feine, zylindrische Form durchaus an ein derartiges Schmuckstück denken lassen kann. Die Bedeutung des Wortes „Scheffel“ (*hu* 斛) im Namen dieses

Krautes lässt sich nicht mehr genau nachvollziehen.[45] Dies ist ein altes chinesisches Trockenmaß, das zwar nicht genau einem Scheffel entspricht, doch stellt Scheffel ein vergleichbares deutsches Wort dar. Ob sich die Bedeutung des Beinamens *Chang sheng cao* 長生草 auf die Langlebigkeit dieser Pflanze an sich oder, im übertragenen Sinne, auch auf die dem Menschen durch seine Einnahme verliehene Verlängerung des Lebens bezieht, ist ebenfalls nicht eindeutig zu eruieren. Jedenfalls hat man beobachtet, dass diese Pflanze über viele Jahre hinweg leben kann, wenn sie nur ausreichend gewässert wird. Die wildwachsende Pflanze gilt in China inzwischen schon als bedroht und ist zur geschützten Art zweiter Klasse erklärt worden. Die arzneilich benutzten Pflanzen sollen heutzutage aus gezüchteten Beständen stammen. Während die Verwendung von *Shi hu* in Europa und Amerika aus Artenschutzgründen bereits drastisch eingeschränkt wurde, findet man es in China und Taiwan noch in Hülle und Fülle zu recht hohen Preisen angeboten.

Was sind nun die entscheidenden Signaturen dieses Krautes? Es sind zum einen seine Farbe und sein Geschmack, zum anderen seine Feuchtigkeit und Langlebigkeit. Seine goldgelbe Farbe und sein süßfader Geschmack führen es in die Leitbahnen von Milz und Magen. Sein leicht salziger Geschmack führt es in die Leitbahn der Nieren. Li Shizhen schrieb in seiner *Enzyklopädie der Materia Medica*: *„Shi hu ist süß, fad und leicht salzig. Es ist Yang im Yin und tendiert zum Absteigen. Es tritt in die Milz- und Nieren-Leitbahnen ein."*[46]

Eigenschaften und Anwendungsgebiete

Da *Shi hu* in einer sehr feuchten Umgebung wächst und die Feuchtigkeit auch zu speichern vermag, wirkt dieses Kraut auch befeuchtend im menschlichen Körper. Daher nährt es das Yin, insbesondere das Yin der Mitte und der Nieren, und erzeugt Körperflüssigkeiten. So behandelt man mit *Shi hu* Mund- und Halstrockenheit, starken Durst sowie Fieber aufgrund von Yin-Mangel. Seit der berühmte Arzt der Qing-Dynastie Ye Tianshi *Shi hu* als Mittel für eine Schädigung des Yin und der Körperflüssigkeiten in der Folge von Wärme-Hitze-Erkrankungen eingeführt hat, wird es häufig in derartigen Fällen eingesetzt. Da *Shi hu* insbesondere das Magen-Yin nährt, wird es auch bei Diabetes aufgrund von Magen-Yin-Mangel angewendet.

Da *Shi hu* durch seinen leicht salzigen Geschmack das Nieren-Yin anzureichern vermag, wird es auch bei Schwäche und Schmerzen in Lenden und Knien, vor allem bei Männern, bei chronischer Sehschwäche und auch zur Kräftigung des Spermas angewendet. Bei Zhen Quan heißt es beispielsweise: *„Shi hu ... supplementiert das Nieren-Qi ... und behandelt weiche Knie und Atrophien der Beine bei Männern."*[47]

Ri Huazi und Li Zhongzi schreiben unter anderem, dass *Shi hu* die Sehnen und Knochen kräftige, indem es Essenz und Knochenmark auffüllt.[48] Auch moderne Werke schreiben, dass *Shi hu* die Nieren supplementiere, die Leber nähre, die Augen kläre wie auch die Sehnen und Knochen kräftige. So findet man also auch deutliche Bezüge zum Funktionskreis der Leber neben dem bereits aufgeführten Nieren-Bezug. Wie ist nun diese Beziehung zur Leber zu erklären? Stellt man verschiedene Dekokte aus unterschiedlichen Arten von *Shi hu* her, kann man ganz deutlich einen sauren Geschmack verspüren, der bei der breitstieligen Art sogar den leicht süßen und leicht salzigen Geschmack an Intensität übertrifft. Bei der Art mit dünnen Stängeln ist dieser saure Geschmack nur sehr dezent ausgeprägt. Deutlicher als im Dekokt an sich kann man den sauren Geschmack wahrnehmen, wenn man die weichgekochten Stängel zerkaut. Wu Pu schreibt, dass der legendäre Arzt Bian Que dieses Kraut als sauer beschrieben habe.[49] Doch in der *Materia Medica des Göttlichen Landmannes* ist *Shi hu* als „süß" beschrieben worden. Das ist auch nicht verkehrt. *Shi hu* besitzt ein nährendes Potenzial, weshalb es vollkommen richtig ist, es als süß zu bezeichnen, auch wenn es nicht wirklich vordergründig süß schmeckt. Li Shizhen hatte noch den

[45] Yu Xiaoping et al., S. 707
[46] Yu Xiaoping et al., S. 707
[47] Yu Xiaoping et al., S. 707
[48] Yu Xiaoping et al., S. 707; Li Zhongzi: *Lei Gong Pao Zhi Yao Xing Jie*, S. 60
[49] Yu Xiaoping et al., S. 707; Sun Xing-Yan, S. 53

leicht salzigen Geschmack ergänzt – vermutlich, um seine die Nieren supplementierende Wirkung zu erklären. Li hatte auch beschrieben, dass *Shi hu* spontanes Schwitzen behandle[50], doch hat er diese Wirkung nicht mit dem sauren Geschmack in Verbindung gebracht, sondern ihn offenbar über die Anreicherung des Nieren-Yin durch den leicht salzigen Geschmack verstanden. Beides schließt einander nicht aus; die sammelnde und zurückhaltende Wirkung des sauren Geschmacks unterbindet pathologische Verluste von Körperflüssigkeiten und der leicht salzige Geschmack fokussiert diese Wirkung auf die Nieren und führt somit zu einer Anreicherung des wahren Yin. Durch den leicht sauren und leicht salzigen Geschmack werden Leber und Nieren gleichermaßen supplementiert – und somit auch die Sehnen und Knochen wie auch die Augen.

Die als Ohrring-*Shi-hu* bezeichnete Art von *Shi hu* hat durch Bearbeitung eine Spiralform erhalten und ähnelt somit einem kunstvoll hergestellten goldenen Ohranhänger. Bei der Verkostung dieser Art kann festgestellt werden, dass sie einen hohen Gehalt von Schleimstoffen enthält, die für die Befeuchtung von Trockenheit, das Erzeugen von Flüssigkeiten und das Supplementieren des Yin verantwortlich sind. Bei dieser Art von *Shi hu* ist allerdings nichts von dem oben erwähnten sauren Geschmack zu spüren. Diese Art wirkt dann also stärker auf den Magen und weniger auf die Leber. Es gibt somit beträchtliche Unterschiede zwischen den einzelnen Arten von *Shi hu*. Dies erklärt auch die unterschiedlichen Zuschreibungen von Wirkungen in der klassischen Literatur. Es ist also nicht einfach, allgemeingültige Aussagen über die Eigenschaften und Wirkungen von *Shi hu* zu treffen. Traditionell wird *Shi hu* bei allen Arten von Leere und Erschöpfung angewandt. In der *Materia Medica des Göttlichen Landmannes* hieß es bereits: *„Shi hu … behandelt die Schädigung der Mitte, beseitigt Blockaden und führt das Qi herab. Es supplementiert die durch Überlastung geschwächten fünf Speicherorgane und einen ausgezehrten Körper. Es kräftigt das Yin und mehrt die Essenz. Bei langfristiger Anwendung verstärkt es Magen und Darm, macht den Körper leicht und verlängert das Leben.“*[51]

Was bei Shennong als „Schädigung der Mitte“ bezeichnet wird, ist vermutlich das, was man heute als Hauptanwendungsgebiet von *Shi hu* ansieht: die Nährung des durch Hitze geschädigten Magen-Yin. Hierbei vermag *Shi hu* die angegriffenen Körperflüssigkeiten zu regenerieren. Shennong schrieb weiterhin, dass *Shi hu* Magen und Darm verstärke, wobei er wörtlich von „verdicken“ redete. Da „verdicken“ einen Zuwachs an Substanz impliziert, wird damit auch die Anreicherung des substanziellen Aspektes, also des Yin, gemeint sein. In diesem Zusammenhang sind auch moderne Erkenntnisse interessant: Man hat herausgefunden, dass *Shi hu* die Sezernierung der Magensekrete anregt, die Verdauung unterstützt und die Peristaltik des Dünndarms anregt.[52] Die *Shi hu* in der *Materia Medica des Göttlichen Landmannes* zugeschriebene Supplementierung aller fünf Speicherorgane erklärt Zhu Shifeng in sehr plausibler Weise: *„Shi hu vermag sowohl die Milz zu supplementieren als auch den Magen zu nähren. So wird die Mitte zum Transport befähigt und Qi und Blut werden transformiert. Auf diese Weise werden alle fünf Speicherorgane genährt.“*[53]

Die befeuchtende Wirkung von *Shi hu* entfaltet sich über die Leitbahnen der Nieren und des Magens insbesondere auch im Hals. Neben seiner Anwendung bei Halstrockenheit und starkem Durst infolge febriler Erkrankungen ist es auch schon seit langer Zeit bekannt, dass man durch Dendrobium-Tee seine Stimme in gutem Zustand erhalten kann. Sänger, Redner oder Nachrichtensprecher benutzen dieses alte Rezept, um Heiserkeit durch Überlastung ihrer Stimmbänder zu vermeiden. In seinem Werk *Durchdringung der Mysterien der Materia Medica* hat Li Zhongzi diese traditionelle Methode niedergeschrieben: *„Shi hu ist süß und wohltuend für die Stimme; sein salziger Geschmack vermag den Hals zu befeuchten. Die Leute im Altertum bereiteten sich daraus einen Tee, der sehr effektiv die Region oberhalb des Zwerchfells zu klären vermag.“*[54]

50 Yu Xiaoping et al., S. 707

51 Zhu Shifeng, Band 1, S. 133; Yu Xiaoping et al., S. 707
52 Zhu Shifeng, Band 1, S. 134
53 Zhu Shifeng, Band 1, S. 134
54 Wang Huanhua et al., Band 1, S. 136 f.

In seinem Werk *Auslassungen der Enzyklopädie der Materia Medica* schrieb Zhao Xuemin: „*Trinkt man Shi hu als Tee, kann man damit Magen-Feuer klären und Leere-Hitze beseitigen. Es erzeugt Körperflüssigkeiten und tut dem Hals gut.*"[55]

Wenn diese beiden Autoren schreiben, dass *Shi hu* als Tee getrunken werden soll, ist damit nicht gemeint, dass man dieses Kraut einfach wie Teeblätter aufgießen und trinken solle. Nein, im Gegenteil, die getrockneten Stängel von *Shi hu* sind sehr hart und geben ihre Essenz nicht leicht her. Man muss sie mindestens eine halbe Stunde auskochen, damit man ein wirksames Dekokt erhält. In Zhang Jiebins Werk *Korrektur der Materia Medica* findet sich dazu folgender Hinweis: „*[Man] schneide [die Dendrobiumstängel] auf und koche sie allein vor, [bevor man die anderen Substanzen hinzufügt]. So wird man seinen wahren Geschmack gewinnen. Dieses Arzneimittel hält langes Abkochen gut aus. Es ist nur wirksam, wenn es allein abgekocht wird, bis [das Dekokt] sehr konzentriert ist. Wenn es zusammen mit anderen Arzneimitteln für 30 bis 40 Minuten abgekocht wird, hat sich sein Geschmack noch nicht [vollständig] herausgelöst.*"[56]

Was die Autoren meinen, wenn sie sagen, dass *Shi hu* als Tee getrunken werden soll, ist, dass man das Dekokt von *Shi hu* über den Tag verteilt anstelle von Tee oder Wasser trinken soll.

Abschließend soll noch kurz die nicht ganz einfach zu klärende Frage erörtert werden, welche Temperaturqualität *Shi hu* besitzt. Die Angaben in klassischen Werken schwanken zwischen neutral (Shennong, Li Shizhen, Li Zhongzi, Wang Ang), wärmend (Ri Huazi, Li Zhongzi) und, implizit, kühl (Kou Zongshi u.a.). In dem Li Dongyuan zugeschriebenen Werk *Ergänzung der im Beutel voller Perlen ausgelassenen Eigenschaften der Arzneimittel* findet man *Shi hu* als süß und neutral beschrieben, wobei er es in erster Linie als Yang stärkend darstellt. Dort heißt es: „*Jin chai shi hu vermag das Ursprungs-Yang zu stärken, wodurch Lenden- und Knieschmerzen vertrieben werden.*"[57]

Auch Li Zhongzi, der es zwar erst als neutral beschreibt, meint dann, dass *Shi hu* das Wasser-Organ, also die Niere, wärme.[58] Was diese beiden Autoren meinen, ist offensichtlich die Fähigkeit dieser Droge, die Nieren-Essenz aufzufüllen und somit Yin und Yang gleichermaßen zu supplementieren – ganz in Abhängigkeit von den anderen Kräutern der Rezeptur. Dies wird auch aus Li Zhongzi's genauem Wortlaut ersichtlich: „*Shi hu ist süß, neutral und ungiftig. Es tritt in die Leitbahnen von Magen und Niere ein. Es supplementiert [in Fällen von] Leere und Auszehrung. [Es] wärmt das Wasser-Organ, füllt die Essenz und das Knochenmark auf, kräftigt Sehnen und Knochen und beruhigt das Magen-Qi.*"[59]

Doch, wie oben dargestellt, betont der überwiegende Teil der klassischen Quellen die Yin anreichernde Wirkung von *Shi hu*. In modernen Quellen wird es zumeist als kühl oder leicht kalt beschrieben. Bei all den Hinweisen auf seine Yin anreichernde und Leere-Hitze klärende Wirkung ist es in der Tat sehr wahrscheinlich, dass *Shi hu* von kühler oder leicht kalter Natur ist. Nach meiner persönlichen Erfahrung ist *Shi hu* nicht von starker Kälte wie andere Yin-Tonika, wie z.B. Tuber Asparagi (*Tian men dong*) oder Herba Ecliptae (*Han lian cao*), die dazu tendieren, die Milz durch ihre Feuchtigkeit und Kälte zu belasten. *Shi hu* ist ein vergleichsweise mildes und nur leicht kaltes Kraut.

Kontraindikationen

Wegen seiner feuchten und leicht kalten Natur soll *Shi hu* nicht in Fällen von Schwäche der Mitte und Feuchtigkeit mit Durchfällen und einem dicken Zungenbelag angewendet werden. Weiterhin neigt *Shi hu* als supplementierendes Arzneimittel dazu, pathogene Faktoren einzuschließen, weshalb es nicht im Anfangsstadium von Wärme-Hitze-Erkrankungen angewendet werden sollte.

[55] Wang Huanhua et al., Band 1, S. 137
[56] Bensky et al., 2004, Materia Medica (3rd Edition), S. 830
[57] Hu Xiqin, S. 242
[58] Li Zhongzi: *Lei Gong Pao Zhi Yao Xing Jie*, S. 60
[59] Li Zhongzi: *Lei Gong Pao Zhi Yao Xing Jie*, S. 60

3.8 ZhīZǐ 栀子 (梔子) Gardeniae Fructus, Gardeniae Semen

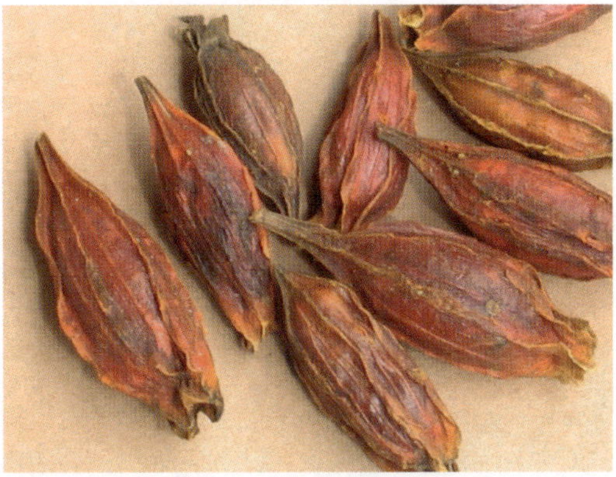

Abb. 3.8a *ZhīZǐ* 栀子 (梔子) Gardeniae Fructus

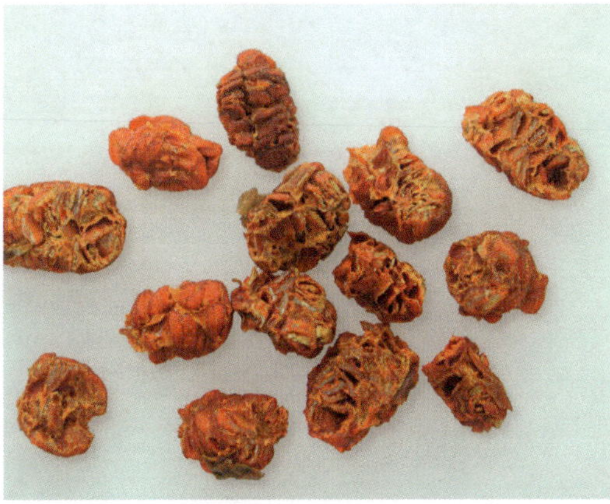

Abb. 3.8b *ZhīZǐ Rén* 栀子仁 (梔子仁) Gardeniae Semen*

- Pharmazeutische Bezeichnung: Gardeniae Fructus
- Botanischer Name: Gardenia jasminoides
- Familie: Rubiaceae (Rötegewächse)
- Deutscher Name: Gardenienfrucht
- Deutsche Übersetzung des chinesischen Namens: „Weinkrugsamen"
- Beinamen: *Shān zhī* 山栀 („Berg-Weinkrug"), *Shān zhī zǐ* 山栀子 („Berg-Weinkrugsamen"), *Zhī zǐ* 卮子 („Weinkrugsamen"), *Mù dān* 木丹 („Holz-Zinnoberpille")

Namen und Signaturen

Seinen Namen *Zhi zi* erhielt die Gardenienfrucht nach ihrer Ähnlichkeit mit einem altchinesischen Schöpfkelch für Wein.[60] Der Name *Mu dan*, unter dem es in der *Materia Medica des Göttlichen Landmannes* aufgeführt wurde, bezieht sich offenbar auf die intensiv rote Farbe der Samen in der holzigen Fruchtschale. „Holz" bezieht sich hier wahrscheinlich auch auf den Gardenienstrauch als kleines Gehölz, das zwar kein Baum ist, aber doch auch kein grasartiges Kraut. Das Zeichen *dan* 丹 impliziert neben der roten Farbe auch eine besondere Heilkraft im Sinne von Unsterblichkeitspille oder Allheilmittel. Auch die Form der Samen *(Zhi zi ren)* erinnert an zinnoberrote Pillen.

Während die Gardenienfrüchte heranreifen, sind sie grün. Im reifen Zustand sind sie dunkelgelb bis rötlich gelb; die in der Fruchtschale liegenden Samen sind rot. Die Farbstoffe der Gardenienfrüchte sind so intensiv, dass sie früher als Färbemittel benutzt worden sind. Je nach der verwendeten Gardenienart färbte man damit gelb oder rot. Auch als Signatur spielen diese Farben eine wichtige Rolle in der arzneilichen Anwendung. Die gelbe Farbe der Gardenienfrucht ist weniger im Kontext der Fünf-Wandlungsphasen-Theorie zu verstehen, obgleich sie auch eine Beziehung zum Magen hat. Vielmehr bezieht sich ihre gelbe Farbe auf ihr Vermögen, Gelbsucht zu behandeln und Feuchtigkeit-Hitze über den gelben Urin auszuleiten. Bei Gelbsucht wird *Zhi zi* schon seit Zhang Zhongjing zusammen mit Artemisia Yinchenhao *(Yin chen hao)* in der Rezeptur *Yin Chen Hao Tang* angewendet.

Neben der gelben Farbe der Schale weisen die roten Kerne *(Zhi zi ren)* auf einen Bezug zum Blut und zu Feuer hin. Mit Feuer sind hier sowohl die Wandlungsphase Feuer mit ihren Organen Herz, Dünndarm, Herzbeutel und dem Dreifachen Erwärmer gemeint als auch die pathogenen Faktoren Feuer und Hitze, die sich klinisch als rotes Gesicht, rote Augen oder anderweitig als Entzündung manifestieren. So heißt es beispielsweise in den *Verschiedenen Aufzeichnungen Berühmter Ärzte*: *„[Zhi zi] behandelt heiße, gerötete und schmerzhafte Augen, starke Hitze in der Brust, im Epigastrium sowie im Dick- und Dünndarm, Unruhe- und Beengungsgefühl im Herzen sowie heißes Qi im Magen."*[61]

60 Yu Xiaoping et al., S. 1101
61 Wu Chengyan et al., S. 426

Bereits in der ersten chinesischen Pharmakopöe, der *Materia Medica des Göttlichen Landmannes*, wurde dieser Hitze-Aspekt betont. Dort heißt es: *„Zhi zi ist bitter und kalt. Es behandelt ... heißes Qi im Magen, Rötung des Gesichts, die Trinkernase, ... Abszesse und Geschwüre.“*[62]

Zhi zi kann also bei vielen verschiedenen Erkrankungen, die mit Rötung, Schwellung und Schmerzhaftigkeit einhergehen, sowohl innerlich als auch äußerlich eingenommen werden. Li Shizhen empfiehlt sie in diesem Zusammenhang auch bei Verbrühungen und Verbrennungen.[63] Die andere Indikation, auf welche die rote Farbe der Gardeniensamen hinweist, sind Blutungen. *Zhi zi* kühlt das Blut und wirkt blutstillend. In seiner *Enzyklopädie der Materia Medica* schrieb Li Shizhen: *„Zhi zi behandelt Bluterbrechen, Nasenbluten, blutigen Durchfall, Blut im Stuhl, blutige Dysurie, Verletzungen und Blutergüsse.“*[64]

Zhang Yuansu interpretierte die rote Farbe der Gardeniensamen ebenfalls als Hinweis darauf, dass sie Feuer und Hitze klären. Doch ging er noch einen Schritt weiter und beschrieb auch die geringe Dichte der Samen als Signatur:

„Die Gardeniensamen (Zhi zi ren) sind leicht, schwebend und ähneln der Lunge. Ihre rote Farbe ähnelt dem Feuer. Daher vermögen sie, Feuer aus der Lunge zu drainieren. Man behandelt damit auch Hitze, die sich in der Herz-Leitbahn eingenistet hat und Leere-Hitze im oberen Erwärmer mit Gereiztheit und Ruhelosigkeit.“[65]

Die Ähnlichkeit mit der Lunge, die Zhang Yuansu hier anspricht, bezieht sich auf die Struktur der Gardeniensamen. Sie setzen sich aus vielen kleinen Stückchen zusammen, die durch ihre rote Farbe ein fleischiges Aussehen erhalten und durch ihre körnige Struktur an die vielen kleinen Lungenbläschen erinnern. Aber vor allem indem sie ein für Samen ungewöhnlich geringes Gewicht haben, ähneln sie der luftgefüllten, „zarten“ Lunge. Zhu Danxi fasste alle drei oben genannten Wirkaspekte, also den Hitze klärenden, den Blut kühlenden und den Feuer über den Urin ausleitenden Aspekt, in seiner Beschreibung dieser Droge zusammen: *„Zhi zi drainiert Feuer aus allen drei Wärmebereichen. ... Ganz besonders vermag es, den Magen zu klären und das Blut zu kühlen. Es behandelt heißes Blut, das sich zügellos bewegt. Es drainiert Feuer über den Urin.“*[66]

Die Wirksamkeit in den einzelnen Wärmebereichen ordnete Zhu Danxi auch bestimmten Teilen bzw. bestimmten Aufbereitungsformen dieser Droge zu: *„Zur Behandlung von Erkrankungen im oberen und mittleren Erwärmer kann man die Samen mit Schale benutzen. Zur Behandlung von Erkrankungen im unteren Erwärmer sollte man die Schale entfernen, gelbes Wasser herauswaschen und die Samen anbraten. Um Blutungen zu stillen, sollte man die Samen bis zur Schwärzung rösten.“*[67]

Ein weiterer hochinteressanter Hinweis auf die Bedeutung der Signaturen dieser Droge findet sich bei Wang Haogu und Li Zhongzi. Sie empfehlen, den inneren Kern *(Zhi zi ren)* für innere Erkrankungen im Brustraum anzuwenden. Zur Behandlung von Hitze in den Muskeln und der Körperoberfläche empfehlen sie, die äußere Schale *(Zhi zi pi)* zu benutzen.[68]

Eigenschaften und Anwendungsgebiete

Zhi zi ist bitter und kalt; Tao Hongjing nennt es sogar sehr kalt. Diese beiden Charakteristika weisen ebenfalls auf Hitze als Hauptindikation dieser Droge hin. Der bittere Geschmack gehört, wie auch die Farbe Rot, zur Wandlungsphase Feuer. Indem *Zhi zi* Hitze aus dem Herzen und dem Dreifachen Erwärmer klärt, behandelt es nicht nur Fieber, sondern auch mit Hitze einhergehende Unruhezustände und Schlaflosigkeit. In dieser Indikation wurde es bereits in der *Abhandlung über Kälte-Schädigung* von Zhang Zhongjing in der Rezeptur *Zhi Zi Chi Tang* verwendet. Weitere Anwendungsgebiete, insbesondere die von Blutungen und Gelbsucht, sind bei der Diskussion der Signaturen bereits erwähnt worden.

Der Übersichtlichkeit wegen sollen hier spezielle Anwendungsarten in Tabellenform dargestellt werden (➤ Tab. 3.1).

62 Zhu Shifeng, Band 2, S. 242
63 Yu Xiaoping et al., S. 1102
64 Yu Xiaoping et al., S. 1102; Wu Chengyan et al., S. 426
65 Yu Xiaoping et al., S. 1102
66 Yu Xiaoping et al., S. 1102
67 Yu Xiaoping et al., S. 1101
68 Yu Xiaoping et al., S. 1101

Tab. 3.1 Spezielle Anwendungsarten der Droge *Zhi zi*

Teil der Droge bzw. Aufbereitungsart	Wirkung bzw. Indikationen
Kern bzw. Samen *(Zhi zi ren)*	klärt Herz- und Lungen-Hitze; laut Zhu Danxi vorwiegend für Erkrankungen des unteren Erwärmers
gesamte Frucht *(Zhi zi)*	Erkrankungen des oberen und mittleren Erwärmers
Schale *(Zhi zi pi)*	Hitze in den Muskeln und der Körperoberfläche
unbehandelt *(Sheng zhi zi)*	klärt Hitze, drainiert Feuer
angebraten *(Chao zhi zi)* oder verkohlt *(Zhi zi tan)*	stillt Blutungen
in Kinderurin gebraten *(tong bian chao)*	Dysurie (*Lin*-Erkrankungen)
in Salz gebraten *(yan chao)*	Leere-Hitze
in Ingwersaft gebraten *(jiang zhi chao)*	Magenschmerzen durch Feuer
in Pollen Typhae gebraten *(pu huang chao)*	Magenblutungen

Kontraindikationen

Wegen seiner kalten Natur darf *Zhi zi* nicht bei Patienten mit Milz- und Magen-Schwäche mit Durchfall oder weichem Stuhl angewendet werden.

3.9 *Tiān Má* 天麻 Gastrodiae Rhizoma

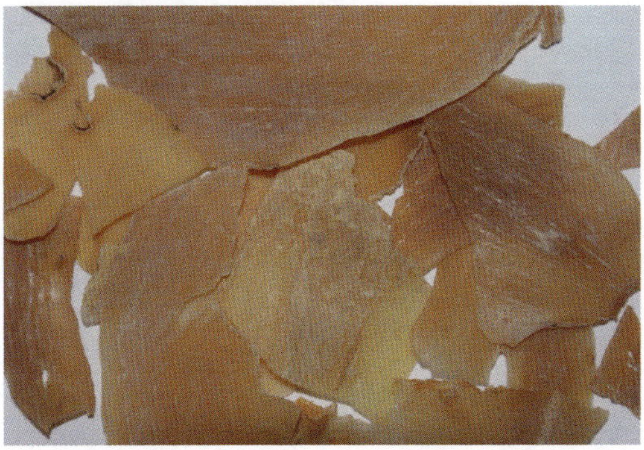

Abb. 3.9 *Tiān Má* 天麻 Gastrodiae Rhizoma

- Pharmazeutische Bezeichnung: Gastrodiae Rhizoma
- Botanischer Name: Gastrodia elata
- Familie: Orchidaceae (Orchideengewächse)
- Deutsche Namen: Gastrodienwurzelstock, Gastrodiarhizom, Gastrodiaorchidee
- Deutsche Übersetzung des chinesischen Namens: „Himmelshanf"
- Beinamen: *Chì jiàn* 赤箭 („Roter Pfeil"), *Dú yáo zhī* 獨搖芝 („Von allein schaukelndes Wunderkraut"), *Dìng fēng cǎo* 定風草 („Wind beruhigendes Kraut"), *Shén cǎo* 神草 („Göttliches Kraut"), *Guǐ dū yóu* 鬼督郵 („Geisterbeaufsichtigungsposten"), *Guǐ dú yáo* 鬼獨搖 („Von Geisterhand geschaukelt")

Namen und Signaturen

Gastrodia ist ein sonderbares Kraut. Seine eigentümliche Art zu wachsen hatte die Phantasie der alten Chinesen angeregt und seine Herkunft auf göttliches Wirken zurückführen lassen. Da Gastrodia weder über richtige Wurzeln noch über Blätter verfügt, konnte man nur übernatürliche Kräfte für ihr Wachstum verantwortlich machen. In der Tat besteht Gastrodia nur aus einem Rhizom, aus dem ein langer pfeilartiger Spross herauswächst. Dieser Spross, der von gelblich-roter Farbe ist, war ursprünglich namensgebend für die Gastrodiaorchidee. In frühen Werken, wie in der *Materia Medica des Göttlichen Landmannes*, wird *Tian ma* als „Roter Pfeil" *(Chi jian)* bezeichnet. Anfangs meinte man auch, dass es sich beim Spross und beim Wurzelstock um zwei verschiedene Drogen handle, doch seit Li Shizhen betrachtet man beide Teile gemeinsam als *Tian ma*.[69]

Im Namen *Tian ma*, was „himmlischer Hanf" bedeutet, spiegelt sich auch die Vorstellung wider, dass diese Pflanze vom Himmel gepflanzt worden ist, welcher in China bekanntlich eine Gottheit darstellt – daher auch der Beiname *Shen cao* („Göttliches Kraut"). Dies erklärt also das *„tian"* (Himmel) im Namen *Tian ma*. Das *„ma"* (Hanf) bezieht sich auf Pflanzen mit einer wie auch immer gearteten reizen-

[69] Yu Xiaoping et al., S. 324

den, erregenden oder berauschenden Wirkung. Zwar besitzt *Tian ma* keine berauschende Wirkung wie der Hanf, doch meint man damit wahrscheinlich, dass dieses Kraut eher auf einer feinstofflichen, sprich auf der Qi-Ebene wirkt und zum Kopf aufsteigt, um Schwindel und Kopfschmerzen zu behandeln. Außerdem kann es auch als Hinweis darauf verstanden werden, dass es Taubheitsgefühle oder Kribbeln der Haut behandelt. Denn für Taubheitsgefühle oder Parästhesien benutzt man im Chinesischen eben dieses Wort *ma* 麻. Fühlt sich die Haut also taub an oder verspürt man ein Kribbeln, dann nennt man dies im Chinesischen „hanfig" (*ma* 麻).

Eine weitere Besonderheit von Gastrodia ist, dass sich die Pflanze mitunter von selbst, also ohne einen Windstoß, zu bewegen scheint und im umgekehrten Fall, bei Wind, sich nicht zu bewegen scheint. Daher gibt es die Redewendung „Bei Wind bewegt sie sich nicht – ohne Wind schaukelt sie von allein."[70] Dies hat *Tian ma* den Beinamen *Du yao zhi* („Von allein schaukelndes Wunderkraut") eingebracht. Inzwischen hat man für dieses natürliche Phänomen selbstverständlich schon eine rationale Erklärung gefunden. Wenn im Frühjahr der feste und dünne Spross aus dem Wurzelstock hervorsprießt, bietet er dem Wind, anders als Pflanzen mit Blattwerk, kaum Angriffsfläche. So scheint sich die Pflanze im Wind also nicht zu bewegen. Im Sommer dann wird der Spross durch die Einwirkung der Sonnenwärme weicher und hängt herab. In diesem Zustand reicht offenbar ein kaum wahrnehmbarer Windhauch, um ihn pendeln zu lassen. Wie man diese sonderbaren Eigenschaften auch immer erklären mag, eine besondere Beziehung zum Wind scheint *Tian ma* auf jeden Fall eigen zu sein. Dieses Dem-Wind-Trotzen kann man wohl als seine entscheidende „Signatur" auffassen. Bis heute sieht man *Tian ma* als eines der wichtigsten Kräuter zur Behandlung inneren Windes innerhalb der chinesischen *Materia Medica* an. Dies spiegelt sich auch in dem Beinamen *Ding feng cao* („Wind beruhigendes Kraut") wider. Doch dazu mehr im folgenden Abschnitt. Dieses eigenwillige Pendeln von *Tian ma* brachte ihm auch den Beinamen *Gui du yao* („Von Geisterhand geschaukelt") ein, der sich vermutlich durch fehlerhafte Übertragung zu *Gui du you* („Geisterbeaufsichtigungsposten") weiterentwickelt hat. Somit kam *Tian ma* auch in den Ruf, durch Geister oder Dämonen hervorgerufene Erkrankungen zu heilen. In der Tat behandelte und behandelt man mit *Tian ma* auch Erkrankungen wie Epilepsie oder andere Krampfleiden, die früher auf den Einfluss von Dämonen zurückgeführt worden sind.

Um das Rätsel um die seltsame Existenz von *Tian ma*, ohne Photosynthese betreibende Blätter und ohne Nährstoffe aufsaugende Wurzelhaare, aufzulösen, soll hier nur kurz erwähnt werden, dass man inzwischen herausgefunden hat, dass Gastrodia elata in Symbiose mit einem so genannten Honigpilz steht. Diese Mikroorganismen produzieren einerseits Energie, indem sie anfangs Teile der Hautschicht von Gastrodia konsumieren. Später jedoch dreht *Tian ma* den Spieß um, sondert spezielle Enzyme ab und verdaut somit diesen Schmarotzer, wodurch es reichlich Energie bezieht.[71]

Eigenschaften und Anwendungsgebiete

Zu *Tian ma* gibt es eine verwirrende Fülle von verschiedenen Angaben über seine Eigenschaften und Wirkungen. In der *Materia Medica des Göttlichen Landmannes* heißt es: *„Chi jian ist scharf und warm. Es vermag dämonische Einflüsse zu vertreiben und giftiges, übles Qi abzutöten. Bei längerer Einnahme mehrt es die körperliche Kraft, lässt das Yin wachsen, macht [den Menschen] füllig und gesund, macht den Körper leicht und verlängert das Leben."*[72]

Dieses etwa 2000 Jahre alte Werk betont also vor allem zwei Aspekte der Wirkung von *Tian ma*: erstens das Vertreiben von dämonischen Einflüssen und zweitens den nährenden Aspekt. Heutzutage werden bei der Diskussion der Eigenschaften von *Tian ma* hauptsächlich drei Aspekte betont: Es löscht Wind aus, vertreibt Schleim und stillt Krämpfe. Diese Aspekte werden im Folgenden einzeln diskutiert, doch zunächst sollen hier verschiedene historische Konzepte zu *Tian ma* vorgestellt werden.

70 Wang Huanhua et al., Band 1, S. 69

71 Wang Huanhua et al., Band 1, S. 70

72 Zhu Shifeng, Band 1, S. 144

Die supplementierenden Eigenschaften

In frühen Zeiten wurde *Tian ma* tatsächlich auch häufig als Tonikum verwendet. Von einem Kaiser der Tang-Dynastie Namens Li Longji wird beispielsweise berichtet, dass er jeden Morgen eine Schale voll „Rotem Pfeil-Pulver", also *Chi jian*, zur allgemeinen Kräftigung einnahm. Leider konnte die Förderung der Langlebigkeit in seinem Falle nicht bestätigt werden, da ihm eine boshafte Prinzessin eines Tages Gift unter sein „Rotes-Pfeil-Pulver" mischte, um eine Familienfehde zu beenden. Doch wird berichtet, dass auch die ihm nachfolgenden Kaiser nicht auf dieses Stärkungsmittel verzichten wollten.[73]

Während die *Materia Medica des Göttlichen Landmannes* neben der Dämonen vertreibenden noch die nährende Kraft von *Tian ma* in den Vordergrund stellt, betonen die meisten späteren Pharmakopöen allerdings, wie unten dargestellt werden soll, die Wind und Schleim vertreibende Wirkung von *Tian ma*. Doch in der *Materia Medica von Ri Hua-Zi*, in der *Enzyklopädie der Materia Medica* und in der *Materia Medica der Kaibao-Ära* wird der supplementierende Effekt von *Tian ma* noch einmal ausdrücklich erwähnt. Bei Ri Hua-Zi heißt es: *„[Tian ma] ist süß und warm. Es unterstützt das Yang-Qi, supplementiert [den Körper im Falle] der fünf Überlastungen und sieben Schädigungen. … Es macht die Blutgefäße durchgängig und öffnet die Sinnespforten."*[74] Und in der *Materia Medica der Kaibao-Ära* heißt es unter anderem: *„[Tian ma] nützt den Lenden und den Knien; es stärkt die Kraft der Sehnen."*[75]

Über die Natur von *Tian ma* finden wir in der klassischen Literatur also verschiedene, sich zum Teil widersprechende Angaben. In der *Materia Medica des Göttlichen Landmannes* heißt es, dass Gastrodia scharf und warm sei. Paradoxerweise betont Shennong aber den nährenden, insbesondere den Yin kräftigenden Effekt. Da ist es wahrscheinlich, dass mit „Yin" dort nicht das Yin als nährende Körpersubstanz gemeint ist, sondern dass sich das „Yin" bei Shennong auf die Genitalien und insbesondere auf die männliche Sexualfunktion bezieht, welche im Chinesischen ebenfalls mit „Yin" bezeichnet werden können. Bei der phallischen Form dieser Pflanze erscheint dies auch von der Signatur her passend. Bei Wang Ang heißt es dann schon etwas weniger uneindeutig, dass *Tian ma* das Qi mehre und das Yin kräftige.[76] Er benutzt also nicht die für Yin typischerweise verwendeten Begriffe „anreichern" bzw. „befeuchtend nähren" (*zi* 滋) oder „nähren" (*yang* 養), sondern den häufig für das Nieren-Yang und die männliche Sexualfunktion verwendeten Begriff „kräftigen" (*qiang* 強). Bei Ri Hua-Zi gilt Gastrodia dann nicht mehr als scharf, sondern als süß und warm. In der *Materia Medica der Arzneilichen Eigenschaften* von Zhen Quan finden wir Gastrodia schließlich als süß und neutral beschrieben.[77] Dieser Auffassung haben sich eine Reihe namhafter zeitgenössischer Autoren angeschlossen; z.B. Bensky et al., Hu Xiqin und Gao Xuemin beschreiben *Tian ma* als süß und neutral. Doch andere, nicht weniger namhafte Ärzte wie Miao Xiyong oder Jiao Shude nennen *Tian ma* scharf und neutral.[78] Mein Lehrer Wu Boping bezeichnet *Tian ma* sogar als süß und neutral mit einer kühlen Tendenz. Ansonsten wird *Tian ma* von der Mehrzahl der modernen und zeitgenössischen Autoren als neutral beschrieben. Lediglich bei den Geschmacksqualitäten gehen die Ansichten weit auseinander. Anzutreffen sind süß, scharf und bitter.

Chen Shiduo bezeichnete *Tian ma* als bitter, scharf und neutral. Während praktisch alle anderen Autoren allein den Leber-Bezug von *Tian ma* erwähnen, war Chen Shiduo überzeugt davon, dass *Tian ma* in die Leitbahnen von Lunge, Milz, Leber, Gallenblase und Herz eintrete.[79] Diese Ansicht erscheint bei den Geschmacksqualitäten bitter und scharf sowie bei der Wind beruhigenden Wirkung von *Tian ma* auch sehr sinnvoll.

73 Wang Huanhua et al., Band 1, S. 67
74 Ruan Daxiang, S. 87; Zhu Shifeng, Band 1, S. 146
75 Ruan Daxiang, S. 87; Yu Xiaoping et al., S. 325
76 Wang Ang, Rolle 1, S. 34
77 Yu Xiaoping et al., S. 325
78 Bensky et al., 2004, Materia Medica (3rd Edition), S. 970; Hu Xiqin, S. 62; Gao Xuemin, *Zhong Yao Xue*, S. 478; Miao Zhongchun, S. 190; Jiao Shude, S. 258
79 Chen Shiduo, S. 98

Bei den widersprüchlichen Angaben in den klassischen und modernen Materiae Medicae hat der Autor sich schließlich selbst ein Dekokt von *Tian ma* zubereitet, um seine Natur zu ergründen. Ich fand es praktisch nicht scharf, sondern vor allem leicht sauer, ein wenig adstringierend und schwach süß. Der saure Geschmack erklärt den Bezug zur Leber, der süße und adstringierende Geschmack zeichnet für die supplementierende und bewahrende Wirkung verantwortlich. Dies erklärt also den in den in obigen Zitaten erwähnten supplementierenden Effekt. Bleibt allerdings noch die Frage, ob *Tian ma* nun Yin oder Yang bzw. Qi oder Blut supplementiert. Dass es bei den „fünf Überlastungen und der sieben Schädigungen" angewendet wurde, spricht dafür, dass es sowohl Yin als auch Yang, sowohl Qi als auch Blut supplementiert. Denn diese Muster sind Schädigungen, die sich nicht allein auf den Qi-Aspekt begrenzen lassen. Mit den „fünf Überlastungen" meint man die Erschöpfung der fünf Speicherorgane und die „sieben Schädigungen" bezeichnen Schädigungen von Qi, Blut und Essenz durch die sieben Faktoren Überessen, übermäßiges Sich-Sorgen, Alkohol, übersteigerte sexuelle Aktivität, Hungern, Überarbeitung und eine Schädigung des Nähr- und Verteidigungs-Qi in den Leitbahnen und Netzgefäßen. Wie sollte eine ausschließlich Yin oder Yang supplementierende Substanz derartig schwere Schäden beheben können? Die Vermutung liegt nahe, dass *Tian ma* durch seinen süßen Geschmack das Milz-Qi stärkt, durch seinen leicht sauren Geschmack in geringem Maße Leber-Blut und -Yin supplementiert, was auch indirekt die Folge der Stärkung der Milz ist, und durch seinen leicht adstringierenden Effekt die Nieren-Essenz stabilisiert. Nur so lässt sich der in klassischen Quellen beschriebene supplementierende Effekt befriedigend erklären. Dies wird auch durch seine Signaturen bekräftigt: Die hellgelbweißliche Farbe des Rhizoms weist auf den Milz- und Qi-Bezug hin; die rötliche Farbe des Sprosses weist auf den Leber- und Blut-Bezug hin; die phallische Form der Pflanze stellt einen Bezug zu den Nieren her. Vorwiegend jedoch wirkt *Tian ma*, wie auch Li Shizhen sagte, auf der Qi-Ebene. Die anderen genannten Wirkungen sind sekundärer und potenzieller Art, d.h., sie entfalten sich erst vollständig in Kombination mit jeweils synergistisch wirkenden Substanzen.

Woher mag wohl die unterschiedliche Beschreibung der Eigenschaften von *Tian ma* rühren? Zwei Erklärungsmöglichkeiten bieten sich hierfür an. Zum einen könnte es möglich sein, dass Shennong ein anderes Kraut gleichen Namens beschrieben hat. Zum anderen könnte es auch sein, dass das Rhizom und der früher verwendete Spross tatsächlich unterschiedliche Eigenschaften besitzen. Das heute gebräuchliche Rhizom ist jedenfalls nicht scharf und anscheinend auch nicht nennenswert warm. Dieser Abschnitt über die supplementierenden Eigenschaften von *Tian ma* soll mit den Worten von Altmeister Li Shizhen abgeschlossen werden, der es sehr bedauerte, dass man gerade diese Eigenschaften von *Tian ma* aus den Augen verloren hatte: *„Unter den Mitteln der oberen Kategorie [aus der Materia Medica des Göttlichen Landmannes] ist Tian ma neben den fünf Arten von Ganoderma (Ling [zhi]) das erste unter den supplementierenden Mitteln. Die Ärzte sind durch die vielen verschiedenen Theorien zu Tian ma verwirrt worden und wissen jetzt nur noch, dass man mit Tian ma Wind-Erkrankungen behandeln kann. Das ist jammerschade!"*[80]

Chen Shiduo vertrat eine ganz gegensätzliche Auffassung. Er meinte, dass *Tian ma* lediglich äußerlich zugezogene Pathogene vertreibe, ansonsten den Menschen aber eher schwäche als kräftige, also kein supplementierendes Potenzial besitze. Er warnte auch eindringlich vor der Einnahme als Stärkungsmittel und wollte es allein der Behandlung von Erkrankungen vorbehalten wissen. Zu seinen Funktionen schrieb er: *„Tian ma vermag vor allem äußerlich zugezogene Pathogene zu vertreiben und innerlich blockierten Schleim auszutreiben. Doch Menschen mit Qi- und Blut-Mangel dürfen es nicht leichtfertig verwenden."*[81]

Die Wind und Schleim vertreibenden Eigenschaften

Auch wenn Li Shizhen die supplementierende Wirksamkeit von *Tian ma* betont hat, lobt er es nichtsdestoweniger auch als „wunderbares Mittel, um Wind zu behandeln". Hierbei sieht er es insbesonde-

80 Yu Xiaoping et al., S. 324
81 Chen Shiduo, S. 98 f.

re bei innerem Leere-Wind angezeigt. Er schreibt: *„Tian ma ist ein Arzneimittel für die Qi-Ebene der Leber-Leitbahn. Im Suwen findet man vermerkt, dass alle Arten von Wind-Tremor und -Schwindel mit der Leber zu tun haben. Tian ma tritt in die Leber-Leitbahn ein und behandelt alle Arten von Schwindel oder Drehschwindel aufgrund von Wind. Wie Luo Tianyi sagte, sind alle Erkrankungen, bei denen einem schwarz vor den Augen wird und es zu Schwindel oder Drehschwindel kommt, durch Leere-Wind bedingt. Und dies vermag nur Tian ma zu behandeln. Tian ma ist eben das „Wind beruhigende Kraut" (Ding feng cao) und ein wunderbares Mittel, um Wind zu behandeln."*[82]

Damit ist eine der heutigen Hauptfunktionen von *Tian ma* angesprochen: Es behandelt Schwindel wie kein anderes Kraut. Doch hilft *Tian ma* nicht nur gegen Schwindel – alle Arten von innerem Wind mit Beschwerden wie Tremor, Spasmen, Parästhesien, Anästhesie, Lähmungen, Hemiplegie, Krampfleiden, Kopfschmerzen, Migräne, Tics, Tetanie oder Opisthotonus lassen sich durch *Tian ma* behandeln, da es die Leber beruhigt, Wind auslöscht und Schleim vertreibt.

Tian ma als neutrales Mittel lässt sich sehr gut mit anderen Kräutern kombinieren. Je nach Kombination behandelt es inneren Wind aufgrund von Hitze, Kälte, Blut-Leere oder Wind-Schleim. Viele Ärzte sind sogar der Meinung, dass man *Tian ma* unbedingt mit anderen Kräutern kombinieren müsse, um ihm eine Wirkrichtung vorzugeben. Allein angewendet, vermag es kaum etwas auszurichten.

Aufgrund seiner Wind vertreibenden und seiner oben erörterten Funktion, sowohl die Sehnen als auch die Lenden und Knie zu kräftigen, wird *Tian ma* auch in der Behandlung von Bi-Syndromen, also bei schmerzhaften rheumatischen Erkrankungen, angewandt, insbesondere bei Schmerzen im unteren Rücken und in den Extremitäten. Dieser Indikationsrahmen wird auch in der *Materia Medica der Kaibao-Ära* abgesteckt. Dort heißt es: *„[Tian ma] behandelt hauptsächlich alle Arten von Wind-Feuchtigkeit-Blockaden, Krämpfe und Spasmen der vier Extremitäten und Wind-Epilepsie bei Kindern. Es nützt den Lenden und den Knien; es stärkt die Kraft der Sehnen."*[83]

Auch der berühmte Arzt der Jin-Dynastie Zhang Yuansu vermerkte, dass *Tian ma* insbesondere bei Schwindel und Kopfschmerzen im Rahmen von Wind-Leere-Mustern indiziert sei.[84]

So sieht man also, dass die Kontroverse, ob *Tian ma* nun ein supplementierendes Mittel oder ein Wind-Kraut sei, eigentlich gegenstandslos ist. Nur weil es über ein nährendes Potenzial verfügt, vermag es Wind aufgrund von Leere auszulöschen. Doch darüber hinaus hat es auch eine ganz spezifische Wirkung gegen Wind, die es auch bei allen anderen Arten von inneren Wind-Erkrankungen einsetzbar macht – gleichgültig, ob in Verbindung mit Fülle oder Leere, Hitze oder Kälte.

Mein Lehrer Prof. Wu Boping meint, dass *Tian ma* einerseits Wind oben, d.h. aus dem Kopf, vertreiben könne und andererseits die Leber supplementiere und Wind absenke. Daher könne es bei verschiedenen Arten von Schwindel oder Drehschwindel wie auch bei Morbus Menière angewandt werden. Außerdem gehe *Tian ma* an die Oberfläche, wo es Taubheitsgefühle der Finger, Lippen oder des Gesichts behandle, wie beispielsweise bei den ersten Anzeichen vor einem Schlaganfall. Daher empfiehlt Prof. Wu, *Tian ma* auch diätetisch zu verwenden, um einem drohenden Schlaganfall vorzubeugen. Dazu kann man insbesondere in Scheiben geschnittenes Gastrodiarhizom mit Fisch zu einer Fischsuppe abkochen und diese regelmäßig essen. Weiterhin kann man 15 g des in Scheiben geschnittenen Gastrodiarhizoms in einem Liter Wasser abkochen und dieses Dekokt über den Tag verteilt trinken.

Der Ming-zeitliche Arzt Miao Xiyong hatte auch noch einmal ausdrücklich auf die Rolle der Leber bei all den von *Tian ma* behandelten Erkrankungen hingewiesen: *„[Tian ma] tritt in die Jueyin-Leitbahn ein. Das Jueyin [d.h. die Leber] ist das Wind-Holz-Organ. Wind-Feuchtigkeit-Bi, Krämpfe und Spasmen der vier Gliedmaßen, Wind-Epilepsie und andere Krampfleiden bei Kindern beruhen alle darauf, dass sich in der Leber pathogenes Qi eingenistet hat. Tian ma tritt in die Leber ein, ist scharf und wärmend; es*

[82] Yu Xiaoping et al., S. 325

[83] Yu Xiaoping et al., S. 325

[84] Ruan Daxiang, S. 87

vermag die von außen eingedrungenen Pathogene Wind und Feuchtigkeit auszutreiben. Daraufhin ist die Leber beruhigt und alle o.g. Erkrankungen werden geheilt.“[85]

Einer der berühmtesten chinesischen Ärzte des vergangenen Jahrhunderts, Prof. Jiao Shude, hat die Eigenschaften und Wirkungen von *Tian ma* in Bezug auf Wind und Schleim und auf die damit einhergehenden Leiden wie Schwindel und Kopfschmerzen sehr treffend zusammengefasst: „*Dieses Arzneimittel ist scharf, weshalb es Wind zu zerstreuen vermag. Es tritt in die Leber-Leitbahn ein und zeichnet sich dadurch aus, dass es inneren Wind (also Leber-Wind) auslöscht. Es wirkt aus dem Inneren heraus bis nach außen. Außerdem hat es auch eine Schleim vertreibende Wirkung. Das einzelne Arzneimittel vermag also sowohl Wind auszulöschen als auch Schleim zu vertreiben. Im Allgemeinen sind die Wind vertreibenden und Feuchtigkeit trocknenden Kräuter von trockener Natur; allein Tian ma ist scharf und nicht trocknend, sondern befeuchtend. Es macht die Blutgefäße auf harmonische Weise durchgängig und kräftigt die Sehnen und Knochen. Daher steht Tian ma seit Alters in dem Ruf, das befeuchtende unter den Wind-Kräutern zu sein.*“[86]

Moderne Forschungsberichte

Die moderne Forschung in China und Japan hat an Versuchtieren nachgewiesen, dass Rhizoma Gastrodiae die Durchblutung des Herzens und des Gehirns verbessere und auch die Abwehrkraft steigere. In einer japanischen Studie an 24 Alzheimer-Patienten konnte die Sprachfunktion von schwer erkrankten Patienten mittels Rhizoma Gastrodiae verbessert werden. Diese Erfolge waren signifikant gegenüber der mit herkömmlichen Mitteln zur Durchblutungsförderung des Gehirns behandelten Kontrollgruppe.[87] Jiao Shude schreibt, dass Präparationen aus *Tian ma* die experimentell erniedrigte Krampfschwelle bei Versuchstieren erhöhen und damit Epilepsie entgegenwirken können.[88]

[85] Miao Zhongchun, S. 190
[86] Jiao Shude, S. 259
[87] Wang Huanhua et al., Band 1, S. 72
[88] Jiao Shude, S. 259

Kontraindikationen

Chen Shiduo, der *Tian ma* sehr kritisch gegenüberstand, schrieb: „*Menschen mit Qi- und Blut-Mangel dürfen es nicht leichtfertig verwenden. Wenn man es einnimmt, ohne von einem Pathogen befallen zu sein, wird der Schaden nicht ausbleiben! … Tian ma kann in der Tat lediglich Pathogene vertreiben.*“[89]

Die meisten Autoren sehen *Tian ma* allerdings als relativ mildes Mittel an. Doch in Fällen von Blut-Leere soll *Tian ma* nur sehr vorsichtig in entsprechenden Kombinationen verwendet werden.

3.10 *Rén Shēn* 人參 (人参) Ginseng Radix

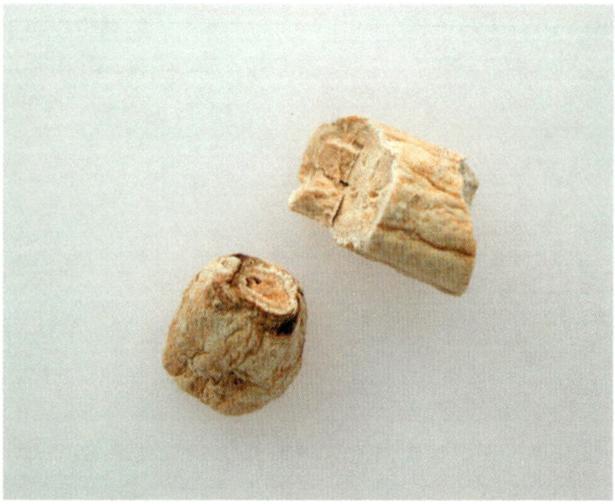

Abb. 3.10a *Rén Shēn* 人參 (人参) Ginseng Radix*

- Pharmazeutische Bezeichnung: Ginseng Radix
- Botanischer Name: Panax ginseng
- Familie: Araliaceae (Araliengewächse, Efeugewächse)
- Deutsche Namen: Ginseng, Ginsengwurzel
- Deutsche Übersetzung des chinesischen Namens: „Menschenginseng“
- Beinamen: *Rén shēn* 人葠 („Menschenginseng“), *Rén shēn* 人身 („Menschenkörper“), *Guǐ gài* 鬼蓋 („Dämonendeckel“), *Tǔ jīng* 土精 („Erdessenz“), *Dì jīng* 地精 („Erdessenz“), *Yù jīng* 玉精 („Jade-Essenz“), *Shén cǎo* 神草 („Göttliches

[89] Chen Shiduo, S. 98 f.

Kraut"), *Zhòu miàn huáng dān* 皺面黃丹 („Gelbe Unsterblichkeitsmedizin mit runzlinger Oberfläche"), *Zhòu miàn huán dān* 皺面還丹 („Die Jugend wiederherstellende Unsterblichkeitsmedizin mit runzlinger Oberfläche"), *Shēng shài shēn* 生曬參 („Frisch getrockneter Ginseng"), *Huáng shēn* 黃參 („Gelber Ginseng"), *Xuè shēn* 血參 („Blut-Ginseng"), *Bái shēn* 白參 („Weißer Ginseng"), *Táng shēn* 糖參 („Zuckerginseng"), *Hóng shēn* 紅參 („Roter Ginseng"), *Gāo lì shēn* 高麗參 („Koreanischer Ginseng"), *Yě shān shēn* 野山參 („Wilder Bergginseng"), *Jí lín shēn* 吉林參 („Ginseng aus Jilin")

Namen und Signaturen

Ren shen bedeutet „Menschenwurzel" bzw. „menschenförmiger Ginseng". Das Zeichen *ren* 人 steht für Mensch und das Zeichen *shen* 參 wird in diesem Zusammenhang meist als „Wurzel" übersetzt. Doch heißt es nicht tatsächlich „Wurzel" – dafür wird zumeist das Zeichen *gen* 根 verwendet. *Shen* 參 bezieht sich lediglich auf Wurzeln mit besonders stark supplementierenden Eigenschaften, meint also das, was wir im Westen landläufig als „Tonika" bezeichnen. Bemerkenswert ist dabei auch der Umstand, dass all die verschiedenen *„Shen"*-Kräuter zu ganz unterschiedlichen botanischen Familien gehören. Daran sieht man deutlich den Unterschied zwischen der westlichen und der chinesischen Art der Klassifizierung der Pflanzen. Während man in der westlichen Botanik die Pflanzen vorwiegend nach morphologischen Kriterien in verschiedene Gruppen eingeordnet hat, gruppierte man im alten China mitunter Kräuter mit ähnlichen Wirkungen zusammen. Als Beispiele für andere *„Shen"*-Wurzeln seien hier Salviae miltiorrhizae Radix *(Dan shen)*, Codonopsis Radix *(Dang shen)*, Sophorae flavescentis Radix *(Ku shen)*, Adenophorae seu Glehniae Radix *(Sha shen)*, Pseudostellariae Radix *(Tai zi shen)* und Strichopus Japonicus *(Hai shen)* genannt. Mit Ausnahme der Sophorawurzel *(Ku shen)* gehören diese Kräuter allesamt zu den supplementierenden, d.h. auffüllenden, Substanzen und selbst der Hitze klärenden Sophorawurzel *(Ku shen)* wurde in der *Materia Medica des Göttlichen Landmannes* unter anderem eine die Mitte supplementierende Funktion zugesprochen. Im Falle von Strichopus Japonicus *(Hai shen)*, der Seegurke, ist es nicht einmal eine Wurzel, sondern ein Meerestier. Hierbei erfolgte die Namensgebung praktisch per Analogie zur supplementierenden Kraft der Ginsengwurzel. Im Allgemeinen kann man sagen, dass besonders wertvolle, hoch geschätzte Arzneidrogen den Namen *shen* 參 erhielten. Doch zurück zum eigentlichen Ginseng: Die allein schon durch seine Form gegebene enge Beziehung zum Menschen dürfte neben seiner enorm kräftigenden Wirkung entscheidend zum Mythos Ginseng beigetragen haben, vergleichbar vielleicht mit der Alraunwurzel in Europa. Selbst von menschlicher Form, vermag Ginseng die menschliche Form und das in ihr fließende Qi und Blut bei Leere wieder aufzufüllen. Ginseng ist das supplementierende Kraut schlechthin. Seine Hauptwirkung besteht darin, das Ursprungs-Qi kraftvoll zu supplementieren. Neben der menschenähnlichen Form als der augenfälligsten Signatur des Ginseng stellen auch die Farben der Ginsengwurzel aussagekräftige Signaturen dar. Die Ginsengwurzel ist in frischem Zustand weißlichgelb, in getrocknetem Zustand von sandigem Gelb. Die Farben Weiß und Gelb weisen auf den Bezug zu den Funktionskreisen von Lunge und Milz hin. In seiner *Enzyklopädie der Materia Medica* schreibt Li Shizhen: *„[Ren shen] gehört zu den fünf Shen-Arten. Durch seine gelbe Farbe gehört er zur Erde; er supplementiert Milz und Magen und erzeugt Yin und Blut. Daher rühren die Namen Gelber Ginseng (Huang shen* 黄参*) und Blut-Ginseng (Xue shen* 血参*). [Er] nimmt die Essenz der Erde in sich auf, weswegen er auch Erdessenz (Tu jing* 土精, *Di jing* 地精*) genannt wird."*[90]

In Bezug auf den Beinamen Erdessenz (*Tu jing* 土精) zitiert Li Shizhen auch die folgende Legende:

„Zu Zeiten des Kaisers Suiwen hörte jemand im Bezirk Shangdang jede Nacht eine Stimme aus dem Wald hinter seiner Siedlung, aber nie war ein Mensch zu sehen. Etwa eine Meile von der Siedlung entfernt entdeckte er schließlich eine Ginsengpflanze, bei der Stängel und Blätter ungewöhnlich geformt waren. Fünf Ellen tief musste er graben, bis er die Ginsengwurzel ausheben konnte. Sie hatte die Gestalt eines

[90] Li Shizhen, S. 416

Menschen; alle vier Gliedmaßen waren vorhanden. Seit diesem Tage war jene Stimme nicht mehr zu vernehmen. Diese Aufzeichnung vermag sehr gut die Herkunft des Namens Erdessenz (Tu jing 土精) zu belegen."[91]

Arten und Aufbereitungsarten von Ginseng

Grundsätzlich unterscheidet man wildgewachsenen Ginseng von kultiviertem. Der wildwachsende Ginseng wird als *Ye shan shen* (野山參, wörtlich „wilder Berg-Ginseng") oder als *Lao shan shen* (老山參, wörtlich „alter Berg-Ginseng") bezeichnet. Beim kultivierten Ginseng unterscheidet man die drei unten aufgeführten Aufbereitungsarten.

Ginseng wird entweder ohne spezielle Zubereitung als getrocknete Droge verwendet. In diesem Zustand wird er als „frisch getrockneter Ginseng" (*Sheng shai shen* 生曬參) bezeichnet. Diese Art des Ginseng ist vergleichsweise mild und neutral, kaum warm und nicht trocknend. Hiermit kann man Qi supplementieren und Körperflüssigkeiten erzeugen. Diese Ginsengart ist besonders geeignet, um das reguläre Qi zu stützen und pathogenes Qi zu vertreiben.

Der in Zucker zubereitete Ginseng wird als weißer Ginseng (*Bai shen* 白參) oder Zuckerginseng (*Tang shen* 糖參) bezeichnet. Dies ist die mildeste und damit aber auch die schwächste Art von Ginseng. Diese Art wendet man an, wenn man Lunge und Milz stärken möchte. Die relative Schwäche ist hierbei eher von Vorteil, da man hiermit längerfristig harmonisch supplementieren kann.

Durch spezielles Dämpfen verfärbt sich Ginseng rotbräunlich und gewinnt dabei an Wärmepotenzial. Dieser wird als roter Ginseng (*Hong shen* 紅參) bezeichnet und supplementiert das Qi und das Yang. Dieser „rote Ginseng" wird auch seiner koreanischen Herkunft wegen oft als Koreanischer Ginseng (*Gao li shen* 高麗參) bezeichnet. Diese Art des Ginseng ist sehr warm und trocknend. Von allen Ginsengarten wirkt dieser am kräftigsten, ist aber auch am teuersten. Er ist am besten geeignet, Kollapszustände zu behandeln. Er holt das Yang-Qi zurück und kann kollabierte oder im Schock liegende Patienten wiederbeleben. Menschen mit Yin-Mangel und Leere-Hitze oder Patienten mit Bluthochdruck sollten diese Ginsengart meiden. Der „rote Ginseng" ist also keine natürliche Variante des Ginseng, sondern das Ergebnis der Aufbereitung. Seiner roten Färbung entsprechend ist er von feuriger Natur und hat über den ursprünglichen Bezug zu Lunge und Milz hinaus auch einen Bezug zum Herzen. Er supplementiert insbesondere das Herz-Qi und das Herz-Yang.

Legenden zum Ginseng

Zur Namensgebung des Ginseng existiert folgende Legende, die sich auch ausdrücklich auf seine kräftigenden und wärmenden Eigenschaften bezieht:

„Es waren einmal zwei Brüder, die oft gemeinsam auf die Jagd gingen. Einmal gingen sie kurz vor dem Beginn des Winters weit hinauf in die Berge, um Wild zu erlegen und damit einen Wintervorrat anzulegen. Und sie hatten auch Glück bei der Jagd; mit Pfeil und Bogen erlegten sie reichlich wilde Tiere. Doch dabei hatten sie sich immer tiefer in den Wald begeben. Dann fing es auf einmal heftig an zu schneien und zu stürmen. Da blieb den beiden Brüdern nichts weiter übrig, als sich in einer Höhle einen Unterschlupf zu suchen. Es schneite zwei Tage und zwei Nächte lang. Schließlich hatte der Schnee alle Wege zugedeckt und die beiden fanden den Weg nach Hause nicht mehr. So mussten sie in den Bergen verweilen, bis der Schnee geschmolzen war. Fleisch zu essen hatten sie schließlich genug und sie erlegten auch tagsüber immer wieder neue Tiere, die sie auf einem Lagerfeuer brieten. Außerdem gruben sie nach Wurzeln wildwachsender Pflanzen, die ihnen als Gemüse dienen könnten. Eines Tages gruben sie eine Wurzel aus, die so dick war wie ein Unterarm und in ihrer Form einem Menschen in erstaunlicher Weise ähnelte. Sie hatte eine Kopfknolle, seitliche Wurzeln, die wie Arme aussahen und unten spreizte sich die Wurzel in zwei Beine auf. Sie bissen gleich in die Wurzel hinein, um sie zu probieren und fanden den Geschmack sehr angenehm, leicht süß mit einer ganz feinen bitteren Note. Schon bald nachdem sie davon gegessen hatten, fühlten sie sich

[91] Li Shizhen, S. 416

viel kräftiger. Abends kochten sie die Wurzeln auf ihrem Lagerfeuer und fühlten sich danach angenehm durchwärmt und rundum wohl. So konnten sie die kalte Winterzeit in den Bergen überdauern, ohne zu erfrieren oder an Entkräftung zu sterben.
Als sie im Frühjahr nach der Schneeschmelze wieder in ihr Dorf zurückkehrten, staunten die Leute. Man hatte angenommen, dass sie in den Bergen umgekommen seien. Die Dorfbewohner fragten: „Wie seid ihr denn durch den Winter gekommen? Ihr seht ja ganz gesund und kräftig aus!“ Da erzählten ihnen die beiden Jäger von den sonderbaren Wurzeln und hatten ihnen auch einige mitgebracht. Auch die Dorfbewohner waren von der menschlichen Form der Wurzel fasziniert und keiner von ihnen hatte sie je vorher gesehen. Die Nachricht von dieser Wunderwurzel verbreitete sich rasch übers Land und man nannte sie nach ihrer Form „Menschenwurzel“.[92]

Ginseng wird in China seit alters wild gesammelt und seit etwa 1700 Jahren auch kultiviert. Damit ist China das Land, das am frühesten mit der Kultivierung des Ginseng begonnen hat.[93] Die Ginsengwurzel ist in China auch oft mythologisiert worden. Ein typisches Beispiel einer solchen Legende soll hier vorgestellt werden:

„Vor langer, langer Zeit lebten im Wolkentraumtempel auf dem Wolkentraumberg in der Provinz Shandong zwei Mönche, ein Meister und sein Schüler. Der alte Meister brannte tagtäglich ziemlich teilnahmslos seine Räucherstäbchen ab und betete lustlos buddhistische Sprüche vor sich hin. Häufig ging er ins Tal, um mit Freunden zu zechen. Zu seinem jungen Schüler aber war er sehr grausam. Er quälte ihn sogar physisch und ließ ihn alle Arbeit verrichten. Der junge Mönch war von diesen Strapazen schon ganz ausgezehrt und gelb im Gesicht.
Eines Tages ging der Meister wieder hinunter ins Tal, um sich mit seinen Freunden zu treffen. Der Schüler verrichtete wie üblich alle Arbeiten im Tempel, deren es nicht wenige gab. Urplötzlich tauchte aus dem Nichts ein kleines Kind mit einem roten Käppchen und einem roten Bäuchlein auf und half dem jungen Mönch bei der Arbeit. Von diesem Tage an kam das Kindlein jedes Mal, wenn der alte Mönch im Tal war, um dem jungen Mönch zu helfen. Doch sobald der Meister wieder zurückkam, verschwand er sofort. Nachdem so einige Zeit vergangen war, fiel dem altem Mönch auf, dass sein Schüler viel gesünder und kräftiger aussah, nicht mehr so blass und ausgemergelt wie zuvor. Und so viel Arbeit er ihm jedes Mal auch aufgab – er wurde immer fertig damit. ‚Das kann nicht mit rechten Dingen zugehen‘, dachte er bei sich. So presste er die Wahrheit mittels Drohungen aus seinem Schüler heraus. Nachdem er also von der Existenz dieses kleinen Kindes erfahren hatte, überlegte er, woher denn hier in dieser verlassenen Berggegend ein Kind kommen sollte. So kam er zu der Überzeugung, dass es nur ein Ginsenggeist sein könne. Er kramte eine Rolle roten Fadens heraus, befestigte eine Nadel daran und gab sie seinem Schüler mit der Instruktion, die Nadel dem Kinde heimlich anzustecken, wenn es wieder käme. Tags darauf ging der alte Mönch wieder ins Tal und wie gewohnt eilte das Kindlein dem jungen Mönch zur Hilfe. Dieser erwog, dem Kinde alles zu erzählen, doch fürchtete er andererseits, vom Meister bestraft und geschlagen zu werden. In seiner Hilflosigkeit steckte er schließlich dem Kindlein die Nadel an, als dieses sich schnell davonschlich, um dem wiederkehrenden Meister nicht zu begegnen. Am nächsten Morgen in der Dämmerung sperrte der Meister seinen Schüler im Kloster ein und ging mit einer Hacke in der Hand dem roten Faden nach bis er neben einer alten Kiefer die Nadel in einer kleinen Pflanze stecken fand. Der Mönch war hocherfreut und grub mit seiner Hacke ein prächtiges „Ginsengkind“ aus. Dieses trug er schnell ins Kloster, warf es in einen Topf, legte den Deckel darauf und beschwerte diesen noch mit einem Stein. Dann wies er seinen Schüler an, Feuer zu machen und die Suppe im Topf kochen zu lassen. Kurz darauf kamen die Freunde des alten Mönches zum Tempel, um ihn zum Zechen abzuholen. Keine Ausreden halfen, seine Freunde drängten ihn so lange, bis er nachgab und mit ihnen ins Tal ging. Bevor er ging, rief er seinem Schüler noch zu: „Öffne auf gar keinen Fall den Topf, bevor ich wieder hier bin!“ Als der Meister weg war, stieg dem Schüler ein ganz außergewöhnlicher Duft in die Nase, welcher aus dem Topf hervorquoll. Von Neugier gepackt, nahm der junge Mönch ungeachtet der Ermahnungen seines Meisters den Stein vom Deckel

92 Hung I-Nang, S. 132 ff.; Hu Xian'guo, S. 264 f.
93 Wang Huanhua et al., Band 1, S. 7

und öffnete den Topf. Darin erblickte er eine stockförmige Wurzel. Er brach sich ein Stückchen davon ab und kostete es. Noch nie hatte er einen solch wunderbaren Geschmack wahrgenommen! Davon betört, schlug er alle Bedenken in den Wind und aß die ganze Wurzel auf. Danach trank er auch noch die Suppe bis auf den letzten Tropfen aus. Doch gerade in diesem Moment kehrte der Meister eilenden Schrittes ins Kloster zurück. Der junge Mönch erschrak und wusste nicht, was er tun sollte. Vor Schreck rannte in den Klosterhof hinaus. Nachdem er ein paar Schritte gelaufen war, wurden seine Beine plötzlich ganz leicht, er begann zu schweben und flog schließlich davon. Der alte Mönch fluchte vor Wut, als er sah, dass sein Schüler das „Ginsengkind" aufgegessen hatte, doch den jungen Mönch konnte er nirgends finden.

Dieses „Ginsengkind" war eines von einem Geschwisterpaar, das bei der alten Kiefer lebte. Zum Glück hatte der alte Mönch die andere Ginsengpflanze nicht entdeckt. Der zurückgebliebene Ginseng weinte nun unaufhörlich über den Verlust seines Geschwisterkindes. Dies ging der alten Kiefer ans Herz und sie sprach zum Ginseng: „Braves Kind, weine nicht mehr! Ich werde dich nach Guangdong führen. Dort qualmen nur wenige Schornsteine, dort werde ich dich für immer beschützen können." Da hörte der Ginseng auf zu weinen und er flüchtete mit der Kiefer von Shandong nach Guangdong, wo sie sich tief in den Bergen niederließen."[94]

Eigenschaften und Anwendungsgebiete

Ginseng – gepriesen und gefürchtet

Seine supplementierende Kraft und seine Wertschätzung als Allheilmittel kommen in vielen lobenden Zitaten zum Ausdruck. Es heißt beispielsweise: „Ginseng ist das Allheilmittel für alle Erkrankungen", „Ginseng ist das wunderbarste aller Kräuter, das Hervorragendste unter den Arzneimitteln" oder „Ginseng ist ein göttliches Arzneimittel zum Supplementieren des Qi, ein wunderbares Kraut, um Menschen wieder zum Leben zu erwecken".[95] Doch gab es zu allen Zeiten auch Kritiker des Ginseng. So wie ihn viele wegen seiner enormen Wirksamkeit hoch priesen, fürchteten ihn manche wegen seiner allzu heftigen Wirkung. Es gibt Sprüche wie: „Ginseng muss man fürchten wie den Tiger" oder „Bei allen Arten von Schmerzen darf man Ginseng nicht anwenden".[96] Diese kritischen Worte sind durchaus berechtigt. Ginseng ist ein sehr kräftiges und tendenziell warmes Arzneimittel, das leicht zu überschießenden Reaktionen führen kann. Bestehende Qi-Stagnationen können verstärkt werden und wenn ein Patient ein Hitze-Muster aufweist, gleichgültig ob Fülle- oder Leere-Hitze, hieße es, Öl ins Feuer zu gießen, wenn man Ginseng anwenden würde. Sich in der Körperoberfläche befindende pathogene Faktoren können durch Ginseng eingeschlossen werden. Auf die Kontraindikationen des Ginseng ist also stets zu achten! Er darf nicht bei Hitze-Mustern, bei aufsteigendem Leber-Yang mit Kopfschmerzen, Schwindel oder erhöhtem Blutdruck, bei Erkältungen oder bei akuten Schmerzen eingenommen werden. Dies gilt zumindest für Ginseng an sich. In bestimmten Kombinationen mit anderen Kräutern kann er auch in einigen Fällen z.B. von Erkältung angewandt werden. Als Beispiele mögen die Rezepturen *Shen Su Yin* oder *Ren Shen Bai Du San* gelten, in welchen Ginseng zusammen mit oberflächenbefreienden und Toxine herauslösenden Kräutern angewendet wird. Dies empfiehlt sich, wenn Patienten von schwacher Konstitution an einer Erkältung erkrankt sind und ihr geschwächtes Qi von allein nicht in der Lage ist, die eingedrungenen Pathogene auszustoßen. Hierbei empfiehlt es sich jedoch, Ginseng gegen die Codonopsiswurzel *(Dang shen)* oder die Pseudostellariawurzel *(Tai zi shen)* auszutauschen. In frühen Werken der chinesischen Medizin hat man nicht klar zwischen Ginseng und Codonopsis *(Dang shen)* unterschieden; in Rezepturen wurde einfach *Ren shen* spezifiziert. Wenn also relative Kontraindikationen bestehen und man trotzdem meint, Qi supplementieren zu müssen, dann ist es meist empfehlenswert, Ginseng gegen eine weniger warme und weniger kräftige *„Shen"*-Art auszutau-

[94] Wang Huanhua et al., Band 1, S. 15 f.

[95] Wang Huanhua et al., Band 1, S. 5; Chen Shiduo, S. 44

[96] Wang Huanhua et al., Band 1, S. 5

schen, also gegen Codonopsis *(Dang shen)*, Glehnia *(Sha shen)*, Pseudostellaria *(Tai zi shen)* oder amerikanischen Ginseng *(Xi yang shen)*. Auch, wenn keine deutlichen Zeichen von Qi-Leere vorhanden sind, sollte man Ginseng nicht oder nur ganz kurzfristig als Stärkungsmittel anwenden. Zwar wurde Ginseng in der *Materia Medica des Göttlichen Landmannes* als Arzneimittel der oberen Kategorie aufgeführt, was ihn als gut verträgliches, harmonisches und langfristig anwendbares Mittel auszeichnet. Dort heißt es: *„Ginseng ist von süßem Geschmack und leicht kühl. [Er] supplementiert die fünf Speicherorgane, beruhigt den Geist sowie die Wander- und die Körperseele, stillt Schreck-Palpitationen, beseitigt pathogenes Qi, klärt die Augen, öffnet das Herz und schärft den Verstand. Durch lange Einnahme wird der Körper leicht und behende gemacht und das Leben verlängert.“*[97]

Doch muss man dies auch im historischen, klimatischen und sozialen Kontext betrachten. Im relativ kalten China um den Beginn der christlichen Zeitrechnung existierte eine vorwiegend bäuerliche Gesellschaft, in der körperlich hart gearbeitet wurde und man der oft rauen Witterung viel schutzloser ausgesetzt war als heute. Zu jener Zeit war Ginseng, den man sich ohnehin nur sehr selten leisten bzw. den man nur selten finden konnte, eine geeignete Stärkungsquelle. In unserer heutigen modernen Gesellschaft, die von geistiger Überarbeitung und Überreizung sowie von oft sehr starkem psychischem Stress gekennzeichnet ist, neigen viele Menschen dazu, innere Hitze, aufsteigendes Leber-Yang oder Leere-Feuer zu entwickeln. Hinzu kommen noch eine überreichliche Ernährung und ein hoher Alkoholkonsum, was ebenfalls die Entstehung von Hitze fördert. Wenn man unter diesen Bedingungen langfristig Ginseng einnimmt, muss es zwangsläufig zu einer Feuer-Symptomatik kommen. Die Symptome können vielgestaltig sein, z.B. innere Unruhe, Nervosität, Empfindungen von aufsteigender Hitze, gerötetes Gesicht, Brennen der Augen, ein trockener Hals, verschiedene Arten von Entzündungen etc.

Ob man Ginseng anwenden sollte oder nicht, hängt selbstverständlich von der Art der Erkrankung und von der Konstitution des Patienten ab. Im Allgemeinen sollten gesunde und kräftige Leute unter 50 Jahren keinen Ginseng zu sich nehmen, insbesondere, wenn sie zu Nervosität neigen oder leicht aufbrausend sind. Weiterhin ist Ginseng in der Schwangerschaft und Stillzeit kontraindiziert, bei manischen oder schizophrenen Leiden wie auch bei akuten, fieberhaften Erkrankungen.

Während der Qing-Dynastie, also der letzten Dynastie vor der Republikgründung, schien die zügellose Anwendung von Ginseng sehr verbreitet zu sein. Neben preisenden Worten findet man in dieser Periode besonders viele warnende Anmerkungen zum Ginseng. Der Arzt Xu Dachun drückte dies sehr drastisch aus, indem er sagte: *„Wenn die Ärzte heutzutage Ginseng verwenden, retten sie nur wenige Menschen, bringen aber viele um. Ungeachtet dessen, ob die Krankheit schon vorüber ist oder noch nicht, wenden die Ärzte Ginseng gleichermaßen bei chronisch Erkrankten, bei Patienten von schwächlicher Konstitution oder bei reichen und überernährten Patienten an, einerseits über die Maßen vorsichtig und andererseits nicht gewissenhaft genug. ... Auf diese Weise wird nicht nur das Ursprungs-Qi nicht aufgefüllt, sondern die Krankheitswurzel wird verfestigt. Dann bleiben alle Mittel wirkungslos und es wird nie zu einer Heilung kommen. Das meine ich, wenn ich sage, dass viele Patienten mit Ginseng umgebracht werden.“*[98]

Diese ermahnenden Worte sollte man in der Praxis immer berücksichtigen, doch scheint es auch nicht ratsam, auf die Anwendung von Ginseng völlig zu verzichten. Chen Shiduo schrieb dazu: *„In der heutigen Welt fürchtet sich niemand, Ginseng anzuwenden. Stattdessen wird er unachtsam in großen Mengen verschleudert. Schließlich sind beides grobe Fehler: ihn aus Furcht nicht zu benutzen, wenn man ihn benutzen müsste, und ihn übermäßig zu benutzen, wenn es unangebracht ist. Beides bringt die Patienten um. Deswegen habe ich die positiven und negativen Wirkungen von Ginseng jeweils detailliert erläutert. Durch die Erörterung der positiven Wirkungen hoffe ich, diejenigen zu ermutigen, die Angst haben, ihn zu benutzen. Durch die Erörterung der ne-*

[97] Zhu Shifeng, Band 1, S. 66; Yu Xiaoping et al., S. 305

[98] Wang Huanhua et al., Band 1, S. 12

gativen Wirkungen möchte ich diejenigen abstrafen, die ihn exzessiv und unbedacht benutzen.“[99]

Die Erörterung der positiven und negativen Wirkungen des Ginseng von Chen Shiduo sind in der Tat sehr aufschlussreich und lesenswert. Doch da sie sich über mehrere Seiten erstrecken, will ich sie hier nicht vollständig zitieren, sondern lediglich eine kurze Zusammenfassung einiger besonders wichtiger Punkte geben.[100] Laut Chen Shiduo ist Ginseng von süßem Geschack, warmem Qi und leicht kalter Natur. Entsprechend sei er Yin im Yang und enthalte mehr Yang als Yin. Während die meisten anderen Autoren meinen, dass *Ren shen* nur in die Leitbahnen von Lunge, Milz und Herz eintrete, ist Chen Shiduo der Überzeugung, dass *Ren shen* in alle Leitbahnen und Organe eintreten könne. Er meint, dass *Ren shen* sowohl auf- als auch absteigen könne. Ob er auf- oder absteige, hänge neben der Kombination mit anderen Kräutern auch von seiner Dosierung ab. Bei geringer Dosierung steige er auf, bei hoher Dosierung ab. An sich ist Ginseng als warmes Arzneimittel bei Yin-Leere kontraindiziert, doch bedarf es zur Bildung von Yin, Blut und Essenz auch des Yang-Qi. Wie Ginseng in diesem Sinne anzuwenden ist, beschrieb Chen Shiduo wie folgt: *„Bei Leber- und Nieren-Erkrankungen muss man häufig Ren shen gemeinsam mit Blut und Essenz supplementierenden Kräutern benutzen. Wenn reine Yin-Kräuter wie Shan yu [Corni Fructus] und Shu di [Rehmanniae Radix praeparata] von Ren shen unterstützt werden, fungiert Ren shen als Yang im Yin. So kann man, auch wenn es gegensätzlich erscheint, viel leichter Blut und Essenz erzeugen [als ausschließlich mit Yin-Kräutern]. Denn das Prinzip von Himmel und Erde ist, dass Yang im Yin verwurzelt ist und Yin im Yang. Ohne Yin kann das Yang nichts erzeugen; ohne Yang kann das Yin nicht wachsen.“*[101]

Je nach Kombination mit anderen Kräutern kann *Ren shen* bei einer Vielzahl von unterschiedlichen Erkrankungen angewandt werden. Hierzu liefert Chen Shiduo auch einige Beispiele. Um das Qi anzuheben, kombiniere man Ginseng mit Cimicifuga *(Sheng ma)* und Bupleurum *(Chai hu)*, um die Mitte zu harmonisieren mit Citri reticulatae Pericarpium *(Chen pi)* und Glycyrrhiza *(Gan cao)*, um die Milz zu stärken mit Poria *(Fu ling)* und Atractylodes *(Cang zhu* und/oder *Bai zhu)*, um heftiges Herzklopfen zu beruhigen, mit Polygala *(Yuan zhi)* und Ziziphussamen *(Suan zao ren)*, um Husten zu stillen mit Minze *(Bo he)* und Perillablättern *(Su ye)*, um Schleim aufzulösen mit Pinellia *(Ban xia)* und Senfsamen *(Bai jie zi)*, um Magen-Feuer herabzuführen, mit Gypsum *(Shi gao)* und Anemarrhena *(Zhi mu)*, um Yin-Kälte zu klären, mit Aconit *(Fu zi)* und Ingwer *(Gan jiang)*, um Toxine zu zerschlagen, mit Scutellaria *(Huang qin)*, Coptis *(Huang lian)* und Gardenia *(Zhi zi)*. Zusammen mit supplementierenden Kräutern kann Ginseng also supplementieren, zusammen mit attackierenden Kräutern kann er attackieren. Weiterhin sei Ginseng ein ausgezeichnetes Mittel zur Behandlung von Asthma bzw. Atemnot aufgrund von Lungen- und Nieren-Leere. Doch bei Nieren-Leere, so betont Chen Shiduo, müsse man die Anwendbarkeit von *Ren shen* sorgfältig abwägen. Bei Nieren-Yin-Mangel eigne sich Ginseng in Kombination mit Angelica sinensis *(Dang gui)*, Paeonia alba *(Bai shao)*, Rehmannia praeparata *(Shu di huang)* und Corni Fructus *(Shan yu rou)*, um das Nieren-Yin zu supplementieren. Doch wenn sich Leere-Feuer in den Nieren regt, dann würde Ginseng dieses Feuer nur noch verstärken; dann darf er also nicht angewandt werden. Zusammenfassend prägte Chen Shiduo den Lehrsatz: *„Ren shen vermag Yin-Leere aufgrund von Yang-Leere zu supplementieren, aber keine Yin-Leere mit aufloderndem Yang.“*[102]

Zur Illustration der oben diskutierten exzessiven Nutzung des Ginseng während der Qing-Dynastie soll hier ein Fallbericht eines berühmten Arztes der Qing-Dynastie, Fei Boxiong, aufgeführt werden: *Der Patient Namens Zheng war von außerordentlich kräftiger Statur, sehr wohlgenährt. Er verwandte sehr gerne Tonika. Vor kurzem bereitete er eine Ente zu, indem er sie mit 60 g hochwertigem Ginseng füllte, kochte und verzehrte. Nach fünf Tagen wurde seine Sicht zunehmend getrübt, nach zehn Tagen war er auf beiden Augen vollständig erblindet. Er hatte überall vergeblich nach Hilfe gesucht. Schließlich ersuchte er mich um Rat. Ich sagte zu ihm: „Die Essenz*

[99] Chen Shiduo, S. 48
[100] Chen Shiduo, S. 44-49
[101] Chen Shiduo, S. 44
[102] Chen Shiduo, S. 46

der fünf Speicher- und sechs Durchgangsorgane wird nach oben zu den Augen transportiert. Wegen des übermäßigen Verzehrs von Ginseng ist der Qi-Mechanismus [d.h. das physiologische Auf- und Absteigen des Qi] blockiert worden. So kann das klare Qi nicht nach oben dampfen und die Essenz kann sich nicht nach oben [in die Augen] ergießen. Dies ist der Grund der Erblindung." Ich schlug ihm vor, eine diätetische Behandlung durchzuführen, und wies ihn an, jeden Tag eine Schale Birnensaft zu trinken mit dem Ziel, zwei bis drei Stuhlgänge pro Tag zu erreichen. Nach etwas mehr als zehn Tagen konnte er schon wieder Umrisse erkennen. Nachdem er diese Behandlung einen Monat durchgeführt hatte, konnte er wieder normal sehen.[103]

Es ist also berechtigt, den Ginseng wie einen Tiger zu fürchten, doch lässt sich seine Stärke oft auch zum Nutzen des Patienten anwenden.

Ginseng ist süß, leicht bitter und je nach Art der Aufbereitung neutral bis warm. Er tritt vor allem in die Leitbahnen von Lunge, Milz und Herz ein. Seine Hauptwirkungen sind, die fünf Speicherorgane zu kräftigen, insbesondere die Milz zu stärken und die Lunge zu supplementieren, das Qi zu mehren und Körperflüssigkeiten zu erzeugen sowie kraftvoll das Ursprungs-Qi zu supplementieren.

Ginseng als Notfallmittel – wenn das Qi den Körper zu verlassen droht

Ginseng supplementiert kraftvoll das Ursprungs-Qi und wird in Notfallsituationen, wenn das Qi kurz vor dem Zusammenbruch steht, angewandt, sprich bei einem Kollaps mit Kurzatmigkeit, flacher Atmung, kalten Extremitäten, Kaltschweißigkeit und einem sehr schwachen Puls. In derartigen Fällen wird Ginseng allein hoch dosiert angewandt. Da dieses Dekokt von Ginseng als Einzelmittel so bedeutsam ist, hat es sogar einen eigenen Namen erhalten; man nennt es *Du Shen Tang*, also wörtlich: „Dekokt von Ginseng allein". Kollabierten Patienten wird in China das Dekokt entweder per Magensonde oder ein Extrakt davon intravenös verabreicht. Dies führt zu einer raschen Wiederbelebung. Die folgende Begebenheit, von der eine meiner Lehrerinnen, die Shang-Han-Lun-Expertin He Saiping von der TCM-Universität in Hangzhou, berichtet hat, illustriert die Anwendung von Ginseng als Notfallmittel bei drohendem hämorrhagischem Schock: Frau Prof. He Saiping besuchte einst mit einer Gruppe von Medizinstudenten ein kleines, abgelegenes Landkrankenhaus. Dort wurde die Gruppe Zeuge eines dramatischen Geburtsverlaufes. Bei ihrer Entbindung brachte die Frau zwar ein gesundes Kind zur Welt, doch verblieb die Plazenta im Uterus und sie verlor extrem viel Blut. Das Blut floss wie Wasser aus einem Wasserhahn aus dem Geburtskanal und der Blutdruck der Frau sank zusehends ab. Sie wurde immer blasser und kalter Schweiß stand ihr auf der Stirn. Es gelang den dortigen Geburtshelfern nicht, die Blutung zu stillen. Man rief einen Rettungswagen aus der nächstgrößeren Stadt, doch dieser brauchte mindestens 20 Minuten bis zu diesem Krankenhaus. Blutkonserven waren leider nicht vorrätig, woraufhin Prof. He vorschlug, dass die Studenten Blut spenden könnten. Doch auch die Möglichkeit zum Blutgruppentest war dort nicht gegeben. Da besann sich Frau Prof. He auf die chinesische Medizin und hieß die wartenden Angehörigen, den besten Ginseng zu holen, den sie auftreiben könnten. Den hatten sie zum Glück schnell besorgen können, und da man keine Zeit mehr hatte, den Ginseng abzukochen, wurde er schnell zu Pulver zermahlen und der Gebärenden per Magensonde verabreicht. Daraufhin stieg der inzwischen kaum noch messbare Blutdruck wieder auf 90/60 mmHg an und die Frau konnte überleben.

Erklärend meinte Frau Prof. He, dass es in Situationen extremen Blut-Mangels aussichtslos sei, Blut zu supplementieren. Man müsse zuerst das mit dem Blut auch verlorengegangene Qi regenerieren. Nur wenn Qi da ist, könne auch Blut erzeugt werden. Und, was in diesem Fall viel wichtiger war: Solange noch ein bisschen Qi da ist, ist noch ein Funke Leben im Menschen. Und diesen Funken Leben, den es braucht, um einen Menschen am Leben zu erhalten, kann Ginseng vorübergehend liefern.

Dieses Verhältnis von Qi und Blut hat auch schon Tang Zonghai während der Qing-Zeit beschrieben. In seiner klinischen Praxis hatte er viele Patienten mit Blutungen, insbesondere mit Bluthusten, behandelt. Je nach Situation benutzte er dabei unterschiedliche Strategien zur Stillung der Blutung. Doch in le-

[103] Wang Huanhua et al., Band 1, S. 13

bensbedrohlichen Situationen, in denen das Qi mit dem schwallartig austretenden Blut verlorengeht, benutzte er gerne *Du Shen Tang* – die Rezeptur, die aus Ginseng als Einzeldroge besteht. Dies begründete er folgendermaßen: „*Das Leben des Menschen hängt ganz und gar vom Qi ab. Wenn Blut den Körper verlässt, aber das Qi nicht [vollständig mit dem Blut] verloren geht, dann ist dies zwar eine sehr kritische Situation, doch wird [der Patient] überleben. Wenn nur ein wenig Qi zurückbleibt, kann langsam wieder Blut gebildet und [die Gesundheit des Patienten] wiederhergestellt werden. Wenn hingegen das Blut nicht geschädigt ist, aber das Qi verloren gegangen ist, dann [erscheint die klinische Situation] zwar weniger dramatisch, doch [der Patient] wird sterben.*“[104]

Auch unabhängig von Blutungen wird Ginseng in China häufig als Notfallmittel bei Schock oder Kollaps eingesetzt. Dabei kann Ginseng entweder allein angewandt werden *(Du Shen Tang)* oder zusammen mit Aconit *(Shen Fu Tang)* oder in Kombination mit Ophiopogon *(Mai men dong)* und Schisandra *(Wu wei zi)* in der Rezeptur *Sheng Mai Yin*. Wie mein Lehrer Prof. Wu Boping erklärt, ist beim Kollaps mit kritischem Blutdruckabfall die Kombination mit Schisandrae Fructus *(Wu wei zi)* besonders wichtig. Denn Ginseng in hoher Dosierung (9 – 30 g) vermag den Blutdruck wieder anzuheben, doch ohne die haltende Wirkung von *Wu wei zi* würde der Blutdruck bald wieder abfallen.

Anwendung bei Milz- und Lungen-Qi-Leere

Abgesehen von den oben beschriebenen Notfallsituationen ist Ginseng vor allem bei Qi-Leere von Lunge und Milz indiziert. Bei einer Lungen-Qi-Leere mit Symptomen wie Blässe, schwacher Stimme, Kurzatmigkeit, Atemnot oder chronischem Asthma kann man den Krankheitszustand mit Ginseng oft drastisch verbessern. Ebenso spricht eine Milz-Qi-Leere mit Symptomen wie chronischen Durchfällen oder weichen Stühlen, allgemeiner Schwäche, Lethargie, Appetitlosigkeit oder auch Senkungsleiden wie Rektum- oder Uterusprolaps sehr gut auf eine Behandlung mit Ginseng an. Um Milz- und Lungen-Qi zu supplementieren, wird Ginseng mit anderen Qi supplementierenden Kräutern wie Atractylodes *(Bai zhu)*, Poria *(Fu ling)*, Süßholz *(Gan cao)*, Yamswurz *(Shan yao)* oder Astragalus *(Huang qi)* kombiniert. Beispielhafte Rezepturen sind *Si Jun Zi Tang*, *Bu Zhong Yi Qi Yang*, *Gui Pi Tang* oder *Shen Ling Bai Zhu San*.

Zhang Yuansu und Li Dongyuan waren zwei Ärzte, die besonderen Wert auf das Supplementieren der Milz und der Lunge gelegt haben. Zhang Yuansu schrieb in seinem Werk *Ursprünge der Medizin* über die Funktionen von Ginseng: „*[Ren shen] behandelt Milz- und Magen-Yang-Qi-Mangel, beschleunigte Keuchatmung [aufgrund von] Lungen-Qi[-Mangel], Kurzatmigkeit und geringe Belastbarkeit; es supplementiert und harmonisiert die Mitte und drainiert Feuer-Pathogene in Lunge, Milz und Magen.*“[105]

Sein Schüler, der heute weit berühmtere Arzt Li Dongyuan, bezog sich bei seiner Erklärung der Wirkung des Ginseng auf die Rolle der Lunge als das für das Qi des ganzen Körpers verantwortliche Organ: „*Ren shen ist süß und warm. Es vermag das Ursprungs-Qi in der Lunge zu supplementieren. Wenn das Lungen-Qi kräftig ist, ist auch das Qi der [anderen] vier Speicherorgane kräftig. Essenz [und] Qi werden dann von selbst erzeugt und der Körper wird kraftvoll und füllig sein. Dies liegt darin begründet, dass die Lunge das Qi regiert.*“[106]

In diesen beiden Zitaten kommt die enge physiologische Beziehung von Milz und Lunge besonders gut zum Ausdruck. Klinisch lassen sich diese beiden Aspekte praktisch nicht voneinander trennen. Die Lungen-Qi supplementierende Wirkung von Ginseng kommt auch in einer Legende zum Ausdruck, die Li Shizhen in seiner *Enzyklopädie der Materia Medica* aufgeführt hat: „*Einer Legende nach hatte man eine Methode ersonnen, Ginseng (Shang dang ren shen) zu testen. Dazu, heißt es, brauche man nur zwei Menschen gleichzeitig laufen zu lassen, wobei einer der beiden ein Stück Ginsengwurzel lutscht und der andere nicht. Nach drei bis fünf Meilen wird derjenige ohne Ginseng im Mund anfangen zu keuchen, während derjenige mit Ginseng im Mund auch nach dieser Anstrengung noch so ruhig atmet wie norma-*

[104] Yan Shiyun, S. 401

[105] Wu Chengyan et al., S. 263

[106] Yu Xiaoping et al., S. 306

lerweise. Daran erkennt man den wahren Ren shen.“[107]

Auch Chen Shiduo war von der Wirkung des Ginseng, Atemnot bzw. Asthma zu lindern, so überzeugt, dass er schrieb: „*Ginseng ist ein göttliches Mittel, um Atemnot zu beruhigen!*“[108]

Die Körperflüssigkeiten erzeugende und Yin supplementierende Wirkung

In der Fachliteratur liest man immer wieder, dass Ginseng Körperflüssigkeiten erzeugt, das Blut nährt und sogar das Yin anzureichern vermag. Hierbei ist zu beachten, dass dies nur für die Kombination von Ginseng mit anderen Kräutern gilt, welche spezifisch Körperflüssigkeiten erzeugen und das Yin anreichern. Ginseng selbst ist eher von warmer Natur und neigt bei alleiniger Anwendung dazu, die Körperflüssigkeiten zu schädigen. Die Kontroverse darüber, ob es der Ginseng vermag, Blut, Yin und Körperflüssigkeiten aufzubauen, ob er also eher Yin oder vornehmlich Yang supplementiert, zieht sich schon seit Ewigkeiten durch die Geschichte der chinesischen Medizin. In der *Materia Medica des Göttlichen Landmannes* heißt es lediglich, wie oben bereits zitiert, dass Ginseng die fünf Speicherorgane supplementiere, aber nicht, ob er den Yin- oder Yang-Aspekt derselben kräftige. Der berühmte Arzt der Yuan-Dynastie Wang Haogu war der Meinung, dass Ginseng das Yang der fünf Speicherorgane supplementiere.[109] Dies ist bei der warmen Natur des Ginseng einleuchtend. Doch warum betonen manch andere Autoren, dass Ginseng Blut, Yin und Körperflüssigkeiten erzeugt? Dies ist zum einen über die Wirkung des Ginseng zu verstehen, Milz und Magen zu stärken und somit die nachgeburtliche Erzeugung dieser Substanzen mittelbar zu fördern. Zum anderen ist dies eine Frage der Auswahl der passenden Ginsengart, wie an anderer Stelle in diesem Abschnitt beschrieben worden ist, und schließlich vor allem auch eine Frage der Kombination mit anderen Kräutern. Kräuter, die Blut, Yin und Körperflüssigkeiten supplementieren, sind oft von kalter oder klebriger Natur und daher relativ schwer zu verdauen. Hierbei ist es oft notwendig, ein Qi supplementierendes Kraut wie den Ginseng hinzuzufügen, um Milz und Magen bei der Umwandlung und Aufnahme dieser Substanzen zu unterstützen.

Da *Ren shen* in der *Materia Medica des Göttlichen Landmannes* jedoch als leicht kühl beschrieben worden war, nahmen manche Ärzte an, dass er eher das Yin supplementiere. Daher und aufgrund der Art der Anwendung von *Ren shen* bei Zhang Zhongjing ist z.B. Yue Meizhong, ein renommierter Arzt des 20. Jahrhunderts, zu dem Schluss gelangt, dass *Ren shen* viel Yin und wenig Yang besitze und dass er vor allem das Yin der fünf Speicherorgane supplementiere.[110] Blut und Körperflüssigkeiten sind Teil des Yin. So gesehen erscheint die Ansicht, dass Ginseng Körperflüssigkeiten erzeugen kann, sehr logisch. Zhang Zhongjing benutzte *Ren shen* oft in diesem Sinne. Meine Shang-Han-Lun-Lehrerin He Saiping betonte auch wiederholt, dass die Schädigung der Körperflüssigkeiten für Zhang Zhongjing das Hauptkriterium war, *Ren shen* zu benutzen, während er der Süßholzwurzel *(Gan cao)* den Vorzug gab, wenn es darum ging, hauptsächlich das Qi zu supplementieren. Die paradigmatische Rezeptur aus der *Abhandlung über Kälte-Schädigung* für die Regeneration der durch Hitze geschädigten Körperflüssigkeiten ist *Bai Hu Jia Ren Shen Tang*. Mit dieser Rezeptur behandelte Zhang Zhongjing Fälle von Fülle-Hitze im Rahmen des Yangming-Leitbahn-Musters mit Symptomen wie Fieber, Durst, starkem Schwitzen und allgemeiner Abgeschlagenheit. Hierbei kommt es durch das fieberbedingte Schwitzen zu einem Verlust an Qi und Körperflüssigkeiten, den Zhang Zhongjing mit *Ren shen* wieder auszugleichen suchte. Steht dies nicht im Widerspruch zur obigen Behauptung, dass Ginseng vorzugsweise das Yang unterstützt und bei Hitze-Mustern kontraindiziert ist? Nein, dies ist allein eine Frage der Kombination. Zusammen mit den kalten, Hitze klärenden und Yin schützenden Substanzen Gypsum *(Shi gao)* und Anemarrhena *(Zhi mu)* sowie den beiden Qi supplementierenden und befeuchtenden Substanzen Süßholz *(Zhi gan cao)* und Reis *(Geng mi)* kommt hier der Qi supplementierende und Körperflüssigkeiten erzeugende

[107] Yu Xiaoping et al., S. 304
[108] Chen Shiduo, S. 47
[109] Yu Xiaoping et al., S. 306

[110] Yue Meizhong, S. 554-555

Aspekt von Ginseng zum Tragen, wobei sein Yang-Aspekt von den kalten Hauptdrogen kontrolliert wird. Häufig wird in dieser Rezeptur heutzutage auch der kühle amerikanische Ginseng oder Codonopsis *(Dang shen)* anstelle des zur Wärme tendierenden chinesischen Ginseng verwendet. Wie im folgenden Abschnitt über die Codonopsiswurzel *(Dang shen)* noch näher erläutert werden wird, ist es sehr wahrscheinlich, dass Zhang Zhongjing stets *Dang shen* verwendete, wenn er *Ren shen* spezifizierte. Diese Erkenntnis löst den scheinbaren Widerspruch endgültig auf. Auch die Einschätzung von Chen Shiduo, dass Ginseng zu sieben Zehnteln Yang-Qi unterstütze und zu drei Zehnteln Yin-Qi[111], erscheint sehr treffend. Er ist zwar warm und fördert in stärkerem Maße das Yang, doch verfügt er auch über einen Yin-Anteil. Da Ginseng also das Potenzial besitzt, sowohl Yin als auch Yang zu supplementieren, kann man ihn in der klinischen Anwendung durch entsprechende Kombinationen in die eine oder andere Richtung lenken.

Ginseng wider die Vergesslichkeit und für einen ruhigen Schlaf

Bereits in den *Verschiedenen Aufzeichnungen Berühmter Ärzte* heißt es, dass Ginseng der Vergesslichkeit entgegenwirke.[112] Bis heute wird Ginseng entweder als Einzelmittel oder in Rezepturen wie *Gui Pi Tang*, *Yi Qi Cong Ming Tang* oder *Tian Wang Bu Xin Dan* als effektives Mittel benutzt, um das Gedächtnis und andere mentale Funktionen zu kräftigen. In China und Taiwan nehmen auch Schüler und Studenten vor einer Prüfung gerne etwas Ginseng ein, um ihr Konzentrationsvermögen zu steigern. Indem Ginseng das Gehirn auf adaptogene Weise nährt und harmonisiert, kann er in bestimmten klinischen Konstellationen auch den Schlaf fördern, wie man an den Rezepturen *Gui Pi Tang* und *Tian Wang Bu Xin Dan* sehen kann. Dabei ist der Patient am Tage kraftvoller, kann abends besser einschlafen und nachts besser durchschlafen. Doch können nur Patienten mit Qi- und Blut-Mangel durch Ginseng eine Linderung ihrer Schlaflosigkeit erwarten. In Fällen von Ruhelosigkeit und Insomnia aufgrund von Nieren-Yin-Mangel mit Leere-Feuer oder aufsteigendem Leber-Feuer wird sich die Unruhe durch die Gabe von Ginseng nur noch verstärken.

Moderne Forschungsberichte

Die pharmakologische Forschung in China hat belegen können, dass Ginseng das Nervensystem anregt, insbesondere die Großhirnrinde. Dadurch können Personen, die Ginseng einnehmen, konzentrierter und effektiver arbeiten. Konditionierte Reflexe laufen unter Ginseng schneller ab.

Ginseng steigert die Ausschüttung der Nebennierenhormone und die Abwehrkraft des Organismus. Außerdem werden durch Ginseng die Funktionen der Geschlechtsdrüsen gekräftigt, was eine geschwächte Sexualfunktion bei beiden Geschlechtern zu stärken vermag. Weiterhin kann Ginseng das Blutbildungsvermögen steigern und auch die Blutzirkulation fördern. Ginseng vermag auch besonders effektiv das Herz zu stärken; er erhöht die Kraft der systolischen Kontraktion. Er besitzt eine ausgezeichnete Wirkung bei der Behandlung von Herzschwäche, Kollaps oder Schock.

Ginseng unterstützt diverse Funktionen des Verdauungsapparates. Er fördert die Verdauung und Resorption der Nahrung. Hierbei fördert Ginseng die Sekretion der Verdauungsdrüsen wie auch den Appetit. Außerdem fördert Ginseng die Eiweiß-, RNA- und DNA-Synthese und kann das Körpergewicht erhöhen. Weiterhin kann Ginseng den Blutzuckerspiegel senken. Ginseng wirkt allgemein kräftigend und der Erschöpfung entgegen.

Ginseng stärkt und reguliert die Immunabwehr. Er selbst besitzt eine antikanzerogene Wirksamkeit; in Kombination mit Anti-Krebs-Kräutern erhöht Ginseng die Kraft des Organismus, die Krebsgeschwulst zu beseitigen und ihre Ausbreitung zu verhindern. Aufgrund seiner immunmodulierenden Funktion kann Ginseng auch allergische Reaktionen abmildern oder auslöschen. Hierbei ist zu berücksichtigen, dass Ginseng aufgrund seiner warmen Natur allergische Reaktionen, die im Sinne der chinesischen Medizin auf Yin-Leere-Feuer, Hitze oder Feuchtigkeit-Hitze beruhen, verstärken kann.

111 Chen Shiduo, S. 49
112 Tao Hongjing, S. 28

Insgesamt zeichnet sich Ginseng durch eine adaptogene Wirkung aus, durch die ein Ungleichgewicht in beide Richtungen hin ausgeglichen werden kann.[113]

Kontraindikationen

Im Text sind bereits die meisten Kontraindikationen des Ginseng diskutiert worden. Zusammenfassend lässt sich sagen, dass Ginseng bei allen Fülle- und Hitze-Mustern kontraindiziert ist, weiterhin bei äußerlich zugezogenen Erkältungssyndromen im Anfangsstadium, wenn die Pathogene noch nicht herausgelöst sind und wenn das Lungen-Qi blockiert ist, was sich vor allem als Beklemmungsgefühl im Brustkorb bemerkbar macht.

3.10.1 *Dǎng Shēn* 黨參 (党参) Codonopsis Radix

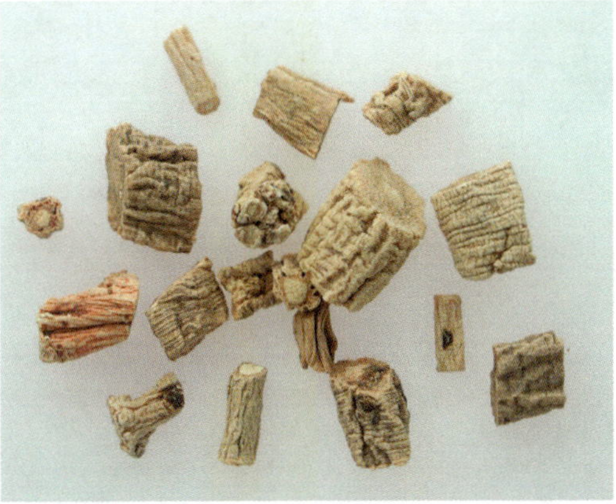

Abb. 3.10b *Dǎng Shēn* 黨參 (党参) Codonopsis Radix*

- Pharmazeutische Bezeichnung: Codonopsis Radix
- Botanischer Name: Codonopsis pilosula
- Familie: Campanulaceae (Glockenblumengewächse)
- Deutsche Namen: Codonopsiswurzel, Windenglockenwurzel
- Deutsche Übersetzung des chinesischen Namens: „Dang-Ginseng" (Ginseng aus der Shangdang-Region)
- Beinamen: *Yě tái dǎng* 野台黨 bzw. *Tái dǎng* 台黨 („Wilder *Dang shen* aus dem Wu-Tai-Gebirge"), *Lù dǎng shēn* 潞黨參 („*Dang shen* aus Luzhou")

Namen und Signaturen

Bereits Tao Hongjing schrieb, dass in der Region von Shangdang eine Art von Ginseng angebaut werde, die von länglicher Form und gelblicher Farbe sei und welche der Saposhnikoviawurzel *(Fang feng)* ähnle. Er meinte sogar, dass diese Ginsengart mit ihrer feuchten und festen Wurzel, die von süßem Geschmack sei, alle anderen Arten des Ginseng übertreffe.[114] Tao Hongjings Beschreibung passt genau zur Codonopsiswurzel, sie ähnelt tatsächlich der Saposhnikoviawurzel *(Fang feng)*. Und das *dang* 黨 von Shangdang 上黨 ist eben das *dang* 黨 aus dem Namen von *Dang shen*. Viele Ärzte und Gelehrte sind der Meinung, dass die heute als *Dang shen* bezeichnete Droge ebenjene in der chinesischen Antike so berühmte Ginsengart *Shang dang ren shen* 上黨人參 ist[115] und dass der in frühen Werken der chinesischen Medizin spezifizierte *Ren shen* nicht der eigentliche Ginseng (Panax ginseng), sondern Codonopsis Radix *(Dang shen)* war. Das heißt also, dass Zhang Zhongjing in seinen Werken *Abhandlung über Kälte-Schädigung (Shang Han Lun)* und *Das Wichtigste aus der Goldenen Truhe (Yin Gui Yao Lüe)* sehr wahrscheinlich *Dang shen* und nicht Panax ginseng benutzte, wenn er *Ren shen* spezifiziert hat.[116] Diese Ansicht vertreten unter anderen auch meine Lehrer Wu Boping und He Saiping. Bereits der Qing-zeitliche Arzt Zhang Xichun war dieser Ansicht; er argumentierte wie folgt: *„In der Materia Medica des Göttlichen Landmannes heißt es, dass Ren shen süß sei. Vom bitteren Geschmack ist dort noch keine Rede. Dies entspricht dem Geschmack von Dang shen. Der im Altertum benutzte Ren shen ist also der heutige Dang shen."*[117]

---

[113] Yao Xiangxiong, S. 142 f.; Jiao Shude, S. 57; Gao Xuemin, *Zhong Yao Xue*, S. 498

[114] Yu Xiaoping et al., S. 304

[115] siehe z.B. Bensky et al., 2004, Materia Medica (3rd Edition), S. 715

[116] Yue Meizhong, S. 554

[117] Zhang Xichun: *Zhong Yao Qin Shi Ji*, S. 31

Dies erklärt auch die Flüssigkeiten erzeugende Wirkung, die dem Ginseng zugeschrieben wird. Während Panax ginseng aufgrund seiner mehr oder weniger stark ausgeprägten Wärme unabhängig von Kombinationen mit anderen Kräutern kaum in der Lage ist, Körperflüssigkeiten zu erzeugen, vermag die Codonopsiswurzel *(Dang shen)* aufgrund ihrer feuchteren und neutralen Natur die Körperflüssigkeiten zu regenerieren.

Als Signaturen sind die von Tao Hongjing beschriebene gelbe Farbe und die Feuchtigkeit der frischen Wurzel von Bedeutung. Gelb ist die Farbe der Wandlungsphase Erde mit ihren beiden Organen Milz und Magen, welche *Dang shen* durch seinen süßen Geschmack supplementiert. Die Feuchtigkeit der Wurzel weist auf die Fähigkeit von *Dang shen* hin, Körperflüssigkeiten zu erzeugen. Diese Feuchtigkeit ist selbst noch an der getrockneten Droge wahrnehmbar. Während andere Wurzeldrogen nach dem Trocknen spröde werden, bleibt die Codonopsiswurzel auch nach dem Trocknen noch relativ weich und biegsam; es ist nahezu unmöglich, sie zu zerbrechen. Dass auch die Codonopsiswurzel Menschengestalt annimmt und in der chinesischen Antike in ähnlicher Weise mythologisiert worden ist, wie oben für den Ginseng beschrieben, soll die folgende Legende illustrieren:

„Vor langer Zeit lebte in einer ländlichen, bergigen Gegend ein sehr reicher Mann namens Gao. Ihm gehörte unter anderem die dortige Ji-Shi-Apotheke [Ji-Shi bedeutet so viel wie „den Menschen helfen"] – die einzige Apotheke weit und breit. Um seinen Profit zu mehren, verkaufte Gao dort vorzugsweise Kräuter von minderer Qualität, oder gar gefälschte Kräuter, zu hohen Preisen. Anders als der Name seiner Apotheke zu suggerieren suchte, schadete er dadurch den Menschen weit mehr, als er ihnen half. In jener Gegend lebte auch ein armer junger Mann namens Zhang Lang zusammen mit seinem Vater. Seine Mutter war unlängst an einer Krankheit gestorben, an der sie nicht hätte sterben müssen, hätte sie die richtigen Kräuter eingenommen, die ihr ein Arzt verordnet hatte. Doch der gewissenlose Apotheker Gao hatte ihr gefälschte Kräuter gegeben und selbstverständlich den Preis für echte Kräuter berechnet. Einen Teil dieser Summe schuldeten sie noch immer der Apotheke. Einige Zeit darauf erkrankte auch Zhang Langs Vater schwer, so dass ihm nichts weiter übrig blieb, als wieder in die Ji-Shi-Apotheke zu gehen und ein paar Päckchen Kräuter zu kaufen. Doch wie wunderte er sich, dass des Vaters Krankheit nach der Einnahme der Kräutersuppen nur noch schlimmer wurde. Wie sich herausstellte, hatte der Apotheker die teure Codonopsiswurzel (Dang shen), die der Arzt verschrieben hatte, gegen ein Imitat ausgetauscht. Als Zhang Lang sah, dass man sich auf die Qualität der Kräuter aus der Apotheke nicht verlassen konnte, beschloss er, selbst in die Berge zu gehen und Dang shen zu suchen. Mit einer Kiepe und einem kleinen Spaten auf dem Rücken zog er in die Berge, durchquerte tiefe Schluchten und hohe Felsen, war kaltem Wind und furchteinflößendem Nebel ausgesetzt. Überall suchte er, doch konnte keinen Dang shen finden. Schließlich brach er vor Hunger und Erschöpfung in einer Berghöhle zusammen. Als er dort lag, hatte er im Halbschlaf das wohlige Gefühl, auf einem weichen Bett aus Blütenblättern zu ruhen. Vor sich erblickte er eine bezaubernde junge Frau. Die Frau fragte ihn, was er denn in dieser unwirtlichen Gegend suche. Er erzählte ihr von seinem Kummer, woraufhin die junge Frau zu ihm sprach: „Da vorn findest du eine große Dang-shen-Pflanze. Grab sie aus und pflanze sie bei dir im Garten an, pflücke ein Blatt davon ab und koche deinem Vater einen Tee daraus; dann wird er genesen." Daraufhin erwachte Zhang Lang von den Strahlen der bereits aufgegangenen Sonne. „Das war also alles nur ein Traum", seufzte er, doch als er in die Richtung ging, die ihm die junge Frau gewiesen hatte, fand er zu seinem Erstaunen tatsächlich eine Dang-shen-Pflanze. Zhang Lang machte sich sofort daran, sie vorsichtig auszugraben. Die Wurzel war über eine Elle lang und hatte bereits Menschengestalt angenommen, mit Armen und Beinen, Nase und Augen. Die Gestalt erinnerte ihn an die der schönen jungen Frau aus seinem Traum. Mit beiden Händen nahm er die Wurzel samt Erde und steckte sie behutsam, ohne die weinartigen Stängel zu knicken, in seine Kiepe. Ohne auch nur eine kleine Pause zu machen, marschierte er nach Hause, wo er die Dang-shen-Pflanze in seinem Garten einpflanzte und ein Gestell für ihre rankenden Stängel aufstellte. Nachdem die Arbeit vollbracht war, brach er ein Blatt von dieser Pflanze ab, bereitete durch Abkochen einen Arzneitee daraus und gab seinem Vater davon zu trinken. Dies ließ seinen Vater tatsächlich im Handumdrehen genesen.

In der Folge pflegte Zhang Lang seine Dang-shen-Pflanze sehr liebevoll; er goss sie täglich und jätete das Unkraut um sie herum. Eines Tages dann, trat aus dem Gestell, das er für die rankenden Stängel aufgestellt hatte, die schöne junge Frau aus seinem Traum heraus. Sie umarmten sich und lebten von diesem Tage an glücklich zusammen wie Mann und Frau.
Doch auf Erden gibt es keine undurchlässigen Wände. Nach einiger Zeit erfuhr auch der reiche Apotheker Gao von dieser Sache. So kam es, dass Gao zu ihm kam und ihn aufforderte, seine Schulden zu begleichen, indem er ihm die Dang-shen-Pflanze und seine schöne junge Frau überließ. In diesen gemeinen Handel willigte Zhang Lang natürlich nicht ein. So kam schließlich der Apotheker Gao, um sich die Dang-shen-Pflanze samt Frau mit Gewalt zu holen. Doch in diesem Augenblick waren Zhang Langs Dang-shen-Pflanze und seine Frau plötzlich verschwunden. Der Apotheker Gao schnaubte vor Wut, als er sah, dass bei Zhang Lang nichts zu holen war. Daraufhin ließ er als einflussreicher Mann mit Beziehungen zur Stadtregierung Zhang Lang und seinen Vater vom Bezirksrichter hart bestrafen. Der Richter befand Zhang Lang schuldig, heimlich giftige Pflanzen in seinem Garten angebaut und Frauen verschleppt zu haben. Er ließ ihn sofort mit Fußfesseln und Handschellen ins Gefängnis abführen.
Nachdem die Dang-shen-Frau in die Berge zurückgekehrt war, bat sie Bai he, Chai hu, Tian ma, Mu dan, Jie geng, Sha shen und alle anderen Kräuter um Hilfe, Zauberkraft zu entfalten, um ihren Mann zu befreien. Mit vereinten Kräften vergifteten sie den Bezirksrichter und den Apotheker. Dann befreiten sie Zhang Lang, woraufhin Mann und Frau gemeinsam zurück in die Berge zogen. Später verwandelte sich auch Zhang Lang in eine Heilpflanze Namens Huang qi.“[118]

Zwar leiten sich aus dieser Legende keine konkreten Hinweise zur medizinischen Anwendung von *Dang shen* bei bestimmten Leiden ab, sondern allein die Tatsache, dass sie schon seit langer Zeit bei schweren Erkrankungen angewendet wird. Bemerkenswert ist unter anderem der Verweis auf die Menschengestalt der Codonopsiswurzel. Bei der heutzutage gemeinhin verwendeten Codonopsiswurzel lässt sich die Menschengestalt meist nur schwer ausmachen. Dies liegt gewiss an der kommerziellen Kultivierung mit einer raschen Ernte. Die Menschengestalt bildet sich erst nach vielen Jahren heraus. Daher heißt es in der Legende auch: „Die Wurzel war über eine Elle lang und hatte *bereits* Menschengestalt angenommen.“ In diesem Licht betrachtet, erscheint es umso wahrscheinlicher, dass die in der chinesischen Antike verwendete *Ren-shen*-Wurzel tatsächlich die *Dang-shen*-Wurzel war. Erst später entdeckte man vermutlich die aus Korea und nordöstlichen chinesischen Regionen stammende Ginsengwurzel.

Eigenschaften und Anwendungsgebiete

Dang shen ist süß und neutral, supplementiert das Qi und stärkt die Milz. In ihren Eigenschaften und Anwendungsgebieten entspricht die Codonopsiswurzel praktisch der Ginsengwurzel, nur dass sie milder wirkt und ihre befeuchtende Eigenschaft stärker ausgeprägt ist. Daher setzt man sie vor allem in Fällen ein, in denen Qi und Körperflüssigkeiten geschädigt sind. Doch wenn es darum geht, z.B. in Fällen von Kollaps oder schwerem Qi-Leere-Asthma, das Ursprungs-Qi kraftvoll aufzufüllen, dann ist die Ginsengwurzel das Mittel der Wahl. Wenn man auch hierbei die Codonopsiswurzel verwenden möchte oder muss, dann sollte man sie mindestens dreimal so hoch dosieren wie die Ginsengwurzel.

Üblicherweise wendet man *Dang shen* bei Qi-Mangel-Beschwerden wie Müdigkeits- oder Erschöpfungsgefühl, Kraftlosigkeit, Kurzatmigkeit, Neigung zu dünnem Stuhlgang oder Durchfall und Appetitlosigkeit an. Hierzu kombiniert man *Dang shen* mit synergistisch wirkenden Kräutern, wie z.B. in den Rezepturen *Shen Ling Bai Zhu San* oder *Gui Pi Tang*.

Insbesondere in Kombination mit Blut supplementierenden Kräutern wie *Dang gui*, *Bai shao* und *Shu di huang* vermag *Dang shen* die Blutbildung zu fördern. Dies hat auch die moderne klinische Erfahrung und die pharmakologische Forschung bestätigen können. *Dang shen* fördert die Synthese von Hämoglobin und die Bildung von Erythrozyten.[119] In

[118] Hu Xian'guo, S. 190 f.

[119] Yao Xiangxiong, S. 148; Jiao Shude, S. 58; Gao Xuemin, *Zhong Yao Xue*, S. 500

diesem Sinne ist *Dang shen* ein ideales Mittel, um Blutarmut (Anämie) z.B. nach Blutverlusten, nach Operationen oder bei chronischen Erkrankungen zu behandeln. Was die moderne pharmakologische Forschung nun belegt hat, wusste man in China schon seit Jahrhunderten. *Ren shen* oder *Dang shen* in Kombination mit Blut supplementierenden Kräutern unterstützen die Genesung in der Rekonvaleszenzzeit und wirken umfassend kräftigend bei Erschöpfungsmustern unterschiedlicher Genese. Dies spiegelt sich besonders klar in der klassischen Rezeptur *Ba Zhen Tang* wider, die gleichzeitig Qi und Blut supplementiert.

Weiterhin hat die moderne pharmakologische Forschung herausgefunden, dass *Dang shen* das Immunsystem und somit die Abwehrkraft stärkt. In diesem Sinne kann *Dang shen* bei Infektanfäligkeit und auch bei Krebs zur Stützung des regulären Qi angewandt werden. *Dang shen* vermag sogar die Nebenwirkungen einer Strahlen- oder Chemotherapie bei Krebs, wie z.B. die damit oft einhergehende Leukopenie, abzumildern.[120] In der Tat ist *Dang shen* bei vielen onkologisch arbeitenden chinesischen Ärzten häufig in Rezepturen zur Krebsbehandlung anzutreffen.

3.11 *Shí Liú Pí* 石榴皮 Granati Pericarpium

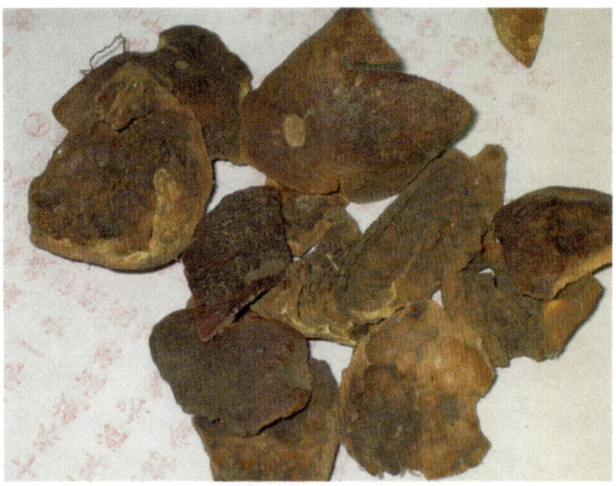

Abb. 3.11 *Shí Liú Pí* 石榴皮 Granati Pericarpium

- Pharmazeutische Bezeichnung: Granati Pericarpium
- Botanischer Name: Punica granatum
- Familie: Punicaceae (Granatapfelgewächse)
- Deutscher Name: Granatapfelschale
- Deutsche Übersetzung des chinesischen Namens: „Steinknollenschale“
- Beinamen: *Ān shí liú* 安石榴 („Granatapfel aus den Königreichen An und Shi“), *Jīn yīng* 金罌 („Goldener Bauchiger Krug mit kleiner Öffnung“)

Namen und Signaturen

Shi liu wurde offenbar nach seiner harten, steinartigen Struktur benannt. Das Zeichen *liu* 榴 ist der originäre Name dieser Frucht, lässt sich daher nicht weiter übersetzen als mit „Granatapfel“. Doch der größte Kräuterkenner aller Zeiten, Li Shizhen, vermochte selbst diesen Eigennamen noch zu erklären. Er meinte, *liu* 榴 stehe für das gleichklingende Zeichen *liu* 瘤, was „Wucherung, Gewächs, Tumor“ bedeutet.[121] Die knollenartige, bauchige und harte Struktur des Granatapfels wurde also mit einer kropfartigen Wucherung verglichen. Zusammen mit dem Klassenzeichen für Baum (*mu* 木) wurde dann das Zeichen für den Granatapfelbaum daraus. Das Wort „Stein“ (*shi* 石) beschreibt sein für Obst eher untypisches, steinhartes Äußeres, möglicherweise auch die große Anzahl von Steinen im Fruchtkörper, deren Verhältnis zum Fruchtfleisch für Obst ungewöhnlich groß ist. Also könnte man den Namen *Shi liu* 石榴 wörtlich als „Steinfrucht“ oder „Steinknolle“ übersetzen. Doch ursprünglich wurde der Granatapfelbaum *An shi liu* 安石榴 genannt. Der Legende nach stammt dieser Baum aus den beiden antiken Königreichen An und Shi, die seinerzeit noch nicht zum Chinesischen Reich gehörten.

Traditionell unterscheidet man zwei Arten des Granatapfels, eine süße und eine saure Art. Die süße Art wird gegessen und die saure Art als Arzneimittel benutzt. Die Früchte der süßen Art sind zwar sehr wohlschmeckend, doch schnitten sie in der Kritik berühmter Ärzte immer sehr schlecht ab. In den *Verschiedenen Aufzeichnungen Berühmter Ärzte*

[120] Yao Xiangxiong, S. 148

[121] Li Shizhen, S. 1045

wurden diese Früchte als süß, sauer, adstringierend und warm beschrieben und man warnte, dass überreichlicher Verzehr leicht die Lunge schädigen könne. Als positiver Effekt wurde genannt, dass diese Frucht Trockenheit des Halses und starken Durst zu lindern vermag.[122] Der auf Ernährungsheilkunde spezialisierte Arzt Meng Shen meinte: *„Isst man viel davon, werden die Zähne schwarz. Während ein Patient Arzneimittel einnimmt, darf er diese Früchte nicht essen.“*[123] Zhu Danxi bezog sich in seiner Kritik auf den Namen dieser Frucht, indem er sagte: *„Liu 榴 bedeutet liu 留 [„verbleiben, zurückbleiben“]. Sein Saft ist sauer und neigt zu Stagnationen; er bleibt leicht in der Brust und am Zwerchfell haften, sammelt sich dort und wird zu Schleim.“*[124] Li Shizhen stellte interessante Betrachtungen zu den Signaturen und Wesensmerkmalen der Granatäpfel an: *„Der Granatapfelbaum ist mit dem Qi des Shaoyang ausgestattet. Er fängt im vierten Monat an zu wachsen, blüht im fünften Monat, bringt seine Früchte im Sommer hervor, welche spät im Herbst reif sind. Er trägt rote Blüten und rote Früchte. [Seine Früchte] sind sauer, süß und von warmer, adstringierender Natur. Sie tragen die Merkmale von Holz und Feuer in sich. Daher schädigt ein übermäßiger Verzehr die Lunge wie auch die Zähne und lässt Schleim entstehen. Aufgrund seines sauren Geschmacks besitzt der Granatapfel auch sammelndes und zusammenziehendes Qi. Daher wird er in Rezepturen benutzt, die Durchfall oder zu starke Uterusblutungen behandeln. [Es gibt weiße und rote Granatäpfel.] Man sagt, dass die Schale der weißen Früchte weiße Dysenterie [d.h. eitrige Dysenterie] behandle und dass die Schale der roten Früchte rote Dysenterie [d.h. blutige Dysenterie] behandle. Das klingt sehr einleuchtend.“*[125]

Da die Granatäpfel „die Merkmale von Holz und Feuer in sich tragen“, entsteht bei übermäßigem Verzehr Schleim, da Holz die Erde kontrolliert. Durch die Beeinträchtigung der Umwandlungs- und Transportfunktion der Milz kommt es zur Bildung von Schleim, welcher sich in der Lunge ansammelt. Außerdem kontrolliert übermäßiges Feuer das Metall. Somit kommt es zu einer direkten Schädigung der Lunge. Durch das übermäßige Feuer wird über den Beleidigungszyklus auch die Niere geschädigt, wodurch sich die Zähne schwarz färben, wie Meng Shen sagte. Kaum zu glauben, dass eine so wohlschmeckende Frucht zu solch starken Schädigungen führen soll. Sicher ist dies vor allem eine Frage des rechten Maßes und der Konstitution eines jeweiligen Menschen.

Eigenschaften und Anwendungsgebiete

Shi liu pi ist sauer, adstringierend und warm; tritt in die Leitbahnen von Dickdarm, Magen und Niere ein, vor allem in den Dickdarm. Zuerst ist diese Droge in den *Verschiedenen Aufzeichnungen Berühmter Ärzte* beschrieben worden. Dort heißt es: *„[Shi liu pi] stillt Durchfall und tröpfelnde Essenz.“*[126] Chen Cangqi schrieb: *„Dekokte von Shi liu pi führen Spulwürmer ab.“*[127]

Und Li Shizhen meinte: *„Shi liu pi stillt Durchfall und Dysenterie, behandelt Blutabgang [beim Stuhlgang], Rektumprolaps, starke Uterusblutungen und vaginalen Ausfluss.“*[128] Diese klassischen Zitate informieren uns über die noch heute gültigen Indikationen der Granatapfelschale, die im Folgenden jeweils detailliert erörtert werden sollen.

Die Behandlung von chronischen Durchfällen und Vorfallsleiden

Die Granatapfelschale adstringiert den Darm und stillt Durchfall. Angewendet wird sie bei chronischen Durchfällen aufgrund von Qi-Mangel und Leere-Kälte sowie bei Vorfallsleiden. Beim Anal- oder Rektumprolaps kann sie sowohl innerlich als auch äußerlich angewendet werden. Hier eine Empfehlung für die äußerliche Anwendung: Man koche 30 g *Shi liu pi* ab, gebe dann 15 g Alumen *(Ming fan)* hinzu und rühre es um, bis sich der Alaun aufgelöst hat. In dieser Lösung kann man ein Sitzbad machen

[122] Li Shizhen, S. 1046
[123] Li Shizhen, S. 1046
[124] Li Shizhen, S. 1046
[125] Li Shizhen, S. 1046
[126] Tao Hongjing: Ming Yi Bie Lu, S. 309; Li Shizhen, S. 1046
[127] Li Shizhen, S. 1046
[128] Li Shizhen, S. 1046

oder den Anus damit spülen. So wird sich der vorgefallene Darm rasch zurückziehen. Gegen chronische Durchfälle gibt es auch ein einfaches Rezept: Man zermahle *Shi liu pi* zu feinem Pulver und nehme jeden Morgen nach dem Aufstehen 6 g davon ein. Das Pulver soll man zusammen mit braunem Zucker in Wasser einrühren und dann mit Reissuppe einnehmen.[129] An dieser Stelle soll ein historischer Fallbericht die durchfallstillende Wirkung der Granatapfelschale illustrieren:

„Eines Jahres im Sommer erkrankte ein Freund des berühmten Arztes Zhu Danxi an Bauchschmerzen und Durchfall. Zhu Danxi gab ihm ein Päckchen mit Kräutern, doch zeigte sich nach der Einnahme keine Veränderung zum Besseren. Daraufhin gab ihm Danxi noch drei weitere Päckchen, doch auch nachdem sein Freund alle Kräuter aufgebraucht hatte, ging es ihm noch nicht besser. Zhu Danxi war ratlos. Er war der Meinung, dass die Kräuter genau richtig waren für das Krankheitsbild seines Freundes. Also fiel ihm nichts weiter ein, als noch einmal die Dosis zu erhöhen. Doch der Durchfall seines Freundes wurde auch dadurch nicht besser. So verfiel der Erkrankte darauf, sein Glück bei einem Schüler Zhu Danxis zu versuchen. Dieser hieß Dai Sigong und war ein sehr eifriger und gewissenhafter Schüler. Dai Sigong wusste, dass dieser Mann ein guter Freund seines Lehrers war, und hieß ihn herzlich willkommen. Nach dem Austausch von Grüßen und Höflichkeiten bat Zhu Danxis Freund Dai Sigong darum, ihn zu behandeln. Darüber wunderte sich Dai Sigong sehr und fragte: „Hat mein werter Herr Lehrer Sie schon untersucht und behandelt?“ Der Freund berichtete Dai Sigong von der bisher erfolglosen Behandlung bei Zhu Danxi und hatte ihm auch die Rezepte mitgebracht. Also untersuchte Dai Sigong ihn sehr gründlich, indem er Puls und Zunge beurteilte und die Rezepturen seines Lehrers analysierte. Dann sagte er: „Die Rezepturen meines Herrn Lehrers sind vollkommen richtig. Ich füge noch 9 g Granatapfelschale hinzu. Probieren Sie das mal!“ So fuhr der Mann wieder nach Hause und nahm nacheinander die drei Päckchen der Kräuter ein – und sein Durchfall war geheilt. Nach einiger Zeit besuchte dieser Mann wieder einmal seinen Freund Zhu Danxi. Als jener seinen Freund wieder voller Lebenskraft erblickte, fragte er ihn, wie er denn schließlich genesen sei. Da zeigte sein Freund ihm das Rezept seines Schülers. Als Danxi es sich ansah, rief er aus: „Ja, genau! Dieses Mittel ist das entscheidende! Shi liu pi festigt und adstringiert, tötet Parasiten ab, stillt Durchfall und lindert Bauchschmerzen. Ohne dieses Mittel konnte meine Rezeptur auch nicht helfen! Da hat mich mein Schüler doch tatsächlich übertroffen!“[130]

Die Behandlung von Spermatorrhoe

Was Tao Hongjing als „tröpfelnde Essenz“ bezeichnet hat, ist nichts anderes als Spermatorrhoe, also ein spontanes Abfließen des Spermas, insbesondere beim Stuhlgang und Urinieren. *Shi liu pi* festigt die Nieren-Essenz und unterbindet Verluste von Körpersäften. So behandelt es Spermatorrhoe, Pollutionen, vorzeitigen Samenerguss, wie auch chronischen vaginalen Ausfluss aufgrund von Nieren-Schwäche.

Die Behandlung von analen Blutungen

Aufgrund seiner adstringierenden und blutstillenden Wirkung wird *Shi liu pi* sowohl bei analen wie auch bei vaginalen Blutungen angewendet. Vor allem Li Shizhen betonte, dass *Shi liu pi* ein wichtiges Mittel bei Menorrhagien sei.[131]

Die Behandlung von Darmparasiten

Shi liu pi treibt sowohl Bandwürmer als auch Maden- und Spulwürmer aus. Zur Behandlung von Würmern wird es häufig mit Arecasamen *(Bing lang)* und Quisqualisfrüchten *(Shi jun zi)* kombiniert.

Kontraindikationen

Aufgrund ihrer stark adstringierenden Wirkung und ihrer warmen Natur ist die Granatapfelschale bei Fülle- oder Hitze-Mustern kontraindiziert. Insbe-

129 Wang Huanhua et al., Band 1, S. 135

130 Wang Huanhua et al., Band 1, S. 134

131 Li Shizhen, S. 1046

sondere akuter Durchfall aufgrund von Feuchtigkeit-Hitze oder Hitze-Toxinen im Darm sollte nicht mit dieser Droge behandelt werden, da man sonst Pathogene eingeschließen würde. Zu bedenken ist außerdem, dass *Shi liu pi* leicht Obstipation auslösen kann.

3.12 *Dà Zǎo* 大棗 (大枣) Jujubae Fructus

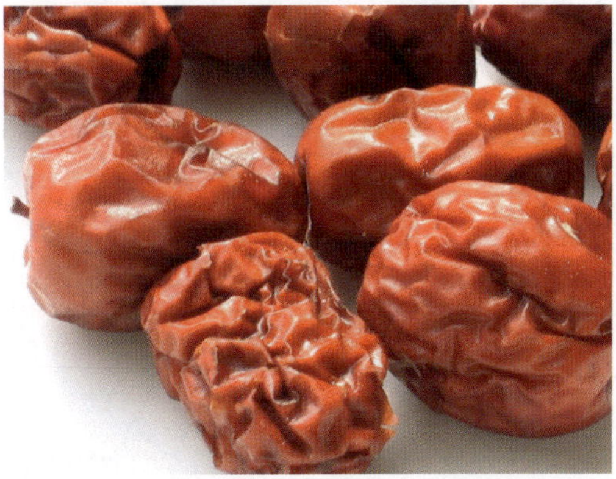

Abb. 3.12 *Dà Zǎo* 大棗 (大枣) Jujubae Fructus

- Pharmazeutische Bezeichnung: Jujubae Fructus
- Botanischer Name: Zizyphus jujuba
- Familie: Rhamnaceae (Kreuzdorngewächse)
- Deutsche Namen: Chinesische Dattel, Jujube
- Deutsche Übersetzung des chinesischen Namens: „Große Jujube“
- Beinamen: *Hóng zǎo* 紅棗 („Rote Jujube“), *Gān zǎo* 乾棗 („Getrocknete Jujube“), *Zǎo* 棗 („Jujube“)

Namen und Signaturen

Den Namen Da zao („Große Jujube“) erhielt diese Frucht, da sie größer ist als andere Jujubenarten, wovon es in China reichlich gibt und den Beinamen *Hong zao* („Rote Jujube“) aufgrund ihrer roten Farbe. Dabei ist der Name *Hong zao* eher volkstümlichen Charakters; in klassischen medizinischen Werken wurde ursprünglich nur der Name *Da zao* verwendet. Doch in den letzten Jahrhunderten findet man in der Literatur beide Namen gleichermaßen häufig benutzt. Mitunter wird auch nur *Zao* 棗 spezifiziert. Da gilt es als selbstredend, dass damit *Da zao* gemeint ist.

Der Name „Chinesische Dattel“, der sich im Westen bereits eingebürgert hat, ist im Grunde irreführend. Datteln wachsen an Palmen, doch die Jujuben, wie sie eigentlich zu nennen sind, wachsen an bis zu sechs Meter hohen Obstbäumen, die mit Palmen nichts gemein haben. Das Missverständnis rührt auch daher, dass die Chinesen ihrerseits die Palmenfrüchte ebenfalls mit dem Namen *zao* 棗 bezeichnen, da sie ähnlich aussehen. Schließlich spielt das für die therapeutische Anwendung kaum eine Rolle. Die Jujuben werden in China schon seit alters als Nahrungs- und Arzneimittel hoch geschätzt. Die Jujuben werden entweder frisch als Obst gegessen oder als süße Nachspeise mit Zucker eingekocht. Wenn sie als Arzneimittel verwendet werden sollen, dann lässt man sie zuerst in der Sonne trocknen, dann werden sie gedämpft und schließlich noch einmal in der Sonne getrocknet. So aufbereitet sind sie sehr lange haltbar.

Die frischen Jujuben zeichnen sich durch einen enorm hohen Nährwert und durch einen außergewöhnlich hohen Gehalt an Vitaminen, Mineralien und Spurenelementen aus. Moderne Untersuchungen haben z.B. ergeben, dass frische Jujuben pro Gewichtseinheit etwa 100-mal so viel Vitamin C enthalten wie Äpfel.[132] Doch auch ohne dieses analytische Wissen wurden die Jujuben von der chinesischen Bevölkerung immer gern gegessen und sie dienten insbesondere in Zeiten von Hungersnöten als Ersatz für Getreide. Im Laufe der Geschichte haben sie viele Menschen vor dem Verhungern bewahrt.

In der *Materia Medica des Göttlichen Landmannes* wurden die Jujuben vor etwa 2000 Jahren als Arzneimittel der oberen Kategorie eingestuft, was sie nicht nur als Mittel zur Behandlung von Krankheiten auszeichnet, sondern auch als eines zur Förderung der Gesundheit und eines langen Lebens.

Als Signaturen sind die rote Haut der reifen Früchte und ihr gelbes Fruchtfleisch relevant. Rot ist der Wandlungsphase Feuer und damit dem Herzen

[132] Wang Huanhua et al., Band 1, S. 38

zugeordnet. Also tritt diese Droge in die Herz-Leitbahn ein und nährt Herz-Qi und -Blut. Dadurch wird auch der im Herzen beherbergte Geist beruhigt. Durch die gelbe Farbe seines Fruchtfleisches steht *Da zao* vor allem mit den Erd-Organen Milz und Magen in Beziehung. Daher besteht seine Hauptfunktion darin, die Milz zu supplementieren und das Qi zu mehren. Das gelbe Fruchtfleisch steht auch in Analogie zu dem der Milz zugeordneten Muskelfleisch, weshalb man *Da zao* auch bei körperlicher Auszehrung bzw. Abmagerung anwendet.

Eigenschaften und Anwendungsgebiete

Die Jujube ist süß und warm. In klassischen Quellen ist die Natur der Jujube unterschiedlich beschrieben worden. Die Angaben reichen von neutral bis heiß. Die heutige Angabe als warm erscheint treffend. Sie tritt in die Leitbahnen von Milz, Magen und Herz ein. Sie supplementiert die Mitte, mehrt das Qi, nährt das Blut und beruhigt den Geist.

Die nährende und befeuchtende Wirkung

Da zao supplementiert das Qi der Mitte und wird bei Qi-Leere-Mustern mit Abgeschlagenheit, Lustlosigkeit, Erschöpfung, Kurzatmigkeit, Blässe, Kachexie, Appetitlosigkeit und weichen Stühlen angewandt.

Weil *Da zao* das Blut nährt und den Geist beruhigt, wird es bei verschiedenen psychischen Beschwerden wie Stimmungsschwankungen, Melancholie, Depression, Reizbarkeit oder Schlafstörungen angewendet. Der „Heilige der Medizin" Zhang Zhongjing hat *Da zao* in seiner Rezeptur *Gan Mai Da Zao Tang* mit Weizen *(Fu xiao mai)* und Süßholz *(Gan cao)* kombiniert, um derartige psychische Leiden bei Frauen zu behandeln, die er „Organ-Trockenheit" nannte. Mit „Organ" ist hierbei das Herz gemeint.[133] Zwei historische Anwendungsbeispiele sollen dies illustrieren:

„Der berühmte Arzt der Song-Dynastie Xu Shuwei traf einst auf eine Frau mit einer sonderbaren Erkrankung: Sie weinte scheinbar grundlos ohne Ende. Er behandelte sie mit dem Jujuben-Dekokt (Da Zao Tang), was lediglich ein anderer Name für die oben genannte Rezeptur Gan Mai Da Zao Tang ist – und innerhalb von kürzester Zeit ging es dieser Frau wieder gut.
Der etwa ein Jahrhundert später lebende Arzt Chen Ziming begegnete einst einem ähnlichen Fall. Eine Frau, die im vierten oder fünften Monat schwanger war, war den ganzen Tag lang von unerklärlicher Traurigkeit ergriffen, weinte viel und gähnte häufig. Es schien ganz so, als sei sie von Dämonen besessen. Die einfachen Ärzte hatten ihre Behandlung schon aufgegeben. Chen Ziming verschrieb ihr dieselbe Rezeptur – und nach nur einer Einnahme sei die Frau geheilt gewesen."[134]

Die so genannte Trockenheit des Herzens wird hier unter anderem mit Hilfe von *Da zao* genährt und befeuchtet. In der *Materia Medica von Ri Huazi* heißt es explizit: *„Da zao befeuchtet Herz und Lunge, stillt Husten und supplementiert die fünf Speicherorgane, behandelt Leere-Erkrankungen mit Erschöpfung."*[135] Die Nährung des Herzens erfolgt zum Teil auch mittelbar über die Stärkung der Milz und die damit einhergehende Mehrung des nachgeburtlichen Qi und Blutes. In den *Verschiedenen Aufzeichnungen Berühmter Ärzte* wird dies auf den Punkt gebracht: *„Da zao supplementiert die Mitte und mehrt das Qi. Es kräftigt [den ganzen Körper]."*[136] In der *Materia Medica des Göttlichen Landmannes* heißt es: *„Da zao behandelt pathogenes Qi im Epigastrium; es beruhigt die Mitte und nährt die Milz. Es unterstützt die zwölf Leitbahnen, beruhigt das Magen-Qi und macht die neun Sinnespforten durchgängig. Es supplementiert einen Mangel an Qi und an Körperflüssigkeiten. [Weiterhin behandelt es] großen Schrecken und Schwere der vier Glieder. Es harmonisiert alle Kräuter."*[137]

133 Der Leser sei auf Rezepturenanalysen wie in Bensky: *Formulas and Strategies* verwiesen.

134 Zhu Shifeng, Band 2, S. 71; Wang Huanhua et al., Band 1, S. 40

135 Li Shizhen, S. 1031

136 Tao Hongjing: Ming Yi Bie Lu, S. 88

137 Zhu Shifeng, Band 2, S. 69; Li Shizhen, S. 1030

Die harmonisierende und entgiftende Wirkung

Neben den beiden oben schon erwähnten Hauptfunktionen von *Da zao*, erstens, die Mitte zu stärken, und zweitens, das Herz zu nähren und den Geist zu beruhigen, wird im obigen Zitat noch die dritte Hauptfunktion von *Da zao* erwähnt: Es harmonisiert alle Kräuter innerhalb einer Rezeptur miteinander. In dieser Funktion ähnelt sie der Süßholzwurzel *(Gan cao)*, welche üblicherweise als harmonisierendes Mittel zu vielen Rezepturen hinzugefügt wird. Manche Ärzte sind sogar der Meinung, dass *Da zao* hierbei einen ebenso guten Dienst leistet wie *Gan cao*. Man sagt: *„Im Durchgängigmachen der neun Sinnespforten steht Da zao dem Acorusrhizom (Shi chang pu) in nichts nach; im Harmonisieren aller Kräuter ist es der Süßholzwurzel (Gan cao) ebenbürtig."*[138]

In der Rezeptur *Zehn-Jujuben-Dekokt* verwendete Zhang Zhongjing zehn Jujuben, um die harsche Wirkung von drastisch purgierenden Kräutern abzumildern und so eine Schädigung der Mitte und des regulären Qi zu vermeiden. Obwohl die Jujuben hier nur ein unterstützendes Mittel sind, erschien Zhang Zhongjing ihre Wirkung hier so eminent wichtig, dass er die ganze Rezeptur nach ihnen benannte.

Auch viele andere als toxisch gefürchtete Drogen werden mittels *Da zao* verträglicher gemacht. Xu Zhicai meinte beispielsweise: *„Da zao tötet das Gift der Aconit-Drogen (Wu tou, Fu zi* und *Tian xiong) ab."*[139] Das heißt, durch das gemeinsame Kochen mit Jujuben kann das toxische Potenzial der verschiedenen Aconit-Drogen, wie auch das anderer toxischer Arzneimittel, vermindert werden.

Eine schöne Zusammenfassung all der oben angesprochenen Eigenschaften und Wirkungen findet sich bei Li Zhongzi: *„Da zao ist von süßem Geschmack und neutraler Natur. Es tritt in die Leitbahnen von Herz und Milz ein. Es harmonisiert alle Kräuter, mehrt [das Qi] der fünf Speicherorgane, befeuchtet Herz und Lunge, nährt Milz und Magen, supplementiert das essentielle Qi, erzeugt Körperflüssigkeiten, macht die neun Sinnespforten durchgängig, kräftigt Sehnen und Knochen, vertreibt pathogenes Qi und verbessert den Teint. Entkernt tötet es das Gift von Radix Aconiti (Wu tou) ab. [Während der Einnahme von Da zao ist der Verzehr von] roher Zwiebel kontraindiziert."*[140]

Die Regulierung von Ying und Wei

Die letzte noch unerwähnt gebliebene Wirkung von *Da zao* besteht im Harmonisieren des Ying-Qi (Nähr-Qi) und des Wei-Qi (Abwehr-Qi). Hierbei wird es mit frischem Ingwer *(Sheng jiang)* kombiniert. Die süße, gelblich-rote Jujube geht in die Nähr-Qi-Schicht, die mit dem Blut sehr große Überschneidungen aufweist; der scharfe, weiß-gelbliche Ingwer geht in die Lungen-Leitbahn und damit in das der Lunge untergeordnete Abwehr-Qi. Hierbei hat *Da zao* eine nährende und bewahrende Funktion, während *Sheng jiang* zerstreuend und durchgängig machend wirkt. Diese beiden gegensätzlichen Wirkungen ergänzen einander wie Yin und Yang und führen zu einer Harmonisierung nicht nur des Ying- und Wei-Qi, sondern auch der gesamten Rezeptur. Deshalb fügen viele chinesische Ärzte bei einem Großteil ihrer Rezepturen zum Abschluss diese beiden Kräuter hinzu.

Abschließend lässt sich mit den Worten von Ni Zhumo aus seinem Werk *Sammlung von Zitaten zur Materia Medica* sagen, dass *Da zao* ein sehr harmonisches und mildes Mittel ist, *welches „sich dadurch auszeichnet, dass es sowohl Yin als auch Yang, sowohl Qi als auch Blut supplementiert"*.[141]

Die diätetische Anwendung

Keine chinesische Kraftsuppe wird ohne Jujuben gekocht. Die Jujuben sind eine häufig verwendete Ingredienz in der chinesischen Küche, weswegen sie auch in vielen asiatischen Supermärkten in Europa erhältlich sind. Als Beispiel für die diätetische Anwendung sei hier die *Jujuben*-Poria-Reissuppe erwähnt:

Zutaten: eine Tasse Reis, 10 Stück *Da zao*, 18 g Poria *(Fu ling)*, eine geeignete Menge in feine Streifen geschnittener Hähnchenbrust, etwas Salz. Zuberei-

---

[138] Zhu Shifeng, Band 2, S. 71
[139] Li Shizhen, S. 1030
[140] Li Zhongzi, S. 16
[141] Zhu Shifeng, Band 2, S. 70

tung: Man koche den Reis und die beiden Kräuter gemeinsam, bis der Reis so weich gekocht ist, dass sich seine körnige Struktur auflöst. Das Fleisch kann man etwas später dazugeben. Zum Schluss würzt man mit etwas Salz.[142]

Kontraindikationen

Neben der oben erwähnten Unverträglichkeit mit Zwiebeln ist vor allem zu beachten, dass die befeuchtende, nährende und Hitze erzeugende Wirkung von *Da zao* zu Feuchtigkeit und Völle im mittleren Erwärmer führen kann. Daher ist *Da zao* bei Feuchtigkeits- und Schleim-Mustern sowie bei Nahrungsstagnation kontraindiziert. Diese Muster lassen sich unter anderem leicht am dicken Zungenbelag und an Blähungen erkennen. Außerdem sollen Jujuben nicht bei Darmparasitenbefall gegeben werden, da man sonst nur jene unliebsamen Mitbewohner aufpäppeln würde.

3.13 *Biǎn Dòu* 扁豆 Lablab Semen album

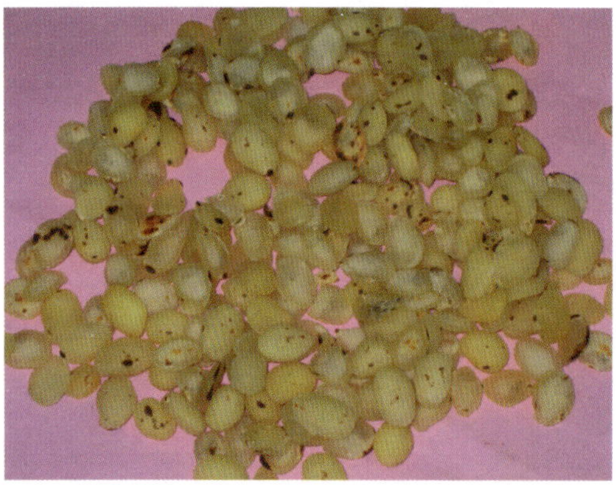

Abb. 3.13 *Biǎn Dòu* 扁豆 Lablab Semen album

- Pharmazeutische Bezeichnung: Lablab Semen album
- Botanischer Name: Dolichos lablab
- Familie: Leguminosae = Fabaceae (Schmetterlingsblütler)
- Deutsche Namen: Helmbohnensamen, Hyazinthenbohnen
- Deutsche Übersetzung des chinesischen Namens: „Flache Bohne“
- Beinamen: *Bái biǎn dòu* 白扁豆 („Weiße flache Bohne“), *é méi dòu* 蛾眉豆 („Motten-Fühler-Bohne“), *Biǎn dòu* 稨豆 („flache Bohne“), *Yán lí dòu* 沿籬豆 („am Zaun entlang wachsende Bohne“)

Namen und Signaturen

Bian dou hat seinen Namen nach seiner Form erhalten. Sowohl die Schoten dieser Bohnenart als auch die Bohnen selbst sind breit und flach. Li Shizhen erklärt, dass das antike Schriftzeichen *bian* 稨, welches in frühen Quellen zur Bezeichnung dieser Bohnenart benutzt worden ist, dem gleichklingenden Zeichen für „breit“ (*bian* 扁) der klassischen und modernen Sprache entspricht und dass sich dieses „breit“ auf die Form der Schoten beziehe. Weil die Bohnen an Zäunen oder Hecken entlang wachsen, habe man sie auch *Yan li dou* 沿籬豆 („am Zaun entlang wachsende Bohne“) genannt. Der Beiname *e mei dou* 蛾眉豆 („Motten-Fühler-Bohne“) rühre daher, dass die Schoten dieser Bohnenart über einen langen Faden verfügen, der über das Ende der Schote hinausragt und dabei so gekrümmt ist wie die Fühler einer Motte. Li Shizhen meinte auch, dass die Blüten dieser Pflanze kleinen Motten ähnelten, wobei die Blütenblätter an Flügel und Schwanz erinnerten. In dieser Hinsicht entsprach die Wahrnehmung der alten Chinesen also unserer Wahrnehmung, die im deutschsprachigen Raum zur Familienbezeichnung Schmetterlingsblütler geführt hat. Li Shizhen schrieb weiter, dass diese Bohnenart „schwarze und weiße Bohnen“ hervorbringe, aber nur die weißen arzneilich Verwendung fänden. Daher bezeichnet man sie auch als „Weiße flache Bohnen“ (*Bai bian dou* 白扁豆). Die Farben schwarz und weiß sind hier allerdings nicht ganz wörtlich zu nehmen. Wie oft im Chinesischen meint man damit auch hier einfach nur hell und dunkel. Also die „Weiße flache Bohne“ ist in Wirklichkeit eher gelblich, wobei sie im Zentrum mitunter rein weiß ist.

[142] Sun Color Verlag: Chinese Herb Guide, S. 132

Die weiß-gelbliche Farbe und der süße Geschmack stellen die entscheidenden Signaturen dieses Nahrungs- und Arzneimittels dar. Beide Signaturen stellen die Hyazinthenbohnen in direkten Bezug zu Milz und Magen, darüber hinaus auch zur Lunge. Außerdem verfügen diese Bohnen über ein feines Aroma, welches der Milz hilft, Feuchtigkeit zu wandeln. All diese Eigenschaften machen es also zum „Getreide der Milz", wie Li Shizhen sagte. In der *Enzyklopädie der Materia Medica* schrieb er: *„Die Samen sind von weißer Farbe mit leicht gelblichem Einschlag, von leicht fischigem Aroma und von warm-neutraler Natur. So harmonisieren sie die Mitte. Sie sind das Getreide der Milz. [Ihre Wirkung] tritt in die Qi-Ebene der Taiyin-Leitbahn[en, d.h. Milz- und Lungen-Leitbahnen] ein und macht die drei Wärmebereiche durchgängig. [Bian dou] vermag das Klare herauszutransformieren und das Trübe herabzuführen. Daher behandelt es spezifisch Erkrankungen des mittleren Erwärmers. [Es] vermag Sommerhitze und Feuchtigkeit zu beseitigen und Toxine herauszulösen."*[143]

Eigenschaften und Anwendungsgebiete

Aus dem obigen Zitat von Li Shizhen erfahren wir die bis heute gültigen Eigenschaften und Anwendungsgebiete der Hyazinthenbohne. Auch Huang Gongxiu nimmt auf die Eigenschaften dieser Bohnen Bezug, wenn er ihre Wirkung auf die Milz beschreibt: *„Auf welche Weise supplementiert Bian dou die Milz? Die Milz mag den süßen Geschmack. Bian dou hat [von der Natur] den süßen Geschmack erhalten, also vermag sie, die Milz zu kräftigen. Die Milz benötigt Duft, um sich zu entfalten. Bian dou hat [von der Natur] ein feines Aroma erhalten, also vermag [es], die Milz zu entfalten. Die Milz leidet [oft] unter Feuchtigkeit und mag Trockenheit. [Bian dou] ist mit einer warmen Natur ausgestattet, wodurch es die Milz trocknen kann."*[144]

Mit „süß" ist hier natürlich nicht gemeint, dass Hyazinthenbohnen wirklich süß im kulinarischen Sinne schmecken. Hiermit ist wiederum ihr nährendes Potenzial gemeint. Li Zhongzi betonte ebenfalls die enge Beziehung der Hyazinthenbohne zur Milz, indem er schrieb: *„Bai bian dou ist süß, leicht warm und ungiftig. Es tritt in die Milz-Leitbahn ein. Es supplementiert die Milz, mehrt das Qi, harmonisiert die Mitte and stillt Durchfall. … Die Natur und der Geschmack von Bian dou sind von der gleichen Art wie die Milz. Daher tritt es spezifisch in [dieses Organ und seine Leitbahn] ein."*[145]

Miao Xiyong meinte: *„Bian dou ist mit dem bewegenden und ausgleichenden Qi der Milz [bzw.] der Erde ausgestattet. Es ist süß, aromatisch, warm, neutral and ungiftig. Es tritt in die Qi-Ebene der Milz- und Magen-Leitbahnen ein. Es macht die drei Wärmebereiche durchgängig, führt das Klare hinauf und das Trübe hinab. Somit behandelt es spezifisch Erkrankungen des Mittleren Palastes*[146]*. Es harmonisiert die Mitte, führt Qi herab, eliminiert Sommerhitze, beseitigt Feuchtigkeit und löst Toxine heraus."*[147]

Ri Huazi und Meng Shen sagten, dass *Bian dou* alle fünf Speicherorgane supplementiere und dass es bei langfristiger Einnahme sogar das Ergrauen der Haare vehindern könne.[148] Dies ist gewiss als mittelbarer Effekt zu verstehen, der sich aus der Regulierung und Supplementierung vom Milz und Magen ergibt.

Wie man sieht, waren viele klassische Autoren voll des Lobes über dieses unscheinbare Nahrungs- und Arzneimittel. Doch da es seinem Wesen nach jedoch mehr zu den Nahrungsmitteln tendiert, ist es als Arzneimittel eher schwach. Um das Qi der Mitte zu supplementieren, muss es mit anderen, synergistisch wirkenden Mitteln kombiniert werden. So schrieb beispielsweise Chen Shiduo in seiner *Neuen Kompilation der Materia Medica*: *„Unterstützt von Ginseng (Shen) und Atractylodes (Zhu) stillt es Durchfall und konsolidiert den Geist. Bai bian dou hat keinen sehr kräftigen Geschmack und sein Qi ist nur dünn. Allein angewandt zeitigt es keine Wirkung. Erst in der gemeinsamen Anwendung mit Qi supple-*

[143] Yu Xiaoping et al., S. 781

[144] Huang Gong-Xiu, S. 19

[145] Li Zhong-Zi, *Lei Gong Pao Zhi Yao Xing Jie*, S. 22

[146] Der „Mittlere Palast", *zhong gong* 中宫, bezeichnet die „Mitte", d.h. Milz und Magen.

[147] Miao Zhongchun, S. 396

[148] Yu Xiaoping et al., S. 781; Miao Zhongchun, S. 397

mentierenden Arzneimitteln kann es sein volles Potenzial entfalten."[149]

Typischerweise wird *Bian dou* mit Atractylodes macrocephalus *(Bai zhu)*, Ginseng *(Ren shen)* bzw. Codonopsis *(Dang shen)*, Poria *(Fu ling)* und Dioscorea *(Shan yao)* kombiniert. Als Beispielrezeptur kann hier *Shen Ling Bai Zhu San* gelten. Die Wirkung dieser Rezeptur entspricht auch der Funktion von *Bian dou* an sich: Sie stärkt die Milz, mehrt das Qi, lässt Feuchtigkeit heraussickern und stillt Durchfall. Man behandelt damit Durchfall oder weiche Stühle, Appetitlosigkeit, Erbrechen, allgemeine Kraftlosigkeit und Auszehrung. Diese Rezeptur wird heutzutage zumeist als Dekokt mit gerösteten Bohnen *(Chao bian dou)* angewandt.

Neben dieser medizinisch definierten Anwendung wird *Bian dou* häufig auch als kräftigendes Nahrungsmittel in Form von dicken Reissuppen (*zhou* 粥) verwendet. Man kann beispielsweise eine Reissuppe aus Hyazinthenbohnen *(Bian dou)* und Jujuben *(Da zao)* kochen, um in erster Linie Milz und Magen zu stärken. Zusätzlich kann man auch die oben erwähnten Kräuter wie Ginseng und Atractylodes mit hinzufügen. Dabei kocht man erst die jeweiligen Kräuter in Wasser ab und dann den Reis im abgeseihten Dekokt, und zwar so lange, bis die Reiskörner zerfallen und man eine dicke Reissuppe erhält. Diese kräftigende Speise eignet sich sowohl für Kinder bei Ernährungsstörungen als auch für ältere oder allgemein geschwächte Menschen.

Einer der bedeutendsten chinesischen Ärzte des zwanzigsten Jahrhunderts, Jiao Shude, meinte ebenfalls, dass *Bai bian dou* häufig in Rezepturen verwendet wird, welche Milz und Magen regulieren und supplementieren. Er lobt es als ein mildes Arzneimittel, das „*die Milz supplementiert, ohne klebrig zu sein und Feuchtigkeit wandelt, ohne austrocknend zu wirken. Wenn man supplementierende Rezepturen zum ersten Mal bei Patienten mit Milz- und Magen-Leere oder nach einer schweren Erkrankung anwendet, ist es am geeignetsten, mit Bian dou zu beginnen. Es kann das reguläre Qi regulieren und nähren und führt nicht zu [unerwünschten Nebenwirkungen wie] Völle oder Beklemmungsgefühl.*"[150]

Halten wir also die im Text bereits erwähnten Eigenschaften von *Bian dou* fest: Es supplementiert das Milz-Qi, lässt Feuchtigkeit heraussickern, stillt Durchfall und Erbrechen. Es behandelt vor allem Durchfall oder weiche Stühle sowie vaginalen Ausfluss aufgrund von Milz-Schwäche und Feuchtigkeit, Ernährungsstörungen bei Kindern, Wasseransammlungen, auszehrenden Durst sowie Durchfall und Erbrechen aufgrund von Sommerhitze. Betrachtet man diese unterschiedlichen Erkrankungen, stellt man fest, dass es sich dabei um zwei grundverschiedene Muster handelt. Auf der einen Seite sind es Erkrankungen aufgrund von Milz-Qi-Leere und Feuchtigkeit und auf der anderen Erkrankungen aufgrund von eingedrungener Sommerhitze, also eine Fülle-Erkrankung. Wie kann nun ein Mittel gleichermaßen Leere und Fülle behandeln? Die Erklärung für dieses Phänomen liegt in seiner Aufbereitung. Die unbehandelten getrockneten Samen klären Sommerhitze und nähren den Magen. Die angebratenen Samen *(Chao bian dou)* stärken die Milz und stillen Durchfall.

Die Behandlung von vaginalem Ausfluss und unphysiologischen Uterusblutungen

Mehrere klassische Quellen sagen, dass *Bian dou* angewendet werden kann, um vaginalen Ausfluss und unphysiologische Uterusblutungen zu behandeln.[151] Li Shizhen führt eine Rezeptur für „roten [oder] weißen vaginalen Ausfluss" an, die ausschließlich aus gemahlenen Hyazinthenbohnen *(Bai bian dou)* besteht. Hierzu werden die Bohnen geröstet, fein gemahlen und das Pulver mehrmals täglich mit Reissuppe eingenommen.[152] In dieser Hinsicht wirkt *Bian dou* auf dieselbe Art wie bei der Behandlung von Durchfall. Indem es Feuchtigkeit heraussickern lässt und transformiert, die Milz stärkt und das klare Qi nach oben führt, stillt es Durchfall, vaginalen Ausfluss oder Blutungen aufgrund von Milz-Schwäche. Der zeitgenössische Arzt Hu Xiqin hat dies zusammengefasst: „*Bai bian dou … vermag Milz-Schwäche und Feuchtigkeit mit [Symptomen wie] Abgeschlagenheit, Appetitmangel und dünnen Stühlen zu be-*

[149] Chen Shiduo, S. 224
[150] Jiao Shude, S. 63
[151] Yu Xiaoping et al., S. 781; Miao Zhongchun, S. 396
[152] Yu Xiaoping et al., p. 781

handeln oder auch Milz-Schwäche bei Frauen mit nach unten fließender trüber Feuchtigkeit, [die sich als] profuser vaginaler Ausfluss [manifestiert].“[153]

Die Behandlung von drohendem Abort und Infertilität

Moderne Quellen erwähnen diesen Aspekt praktisch nicht, doch in klassischen Texten wurden diese Funktionen von *Bian dou* von verschiedenen Autoren diskutiert. Stellvertretend sei hier Chen Shiduo zitiert: *„Ist Bian dou nicht ein Mittel, das den Fetus beruhigt? Die Unruhe eines Fetus beruht auf der Unruhe des Qi [der Mutter]. Bian dou zeichnet sich dadurch aus, dass es das Qi der Mitte harmonisiert. Daher benutzt man es, um das fetale Qi zu harmonisieren. Eine Mutter in Ruhe und Harmonie stellt sicher, dass der Fetus ruhig ist. [Doch] wenn [man] dieses Mittel allein benutzt, um einen sich abrupt [und heftig] bewegenden Fetus zu beruhigen, [dann muss ich zugeben, dass ich] nie einen Fall gesehen habe, in welchem der Fetus dadurch beruhigt werden konnte. Bian dou ist das reinste unter den Getreiden. Es kann nicht nur in Dekokten verwendet werden, sondern auch in Pillen; oder es kann gemahlen und mit dem Essen vermischt werden. Auf jede dieser Arten vermag es, den Menschen zu kräftigen. Es hat nicht nur die Funktion, den Fetus zu beruhigen, sondern ist auch besonders effektiv darin, Nachkommen zu erzeugen. Wenn Frauen aufgrund von Kälte [in der Gebärmutter] nicht empfangen können, dann liegt dies an einer Schädigung des Konzeptions- und Lenkergefäßes. Bai bian dou ist besonders gut geeignet, Konzeptions- und Lenkergefäß zu regulieren, und es tritt auch in die Leitbahnen von Milz und Magen ein. Wenn man es zusammen mit Ginseng (Ren shen) und Atractylodes macrocephalus (Bai zhu) anwendet, dann tritt es ins Konzeptions- und Lenkergefäß ein. Dadurch werden sich diese Leitbahnen gegenseitig regulieren und harmonisieren und für die Gebärmutter wird es dann einfacher zu empfangen.“*[154]

[153] Hu Xiqin, S. 389
[154] Chen Shiduo, S. 224

Die entgiftende Wirkung

Seit alters ist bekannt, dass *Bian dou* auch die Funktion hat, Toxine herauszulösen. Mittels *Bian dou* kann man verschiedene Arten von Vergiftungen behandeln, insbesondere Fleisch- oder Fischvergiftungen, Vergiftungen durch toxische Pflanzen oder auch Arsenvergiftungen.[155] Dazu wird *Bian dou* üblicherweise in unbehandelter Form als Pulver mit Wasser eingenommen. *Bian dou* scheint also eine beachtliche entgiftende Wirkung zu besitzen. In dem Werk *Exzellente Rezepturen von Erstaunlicher Wirksamkeit* aus der Ming-Dynastie wird von folgendem Fall berichtet: *Ein Arzt Namens Gao Zhao hatte einen Sohn, der ihm viel Ärger bereitete. Eines Tages konnte der Arzt nicht mehr an sich halten und verprügelte seinen Sohn heftig. Dieser war deswegen so gekränkt, dass er sich das Leben nehmen wollte. Also schluckte er Arsen. Doch starb er daran nicht sofort, sondern bekam unstillbaren Durchfall und sein Bauch war zum Bersten gebläht. Der Vater rührte zu Pulver gemahlene Hyazinthenbohnen in eine Schale abgekochten Wassers ein und gab es seinem Sohn zu trinken. Nachdem er einige Schalen davon getrunken hatte, linderten sich seine Beschwerden erheblich und er überlebte seinen Selbstmordversuch.*[156]

Diese entgiftende Wirkung soll sich auch auf Alkohol erstrecken. Man kann damit einerseits Alkoholvergiftungen behandeln oder andererseits das Hyazinthenbohnenpulver auch vorbeugend einnehmen, um die schädigende Wirkung des Alkohols zu begrenzen. So könne man Folgeerkrankungen durch langjährigen Alkoholkonsum vorbeugen.[157]

Kontraindikationen

Zu beachten ist bei der Anwendung von Hyazinthenbohnen, dass diese, wie auch andere Bohnenarten, im ungekochten Zustand Stoffe enthalten, die bei manchen Menschen, je nach individueller Veranlagung, zu Kopfschmerzen, Schwindel, Übelkeit

[155] Yu Xiaoping et al., S. 781; Miao Zhongchun, S. 396; Lu Xiangzhi, Du Huifang et al., S. 405
[156] Wang Huanhua et al., Band 1, S. 166
[157] Wang Huanhua et al., Band 1, S. 166

und Erbrechen führen können.[158] Einige klassische Quellen warnen auch von überreichlichem Verzehr. Li Zhongzi schrieb über *Bian dou*: *„Wenn [man es] als Einzelmittel oder in zu hoher Dosierung einnimmt, kann es das Qi extrem blockieren und die Milz schädigen.“*[159]

Huang Gongxiu, dessen Kommentar zu *Bian dou* ebenfalls oben schon angeführt worden ist, fügte zu seinen lobenden Worten noch hinzu: *„Doch überreichliche Aufnahme [von Bian dou kann zu] Stagnationen [führen]. [Man] kann [es sich] nicht [leisten, dies] nicht [zu] wissen.“*[160]

3.14 *Bǎi Hé* 百合 Lilii Bulbus

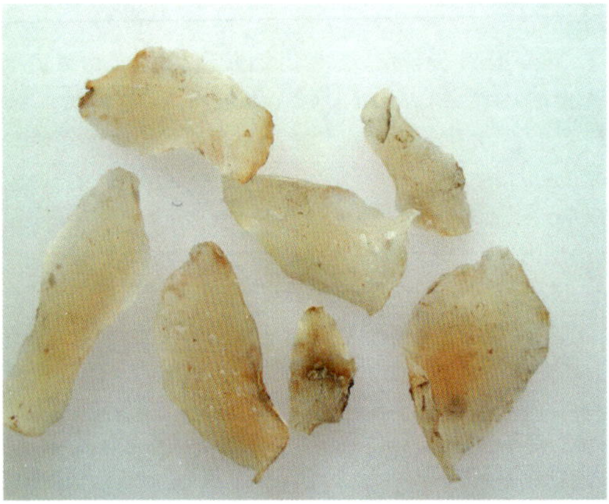

Abb. 3.14 *Bǎi Hé* 百合 Lilii Bulbus*

- Pharmazeutische Bezeichnung: Lilii Bulbus
- Botanischer Name: Lilium brownii, L. pumilum, L. longiflorum
- Familie: Liliaceae (Liliengewächse)
- Deutsche Namen: Lilienzwiebel, Lilienknolle
- Deutsche Übersetzung des chinesischen Namens. „Hundert Zusammenkünfte„ oder „Hundert Vereinigungen“
- Beinamen: *Yè hé huā* 夜合花 („Blüte der nächtlichen Zusammenkünfte“), *Guǐ suàn* 鬼蒜 („Geisterknoblauch“), *Suàn nǎo shǔ* 蒜腦薯 („Knoblauchhirnkartoffel“), *Qiáng jù* 強瞿 („Wachsam spähend“)

158 Wang Huanhua et al., Band 1, S. 166
159 Li Zhong-Zi, *Lei Gong Pao Zhi Yao Xing Jie*, S. 22
160 Huang Gong-Xiu, S. 19

Namen und Signaturen

Der Name *Bai he*, der so viel bedeutet wie „Hundert Zusammenkünfte“ oder eine „große Vereinigung“, wird auf verschiedene Weisen erklärt und hergeleitet. Allgemein kann man sagen, dass der Name *Bai he* wie auch die Lilie an sich in China als glückverheißend angesehen werden. Das Wort *he* 合 für „zusammenkommen, vereinigen“ hat an sich schon eine sehr positive Konnotation im Chinesischen. Man denkt dabei insbesondere an das Zusammenkommen der gesamten Familie an Festtagen. Hinzu kommen noch die Schönheit der Lilienblüte, ihr bezaubernder Duft und ihre vielseitige Anwendbarkeit als Nahrungs- und Arzneimittel. So war und ist die Lilie ein Symbol der Reinheit, der Exzellenz, der Gesundheit und des Glücks. Zu Beginn soll hier eine Legende zur Namensgebung von *Bai he* angeführt werden:

Vor langer, langer Zeit lebte eine Horde von Piraten auf einer kleinen Insel im Ostchinesischen Meer. Die Piraten plünderten immer wieder die Dörfer entlang der Festlandküste. Eines Tages, als die Piraten wieder ein Fischerdorf überfielen, nahmen sie nicht nur all das Getreide mit, das sie finden konnten, sondern auch noch die Frauen und Kinder dieses Dorfes. Diese brachten sie auf ihre Insel und machten sich dann wieder auf den Weg, um ein weiteres Dorf zu überfallen. Doch am Abend jenes Tages setzte plötzlich ein heftiger Sturm ein, der das Piratenschiff untergehen ließ. Nicht einer der Piraten überlebte den Schiffbruch. So blieben die geraubten Frauen und Kinder allein auf der Pirateninsel zurück und drohten dort Hungers zu sterben. Denn diese kleine Insel bot kaum fruchtbaren Boden, um Getreide anzupflanzen. Bald hatten sie die Vorräte der Piraten aufgezehrt und machten sich auf die Suche nach anderen essbaren Dingen auf dieser Insel. Sie sammelten Vogeleier, pflückten wilde Früchte von den Bäumen, und gruben Wurzeln von Pflanzen aus. Unter den Wurzelknollen, die sie gefunden hatten, war auch eine Art, die ein bisschen wie Knoblauch aussah, aber sehr angenehm schmeckte, ein wenig süß sogar. Damit ersetzten sie Reis. So mussten sie also nicht Hunger leiden. Stattdessen stellte eine Mutter sogar fest, dass sich der Gesundheitszustand ihres schwindsüchtigen Sohnes mit jedem Tag besserte. So lebten sie bald ein Jahr auf dieser einsamen Insel, bis sie eines Tages ein Schiff vorbeikommen sahen. Sie winkten ihm zu, und wie sich herausstellte, waren auf dem Schiff Kräutersammler, die nach neuen Heilpflanzen suchten. Die Frauen erzählten den Kräutersammlern ihre Geschichte und jene wunderten sich, wie sie auf dieser unfruchtbaren Insel so lange hatten überleben können. Da erzählten die Frauen den Kräutersammlern, dass sie jene Wurzelknollen gekocht und damit Reis ersetzt hätten. Die Kräutersammler probierten dieses Mittel und meinten, dass es gewiss arzneiliche Qualitäten besitze. Die Mutter berichtete ihnen auch von der Genesung ihres schwindsüchtigen Sohnes. Später probierten die Kräutersammler dieses Mittel also unter anderem bei konsumptiven Lungenerkrankungen aus und stellten fest, dass es in der Tat sehr wirksam Husten stillt und in Fällen von Schwindsucht kräftigt. Da dieses Kraut noch keinen Namen hatte, benannten sie es nach den Leuten auf der einsamen Insel. Dort waren an die hundert Leute vereint – daher nannten sie es „Hundert Vereinigungen", Bai he.[161]

Dies ist zwar eine rührende Geschichte, doch ist sie als Ursprung der Namensgebung der Lilienzwiebel recht unwahrscheinlich. Am wahrscheinlichsten ist, dass die Lilienzwiebel ihren Namen nach ihrer Form erhalten hat. Denn bei der Lilienzwiebel sind die einzelnen Schuppen rosettenartig wie Blütenblätter einer Lotusblüte oder so ähnlich wie die Zehen der Knoblauchknolle angeordnet. Dies stellt also eine „Vereinigung" einzelner Teile zu einem harmonischen Ganzen dar. Die Anzahl der „Zehen" beträgt zwar nicht wirklich 100, sondern maximal 20, doch ist die Zahl Hundert im Chinesischen auch nicht immer ganz wörtlich zu nehmen. Sie bedeutet oft nur „viel" oder „zahlreich", gelegentlich auch „alle". Auf diese Weise hat jedenfalls Li Shizhen den Namen *Bai he* erklärt. Wegen ihrer Ähnlichkeit im äußeren Erscheinungsbild mit der Knoblauchknolle und ihrer Ähnlichkeit im Geschmack mit Süßkartoffeln erhielt die Lilienzwiebel auch noch die Namen *Suan nao shu* 蒜腦薯 („Knoblauchhirnkartoffel") und *Gui suan* 鬼蒜 („Geisterknoblauch"). Den Beinamen *Qiang ju* 強瞿 („Wachsam spähend") erhielt die Lilienzwiebel, weil ihre Blätter und Blüten nach allen vier Seiten hin ausgerichtet sind, so als ob sie stets wachsam in alle Richtungen schauten.[162]

An der oben zitierten Legende erscheinen zwei Punkte besonders interessant. Zum einen wird die Nahrhaftigkeit der Lilienzwiebel in den Mittelpunkt gestellt. Bereits im Werk *Enthüllung der Materia Medica* aus dem 16. Jahrhundert wird die Nahrhaftigkeit von *Bai he* erwähnt. Dort schrieb Chen Jiamo: *„Gedämpft gegessen vermag [Bai he], die Mitte zu supplementieren und das Qi zu mehren. Zu Mehl gemahlen kann es auch Getreide ersetzen [und helfen,] Dürreperioden zu überstehen."*[163]

In der Tat ist die Lilienzwiebel nicht nur sehr nahrhaft und dabei leicht verdaulich, sondern obendrein auch noch eine wohlschmeckende Delikatesse. Man findet sie auch heute noch in vielen Restaurants in China. Kulinarisch ist *Bai he* für jedermann geeignet; diätetisch profitieren davon vor allem Personen von Yin-Mangel-Konstitution mit trockenen und gereizten Atemwegen, chronischem Husten, Neurasthenie, Nervosität, Schlaflosigkeit usw. Ein anderer Aspekt, der in der Legende thematisiert wurde, ist die Wirksamkeit von *Bai he* gegen Schwindsucht bzw. Tuberkulose. Die Anwendung von *Bai he* bei chronischem, auszehrendem Husten soll weiter unten noch ausführlicher beschrieben werden. An dieser Stelle soll noch eine weitere Legende zitiert werden, die auch diesen Aspekt von *Bai he* aufführt:

Zum Abschied schenkte eine Fee einst einem jungen Kräuterarzt eine Jadeblume und bat ihn, diese in der Welt der Menschen zu kultivieren. Als der Arzt diese Blume einpflanzte, breitete sie sich binnen einer Nacht über einen ganzen Hügel aus. Zu jener Zeit grassierte gerade die Schwindsucht und der junge Kräuterarzt benutzte diese Pflanze, um sie zu behandeln. Wie sich herausstellte, genas jeder der von ihm Behandelten.[164]

161 Hung I-Nang, S. 84 ff.

162 Li Shizhen, S. 988

163 Chen Jiamo, S. 157

164 Hu Xian'guo, S. 259

Bai he und die Lilienzwiebelerkrankung *(bai he bing)*

Li Shizhen erwähnt weiterhin, dass *Bai he* auch so genannt wird, weil es die so genannte *Bai-he-Erkrankung*, also die „Lilienzwiebelerkrankung" behandle. Dies ist ein von Zhang Zhongjing in *Das Wichtigste aus der Goldenen Truhe* beschriebenes Krankheitsmuster, bei welchem es aufgrund von Herz- und Lungen-Yin-Leere mit Leere-Hitze zu vorwiegend psychisch in Erscheinung tretenden Beschwerden kommt. Der oder die Erkrankte kann sich zu nichts entscheiden, möchte essen, kann aber nicht essen, möchte schlafen, kann aber nicht schlafen, möchte gehen, kann aber nicht gehen usw. Nicht wenige moderne chinesische Ärzte betrachten dies als eine Art der Hysterie. Zhang Zhongjing schrieb auch, dass diese Patienten oft stumm und teilnahmslos seien. Andere Ärzte bringen diese Erkrankung mit Angststörungen verschiedener Art in Verbindung. Diese Erkrankung kann sich sehr verschiedenartig manifestieren, geht beispielsweise mit Mutismus, Grübelzwang, Schlaflosigkeit, Appetitverlust oder Agitiertheit und Ruhelosigkeit einher. Ursächlich kommen aus Sicht der chinesischen Medizin drei Faktoren in Betracht: Sie entsteht entweder als Folge einer febrilen Erkrankung, bei der pathogene Hitze im Körper verblieben ist, oder durch psychische Konflikte, bei denen man sein angestrebtes Ziel nie erreicht, oder durch Schreck. Hier hilft *Bai he*, indem es die Lunge befeuchtet, das Herz klärt, das Qi mehrt und den Geist beruhigt. Doch ist es unwahrscheinlich, dass jenes Syndrom *Bai he* seinen Namen verlieh – man kann wohl eher vom Gegenteil ausgehen. Da *Bai he* diese Erkrankung so spezifisch behandelt, wurde die Erkrankung nach der Arzneipflanze benannt.

Es gibt zwar viele verschiedene Sorten von Lilien, doch arzneilich genutzt werden nach traditioneller Ansicht nur die Lilien mit weißen Blüten und dicken, saftigen Wurzelknollen. Chen Jiamo, Li Shizhen und andere Ärzte meinten, dass nur die weißblühenden Lilien als *Bai he* gelten und arzneilich verwendet werden.[165] Bei diesen Pflanzen sind nicht nur die Blüten weiß, sondern auch die Wurzelknollen. Die weiße Farbe macht *Bai he* in erster Linie zu einer Lungendroge. Geschmacklich ist *Bai he* vorwiegend süß und hat einen ganz leicht bitteren Beigeschmack. Dieser bittere Geschmack leitet *Bai he* in die Herz-Leitbahn und ist auch für seine kühle Natur mitverantwortlich. Lunge und Herz sind also die vorrangigen Leitbahn- und Organbezüge von *Bai he*. Doch durch seinen süßen Geschmack wirkt *Bai he* auch auf Milz und Magen. Der Ming-zeitliche Arzt Miao Xiyong schreibt, dass *Bai he* von der Natur das Qi der Erde und des Metalls erhalten habe. Als Leitbahnen, in die *Bai he* eintritt, gibt er Dünndarm, Dickdarm und Herz an.[166]

Eigenschaften und Anwendungsgebiete

Bereits in der *Materia Medica des Göttlichen Landmannes*, heißt es unter anderem, dass *Bai he* die Mitte supplementiere und das Qi mehre.[167] Doch beruht diese positive Wirkung auf Milz und Magen nicht allein auf seiner süßen und nährenden Qualität. Im selben Werk heißt es auch, dass *Bai he* abdominelles Druckgefühl und epigastrische Schmerzen durch pathogenes Qi behandle sowie die Harn- und Stuhlausscheidung fördere.[168] Die Behandlung von Bauch- und Magenschmerzen mittels *Bai he* beruht nicht vorrangig auf seiner die Mitte supplementierenden Eigenschaft, sondern darauf, dass es Hitze klärt. Dieses Vermögen von *Bai he*, gleichzeitig zu supplementieren und zu drainieren, ist eine selten anzutreffende Eigenschaft. Dies macht *Bai he* zu einem besonders wertvollen Arzneimittel. In der *Beschreibung der Materia Medica* von Liu Ruojin heißt es: *„Die Funktion von Bai he ist es, den nach unten gerichteten Qi-Fluss zu fördern, während es gleichzeitig das Qi mehrt. Während es das reguläre Qi nährt, vermag es in noch größerem Maße, pathogenes Qi zu beseitigen. Es ist ein wunderbares Arzneimittel, um Feuchtigkeit auszuleiten und die Mitte zu harmonisieren."*[169]

165 Yu Xiaoping et al., S. 853; Chen Jiamo, S. 157

166 Miao Zhongchun, S. 172

167 Zhu Shifeng, Band 2, S. 159; Miao Zhongchun, S. 171

168 Zhu Shifeng, Band 2, S. 159; Miao Zhongchun, S. 171

169 Zhu Shifeng, Band 2, S. 160

Miao Xiyong erläuterte in seinem Werk *Kommentare zur Materia Medica des Göttlichen Landmannes* den von *Bai he* behandelten Pathomechanismus: *„[In der Materia Medica des Göttlichen Landmannes heißt es, dass Bai he] abdominelles Druckgefühl durch pathogenes Qi behandle. Bei dem so genannten pathogenen Qi handelt es sich um pathogene Hitze. Die Hitze im Bauch bedingt das abdominelle Druckgefühl. Wenn man die Hitze klärt, löst sich auch das abdominelle Druckgefühl auf."*[170]

In dem Ye Tianshi zugeschriebenen Werk *Erklärung der Materia Medica des Göttlichen Landmannes* wurden die oben genannten Beschwerden von abdominellem Druckgefühl, epigastrischen Schmerzen und die Behinderung der Harn- und Stuhlausscheidung ebenfalls auf Hitze, aber zusätzlich noch auf eine Verknotung des Qi im Körperinneren zurückgeführt: *„Das Milz-Qi steigt nicht auf und das Lungen-Qi steigt nicht ab; das Qi rebelliert in der Mitte, [denn] pathogene Hitze [hat zu] Verknotungen im Inneren [geführt]. [Daher] sind die Harn- und Stuhlausscheidung behindert."*[171]

Und wie es schon in der *Materia Medica des Göttlichen Landmannes* heißt, vermag *Bai he* die Harn- und Stuhlausscheidung zu fördern und pathogenes Qi zu vertreiben.[172] Dies ist ein heutzutage wenig berücksichtigter Effekt von *Bai he*, der jedoch entscheidend zur Klärung von Hitze aus dem Herzen und der Lunge beitragen dürfte. Denn *Bai he* ist nicht von sehr bitterer und sehr kalter Natur wie z.B. Scutellariae Radix *(Huang qin)* oder andere Drogen, die Lungen-Hitze klären. *Bai he* ist dagegen von befeuchtender Natur, bei nur mäßiger Kühle. Einerseits befeuchtet und kühlt es die Lunge und das Herz selbst, doch die hauptsächliche Klärung von Lungen- und Herz-Hitze beruht auf seinem bereits in der *Materia Medica des Göttlichen Landmannes* beschriebenen Vermögen, die Harn- und Stuhlausscheidung zu fördern. Indem es Hitze aus dem Dünn- und Dickdarm drainiert, wird folglich auch die Hitze aus den Partnerorganen Herz und Lunge beseitigt. In klassischen Pharmakopöen wurde *Bai he* meist auch nicht als kühl oder kalt bezeichnet. Die kühle Natur wurde *Bai he* erst in jüngerer Zeit offenbar aufgrund seiner klinischen Wirksamkeit gegen Lungen-Hitze zugeschrieben. In der *Materia Medica des Göttlichen Landmannes*, bei Meng Shen, Chen Jiamo, Li Shizhen, Li Donyuan, Wang Ang und anderen Autoren wird *Bai he* durchweg als neutral beschrieben.[173] Dies belegt, dass es nicht die kühle Natur ist, die *Bai he* Lungen- und Herz-Hitze direkt klären lässt. Zum einen leitet *Bai he* die Hitze, die oft eine Leere-Hitze ist, mittels seiner süß-befeuchtenden Natur über den Stuhl und den Urin aus. Zum anderen kühlt *Bai he* Herz- und Lungen-Leere-Hitze, indem es das Yin dieser beiden Organe mittels ebendieser süß-befeuchtenden Natur direkt nährt.

Li Dongyuan schrieb in *Ergänzung der im Beutel voller Perlen ausgelassenen Eigenschaften der Arzneimittel*: *„Bai he beruhigt das Herz und den Geist. Es kann blutig tingiertes Sputum behandeln."*[174]

Damit hat Li Dongyuan die beiden noch heute gültigen Hauptanwendungsgebiete von *Bai he* klar umrissen. Es wird einerseits bei Herz-Yin-Leere und Leere-Hitze mit Symptomen wie Ruhelosigkeit, Nervosität, Schlaflosigkeit, psychischen Störungen, Palpitationen oder chronischem, geringgradigem Fieber angewandt. Zum anderen ist es bei meist chronischem, trockenem Husten mit oder ohne blutig tingiertem Sputum sowie bei pathologischem Durst oder Trockenheit des Halses aufgrund von Lungen-Yin-Mangel, Lungen-Hitze oder Lungen-Trockenheit indiziert. Hierzu kann auch die Lungen-Tuberkulose gehören. In der *Materia Medica der Tang-Dynastie* heißt es: *„Bai he behandelt chronischen Husten [durch] aufsteigendes Qi [mit] Stimmverlust."*[175]

In der *Enthüllung der Materia Medica* steht: *„Bai he … beseitigt saisonalen epidemischen Husten [mit] gegensinnigem Aufsteigen [des Qi]."*[176]

Und in der *Materia Medica von Ri Hua-Zi* heißt es: *„Bai he stillt pathologischen Durst, ... Bluthusten, Nasenbluten und behandelt faltige, rissige Haut."*[177]

---

170 Miao Zhongchun, S. 172
171 Zhu Shifeng, Band 2, S. 160
172 Zhu Shifeng, Band 2, S. 159
173 Zhu Shifeng, Band 2, S. 159; Meng Shen, S. 47; Yu Xiaoping et al., S. 853; Hu Xiqin, S. 263; Chen Jiamo, S. 157; Wang Ang, Rolle 4, S. 15
174 Hu Xiqin, S. 263
175 Ruan Daxiang, S. 233
176 Chen Jiamo, S. 157
177 Ruan Daxiang, S. 233

Daran sieht man, dass die Lilienzwiebel nicht nur die Lunge an sich, sondern den gesamten Lungenfunktionskreis behandelt, inklusive Hals, Nase und Haut.

Neben der Behandlung von Lungen-Yin-Mangel und Lungen-Hitze wird *Bai he* auch bei Yin-Leere des Magens, die ebenfalls zu Trockenheit des Halses und zu Durst führen kann, angewendet. Sowohl das Lungen- als auch das Magen-Qi laufen physiologischerweise nach unten. Doch in Fällen von innerer Hitze neigen diese beiden Qi-Arten gleichermaßen dazu, gegensinnig aufzusteigen. In jenen Fällen ist *Bai he* hervorragend geeignet, dieses Qi wieder nach unten zu führen. Zhu Danxi sagte: „*Bai he reichert das Yin an und führt Feuer sehr schnell herab.*“[178]

Den befeuchtenden, nährenden und beruhigenden Aspekt von *Bai he* betonen jüngere Werke der *Materia Medica* in noch größerem Maße. Aber auch die mild adstringierende Wirkung von Bai he wird explizit erwähnt. Wang Ang nennt das Befeuchten der Lunge und das Stillen von Husten als Haupteigenschaften von *Bai he* und führt dann aus: „*[Bai he] ist süß und neutral. [Es] befeuchtet die Lunge, beruhigt das Herz, klärt Hitze, stillt Husten, mehrt das Qi und reguliert die Mitte, stillt Laufen der Nase und Tränenfluss.*“[179]

Huang Gongxiu schreibt in *Suche nach dem wahren Wissen über die Materia Medica*:

„*Bai he tritt speziell ins Herz und in die Lunge ein, ist süß, fad und leicht kalt. Es nützt der Lunge und dem Herzen. Es hält das Qi zurück, nährt das Herz, beruhigt den Geist und die Wanderseele.*“[180]

Sowohl Wang Ang als auch Huang Gongxiu diskutieren die adstringierende, sammelnde Wirkung von *Bai he*. Dazu zitieren beide einen klassischen Autor Namens Zhu Erchong, der geschrieben hat: „*Bei Menschen, die chronisch husten, ist das Lungen-Qi zwangsläufig in Leere. Bei Leere ist das Zurückhalten die Methode der Wahl. Die süß-zurückhaltende [Wirkung] von Bai he übertrifft die sauer-zusammenziehende [Wirkung] von Schisandrae Fructus (Wu wei zi).*“[181]

Während Wang Ang dieses Zitat unkommentiert stehen lässt, relativierte Huang Gongxiu dies ein knappes Jahrhundert später, indem er schrieb: „*Letztendlich gehört Bai he lediglich zu den Arzneimitteln, die Pathogene klären, Hitze beseitigen und Feuchtigkeit ausleiten. [Doch] da es in Natur und Geschmack eher mild ist, und weil es darüber hinaus in seinem süßen Geschmack auch [eine] adstringierende [Note] trägt, ist es besonders gut [zur Behandlung von] Herz und Lunge geeignet. ... [Es] wird angewandt bei Unruhe und Schlaflosigkeit oder chronischem Husten aufgrund von verbliebener Hitze.*“[182]

Den Unterschied zwischen Lilii Bulbus *(Bai he)* und Schisandrae Fructus *(Wu wei zi)* hat auch der bereits verstorbene zeitgenössische Pekinger Arzt Jiao Shude wie folgt diskutiert:

„*Wu wei zi ist sauer und zusammenziehend; es tendiert dazu, aufsteigendes und zerstreutes Lungen-Qi zu behandeln. Bai he ist süß-zurückhaltend und befeuchtet die Lunge; es tendiert dazu, Yin-Leere und Trockenheit der Lunge zu behandeln.*“[183]

Die moderne Anwendung

Jiao Shude bezeichnet *Bai he* als süß und neutral. Bei Husten aufgrund von Yin-Mangel-Trockenheit der Lunge empfiehlt er die Kombination mit Rehmannia *(Sheng di huang)*, Ophiopogon *(Mai dong)*, Adenophora seu Glehnia *(Sha shen)*, Fritillaria *(Bei mu)* und Birnenschale *(Li pi)*. Bei chronischem, unstillbarem Husten mit trockenem Hals, wenig Sputum, Kurzatmigkeit und Keuchatmung aufgrund von Lungen-Yin-Leere und aufsteigendem, zerstreutem Lungen-Qi empfiehlt er die Kombination mit Adenophora seu Glehnia *(Sha shen)*, Ophiopogon *(Mai dong)*, Schisandra *(Wu wei zi)* und Chebula *(He zi)*. Bei verbliebener Hitze nach Hitze-Erkrankungen mit Verwirrtheit oder Unruhe und Schlaflosigkeit aufgrund von Yin-Leere empfiehlt er die Kombination mit Ophiopogon *(Mai dong)*, Lotussamen *(Lian zi)*, Polygala *(Yuan zhi)*, Coptis *(Huang lian)*, Esels-

178 Ruan Daxiang, S. 233
179 Wang Ang, Rolle 4, S. 15
180 Huang Gongxiu, S. 210
181 Wang Ang, Rolle 4, S. 15; Huang Gongxiu, S. 210
182 Huang Gongxiu, S. 210
183 Jiao Shude, S. 73

hautgelatine *(E jiao)* und Scrophularia *(Xuan shen)*.[184]

Der zeitgenössische Arzt Fang Yousheng verwendet *Bai he* gern bei Magenschmerzen vom Hitze-Typ mit brennenden Schmerzen in der Magengrube, mit Abneigung gegen Warmes und der Bevorzugung von Kaltem, mit Hals- und Mundtrockenheit sowie Obstipation. Zur Behandlung dieses Musters verwendet er *Bai he* (15 – 30 g) gern in Kombination mit 15–30 g Paeoniae alba *(Bai shao)*, eventuell auch zusätzlich noch 15–30 g Paeoniae rubra *(Chi shao)*, plus 15–30 g Citri sarcodactylis Fructus *(Fo shou)* und 10–15 g Süßholz *(Gan cao)*.[185]

Der zeitgenössische Arzt Chen Weichuan wendet *Bai he* häufig zur Behandlung verschiedener Muster von Husten oder Schlaflosigkeit und traumgestörtem Schlaf aufgrund von verbliebener Hitze nach Hitze-Erkrankungen an. Als Basis dienen ihm 15–30 g *Bai he*. Bei schwerer Schlaflosigkeit und traumgestörtem Schlaf mit spontanen Samenergüssen fügt er 12 g Ziziphussamen *(Suan zao ren)* hinzu. Bei Unruhe bzw. Nervosität aufgrund von unruhigem Geist fügt er 15 g Lotussamen *(Lian zi)* hinzu. Bei tuberkulösem Husten kombiniert er *Bai he* mit Asternwurzel *(Zi wan)*.[186]

Kontraindikationen

Wegen seiner befeuchtenden Wirkung sollte *Bai he* nicht bei Patienten mit Durchfällen aufgrund von Milz- und Magen-Schwäche gegeben werden. Auch wenn *Bai he* hustenstillend wirkt, darf es doch nicht bei Husten aufgrund von Wind-Kälte oder Schleim angewendet werden, da seine Feuchtigkeit und seine zurückhaltende Eigenschaft diese Muster nur verschlimmern würde. Bei akutem Husten im Anfangsstadium ist *Bai he* generell kontraindiziert.

[184] Jiao Shude, S. 72 f.

[185] Huang Huang, S. 558; Lu Xiangzhi, Du Huifang et al., S. 306 f.

[186] Huang Huang, S. 560; Lu Xiangzhi, Du Huifang et al., S. 307 f.

3.15 *Jīn Yín Huā* 金銀花 (金银花) Lonicerae Flos

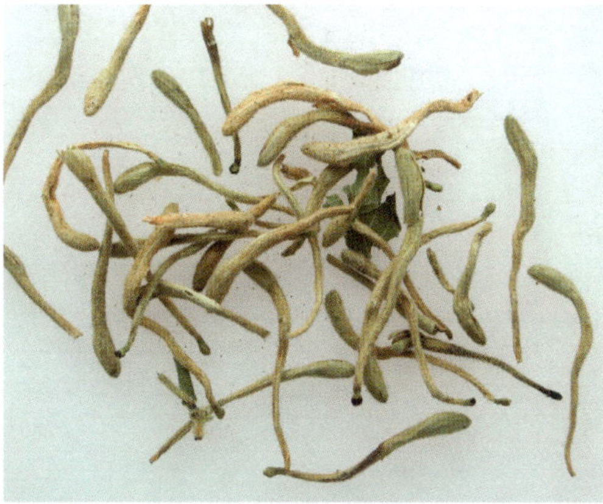

Abb. 3.15 *Jīn Yín Huā* 金銀花 (金银花) Lonicerae Flos*

- Pharmazeutische Bezeichnung: Lonicerae Flos
- Botanischer Name: Lonicera japonica
- Familie: Caprifoliaceae (Geißblattgewächse)
- Deutscher Name: Japanische Geißblattblüte
- Deutsche Übersetzung des chinesischen Namens: „Gold-Silber-Blüte“
- Beinamen: *Yín huā* 銀花 („Silber-Blüte“), *Shuāng huā* 雙花 („Doppelblüte“), *èr huā* 二花 („Zweierblüte“), *èr bǎo huā* 二寶花 („Zwei-Schätze-Blüte“), *Rěn dōng huā* 忍冬花 („Blüte der den Winter überdauernden Kletterpflanze“)

Namen und Signaturen

Der Name und die Beinamen der Geißblattblüte lassen sich eigentlich auf vergleichsweise prosaische Weise von ihrer äußeren Erscheinung ableiten. Sie blühen anfangs silbrig weiß, weswegen man sie als *Yin hua* 銀花 („Silber-Blüte“) bezeichnet. Später blühen sie gemischt goldgelb und silbrig weiß, was ihren gebräuchlichsten Namen *Jin yin hua* 金銀花 („Gold-Silber-Blüte“) erklärt. Die beiden Namen *Er hua* 二花 („Zweierblüte“) und *Er bao hua* 二寶花 („Zwei-Schätze-Blüte“) beziehen sich darauf, dass typischerweise immer zwei Blüten aus einem Ansatz herauswachsen, wobei der Name „Zwei-Schätze-Blüte“ sich wiederum auch auf die goldene und silbrige Erscheinung bezieht. Gold und Silber sind zwei Schätze und diese Kletterpflanze bietet diese beiden

3

Schätze auf. Der Name *Ren dong hua* bezieht sich darauf, dass diese Blüten zu der winterharten Kletterpflanze Lonicera japonica *(Ren dong)* gehören, deren Stängel Caulis Lonicerae ebenfalls in der chinesischen Medizin verwendet wird und weiter unten kurz beschrieben werden soll. Li Shizhen schrieb über das Erscheinungsbild dieser Pflanze: *„Ren dong wächst [rankend] auf anderen Bäumen. Seine Stängel sind blass violett, ... seine Blätter ... sind grün und haben feine Härchen. ... Aus einem Kelch entspringen zwei Blüten, eine große und eine kleine. Zu Beginn der Blütezeit sind alle Blütenblätter weiß. Nach zwei, drei Tagen werden sie dann gelb. ... Deswegen nennt man sie „Gold-Silber-Blüte" (Jin yin hua). Sie duften sehr intensiv."*[187]

So lässt sich also vermuten, dass die Droge *Jin yin hua* den Namen nach ihrer Blütenfarbe bekam und die im Folgenden angeführten Legenden erst nachträglich hinzugedichtet worden sind. Es war wahrscheinlich die bezaubernde Schönheit dieser Blüten, welche die Phantasie des chinesischen Volkes zu verschiedenen Legenden beflügelt hat. Zwei dieser rührenden Legenden sollen hier erzählt werden.

Vor langer Zeit lebte ein Ehepaar glücklich miteinander und das Schicksal wollte es, dass die Frau Zwillinge gebar, zwei allerliebste Mädchen. Da ihnen ihre Töchter teuer wie Gold und Silber waren und sie ihnen so schön erschienen wie Blüten, nannten sie sie Goldblüte, Jin-hua, und Silberblüte, Yin-hua.
Die beiden wuchsen rasch heran und schon bald war deutlich, dass sie, wie Zwillinge ja so oft, eine tiefe Seelenverwandtschaft miteinander hatten. Sie taten einfach alles zusammen. Sie spielten zusammen, verrichteten die Hausarbeit zusammen, sie stickten zusammen – sie waren ein Herz und eine Seele.
Als sie dann so um die achtzehn Jahre alt waren, erstrahlte ihre Schönheit in blütenhaftem Glanze. Sie waren der Stolz ihrer Eltern und die Freude der Nachbarschaft. Freier kamen oft ins Haus, um um die Hand des einen oder anderen der beiden Mädchen anzuhalten, doch verließen sie ebenso häufig voller Enttäuschung wieder das Haus. Der Gedanke, sich voneinander trennen zu müssen, war für die beiden Mädchen zu bedrückend. Da wollten sie lieber nicht heiraten.
Sie schworen sich: „Wir sind zusammen auf die Welt gekommen, sollten wir sie einmal verlassen, dann wollen wir auch gemeinsam begraben sein."
Eines Tages erkrankte die ältere Schwester Goldblüte, Jin-hua, plötzlich schwer. Sie hatte sehr hohes Fieber und am ganzen Körper bildete sich Ausschlag. Sie war so abgeschlagen, dass sie das Bett hüten musste. Die aufs äußerste beunruhigten Eltern ließen schnell einen Arzt kommen. Der Arzt untersuchte das Mädchen und sagte daraufhin den erschrockenen Eltern, dass es sich bei dieser Erkrankung um eine Hitze-Erkrankung handle und dass dagegen leider kein Kraut gewachsen sei. Die jüngere Schwester Silberblüte wich keinen einzigen Schritt von Goldblütes Seite, ihre Augen waren schon ganz wund geweint. Es dauerte nicht lang, da hatte sich auch Silberblüte angesteckt und lag mit ihrer Schwester zusammen im Krankenbett. Als ihre Eltern nun weinend neben dem Bett saßen, sagten die beiden Schwestern: „Wenn wir tot sind, so wollen wir uns in ein Kraut gegen Hitze-Erkrankungen verwandeln, so dass niemand mehr an dieser Art von Fieber sterben muss."
Das Fieber raffte sie dann schnell dahin. Nach ihrem Tod wurden sie zusammen begraben. Nach einem Jahr spross dann tatsächlich ein rankendes Gewächs aus ihrem Grab heraus. Es wuchs und wuchs und trug bald silbrige und goldgelbe Blüten. Als die Dorfbewohner dieses Gewächs aus dem Grab der Schwestern wachsen sahen, erinnerten sie sich daran, was die beiden auf ihrem Sterbebett gesagt hatten. Daraufhin pflückten sie die Blüten und bereiteten aus diesen ein Dekokt, das sie Leuten zu trinken gaben, die an einem Hitze-Leiden erkrankt waren. Diese genasen daraufhin sehr schnell.
Später nannte man diese Blüten im Gedenken an Jin-hua und Yin-hua einfach Jin Yin Hua, also „Gold- und Silberblüte".[188]

In dieser Legende findet man also die Anwendung von *Jin yin hua* bei Hitze-Erkrankungen mit Fieber und Exanthemen beschrieben. In anderen Gegenden Chinas erzählt man sich eine ähnliche Legende, die auf dieselben Symptome anspielt:

Am Ufer des Dingxiang-Flusses lebte ein Zwillingspaar. Die ältere Schwester hieß Goldblüte, Jin-hua,

187 Li Shizhen, S. 798

188 Hung I-nang, S. 16 ff.

und die jüngere hieß Silberblüte, Yin-hua. Eines Tages in der Abenddämmerung sahen sie am gegenüberliegenden Flussufer wie ein Wolf ein schwer verwundetes Mädchen jagte. So setzten sie rasch über, um dem Mädchen zu helfen. Es gelang ihnen zwar, den Wolf zu verjagen, doch das Mädchen war bereits sehr schwer verletzt. Sie brachten es zu sich nach Hause, um es gesund zu pflegen. Doch der Gesundheitszustand des Mädchens verschlechterte sich zusehends. Sie bekam hohes Fieber und hatte einen roten Ausschlag am ganzen Körper. Sie fragten einen alten Heiler um Rat und der sagte ihnen, dass da nur ein „Unsterblichkeitskraut" mit silbernen und goldenen Blüten helfen könne, welches sie tief in den Bergen finden könnten. Daraufhin packten die beiden Geschwister sich etwas Proviant ein und machten sich sofort auf den Weg in die Berge. Doch sie stießen auf ihrem Weg auf viele Hindernisse und erst nach tagelanger, mühsamer Suche in den Bergwäldern fanden sie schließlich jene Blüten, die der alte Heiler beschrieben hatte. Sie eilten damit nach Hause, um dem Mädchen sofort ein Dekokt daraus zuzubereiten. Dadurch verbesserte sich der Zustand des Mädchens sehr schnell. Doch die beiden Zwillinge waren auf ihrer entbehrungsreichen Suche auch schwer erkrankt. Innerhalb weniger Tage nach ihrer Rückkehr verstarben sie beide. Das Mädchen dagegen konnte durch die von Goldblüte und Silberblüte mitgebrachten Blüten geheilt werden. Aus Dankbarkeit und in ewigem Gedenken pflanzte dieses Mädchen jene Kletterpflanze, die ihr das Leben gerettet hatte, auf dem Grab der Zwillinge an. Und jedes Jahr im Sommer blühte diese Pflanze – erst silbrig weiß, dann golden gelb. Seitdem nannte man diese Blüten „Gold- und Silberblüte", Jin Yin Hua.[189]

Als Signaturen sind vor allem die Blütenfarben, aber auch der Duft von Interesse. Die silbrig weiße Farbe der Blüten zu Beginn der Blütezeit weist auf den Bezug dieser Droge zur Wandlungsphase Metall mit den beiden Organen Lunge und Dickdarm hin. Die goldgelbe Farbe der Blüten in der späteren Blütezeit, der süße Geschmack und ihr honigsüßer Duft weisen auf den Bezug zur Wandlungsphase Erde und somit zum Magen hin.

Eigenschaften und Anwendungsgebiete

Jin yin hua ist süß und kalt; es tritt in die Leitbahnen von Lunge, Dickdarm und Magen ein. Manche Autoren nennen auch noch einen Herz-Bezug. Chen Shiduo meinte sogar, dass *Jin yin hua* in alle Leitbahnen eintrete, vor allem in die Leitbahnen von Magen und Niere. Die Hauptfunktionen von *Jin yin hua* sind, Hitze zu klären, Toxine herauszulösen und Wind-Hitze zu zerstreuen.

Die Anwendung bei Furunkeln, Karbunkeln und Abszessen

Jin yin hua ist eines der wichtigsten Arzneimittel der Wundmedizin und wird vor allem bei Furunkeln, Karbunkeln, Abszessen, Mastitis, Darmabszessen oder eitrigen Geschwüren angewandt.

Chen Shiduo pries die Wirkung von *Jin yin hua*, Toxine zu zerstreuen, in den höchsten Tönen. Er meinte, dass es im Anfangsstadium von Furunkeln, Karbunkeln oder Abszessen zerstreuend und schmerzlindernd wirke und dass es bei bereits aufgebrochenen Abszessen bzw. eitrigen Geschwüren den toxischen Eiter beseitige. Doch er wies auch darauf hin, dass man es sehr hoch dosieren muss, um den gewünschten Effekt zu erzielen. Außerdem empfahl er hierbei die Kombination mit Süßholz *(Gan cao)* und Angelica sinensis *(Dang gui)*. Chen meinte, dass kein Kraut so gut Toxine attackiere wie *Jin yin hua*. Mit Toxinen ist hier Eiter gemeint. Weiterhin betonte Chen Shiduo, dass *Jin yin hua* nicht nur zerstreuend, sondern auch supplementierend wirke, was in der Gruppe der Toxine herauslösenden Arzneimittel eine Besonderheit darstellt. Ob es stärker supplementierend oder stärker zerstreuend wirkt, hänge laut Chen Shiduo von der Dosis ab. Gering dosiert könne es Qi und Yin supplementieren, während es in höherer Dosis Toxine attackiert.[190] Dass *Jin yin hua* auch ein nährendes Potenzial besitzt, beruht auf seinem süßen Geschmack und feinen Aroma. Daher neigt es nicht wie die meisten anderen Hitze klärenden Mittel dazu, die Mitte zu schädigen. In dem Werk *Die Ergründung der*

189 Wang Huanhua et al., Band 2, S. 102

190 Chen Shiduo, S. 102

Ursprünge der Materia Medica des Göttlichen Landmannes vertrat auch Zhang Lu diese Ansicht: *„Jin yin hua löst Toxine heraus und beseitigt Eiter. Während es drainiert, wirkt es auch supplementierend. Es ist ein heiliges Mittel [zur Behandlung von] Furunkeln, Karbunkeln und Abszessen, nachdem sie aufgebrochen sind."*[191] Bei diesen Indikationen kann *Jin yin hua* entweder allein oder in Kombination mit synergistischen Kräutern angewandt werden. Neben der innerlichen Anwendung empfiehlt sich auch die äußerliche Anwendung in Form von Auflagen oder Spülungen.

Die Anwendung bei Wind-Hitze und Wärme-Erkrankungen

Neben seiner wundmedizinischen Anwendung wird *Jin yin hua* auch häufig zur Behandlung von Wind-Hitze-Syndromen und im Anfangsstadium von Wärme-Erkrankungen *(wen bing)* mit Symptomen wie Halsschmerzen, Halsschwellung und Halsrötung, Fieber, Kopfschmerzen und einer Empfindlichkeit gegen Luftzug und Wind angewendet. Hierbei verwendet man *Jin yin hua* meistens in der Rezeptur *Yin Qiao San*. Die in den obigen beiden Legenden beschriebenen Krankheitsbilder mit Fieber und Exanthem waren derartige Wärme-Erkrankungen.

3.16 *Rěn Dōng Téng* 忍冬藤 Lonicerae Caulis

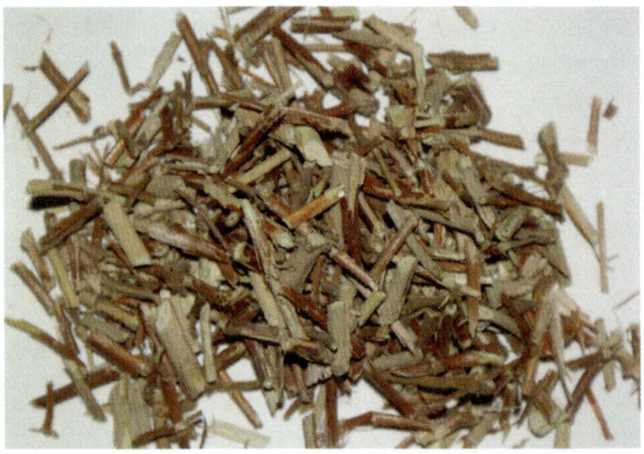

Abb. 3.16 *Rěn Dōng Téng* 忍冬藤 Lonicerae Caulis

- Pharmazeutische Bezeichnung: Lonicerae Caulis
- Deutscher Name: Japanische Geißblattstängel
- Deutsche Übersetzung des chinesischen Namens: „Den Winter überdauernde Kletterpflanze"
- Beinamen: *Jīn yín téng* 金銀藤 („Gold-Silber-Kletterpflanze"), *Yuān yāng téng* 鴛鴦藤 („Enten-Kletterpflanze"), *Rěn dōng* 忍冬 („Den Winter überdauernd")

Bis in die Ming-Dynastie hinein wurden die Blüten, Blätter und Stängel dieser Kletterpflanze nicht sehr streng voneinander unterschieden. Man ging davon aus, dass diese drei Pflanzenteile gleichsinnig wirken. Li Shizhen schrieb, dass die Wirkungen der Stängel, Blätter und Blüten einander gleichen.[192] Meist wurde der Name *Ren dong* als übergreifender Name für diese drei Teile verwendet. Auch heute noch werden die Stängel bei denselben Indikationen wie die Blüten angewendet, wobei die Blüten seit der Qing-Dynastie offenbar häufiger benutzt werden. Der Unterschied zwischen beiden Drogen lässt sich leicht von ihren Signaturen ableiten. Beide Drogen behandeln Furunkel, Karbunkel, Abszesse und andere Entzündungen aufgrund von toxischer Hitze. Doch während die Blüten von leichter Natur sind, wirken sie aufsteigend und schwebend. Sie haben also eine Tendenz nach oben und außen. Somit eignen sie sich besonders gut zur Behandlung von Entzündungen der Haut, des Halses und der Augen. Die Stängel *(Ren dong teng)* sind vergleichsweise schwer und durch ihre längliche, strangartige Form klären sie insbesondere Hitze, Wind und Feuchtigkeit in den Leitbahnen. Ihre rötlich-violette Färbung zeigt auch eine Beziehung zur Blut-Ebene an. Somit behandeln sie neben Abszessen auch rheumatische Erkrankungen und innerliche Entzündungen. Li Shizhen schrieb unter anderem, dass Lonicera japonica *(Ren dong)* bei allen Arten von Wind-Feuchtigkeit-Erkrankungen, bei eitrigen Erkrankungen, bei Furunkeln, Karbunkeln und Abszessen, bei Krätze und Flechten, bei Syphilis und bei schlecht heilenden Geschwüren indiziert sei.[193] Eine Legende aus der Song-Dynastie beschreibt die Anwendung von Lonicera japonica als Mittel gegen Vergiftungen:

[191] Wang Huanhua et al., Band 2, S. 104

[192] Li Shizhen, S. 798

[193] Li Shizhen, S. 798

Während der Song-Dynastie herrschte in der Region von Suzhou eine üble Misswirtschaft korrupter Mandarine und obendrein ereigneten sich auch noch schreckliche Naturkatastrophen. Dies führte dazu, dass die Bevölkerung Hunger leiden musste. Und auch den Mönchen im Weiße-Wolken-Tempel auf dem Taiping-Berg bei Suzhou ging es nicht besser. Um ihren Hunger zu stillen, gruben sie Wurzeln wildwachsender Pflanzen aus und suchten im Wald nach Pilzen. Eines Tages fanden sie einen mit schmackhaft aussehenden Baumpilzen bewachsenen Baumstamm. Bei ihrem großen Hunger und der Erscheinung der Pilze, die eine heilkräftige Wirkung versprach, überlegten sie nicht lange und sammelten sie ein. Nachdem sie wieder ins Kloster zurückgekehrt waren, kochten und aßen sie die Pilze. Doch gegen Mitternacht wachten alle Mönche mit heftigen Bauchschmerzen auf. Ferner litten sie an gesteigertem Speichelfluss, Übelkeit, Erbrechen und Schwindel. Sie waren in der Tat lebensgefährlich erkrankt.

Es war gerade Frühling und in den Bergen blühten alle Pflanzen. Immer wieder wehte der Wind frischen Blütenduft zu den Mönchen hinüber. Bei diesem Duft erinnerte sich einer dieser Mönche an eine frühere Begebenheit: Vor einigen Jahren hatte ein Mönch einen Karbunkel auf dem Rücken. Dieses Problem hatte sich dann zu einer schweren Erkrankung mit hohem Fieber und Delir ausgeweitet. Da kam gerade ein alter Mönch aus einem anderen Kloster zu Besuch. Und dieser wusste ein Mittel dagegen. Er suchte in den Bergen nach der „Enten-Kletterpflanze", wie er sie nannte. Diese kochte er dann zusammen mit Süßholz (Gan cao) und Reis ab und gab dem fiebernden Mönch über den Tag verteilt mehrmals davon zu trinken. Dadurch besserte sich sein Zustand zusehends und bald waren sowohl das Fieber als auch der eiternde Furunkel verschwunden. Der Mönch, dem diese Geschichte gerade wieder eingefallen war, dachte sich, dass diese Pflanze offenbar eine besonders starke Wirkung gegen Toxine haben müsse, und er meinte, dass es auch einen Versuch wert sei, ihre Pilzvergiftung mit diesem Mittel zu behandeln. Durch diese Hoffnung bestärkt, ging er trotz seiner Beschwerden hinaus, um nach dieser Kletterpflanze zu suchen. Schließlich fand er sie auch, pflückte sie und schleppte sich mit letzten Kräften ins Kloster zurück. Er machte sich nicht einmal mehr die Mühe, dieses Kraut abzukochen, sondern aß es einfach roh. Einige Mönche taten es ihm gleich; anderen jedoch war es zuwider, diese rohe und etwas bitter-beißende Pflanze zu essen. Jene Mönche, die sich nicht überwinden konnten, die „Enten-Kletterpflanze" zu essen, erbrachen sich immer weiter und starben schließlich eines jämmerlichen Todes. Jene Mönche hingegen, die das Mittel gegessen hatten, wurden wie durch ein Wunder geheilt.[194]

Die in dieser Legende beschriebene Droge ist die gesamte oberirdische Pflanze Lonicera japonica *(Ren dong)*, also ihre Stängel, Blätter und Blüten.

Kontraindikationen

Für alle Teile von Lonicera gilt, dass sie aufgrund ihrer kalten Natur bei Patienten mit Leere-Kälte von Milz und Magen nur mit Vorsicht angewandt werden dürfen. Bei chronischen Geschwüren, die lediglich ein klares Sekret absondern, sind diese Drogen nicht indiziert.

3.17 *Gǒu Qǐ Zǐ* 枸杞子 Lycii Fructus

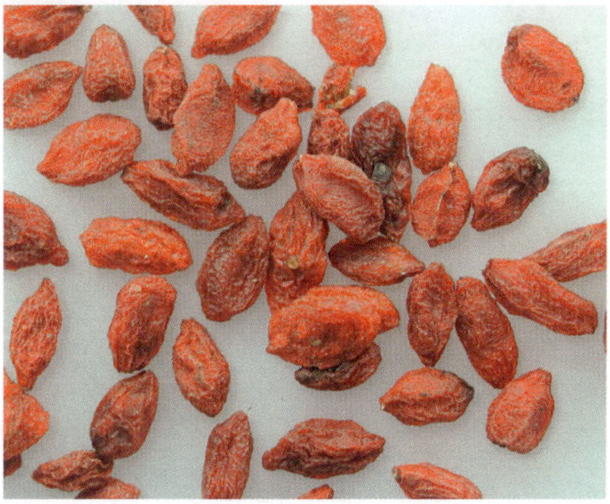

Abb. 3.17 *Gǒu Qǐ Zǐ* 枸杞子 Lycii Fructus*

- Pharmazeutische Bezeichnung: Lycii Fructus
- Botanischer Name: Lycium barbarum, L. chinense

[194] Wang Huanhua et al., Band 2, S. 102

- Familie: Solanaceae (Nachtschattengewächse)
- Deutsche Namen: Bocksdornfrucht, Bocksdornbeere
- Deutsche Übersetzung des chinesischen Namens: „*Gou-qi*-Samen“
- Beinamen: *Chì bǎo* 赤寶 („Roter Schatz“), *Dì xiān zǐ* 地仙子 („Irdischer-Unsterblicher-Samen“), *Xiān rén zhàng* 仙人杖 („Gehstock der Unsterblichen“), *Tiān jīng* 天精 („Himmelsessenz“), *Gǒu jí zǐ* 枸棘子 („*Gou*-Dornenbuschsamen“), *Tián cài* 甜菜 („Süßes Gemüse“), *Què lǎo zǐ* 卻老子 („Die-Alterung-nicht-hinnehmen-Samen“), *Míng yǎn cǎo zǐ* 明眼草子 („Samen des die Augen klärenden Krautes“), *Míng mù zǐ* 明目子 („Die Augen klärende Samen“), *Yáng rǔ* 羊乳 („Milch der Schafe“), *Gǒu qǐ* 枸杞 („*Gou qi*“)

Namen und Signaturen

Gou qi erhielt laut Li Shizhen seinen Namen nach seiner Ähnlichkeit mit zwei anderen Bäumen bzw. Sträuchern, welche *Gou* und *Qi* heißen. Die Dornen von *Gou qi* sollen denen des *Gou*-Baumes ähneln, während sein Stamm und seine Äste denen des *Qi*-Baumes ähneln. Das Schriftzeichen *gou* 枸 wird genau so ausgesprochen wie das Zeichen für Hund, *gou* 狗. Alte Legenden berichten, dass „tausendjährige Wurzeln des Bocksdornbäumchens die Form eines Hundes“ hätten. Also sei der Name von daoistischen Heilern davon abgeleitet worden.[195]

Der Bocksdorn ist ein in China sehr vielseitig verwendeter und hoch geschätzter kleiner, strauchartiger Baum. Alle seine Teile werden entweder arzneilich oder kulinarisch genutzt. Seine Früchte *(Gou qi zi)* werden sowohl in der Medizin als auch in der Küche als Stärkungsmittel verwendet. Aus seiner Wurzel wird die Droge *Di gu pi* gewonnen. Außerdem gilt das Bocksdornbäumchen als eine sehr schöne Zierpflanze. Da verwundert es nicht, dass dieser Baum und die aus ihm gewonnenen Drogen sehr viele verschiedene Beinamen haben, von denen hier nur eine Auswahl präsentiert wird.

Der Name *Chi bao* 赤寶 („Roter Schatz“) bezieht sich auf die rote Farbe und den unschätzbaren Wert der Früchte. Die rote Farbe ist auch die wichtigste Signatur dieser Droge, die den Bezug zum Blut offenbart. *Gou qi zi* nährt das Blut und somit auch das Yin und die Essenz. Der Stamm dieses Bäumchens wurde früher gern von Unsterblichkeitsadepten als Wanderstock benutzt und die Früchte und Blätter dienten ihnen als Nahrung – daher die Namen, die sich auf Unsterbliche beziehen. Außerdem implizieren jene Namen, die auf Unsterblichkeit hinweisen, auch, dass *Gou qi zi* das Leben zu verlängern vermag. Alterung hat nach der Theorie der chinesischen Medizin in erster Linie mit dem Vergehen der Essenz zu tun. Die Stärkung von Blut und Essenz ist also ein Schritt in Richtung Unsterblichkeit, die zumindest zu einem längeren und gesünderen Leben führt. In diesem Sinne ist auch der Name *Que lao zi* 卻老子 („Die-Alterung-nicht-hinnehmen-Samen“) zu verstehen. Auf die Wirkung von *Gou qi zi*, die Essenz zu supplementieren, spielt auch der Name *Tian jing* 天精 („Himmelsessenz“) an. Neben der roten Farbe ist der süße Geschmack der Bocksdornfrüchte, welcher sich im Namen *Tian cai* 甜菜 („Süßes Gemüse“) widerspiegelt, das zweite wichtige Charakteristikum dieser Droge. Der süße Geschmack wirkt nährend auf alle Körpersubstanzen – und über die rote Farbe der Früchte erstreckt sich diese Wirkung vor allem auf das Blut. Eine der wichtigsten Funktionen von *Gou qi* ist das Nähren der Augen, wodurch bereits bestehende leichte Trübungen der Hornhaut oder Linse wieder geklärt werden können. Daher nennt man diese Früchte auch *Ming yan cao zi* 明眼草子 („Samen des die Augen klärenden Krautes“) oder *Ming mu zi* 明目子 („Die Augen klärende Samen“).

Eigenschaften und Anwendungsgebiete

Gou qi ist süß und neutral. Es tritt vor allem in die Leitbahnen von Leber und Niere ein. Manche Quellen erwähnen auch noch die Lungen-Leitbahn. Es supplementiert die Nieren-Essenz und das Leber-Blut und wird entsprechend bei Leber- und Nieren-Leere-Mustern angewandt. Darunter fallen so unterschiedliche Beschwerden wie chronische Augener-

[195] Li Shizhen, S. 1225

krankungen, Trübung der Augen, verschwommene Sicht, Verminderung der Sehkraft, grauer Star, Schwindel, Vertigo, Astigmatismus, Kopfschmerzen, Schwerhörigkeit, Taubheit, Tinnitus, Zahnausfall, Haarausfall, vorzeitiges Ergrauen, Schlaflosigkeit, traumgestörter Schlaf, chronische Lendenschmerzen, Schwäche der Beine, Impotenz, Pollutionen, Infertilität, auszehrender Durst (Diabetes), Hitzewallungen und allgemeine Entkräftung.

Die Anwendung bei Augenleiden

Gou qi ist eines der wichtigsten Augenmittel in der chinesischen *Materia Medica*. Es eignet sich zur Behandlung chronischer Augenerkrankungen, die entweder mit einer Trübung der Augen oder mit verminderter Sehschärfe und verschwommener Sicht oder Trockenheit der Augen einhergehen. Die Förderung der Sehkraft und die Klärung der Augen von Trübungen erfolgt hauptsächlich über die Nährung des Leber-Blutes und der Nieren-Essenz. Doch scheint *Gou qi* auch eine unmittelbar nährende und klärende Wirkung auf die Augen zu haben. Zumindest ist in frühen pharmakologischen Werken die lokale Anwendung von Bocksdornfruchtpresssaft als Augentropfen empfohlen worden. In seinem Werk *Im Notfall Einsatzbereite Rezepturen* aus dem vierten Jahrhundert schrieb Ge Hong: *„Zur Behandlung von geröteten Augen und Pterygien zerstoße man [frische] Bocksdornfrüchte und gewinne den Saft daraus. Drei- bis fünfmal täglich tropfe man diesen in die Augen. Dies ist wunderbar effektiv!“* Ein anderes altertümliches Werk empfiehlt, den Presssaft von Lycii Folium *(Gou qi ye)*, Plantaginis Herba *(Che qian cao)* und Mori Folium *(Sang ye)* in die Augen zu tropfen, um trockene Augen und Pterygien zu behandeln. Li Shizhen hatte eine Art Inhalationstherapie zur Behandlung von Augenleiden beschrieben: *„Man presse das Öl [aus den Bocksdornsamen (Gou qi zi)] und verbrenne dies in einer Öllampe.“*[196]

Die Kräftigung von Sehnen und Knochen

Indem *Gou qi* das Leber-Blut und die Nieren-Essenz supplementiert, kräftigt es auch die diesen beiden Organen zugeordneten Sehnen und Knochen. Außerdem vertreibt es den der Leber zugeordneten pathogenen Faktor Wind, indem es das Blut nährt. Ist das Blut in Fülle, ist dem Wind die Existenzgrundlage entzogen. Mit der Supplementierung der Nieren-Essenz geht außerdem eine Verzögerung der Alterung einher. Der auf Ernährungsheilkunde spezialisierte Arzt Meng Shen schrieb: *„Gou qi festigt die Sehnen und Knochen, beugt der Alterung vor, beseitigt Wind, behandelt Entkräftung und supplementiert die Essenz und das Qi.“*[197]

Dieses traditionelle Konzept der „Kräftigung der Sehnen und Knochen“ fand auch Bestätigung durch moderne Untersuchungen. Man hat in Studien nachweisen können, dass *Gou qi zi* das Skelettwachstum und das Wachstum der Zähne fördert. Außerdem soll es die Bildung des Zahnfleisches begünstigen und somit Parodontose behandeln.[198] Somit ist es auch zur prophylaktischen diätetischen Anwendung bei Kindern geeignet.

Die Anwendung als Stärkungs- und Langlebigkeitsmittel

Traditionell wurden die Bocksdornfrüchte oft auch in Form eines medizinischen Weines eingenommen. Sowohl in Werken der daoistischen Alchemie als auch in medizinischen Rezepturensammlungen wurden verschiedene Verfahren zur Herstellung eines supplementierenden *Gou-qi*-Weines beschrieben, dem man eine enorm kräftigende und lebensverlängernde Wirkung nachsagte. Bezüglich dieser Wirkung erzählt man sich in China auch die folgende Legende:

Während der Nördlichen Song-Dynastie begegnete ein kaiserlicher Bote auf seinem Weg durchs Reich einem etwa 16-jährigen Mädchen, das wutentbrannt mit einem Stock auf einen etwa 80 oder 90 Jahre alten Mann einschlug. Dies lief der konfuzianischen Gesinnung des Beamten zuwider und so griff er ein, packte das Mädchen am Arm und fragte sie, was sich dort abspiele und ob ihr der Sinn für Respekt gegenüber der älteren Generation abhanden gekommen sei. Wie

196 Li Shizhen, S. 1227 f.; Yu Xiaoping et al., S. 1127–1130

197 Meng Shen, S. 98 f.; Li Shizhen, S. 1226

198 Zhu Shifeng, Band 1, S. 266

er zu seiner Verwunderung erfuhr, war der alte Mann der Urenkel dieser jung gebliebenen Frau. Die Frau sagte, dass sie nur deswegen so wütend sei, weil er sich stets weigere, seine Langlebigkeitsmedizin einzunehmen. Deswegen sehe er auch so alt aus, wie er wirklich ist. Wie der Bote weiter erfuhr, sei diese Frau bereits 372 Jahre alt und dieses hohe Alter habe sie erreicht, weil sie jeden Tag das Langlebigkeitsmittel Gou qi zi einnehme.[199]

Auch wenn diese Geschichte maßlos übertrieben erscheint, so verfügt sie jedoch über die von vielen klassischen Autoren propagierte Kernaussage, dass *Gou qi* die Essenz und das Qi mehrt und somit der Alterung entgegenwirkt.

Neben der Anwendung von *Gou qi* in Pillen, Dekokten und Arzneiweinen wurde und wird es auch sehr häufig in der Küche verwendet. Man kocht sie entweder zusammen mit Fleisch, Markknochen, Leber oder anderen Innereien ab oder man bereitet dicke Reissuppen *(zhou)* mit ihnen zu. Auch Vegetarier weichen sie gern ein und geben sie dann über Tofu- oder andere Gerichte. Heutzutage findet man *Gou qi zi* sogar in manchen chinesischen Bio-Bäckereien anstelle von Rosinen in Vollkornbrötchen eingebacken. Ein Gericht mit *Gou qi* ist sogar in die chinesische Geschichte eingegangen – die *Sämige Bocksdornfrucht-Silberwolkenohr-Suppe (Gou Qi Yin Er Geng): Während der Tang-Dynastie waren die beiden Minister Fang Xuanling und Du Ruhui unermüdlich damit beschäftigt, den Kaiser Li Shimin bei der Ordnung des Reiches zu unterstützen, bis sie schließlich beinahe vor Erschöpfung zusammenbrachen. Da sie das „Herz" über die Maßen beansprucht hatten [was wir heute als geistige Überarbeitung bezeichnen würden], litten sie an körperlicher wie geistiger Entkräftung mit Abmagerung, Schwindel und Schlaflosigkeit. Auf Empfehlung der Hofärzte aßen sie dann regelmäßig eine sämige Suppe mit Bocksdornfrüchten und weißen Morcheln (Yin er bzw. Bai mu er). Dadurch gelangten sie bald wieder in den Vollbesitz ihrer ursprünglichen Kräfte.*[200]

Das genaue Rezept dieser Suppe ist leider nicht überliefert, doch ist anzunehmen, dass sie noch entweder Fleisch oder Fisch enthielt, da Suppen, die sich *Geng* 羹 nennen, im Allgemeinen mittels Stärke angedickte Fleisch- oder Fischsuppen sind.

Bei der Betrachtung von *Gou qi* als die Gesundheit und ein langes Leben förderndes Lebens- und Arzneimittel sind auch moderne Forschungsergebnisse interessant, die belegen, dass *Gou qi* das Immunsystem anregt und reguliert, die Blutbildung fördert, der Alterung und Schwächung wie auch Mutationen und Krebs entgegenwirkt, Blutfette, Blutzucker und den Blutdruck senkt und auch die Leber schützt.[201]

Die Behandlung von sexuellen Funktionsstörungen und Unfruchtbarkeit

Die Funktion der Bocksdornfrüchte, die Nieren-Essenz zu mehren, umfasst selbstverständlich auch die Kräftigung der Sexualfunktion und des Spermas. Die Bocksdornfrüchte ähneln praktisch kleinen roten Säckchen, die viele kleine Samen enthalten. Dies kann man durchaus als Signatur auffassen, die auf einen Tropismus zum Hoden hinweist. Die potenzsteigernde Funktion dieser Frucht ist auch schon seit alters bekannt. Im fünften Jahrhundert riet Tao Hongjing, dass man *Gou qi* nicht zu sich nehmen soll, wenn man „1000 Meilen von zu Hause entfernt" ist.[202] Damit ist gemeint, dass *Gou qi* die Essenz und somit den Samen zum Überlaufen auffüllt, was es dem Mann sehr schwer macht, ihn zurückzuhalten. Doch ist *Gou qi* nicht mit warmen, Yang stärkenden Potenzmitteln wie Cervi Parvum Cornu *(Lu rong)* oder Cynomorii Herba *(Suo yang)* zu vergleichen. Während jene Kräuter vorwiegend den Yang-Aspekt der Essenz mehren und dabei leicht das Yin schädigen können, nährt *Gou qi* in harmonischer Weise vorwiegend den Yin-Aspekt der Essenz, was es auch langfristig sehr gut verträglich macht. Daher wird *Gou qi* sehr häufig bei männlicher Infertilität, Impotenz, Pollutionen oder Spermatorrhoe verabreicht, doch genauso häufig auch bei weiblicher Infertilität. Auch moderne Untersuchungen an der TCM-Uni-

199 Wang Huanhua et al., Band 2, S. 124
200 Wang Huanhua et al., Band 2, S. 127; Zhu Shifeng, Band 1, S. 265
201 Gao Xuemin: Zhong Yao Xue, S. 557
202 Li Shizhen, S. 1227

versität von Beijing bestätigen, dass *Gou qi* die Potenz selbst älterer Männer zu stärken vermag, die Abwehrkraft erhöht und dem Alterungsprozess entgegenwirkt.[203]

Weiterhin befeuchtet *Gou qi* die Lunge und behandelt konsumptive Lungenerkrankungen. Dazu schrieb Li Shizhen: *„Gou qi zi reichert [das Yin] der Niere an und befeuchtet die Lunge."*[204]

Kontraindikationen

Seine befeuchtende Qualität macht *Gou qi zi* für Patienten mit einer Milz-Schwäche leider relativ schwer verdaulich. Bei jenen Patienten führt die Einnahme leicht zu Blähungen und weichen Stühlen. In diesen Fällen sollte man *Gou qi* zum einen niedriger dosieren, zum anderen kann man es als Aufguss zubereiten, anstatt es abzukochen. In Pillenform, z.B. in *Qi Ju Di Huang Wan*, macht es im Allgemeinen weniger Probleme als in Dekokten.

3.18 *Dì Gǔ Pí* 地骨皮 Lycii Cortex

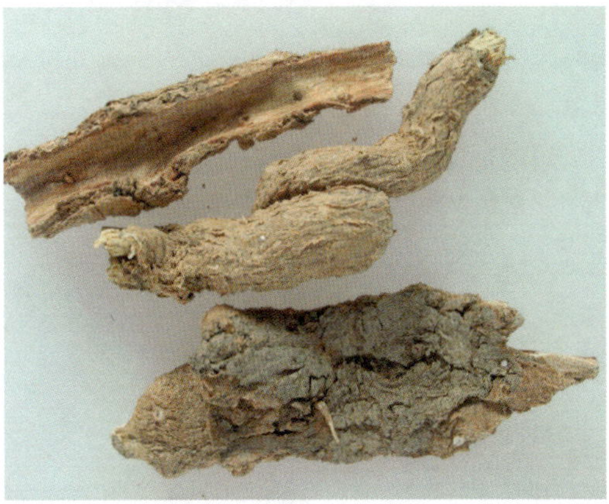

Abb. 3.18 *Dì Gǔ Pí* 地骨皮 Lycii Cortex*

- Pharmazeutische Bezeichnung: Lycii Cortex
- Botanische Namen: Lycium barbarum, L. chinense
- Familie: Solanaceae (Nachtschattengewächse)
- Deutsche Namen: Bocksdornwurzelrinde
- Deutsche Übersetzung des chinesischen Namens: „Erdknochenrinde"
- Beinamen: *Dì gǔ* 地骨 („Erdknochen"), *Dì jié* 地節 („Erdsegment"), *Dì xiān* 地仙 („Irdischer Unsterblicher"), *Gǒu qǐ gēn* 枸杞根 („*Gou-Qi*-Wurzel")

Namen und Signaturen

Die Form der Bocksdornwurzel hatte die alten Chinesen offenbar an in der Erde liegende Knochen erinnert. Und da man nicht die ganze Wurzel, sondern nur ihre Rinde arzneilich verwendet, nannte man die Droge „Erdknochenrinde". Dieses knochenartige Aussehen stellt in der Tat eine wichtige Signatur dar. Bei seiner kalten Natur klärt es Hitze aus den Knochen. Die Hauptindikation von *Di gu pi* ist das Syndrom der dampfenden Knochen. Dabei handelt es sich um eine ausgeprägte Nieren-Yin-Leere mit Symptomen wie nachmittäglichem oder nächtlichem Fieber, Rötung der Jochbeinregion, Nachtschweiß, Nervosität, trockener Kehle und trockenem Mund. Anhand des Namens hatte Li Dongyuan auch die Wirkungsbereiche von *Di gu pi* beschrieben. Spätere Autoren zitierten seine Worte: *„Erde (di) steht für Yin, Knochen (gu) steht für Innen, Haut (pi) steht für Außen."*[205]

Davon leitet sich ab, dass *Di gu pi* sowohl im Inneren als auch außen, sowohl oben als auch unten wirkt, wobei seine Wirkung im unteren Wärmebereich am stärksten ausgeprägt ist.[206]

Eigenschaften und Anwendungsgebiete

Heutzutage wird *Di gu pi* hauptsächlich als ein Mittel betrachtet, dass Leere-Hitze beseitigt, das Blut kühlt und Lungen-Hitze klärt. In klassischen Werken wurde darüber hinaus auch noch sein supplementierender Charakter betont. Beispielsweise

[203] Wang Huanhua et al., Band 2, S. 126
[204] Li Shizhen, S. 1226
[205] Wang Ang, Rolle 2, S. 6; Huang Gongxiu, S. 199
[206] Huang Gongxiu, S. 199

meinte Lei Xiao: *„Die supplementierende Wirkung des Bocksdorns beschränkt sich nicht allein auf seine Früchte (Gou qi zi). Die Wirkung der Bocksdornwurzel besteht nicht allein im Klären von Hitze.“*[207]

Einer Legende nach können auch alle Teile des Bocksdornbäumchens zusammen zu einer sagenhaft wirksamen Pille verarbeitet werden: *Im Landkreis Eshi lebte einst ein alter Mann, der bereits am Stock ging und alle seine Zähne verloren hatte. Eines Tages begegnete er einem barfüßigen Unsterblichen, der ihm sein Geheimrezept anvertraute: „Im Frühling pflücke man die jungen Triebe des Bocksdorns (Gou qi miao), im Sommer pflücke man die Bocksdornblüten (Gou qi hua), im Herbst pflücke man die Bocksdornfrüchte (Gou qi zi) und im Winter die Bocksdornwurzel (Gou qi gen). Diese Drogen lässt man erst im Schatten trocknen und weicht sie dann in Wein ein. Dann lässt man sie in der Sonne trocknen und stellt anschließend mittels Honig Pillen her.“ Der alte Mann befolgte diesen Rat und nahm die so hergestellten Pillen tagtäglich ein. So wurde er nicht nur über hundert Jahre alt, sondern lief wieder mit jugendlicher Leichtigkeit. Seine weißen Haare wurden wieder schwarz und seine bereits ausgefallenen Zähne wuchsen nach. Er konnte sogar trotz seines hohen Alters wieder ein normales Sexualleben führen.*[208]

Auch wenn diese Legende reichlich übertrieben erscheint, so weist sie doch auf die in der Tat vorhandene Wirkung von *Gou qi* hin, die Langlebigkeit zu fördern. Zwar wurden in dieser Legende alle Teile des Bocksdorns erwähnt, doch ist die supplementierende Kraft nach heutiger Ansicht am stärksten in den Früchten *(Gou qi zi)* ausgeprägt. Wegen der kalten Natur der Bocksdornwurzelrinde scheint ihre langfristige Anwendung kaum empfehlenswert zu sein und sie sollte weitgehend auf Fälle von Leere-Hitze beschränkt bleiben.

Di gu pi ist fad-süß und kalt. Die Angaben in der klassischen Literatur schwanken zwischen leicht kalt und kalt. Es tritt genau wie die Bocksdornfrüchte *(Gou qi zi)* in die Leitbahnen der Niere, Leber und Lunge ein. Einige traditionelle Quellen geben noch den dreiteiligen Erwärmer an.[209] Seine Hauptfunktionen sind laut Wang Ang, Hitze zu drainieren, das Blut zu kühlen und das reguläre Qi zu supplementieren.[210]

Das Drainieren von Hitze beruht auf der kalten Natur und dem faden Geschmack, welcher Hitze über den Urin nach außen sickern lässt. Anders als bei bitter-kalten Drogen ist diese drainierende Wirkung mild und schädigt weder das Qi noch die Körperflüssigkeiten. Durch seine süße Qualität schützt und nährt *Di gu pi* sogar Qi und Yin. Daher ist *Di gu pi* insbesondere geeignet, Zustände von Leere-Hitze zu behandeln, wo bitter-kalte Drogen kontraindiziert sind. Einen Vergleich zwischen bitter-kalten Drogen und der süß-kalten Bocksdornwurzelrinde zog auch Huang Gongxiu in seinem Werk *Suche nach dem wahren Wissen über die Materia Medica*: *„Die Leute von heute kennen nur Scutellariae Radix ([Huang] qin) und Coptidis Rhizoma ([Huang] lian), um Feuer im oberen Wärmebereich zu behandeln, und Phellodendri Cortex ([Huang] bai), um Feuer im unteren Wärmebereich zu behandeln. Doch sie wissen nicht, dass Di gu pi mit seinem süß-faden Geschmack und seiner leicht kalten Natur besonders gut geeignet ist, um Hitze zurückzudrängen, indem es das Yin supplementiert. [Li] Shizhen hatte es oft mit Artemisiae annuae Herba (Qing hao) kombiniert, um Hitze zurückzudrängen, was immer sehr effektiv ist.“*[211]

Die Leere-Hitze drainierende Wirkung von *Di gu pi* erstreckt sich vor allem auf Lunge, Leber und Nieren. Wang Ang schrieb: *„Di gu pi ist süß, fad und kalt; es führt in der Lunge verborgenes Feuer herab und drainiert Leber- und Nieren-Leere-Hitze.“*[212]

Die durch *Di gu pi* behandelten Hitze-Muster lassen sich nach den betroffenen Organen und Funktionskreisen in drei Aspekte unterteilen. Erstens behandelt *Di gu pi* Husten und auszehrenden Durst, indem es die Lunge klärt. In diesem Zusammenhang meinte Huang Gongxiu, dass die von *Di gu pi* behandelten Lungen-Symptome wie Husten und auszehrender Durst hauptsächlich auf nach oben dämpfen-

[207] Yu Xiaoping et al., S. 1128
[208] Zhu Shifeng, Band 1, S. 264
[209] Chen Jiamo, S. 235; Yu Xiaoping, S. 1127
[210] Wang Ang, Rolle 2, S. 6
[211] Huang Gongxiu, S. 199
[212] Wang Ang, Rolle 2, S. 6

dem Nieren-Feuer beruhen.[213] Zweitens behandelt *Di gu pi* Kopfschmerzen aufgrund von innerem Wind oder Flankenschmerzen, indem es die Leber klärt. Drittens behandelt es dampfende Knochen, indem es die Niere klärt.

Das Syndrom der dampfenden Knochen ist oben bereits beschrieben worden. Anzumerken ist hierzu allerdings noch der in der klassischen Literatur viel diskutierte Unterschied zwischen dampfenden Knochen mit und ohne Schwitzen. *Di gu pi* wird dabei für dampfende Knochen mit Schwitzen empfohlen, während *Mu dan pi* dampfende Knochen ohne Schwitzen behandelt. Mit einer ausführlichen Erklärung des Pathomechanismus hat diesen Unterschied Huang Gongxiu erläutert: *„Zwar behandeln Di gu pi und Mu dan pi beide dampfende Knochen, doch ist Dan pi von scharfem Geschmack und vermag somit dampfende Knochen ohne Schwitzen zu behandeln. Dieses [Arzneimittel, d.h. Di gu pi] ist von süßem Geschmack und vermag daher dampfende Knochen mit Schwitzen zu behandeln. Dan pi gehört zu den Arzneimitteln, die ins Blut eintreten und Stase zerstreuen. Schweiß ist [praktisch auch] Blut [da er aus Blut transformiert wird]. Trifft man auf Patienten mit Blut-Stase, die nicht schwitzen, dann ist [diese] scharfe und kalte [Droge] indiziert. Wenn [jedoch ein Patient mit] dampfenden Knochen schwitzt und man trotzdem das scharf-zerstreuende Dan pi benutzt, dann beraubt man [den Patienten] seines [bereits dezimierten] Schweißes und damit auch seines Blutes. Im [Kapitel 74 des Inneren] Klassiker heißt es, dass man innerliche Hitze mit süß-kalten Drogen drainieren soll. Und Di gu pi ist ein solches Arzneimittel.“*[214]

Einen weiteren Verweis auf die hervorragende Fähigkeit von *Di gu pi*, die Nieren zu klären, findet sich bei dem Ming-zeitlichen Gynäkologen Fu Qingzhu. Mit seiner Rezeptur *Liang Di Tang* behandelte er ein Syndrom von „exzessivem Nieren-Feuer mit Erschöpfung des Yin-Wassers“, das mit vorzeitiger, aber sehr geringer Menstruationsblutung in Erscheinung tritt. Bei diesem Muster bedingt die Erschöpfung von Nieren-Yin Leere-Feuer und Blut-Hitze, was das Menstruationsblut vorzeitig austreten lässt. Über die beiden Hauptdrogen seiner Rezeptur *Liang Di Tang* schrieb Fu Qingzhu: *„Diese Rezeptur benutzt Lycii Cortex (Di gu) und Rehmanniae Radix (Sheng di), um die Hitze in den Knochen zu klären. Die Hitze in den Knochen leitet sich von der Hitze in der Nieren-Leitbahn her. Klärt man hier die Knochen und das Mark, ist das Nieren-Qi auf natürliche Weise wieder klar. Und [die Verwendung dieser beiden Drogen] schädigt auch nicht das Magen-Qi.“*[215]

Bei Lungen-Hitze-Husten macht man sich auch die süß-kalte Eigenschaft von *Di gu pi* zunutze, mit deren Hilfe Lungen-Hitze geklärt und das Lungen-Qi herabgeführt werden kann. In Kombination mit synergistischen Arzneimitteln wendet man *Di gu pi* in der Rezeptur *Xie Bai San* an, um Husten, Asthma, Keuchatmung und Hitzegefühl in der Haut zu behandeln.

Da *Di gu pi* Blut-Hitze kühlt, kann es auch bei Nasenbluten, Bluthusten oder blutigem Urin aufgrund von heißem, sich ungestüm bewegendem Blut angewandt werden. Dazu kann *Di gu pi* unter Zusatz von Reiswein als Einzelmittel abgekocht oder mit Drogen wie Imperatae Rhizoma *(Bai mao gen)* und Platycladi Cacumen *(Ce bai ye)* kombiniert werden.

Kontraindikationen

Di gu pi wird aufgrund seiner kalten Natur von Patienten mit Leere-Kälte von Milz und Magen schlecht vertragen. Wang Ang schrieb über die beiden Bocksdorndrogen: *„Bei Menschen mit schlüpfrigem Darm [also Patienten mit Neigung zu Durchfall] sind die Bocksdornfrüchte (Gou qi zi) kontraindiziert; bei Menschen mit Kälte der Mitte ist die Bocksdornwurzelrinde (Di gu pi) kontraindiziert.“*[216]

Weiterhin ist *Di gu pi* ungeeignet, Husten aufgrund von äußerlich zugezogener Wind-Kälte zu behandeln.

[213] Huang Gongxiu, S. 199
[214] Huang Gongxiu, S. 199
[215] Fu Qingzhu, Guo Fang, S. 121
[216] Wang Ang, Rolle 2, S. 6; Huang Gongxiu, S. 199

3.19 *Jīn Qián Cǎo* 金錢草 (金钱草) Lysimachiae Herba

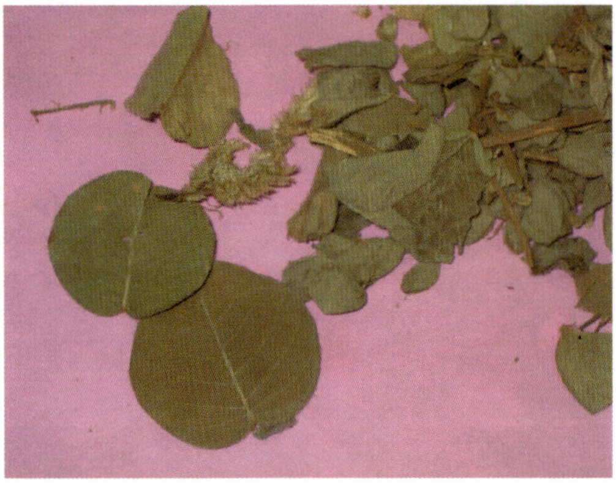

Abb. 3.19 *Jīn Qián Cǎo* 金錢草 (金钱草) Lysimachiae Herba

- Pharmazeutische Bezeichnung: Lysimachiae Herba
- Botanische Namen: Lysimachia christina, Desmodium styracifolium
- Familie: Primulaceae (Primelgewächse)
- Deutsche Namen: Chinesische Lysimachia, Christinengilbweiderich
- Deutsche Übersetzung des chinesischen Namens: „Geldkraut" oder „Goldmünzenkraut"
- Beinamen: *Guò lù huáng* 過路黄 („Wegegelb"), *Guǎng jīn qián cǎo* 廣金錢草 („Goldmünzenkraut aus Guangdong") [Desmodium styracifolium]

Namen und Signaturen

Seinen Namen erhielt *Jin qian cao* nach der Form seiner Blätter und der Farbe seiner Blüten. Sowohl die europäischen und amerikanischen als auch die ostasiatischen Lysimachia-Arten blühen in goldgelber Farbe. Dies spiegelt sich im Zeichen *jin* 金 („Gold") wider. Die in China verbreitete Lysimachia-Art Lysimachia christina hat, anders als der in unseren Breiten vorkommende Gilbweiderich, annähernd runde Blätter, welche die Chinesen an Münzen erinnert haben. Noch stärker als bei Lysimachia christina ist die Münzenform der Blätter bei Desmodium styracifolium *(Guang jin qian cao)* ausgeprägt. Beide Drogen besitzen sehr ähnliche Wirkungen.

Jin qian cao ist süß, salzig und leicht kalt. Es tritt in die Leitbahnen von Blase, Nieren, Gallenblase und Leber ein. Eigentlich ist dieses Kraut nicht wirklich süß. „Süß" bedeutet hier lediglich „nicht bitter", wie es für Feuchtigkeit-Hitze ausleitende Substanzen sonst typisch ist. Eigentlich schmeckt das Dekokt dieses Krautes nach gar nichts. Dies ist der Geschmack, den man als fad bezeichnet, und welcher ein Wesensmerkmal Feuchtigkeit ausleitender Drogen ist.

Die farblichen Signaturen sind hier nicht über den chinesischen, sondern eher über den altgriechischen Ansatz zu verstehen. Die gelbe Farbe weist hier also nicht auf eine vorrangige Wirkung auf Milz und Magen hin, sondern auf einen Tropismus zum gelben Gallensaft wie auch zum gelben Urin. Somit wirkt es auf die Organe, die mit diesen beiden Flüssigkeiten am engsten verbunden sind – Leber, Gallenblase, Nieren und Blase. Wenn es auch keinen ausgesprochenen Bezug zu Magen und Milz hat, so schädigt *Jin qian cao* durch seinen „süßen" Geschmack zumindest nicht die Mitte, wie es die meisten anderen Feuchtigkeit-Hitze klärenden Drogen leicht tun. Indem *Jin qian cao* ein Übermaß an Feuchtigkeit aus dem Körper ausleitet, stärkt es zumindest indirekt die Milz, die bekanntlich Feuchtigkeit verabscheut und Trockenheit liebt.

Eigenschaften und Anwendungsgebiete

Jin qian cao wirkt harntreibend und Feuchtigkeit-Hitze ausleitend. Es behandelt Feuchtigkeit-Hitze-Erkrankungen sowohl in der Blase als auch in der Gallenblase, also Erkrankungen, die man in der westlichen Medizin als Zystitis oder Cholezystitis bezeichnen würde. Die Spezialität dieses Mittels ist die Auflösung von Steinen und das Ausspülen von Sand bzw. Grieß aus der Gallenblase oder der Harnblase.

Antike Pharmakopöen erwähnen dieses Mittel nicht. Es tauchte zum ersten Mal in *Auslassungen der Enzyklopädie der Materia Medica* während der Qing-Dynastie auf. Es ist jedoch anzunehmen, dass es bereits lange davor in der regionalen Volksheilkunde Chinas verwendet worden ist. Moderne Forschungsergebnisse bestätigen die traditionelle Anwendung als Mittel gegen Harn- und Gallenblasensteine. Man hat in Experimenten nachweisen können, dass Dekokte von *Jin qian cao* sowohl die Bildung von Galle als auch den Gallenfluss fördern. Dadurch kann Grieß, der sich im Gallengang befindet, leicht ausgeschieden werden. Indem derartige Blockaden beseitigt werden, wird auch der Schmerz gelindert und eventuell bestehender Ikterus wird sich zurückbilden. Außerdem hat man entdeckt, dass *Jin qian cao* den Urin ansäuert, wodurch Steine, welche sich unter alkalischen Bedingungen bilden, aufgelöst werden können.[217] In der heutigen klinischen Praxis wird *Jin qian cao* häufig zur Behandlung von Dysurie und Steinleiden angewandt, namentlich bei Gallensteinen, Nierensteinen, Harnwegssteinen und Blasensteinen. Um die steinauflösende Wirkung von *Jin qian cao* hatte sich im alten China die folgende Legende entsponnen:

Vor über 200 Jahren lebte in der Region südlich des Changjiang-Flusses (Yangtze) ein Bauer mit seiner Frau glücklich in Liebe und Eintracht zusammen. Sie bestellten gemeinsam das Feld und kümmerten sich um ihre Tiere. Doch eines Tages verspürte der Mann plötzlich einen heftigen Schmerz in der rechten Bauchhälfte. Es war ein unerträglicher Schmerz, so als ob jemand ein Messer in seinem Bauch herumdrehen würde. Er begann zu fiebern und außerdem war er am ganzen Körper gelb. Auch seine Skleren waren gelb und trüb. Nach nur wenigen Tagen starb der Bauer, ohne dass seine Frau ihm auch nur irgendwie hätte helfen können. Sie war außer sich vor Kummer und Verzweiflung und weinte unablässig. Ihr war völlig unklar, welche Krankheit ihren Mann so plötzlich von ihr genommen hatte.
Der Arzt, der den Bauer obduzierte, fand einen etwa erdnussgroßen Stein in dessen Gallenblase, welcher offensichtlich an seinen starken Schmerzen, an der Gelbsucht und an seinem plötzlichen Tode Schuld gewesen war. Der Arzt gab den Stein der Bauersfrau. Zur Erinnerung an ihren geliebten Mann trug sie diesen Stein dann an ihrem Gürtel hängend in einem kleinen Säckchen, welches sie speziell dafür aus Seide genäht hatte.

Eines Jahres, als sie ein großes Bündel gemähten Grases vom Berg ins Tal zu ihrer Scheune trug, fiel ihr des Abends auf, dass der Stein sich um die Hälfte verkleinert hatte. Sie wunderte sich sehr darüber und ging zu dem Arzt, der seinerzeit den Stein aus dem Bauch ihres Mannes geholt hatte, und fragte ihn, wie das wohl zu erklären sei. Der Arzt überlegte und kam zu dem Schluss, dass in dem Gras, das sie getragen hatte, wohl ein Kraut gewesen sein muss, dass Gallensteine auflöst. Der Arzt inspizierte das Grasbündel, das die Bäuerin aus den Bergen heruntergetragen hatte. Dabei entdeckte er ein ungewöhnliches Kraut, dessen Blätter rund wie Münzen waren. Dieses Mittel probierte der Arzt dann bei anderen Patienten mit Steinleiden aus und fand es dabei äußerst effektiv. Wegen der Form seiner Blätter nannte er es „Goldmünzenkraut" (Jin qian cao).[218]

Durch diese Geschichte blieb das Wissen um die spezifische Wirkung von *Jin qian cao* bei Steinleiden der Gallenblase und bei Gelbsucht bis heute erhalten. Die Harnsteine auflösende Wirkung von *Jin qian cao* kommt auch in dem folgenden historischen Bericht sehr gut zum Ausdruck:

Zu Beginn der chinesischen Republikzeit, also in den Zehner- und Zwanzigerjahren des vergangenen Jahrhunderts, beschäftigte sich ein chinesischer Arzt Namens Miao Yongqi, welcher westliche Medizin studiert hatte, mit dem Problem der Behandlung von Blasensteinen und Blasenentzündungen im Rahmen von Steinleiden. Nachdem er mehrere Male klassische chinesische Arzneirezepturen bei seinen Patienten ausprobiert hatte, kam er zu dem Schluss, dass die chirurgische Entfernung der westlichen Medizin zweifelsfrei das beste Behandlungsverfahren darstelle. Im Jahre 1919 machte sich Miao Yongqi auf eine Reise nach Hongkong. Unterwegs besuchte er in der Stadt Shilong, die auf dem Weg lag, seinen alten Freund Chen Ziquan. Doch fand er diesen vor Schmerzen stöhnend auf seinem Bett liegend vor. Auf seine Nachfragen hin erzählte ihm Chen, dass er an Harnsteinen

[217] Gao Xuemin, *Zhong Yao Xue*, S. 267; Wang Huanhua et al., Band 2, S. 108

[218] Hung I-Nang, S. 32 ff.; Hu Xian'guo, S. 216; Yang Xiaoguang et al., S. 143

mit schmerzhaftem Wasserlassen leide. Er sagte: „Ich wollte dir schon einen Brief schreiben und dich bitten, mich zu behandeln. Da trifft es sich sehr gut, dass du gerade vorbeikommst. Schon seit über 20 Tagen habe ich heftige Schmerzen beim Wasserlassen und der Urin fließt nicht, sondern tröpfelt nur. Und es wird mit jedem Tag schlimmer. Schon mehrere Ärzte haben mich behandelt, doch hat mir dies überhaupt keine Besserung gebracht." Miao Yongqi palpierte sein Abdomen und stellte fest, dass es sich tatsächlich um eine Harnretention handelte. Also ging er einen befreundeten Arzt in dieser Stadt besuchen und borgte sich von ihm einen Katheter. Damit entleerte er erst einmal die Blase und nutzte ihn dann auch zur Untersuchung. Er stellte fest, dass sein Freund zwei etwa walnussgroße Steine in seiner Blase hatte. Chen Ziquan bat seinen Freund Miao Yongqi, ihn zu behandeln. Dieser sagte ihm: „Wenn man dieses Problem an der Wurzel behandeln möchte, dann muss man die Steine operativ entfernen." Doch Chen Ziquan erwiderte: „Da möchte ich lieber sterben, als mich einer solch beschwerlichen Behandlung zu unterziehen." Daraufhin sagte der Arzt Miao Yongqi: „Außer dieser Behandlungsmethode gibt es praktisch keine, die dieses Leiden ursächlich behandeln könnte." Dann verabschiedete er sich von seinem Freund, um weiter nach Hongkong zu reisen. Als er auf dem Rückweg zwei Monate später wieder bei seinem Freund vorbeischaute, fand er diesen in bester Stimmung und in anscheinend guter gesundheitlicher Verfassung vor. Chen Ziquan begrüßte ihn hocherfreut und reichte ihm dann eine kleine Blechdose. Miao Yongqi öffnete die Dose und fand darin nur sehr feinen Sand vor. Er fragte seinen Freund, woher denn dieser Sand komme, und Chen Ziquan sagte daraufhin: „Letztens meintest du, dass mein Harnsteinleiden nur durch eine Operation zu heilen sei. Doch habe ich mich nicht operieren lassen. Stattdessen habe ich nur ein einziges Kraut eingenommen, das die Steine in meiner Blase zu Sand aufgelöst hat. Dies ist der Sand, den ich über den Urin ausgeschieden habe. Ich habe ihn extra für dich aufgehoben, damit du diese Erkrankung weiter erforschen kannst." Miao Yongqi war höchst überrascht und hielt dies schlichtweg für unmöglich. Er sagte: „Bei meiner Untersuchung vor zwei Monaten habe ich zwei sehr große und solide Steine in deiner Blase festgestellt. Selbst wenn man die Steine direkt in eine arzneiliche Lösung legen würde, würden sie sich nur schwerlich auflösen. Gesetzt den Fall, es gäbe solche steinauflösenden Mittel, dann würde man sie doch wohl kaum oral einnehmen können. Ein Mittel, dass eine so drastische Wirkung hat, dass es harte Steine aufzulösen vermag, würde bei der oralen Einnahme sicher auch die weichen inneren Organe auflösen. Also muss ich offen gestehen, dass ich deinen Worten keinen Glauben schenken kann. Wenn es dir nichts ausmacht, würde ich dich gern noch einmal untersuchen." Herr Chen willigte gern ein. So suchte Miao Yongqi erneut mit dem Katheter nach den zwei Blasensteinen, doch konnte er die beiden Steine nicht mehr finden. Auch die Harnretention und die Druckempfindlichkeit des Unterbauches waren verschwunden. Schließlich blieb Miao Yongqi nichts anderes übrig, als seinem Freund zu glauben. Dann fragte er, welches Kraut denn eine solch unglaubliche Wirkung habe, und Chen Ziquan antwortete: „Ein Gast hatte mir davon erzählt und mir auch gleich ein Bündel davon gegeben. Das Mittel heißt Jin qian cao. Du kannst dieses Kraut gerne mitnehmen, um es auszuprobieren. Angewandt wird es folgendermaßen: Man nehme ein Bündel, etwa 300 g, koche es in einem großen Topf in reichlich Wasser ab und trinke es über den Tag verteilt anstelle von Tee. Je mehr man davon trinkt, desto besser die Wirkung. Ich habe nur fünf oder sechs große Töpfe davon getrunken und bin bereits völlig von meinem Leiden geheilt."

Miao Yongqi nahm sich also ein paar Bündel von diesem Kraut mit, und als ihn kurz darauf ein Patient mit sehr schmerzhaftem, tröpfelndem Wasserlassen aufsuchte, wendete er es an. Zuerst untersuchte er ihn jedoch gründlich und stellte drei pflaumenkerngroße Harnsteine in der Blase fest. Daraufhin gab er diesem Patienten drei Bündel Jin qian cao mit. Nachdem er das Dekokt davon eingenommen hatte, ging beim Wasserlassen sehr viel Harngrieß mit ab und das Wasserlassen war auch längst nicht mehr so schmerzhaft. Nach drei, vier Tagen war der Urin bereits frei von Harngrieß und der Patient war von seinen Steinen befreit. Im Jahre 1924 suchte ihn ein Bauer auf, der bereits seit sieben oder acht Jahren an schmerzhaftem, tröpfelndem Wasserlassen mit Steinbildungen litt. Bei der Untersuchung stellte er einen Harnstein von Gänseeigröße fest und noch zwei weitere, die so groß waren wie die Kerne von Longanfrüchten (Long yan he). Nachdem der Patient das Dekokt von vier Bündeln Jin qian cao getrunken hatte, schied er beim Urinieren sehr viel Sand und kleine Steinchen aus. Nach einer weiteren Einnahme war auch er geheilt. Dies war für Miao Yongqi Grund genug, seine frühere Meinung zu revidieren und an die Effektivität traditioneller steinauflösender Arzneimittel zu glauben.[219]

Dies sind sehr beeindruckende Beispiele für die steinauflösende Wirkung von *Jin qian cao*, die darauf hinweisen, dass man durchaus sehr große und massive Steine mit diesem Mittel auflösen kann, wenn man es nur ausreichend hoch dosiert. Bei der nur leicht kalten Natur von *Jin qian cao* sind bei kurz- und mittelfristiger Anwendung auch keine nennenswerten Nebenwirkungen zu erwarten. Kontraindikationen für die Anwendung von *Jin qian cao* werden in der Fachliteratur nicht aufgeführt. Es handelt sich hierbei um ein sehr mildes und gut verträgliches Mittel. Nur bei längerer hoch dosierter Anwendung kann es zu Dysbalancen im Elektrolythaushalt mit Schwindel und Herzklopfen kommen, da dieses Mittel die Kaliumausscheidung erhöht und Kalzium zurückhält.[220] Dass der schulmedizinisch ausgebildete Arzt Miao Yongqi in diesem historischen Bericht anfangs die „klassischen Rezepturen" als ineffektiv befand, mag daran gelegen haben, dass er bis zu jenem Erlebnis *Jin qian cao* noch nicht entdeckt hatte, denn in den klassischen Pharmakopöen aus der Zeit vor der Qing-Dynastie taucht diese Droge nicht auf.

Abschließend sollen hier noch die Erfahrungen meines Lehrers Wu Boping aufgeführt werden, der *Jin qian cao* als bitter und kühl beschreibt. Auch Prof. Wu berichtet von der Effektivität dieses Arzneimittels bei Steinen sowohl im Gallen- als auch im Harnwegssystem. Doch seiner Erfahrung nach können Steine mit einem Durchmesser über 1 cm auf diesem Wege nicht ausgeschieden werden. Diese sollte man erst zertrümmern lassen und anschließend einen Tee aus *Jin qian cao* trinken, um den Steingrieß auszuleiten. Die therapeutische Tagesdosis setzt Dr. Wu bei 9–12 g an. Bei chronischen Beschwerden könne man *Jin qian cao* als Tee auch problemlos über ein oder zwei Jahre einnehmen, wobei man seinen leicht bitteren Geschmack mit etwas Honig oder Zucker verfeinern kann.

[219] Wang Huanhua et al., Band 2, S. 108 ff.
[220] Bensky / Gamble, 1993, Materia Medica, S. 144

3.20 *Sān Qī* 三七 Notoginseng Radix

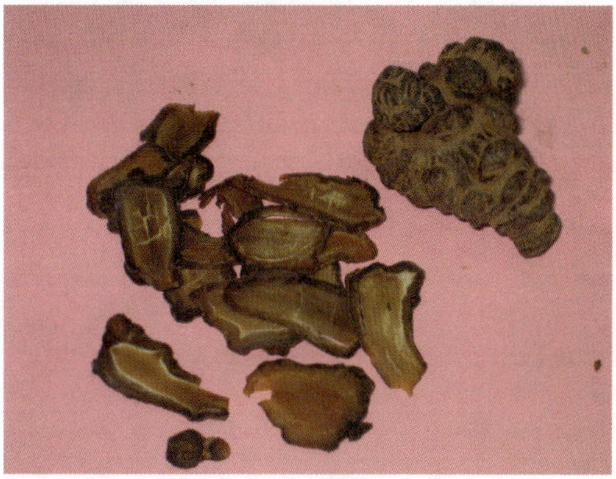

Abb. 3.20 *Sān Qī* 三七 Notoginseng Radix

- Pharmazeutische Bezeichnung: Notoginseng Radix
- Botanischer Name: Panax notoginseng
- Familie: Araliaceae (Araliengewächse, Efeugewächse)
- Deutscher Name: Pseudoginseng
- Deutsche Übersetzung des chinesischen Namens: „Drei-Sieben"
- Beinamen: *Tián qī* 田七 („Feld-Sieben"), *Rén shēn sān qī* 人參三七 / *Shēn sān qī* 參三七 („Ginseng-Drei-Sieben"), *Sān qì gēn* 三七根 („Drei-Sieben-Wurzel")

Namen und Signaturen

Pseudoginseng gehört derselben Familie an wie Ginseng. Beide ähneln einander auch im Geschmack, doch hat jedes der beiden Kräuter seine spezifischen Wirkungen. Wegen dieser Ähnlichkeit mit Ginseng wird es auch als *Ren shen san qi* bzw. als *Shen san qi*, also als „Ginseng-Drei-Sieben" bezeichnet. Doch während beim Ginseng die supplementierenden Eigenschaften im Vordergrund stehen, gelten beim Pseudoginseng die blutstillenden, schmerzstillenden und Blut-Stase zerstreuenden Wirkungen als die Haupteigenschaften. Dies kommt auch im volkstümlichen Beinamen *Zhi xue jin bu huan* 止血金不換 zum Ausdruck, was so viel bedeutet wie „das blutstillende Mittel, das mit Gold nicht aufzuwiegen ist". Obwohl der Pseudoginseng seinen Ursprung in China hat, fand er erst relativ spät Eingang in die Pharmakopöen. Als Erster listete der berühmte Arzt und Enzyklopädist der Ming-Dynastie Li Shizhen dieses Kraut in der *Enzyklopädie der Materia Medica* auf, wo er schrieb: *„San qi ist vor kurzem erst bekannt geworden. Die Soldaten im Süden benutzen es bei Schnitt- und Stichwunden. Man sagt, dass es von wunderbarer Wirksamkeit sei."*[221] Auch aus anderen historischen Berichten aus der Ming-Zeit ist bekannt, dass sich Offiziere und Soldaten reichlich mit Pseudoginseng eindeckten, wenn sie in den Krieg zogen. Das Wissen um die unglaublich schnelle und zuverlässige Wirkung bei allen Arten von Verletzungen hatte sich rasch verbreitet. Die Soldaten kurierten damit ihre durch Pfeile, Lanzen, Hellebarden und andere Waffen erlittenen Schuss-, Stich- und Schnittverletzungen. Auch unter den Kung-Fu praktizierenden Mönchen des Shaolin-Klosters, aber auch andernorts war Pseudoginseng hoch geschätzt. Sie benutzten *San qi*, um die durch Schlageinwirkungen hervorgerufenen Blut-Stasen wieder aufzulösen, da ihnen bekannt war, dass eine nicht aufgelöste Blut-Stase den Grundstein zu vielen hartnäckigen Erkrankungen legen kann. Alle priesen gleichermaßen die wunderbare Effektivität dieses Mittels.

Das Hauptanbaugebiet des Pseudoginseng ist das Bergland in der südchinesischen Provinz Yunnan. Von dem dort lebenden Volkstamm der Miao wird die folgende Legende über *San qi* erzählt, in der auch sein eigentümlicher Name hergeleitet wird:

Einst kam eine wunderschöne und edelgesinnte Fee Namens Drei-Sieben zu ihnen und lehrte sie das Land zu kultivieren. Eines Tages, als Drei-Sieben auf dem Feld arbeitete, schlich sich ein wilder Bär an sie heran und hätte sie um ein Haar gefressen, wenn nicht gerade ein junger Mann des Miao-Stammes namens Kaxiang den Bären erblickt und ihn mit einem Pfeil erschossen hätte. Kaxiang gehörte einer armen Familie an. Seine Mutter litt schon seit vielen Jahren an einer schweren Krankheit, doch die Familie hatte kein Geld, um einen Arzt zu bezahlen. Um sich bei Kaxiang dafür zu bedanken, dass er ihr das Leben gerettet hatte, wollte sie seiner Familie helfen. Sie sprach zu ihm: „Dort auf der hinteren Bergseite wächst ein Kraut, dessen Blätter meinem langen Rock gleichen und dessen Stängel meinem Gürtel ähnelt. Dieses Kraut kann die Krankheit deiner Mutter heilen. Daraufhin begab sich Kaxiang sofort auf die Suche nach jenem Kraut und fand es schließlich auch. Nachdem die Mutter einige Male etwas von diesem Kraut eingenommen hatte, besserte sich ihr Gesundheitszustand erheblich und nach einiger Zeit genas sie vollständig. Danach behandelte Kaxiang noch oft andere Dorfbewohner mit diesem Kraut. Voll Dankbarkeit kamen alle von ihren Leiden befreiten Nachbarn, um sich bei Kaxiang und Drei-Sieben zu bedanken. Und sie fragten auch, wie dieses Kraut denn heiße. Da sprach die Fee Drei-Sieben lächelnd zu ihnen: „Ein jeder von euch nehme sich eine Pflanze und zähle einmal die Blätter und die Stängel!" Daraufhin zählten sie Blätter und Stängel und stellten fest, dass diese Pflanze jeweils drei Stängel und an jedem Stängel sieben Blätter hat. Ein junges Mädchen rief sogleich „drei, sieben" Und seitdem nennt man dieses Kraut „Drei-Sieben".[222]

Der Legenden über den Pseudoginseng gibt es noch viele. Hier soll noch eine weitere interessante Geschichte aufgeführt werden, die insbesondere die wundheilungsfördende Wirkung von *San qi* illustriert:

Vor langer Zeit ging einmal ein alter Kräutersammler auf den Himmelsaugenberg, um Kräuter zu sammeln. Auf dem Weg begegnete er einem Kuhhirtenjungen, der gerade seine Kühe wieder hinunter ins Dorf führte. Auf dem Rücken schleppte er eine Pflanze samt Wurzel. Dies erweckte die Neugierde des alten Kräutersammlers. So fragte er den Jungen: „Hey, Hirtenjunge, was hast du denn da für ein Heilkraut? Welchen Nutzen hat es?" Der Junge erwiderte: „Dies ist ein wunderbares Kraut, um Verletzungen zu behandeln und Knochenbrüche zu heilen. Als mein jün-

[221] Li Shizhen, S. 462

[222] Wang Huanhua et al., Band 1, S. 23

gerer Bruder sich einmal aus Versehen die Hand fast abgehackt hatte, habe ich die Verletzung durch Auflegen dieses Mittels wieder heilen können." Als der Alte dies hörte, war er sehr erstaunt, fragte den Jungen sogleich, wie er heiße und wie er dieses Wundermittel entdeckt habe. So legte der Junge also die Wurzel ab und erzählte dem alten Kräutersammler, wie er auf dieses Heilkraut gestoßen war. „Ich bin am siebten Tag des dritten Monats geboren, daher nennt mich meine Mutter Drei-Sieben. Weil meine Familie sehr arm ist, verdinge ich mich als Kuhhirte. Als ich vor ein paar Jahren im Herbst die Kühe in die Berge trieb, sah ich, wie eine Horde Affen zwischen zwei Weiden schaukelten. Die lange Rebe einer weinartigen Kletterpflanze, die von einem Baum zum anderen reichte, benutzten sie als Schaukel. Doch bei ihren wilden Spielen hatten die Affen die Gemüsebeete zwischen den Bäumen völlig verwüstet. Daher nahm ich mein Buchmesser, verjagte die Affen und schnitt diese Schaukel entzwei. Doch nach ein paar Tagen – ich wollte meinen Augen nicht trauen – sah ich die Affen wieder an derselben Stelle auf derselben Schaukel schaukeln. Darüber wunderte ich mich sehr. Ich hatte die Rebe doch mit eigenen Händen durchgeschnitten. Wie haben die Affen die Schaukel denn wieder flicken können? Dies wollte ich genau ergründen! Ich verjagte die Affen also wieder, schnitt die Schaukel erneut entzwei und legte mich in den folgenden Tagen ein Stückchen entfernt von jener Stelle auf die Lauer und wartete, bis die Affen wiederkämen. Nach ein paar Tagen kamen die Affen dann schließlich wieder. Ein alter Affe schaute erst vorsichtig, ob Menschen zu sehen wären, dann grub er eine sandbraune Wurzel ebendieser Art aus, biss ein Stück davon ab und zerkaute es zu Brei. Mit diesem Brei und einigen kleinen Unkrautstängeln kittete er die beiden Enden der Liane wieder zusammen. Daraufhin zogen die Affen wieder weiter. Nachdem die Affen verschwunden waren, ging ich zur Schaukel hinüber, um mir die Sache aus der Nähe anzusehen. Ich zog an der Liane und diese war in der Tat sehr fest, so als hätte ich sie nie zerhackt. Dann hob ich jene Wurzel vom Boden auf, und da kam mir plötzlich die Idee, dass man damit womöglich auch menschliche Knochen wieder zusammenkitten könnte, wenn sie gebrochen waren. Ich riss also ein paar dieser Wurzeln heraus und nahm sie mit nach Hause. Da sich mein Bruder gerade das Bein gebrochen hatte, zerstampfte ich eine Wurzel und schmierte den Brei auf seine Wunde. Das gebrochene Bein verheilte daraufhin sehr schnell und schon bald konnte er wieder rennen wie ein gesundes Kind." Nachdem er sich die Erzählung des Jungen mit großem Interesse angehört hatte, sagte der Alte: „Da hast du aber wirklich ein wertvolles Kraut entdeckt. Das ist eine beachtliche Leistung!" Seit jenem Tage sammelte auch der alte Mann oft dieses Kraut und probierte es in vielen Fällen aus. Dabei bestätigten sich die Beobachtungen des Jungen: Diese Wurzel vermag die Heilung von Knochenbrüchen zu fördern, heilt Verletzungen und verschiedenste Unfallfolgen wie Prellungen, Quetschungen, Verstauchungen usw. In Ehrung des Hirtenjungen, der diese Wurzel entdeckt hatte, nannte der alter Kräutersammler dieses Mittel Tian mu san qi, also „Drei-Sieben vom Himmelsaugenberg". [223]

Eigenschaften und Anwendungsgebiete

Pseudoginseng ist süß, leicht bitter und warm. Er tritt in die Leitbahnen von Leber, Magen und Dickdarm ein, wirkt blutstillend und abschwellend, zerstreut Blut-Stase und stillt Schmerzen. In der *Enzyklopädie der Materia Medica* wird *San qi* wie folgt beschrieben: *„San qi stillt Blutungen, belebt das Blut und stillt Schmerzen. [Es behandelt] Schnitt-, Stich- und Pfeilverletzungen, Fall- und Schlagverletzungen sowie Blutungen, die nicht von selbst zum Stillstand kommen. [In diesen Fällen nehme man San qi,] zerkaue es zu Brei und schmiere [diesen auf die Wunde] oder man mahle [die Wurzel] zu Pulver und streue dieses [auf die Wunde]. Die Blutung kommt dann sofort zum Stillstand. Außerdem stillt [San qi] Blutspucken, Bluterbrechen, Nasenbluten, rektale Blutungen, blutige Dysenterie, zu starke Uterusblutungen, Lochienstau nach der Geburt, … gerötete, geschwollene und schmerzhafte Augen wie auch Tiger- und Schlangenbisse. … Nach Schlageinwirkungen sollte man es sofort einnehmen, so wird [statisches] Blut nicht das Herz angreifen. … Auch die Einnahme nach der Geburt ist sehr empfehlenswert. Dieses Arzneimittel be-*

223 Wang Huanhua et al., Band 1, S. 23 ff.

sitzt wohl warmes Qi und einen süßen, leicht bitteren Geschmack. Es wirkt auf der Blut-Ebene der Yangming- und Jueyin-Leitbahnen. Daher vermag es alle Arten von Blutungen zu behandeln.“[224]

Was Li Shizhen hier über Schlageinwirkungen schrieb, bezog sich auf die in China seinerzeit verbreitete Prügelstrafe, bei der der Bestrafte von mehreren Männern gleichzeitig mit großen Bambusstöcken am ganzen Körper geschlagen wurde, was mitunter sogar tödlich endete. Interessant ist hier vor allem der angedeutete Pathomechanismus, dass die traumatisch bedingte Blut-Stase das Herz affizieren kann, was als Hinweis auf eine mögliche Herzembolie verstanden werden kann. Die Prügelstrafe gibt es bei uns glücklicherweise nicht mehr, doch die hier beschriebenen pathologischen Veränderungen im Gefäßsystem und die empfohlene Behandlung lassen sich auf andere posttraumatische und auch postoperative Szenarien übertragen. Wie auch die moderne pharmakologische Forschung belegt hat, löst der Pseudoginseng Thromben auf, wirkt der Erythrozytenaggregation entgegen und verkürzt andererseits doch die Blutgerinnungszeit und die Länge einer Blutung.[225] Er fördert also die Blutstillung, wirkt aber gleichzeitig einer überschießenden Gerinnung in den Gefäßen entgegen. Dadurch kann er die Entstehung von Thromben und Embolien verhindern. In diesem Sinne ist der Pseudoginseng ein ideales postoperatives und posttraumatisches Mittel, das der Thrombose- und Embolieprophylaxe dienen kann.

In der *Neuen Kompilation der Materia Medica* von Chen Shiduo finden sich ähnlich preisende Bemerkungen zu *San qi*: *„Die Pseudoginsengwurzel ist ein göttliches Kraut, um Blutungen zu stillen. Gleichgültig ob es sich um obere, mittlere oder untere Blutungen handelt, in jedem Fall, wenn [Blut aus den Gefäßen] austritt, kann man allein mit diesem einen Mittel [eine blutstillende] Wirkung erzielen. Wenn man sie mit Blut und Qi supplementierenden Kräuter kombiniert, ist die Wirksamkeit noch stärker.“*[226]

Mit „oberen Blutungen“ meint Chen Shiduo alle Blutungen, die sich nach oben aus Mund, Nase, Ohren oder Augen ergießen, mit „mittleren“ meint er innere Blutungen und mit „unteren“ sind rektale oder vaginale Blutungen gemeint.

Also kann man zusammenfassend sagen, dass Pseudoginseng ein Mittel ist, dass bei allen Arten von Blutungen sowohl prophylaktisch als auch therapeutisch, sowohl innerlich als auch äußerlich angewendet werden kann. Dabei stillt es nicht nur Blutungen, sondern zerstreut auch Blut-Stase, wodurch chronische Folgeerkrankungen verhindert werden können. In der klinischen Praxis wird *San qi* bei den verschiedensten Arten von Blutungen angewandt, wie bei Nasenbluten, Bluterbrechen, Blutspucken, Blut im Urin oder im Stuhl. Ebenso wird *San qi* wegen seiner abschwellenden und schmerzstillenden Wirkung bei allen Arten von traumatischen Verletzungen angewendet, wie z.B. bei Frakturen, Quetschungen, Verstauchungen oder Prellungen. Seine Blut belebende und schmerzstillende Wirkung macht man sich auch bei der Behandlung von Schmerzen im Brustkorb, im Bauchraum oder in den Gelenken aufgrund von Blut-Stase zunutze. Unter dem Terminus „Schmerzen im Brustkorb“ kann man insbesondere auch schulmedizinisch definierte Erkrankungen wie koronare Herzkrankheit (KHK) mit Angina pectoris verstehen. In China wurde und wird Pseudoginseng mit Erfolg bei diesen Beschwerden angewandt. Unter den Begriff „Schmerzen im Bauchraum aufgrund von Blut-Stase“ können benigne oder maligne Tumoren oder auch chronisch entzündliche Darmerkrankungen fallen.

Pseudoginseng als Tonikum

Abschließend soll noch kurz die Frage erörtert werden, ob *San qi* auch über ein supplementierendes Potenzial verfügt. Bei seiner nahen Verwandtschaft zum Ginseng ist dies anzunehmen. In klassischen chinesischen Quellen findet sich zwar kaum direkte Hinweise darauf, dass Pseudoginseng auch supplementierend wirkt, doch gibt es die Redewendung „roh bei Schlagverletzungen und aufbereitet zum Supplementieren“. Auch der Qing-zeitliche Arzt Chen Shiduo meinte, dass *San qi* bei seiner geschmacklichen Ähnlichkeit zum Ginseng neben seinem blutstillenden auch einen supplementierenden Effekt habe. In manchen Gegenden Chinas wird *San qi* auch zusammen mit Fleisch zu Kraftsuppen ge-

[224] Li Shizhen, S. 462
[225] Gao Xuemin: Zhong Yao Xue, S. 346
[226] Chen Shiduo, S. 156

kocht, die Genesenden nach Verletzungen oder Knochenbrüchen gegeben werden. Eine von vielen Ärzten geteilte Ansicht über das supplementierende Potenzial von *San qi* ist, dass es supplementierend wirkt, wenn es zusammen mit Blut oder Qi supplementierenden Kräutern verabreicht wird, und dass es attackierend wirkt, wenn es mit anderen Blut bewegenden Kräutern gegeben wird. Darüber hinaus konnte in Laborversuchen an weißen Mäusen eine Verdopplung der Leistungsfähigkeit nach Gabe von Pseudoginseng nachgewiesen werden.[227] Also scheint die Ähnlichkeit mit dem Ginseng nicht nur rein geschmacklicher Art zu sein.

Kontraindikationen

Aufgrund seiner Blut belebenden Eigenschaft muss der Pseudoginseng in der Schwangerschaft sehr vorsichtig benutzt werden.

3.21 *Chē Qián* 車前 (车前) Plantaginis Herba et Semen

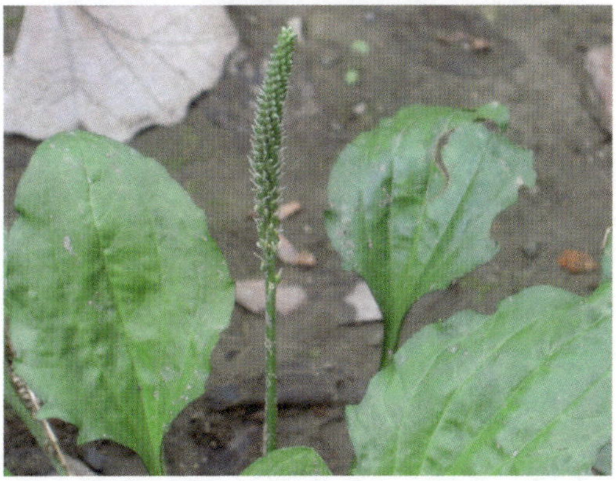

Abb. 3.21a *Chē Qián* 車前 (车前) Plantaginis Herba et Semen

- Pharmazeutische Bezeichnung: Plantaginis Herba et Semen
- Botanische Namen: Plantago asiaticae, P. depressa
- Familie: Plantaginaceae (Wegerichgewächse)
- Deutsche Namen: Asiatischer Wegerich, Asiatischer Breitwegerich
- Deutsche Übersetzung des chinesischen Namens: „Vor-dem-Wagen“
- Beinamen: *Dāng dào* 當道 („Im Wege“), *Mǎ xì* 馬舄 („Pferdeschuhe“), *Niú yí* 牛遺 („[In den] Spuren von Kühen“), *Chē lún cài* 車輪菜 („Wagenrad-Gemüse“), *Niú shé cǎo* 牛舌草 („Rinderzungenkraut“), *Hā má yī* 蛤蟆衣 („Krötenkleid“), *Dì yī* 地衣 („Kleid der Erde“)

Namen und Signaturen

Li Shizhen schrieb in seiner Enzyklopädie der *Materia Medica*, dass die Namen *Che qian* 車前 („Vor-dem-Wagen“), *Dang dao* 當道 („Im Wege“), *Ma xi* 馬舄 („Pferdeschuhe“) und *Niu yi* 牛遺 („[In den] Spuren von Kühen“) darauf zurückzuführen seien, dass diese Pflanze „am Wegesrand oder in den Fußabdrücken von Pferden und Kühen wachsen.“ Damit erfolgte die Namensgebung in frappierender Ähnlichkeit zur deutschen Namensgebung. Der Name Wegerich weist ebenfalls darauf hin, dass dieses Kraut bevorzugt am Wegesrand und auf Wegen wächst. Den Namen *Niu she cao* 牛舌草 („Rinderzungenkraut“) hat der asiatische Wegerich, der unserem Breitwegerich sehr ähnlich sieht, seiner Form nach erhalten, die jemanden an die Zunge einer Kuh erinnert hat. *Ha ma yi* 蛤蟆衣 („Krötenkleid“) wurde es genannt, weil sich Kröten oft unter seinen Blättern verstecken. Und den Namen *Di yi* 地衣 („Kleid der Erde“) erhielt es wahrscheinlich, weil es die Erde flächenhaft mit seinen breiten Blättern wie mit einem grünen Kleid bedeckt. Der Name *Che lun cai* 車輪菜 („Wagenrad-Gemüse“) ist aus zwei Gründen interessant. „Wagenrad“ bezieht sich sehr wahrscheinlich darauf, dass seine Blätter spiralförmig angeordnet sind und jeder Blattstiel genau denselben Abstand zum anderen hat, und zwar genau 137,3 Grad. Dadurch wird sichergestellt, dass jedes Blatt dieselbe Menge Sonnenlicht abbekommt. Diese Struktur mag in der Draufsicht auch an die Speichen eines Wagenrades erinnern – daher der Name „Wagenrad“. Als „Gemüse“ wird es bezeichnet, da es in

[227] Chen Shiduo, S. 156; Wang Huanhua et al., Band 1, S. 26 f.

manchen Gegenden auch als Gemüse gegessen wurde. Insbesondere aß man gern die jungen Triebe.[228]

Diese Namen beziehen sich auf seine spezifische Art zu wachsen oder auf seine Form. Doch sie sagen uns noch nichts über das arzneiliche Wesen dieses Krautes. Um die Wirksamkeit dieses Krautes bei seiner Hauptindikation Dysurie zu illustrieren, soll hier eine interessante Legende zitiert werden:

„Vor langer Zeit, während der Han-Dynastie, musste der berühmte General Huo Qubing im Kampf gegen eindringende feindliche Truppen einen Rückschlag hinnehmen und ihm blieb nichts weiter übrig, als sich in eine öde Steppenregion zurückzuziehen. Es war gerade Hochsommer und es gab lange keinen Regen. Selbst nachts bildete sich nicht einmal Tau auf dem wenigen Gras. Weil es ihnen an Wasser mangelte, litten die Soldaten alle an tröpfelndem, schmerzhaftem Wasserlassen und oberflächlichen Gesichtsödemen. Während sich der General Huo Qubing darüber den Kopf zerbrach, fiel einem seiner Offiziere auf, dass zwar alle Männer erkrankt waren, aber die Pferde keine Probleme zu haben schienen. Er beobachtete die Pferde eine Zeitlang und sah, dass sie ein bestimmtes, namenloses Kraut fraßen, welches vor den Streitwagen wuchs. Der Offizier berichtete dem General von seiner Beobachtung und Huo Qubing befahl, dass man aus diesem Kraut eine Suppe kochen und allen Soldaten davon zu trinken geben solle. Nachdem die Soldaten davon getrunken hatten, besserten sich ihre Beschwerden sehr schnell. Nachdem alle seine Soldaten wieder gesund waren, brach Huo Qubing eine Wegerichpflanze, hob sie voll Dankbarkeit gen Himmel und rief aus: „Gutes Kraut vor dem Wagen! Der Himmel hat dich mir zur Hilfe geschickt.“ Seither nennt man diese Pflanze Vor-dem-Wagen-Kraut.“[229]

Diese Legende beschreibt also die Anwendung von Wegerich als harntreibendes Mittel zur Ausschwemmung von Gesichtsödemen und Linderung von Dysurie. Diese diuretische Wirkung ist im Übrigen auch in der europäischen Phytotherapie bekannt.[230] In der chinesischen Medizin werden häufiger als das gesamte Kraut die Wegerichsamen verwendet. Im Folgenden sollen diese beiden Drogen separat beschrieben werden.

3.21.1 *Chē Qián Zǐ* 車前子 (车前子) Plantaginis Semen

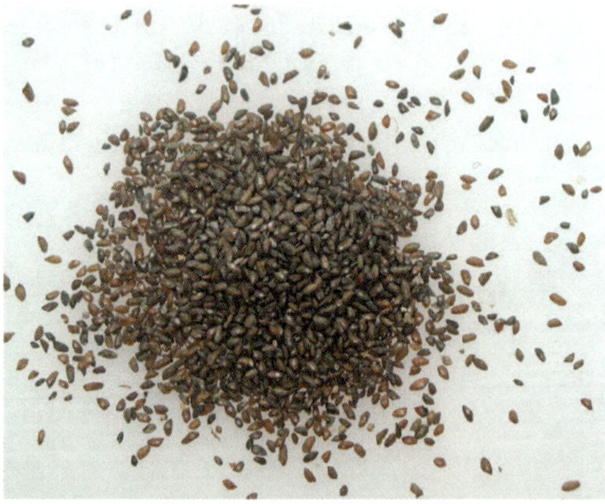

Abb. 3.21 *Chē Qián Zǐ* 車前子 (车前子) Plantaginis Semen*

- Pharmazeutische Bezeichnung: Plantaginis Semen
- Deutsche Namen: Wegerichsamen, Asiatische Wegerichsamen
- Deutsche Übersetzung des chinesischen Namens: „Vor-dem-Wagen-Samen“
- Beinamen: *Chē qián rén* 車前仁 („Vor-dem-Wagen-Kerne“)

Eigenschaften und Anwendungsgebiete

Che qian zi ist süß und leicht kalt; es tritt in die Leitbahnen von Niere, Blase, Dünndarm, Lunge und Leber ein.

Die Anwendung bei Durchfall

Die Wegerichsamen sind gleichermaßen ein Mittel gegen Dysurie und Diarrhoe. Die folgende Anekdote soll uns eine heitere Einführung in diese Thematik geben:

[228] Li Shizhen, S. 652; Wang Huanhua et al., Band 2, S. 28
[229] Wang Huanhua et al., Band 2, S. 25; Zhu Shifeng, Band 1 S. 108
[230] Kaufhold, P., Phytomagister, Breitwegerichkraut

Der berühmte Literat der Song-Dynastie Ou-Yang Xiu litt einst unter chronischem Durchfall. Er hatte sich des Öfteren von namhaften Ärzten behandeln lassen, doch hatte sich keine nennenswerte Besserung seiner Beschwerden eingestellt. Eines Tages kam seine Frau vom Einkauf zurück und sagte zu ihm: „Auf dem Straßenmarkt verkauft jemand ein Mittel gegen Durchfall. Die Leute sagen, dass es sehr wirksam sei und es kostet nur drei Groschen pro Päckchen. Ich glaube, dass man mit solchen Geheimrezepturen mitunter schwere Krankheiten heilen kann. Wollen wir vielleicht etwas davon kaufen und probieren?" Doch Ou-Yang Xiu hielt nichts von solchen auf dem Markt angepriesenen Mitteln. Er sagte zu seiner Frau: „Unser Magen ist nicht wie der der einfachen Leute. Wir können nicht leichtfertig solche Mittel einnehmen." Doch seine Frau wollte unbedingt, dass er dieses Mittel nehme, da sie glaubte, was die Leute auf der Straße sagten. So ersann sie eine List. Sie ließ mal wieder einen namhaften Arzt kommen, um ihren Mann zu untersuchen und ihm ein Rezept zu schreiben. Heimlich wies Frau Ou-Yang ihr Hausmädchen an, auf dem Markt jenes Durchfallmittel zu kaufen und dieses vertauschte sie dann gegen die Rezeptur des Arztes. Davon gab sie ihrem Mann zu trinken – und schon nach einer einzigen Einnahme war sein Durchfall geheilt. Ou-Yang Xiu war natürlich sehr froh, endlich von seinem Leiden befreit zu sein. Doch seine Frau wollte ihm die Wahrheit nicht verheimlichen und sagte ihm, dass es jene Geheimrezeptur vom Straßenmarkt gewesen sei, die ihm schließlich geholfen habe. Daraufhin schickte Ou-Yang Xiu jemanden, um diesen Straßenhändler zu ihm zu rufen. Er gab dem Straßenhändler reichlich Geld und bat ihn, ihm seine Rezeptur zu verraten. Dabei stellte sich heraus, dass diese „Geheimrezeptur" nur aus einem einzigen Mittel bestand, und zwar aus gemahlenen Wegerichsamen. [231]

Wie aus diesem historischen Bericht hervorgeht, ist *Che qian zi* ein ungemein effektives Mittel, um Durchfälle zu behandeln. Worin liegt dies begründet? *Che qian zi* ist süß und leicht kalt. Durch seinen süßen Geschmack verfügt es auch über ein gewisses nährendes Potenzial. Seine Wirkung, Durchfall zu stillen, kann also nicht mit bitter-kalten Drogen wie Rhizoma Coptidis *(Huang lian)* verglichen werden, welche Durchfall behandeln, den wir aus moderner Sicht als infektiös beschreiben würden. *Che qian zi* behandelt sowohl akute als auch chronische Durchfälle aufgrund von Feuchtigkeit, Feuchtigkeit-Hitze oder Sommerhitze, indem es die Harnausscheidung fördert und dadurch dem Stuhl Feuchtigkeit entzieht. Dabei kann *Che qian zi* entweder allein angewendet werden oder zusammen mit synergistisch wirkenden Mitteln wie Poria *(Fu ling)*, Polyporus *(Zhu ling)*, Coicis Semen *(Yi yi ren)*, Lablab Semen album *(Chao bian dou)* oder Dioscorearhizom *(Chao shan yao)*. Das besondere an *Che qian zi* ist, dass es Feuchtigkeit ausleitet, ohne die Essenz oder das Qi zu schädigen. Dies liegt in seinem süßen Geschmack begründet, durch den es gleichzeitig zu nähren vermag. Wang Haogu sagte dazu: *„Che qian zi fördert die Harnausscheidung, ohne das reguläre Qi mit sich zu reißen. Darin gleicht es Poria (Fu ling)."*[232] Zur Behandlung von Durchfall werden zumeist die gerösteten Wegerichsamen *(Chao che qian zi)* zu Pulver zermahlen angewendet. Beispielsweise findet sich in Xu Shuweis Werk *Rezepturen von Universellem Nutzen* eine Rezeptur gegen wässrigen Durchfall aufgrund von übermäßiger Feuchtigkeit, die ausschließlich aus *Chao che qian zi* besteht. In derartigen Fällen von Dyspepsie mit wässrigen Durchfällen sollte man die Wegerichsamen in gerösteter Form hoch dosiert anwenden, um eine ausreichende Wirksamkeit zu erzielen. Empfehlenswert ist eine Tagesdosis von 15–20 g bei Erwachsenen. Bei Kleinkindern dosiert man die trocken angebratenen und zu Pulver zermahlenen Wegerichsamen *(Chao che qian zi)* wie folgt: bis zu einem Jahr: 0,5 g pro Einnahme; ein bis zwei Jahre: 1 g pro Einnahme, bei drei bis vier Einnahmen pro Tag. In den *Meeresrezepturen* von Sun Simiao findet sich eine Anmerkungen zu dieser Methode in Versform:

Gehört hab ich von einer Wasser-Durchfall-Rezeptur, die enthält angebratenen Wegerichsamen nur.

Gemahlen wird er und 3 g mit Reissuppe genommen, so wird man seine Gesundheit rasch wieder bekommen.[233]

---

[231] Yu Xiaoping et al., S. 551; Wang Ang, Rolle 1, S. 70 f.; Zhu Shifeng, Band 1 S. 109

[232] Li Shizhen, S. 652

[233] Wang Huanhua et al., Band 2, S. 26

In dieser Rezeptur gegen wässrige Diarrhoe empfahl Sun Simiao, *Che qian zi* so lange im Wok zu rösten, bis er angebrannt ist *(Jiao che qian zi)*. Nach nur sieben Einnahmen soll man wieder gesund sein. Auch Li Shizhen empfahl Wegerichsamen bei Durchfall. Er schrieb: *„Che qian zi leitet Hitze aus dem Dünndarm ab und stillt Durchfall oder Dysenterie aufgrund von Sommerhitze [oder] Feuchtigkeit."*[234]

Die Anwendung bei Dysurie und Ödemen

Eng verbunden mit der Durchfall stillenden Eigenschaft von *Che qian zi* ist seine harntreibende Wirkung, die bereits in der *Materia Medica des Göttlichen Landmannes* beschrieben worden ist.[235] Auch die Geschichte des Generals Huo Qubing hat uns ein anschauliches Beispiel dazu gegeben. Daher ist *Che qian zi* ein wertvolles urologisches Kraut. Es klärt Feuchtigkeit-Hitze aus der Blase und macht die Harnwege durchgängig. Daher wird es bei vielen verschiedenen urologischen Beschwerden eingesetzt, namentlich bei Dysurie mit wenig und dunklem Urin, bei blutigem Urin oder auch bei Steinbildungen in Harntrakt. Bei Ausscheidung von geringen Mengen dunklen Urins oder bei tröpfelndem Wasserlassen aufgrund von Feuchtigkeit-Hitze in der Blase kann *Che qian zi* zusammen mit Feuchtigkeit-Hitze klärenden Drogen wie Talkum *(Hua shi)*, Dianthus *(Qu mai)* oder Phellodendron *(Huang bai)* gegeben werden. Bei Harnverhaltung mit Bildung von Ödemen kann es mit Poria *(Fu ling)*, Alisma *(Ze xie)* oder Benincasa-Schale *(Dong gua pi)* kombiniert werden.

Moderne klinische Untersuchungen haben ergeben, dass die diuretische Wirkung von *Che qian zi* nicht nur einfach mit einer erhöhten Wasserausscheidung einhergeht, sondern dass die harnpflichtigen Substanzen wie Harnstoff und Harnsäure wie auch Natrium, Kalium und Chlorit mit ausgeschieden werden.[236] Dies scheint die oben zitierten feinsinnigen Beobachtungen von Wang Haogu zu bestätigen: *Che qian zi* leitet pathogene Substanzen aus und bewahrt die physiologischen Körperflüssigkeiten.

Wegerich kann auch bei Dysurie mit blutigem Urin angewendet werden. In Xu Shuweis *Rezepturen von Universellem Nutzen* findet man folgende Empfehlung: *„Bei blutigem und schmerzhaftem Urin benutze man 6 g der in der Sonne getrockneten und gemahlenen Wegerichsamen. [Dieses Pulver] nehme man mit einem Dekokt der Wegerichblätter ein." Gegen Harnsteine empfahl Ge Hong die Anwendung von Wegerichsamen: „Bei Harnwegssteinen, die Schmerzen bereiten, nehme man ... ein Dekokt aus Wegerichsamen ein. Im Handumdrehen werden die Steine ausgeschieden."*[237]

Die Anwendung als Augenmittel und Nieren-Tonikum

In mehreren klassischen Texten wird *Che qian zi* als Mittel gegen Augenleiden empfohlen. Es heißt, es kläre die Leber und die Augen. Dabei scheint es, ähnlich wie die Cassia-Samen *(Jue ming zi)*, sowohl drainierend als auch in geringerem Maße supplementierend zu wirken. Aufgrund seiner kalten Natur und seiner harntreibenden Wirkung leitet es Hitze aus der Leber über den Urin aus. Bei Hitze oder Wind-Hitze in der Leber-Leitbahn mit geröteten, geschwollenen und schmerzhaften Augen kann *Che qian zi* mit Chrysanthemenblüten *(Ju hua)*, Maulbeerblättern *(Sang ye)*, Cassia-Samen *(Jue ming zi)* oder Celosia-Samen *(Qing xiang zi)* kombiniert werden.

Aufgrund seines süßen Geschmacks und seiner Fähigkeit, das Nieren-Yin bei der Wasserausscheidung zu bewahren, kräftigt es auch die Augen. Manche Autoren sprechen den Wegerichsamen sogar einen direkt Essenz mehrenden Effekt zu, wie z.B. in den *Verschiedenen Aufzeichnungen Berühmter Ärzte*. Dort heißt es: *„Che qian zi behandelt eine Schädigung der Mitte bei Männern. Bei Frauen behandelt es endlos tröpfelndes Wasserlassen und Appetitlosigkeit. Es nährt die Lunge, kräftigt das [männliche] Genitale und mehrt die Essenz. Es verschafft dem Menschen*

[234] Li Shizhen, S. 652
[235] Zhu Shifeng, Band 1 S. 107; Li Shizhen, S. 652
[236] Zhu Shifeng, Band 1 S. 109
[237] Beide Zitate in diesem Absatz nach Li Shizhen, S. 653

Nachwuchs, klärt die Augen und behandelt Rötung und Schmerzhaftigkeit [der Augen].“[238]

Aus diesem Zitat wird deutlich, dass die Wegerichsamen sowohl Leber-Hitze klären als auch die Essenz mehren. Xiao Bing meinte auch explizit, dass *Che qian zi* die Leber nähre.[239] Um chronische Augenleiden wie Nachlassen der Sehkraft oder Schwindel und dunkle Augenringe aufgrund von Yin-Leere der Leber und der Niere zu behandeln, kann *Che qian zi* mit Drogen wie Bocksdornbeeren *(Gou qi)*, Rehmannia *(Sheng di* oder *Shu di)*, Cuscuta *(Tu si zi)* oder Dendrobium *(Shi hu)* kombiniert werden.

Die Behandlung von männlicher Infertilität

Die in den *Verschiedenen Aufzeichnungen Berühmter Ärzte* angesprochene Stärkung der Zeugungskraft und Fruchtbarkeit wurde in der Qing-Dynastie von Wang Ang wieder aufgegriffen. Wie gewohnt erklärt Wang Ang dieses Phänomen in sehr anschaulicher Weise: *„Che qian zi ... kräftigt das [männliche] Genitale und mehrt die Essenz. Es verschafft dem Menschen Nachwuchs. Die Niere hat zwei Öffnungen. Che qian zi vermag die Wasser-Öffnung durchgängig zu machen, aber festigt die Samen-Öffnung. Wenn Essenz und Samen reichlich vorhanden sind, wird man Kinder haben. Dafür verwende man Wu Zi Yan Zong Wan: Lycii Fructus (Gou qi) und Cuscutae Semen (Tu si zi), je 240 g, Schisandrae Fructus (Wu wei zi) und Rubi Fructus (Fu pen zi), je 120 g und Che qian zi, 60 g. [Diese Kräuter werden gemahlen und mit] Honig zu Pillen [verarbeitet]. Im Falle von habituellen Pollutionen tausche man Che qian zi gegen Nelumbinis Semen (Lian zi) aus. Li Shizhen sagt, dass man [Che qian zi in derartigen Fällen] nicht als Einzelmittel einnehmen, sondern es so verwenden solle, wie Rhizoma Alismatis (Ze xie) in [der Rezeptur] Liu Wei Di Huang Wan. Allein angewandt wirke es zu stark drainierend.“*[240]

Die Behandlung von Bluthochdruck

Ausgehend von der Überlegung, dass *Che qian zi* die Leber klärt, absenkend wirkt und das Yin bewahrt, sowie in Verbindung mit der modernen Erkenntnis, dass es auch die Natriumausscheidung über den Urin erhöht, kam man in jüngerer Zeit darauf, *Che qian zi* zur Behandlung von Bluthochdruck einzusetzen, welcher bekanntlich oft mit Yin-Mangel und aufsteigendem Leber-Yang in Verbindung steht. Dazu kann man 15 g in Mull eingebundene Wegerichsamen zu der jeweiligen Rezeptur hinzufügen, wenn beim Bluthochdruck Beschwerden wie Schwindel, Augenrötung oder wenig und dunkler Urin vorliegen.

Die Anwendung in der Geburtsheilkunde

Mehrere klassische Quellen erwähnen auch die Anwendung von Wegerichsamen in der Geburtsheilkunde. Im Buch der Lieder *(Shi Jing)*, das allerdings kein vorrangig medizinischer Klassiker ist, findet sich der folgende Kommentar: *„Che qian zi lässt die Gebärende ohne Schmerzen ihr Kind zur Welt bringen.“* In den *Vertraulichen Aufzeichnungen über Mütter und Söhne* von Xu Renze aus dem 8. Jahrhundert heißt es: *„Im Falle einer schwierigen Geburt, wenn [das Kind] nicht herauskommt, [lasse man die Gebärende] 6 g Wegerichsamenpulver mit Wein einnehmen.“*[241]

Chen Ziming empfahl in seinem Werk *Exzellente Rezepturen für Frauen* die Wegerichsamen nicht zur Förderung der Geburt, sondern um eine bedrohte Schwangerschaft zu retten. Er schrieb: *„Im Falle von habitueller oder drohender Fehlgeburt [lasse man die Gebärende] Wegerichsamenpulver mit Wein einnehmen, wenn sie keinen Alkohol trinkt, dann mit Wasser.“*[242] Diese Wirkung, die in jenem Werk nicht weiter begründet worden ist, beruht sehr wahrscheinlich auf der Feuchtigkeit ausleitenden Funktion von *Che qian zi*. Was hier als „habituelle oder drohende Fehlgeburt“ übersetzt ist, heißt im Chinesischen wörtlich „schlüpfriger Fetus [und zu] einfache Geburt“. Wie das Wort „schlüpfrig“ nahelegt, handelt es sich hierbei um ein Übermaß an Feuchtigkeit, welche *Che qian zi* ausleiten und damit die Schwangerschaft festigen kann.

238 Tao Hongjing: Ming Yi Bie Lu, S. 46
239 Li Shizhen, S. 652
240 Wang Ang, Rolle 1, S. 70
241 Beide Zitate in diesem Absatz nach Yu Xiaoping et al., S. 552
242 Li Shizhen, S. 653

Kontraindikationen

Im Falle von Spermatorrhoe aufgrund von Nieren-Leere und während der Schwangerschaft soll *Che Qian zi* nur vorsichtig in Kombination mit adstringierenden und festigenden Arzneimitteln benutzt werden.

3.21.2 *Chē Qián Cǎo* 車前草 (车前草) Plantaginis Herba

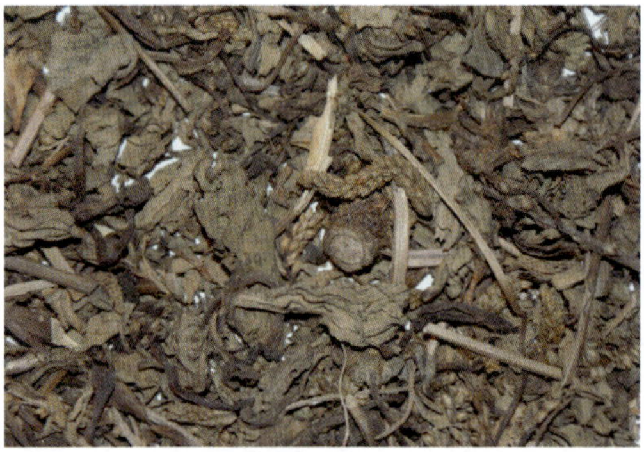

Abb. 3.21c *Chē Qián Cǎo* 車前草 (车前草) Plantaginis Herba

- Pharmazeutische Bezeichnung: Plantaginis Herba
- Deutsche Namen: Wegerichkraut, Asiatischer Breitwegerich
- Deutsche Übersetzung des chinesischen Namens: „Vor-dem-Wagen-Kraut"

Eigenschaften und Anwendungsgebiete

Das Wegerichkraut ist, wie auch die Samen, süß und leicht kalt. Es ähnelt den Samen auch größtenteils in seinen Wirkungen. Doch ist die harntreibende Wirkung im ganzen Kraut etwas schwächer ausgeprägt als in den Samen. Stattdessen vermag das Kraut auch Toxine herauszulösen, weshalb man es innerlich wie äußerlich zur Behandlung von Furunkeln, Karbunkeln und Abszessen anwenden kann. Die Wegerichblätter (Folium Plantaginis, *Che qian ye*), insbesondere die frischen, haben eine blutstillende Wirkung und lösen auch Toxine heraus. Man kann sie, zu Brei zerstoßen, auf Wunden auflegen und damit Blutungen rasch zum Stillstand bringen. Bei blutigem Urin oder bei Nasenbluten kann man den frischen Presssaft der Wegerichblätter trinken. Frische Wegerichblätter kann man auch auf schlecht heilende Geschwüre, insbesondere auf Unterschenkelgeschwüre (Ulcus cruris), auflegen, um deren Heilung zu fördern.

In den *Verschiedenen Aufzeichnungen Berühmter Ärzte* heißt es: *„Die Blätter samt Wurzel sind süß und kalt. Sie behandeln Stich- und Schnittverletzungen, stillen Blutungen und Nasenbluten, [behandeln] Blut-Stase, Blut-Tumoren, blutigen Stuhl und dunklen Urin. Sie beseitigen Nervosität und führen das Qi herab."*[243]

Sun Simiao schrieb in seinem Werk *Tausend-Golddukaten-Rezepturen* zur blutstillenden Wirkung der Wegerichblätter: „Bei blutenden Stich- und Schnittverletzungen zerstoße man Wegerichblätter und lege dies auf die Wunde auf." Wang Tao schrieb: *„Um blutigen Urin zu behandeln, presse man den Saft aus dem Wegerichkraut und trinke ihn auf leeren Magen."* Und in der *Materia Medica der Tang-Dynastie* heißt es: *„Um unaufhörliches Nasenbluten zu behandeln, presse man den Saft aus frischen Wegerichblättern und trinke ihn. Dies ist äußerst effektiv."*[244]

Zhen Quan schrieb dem Wegerichkraut sogar supplementierende Wirkungen zu. Er erweiterte die adstringierende Wirkung, welche das Wegerichkraut beim Blutstillen zeigt, noch auf ungewollte Samenergüsse. Er schrieb: *„Che qian cao behandelt Pollutionen und blutigen Urin. Es vermag die fünf Speicherorgane zu supplementieren. Es klärt die Augen, fördert die Harnausscheidung und behandelt jede Art von Dysurie."* Auch Tao Hongjing meinte, dass der Presssaft aus dem Wegerichkraut bei innerlicher Einnahme sehr effektiv Pollutionen behandle. Doch Kou Zongshi meinte, dass dies völlig falsch sei, denn: *„Dieses Mittel ist süß, schlüpfrig und harntreibend. Es drainiert die Essenz."*[245] Es gibt sowohl für Kou Zongshis Position als auch für die von Zhen Quan und Tao Hongjing gute Gründe. Dies ist bereits oben im Zitat von Wang Ang erörtert worden.

243 Tao Hongjing: Ming Yi Bie Lu, S. 46
244 Alle Zitate in diesem Absatz nach Li Shizhen, S. 653
245 Alle drei Zitate in diesem Absatz nach Li Shizhen, S. 653

Pollutionen haben häufig mit einer Nieren-Yang-Schwäche zu tun. In jenen Fällen ist Wegerich eher kontraindiziert. Doch kommt es auch nicht selten aufgrund von Leber-Feuer oder Nieren-Yin-Leere-Feuer zu Pollutionen. Dabei wäre Wegerich bestens geeignet.

3.22 *Bái Tóu Wēng* 白頭翁 (白头翁) Pulsatillae Radix

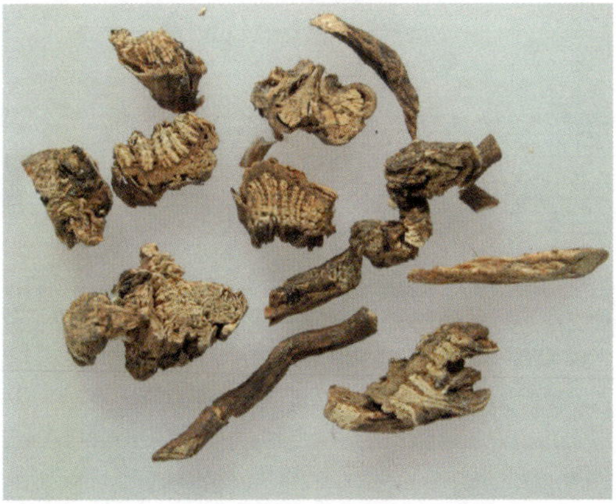

Abb. 3.22 *Bái Tóu Wēng* 白頭翁 (白头翁) Pulsatillae Radix*

- Pharmazeutische Bezeichnung: Pulsatillae Radix
- Botanischer Name: Pulsatilla chinensis
- Familie: Ranunculaceae (Hahnenfußgewächse)
- Deutsche Namen: Küchenschellenwurzel, Weißköpfiger-Greis-Wurzel
- Deutsche Übersetzung des chinesischen Namens: „Ehrwürdiger weißhaariger Alter“
- Beinamen: *Yě zhàng rén* 野丈人 („Ehrwürdiger älterer Herr vom Lande“), *Hú wáng shǐ zhě* 胡王使者 („Bote des Königs von Hu“)

Namen und Signaturen

Zur Herleitung des Namens *Bai tou weng* gibt es in den klassischen Pharmakopöen zwei verschiedene Erklärungen. Eine bezieht sich auf die mit weißen Haaren besetzten Früchte dieser Pflanze. Dieser flauschig-haarige Fruchtkörper erinnert in der Tat an zerzaustes weißes Haar eines alten Mannes. Und es ist höchst wahrscheinlich, dass der Name daher rührt. Andere klassische Autoren meinen, dass sich am oberen Ende der Wurzel feine, samtartige weiße Haare befinden, die, da am Kopf der Wurzel gelegen, der Wurzel das Aussehen eines alten, weißhaarigen Mannes verleihen. Die Wurzel an sich wird als violett beschrieben und die Blüten dieser Pflanze sind ebenfalls von violetter Farbe. Li Shizhen betont, dass dieses Kraut seine drei Namen „Ehrwürdiger weißhaariger Alter“ *(Bai tou weng)*, „Ehrwürdiger älterer Herr vom Lande“ *(Ye zhang ren)* und „Bote des Königs von Hu“ *(Hu wang shi zhe)* allesamt nach seiner Form erhalten habe, die an einen älteren Herrn erinnere.[246] Gleichgültig, ob sich der Name nun auf die weiße Behaarung des Fruchtkörpers bezieht oder auf den weißen Saum oberhalb der Wurzel, die weiße Farbe, die sich im Namen niedergeschlagen hat, kann man als eine bedeutsame Signatur auffassen, die einen Bezug zur Wandlungsphase Metall herstellt. Doch in diesem Fall erstreckt sich die Wirkung nicht vornehmlich auf die Lunge, sondern auf den Dickdarm. Manche Autoren meinen, dass *Bai tou weng* einen spezifischen und ausschließlichen Bezug zur Dickdarm-Leitbahn habe, doch andere Autoren sind der Ansicht, dass sich diese Wirkung auf die gesamte Yangming-Achse, Magen und Dickdarm, erstrecke. Diese Ansicht macht Sinn, da bei Enteritiden, welche dieses Kraut hauptsächlich behandelt, zumeist auch der Magen mit affiziert ist, weshalb man üblicherweise von Gastroenteritiden spricht. Auch die violette Farbe der Blüten und der frischen Wurzel sind als Signaturen von Bedeutung. Violett gilt in der chinesischen Medizin als eine Art von Rot und zeigt den Bezug zur Blut-Ebene an. Hier weist die violette Farbe darauf hin, dass *Bai tou weng* spezifisch Hitze-Toxine aus der Blut-Ebene des Dickdarms herauszulösen vermag und somit vor allem blutige Dysenterie behandelt. Bei eitrig-blutiger und insbesondere bei blutiger Dysenterie aufgrund von Feuchtigkeit-Hitze oder Hitze-Toxinen ist *Bai tou weng* das Mittel der ersten Wahl. Wie die folgenden zwei Legenden veranschaulichen, kann man mit *Bai tou weng* schnell und zuverlässig infektiöse Darmentzündungen behandeln, welche wir in der chinesi-

[246] Li Shizhen, S. 459; Qiu Dewen et al., S. 126; Wang Ang, Rolle 1, S. 93

3

schen Medizin im Allgemeinen als Dysenterie *(li ji)* bezeichnen.

Im alten China lebte einst ein junger Mann, der eines Tages plötzlich Durchfall mit heftigen Bauchschmerzen bekam, ohne dass er selbst gewusst hätte, weshalb. Die Bauchschmerzen waren so stark, dass es ihm dicke Schweißperlen auf die Stirn trieb. Der Arzt, den er aufsuchen wollte, war gerade zu einem Hausbesuch im Nachbardorf. So blieb ihm nichts weiter übrig, als mit schmerzendem Bauch wieder nach Hause zu gehen. Auf halben Wege jedoch wurden die Schmerzen unerträglich. Er konnte sich vor Schmerzen kaum noch auf den Beinen halten und ließ sich am Wegesrand nieder, um sich auszuruhen. Da kam ein alter weißhaariger Mann vorbei und fragte ihn: „Was hast du? Warum liegst du hier am Wegesrand?" Der junge Mann klagte dem Alten sein Leid und dieser meinte: „Na, wenn das so ist, dann werde ich dir mal ein Kraut gegen deine Bauchschmerzen suchen. – Ah, hier gleich neben dir steht es ja!" Der junge Mann blickte zur Seite auf ein Kraut mit weißen, haarigen, baumwollartigen Früchten, die in gewisser Weise dem alten weißhaarigen Mann ähnlich sahen. Der alte Weise sagte: „Die Wurzeln dieser Pflanze stillen Bauchschmerzen. Nimm dir ein paar mit nach Hause, koch sie ab und trink den Sud! Nachdem du es dreimal getrunken hast, wird der Schmerz verschwunden sein. Der junge Mann konnte es kaum glauben, fragte nur etwas ungläubig: „Wirklich?" Darauf der Alte: „Hab ich's in meinem hohen Alter denn noch nötig, jemanden zu beschwindeln? Dies ist ein altes, von meinen Ahnen überliefertes Familienrezept. Du kannst es gern auch weiterempfehlen, wenn du Gelegenheit dazu hast." Der junge Mann grub also einige Wurzeln dieses Krautes aus, nahm sie mit nach Hause, wusch sie, schnitt sie klein und kochte sie ab. An diesem Abend trank er also gleich eine große Tasse davon. Am nächsten Tage trank er wieder davon und fühlte sich schon viel besser. Am dritten Tage dann waren die Bauchschmerzen und der Durchfall in der Tat verschwunden.

In den folgenden Jahren trug es sich noch öfter zu, dass der eine oder andere Dorfbewohner an derselben Art von schmerzhaftem Durchfall erkrankte. Dann gab ihnen der junge Mann immer von jenem Kraut, das auch ihm geholfen hatte – und alle wurden rasch gesund davon. Der junge Mann ging noch oft zu der Stelle, an der er damals den alten Weisen getroffen hatte, in der Hoffnung, ihn wiederzutreffen und sich bei ihm zu bedanken. Doch der Alte tauchte nie wieder auf. Da verfiel der junge Mann darauf, dass der Alte kein anderer als der Unsterbliche vom Südpol gewesen sein muss, der sich extra in die Welt der Sterblichen begeben hatte, um ihm dieses Geheimnis anzuvertrauen. Um diesen alten Weisen zu ehren, nannte er das Kraut Bai tou weng, was soviel bedeutet wie „Ehrwürdiger weißhaariger Alter".[247]

Denkbar, dass ein Kranker, wie der in dieser Legende beschriebene, die Pflanze im Fieberwahn halluzinatorisch verkannte und so Anlass zur Namensgebung gab. Eine andere Legende, die sich um den General und ersten Kaiser der Ming-Dynastie, Zhu Yuanzhang, dreht, bezieht den Namen auf einen alten, weißhaarigen Kräutersammler:

Im Jahre 1359 unterlagen die Truppen von Zhu Yuanzhang und Chen Youliang, welche die Fremdherrschaft der Yuan beenden wollten, in der Schlacht am Poyang-See. Zhu Yuanzhang zog seine Truppen in die Provinz Zhejiang, ins Gutian-Gebirge zurück. Doch zu jener Zeit regnete es unaufhörlich und wegen Unterkühlung und Mangel an Nahrung erkrankten viele seiner Soldaten an Dysenterie. Sie hatten schweren Durchfall mit starken Bauchschmerzen und konnten sich vor Erschöpfung kaum mehr von ihren Bettstellen erheben. In dieser angespannten Situation wandte Zhu Yuanzhang sein Gesicht gen Himmel und sprach seufzend: „Verehrter Himmel, warum stehst Du mir nicht mehr bei?" Kurz darauf kam ein alter weißhaariger Kräutersammler mit seinem Sohn des Wegs, die gemeinsam einen großen, voll gefüllten Korb mit gesammelten Kräutern an Stangen auf den Schultern trugen. Zhu Yuanzhang, der gerade seine Runde durchs Lager drehte, stieg von seinem Pferd, als er den alten Herren sah. Er verbeugte sich höflich vor ihm und fragte, was für ein Kraut er da transportiere. Gleichermaßen beeindruckt wie eingeschüchtert von der stattlichen Erscheinung des Generals, sagte der alte Mann der Wahrheit entsprechend: „Dieses Kraut wächst an Berghängen, auf verwilderten Feldern und an Wegesrändern. Wenn man die Wurzel dieses

247 Hung I-nang, S. 36 ff.

Krautes zusammen mit Ma chi xian (Portulak) und Teeblättern abkocht, kann man damit Dysenterie heilen." Für Zhu Yuanzhang war dies ein Hoffnungsschimmer. Er befahl seinen noch gesunden Soldaten, nach diesem Kraut zu suchen. Nachdem sie reichlich Wurzeln herbeigeschafft hatten, kochte man sie nach der Anleitung des alten Kräutersammlers zusammen mit Portulak und Teeblättern in einem großen Topf ab und gab den Erkrankten davon zu trinken. Nach nur zwei Tagen waren die Soldaten wieder gesund. Einige Jahre später, im Jahre 1368, schlug Zhu Yuanzhang dann die Truppen der Yuan-Dynastie, ernannte sich selbst zum Kaiser und begründete damit die Ming-Dynastie. Eines Tages, als er sich mit seinem Armeeberater Liu Bowen über die alten Zeiten unterhielt, kamen sie auch auf jenes Heilkraut zu sprechen, dass ihnen damals von so großer Hilfe gewesen war. Dabei fragte Liu Bowen, wie dieses Kraut eigentlich heiße. Zhu Yuanzhang schlug sich an den Kopf und meinte: „Ach, danach hatte ich den ehrwürdigen weißhaarigen Alten vergessen zu fragen! So möchte ich Sie bitten, einen Namen auszusuchen." Liu Bowen sagte daraufhin: „Eure Majestät haben gerade jenen weißhaarigen Alten erwähnt. Benennen wir das Kraut doch nach ihm: „Ehrwürdiger weißhaariger Alter" (Bai tou weng).[248]

Eigenschaften und Anwendungsgebiete

Bai tou weng ist bitter und kalt; es tritt in die Leitbahnen von Dickdarm und Magen ein. Es klärt Hitze und löst Toxine heraus, kühlt das Blut und stillt Dysenterie. Hauptsächlich wird *Bai tou weng* bei Dysenterie mit schmerzhaftem Durchfall, Tenesmen und Eiter-, Schleim- und Blutbeimengungen aufgrund von Feuchtigkeit-Hitze oder Hitze-Toxinen angewendet. Als bitter-kaltes Mittel führt es Hitze herab und leitet Toxine über Stuhl und Urin aus. Es ist eines der wichtigsten Kräuter zu Behandlung infektiöser Enteritiden. Hierbei kann es allein oder, wie oben in der Legende beschrieben, zusammen mit synergistischen Kräutern angewendet werden. Als beispielhafte Rezeptur ist *Bai Tou Weng Tang* aus der *Abhandlung über Kälte-Schädigung* zu nennen, die Dysenterie aufgrund von Feuchtigkeit-Hitze behandelt.

In der *Materia Medica des Göttlichen Landmannes*, in der diese Droge zuerst beschrieben worden ist, wurde Dysenterie allerdings noch nicht als Indikation erwähnt. Stattdessen betonte dieses Werk den Blut belebenden, Stasen aufbrechenden und schmerzstillenden Aspekt dieser Droge. Als Indikationen wurden insbesondere Malaria, Skrofulose und abdominelle Tumoren und Bauchschmerzen genannt. Erst bei Tao Hongjing wird Dysenterie als Hauptindikation aufgeführt. Zhen Quan schrieb dann spezifischer: *„[Bai tou weng] stillt Bauchschmerzen, rote Dysenterie aufgrund von Toxinen und Zahnschmerzen."*[249] Mit „roter Dysenterie" ist blutiger, schmerzhafter Durchfall gemeint, der Ausdruck der Hitze-Natur der Erkrankung ist. Die Hitze treibt das Blut aus den Gefäßen und lässt es in den Darm übertreten. *Bai tou weng* klärt Hitze und kühlt das Blut, was gleichzeitig die Ursache wie auch die Manifestation behandelt. Oft geht eine derartige Dysenterie auch mit Schleim- und Eiterbeimengungen im Stuhl einher. Dann bezeichnet man sie, wie im folgenden Zitat, als „weiß-rote Dysenterie". In der *Richtigstellung der Bedeutung der Materia Medica* von Zhang Shanlei aus dem frühen 20. Jahrhundert heißt es: *„[Bai tou weng] ist ein Hauptkraut bei der Behandlung aller Fälle von weiß-roter Dysenterie mit stockenden und schmerzhaften Durchfällen aufgrund von Fülle-Hitze oder Feuer-Toxinen. In Fällen mit Dutzenden von Stuhlentleerungen pro Tag kann man mit diesem Mittel außerordentliche Erfolge erzielen."*[250]

Inzwischen hat die moderne pharmakologische Forschung in China die antidysenterische Wirkung, die von vielen Autoren vom Altertum bis in die Moderne beschrieben worden ist, auch experimentell bestätigen können. Man hat nachgewiesen, dass Präparationen aus *Bai tou weng* darmpathogene Keime wie Staphylococcus aureus, Pseudomonas aeruginosa, Shigella dysenteria, Salmonella typhi und andere Salmonellen signifikant inhibieren. Die Wir-

248 Hu Xian'guo, S. 221

249 Zhu Shifeng, Band 3, S. 166; Li Shizhen, S. 460; Zhen Quan, S. 62

250 Hu Xian'guo, S. 221

kung von *Bai tou weng* bei infektiösen Enteritiden soll sogar noch besser sein als die von Chloramphenicol. Im Durchschnitt werden derartige Darminfektionen innerhalb von zwei Tagen vollständig ausgeheilt. Dazu bedarf es aber einer hohen Dosierung von 180–300 g der frischen Wurzel oder 90–150 g der getrockneten Droge. Das Dekokt davon soll in drei bis vier Portionen über den Tag verteilt eingenommen werden.[251]

Kontraindikationen

Als bitteres und kaltes Mittel sollte es bei Patienten mit einer Schwäche von Milz und Magen nur vorsichtig angewendet werden. *Bai tou weng* ist nicht zur Behandlung von chronischen Durchfällen geeignet.

3.23 *Gōu Téng* 鉤藤 (钩藤) Uncariae Ramulus cum Uncis

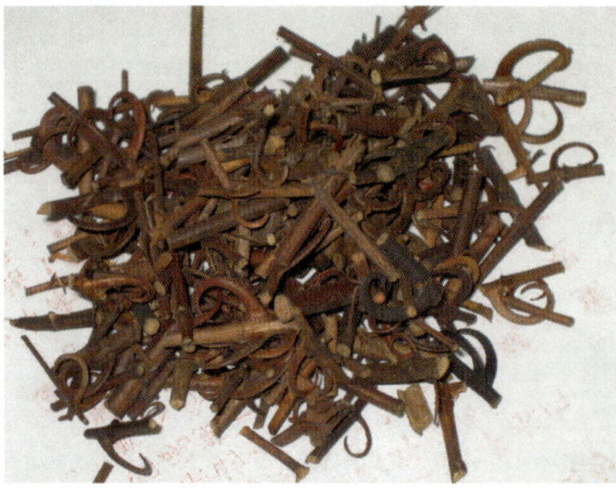

Abb. 3.23 *Gōu Téng* 鉤藤 (钩藤) Uncariae Ramulus cum Uncis

- Pharmazeutische Bezeichnung: Uncariae Ramulus cum Uncis
- Botanische Namen: Uncaria rhynchophylla, U. macrophylla, U. hirsuta, U. sinensis, U. sessilifructus
- Familie: Rubiaceae (Rötegewächse)
- Deutsche Namen: Uncariarebe und Dornen, Uncariazweige und Dornen, Indische Morgensternzweige und -dornen
- Deutsche Übersetzung des chinesischen Namens: „Hakenrebe" oder „Hakenkletterpflanze"
- Beinamen: *Diào téng* 釣藤 oder 弔藤 („Angelhakenrebe"), *Gōu téng* 勾藤 („Hakenrebe"), *Gōu gōu* 勾勾 („Haken")

Namen und Signaturen

Uncaria ist eine weinähnliche Kletterpflanze, die sehr lange Reben besitzt. Diese Reben wiederum besitzen zumeist paarig angeordnete Haken, die jeweils an den paarig angeordneten Blattansätzen entspringen. Li Shizhen, der die Pflanze noch *Diao teng* 釣藤 nannte, schrieb: *„Die Dornen dieser Pflanze sind wie Angelhaken gekrümmt, daher ihr Name. Mitunter wird dieser Name [d.h. Diao teng 釣藤] aus Bequemlichkeit auch als 弔藤 geschrieben."*[252]

Letztere Schreibweise für das Zeichen *diao* 釣 besteht nur aus vier Strichen, während das ursprüngliche Zeichen aus elf Strichen zusammengestzt ist. Daher schreibt es sich schneller. Nicht wenige Schriftzeichen von Kräutern werden auf diese Art abgekürzt, auch wenn das benutzte Zeichen eine ganz andere Bedeutung besitzt. Auch beim Schreiben von Rezepten möchte man schließlich Zeit sparen. Während Uncaria in der *Enzyklopädie der Materia Medica* noch *Diao teng* genannt worden ist, hat sich in den darauffolgenden Jahrhunderten die Bezeichnung *Gou teng* durchgesetzt.

Bei dieser Droge sind einerseits die Haken als Signatur relevant und andererseits die Farbe der Reben. Li Shizhen schrieb: *„In ihrer Form ähneln sie den Weinreben, doch besitzen sie Haken. Sie sind von purpurner Farbe. Früher wurde zumeist deren Haut [arzneilich] genutzt; heutzutage benutzt man meist nur die Haken, aufgrund ihrer spitzen [daher durchdringenden] Kraft."*[253]

Die purpurne Farbe der Reben ist ein Hinweis darauf, dass ihre Wirkung in die Blut-Ebene eintritt; und ihre langgestreckte, innen durchgängige Gestalt

[251] Hu Xian'guo, S. 221

[252] Li Shizhen, S. 790

[253] Li Shizhen, S. 790

erinnert an Blutgefäße und Leitbahnen. Letzteres Charakteristikum der Uncariarebe wird durch die folgende Bemerkung von Kou Zongshi amüsant illustriert: „*Die Uncariareben sind sehr lang ... und [können] so dick wie ein Daumen [werden]. Innen sind sie hohl. Sie werden oft von Kindern benutzt, um heimlich Wein aus Weinkrügen zu saugen. [Einmal angesaugt,] tröpfelt [der Wein] dann ewig heraus.*"[254]

Auch wenn der Bezug zu Blut und Blutgefäßen in klassischen Texten nicht explizit erwähnt worden ist, so scheint doch die moderne Indikation des Bluthochdrucks diese These zu stützen.

Manche Autoren spezifizieren in ihren Rezepturen nur die Haken dieser Pflanze: *Gou teng gou* 鉤藤鉤 bzw. 鉤藤勾 oder einfach *Gou gou* 鉤勾, wörtlich „Haken der Hakenrebe". Die Haken sollen kräftiger wirken als die gesamte Droge aus Stängeln und Haken, wie auch aus dem obigen Zitat von Li Shizhen hervorgeht. In diesem Sinne sind die Uncaria-Haken als Signatur anzusehen, von der sich zwar kein spezifischer Organbezug ableiten lässt, die jedoch Ausdruck der durchdringenden Kraft dieser Droge ist. Im Ming-zeitlichen Werk *Sammlung von Zitaten zur Materia Medica* heißt es dazu: „*Wenn man die Stängel weglässt und lediglich die zarten Haken verwendet, erhöht sich die Effektivität [dieser Droge] um das Zehnfache.*"[255]

Und auch Wang Ang schrieb in *Die Quintessenz der Materia Medica*: „*Die Arten von Diao teng mit dünnen Reben und reichlich Haken sind am besten. Verwendet man nur die Haken, vervielfacht sich die Effektivität.*"[256]

Eigenschaften und Anwendungsgebiete

Heute kennen wir *Gou teng* vor allem als eine Leber beruhigende und Wind auslöschende Droge zur Behandlung von innerem Wind mit Schwindel, Bluthochdruck oder Krampfleiden. Ursprünglich war *Gou teng* jedoch eine vorwiegend in der Kinderheilkunde verwendete Arznei. In der Pharmakopöe, in der *Gou teng* zuerst beschrieben worden ist, *Verschiedene Aufzeichnungen Berühmter Ärzte*, heißt es: „*[Diao teng] behandelt Fieber und Frösteln bei Kindern sowie die zwölf [Formen der] Schreck-Epilepsie [d.h. alle Arten von Krampfleiden].*"[257]

Auch Zhen Quan bezieht sich auf rein pädiatrische Indikationen: „*[Diao teng] behandelt nächtliches schreckerfülltes Schreien von Kindern und Spasmen der Extremitäten.*"[258]

Ge Hong setzte *Gou teng* auch in vielen pädiatrischen Rezepturen ein. Und der berühmteste klassische chinesische Pädiater, Qian Yi, schrieb: „*In der Kinderheilkunde schätzt man Gou teng sehr. Es ist von schneller und durchschlagender Natur. Es vertreibt Wind und Schleim, öffnet Qi-Blockaden und beruhigt Schreck-Epilepsie, die in hektischen Situationen urplötzlich auftritt.*[259]

Bei Li Shizhen ist die Anwendung von *Gou teng* schließlich nicht mehr allein auf Kinder beschränkt. Er schrieb: „*[Diao teng] ist ein Mittel der Perikard- und Leber-Leitbahnen. Die Leber-Leitbahn ist für Wind verantwortlich und die Perikard-Leitbahn für Feuer. Konvulsionen, Epilepsie und Schwindel sind pathologische Veränderungen aufgrund von Leber-Wind [und] ministeriellem Feuer. Diao teng verbindet das Perikard mit dem Leber-Holz. Wenn der Wind beruhigt und das Feuer ausgelöscht ist, dann verschwinden alle Beschwerden von selbst.*"[260]

Der Zusammenhang von Perikard und ministeriellem Feuer, den Li Shizhen hier angesprochen hat, wird von Wang Ang etwas näher erläutert: „*Das Ministerielle Feuer verteilt sich auf die Gallenblase, den Dreifachen Erwärmer und das Perikard.*"[261]

Der Qing-zeitliche Arzt Zhang Shanlei betonte dann aufs Neue die besondere Eignung von *Gou teng* zur Behandlung pädiatrischer Leiden, da es von leichter und klarer Natur und von süßem Geschmack ist. Er schrieb: „*[Gou teng] eignet sich besonders gut zur Behandlung von Kindern mit ihrem unreifen Yin, das noch nicht vollständig aufgefüllt ist*

[254] Kou Zogshi, S. 96
[255] Bensky et al., 2004, Materia Medica (3rd Edition), S. 969
[256] Wang Ang, Rolle 1, S. 37
[257] Tao Hongjing, Shang Zhijun: *Ming Yi Bie Lu*, S. 267
[258] Zhen Quan, S. 83
[259] Wang Huanhua et al., Band 3, S. 116
[260] Li Shizhen, S. 790
[261] Wang Ang, Rolle 1, S. 37

und ihrem unreifen Yang, das dazu neigt, heftig aufzulodern."[262]

Aus diesen Zitaten lassen sich die bis heute gültigen Eigenschaften und Anwendungsgebiete von *Gou teng* ableiten. *Gou teng* ist süß, leicht bitter und leicht kalt; es tritt in die Leitbahnen der Leber und des Perikards ein. Es drainiert Herz- und Leber-Hitze und beruhigt Leber-Wind. Seine klassischen Indikationen sind Konvulsionen, Tics, Epilepsie, Eklampsie, also praktisch alle Krampfleiden, weiterhin Tremor, Schwindel, Kopfschmerzen, gerötete Augen, Gereiztheit und andere Zeichen eines Musters, das auf aufsteigendem Leber-Yang und/oder Leber-Wind beruht. Als moderne Indikation kommt Bluthochdruck aufgrund von aufsteigendem Leber-Yang hinzu. Diese moderne Indikation ist praktisch in den zuvor genannten klassischen Indikationen Schwindel, Kopfschmerzen, gerötete Augen und Gereiztheit implizit enthalten, ohne dass es früher als eigenständige Krankheit erkannt und benannt worden wäre. Behandelt man aufsteigendes Leber-Yang, wenn dies indiziert ist, wird auch der erhöhte Blutdruck wieder sinken.

Die Behandlung von Bluthochdruck

Sowohl in Tierexperimenten als auch in klinischen Studien am Menschen ist die blutdrucksenkende und beruhigende Wirkung von *Gou teng* nachgewiesen worden. Eine klinische Studie an mehr als 100 Hypertonie-Patienten in mehreren chinesischen Großstädten ergab, dass bei der überwiegenden Zahl der Patienten durch die Gabe von *Gou teng* eine Senkung des Blutdrucks und eine Milderung der Begleitsymptomatik erzielt werden konnten. Bei manchen Patienten sank der Blutdruck auf Normalwerte, bei manchen konnte nur eine graduelle Senkung erzielt werden. Mit der Senkung des Blutdrucks verschwanden auch die Begleitbeschwerden wie Schwindel, Kopfschmerzen, Herzklopfen, beschleunigte Atmung oder Schlaflosigkeit. Doch wirkt *Gou teng* im Vergleich zu westlichen Antihypertonika mild und seine Wirkung setzt etwas verzögert ein. Man hat festgestellt, dass seine Wirkung erst nach 2 bis 7 Tagen einsetzt und man erst nach 10 Tagen eine deutliche Blutdrucksenkung erwarten kann.[263] Doch ist *Gou teng* selbstverständlich nicht als Universalmittel zur Behandlung jedweder Form der Hypertonie aufzufassen. Nach der traditionellen Musterdifferenzierung ist *Gou teng* zur Behandlung des Musters aufsteigendes Leber-Yang geeignet. Moderne Erkenntnisse weisen darauf hin, dass *Gou teng* insbesondere zur Behandlung der so genannten nervösen Hypertonie geeignet ist. Dieser Bluthochdrucktyp ist durch sehr große Schwankungen der Blutdruckwerte gekennzeichnet. Im Laufe des Tages kann man bei diesen Patienten sehr unterschiedliche Werte messen; der Blutdruck geht bei ihnen in Abhängigkeit von der Stimmungslage oder äußeren Reizen ständig hoch und runter. Sind sie erregt, steigt der Blutdruck, sind sie ruhig, sinkt er wieder. Bei diesem Bluthochdrucktyp finden sich auch stets Kopfschmerzen und Schwindel, die sich proportional zur Höhe des Blutdrucks verschlimmern. Diese Patienten sind zumeist aufbrausend, gereizt, nervös und leiden oft unter Schlaflosigkeit. Einige dieser Patienten fühlen sich auch sehr erschöpft und haben an nichts mehr Interesse.[264] In derartigen Fällen muss man mittels *Gou teng* und synergistischer Drogen die Leber beruhigen und aufsteigendes Leber-Yang absenken. In vielen Fällen wird es außerdem nötig sein, das Leber- und Nieren-Yin zu supplementieren. Als beispielhafte Rezeptur für diese Behandlungsstrategie sei *Tian Ma Gou Teng Yin* genannt. Zur Behandlung der Hypertonie wird *Gou teng* heutzutage in China sehr hoch dosiert. Die übliche Tagesdosis von 6–15 g reicht hier selten aus, um zufriedenstellende Ergebnisse zu erzielen. Stattdessen gibt man 15–30 g als Tagesdosis, manche Ärzte sogar deutlich mehr.

Ein Anwendungsbeispiel aus der chinesischen Literatur

In einem der berühmtesten klassischen Romane, dem *Traum der roten Kammer (Hong Lou Meng)* findet sich eine Szene, in der *Gou teng* nicht nur einfach erwähnt wird, sondern von der sich seine arzneiliche Funktion direkt ableiten lässt. Im 84. Kapitel dieses

262 Wang Huanhua et al., Band 3, S. 116

263 Wang Huanhua et al., Band 3, S. 116 f.

264 Yao Xiangxiong, S. 10 f.

Werkes gerät Jin Gui, die Frau von Xue Pan, in Rage. Bao Chai, die schlichtend eingreift, vermag Jin Gui auch nicht zu beruhigen, sondern wird von ihr nur wüst beschimpft. Da ruft Xue Pans Mutter, die diesen Streit nicht ertragen kann, plötzlich aus: „Meine linke Flanke schmerzt ungemein!" Daraufhin sagt Bao Chai: „Es wird zu lange dauern, wenn wir warten, bis der Arzt kommt. Schickt lieber jemanden los, der etwas *Gou teng* kauft und seiner Mutter ein kräftiges Dekokt daraus zubereitet!" Nachdem Xue Pans Mutter dieses Dekokt getrunken hatte, beruhigte sie sich wieder und schlief dann sogar für ein Weilchen ein.

Der zeitgenössische Arzt Jiang Dan, der diese Szene aus medizinischer Sicht analysiert hat, schreibt: *„Die linke Flanke schmerzte, da die Mutter wegen des von Jin Gui begonnenen Streits so sehr verärgert war, dass das Leber-Qi gegensinnig nach oben aufstieg." Daraus, in Verbindung mit seiner klinischen Erfahrung, schlussfolgerte er: „Bei Patienten mit aufsteigendem Leber-Feuer ist in den meisten Fällen das Leber-Qi nicht entfaltet, weswegen sie sehr gereizt und schlecht gelaunt sind. Wenn man in solchen Fällen mit Qi regulierenden und Blut belebenden Arzneimitteln wie Bupleurum (Chai hu), Cyperus (Xiang fu), Tuber Curcumae (Yu jin) oder Corydales (Yan hu suo) keine Besserung der Beschwerden erzielt, die Luo-Gefäße also nicht durchgängig gemacht und die Schmerzen nicht gestillt werden können, sollte man die Behandlungsstrategie ändern und mittels Gou teng die Leber beruhigen und das Yang absenken. In der Praxis fühlen sich die Patienten nach der Einnahme von Gou teng wieder frischer und klarer, und die Schmerzen lassen deutlich nach. Also sollte man immer, wenn man auf Flankenschmerzen aufgrund von gegensinnig aufsteigendem Leber-Qi stößt, 30 g Gou teng verabreichen. Dies wird in jedem Fall Linderung verschaffen.*[265]

Dass die Frau in dieser Geschichte nach der Einnahme des *Gou-Teng*-Dekoktes wieder zur Ruhe kam und sogar einschlief, ist Ausdruck der inzwischen auch experimentell belegten beruhigenden Wirkung von *Gou teng*. In Tierexperimenten hat man nachweisen können, dass *Gou teng* signifikant beruhigt, ohne allerdings einschläfernd zu wirken.[266]

[265] Wang Huanhua et al., Band 3, S. 115 f.

[266] Wang Huanhua et al., Band 3, S. 116; Yao Xiangxiong, S. 11

Gou teng soll nur kurz abgekocht werden

Ähnlich wie andere Ärzte vor ihm meinte auch Wang Ang: *„Lange abgekocht ist [Gou teng] kraftlos."*[267]

Diese empirischen Erkenntnisse aus der Ming- und Qing-Zeit fanden Bestätigung durch die moderne pharmakologische Forschung, die nachgewiesen hat, dass die blutdrucksenkenden Inhaltsstoffe teilweise zerstört werden, wenn *Gou teng* länger als 20 Minuten abgekocht wird. Deswegen empfehlen die meisten Ärzte heutzutage, *Gou teng* erst in den letzten 5 – 10 Minunten des Abkochens ins Dekokt zu geben.

Kontraindikationen

Da *Gou teng* von leicht kalter Natur ist, sollte es nur mit Vorsicht bei Leere-Kälte-Mustern der Mitte verwendet werden. Grundsätzlich ist es nur bei Mustern angezeigt, die durch eine markante Fülle-Symptomatik charakterisiert sind.

3.24 *Huā Jiāo* 花椒 Zanthoxyli Pericarpium

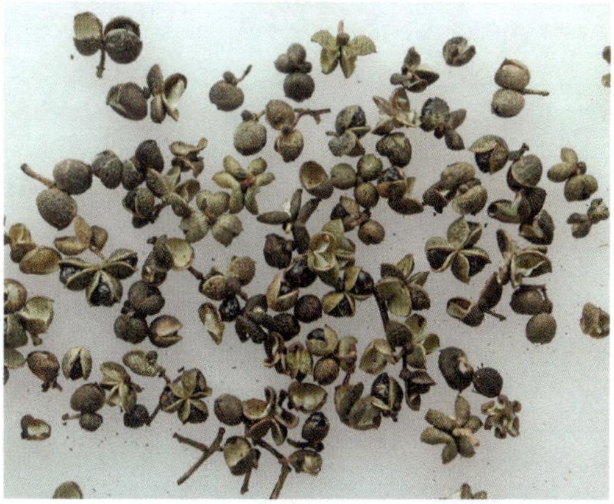

Abb. 3.24 *Huā Jiāo* 花椒 Zanthoxyli Pericarpium*

[267] Wang Ang, Rolle 1, S. 37

- Pharmazeutische Bezeichnung: Zanthoxyli Pericarpium
- Botanischer Name: Zanthoxyli bungeani
- Familie: Rutaceae (Rautengewächse, Zitrusfamilie)
- Deutsche Namen: Sichuanpfeffer, Szechuanpfeffer, Szechuanpfefferschale
- Deutsche Übersetzung des chinesischen Namens: „Blütenpfeffer“
- Beinamen: *Qín jiāo* 秦椒 („Qin-Pfeffer“), *Chuān jiāo* 川椒 („Sichuanpfeffer“), *Shŭ jiāo* 蜀椒 („Shu-Pfeffer“), *Hóng huā jiāo* 紅花椒 oder *Hóng jiāo* 紅椒 („Roter Pfeffer“), *Jiāo hóng* 椒紅 („Pfeffer-Rot“), *Jiāo ròu* 椒肉 („Pfeffer-Fleisch“), *Kăi kŏu huā jiāo* 開口花椒 („Blütenpfeffer mit geöffnetem Mund“)

Namen und Signaturen

Die Vielfalt der für diese Droge gebräuchlichen Namen verwirrt etwas. Im Wesentlichen gibt es, je nach Anbaugebiet, drei unterschiedliche Namen für diese Gewürz- und Arzneipflanze. Ursprünglich wurde diese Droge in der *Materia Medica des Göttlichen Landmannes* als *Qin jiao* 秦椒 aufgeführt. Dieser Name ist nicht zu verwechseln mit dem gleichklingenden Namen der Wind-Feuchtigkeit vertreibenden Droge Gentiana macrophylla (*Qin jiao* 秦艽). Auch in der *Enzyklopädie der Materia Medica* von Li Shizhen wird diese Droge als *Qin jiao* 秦椒 aufgeführt. Allerdings wurde sie in diesem Werk mit der Droge *Shu jiao* 蜀椒 („Sichuanpfeffer“) verglichen. Daraus lässt sich ableiten, dass es sich um zwei verschiedene, wenn auch eng verwandte Arten handelt. Die meisten in der *Enzyklopädie der Materia Medica* zitierten Autoren bemerkten, dass sich beide Pflanzen sehr ähneln würden, dass die Früchte von *Qin jiao* aber größer seien als die von *Shu jiao*. Außerdem soll *Qin jiao* eine flachere Maserung haben, während die Oberfläche der Fruchtschalen von *Shu jiao* sehr runzlig sei. Beide zeichnen sich durch einen würzig-scharfen Geschmack aus, der manche Autoren auch an die aromatische Schärfe der Mandarinenschale *(Ju pi)* erinnerte. Der Name *Qin* 秦 bezieht sich auf das Anbaugebiet im antiken chinesischen Staate Qin, während sich *Shu* 蜀 und *Chuan* 川 auf Anbaugebiete im antiken chinesischen Staate Shu, der heutigen Provinz Sichuan, beziehen. Der allgemein übliche Name *Hua jiao* 花椒 („Blütenpfeffer“) bezieht sich auf die Eigenart der Fruchtschale, wie eine Blüte aufzuplatzen. Daher kann man sagen, dass dieses Gewürz- und Arzneimittel nach dem blütenartigen Erscheinungsbild seiner Fruchtschale benannt worden ist. Um bei der Vielfalt der verwendeten Namen Missverständnisse zu beseitigen, stellte Li Shizhen fest: *„Qin jiao ist nichts anderes als Hua jiao. Ursprünglich im Staate Qin angebaut, wird er heute überall kultiviert. ... Die unreifen Früchte sind grün und die reifen sind rot. Sie sind größer als die des Shu-Pfeffers (Shu jiao). Die Samen des Qin-Pfeffers (Qin jiao) sind allerdings nicht so schön schwarz und glänzend wie die des Shu-Pfeffers (Shu jiao).“*[268]

Später geriet die Bezeichnung *Qin jiao* in Vergessenheit. Erst benutzte man häufiger den Namen *Shu jiao* und in der Gegenwart sind vor allem die Namen *Chuan jiao* und *Hua jiao* üblich. Zu den deutschen Namen sei angemerkt, dass „Szechuanpfeffer“ auf eine obsolete Art der Romanisierung der zwei Zeichen für die chinesische Provinz Sichuan (*Si Chuan* 四川) zurückgeht. Daher sollte man heute korrekterweise „Sichuanpfeffer“ sagen. Der Begriff „Szechuanpfefferschale“ möchte betonen, dass nicht wie beim schwarzen Pfeffer die gesamte Frucht verwendet wird, sondern nur deren Schale, während das innere Samenkorn nicht als Gewürz oder als das Arzneimittel *Hua jiao* verwendet wird. Traditionelle Quellen betonen nachdrücklich, dass nur die bereits aufgeplatzen Fruchtschalen ohne Samenkörner als Sichuanpfeffer verwendet werden dürfen – daher der Name *Kai kou hua jiao* 開口花椒 („Blütenpfeffer mit geöffnetem Mund“). Die noch geschlossenen Fruchtschalen gelten als giftig. Arzneilich und kulinarisch wird allein die rötliche Fruchtschale verwendet – daher die Namen *Hong hua jiao* 紅花椒, *Hong jiao* 紅椒 und *Jiao hong* 椒紅, die alle drei „Roter Pfeffer“ bedeuten.

Die Samenkörner dieser Frucht werden im Chinesischen als „Augen“ des Sichuanpfeffers (*Jiao mu* 椒目) bezeichnet, da sie nach dem Aufplatzen der Fruchtschale wie kleine Äuglein aus den aufgeschlagenen Lidern der Fruchtschale herausschauen. Die

268 Li Shizhen, S. 1084

Samen besitzen ebenfalls arzneiliche Eigenschaften und Wirkungen, die im Anschluss an die Diskussion des Sichuanpfeffers beschrieben werden sollen.

Betont werden soll noch, dass der Sichuanpfeffer mit dem aus Indien stammenden Pfeffer aus botanischer Sicht rein gar nichts gemein hat. Beide Pflanzen gehören unterschiedlichen Familien an und ähneln sich weder im Aussehen noch im Geschmack. Allein eine gewisse Schärfe ist ihnen gemein, die allerdings jeweils ein unterschiedliches, charakteristisches Aroma besitzt. Der Sichuanpfeffer ist dagegen mit den Zitrusfrüchten verwandt. Seine Schärfe ähnelt daher der aromatischen Schärfe der ätherischen Öle der Mandarinenschale oder anderer Zitrusfrüchte.

Der Sichuanpfeffer erfreute sich bei den antiken Daoisten großer Beliebtheit. Er wurde als lebensverlängerndes Mittel gepriesen. Dies geht vermutlich auf die *Materia Medica des Göttlichen Landmannes* zurück, in der es über den Qin-Pfeffer heißt: *„Qin jiao ... macht die Zähne und Haare fest und klärt die Augen. Bei längerer Einnahme macht er den Körper leicht und verbessert den Teint. Er wirkt der Alterung entgegen, verlängert das Leben und befreit den Geist von Blockaden.“*[269]

Auch die Signaturen des Sichuanpfeffers spielten hierbei eine Rolle. Der Daoist Wu Meng Zhenren schrieb dazu: *„Der Sichuanpfeffer (Jiao) entsteht aus dem Qi der fünf Wandlungsphasen. Die Blätter sind grün, die [Frucht]schalen sind rot, die Blüten gelb, die Membranen [d.h. die Haut auf der Innenseite der Fruchtschalen] weiß und die Samen schwarz. Er duftet höchst aromatisch und ist von absteigender Natur. Er vermag Feuer und Hitze herabzuführen und führt nicht zu [Hitze, die innerlich aufsteigt und die Organe] räuchert. Unter all den aromatischen Kräutern kommt ihm keines gleich.“*[270]

Da die Sichuanpfefferpflanze alle Farben der fünf Wandlungsphasen besitzt, gingen die daoistischen Alchemisten offenbar davon aus, dass es alle fünf Speicherorgane und somit den ganzen Körper zu kräftigen vermöge. Ein anderer daoistischer Alchemist, genannt Shao Zhenren, hatte eine Rezeptur aus frischer Rehmanniawurzel *(Sheng di huang)* und Sichuanpfeffer *(Jiao hong)* namens *Jiao Hong Wan* (Pille aus rotem Pfeffer) entwickelt, die folgende Wirkungen haben sollte: *„Sie behandelt die Erschöpfung des Ursprungsorgans [d.h. der das Ursprungs-Qi speichernden Nieren], dunkle Augen[ringe] und Tinnitus. Wenn man sie 100 Tage lang einnimmt, hat man das Gefühl, dass der Körper leicht wird, man weniger Schlaf braucht und die Beine kräftiger sind. Wenn man sie drei Jahre lang einnimmt, wird man im Inneren tiefe und heiter stimmende Erkenntnisse erzielen, die Augen werden um ein Vielfaches klarer sein als normalerweise; das Gesicht wird rosig leuchten und die Haare schwarz glänzen.“*[271]

Bei diesen Zuschreibungen von Wirkungen muss man bedenken, dass sie nicht für den Sichuanpfeffer allein gelten. Klugerweise hat Shao Zhenren hier den heißen Sichuanpfeffer mit der kalten Rehmanniawurzel kombiniert, so dass nicht einseitig Yang, sondern auch Yin gekräftigt wird. Vor alleiniger langfristiger Anwendung des Sichuanpfeffers ist zu warnen, da er das Yin schädigen könnte. Die oben zitierten Angaben des *Göttlichen Landmannes* sind also eher kritisch zu betrachten. Offenbar waren sich die antiken Daoisten über das toxische Potenzial des Sichuanpfeffers nicht im Klaren. Schließlich findet sich in der *Materia Medica des Göttlichen Landmannes* auch kein Hinweis darauf. Dies ist erst später entdeckt worden – möglicherweise infolge von Vergiftungen bei langjähriger Einnahme durch daoistische Adepten. Doch schließlich kann man davon, dass der *Göttliche Landmann* den Sichuanpfeffer als Arzneimittel der mittleren Kategorie eingestuft hat, schon ableiten, dass er sich nicht für jedermann als langfristig anwendbares Tonikum eignet, sondern nur zum Ausgleich konstitutioneller Mängel oder zur Behandlung von bestimmten Erkrankungen.

Obwohl die Sichuanpfefferpflanze alle fünf Farben besitzt, kann man das Rot der arzneilich verwendeten Fruchtschale als die entscheidende Signatur dieser Droge betrachten. Rot offenbart einen Bezug zum Feuer. In diesem Fall besteht allerdings kein vorrangiger Bezug zur Wandlungsphase Feuer und zu seinem Speicherorgan Herz als vielmehr zum Feuer der Lebenspforte, also zum so genannten Mingmen-Feuer. In seinem Werk *Diätetische Rezep-*

[269] Zhu Shifeng, Band 2, S. 254; Yu Xiaoping et al., S. 978
[270] Wang Huanhua et al., Band 3, S. 127
[271] Wang Huanhua et al., Band 3, S. 127

turen schrieb der ebenfalls daoistisch geprägte Heilkundler Ge Hong aus der Jin-Dynastie: *„[Qin jiao] supplementiert das wahre Feuer der Lebenspforte im unteren Wärmebereich; es behandelt geschwächtes Yang mit häufigem Wasserlassen, schwachen, weichen Beinen und Knien, sowie alle Muster aufgrund von Alterung oder langfristig bestehender Leere.“*[272]

Der zeitgenössische Autor Zhu Shifeng schreibt, dass *Hua jiao* aufgrund seiner roten Farbe auch ins Blut eintreten könne.[273] Doch hat *Hua jiao* keine ausschließliche Beziehung zum Blut. Zwar gibt Zhen Quan auch Amenorrhoe als Indikation für *Hua jiao* an und Wang Ang schreibt in diesem Sinne, dass *Hua jiao* Blut-Stase aufbreche, der Menstruation den Weg bahne und abdominelle Tumoren beseitige[274], doch kann man davon keinen spezifischen Blut-Tropismus von *Hua jiao* ableiten. Auch bemerkt Zhou Yan in seinen *Aufzeichnungen zur Materia Medica unter achtsamer Differenzierung*, dass *Hua jiao* ein Kraut sei, dass auf der Qi-Ebene der Milz-Leitbahn und der rechten Nieren wirke.[275] Also wirkt *Hua jiao* gleichermaßen auf der Qi- und auf der Blut-Ebene.

Eigenschaften und Anwendungsgebiete

Hua jiao ist scharf, warm und geringfügig toxisch. Es tritt in die Leitbahnen von Nieren, Milz, Magen und Lunge ein. Es wärmt die Mitte und den unteren Wärmebereich, zerstreut Kälte und vertreibt Feuchtigkeit, stillt Schmerzen, kräftigt das Mingmen-Feuer und tötet Parasiten ab. Hauptsächlich wird es angewandt bei Kälte-Bauchschmerzen, Erbrechen, Durchfall: kalten Lenden, kalten Füßen oder Spulwurmbefall. Äußerlich angewandt lindert es Schmerzen oder Juckreiz.

Wang Ang schreibt, dass *Chuan jiao* hauptsächlich Kälte und Feuchtigkeit zerstreue, trocknend wirke und das Feuer supplementiere. Die einzelnen Indikationen hat er nach den jeweiligen Leitbahnen bzw. Organen differenziert: *„Chuan jiao ist scharf und heiß; es ist reines Yang. Es tritt in die Lunge ein, wo es schweißtreibend und Kälte zerstreuend wirkt. Es behandelt Wind-Kälte-Husten. Es tritt in die Milz ein, wärmt den Magen, trocknet Feuchtigkeit, löst Nahrungsakkumulationen auf, beseitigt Blähung, behandelt Kälte-Schmerzen im Epigastrium und Abdomen, Erbrechen, Durchfall, blutige Dysenterie, dünnen Schleim und Ödeme. … Es tritt in die Lebenspforte der rechten Nieren ein, supplementiert Feuer und behandelt nach oben aufsteigendes Nieren-Qi. Es vermag abzusteigen und führt das Feuer zurück zu seinem Ursprung. Jeden Tag 30 Stück davon herunterzuschlucken vermag den unteren Wärmebereich kraftvoll wärmend zu supplementieren. [Es wird angewandt bei] Yang-Schwäche mit häufigem Wasserlassen, schweißfeuchten Genitalien und spontanen Samenergüssen. [Dabei handelt es sich um] Leere-Kälte im unteren Wärmebereich.“*[276]

Die Anwendung bei Husten

Von der schweißtreibenden Funktion von *Hua jiao* macht man heutzutage seltener Gebrauch. Zwar ist *Hua jiao* sehr scharf und vermag dadurch auch die Oberfläche zu öffnen, doch gibt es andere Kräuter, die in dieser Funktion kräftiger und spezifischer wirken. Die wärmende Wirkung von *Hua jiao* entfaltet sich mehr im Inneren. Daher wird es nicht bei Husten aufgrund von äußerlich zugezogener Lungen-Kälte verwendet, sondern bei Husten und Atemnot aufgrund von Lungen- und Nieren-Yang-Mangel mit der Entstehung von dünnem Schleim bei gleichzeitigem Vorliegen anderer Leere-Kälte-Zeichen wie Lendenschmerzen und kalten Extremitäten. Hierbei wird *Hua jiao* oft mit Poria *(Fu ling)* kombiniert. Bei Meng Shen heißt es, dass *Hua jiao* Husten aufgrund von aufsteigendem Qi behandle.[277]

Die Anwendung bei Kälte-Bauchschmerzen

Dies ist eine der wichtigsten Indikationen für *Hua jiao*. Sie geht auf die Rezeptur *Da Jian Zhong Tang*

[272] Wang Huanhua et al., Band 3, S. 128
[273] Zhu Shifeng, Band 2, S. 255
[274] Li Shizhen, S. 1084; Wang Ang, Rolle 2, S. 27
[275] Bensky et al., 2004, Materia Medica (3rd Edition), S. 691
[276] Wang Ang, Rolle 2, S. 26
[277] Li Shizhen, S. 1084

von Zhang Zhongjing zurück, mit der er sehr heftige Bauchschmerzen, Übelkeit und Erbrechen aufgrund von Leere- und gleichzeitiger Fülle-Kälte im mittleren Wärmebereich behandelte. In dieser Rezeptur ist *Hua jiao* die Hauptarznei, die mittels ihrer heißen Schärfe Fülle-Kälte zerstreut, das schwache Yang wärmt und somit Schmerzen stillt.

Bei dieser Indikation kann *Hua jiao* auch äußerlich angewendet werden. Dazu röstet man *Hua jiao* im Wok, füllt es in einen Mullbeutel und legt es wie eine kleine Wärmflasche auf die schmerzhafte Bauchregion. Ein einfaches Rezept zur Behandlung von Kälte-Magenschmerzen aus der chinesischen Volksmedizin verwendet 2 g Sichuanpfeffer und 6 Scheiben frischen Ingwers. Diese werden zusammen zerstoßen, abgekocht und heiß getrunken. Außerdem kann man *Hua jiao* zur Linderung von Kälte-Bauchschmerzen auch diätetisch in Form einer Suppe *(Hua Jiao Zhou)* verwenden. Hierzu kocht man 3–5 g des fein gemahlenen Sichuanpfeffers zusammen mit 3 Scheiben frischen Ingwers und einer Schale Reis zu einer dicken Reissuppe. Diese wärmt die Mitte und stillt Schmerzen.

Die Anwendung bei Kälte-Feuchtigkeit-Durchfall

Es ist eine Spezialität von *Hua jiao*, Kälte zu zerstreuen und Feuchtigkeit zu trocknen. Daher wird es gern bei Durchfall aufgrund von Kälte und Feuchtigkeit verwendet. Dabei wird es bevorzugt mit Feuchtigkeit trocknenden und Kälte zerstreuenden Kräutern wie Atractylodes *(Cang zhu)*, Magnolienrinde *(Hou po)* und Mandarinenschale *(Chen pi)* kombiniert.[278]

Die Anwendung bei Spulwurmbefall

In *Die Quintessenz der Materia Medica* heißt es: *„Chuan jiao … beruhigt Spulwürmer. Wenn die Würmer auf Sichuanpfeffer treffen, ziehen sie sich zurück.“*[279]

In diesem Sinne hat schon Zhang Zhongjing *Chuan jiao* in der Rezeptur *Wu Mei Wan* verwendet, um Bauchschmerzen und Erbrechen von Spulwürmern zu behandeln, insbesondere jene Fälle aufgrund von Leere-Kälte. Eine weitere Kombination gegen das Spulwurmsyndrom ist die von *Chuan jiao* mit der Quisqualisfrucht *(Shi jun zi)*, Torreasamen *(Fei zi)* und der Mume-Frucht *(Wu mei)*.

Äußerliche Anwendung

Zur Linderung des Juckreizes und zur Förderung der Abheilung feuchter Ekzeme kann man *Hua jiao* zusammen mit der Sophorawurzel *(Ku shen)*, Kochiafrüchten *(Di fu zi)* und Alaun *(Ming fan)* abkochen und mit diesem Dekokt die betroffene Stelle waschen. Zur Behandlung und Vorbeugung von Frostbeulen kann man über den Zeitraum von einigen Wochen jeden Abend ein heißes Fußbad in einer Abkochung von *Hua jiao* machen. Mit dem Sichuanpfeffer kann man auch Läuse behandeln. Hierzu muss man sich einige Male in Folge die Haare mit einer Abkochung von *Hua jiao* waschen.

Abstillen mittels *Hua jiao*

Zum Abstillen kann man täglich ein Dekokt von 9 g *Hua jiao* trinken. Sechs Stunden nach der Einnahme soll sich die Milchproduktion drastisch verringert haben.[280]

Kontraindikationen

Hua jiao darf nicht in Fällen von Yin-Mangel mit Leere-Feuer angewendet werden und nur sehr vorsichtig während der Schwangerschaft.

Die Samen des Sichuanpfeffers – Zanthoxyli Semen *(Jiao mu)*

Wie oben bereits erklärt, ist es die Fruchtschale, die als Sichuanpfeffer verwendet wird – und nicht die Samenkörner. Diese Samen *(Jiao mu)* dürfen nicht

278 Beijing University of TCM, Herbal Pharmacology Education and Research Center, S. 384

279 Wang Ang, Rolle 2, S. 27

280 Wang Huanhua et al., Band 3, S. 130

als Sichuanpfeffer verwendet werden, da sie gegenteilige Wirkungen besitzen und auch über ein toxisches Potenzial verfügen. Doch stellen sie ein eigenständiges Arzneimittel mit ganz verschiedenartigen Indikationen dar. Die Toxizität der Samen wird weitgehend neutralisiert, indem man sie trocken im Wok brät, bis aus ihnen Öl austritt. Traditionell bezeichnet man diesen Vorgang als „Ausschwitzen" des Giftes. Als Augen werden sie bezeichnet, weil sie rund und schwarz sind wie Pupillen und weil sie nach dem Aufplatzen der Fruchtschalen aus diesen herausschauen wie kleine schwarze Augen.

Während die Fruchtschale scharf und warm ist, sind die Samen bitter und kalt. Ihre Hauptfunktionen sind, Wasser zu bewegen, Ödeme zu beseitigen und Atemnot zu beruhigen.

Insgesamt werden die Sichuanpfeffersamen relativ selten benutzt. Am häufigsten werden sie bei Asthma angewendet. Schon der berühmte Meister der Yuan-Dynastie Zhu Danxi hatte *Jiao mu* bei Asthma eingesetzt. Um Zhu Danxis Überlieferung zu evaluieren, behandelten Ärzte aus Shanghai seit 1972 insgesamt 958 Asthmapatienten mit einem Präparat aus Sichuanpfeffersamen. Dabei stellten sie fest, dass *Jiao mu* in der Tat einen guten Asthma beruhigenden Effekt besitzt. Laut ihrer Erfahrung führe *Jiao mu* relativ schnell zur Beruhigung der Atemnot und das Anwendungsspektrum innerhalb der verschiedenen Formen des Asthmas sei groß, wobei toxische Nebenwirkungen nur sehr selten aufgetreten seien. Seine Wirkungen sollen denen von Aminophyllin ähneln.[281]

Eine weitere Indikation von *Jiao mu* ist Nachtschweiß. Hierzu nimmt man 3 g *Jiao mu*, 3 g Schisandra *(Wu wei zi)*, 9 g Ephedrawurzel *(Ma huang gen)* und 3 g präparierte Astragaluswurzel *(Zhi huang qi)*. Mit dieser Rezeptur soll man auch in chronischen Fällen von Nachtschweiß schnelle Behandlungserfolge erzielen können.[282]

[281] Wang Huanhua et al., Band 3, S. 129
[282] Wang Huanhua et al., Band 3, S. 130

KAPITEL

4 Namensgebung nach der Farbe

Rot

Nicht wenige Arzneimittel tragen eines der vier chinesischen Schriftzeichen für „rot" in ihrem Namen. Im Chinesischen können die Zeichen *hong* 紅, *chi* 赤, *dan* 丹 und *zhe* 赭 „rot" bedeuten, wobei *hong* 紅 der in der modernen Sprache am weitesten verbreitete Ausdruck für rot ist. Doch in der antiken und klassischen Schriftsprache wurde meist das Zeichen *chi* 赤 bevorzugt. *Hong* 紅 findet man beispielsweise in den Namen von Drogen wie *Hong zao* (Jujube), *Hong hua* (Carthamus), *Hong teng* (Sargentodoxa) oder *Hong shen* (roter Ginseng). Häufiger noch als *hong* 紅 findet man das Zeichen *chi* 赤 in Namen von Kräutern. Typische Beispiele sind *Chi shao* (Paeonia rubra), *Chi fu ling* (Poria rubra) oder *Chi xiao dou* (Adukibohne). Der mit diesen Schriftzeichen bezeichnete Rotton kann ganz unterschiedlicher Färbung sein. Die Schattierungen reichen von einem ganz blassen, hautfarbenen bis hin zu einem sehr kräftigen Rot.

Das Zeichen *dan* 丹 bedeutete ursprünglich Zinnober, davon abgeleitet dann auch zinnoberrot. Zinnober war ein wichtiger Bestandteil von Rezepturen der daoisitisch geprägten Alchemisten in der Frühzeit der chinesischen Medizin. Oft überzogen sie ihre Pillen, mit denen sie Unsterblichkeit zu erlangen suchten, mit einem Zinnobermantel, der den Pillen ein kräftig rotes Aussehen verlieh. So kam es, dass *dan* 丹 schließlich auch die Bedeutung von „Unsterblichkeitspille" oder „Unsterblichkeitsmedizin" erhielt. Wir finden dieses Zeichen beispielsweise in den Namen von *Mu dan pi* (Moutan-Wurzelrinde), oft auch einfach *Dan pi* („Zinnoberrote Rinde") genannt, und im Namen von *Dan shen* (Salvia miltiorrhiza). Auch die Namen mancher Rezepturen enden auf *dan* 丹. Dabei handelt es sich entweder um mit einem Zinnobermantel überzogene Pillen oder der Autor der Rezeptur wollte damit die besondere Effektivität seiner Rezeptur unterstreichen, die nahezu als „Unsterblichkeitsmedizin" gelten könne.

Das Zeichen *zhe* 赭 findet sich allein im Namen von *Dai zhe shi* (Hämatit). Dieses Zeichen, das links das Klassenzeichen *chi* 赤, also rot, enthält, bezeichnet ein bräunliches Rot bzw. Rotbraun oder Ocker.

In praktisch allen Fällen haben rote Drogen eine besonders enge Beziehung zum Blut. Sie beleben, kühlen oder supplementieren das Blut. Diese Arzneimittel treten im Allgemeinen in die Leitbahnen der Blut-Organe Herz und Leber ein und regulieren oft auch die Menstruation.

Neben den Heilkräutern, die „Rot" direkt in ihrem Namen tragen, gibt es selbstverständlich noch eine ganze Reihe von Drogen, die zwar rot sind, ihren Namen aber auf andere Weise erhalten haben. Auch diese Kräuter haben einen besonderen Bezug zum Blut und zu den Blut-Organen Herz und Leber. Hier sollen noch einige rote Drogen genannt werden, die in diesem Kapitel oder in diesem Buch nicht individuell beschrieben werden:

- Cinnamomi Cassiae Ramulus *(Gui zhi)*: Das Kernholz ist von rötlicher Farbe, daher tritt es auch in die Herz-Leitbahn ein. (➤ 3.4)
- Corni Officinalis Fructus *(Shan zhu yu)*: Von roter Farbe und saurem Geschmack, tritt es in die Leitbahn des Blut-Organs Leber ein. (➤ 3.6)
- Gardeniae Jasminoides Semen *(Zhi zi ren)*: Von roter Farbe und bitterem Geschmack, tritt es vor allem in die Herz-Leitbahn ein. (➤ 3.8)
- Haematitum *(Dai zhe shi)*: Von dunkelroter Farbe und bitterem Geschmack, tritt es in die Leitbahnen der Blut-Organe Herz und Leber ein.
- Paeoniae Rubrae Radix *(Chi shao)*: Von dunkelroter Farbe, saurem und bitterem Geschmack, tritt es vor allem in die Leitbahn des Blut-Organs Leber ein. (➤ 15.4)
- Phaseoli Calcarati Semen *(Chi xiao dou)*: Von roter Farbe, süßem und saurem Geschmack, tritt es vor allem in die Herz-Leitbahn ein.

- Salviae Miltiorrhizae Radix *(Dan shen)*: Von dunkelroter Farbe und bitterem Geschmack, tritt es in die Leitbahnen der Blut-Organe Herz und Leber ein.
- Spatholobi Caulis *(Ji xue teng)*: Von rötlicher Farbe, bitterem und leicht süßem Geschmack, tritt es in die Leitbahnen von Herz, Leber und Milz ein.
- Zizyphi Spinosae Semen *(Suan zao ren)*: Von dunkelroter, leberartiger Farbe und saurem Geschmack, tritt es in die Leitbahnen der Blut-Organe Herz und Leber ein.

4.1 *Hóng Huā* 紅花 (红花) Carthami Flos

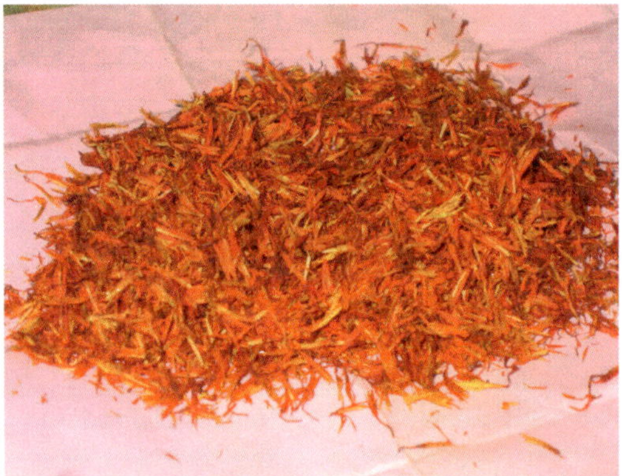

Abb. 4.1 *Hóng Huā* 紅花 (红花) Carthami Flos

- Pharmazeutische Bezeichnung: Carthami Flos
- Botanischer Name: Carthamus tinctorius
- Familie: Asteraceae = Compositae (Korbblütler)
- Deutsche Namen: Saflorblüte, Färbersaflorblüte, Färberdistelblüte
- Deutsche Übersetzung des chinesischen Namens: „Rote Blüte“
- Beinamen: *Hóng lán huā* 紅藍花 („Rote Indigo-Blüte“), *Hóng lán* 紅藍 („Rotes Indigo“), *Huáng lán* 黄藍 („Gelbes Indigo“)

Namen und Signaturen

Der Name *Hong hua* ist selbstredend – rote Blüte. Die Saflorblüte ist zu Beginn ihrer Blütezeit orange und verändert sich dann nach und nach in Richtung rot. Sie enthält stark färbende Pigmente, die sowohl in China als auch in Europa zum Färben benutzt worden sind, was der Pflanze in Deutschland auch die Namen Färbersaflor und Färberdistel eingebracht hat. Su Song schreibt beispielsweise, dass man diese Blüten benutzt, um Sachen rot zu färben oder Wangenrouge herzustellen.[1] Ursprünglich stammt diese Pflanze aus dem indischen Raum, gelangte aber schon früh nach China. Erstmals arzneilich beschrieben wurde sie in der *Materia Medica der Kaibao-Ära* während der Song-Dynastie im Jahre 973. In Europa wurde sie erst im 17. Jahrhundert eingeführt. Obwohl er in subtropischen Regionen heimisch ist, lässt sich der Färbersaflor problemlos in Mitteleuropa anbauen.[2]

Li Shizhen schreibt, dass die Blätter dieser Pflanze denen der „kleinen Distel“, Herba Cephalanoplos *(Xiao ji)*, und ihre Blüten denen der „großen Distel“, Herba Cirsii Japonici *(Da ji)*, ähneln.[3] Die Ähnlichkeit mit Disteln, welche ebenfalls den Korbblütlern angehören, hat der Pflanze in Deutschland den Namen Färberdistel eingebracht und war also auch in China bekannt. Andere Autoren sahen in den Blättern dieser Pflanze eher eine Ähnlichkeit mit Indigo (*lan* 藍), weshalb sie ursprünglich als *Hong lan hua* 紅藍花 („Rote Indigo-Blüte“) bezeichnet worden ist. „Indigo“ bezieht sich hier also nicht auf die Farbe dieser Pflanze, sondern lediglich auf die Form ihrer Blätter. Möglicherweise meinte man hier mit „Indigo“ auch nur eine Pflanze, die zum Färben benutzt wird. Und da man mit dem Saflor nicht blau, sondern rot färbte, nannte man sie eben „Rote Indigo-Blüte“, was in diesem Sinne als „Rote Färbe-Blüte“ zu verstehen wäre.

Die rote Farbe ist auch die entscheidende Signatur dieser Droge. Rot ist hier gleichermaßen im Sinne der Fünf-Wandlungsphasen-Theorie zu verstehen, wonach sie in die Herz-Leitbahn eintritt, als auch im Sinne der Säftelehre, wonach sie mit dem Blut in Verbindung steht. Zhang Yuansu kam durch seine klinische Erfahrung zu demselben Schluss. Er

[1] Yu Xiaoping et al., S. 489
[2] http://www.pharmazeutische-zeitung.de/pza/2000-15/pharm4.htm
[3] Yu Xiaoping et al., S. 489

schrieb: „*Hong hua tritt ins Herz ein und nährt das Blut.*"[4]

Da die Leber neben dem Herzen das bedeutendste Blut-Organ ist, hat *Hong hua* also auch eine spezifische Wirkung auf die Leber. Neben der Farbe ihrer Blüte kann man auch die Form ihrer Blütenblätter als eine bedeutsame Signatur auffassen. Diese stehen zahlreich, aber kurz und nadelförmig im Blütenkorb, was der ganzen Blüte ein stacheliges Aussehen verleiht. Diese fein-stachelige Struktur weist auf die Fähigkeit dieser Droge hin, die Leitbahnen *(jing)* und insbesondere die feinen Netzgefäße *(luo)* von Obstruktionen zu befreien und durchgängig zu machen.

Eigenschaften und Anwendungsgebiete

Hong hua gilt im Allgemeinen als warm und scharf; es tritt in die Leitbahnen von Herz und Leber ein. Doch Wang Haogu, wie auch später Wang Ang, beschrieben es als scharf, süß, bitter und warm.[5] Der süße Geschmack steht hier für ein gewisses nährendes Potenzial, das *Hong hua* neben seiner vorwiegend bewegenden Wirkung auch besitzt. Zhu Danxi meinte, dass *Hong hua* vor allem bei niedriger Dosierung auch das Blut nähre: „*In hoher Dosis bricht [Hong hua] verbliebenes [statisches] Blut auf.*"[6]

Li Shizhen nannte zwar nicht ausdrücklich den süßen Geschmack, sondern bezeichnete *Hong hua* nur als scharf und warm, doch schrieb er diesem Arzneimittel auch eine befeuchtende Wirkung zu, die für warm-scharfe Kräuter untypisch ist: „*[Hong hua] belebt das Blut, befeuchtet Trockenheit, stillt Schmerzen, zerstreut Schwellungen und fördert den Menstruationsfluss.*"[7] Damit hat Li Shizhen die noch heute gültigen Haupteigenschaften von *Hong hua* definiert. Aufgrund seiner blutbelebenden Wirkung wird *Hong hua* häufig in der Gynäkologie bei Dysmenorrhoe, Amenorrhoe, Unterleibsschmerzen, oder bei abdominellen Tumoren, wie z.B. Myomen, im Rahmen von Blut-Stase-Mustern angewandt. Auch in der Geburtshilfe findet *Hong hua* bei Lochienstau oder Schwindel und Ohnmacht Anwendung. In der *Materia Medica der Kaibao-Ära* wird dieser Aspekt der Wirkung von *Hong hua* in den Vordergrund gestellt: „*Hong hua behandelt hauptsächlich Blut-Schwindel und Kieferklemme nach der Geburt, im Bauch verbliebenes verdorbenes Blut [d.h. nicht vollständig ausgeschiedene Lochien], heftige Unterleibsschmerzen oder einen in der Gebärmutter abgestorbenen Fetus. [Dabei sollte es] zusammen mit Wein abgekocht werden.*"[8]

Zur Indikation des postpartalen Blut-Schwindels soll hier eine historische Falldarstellung angeführt werden: *Eine Frau Namens Xu litt nach der Geburt an heftigem Schwindel. Schließlich fiel sie in Ohnmacht und wurde bewusstlos. Sie erschien nahezu wie tot, doch war in der Brust- und Zwerchfellregion noch ein wenig Wärme zu spüren. Die behandelnden Ärzte wussten nicht, was sie machen sollten. Deswegen zogen sie einen berühmten Arzt Namens Lu zu Rate und der sagte, dass es sich dabei um „Blut-Beklemmung" handelte, also um postpartalen Schwindel aufgrund von Blut-Stase. Er sagte: „Mit mehreren Kilo Hong hua kann die Frau wiederbelebt werden." So kauften die Angehörigen dieser Frau also eilends so viel Saflorblüten, wie sie bekommen konnten, kochten diese in einem großen Topf ab, so dass sie drei Eimer voll des Dekoktes erhielten. Dann legten sie die Bewusstlose darauf, um sie ein Dampfbad im Dampf der Saflorblüten machen zu lassen. Nach nur kurzer Zeit begann sie dann schon, ihre Finger zu bewegen. Nach einem halben Tag kam sie wieder vollständig zu Bewusstsein.*[9]

Dies ist zwar eine sehr ungewöhnliche und heute wohl kaum noch praktizierte Anwendungsart von *Hong hua*, doch illustriert sie die enorm kräftige Blut belebende Wirkung dieser Droge. Wenn selbst schon ihr Dampf das statische Blut wieder zu beleben vermag, wie sehr vermag es dann wohl das innerlich eingenommene Dekokt!

Traditionell ist es auch üblich, aus Saflorblüten einen medizinischen Wein herzustellen bzw. die Blüten in Wein anstatt in Wasser abzukochen, da

4 Yu Xiaoping et al., S. 489
5 Li Shizhen, S. 591; Wang Ang, Rolle 1, S. 48
6 Li Shizhen, S. 591
7 Li Shizhen, S. 591
8 Li Shizhen, S. 591
9 Wang Huanhua et al., Band 2, S. 161

Alkohol ebenfalls stark bewegend wirkt und so die blutbelebende Wirkung von *Hong hua* noch verstärkt. Diese Anwendungsart geht vermutlich auf Zhang Zhongjing's Rezeptur *Saflorblütenwein (Hong Lan Hua Jiu)* aus seinem Werk *Das Wichtigste aus der Goldenen Truhe* zurück. Dies ist eine Rezeptur, die nur aus der einzelnen Droge *Hong hua* besteht, welche in Wein abgekocht wird. Diese Rezeptur behandelt „die 62 Arten von Wind bei Frauen und stechende abdominelle Blut- [und] Qi-Schmerzen". Mit den „62 Arten von Wind" sind alle Arten von Krankheitsmustern durch pathogenen Wind gemeint und die hier genannten stechenden Bauchschmerzen entstehen, wenn pathogener Wind nach der Geburt in den geschwächten Körper eindringt und dort Qi und Blut stagnieren lässt. Der *Saflorblütenwein* belebt das statische Blut wieder und lindert somit die stechenden Bauchschmerzen.[10]

Neben diesen vielfältigen Anwendungsmöglichkeiten im gynäkologischen Bereich, die oben bereits auf den Blut- und Leber-Bezug der „Roten Blüte" zurückgeführt worden sind, wirkt *Hong hua* auch auf das Organ, welches das Blut und die Gefäße regiert, das Herz. Beispielsweise wird *Hong hua* in der Rezeptur *Xue Fu Zhu Yu Tang* bei Blut-Stase in der Brust angewandt. Dieses Muster weist deutliche Überschneidungen mit dem modernen Krankheitsbild der koronaren Herzkrankheit (KHK) und Angina pectoris auf. Daher wird *Hong hua* heutzutage in China häufig bei derartigen Herzkrankheiten eingesetzt.

Kontraindikationen

Auch wenn es klassische Autoren gibt, die meinten, dass *Hong hua* in bestimmten Kombinationen und in niedriger Dosierung die Schwangerschaft festige und auch Blut zu supplementieren vermag[11], gilt im Allgemeinen, dass dieses Arzneimittel während der Schwangerschaft streng kontraindiziert ist, da es zu einem Abort führen kann. Auch während der normalen Menstruation sollte *Hong hua* nicht angewendet werden, um den Blutverlust der Frau nicht unnötig zu vergrößern. Allein in Fällen von sehr schmerzhafter Menstruation mit dunklem, klumpigem Blut oder bei Amenorrhoe aufgrund von Blut-Stase soll *Hong hua* verwendet werden.

[10] Li Keguang, S. 359
[11] Wang Huanhua et al., Band 2, S. 161 f.

4.2 *Shān Zhā* 山楂 Crataegi Fructus

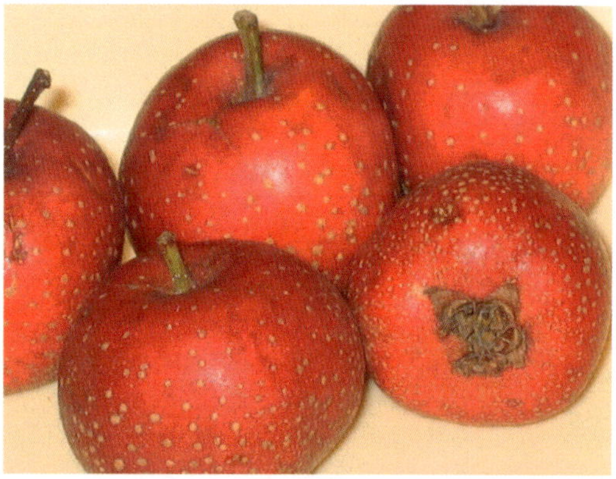

Abb. 4.2 *Shān Zhā* 山楂 Crataegi Fructus

- Pharmazeutische Bezeichnung: Crataegi Fructus
- Botanischer Name: Crataegus pinnatifida, C. cuneata
- Familie: Rosaceae (Rosengewächse), Unterfamilie der Kernobstgewächse (Maloideae)
- Deutsche Namen: Chinesische Weißdornfrucht, Chinesische Hagedornfrucht, Fiederweißdornbeeren
- Deutsche Übersetzung des chinesischen Namens: „Bergweißdorn" oder „Wilder Weißdorn"
- Beinamen: *Shan zha rou* 山楂肉 („Bergweißdornfruchtfleisch"), *Bei shan zha* 北山楂 („Nördlicher Bergweißdorn") [Crataegus pinnatifida], *Nan shan zha* 南山楂 („Südlicher Bergweißdorn") [Crataegus cuneata], *Shan li hong guo* 山裡紅果 („Rote Früchte in den Bergen")

Namen und Signaturen

Der Chinesische Weißdorn blüht im Frühjahr genau wie der in unseren Breiten in weißer Blütenpracht. Hier bei uns waren die weißen Blüten und die Dornen dieses Strauches namensgebend. Die Chinesen waren offenbar mehr vom intensiven Rot der reifen Früchte beeindruckt, dass sie sie „Rote Früchte in den Bergen" *(Shan li hong guo)* nannten. Mich haben diese Früchte an kleine rote Äpfel erinnert.

Als Signaturen sind die rote Farbe der Früchte und die Dornen der Äste interessant. Dornen stehen für eine durchdringende und durchgängig machende Kraft; rot steht für den Bezug zum Blut. Heute ist *Shan zha* zwar in erster Linie als Nahrungsstagnation auflösendes Mittel bekannt, doch wurde und wird es auch benutzt, um Blut-Stase aufzulösen, insbesondere bei Frauen nach der Geburt. In der *Enzyklopädie der Materia Medica* heißt es beispielsweise, dass *Shan zha* Blut- und Qi-Klumpen transformiere.[12] Und auch einer der renommiertesten Ärzte des 20. Jahrhunderts, Jiao Shude, schloss sich dieser Ansicht an: „*Shan zha* vermag in die Blut-Ebene einzutreten und gleichzeitig Qi zu bewegen und Blut zu beleben."[13] Rot ist auch die der Wandlungsphase Feuer und somit dem Herzen zugeordnete Farbe. Daher könnte man einen Herz-Bezug annehmen. Diesen besitzt *Shan zha* auch, doch wurde er erst in jüngerer Zeit entdeckt. Doch dazu mehr weiter unten.

Bei der Chinesischen Weißdornfrucht ist die Grenze zwischen Nahrungs- und Arzneimittel nicht klar zu ziehen. Sie wird in China schon seit etwa 3000 Jahren als Nahrungsmittel in Form von Kuchen, Gebäck, kandierten Früchten, Mus, Suppe, Likör bzw. als Trocken- oder Frischobst gegessen. Li Shizhen berichtete davon, dass die Bewohner der Provinz Fujian in Südchina ein Fruchtmus aus Weißdornfrüchten herstellen, indem sie Haut und Kerne der Früchte entfernen und das Fruchtfleisch zusammen mit Zucker oder Honig zu Mus zerquetschen, was sie dann als Süßspeise verzehren.[14] Heute weiß man, dass Weißdornfrüchte etwa zwei- bis dreimal so viel Vitamin C enthalten wie Orangen oder dass sie fünfmal soviel Vitamin B_2 enthalten wie Äpfel.[15] Doch auch ohne dieses analytische Wissen wurden diese wildwachsenden Früchte in China schon immer gern von Jung und Alt gegessen. Li Shizhen beschrieb, wie ein junges Mädchen intuitiv Weißdornfrüchte aß, um sich von schweren Verdauungsbeschwerden zu kurieren: *„Unsere Nachbarstochter litt aufgrund einer Nahrungsstagnation an einer trommelartigen Auftreibung des Abdomens mit Ikterus und Wassersucht. Ohne besondere Absicht ging sie eines Tages zum Weißdornbäumchen und aß sich an seinen Früchten satt. Als sie nach Hause kam, erbrach sie plötzlich Schleim und Wasser. Danach genas sie nach und nach von ihrer Erkrankung.“*[16]

In frühen Zeiten waren die Weißdornfrüchte in China vor allem als Nahrungsmittel und als volkstümliches Heilmittel bei Verdauungsbeschwerden bekannt. Erst mit Zhu Danxi, so berichtet Li Shizhen, hielten sie in größerem Maße Einzug in die Medizin, was unten noch näher ausgeführt werden soll. In der chinesischen Küche ist auch bekannt, dass man durch das gemeinsame Kochen von Fleisch und Weißdornfrüchten zähes Fleisch von alten Tieren weich kochen kann. Wahrscheinlich hatte man aus dieser Erfahrung heraus Weißdornfrüchte auch bei Nahrungsstagnation von Fleisch im Magen angewandt. Verwendet werden die voll ausgereiften Früchte, die im Herbst geerntet werden. Am besten sollen die Früchte sein, die schon Frost abbekommen haben. In der folgenden Legende wird die verdauungsfördernde Wirkung von *Shan zha* sehr anschaulich beschrieben:

Vor langer Zeit lebte eine Bauernfamilie in den Bergen. In den Zeiten, in denen in der Landwirtschaft nicht so viel zu tun war, betätigte sich der Mann auch als Händler, wodurch er die Familie öfter für ein paar Wochen bis Monate verlassen musste. Nur durch dieses zusätzliche Einkommen konnte die Familie einigermaßen gut über die Runden kommen. Der Mann und die Frau hatten zwei Söhne, wobei der ältere aus der ersten Ehe des Mannes stammte. Seine erste Frau war früh gestorben und so hatte er noch einmal geheiratet. Seine zweite Frau hatte ihm dann einen zweiten Sohn geboren. Doch die Mutter zog ihren eigenen Sohn vor und dachte unablässig daran, wie sie den älteren Sohn aus dem Wege schaffen könnte, damit ihr leiblicher Sohn einmal den Hof erbt. Sie konnte ihn natürlich nicht einfach umbringen; sie dachte sich

[12] Li Shizhen, S. 1040
[13] Jiao Shude, S. 276
[14] Li Shizhen, S. 1040
[15] Wang Huanhua et al., Band 1, S. 56
[16] Li Shizhen, S. 1041

eine Methode aus, mit der der Junge allmählich sterben würde, so wie bei einer Krankheit. Als der Vater dann wieder einmal auf eine Geschäftsreise ging, um Sachen zu verkaufen, schickte die Mutter sich an, ihren heimtückischen Plan in die Tat umzusetzen. Sie hieß den Jungen, auf die Felder zu gehen und dort zu arbeiten. Sie gab ihm jeden Morgen etwas Proviant für den Tag mit. Ob es regnete oder stürmte, der Junge musste jeden Tag hinaus aufs Feld und hart arbeiten. Doch der Proviant, den seine Stiefmutter ihm täglich mitgab, bestand nur aus halbgarem Reis. So wollte sie nach und nach seinen Magen schwächen, bis er schließlich sterben würde. Dem armen Jungen blieb nichts weiter übrig, als Tag für Tag diesen harten Reis zu essen. Sein Bauch war davon stark gebläht und schmerzte sehr. Schließlich wurde er immer dünner. Da sagte er schließlich eines Abends zu seiner Stiefmutter: „Mutter, der Reis ist wahrlich zu hart. Mein Bauch schmerzt so sehr!" Doch die Stiefmutter schalt ihn: „Du nichtsnütziges Kind! Du tust kaum etwas und wagst es noch, an deiner Mutter herumzunörgeln?! Geh mir aus den Augen!" Da blieb ihm nichts weiter übrig, als in den Bergen heimlich zu weinen. Da fielen ihm die roten Weißdornfrüchte auf, die in den Bergen gerade reif an den Bäumen hingen. Damit füllte er dann seinen hungrigen Bauch. Die Früchte waren zwar sehr sauer, aber schmeckten sehr erfrischend. Nachdem er davon gegessen hatte, verspürte er keinen Hunger und keinen Durst mehr. So aß er jeden Tag von diesen Früchten und dadurch besserten sich sogar seine Bauchbeschwerden. Der vorher so stark geblähte Bauch normalisierte sich wieder und nun konnte der Reis noch so schlecht gekocht sein – er konnte alles verdauen. Schließlich nahm er sogar wieder zu. Seine Stiefmutter wunderte sich: ‚Da dachte ich, dass er immer dünner und schwächer werden und schließlich sterben würde, aber stattdessen wird er nun immer dicker! Womöglich hat er einen Schutzengel, der ihm hilft. Die Sache wird mir immer ungeheurer!' Daraufhin besann sich die Frau und hörte auf, den Jungen zu quälen. Nach einiger Zeit kehrte der Vater wieder zurück und sein Sohn erzählte ihm, was sich zugetragen hatte. Als der Vater erfuhr, dass sein Sohn seine Bauchschmerzen und Blähungen selbst mit den Weißdornfrüchten behandelt hatte, kam ihm die Idee, Pillen daraus herzustellen und diese als Arznei gegen Verdauungsbeschwerden zu verkaufen. Daraus entwickelte sich schließlich ein gutes Geschäft. Es sprach sich schnell herum, dass diese Shan-zha-Pillen sehr gut gegen Verdauungsstörungen halfen.[17]

Eigenschaften und Anwendungsgebiete

Shan zha ist sauer, süß und leicht warm. Es tritt in die Leitbahnen von Leber, Milz und Magen ein. Der saure Geschmack führt die Wirkung in die Leber-Leitbahn und der süße Geschmack in die Mitte.

Die Auflösung von Nahrungsstagnation

Als Haupteigenschaft von *Shan zha* gilt in der chinesischen Medizin sein Vermögen, Nahrungsstagnation aufzulösen und den Magen zu stärken. In diesem Sinne wird es bei Nahrungsstagnation aufgrund einer überreichlichen Nahrungsaufnahme oder bei Nahrungsstagnation aufgrund einer Verdauungsschwäche mit Beschwerden wie Völlegefühl, Blähungen, Bauchschmerzen oder Durchfall angewendet. *Shan zha* beseitigt zwar auch Ansammlungen von stärkehaltiger oder öliger Nahrung, doch ist es vor allem wegen seiner die Fleischverdauung unterstützenden und Fleischstagnation auflösenden Eigenschaften berühmt. Es kann und sollte bei allen Arten von Nahrungsstagnation gegeben werden, doch muss man es in Fällen von Milz-Qi-Leere vorsichtig anwenden – es kann nämlich bei langfristiger Anwendung eine bestehende Milz-Schwäche verschlimmern. Dazu schrieb Li Shizhen: „*Bei allen Arten von Milz-Leere, wobei die Nahrung nicht verdaut werden kann und es zu Völlegefühl, Blähungen und sauren Stichen in Brust und Bauch kommt, sollte der Betroffene nach dem Essen zwei bis drei Weißdornfrüchte kauen. Dies hat eine sehr gute Wirkung. Doch darf man nicht zu viel davon essen, um die verdauungsfördernde nicht zu einer schädigenden Wirkung ausarten zu lassen.*"[18]

Es ist also sehr wichtig, dass man *Shan zha* nach dem Essen einnimmt – und nicht auf leeren Magen – gleichgültig ob in frischer Form oder als Pulver, als Dekokt oder in Pillenform. Zhu Danxi warnte auch

[17] Hung I-nang, S. 80 ff.
[18] Li Shizhen, S. 1041

vor dem übermäßigen Verzehr von Weißdornfrüchten, die er sonst als Arzneimittel sehr schätzte: „*Shan zha vermag sehr kraftvoll, die Nahrung zu verdauen. Wenn keine Nahrungsstagnation im Magen vorliegt, sondern eine Milz-Schwäche mit beeinträchtigter Transportfunktion, was zu Appetitlosigkeit geführt hat, dann darf man nicht viele Weißdornfrüchte essen, da man sonst das Aufsteigen des Milz- und Magen-Qi unterdrückt.*"[19]

Zum Kauen der Weißdornfrüchte sei noch angemerkt, dass dies leicht die Zähne angreift. Daher scheint also die Einnahme in Pillenform, beispielsweise in *Bao He Wan*, ideal zu sein. Bei Milz-Schwäche empfiehlt es sich auch, die geröstete oder angebratene Droge zu verwenden anstelle der unbehandelten.

Die Behandlung von Durchfall

Manche Quellen betonen auch die Möglichkeit der Anwendung von *Shan zha* bei Durchfall. In der *Materia Medica der Tang-Dynastie* heißt es beispielsweise: „Das aus *Shan zha* ausgekochte Dekokt stillt wässrige Dysenterie."[20] In diesem Zusammenhang sind auch moderne Forschungsberichte interessant, die für *Shan zha* antibakterielle Wirkungen nachgewiesen haben. Zur Behandlung von Durchfall bzw. chronischer Dysenterie wird heute im Allgemeinen die oberflächlich verkohlte Form angewandt.[21]

Die Anwendung im Wochenbett

Zhu Danxi führte *Shan zha*, wie gesagt, in die Gelehrtenmedizin ein. Ein neuer Anwendungsbereich, den er *Shan zha* erschloss, war die Anwendung bei Frauen nach der Geburt. Er schrieb: „*Shan zha stärkt den Magen und bewegt verknotetes Qi. Es behandelt nachgeburtlichen Kindskissenschmerz und persistierende Lochien. Ein Dekokt von Shan zha, mit etwas Zucker gesüßt, zeitigt sofort Wirkung.*"[22]

Hinter dem Begriff „Kindskissenschmerz" verbirgt sich eine schmerzhafte Verhärtung des Unterleibes mit tastbaren schmerzhaften Klumpen im Unterleib während des Wochenbettes aufgrund von Blut-Stase. Die von Zhu Danxi eingeführte Anwendung von *Shan zha* bei Wochenbettleiden hat sich bis in die heutige Zeit erhalten. Mitunter wird *Shan zha*, wie von Zhu Danxi beschrieben, als Einzelmittel mit Zucker gesüßt verwendet. Häufiger jedoch wird es von vielen Ärzten zum Teil auch schon prophylaktisch mit in die Standardrezeptur für die ersten Tage nach der Geburt *Sheng Hua Tang* mit hineingegeben, um Blut-Stase aufzulösen bzw. deren Entstehen zu vermeiden.[23] Manche Ärzte empfehlen auch noch, Kinderurin *(Tong bian)* mit in dieses Dekokt hineinzumischen, um die Wirkung noch weiter zu verstärken. Im *Golden Spiegel der Medizinischen Tradition* heißt es zur postpartalen Anwendung von *Shan zha*: „*Shan zha löst nicht nur Nahrungsstagnation auf und stärkt die Milz. [Es hat auch] die Funktion, Stase aufzubrechen. Es stillt Kindskissenschmerz. Noch verstärkt [wird seine Wirkung durch] die Süße des Zuckers. So wird verdorbenes [Blut] ausgetrieben, ohne die Milz zu schädigen. [Durch] das Salzige des Kinderurins (Tong bian) tritt [die Rezeptur] in den Uterus ein, ohne kühlend und abführend [zu wirken]. [Die drei Substanzen] unterstützen und benötigen einander; ihre Wirkung ist außerordentlich. Man nennt [diese Rezeptur] den „alleinigen Heiligen". Und das ist nicht übertrieben!*"[24]

Der „alleinige Heilige" ist hier also die sonst so unscheinbare Weißdornfrucht. Die anderen beiden sind lediglich unterstützende Substanzen.

Über die Anwendung im Wochenbett hinaus kann *Shan zha* auch bei sekundärer Amenorrhoe oder bei abdominellen Tumoren, z.B. Myomen, aufgrund von Blut-Stase angewendet werden. In diesem Zusammenhang muss auch darauf hingewiesen werden, dass *Shan zha* während der Schwangerschaft kontraindiziert ist. Seine blutbelebende Wirkung ist so stark, dass es Aborte hervorrufen kann.

Die Anwendung bei Herz- und Gefäßerkrankungen

Es ist interessant, dass *Shan zha* in der traditionellen chinesischen Medizin nicht häufiger gemäß seiner hervorstechendsten Signatur, der roten Farbe, bei

[19] Li Shizhen, S. 1040 f.
[20] Li Shizhen, S. 1040
[21] Bensky / Gamble, Materia Medica, 1993, S. 224
[22] Li Shizhen, S. 1040
[23] siehe z.B. Fei Boxiong: Yi Chun Sheng Yi, S. 166
[24] Wu Qian, S. 662

Blut- und Herzerkrankungen angewendet wurde. Dieses Anwendungsgebiet hatten europäische Mediziner anscheinend vor den chinesischen entdeckt. In der klassischen chinesischen Medizin wurde *Shan zha* zumindest seit Zhu Danxi auch zur Behandlung von Blut-Stase im Uterus verwendet. Hierin zeigt sich bereits ein deutlicher Bezug zum Blut. Doch Paracelsus brachte Weißdorn als Erster mit dem Herzen in Verbindung. Und er benutzte, anders als die moderne westliche Phytotherapie, nicht die Blätter, sondern, wie die Chinesen und antiken Griechen und Römer, die Früchte.[25] In der modernen TCM ist es inzwischen auch schon sehr verbreitet, *Shan zha* bei Herzerkrankungen, namentlich bei koronarer Herzkrankheit und Angina pectoris, anzuwenden. Der Pekinger Arzt Jiao Shude beispielsweise benutzte es häufig in derartigen Fällen und sagte darüber: *„Bei Schmerzen im Brustraum aufgrund von Brust-Bi, was Angina pectoris mit einschließt, gebe ich oft etwa 15 g unbehandelte [d.h. nicht geröstete] Weißdornfrüchte (Sheng shan zha) mit in die jeweilige Rezeptur. Dies hat blutbelebende und schmerzstillende Wirkungen.“*[26]

Heutzutage ist es unter chinesischen Ärzten weit verbreitet, *Shan zha* auch in der Behandlung von erhöhtem Blutcholesterin, erhöhten Blutfetten, bei Bluthochdruck, Angina pectoris im Rahmen der koronaren Herzkrankheit (KHK) und bei Arteriosklerose anzuwenden. Sie berufen sich dabei auf viele Forschungsberichte, die in Tierexperimenten und Studien an Menschen derartige Effekte von *Shan zha* belegt haben.[27]

Die Äußerliche Anwendung

In der *Materia Medica der Tang-Dynastie* wird *Shan zha* auch zur äußerlichen Anwendung empfohlen: *„Mit dem Dekokt von Shan zha kann man sich sowohl die Haare waschen als auch den Körper. Damit behandelt man Geschwüre und Juckreiz.“*[28] Der Originaltext macht leider keine näheren Angaben zur Natur der Hautläsionen. Hierbei kann man die im Allgemeinen als „Fleischstagnation auflösend“ bekannte Wirkung von *Shan zha* vermutlich als eine proteolytische Wirkung verstehen, die Geschwüre reinigt und Grind von der Kopfhaut löst. Hier erscheint es lohnenswert, das preiswerte Mittel Weißdornfrucht in der Praxis bei derartigen Hautleiden auszuprobieren.

Kontraindikationen

Wie oben bereits erwähnt, sollte *Shan zha* nicht während der Schwangerschaft und mit Vorsicht bei Milz- und Magen-Schwäche mit weichen Stühlen und Appetitlosigkeit angewendet werden. Auch kann sich Sodbrennen bei Patienten, die habituell darunter leiden, verschlimmern. Wegen seiner stark bewegenden Wirkung sollte *Shan zha* nur mit Vorsicht und immer nach dem Essen bei allen Arten von Leere-Mustern angewendet werden.

4.3 *Mǔ Dān Pí* 牡丹皮 Moutan Cortex

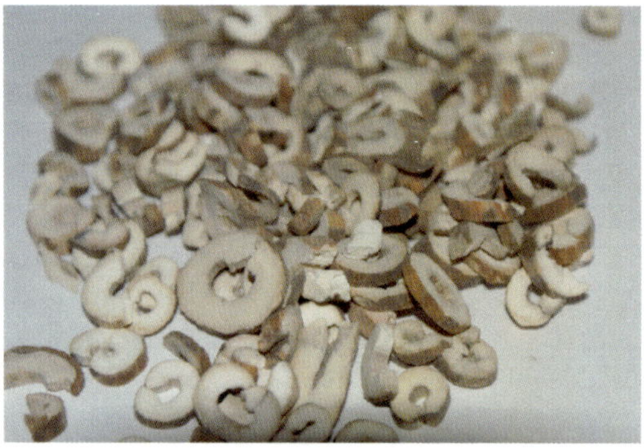

Abb. 4.3 *Mǔ Dān Pí* 牡丹皮 Moutan Cortex

- Pharmazeutische Bezeichnung: Moutan Cortex
- Botanischer Name: Paeonia suffruticosa
- Familie: Ranunculaceae (Hahnenfußgewächse)
- Deutscher Name: Strauchpäonienwurzelrinde
- Deutsche Übersetzung des chinesischen Namens: „Männliches-Zinnoberrot-Rinde“

[25] http://www.faw.ch/wissen_und_Beratung/obstbau/Besondere_Obstarten/weissdorn.html
[26] Jiao Shude, S. 277
[27] Gao Xuemin: *Zhong Yao Xue*, S. 314; Bensky / Gamble, Materia Medica, 1993, S. 224
[28] Li Shizhen, S. 1040

- Beinamen: *Dān pí* 丹皮 („Zinnoberrot-Rinde"), *Fěn dān pí* 粉丹皮 („Weiß-Zinnoberrot-Rinde"), *Mù sháo yào* 木芍藥 („Holzige Päonie")

Namen und Signaturen

Dan 丹 heißt wörtlich Zinnober bzw. zinnoberrot und beschreibt die rote Farbe dieser Droge. Aus klassischen Quellen geht nicht immer eindeutig hervor, ob man sich bei der Namensgebung auf die roten Blüten oder auf die rote Wurzelrinde dieser Pfingstrosenart bezog. Arzneilich wird in erster Linie die Wurzelrinde *(Mu dan pi)*, jedoch auch, obgleich seltener, die Blüte *(Mu dan hua)* verwendet. Die Pfingstrosenart *Mu dan* blüht in verschiedenen Farben, namentlich in Weiß, Rot, Gelb und Violett, doch werden nur die rot- oder weißblühenden Pflanzen arzneilich genutzt. Li Shizhen und andere klassische Autoren schrieben, dass zur arzneilichen Anwendung nur die rot- oder weißblühenden Pflanzen mit einfachen Blütenblättern ausgewählt werden sollten; die übrigen, kultivierten Arten seien unrein in Qi und Geschmack. Hierbei bezieht sich Li Shizhen also eindeutig auf die Blüten dieser Pflanze. Den Namen von *Mu dan* erklärend, schrieb Li Shizhen: *„Da die zinnoberrotfarbigen [Pflanzen] von bester Qualität sind und [diese Pflanze] sowohl Samen als auch Sprösslinge an den Wurzeln hervorbringt, nennt man sie „Männliches-Zinnoberrot (Mu dan* 牡丹*). Während der Tang-Dynastie wurde sie auch als Mu shao yao* 木芍藥 *(„Holzige Päonie") bezeichnet, da ihre Blüten denen der Päonie (Shao yao) ähneln und ihre Stängel mit der Zeit verholzen. Unter all den Blumen nimmt Mu dan den ersten Rang ein und Shao yao den zweiten. Daher heißt es, dass Mu dan der König unter den Blumen sei und Shao yao der Premierminister."*[29]

Auch Tao Hongjing schrieb bereits, dass „die roten am besten" seien.[30] Ob sich diese klassischen Autoren auf die rote Farbe der Blüten oder auf die rote Wurzelrinde bezogen, ist nicht immer sicher nachvollziehbar. Heute nimmt man weithin an, dass sich das „zinnoberrot" im Namen von *Mu dan* auf die Wurzelrinde bezieht. In seiner *Enzyklopädie der Materia Medica* zitiert Li Shizhen auch Su Jing: *„Ihre Wurzel ähnelt der der Päonie (Shao yao), mit weißem Fleisch und roter Rinde."*[31]

Manche Autoren beziehen sich also explizit auf die rote Farbe der Blüten, manche explizit auf die rote Farbe der Wurzelrinde, oft fehlt aber auch ein expliziter Bezug. Daher ist es wahrscheinlich, dass verschiedene Autoren zu verschiedenen Zeiten unterschiedliche Auffassungen zur Bedeutung von *dan* 丹 im Namen von *Mu dan* hatten. In früheren Jahrhunderten scheint man der Farbe der Blüte eine größere Bedeutung zugemessen zu haben, seit der Tang-Dynastie spielt die eigentliche Droge, die Wurzelrinde, die Hauptrolle bei der Betrachtung. Dies spricht dafür, dass man früher in der daoistisch-alchemistisch geprägten Tradition größeren Wert auf Signaturen wie die rote Farbe der Blüten legte und offenbar davon ausging, dass das Wesen einer Pflanze, dass sich in seiner oberirdischen Erscheinung ausdrückt, auch in der verborgenen Wurzel enthalten ist. Wie weiter unten noch ausgeführt werden soll, steht die rote Farbe von *Mu dan* in erster Linie für ihren Bezug zum Blut und zum Feuer. In diesem Sinne ist es zu verstehen, dass die meisten klassischen Autoren die rotblühende Pflanze als am besten erachteten.

Das *pi* 皮 im Namen dieser Droge bedeutet einfach Haut oder Rinde und bezieht sich darauf, dass nicht die ganze Wurzel arzneilich verwendet wird, sondern nur ihre Rinde. *Mu* 牡 bedeutet männlich, im Sinne von männliches Exemplar einer Art. Dies wird damit begründet, dass, wie aus dem obigen Zitat von Li Shizhen hervorgeht, diese Pfingstrosenart sowohl Samen als auch Sprösslinge an den Wurzeln hervorbringt. Da die Stängel dieser Pfingstrosenart verholzen, wenn sie etwas älter sind, hat *Mu dan* auch den Beinamen „Holzige Päonie" (*Mu shao yao* 木芍藥) erhalten. Die Pflanze *Mu dan* wird normalerweise etwa einen Meter hoch, doch kann sie bis zu drei Meter hoch wachsen. Daher bezeichnet man diese Pfingstrosenart im Deutschen auch als Strauchpäonie bzw. im Englischen als „Baumpäonie" *(tree peony)*. Dies ist genau das, was der Name *Mu shao yao* 木芍藥, den man auch als „Baumpäo-

29 Li Shizhen, S. 520
30 Li Shizhen, S. 520
31 Yu Xiaoping et al., S. 413; Wang Huanhua et al., Band 2, S. 31

nie“ übersetzen könnte, ausdrückt. Dieser Name ist offenbar in Abgrenzung gegen die nah verwandte, vergleichsweise kleine Päonienart *Shao yao* geprägt worden.

Dan 丹, als eines der chinesischen Schriftzeichen für rot, benennt auch die entscheidende Signatur dieser Pflanze. Rot stellt diese Pflanze in Beziehung zum Blut und damit zu den beiden Blut-Organen Herz und Leber. Außerdem weist das Rot auf ihren Feuer-Bezug hin. Dies meint zum einen ihren Bezug zur Wandlungsphase Feuer, also wiederum zur Herz- und Herzbeutel-Leitbahn, und zum anderen auch den Bezug zu pathologischem Feuer. Durch diesen Blut- und Feuer-Bezug behandelt sie spezifisch Feuer auf der Blut-Ebene. Wang Ang schrieb dazu: *„Mu dan pi tritt in die Herz- und Nieren-Leitbahnen ein sowie in die Perikard- und Leber-Leitbahnen. Es drainiert im Blut verborgenes Feuer. Da es von zinnoberroter Farbe ist, tritt es in die Blut-Ebene ein. Li Shizhen sagte, verborgenes Feuer sei Yin-Feuer und Yin-Feuer sei ministerielles Feuer.“*[32]

Dan 丹 hat weiterhin die Bedeutung von „Pille mit rotem Zinnoberüberzug“. Diese Art von Pillen stammt ursprünglich aus der daoistischen Alchemie, in der man versuchte, durch die Mischung und Raffinierung verschiedener, teilweise giftiger Substanzen, Unsterblichkeitsmittel herzustellen. Später wurde der Begriff *dan* 丹 für Pillen etwas verweltlicht und auch Pillen, die keine Zinnoberummantelung trugen, wurden mitunter so bezeichnet, um damit ihre besondere Effektivität zu unterstreichen. Um die Herkunft der Päonie rankt sich eine schöne, daoistisch geprägte Legende, in welcher der Begriff *dan* 丹 im Sinne von Unsterblichkeitspille bzw. Mittel zur Heilung unheilbarer Krankheiten eine zentrale Rolle spielt. Auch wenn sie recht lang und komplex ist, soll sie hier zitiert werden:

Vor langer, langer Zeit lebte ein Ehepaar am Fuße des Mang-Berges bei der Stadt Louyang in der heutigen Provinz Henan. Sie waren einfache, gutherzige und hart arbeitende Leute. Der Mann ging jeden Tag auf den Berg, um Kräuter zu sammeln und Feuerholz zu schlagen. Die Frau arbeitete zu Hause, indem sie spann und webte. So hatten sie's zwar nicht ganz leicht, doch sie freuten sich ihres Lebens und waren glücklich. Im Alter von 40 bekamen sie einen Sohn, den sie über alles liebten. Sie nannten ihn Yingge, was übersetzt so viel bedeutet wie „Heldenlied“. Doch als Yingge erst neun Jahre alt war, starb sein Vater und nicht lang danach bekam seine Mutter eine merkwürdige Krankheit. Jede Nacht fieberte sie und am Tage war ihr immer kalt. Ihr Gesicht war von gelblicher Blässe und sie war völlig abgemagert. Ihre Arme und Beine waren kraftlos. Um seine Mutter zu retten, bat Yingge einen Arzt nach dem anderen, sie zu untersuchen und ihr eine Kräuterrezeptur zusammenzustellen. Doch keiner der Ärzte in den umliegenden Ortschaften konnte seiner Mutter helfen. Schließlich war Yingge selbst schon völlig erschöpft und erkrankt von all den vergeblichen Reisen in benachbarte Orte. So bat ihn seine Mutter, keine weiteren Ärzte mehr kommen zu lassen. Doch an jenem Tage hörte Yingge jemanden sagen, dass es auf dem Gipfel des Mang-Berges eine Einsiedelei von Unsterblichen gebe und dass dort Kräuter von übernatürlicher Kraft wüchsen. Wer von jenen Kräutern esse, so hieß es, würde von seinem Totenbett wieder aufstehen und von allen Leiden befreit werden. Nachdem Yingge dies gehört hatte, machte er sich sofort auf den Weg in die Berge. Seiner Mutter aber verschwieg er den wahren Grund seiner Reise und sagte ihr, dass er einige Besorgungen zu machen hätte. In den Bergen lief Yingge endlos weit, ging über zahllose dicht bewaldete Hügel und Pässe. Der Weg wurde immer schwieriger und steiler. An einigen Stellen musste er auf allen vieren den Berg hochkriechen. Als er den Gipfel fast erreicht hatte, wurde ihm plötzlich ganz schwindlig und sein Herz begann heftig zu pochen. Er hatte schon eine ganze Weile lang nichts mehr gegessen und seine Arme und Beine zitterten vor Entkräftung. Dann verlor er das Bewusstsein und rollte den Hang, den er gerade so mühsam hinaufgeklettert war, wieder hinunter. Als er wieder zu sich kam, erblickte er einen alten weißhaarigen Mann mit einem weißen Bart, der ihn freundlich anlächelte. Da richtete sich Yingge schnell wieder auf und fragte den alten Mann, wo denn hier die Kräuter von übernatürlicher Kraft wachsen würden. Der alte Mann fragte ihn, wozu er denn diese Kräuter bräuchte. Und so erzählte Yingge dem Alten von der sonderbaren Erkrankung seiner Mutter. Doch der Alte schüttelte den Kopf und sagte, dass jene Kräuter seiner Mutter auch nicht helfen könnten. Als

[32] Wang Ang, Rolle 1, S. 43

Yingge das hörte, fing er jämmerlich an zu weinen. Da nickte der Alte und suchte eine Eisenstange heraus, die etwa so dick wie die Öffnung einer Reisschale war. Schleif mir diese Stange zu einer Nadel. Wenn du so weit bist, werde ich auch eine Lösung für dein Problem gefunden haben. Yingge nahm die Eisenstange und ohne ein weiteres Wort machte er sich daran, sie zu bearbeiten. Er schliff die Stange bei Tag und bei Nacht. Seine Handgelenke waren schmerzhaft geschwollen und seine Hände bluteten. Doch auf wundersame Weise schrumpfte die Eisenstange mit jedem Tropfen seines Blutes, das auf sie tropfte und dann zersprang sie plötzlich mit einem lauten Knall und aus ihrer Mitte fiel ein goldener Schlüssel in Yingges Hände. Daraufhin ging er den alten Mann suchen, doch stand jener plötzlich hinter ihm und sagte lachend: „Guter Junge, man sieht, du bist wirklich zu allem bereit, deiner Mutter zu helfen. Nun geh nur! Da oben im Himmel, im Land der Unsterblichen, findest du den Garten der Himmlischen Königsmutter. In diesem Garten steht ein Haus, in welchem sie ihre Unsterblichkeitsmedizin herstellt. Du musst nur dort hineingehen und eine der Unsterblichkeitspillen mitnehmen. Diese wird die Krankheit deiner Mutter heilen." Doch Yingge erwiderte: „Der Himmel ist hoch, wie sollte ich dahin gelangen?" Der Alte sprach, „Das ist ganz einfach. Nimm diese Pille hier." Und während er das sagte, schüttete er aus einer Kalebasse, die er an seinem Gürtel hängen hatte, eine rote Pille und gab sie Yingge. Nachdem Yingge diese Pille eingenommen hatte, wurde sein Körper auf einmal ganz leicht und er fühlte sich wie eine Schwalbe. Er verbeugte sich drei Mal vor dem Alten und flog dann auf in den Himmel. Nach den Beschreibungen des Alten fand er auch schnell den Garten der Himmlischen Königsmutter. Zwischen vielen wunderschönen Blumen und Pflanzen, die er noch nie gesehen hatte, erblickte er schließlich auch das Haus, in welchem die Unsterblichkeitsmedizin hergestellt wurde. Das Haus war mit einem Schloss verschlossen, das größer war als der Kopf eines Menschen. So suchte er also schnell den goldenen Schlüssel heraus und steckte ihn ins Schloss. In dem Moment öffnete sich auch schon die Tür von allein. Yingge trat ein und fand auf einem Tisch viele Porzellanfläschchen gefüllt mit Unsterblichkeitspillen. Beim Anblick so vieler Unsterblichkeitspillen dachte er bei sich, dass es auf Erden doch so viele kranke Menschen gebe und dass er gerne vielen Leuten damit helfen würde, von ihren Krankheiten zu genesen. So zog er sich also sein Hemd aus, band es zu einem Säckchen und stopfte so viel Medizin hinein, wie er tragen konnte. Doch in diesem Moment ertönte eine Serie von Gongschlägen. Yingge erschrak und ihm war klar, dass er entdeckt worden war. Also nahm er seine Sachen und rannte so schnell er konnte zur Himmelpforte. Als er sich umschaute, sah er, dass ihm die Himmlische Königsmutter dicht auf den Fersen war, und er dachte, dass er nicht schnell genug rennen könne mit diesem schweren Sack in den Händen. Da kam ihm die Idee, diese Dinge einfach nach unten in die menschliche Welt zu werfen, denn, gleichgültig, wer sie finden sollte, einem jeden würden diese Pillen helfen, gesund zu werden. Als er fast den Mang-Berg erreicht hatte, hatte ihn die Himmlische Königsmutter so gut wie eingeholt. Da schüttete er sein Säckchen aus und dachte, dass seine Mutter da unten ja nur eine einzige Pille aufzulesen bräuchte, um von ihrem Leiden befreit zu werden. Als die Himmlische Königsmutter sah, dass Yingge alle Unsterblichkeitspillen in die menschliche Welt geworfen hatte, wurde sie plötzlich so wütend, dass sie einen Säbel nach Yingge warf, um ihm damit den Kopf abzuschlagen. Doch unerwarteterweise wurde dieser Säbel von einem Staubwedel abgelenkt. Der alte weißhaarige Mann war Yingge zur Hilfe gekommen. Die Himmlische Königsmutter schrie den Alten wütend an: „Dann ersetz du mir die Unsterblichkeitspillen!" Doch der Alte lachte nur und sagte: „Auf der Erde gibt es so viel Leid. Deswegen hat der Jadekaiser mich zur Hilfe geschickt. Und ich habe Yingge veranlasst, sich von dir ein paar Pillen zu holen. Als die Himmlische Königsmutter vom Befehl des Jadekaisers hörte, verstummte sie und zog sich wieder in ihren Palast zurück. Der alte Mann war kein Geringerer als der Ehrwürdige Unsterbliche vom Südpol. Er sprach zu Yingge: „Die Unsterblichkeitspillen, die du hinuntergestreut hast, haben sich in der Erde bereits in unzählige Unsterblichkeitsblumen verwandelt. Schabe die Wurzelrinde von den Wurzeln dieser Pflanze und bereite deiner Mutter ein Dekokt daraus. Sobald sie davon getrunken hat, wird sie von ihrer Krankheit geheilt sein. Als Yingge wieder zu Hause ankam, fand er seine Mutter zusammengebrochen im Hauseingang liegen. Im ersten Moment fühlte er sich ganz hilflos, doch dann erinnerte er sich an die Worte des Ehrwürdigen Unsterblichen vom Südpol und eilte hi-

naus. Dort sah er, dass vor und hinter dem Haus, am Fluss und entlang dem Weg überall Blumen standen, die er noch nie zuvor gesehen hatte. Die Blüten dieser Pflanze waren von unglaublicher Schönheit und sie leuchteten in den herrlichsten Farben. Da wusste Yingge, dass dies die Pflanzen waren, die aus den Unsterblichkeitspillen hervorgegangen sind. Schnell grub er eine Wurzel aus, schabte die Wurzelrinde ab und kochte seiner Mutter ein Dekokt daraus. Nachdem seine Mutter davon getrunken hatte, genas sie tatsächlich sehr schnell. Zu jener Zeit litten auch viele andere Menschen an dieser Krankheit. Yingge gab allen von diesem Dekokt zu trinken und alle wurden rasch wieder gesund.

Da diese Blume aus den Unsterblichkeitspillen der Himmlischen Königsmutter hervorgegangen war, nannten die Leute sie entsprechend Mu dan 母丹 („Mutter-Unsterblichkeitspille"). Weil diese Pflanze das Qi der Unsterblichkeitspillen besitzt, blüht und duftet sie auch so außergewöhnlich schön. Später entdeckten die Leute, dass es weibliche und männliche Pflanzen dieser Art gibt. Die weibliche nannte man pin 牝 („weiblich") und männliche mu 牡 („männlich"). Aus der weiblichen Pflanze wurde mit der Zeit die Päonieart Shao yao, deren Wurzel die Quelle der Drogen Bai shao und Chi shao ist. Die männliche Pflanze ist die Päonienart Mu dan geblieben und man änderte den Namen von Mu dan 母丹 („Mutter-Unsterblichkeitspille") in den gleich klingenden Namen Mu dan 牡丹 („Männliches Zinnoberrot"). Und bis heute bezeichnet man in China die beiden Päoniearten Shao yao und Mu dan als Geschwisterblumen.[33]

Dem deutschen Leser mag die Interpretation von „zinnoberrot (*dan* 丹) als „Unsterblichkeitspille" als großer Sprung erscheinen, doch ist dies im Kontext der chinesischen Sprache nur allzu naheliegend. Das Zeichen *dan* 丹 bezeichnet sehr viele Pillen mit Zinnoberüberzug wie z.B. *Tian Wang Bu Xin Dan*. Dies liegt schlicht darin begründet, dass die pharmakologische Substanz Cinnabaris von roter Farbe ist und die damit ummantelten Pillen ebenfalls rot sind. Mit der Zeit hat sich die Verwendung von *dan* 丹 im Kontext der Medizin von der eines Farbadjektivs hin zu einem Nomen mit der Bedeutung von „rote Pille", „besonders effektive Pille" oder „Unsterblichkeitspille" hin entwickelt. In der zitierten Legende wirft der Held die in der Unsterblichkeitspillenapotheke gestohlenen roten Unsterblichkeitspillen (*xian dan* 仙丹) auf die Erde hinunter und aus ihnen wachsen Pfingstrosen (*Mu dan* 牡丹) von übernatürlicher Heilkraft. In diesem Kontext besitzt „zinnoberrot" (*dan* 丹) also die Bedeutung von „Unsterblichkeitspille" bzw. „Unsterblichkeitsmedizin".

Eigenschaften und Anwendungsgebiete

Mu dan pi ist bitter, scharf, ein wenig süß und leicht kalt. Über das Ausmaß seiner Kälte gehen die Angaben in der Literatur leicht auseinander. Während klassische Quellen wie die *Materia Medica des Göttlichen Landmannes* oder die *Enzyklopädie der Materia Medica* des Li Shizhen *Mu dan pi* als kalt bezeichnen, führen es moderne Werke als kühl bzw. leicht kalt auf. Es tritt in die Leitbahnen von Herz, Niere, Leber und Perikard ein.

Aufgrund seines bitteren Geschmacks klärt *Mu dan pi* Hitze und kühlt das Blut; aufgrund seines scharfen Geschmacks belebt es das Blut und zerstreut Blut-Stase. Dies sind auch die beiden Haupteigenschaften dieser Droge. Angewendet wird *Mu dan pi* bei Bluterbrechen, Bluthusten, Nasenbluten oder anderen Arten von Blutungen aufgrund von Blut-Hitze. Aufgrund seiner blutbelebenden Eigenschaft wird es bei schmerzhafter Menstruation, abdominellen Tumoren, traumatischen Verletzungen, Schwellungen und Abszessen angewendet. Bereits die erste chinesische Pharmakopöe, die *Materia Medica des Göttlichen Landmannes*, führt die blutbelebende Wirkung von *Mu dan pi* auf. Dort heißt es unter anderem, dass *Mu dan* abdominelle Tumoren und Blut-Stase beseitige[34]. Bei Dysmenorrhoe mit Schmerzen, die mit dem Einsetzen der Monatsblutung auftreten, oder bei Wechseljahresbeschwerden wird es insbesondere in der Rezeptur *Jia Wei Xiao Yao San* angewendet. Auch die Blüte dieser Pflanze (*Mu dan hua*) vermag das Blut zu beleben und die Menstruation zu regulieren.

33 http://www.xj.cei.gov.cn/xjhh/Myweb3/mdh.htm

34 Zhu Shifeng, Band 2, S. 215; Li Shizhen, S. 520

Das Besondere an *Mu dan pi* ist, dass es gleichzeitig Blut kühlen und beleben kann. Obgleich sie von kalter Natur ist, lässt sie das Blut doch nicht erstarren und führt nicht zu Blut-Stase. Obwohl sie scharf ist, wirkt sie doch nicht über die Maßen zerstreuend. Daher sagt man, dass *Mu dan pi* das Blut kühle, ohne Stase zu hinterlassen, und das Blut belebe, ohne es aufzuwühlen. Es gilt als ideales Mittel zur Behandlung der Blut-Ebene. Aus diesen Gründen gilt *Mu dan pi* auch als ideales gynäkologisches Mittel. Beispielsweise sagte Zhang Yuansu: *„Mu dan ist die Essenz von Himmel und Erde, das Oberhaupt unter den Blumen. Es vermag, Feuer aus dem Uterus zu drainieren. Zusammen mit der Rezeptur Si Wu Tang behandelt es dampfende Knochen bei Frauen.“*[35]

Dies kann man unter anderem als eine Empfehlung zur Behandlung von Leere-Hitze-Mustern mit Hitzeempfindungen und Schweißausbrüchen im Klimakterium verstehen. *Mu dan pi* kühlt nicht nur Fülle-Hitze im Blut, sondern vermag auch verborgene Hitze auf der Blut-Ebene zu kühlen. Da es auch in die Nieren- und Leber-Leitbahnen eintritt, vermag es insbesondere Yin-Leere-Hitze bzw. aufloderndes ministerielles Feuer zu behandeln. Li Shizhen schrieb dazu: *„Dan pi zeichnet sich dadurch aus, dass es Yin-Feuer in den vier Leitbahnen des Herzens, der Niere, der Leber und des Perikards behandelt. Dies ist auch der Grund, weshalb [Zhang] Zhongjing es in seiner Rezeptur [Jin Gui] Shen Qi Wan benutzte. Später benutzte man insbesondere Cortex Phellodendri (Huang bai), um [innerliches Lodern] des ministeriellen Feuers zu behandeln. Man weiß [offenbar] nicht mehr, dass die Wirkung von Dan pi [in dieser Hinsicht] noch besser ist.“*[36]

Was Li Shizhen hier als Yin-Feuer oder ministerielles Feuer bezeichnet, ist nichts anderes als Hitze aufgrund von Yin-Leere. Dieses Konzept der Anwendung von *Mu dan pi* zum Kühlen von Yin-Leere-Hitze mag Li Shizhen von Qian Yi übernommen haben, der im Jahre 1119 die heute wohl am häufigsten verwendete Rezeptur zur Behandlung von Leber- und Nieren-Yin-Leere entwickelt hatte: *Liu Wei Di Huang Wan*. Darin kühlt *Mu dan pi* die bei einem Yin-Mangel immer mehr oder weniger vorhandene Leere-Hitze.

Yin-Leere größeren Ausmaßes kann auch zum Syndrom der dampfenden Knochen führen, wofür *Mu dan pi* als eines der wichtigsten Kräuter angesehen wird. Beim Syndrom der dampfenden Knochen kommt es aufgrund des Yin-Mangels zu einem relativen Übergewicht des Yang, was sich als ein Empfinden von Hitze manifestiert, welches aus der Tiefe, also „von den Knochen“ her, aufsteigt. Diese Hitzeempfindungen, die mit einer leicht erhöhten Körpertemperatur einhergehen können, aber nicht müssen, kommen in zwei verschiedenen Formen vor, entweder in Verbindung mit Schwitzen, insbesondere mit nächtlichem Schwitzen, oder ohne. Es heißt, dass *Mu dan pi* vor allem bei der Form von dampfenden Knochen ohne Schwitzen indiziert sei und Cortex Lycii Radicis *(Di gu pi)* bei der Form mit Schwitzen. Dies gilt bis heute als Leitlinie zur Behandlung von „dampfenden Knochen“. Ein derartiges Yin-Leere-Muster mit dampfenden Knochen und nächtlich erhöhter Körpertemperatur dürfte wohl auch das gewesen sein, woran die Mutter Ingges in der oben zitierten Legende gelitten hatte. Bei einem solch chronischen Yin-Mangel ist das Yang zwar relativ erhöht, doch im Grunde mangelt es in solchen Fällen auch an gesundem Yang. Denn, wenn es mit dem Yin an der substanziellen Grundlage des Yang mangelt, kann auch dieses nur relativ, nicht aber absolut in Fülle sein. Daher litt die Frau am Tage an Frösteln und nachts an Fieber oder auch nur an subjektiv empfundener Hitze.

Die meisten klassischen und modernen Werke betonen den Blut-Hitze kühlenden und den blutbelebenden Effekt von *Mu dan pi*. Doch verfügt *Mu dan pi* auch über ein nährendes Potenzial. Wang Ang schrieb in *Die Quintessenz der Materia Medica*: *„Mu dan pi drainiert im Blut verborgenes Feuer und supplementiert das Blut. Es ist scharf, süß und leicht kalt.“*[37]

Bei der engen Verwandtschaft zur Blut supplementierenden Päonienwurzel *Bai shao* verwundert diese nährende Komponente von *Mu dan pi* auch nicht. Gerade weil es auch zu einem gewissen Grad Blut supplementiert, ist es in Fällen von Blut- und

[35] Li Shizhen, S. 520

[36] Li Shizhen, S. 520

[37] Wang Ang, Rolle 1, S. 43

Yin-Leere so effektiv. Das Supplementieren des Blutes durch *Mu dan pi* erfolgt durch drei verschiedene Mechanismen. Zum einen nährt es das Blut direkt durch seinen leicht süßen Geschmack. Doch noch wichtiger sind hierbei die beiden indirekten Wirkungen, die Wang Ang sehr anschaulich beschrieben hat: „*Mu dan pi ... harmonisiert und kühlt das Blut. Somit erzeugt es auch Blut. Ist das Blut heiß, dann trocknet es aus. Ist es kühl, wird [Blut] erzeugt. Mu dan pi ... bricht Blut-Akkumulationen auf. Wenn Akkumulationen und Stasen [des Blutes] nicht beseitigt werden, kann auch kein neues Blut erzeugt werden.*“[38]

Diese verschiedenen Wirkaspekte von *Mu dan pi* auf das Blut findet man auch schon bei Li Shizhen zusammengefasst. Dort steht: „*Dan pi harmonisiert das Blut, bringt Blut hervor und kühlt das Blut. Es behandelt im Blut verborgene Hitze und beseitigt durch Hitze bedingte Unruhe.*“[39]

Die Aufbereitung von *Mu dan pi*

Die unbehandelte getrocknete Droge klärt Hitze und kühlt das Blut. In Essig angebraten, belebt sie stärker das Blut und wandelt Stase. Wenn sie so lange angebraten wird, bis sie äußerlich verkohlt, ist sie besonders effektiv im Stillen von Blutungen (➤ Tab. 4.1).[40]

Die moderne Anwendung

In jüngerer Zeit wird *Mu dan pi* auch zur Behandlung von Bluthochdruck angewendet. Hypertonie tritt oft im Rahmen eines Yin-Leere-Musters mit aufsteigendem Leere-Feuer auf. Hierbei, wie auch bei Feuer-Fülle-Mustern, vermag *Mu dan pi* das aufsteigende Feuer zu klären.

Außerdem wird es bei verschiedenen Arten von Hauterkrankungen, die mit Blut-Hitze einhergehen, angewendet. Insbesondere hat man entdeckt, dass viele allergische Haut- oder Atemwegserkrankungen auf die Gabe von *Mu dan pi* sehr gut ansprechen.

Tab. 4.1 Aufbereitung und Wirkung von *Mu dan pi*

Aufbereitungsart	Wirkung
unbehandelt	Hitze klärend und Blut kühlend
in Reisessig anbraten (*Cu chao dan pi*)	Blut belebend und Blut-Stase wandelnd
verkohlt (*Dan pi tan*)	blutstillend

Man verwendet es heute oft in entsprechenden Rezepturen bei atopischem Ekzem (Neurodermitis) und allergischer Rhinitis (Heuschnupfen).

Kontraindikationen

Aufgrund seiner kalten Natur soll *Mu dan pi* nicht bei Mustern mit Blut-Leere und Kälte angewendet werden. Wegen seiner blutbewegenden Eigenschaft ist es bei zu starken Menstruationsblutungen und während der Schwangerschaft kontraindiziert.

Violett

Violett wird im chinesischen Signaturenverständnis als eine Art von Rot aufgefasst. Dies ist auch in Sinne der Farbenlehre einleuchtend, da Violett ein sehr dunkler, ins Bläuliche gehender Rotton ist. Wie bei roten Drogen kann man hier also auch von einem Blut-Tropismus ausgehen. In Arzneimittelklassikern wie der *Enzyklopädie der Materia Medica* von Li Shizhen oder der *Quintessenz der Materia Medica* von Wang Ang findet man häufig Sätze, die besagen, dass eine bestimmte Droge aufgrund ihrer roten oder violetten Färbung in die Blut-Ebene eintrete. Der Unterschied zwischen rot und violett ist in diesem Kontext unmaßgeblich.

Die Farbe Violett wird im Chinesischen mit dem Zeichen *zi* 紫 wiedergegeben, wobei verschiedenartige Farbtöne von zart-lila bis dunkel-violett gemeint sein können.

Typisch violette Arzneimittel sind Perillablätter *(Zi su)*, Aster *(Zi wan)*, Viola *(Zi hua di ding)*, Arnebia- oder Lithospermium-Wurzel *(Zi cao gen)*, Callicarpa *(Zi zhu)*, Fluoritum *(Zi shi ying)* oder Placenta Hominis *(Zi he che)*.

[38] Wang Ang, Rolle 1, S. 43
[39] Li Shizhen, S. 520
[40] Zhu Shifeng, Band 2, S. 215

4.4 *Zǐ Wǎn* 紫菀 Asteris Radix

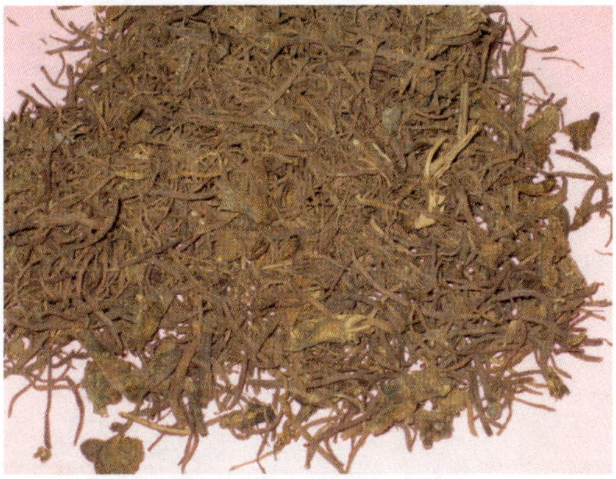

Abb. 4.4 *Zǐ Wǎn* 紫菀 Asteris Radix

- Pharmazeutische Bezeichnung: Asteris Radix
- Botanischer Name: Aster tataricus (auch fälschlich Aster tartaricus)
- Familie: Asteraceae = Compositae (Korbblütler)
- Deutscher Name: Asternwurzel
- Deutsche Übersetzung des chinesischen Namens: „Purpurne gewundene Wurzel"
- Beinamen: *Zǐ yuàn* 紫苑 (vermutlich falsche Übertragung des Zeichens *wǎn* 菀), *Zǐ qiàn* 紫蒨 („Violette Färbewurzel"), *Fǎn hún cǎo* 返魂草 („Die Seele zurückbringendes Kraut")

Namen und Signaturen

Das *zi* 紫 in *Zi wan* bezieht sich laut Li Shizhen auf die violette bzw. purpurne Farbe der frischen Asternwurzel. Außerdem schreibt er, dass die Asternwurzel sehr fein und weich sei.[41] Das Schriftzeichen *wan* 菀 kann man entweder als nicht weiter übersetzbaren Eigennamen dieser Pflanze auffassen oder man kann es auch, das Schriftzeichen in seine beiden Hauptbestandteile zerlegend, als „gewundenes Kraut" verstehen. Da sich der Name dieses Krautes laut Li Shizhen auf seine Wurzel bezieht, ist er hier als „purpurne gewundene Wurzel" übersetzt worden. Der Name *Zi qian* 紫蒨 („Violette Färbewurzel") bezieht sich ebenfalls auf die purpurne Farbe der frischen Asternwurzel, welche an die Farbe der zum Färben verwendeten Rubiawurzel *(Qian cao gen)* erinnert. Jenes *qian* 蒨 ist eine klassische Variante des heute verwendeten Zeichens *qian* 茜 für *Qian cao gen*. Ob die Asternwurzel tatsächlich auch zum Färben benutzt worden ist, ist dem Autor nicht bekannt, doch ist es wahrscheinlich. Der Name *Fan hun cao* 返魂草 („Die Seele zurückbringendes Kraut") impliziert eine lebensrettende Kraft, die weit über ein hustenstillendes Mittel hinausgeht. Leider war in der Literatur kein konkreter Hinweis darauf zu finden, woher dieser Name rührt. Es darf angenommen werden, dass *Zi wan* in Fällen von chronischem, konsumptivem, tuberkulösem Husten vielen Patienten das Leben gerettet hat. Hinweise auf die Anwendung bei konsumptiven Lungenerkrankungen finden sich bei mehreren klassischen und modernen Autoren.[42]

Als Signaturen sind die Farbe und die Form der Wurzel, die Farben der Blüten und nicht zuletzt auch das späte Blühen der Aster im Herbst relevant. Der Herbst ist die der Wandlungsphase Metall zugeordnete Jahreszeit. Das späte Blühen ist also ein Hinweis darauf, dass diese Pflanze besonders viel Metall-Qi aufgenommen hat und daher vor allem in die Lungen-Leitbahn eintritt. Die violette Farbe der Wurzel zeigt eine Wirkung auf das Blut an. Die Feingliedrigkeit der Wurzel haben wir beispielsweise bei Asarum *(Xi xin)* bereits als Hinweis darauf kennengelernt, dass ein derartiges Kraut die Leitbahnen und Luo-Gefäße durchdringt und von Blockaden befreit. *Zi wan* scheint dagegen auf den ersten Blick ein reines Lungenkraut zu sein, dessen Hauptfunktion es ist, Husten zu stillen. Wirft man jedoch einen Blick in frühe Werke der chinesischen Kräutermedizin, findet man allerdings auch Indikationen, die weit über Husten und Lungenerkrankungen hinausgehen. Im Werk *Rezepturen von Gütigen Weisen der Taiping-Ära* aus dem Jahre 992 wird *Zi wan* mit einer Indikation erwähnt, die nichts mit der Lunge zu tun hat: *„Bei heftigen Blutungen nach der Geburt zermahle man Zi wan zu feinem Pulver und nehme fünf Prisen davon mit warmem Wasser ein."*[43]

[41] Li Shizhen, S. 629

[42] Yu Xiaoping et al., S. 524; Zhu Shifeng, Band 2, S. 183; Wang Ang, Rolle 1, S. 15; Beijing University of TCM, Herbal Pharmacology Education and Research Center, S. 222

[43] Yu Xiaoping et al., S. 524

Zi wan als Einzelmittel zum Stillen von Uterusblutungen scheint nicht zu unserem modernen Bild dieser Droge passen zu wollen. Aus dieser Indikation kann man jedoch schlussfolgern, dass *Zi wan* einen Bezug zum Blut hat, wie seine Farbe nahelegt, und dass es die Luo-Gefäße der Gebärmutter reguliert. In der Rezepturensammlung *Tausend-Golddukaten-Rezepturen* aus dem Jahre 652 findet man die folgenden Indikationen: *„Wenn Frauen plötzlich nicht mehr wasserlassen können, zermahle man Zi wan zu feinem Pulver und gebe [der Patientin] 3 qian davon mit warmem Wasser. Sehr schnell wird der Harnverhalt dann aufgelöst sein. Bei blutigem Urin gebe man fünf Prisen [von Zi wan mit warmem Wasser] – und schon [wird dieses Problem] geheilt sein.“*[44]

Die erste dieser beiden Indikationen, der Harnverhalt, lässt sich widerspruchslos über die das Lungen-Qi herabführende Funktion von *Zi wan* verstehen. Immer wieder findet man in der klassischen und modernen TCM-Literatur Beispiele dafür, dass ein Harnverhalt, der auf die Gabe von Blasenkräutern nicht anspricht, mit Lungenkräutern erfolgreich behandelt werden kann, da die Lunge die obere Wasserquelle ist und das Wasser herabführen muss. Doch die zweite Indikation, der blutige Urin, lässt sich auf diese Weise nicht erklären. Auch dies ist wiederum ein Hinweis darauf, dass *Zi wan* in die Blut-Ebene eintritt und die Luo-Gefäße reguliert, in diesem Fall die der Blase. Einen weiteren Hinweis auf den spezifischen Bezug zum Blut findet man bei Wang Ang. Er schreibt über die Asternwurzel: *„[Zi wan ist indiziert bei] Husten und Spucken von Eiter und Blut. Es behandelt spezifisch blutiges Sputum. Es ist ein göttliches Mittel gegen Blut-Auszehrung.“*[45]

Der Begriff „Blut-Auszehrung“ bezeichnet eine Form der Auszehrung mit Bluthusten. Aus Sicht der modernen Medizin würde die Lungentuberkulose unter diesen Krankheitsbegriff fallen.

Die Farbe der Asternblüten wird in den *Verschiedenen Aufzeichnungen Berühmter Ärzte* ebenfalls als purpur bezeichnet[46], doch kann das chinesische „purpur„ (*zi* 紫) von zart lila bis tief violett reichen. Von Astern gibt es viele verschiedene Arten. Die in der chinesischen Medizin verwendeten besitzen nahezu weiße Blütenblätter mit einem feinen Hauch von lila. Diese lila-weißen Blütenblätter weisen auf den Bezug dieser Pflanze zur Wandlungsphase Metall mit ihren beiden Organen Lunge und Dickdarm hin. Das Zentrum des Blütenstandes ist gelb, was also zusätzlich einen Bezug zur Mitte nahelegt. Und bei Wang Ang heißt es unter anderem auch, dass *Zi wan* Leere supplementiere, die Mitte reguliere und Schleim auflöse.[47]

Eigenschaften und Anwendungsgebiete

Bereits in der *Materia Medica des Göttlichen Landmannes* wurde *Zi wan*, genau wie die Huflattichblüte (*Kuan dong hua*), mit der sie oft kombiniert wird, als Mittel vor allem gegen Husten aufgeführt. Dort heißt es: *„Zi wan ist bitter und warm. Es behandelt Husten mit gegensinnig aufsteigendem Qi, Verklumpung von heißem und kaltem Qi in der Brust sowie Atrophien der Beine. Es beseitigt Toxine und beruhigt die fünf Speicherorgane.“*[48]

Dieses Zitat erklärt der moderne Autor Zhu Shifeng so überzeugend, dass es hier wortwörtlich wiedergegeben wird:

„Zi wan ist scharf, bitter und warm. Es tritt in die Lungen-Leitbahn ein. Die Lungen-Leitbahn ist die erste unter den sechs [Yin-]Leitbahnen. Alle Gefäße kommen in der Lunge zusammen. Wenn die Lunge erkrankt ist, sind [folglich] alle fünf Speicherorgane gestört. Wenn die pathogenen Faktoren aus der Lungen-Leitbahn beseitigt sind, dann sind die fünf Speicherorgane [wieder] beruhigt. Zi wan zerstreut mit seiner durchdringenden Schärfe, die Drachennatur besitzt, [pathogenes] Qi. Durch seinen bitteren Geschmack senkt es Feuer ab. Es ist warm, aber nicht heiß; es ist feucht und trocknet daher nicht aus. Daher vermag es die Lungen-Leitbahn freizuschaufeln, Schleim zu wandeln, Husten zu stillen sowie heißes und kaltes Qi aus der Brust zu vertreiben. Es ist das Mittel der ersten Wahl bei Lungen-Erkrankungen. Es

44 Yu Xiaoping et al., S. 524
45 Wang Ang, Rolle 1, S. 15
46 Yu Xiaoping et al., S. 523
47 Wang Ang, Rolle 1, S. 15
48 Zhu Shifeng, Band 2, S. 182; Yu Xiaoping et al., S. 524; Ruan Daxiang, S. 139

kann sowohl bei Husten aufgrund von äußerlich zugezogenen Pathogenen angewendet werden als auch bei Husten durch eine innerliche Schädigung, sowohl bei Kälte- als auch bei Hitze-Husten. Wenn die Lungen-Leitbahn durchgängig ist, bedeutet dies, dass auch die Wasserwege passierbar sind. Daher hat Zi wan auch die Funktion, das Qi herabzuführen und die Miktion zu fördern."[49]

Zur Indikation „Atrophien der Beine" sei angemerkt, dass im *Inneren Klassiker* (*Suwen*, Kapitel 44) Atrophien auf die Lunge zurückgeführt werden, die von einem aus der Mitte aufsteigenden Feuer geräuchert werde.[50] Hier kann also die das Lungen-Qi regulierende Funktion von *Zi wan* einen Beitrag zur Behandlung von Atrophien leisten. Außerdem kann man diese Indikation auch als ein weiteres Indiz für die oben geäußerte Hypothese heranziehen, dass *Zi wan* die Luo-Gefäße reguliert.

Heutzutage wird *Zi wan* nahezu ausschließlich als Mittel gegen Husten angewandt. Wie im obigen Zitat von Zhu Shifeng bereits beschrieben worden ist, kann *Zi wan* als Mittel, das gleichzeitig zerstreut, reguliert, absenkt und befeuchtet, bei vielen verschiedenen Arten von Husten angewandt werden. *Zi wan* kann also bei Husten im Rahmen von äußerlichen Mustern, bei Lungen-Qi-Leere-Husten oder auch bei konsumptivem Husten eingesetzt werden. Obwohl man von *Zi wan* aufgrund seines bitter-scharfen Geschmacks kaum eine supplementierende Wirkung erwarten kann, haben mehrere klassische Autoren diesen Wirkaspekt von *Zi wan* hervorgehoben. In den *Verschiedenen Aufzeichnungen Berühmter Ärzte* heißt es: *„[Zi wan] behandelt Husten mit Auswurf und Spucken von Eiter und Blut, Atemnot, Herzklopfen, diverse Arten von Leere-Mustern und Krampfleiden bei Kindern. Es supplementiert Leere.*"[51]

Dies ist ein direkter Hinweis auf ein stärkendes Potenzial von *Zi wan*, wobei sich diese Beschreibungen vermutlich auf konsumptive, also vor allem tuberkulöse, Erkrankungen beziehen und man annehmen kann, dass die Kräftigung des Patienten in solchen Fällen auf die Beseitigung von Pathogenen zurückzuführen ist. In der Tat hat die moderne pharmakologische Forschung belegt, dass *Zi wan* nicht nur Schleim löst und Husten stillt, sondern auch eine Reihe pathogener Keimen inhibiert, entzündungswidrig, harntreibend und antikanzerös wirkt.[52]

Wang Haogu schrieb, dass *Zi wan* das Lungen-Qi mehre, und Ri Huazi meinte sogar, dass es die Mitte reguliere, Schleim auflöse, Durst stille, Muskeln und Haut befeuchte und das Knochenmark auffülle.[53] Dies steht allerdings im Widerspruch zu dem Kommentar von Chen Shiduo, den der Leser unter Huflattichblüte *(Kuan dong hua)* nachschlagen kann. Doch wie schon an jener Stelle beschrieben, ähneln sich diese beiden Kräuter in ihren Wirkungen sehr und werden, da sie synergistisch zusammenspielen, oft miteinander kombiniert. Durch ihre Kombination kann man den hustenstillenden Effekt noch verstärken. Zu den graduellen Unterschieden zwischen beiden Drogen sei der Leser wiederum auf den Eintrag zur Huflattichblüte *(Kuan dong hua)* verwiesen. Als eines von vielen Beispielen für die Kombination beider Kräuter miteinander soll die Rezeptur *Zi Wan San* aus *Rezepturen von Gütigen Weisen der Taiping-Ära* genannt sein. Darin werden zur Behandlung von chronischem, unstillbarem Husten lediglich diese beiden Kräuter miteinander kombiniert.[54]

Die Behandlung von konsumptivem Husten

Der traditionelle Krankheitsbegriff konsumptiver Husten (*lao sou* 劳嗽 oder *lao ke* 劳咳), den man auch als auszehrenden Husten oder Schwindsucht-Husten übertragen könnte, bezeichnet einen mit körperlicher Auszehrung einhergehenden chronischen Husten, meist aufgrund von Lungen- und Nieren-Yin-Leere, der oft mit Bluthusten einhergeht. Dieses traditionell chinesische Krankheitsbild weist große Überschneidungen mit der Lungentuberkulose auf, ist jedoch nicht völlig identisch mit dieser schulmedizinisch definierten Krankheit. Auch andere Formen von chronischem Husten, wie

[49] Zhu Shifeng, Band 2, S. 183
[50] Fei Boxiong, *Yi Chun Sheng Yi*, Abhandlung über Atrophien
[51] Yu Xiaoping et al., S. 524
[52] Zhu Shifeng, Band 2, S. 183; Gao Xuemin, *Zhong Yao Xue*, S. 436
[53] Li Shizhen, S. 630
[54] Wang Huanhua et al., Band 3, S. 113

z.B. Husten und Bluthusten bei Lungenkrebs oder Bronchiektasen können unter diesen Begriff fallen, wenn sie mit einer körperlichen Auszehrung und Erschöpfung einhergehen.

In einer anderen Version der zuvor genannten Rezeptur *Zi Wan San* aus demselben Werk, die Lungenatrophie, unstillbaren konsumptiven Husten mit fischig riechendem, eitrig-blutigem Sputum und einer allmählichen Auszehrung des Körpers behandelt, wird *Zi wan* mit Platycodon *(Jie geng)*, Tuber Asparagi *(Tian men dong)*, Fritillaria *(Bei mu)*, Lilienzwiebel *(Bai he)*, Anemarrhena *(Zhi mu)* und Rehmanniawurzel *(Sheng di huang)* kombiniert.[55] Bei diesem Krankheitsbild handelt es sich eindeutig um die Lungentuberkulose (Schwindsucht), wofür *Zi wan* offenbar eines der bedeutendsten Kräuter darstellt. Denn nicht umsonst ist diese Rezeptur nach *Zi wan* benannt worden, genau wie die folgende Rezeptur, *Zi Wan Tang (Asternwurzeldekokt)*, die konsumptiven Husten bei Yin-Leere behandelt. Sie umfasst die Drogen Asternwurzel *(Zi wan)*, Anemarrhena *(Zhi mu)*, Eselshautgelatine *(E jiao)*, Fritillaria *(Chuan bei mu)*, Platycodon *(Jie geng)*, Ginseng *(Ren shen)*, Poria *(Fu ling)*, Schisandra *(Wu wei zi)* und Süßholz *(Gan cao)*.[56] In einer 1994 veröffentlichten chinesischen Studie hatte man eine ebenfalls *Zi Wan Tang* genannte Rezeptur, bestehend aus *Zi wan*, Anemarrhena *(Zhi mu)*, Fritillaria *(Chuan bei)* und Platycodon *(Jie geng)*, zur Behandlung von Lungentuberkulose, Bronchiektasen und Bluthusten bei Lungenkrebs angewandt. Dabei erzielten die Autoren eine Effektivitätsrate von 72%.[57] Zusammenfassend lässt sich sagen, dass *Zi wan* ein wichtiges und in China häufig benutztes Kraut ist, um Bluthusten und blutig-eitrigen Auswurf unterschiedlicher Genese zu behandeln.

Die Darm befeuchtende Wirkung

Aufgrund der Zusammengehörigkeit von Dickdarm und Lunge wirken die meisten Lungen-Kräuter auch auf den Darm. Bei seiner Fähigkeit, die Lunge zu befeuchten, befeuchtet *Zi wan* selbstredend auch den Darm und durch seine das Lungen-Qi ausbreitende und nach unten führende Wirkung beseitigt es auch Qi-Stagnationen im Darm. In Zusammenhang mit der Darm befeuchtenden Wirkung von *Zi wan* gibt es eine historische Anekdote, die dem Leser nicht vorenthalten werden soll:

Während der Nördlichen Song-Dynastie litt der berühmte Premierminister Cai Jing (1047 bis 1126) an einer chronischen Verstopfung mit sehr hartem und klumpigem Stuhl. Er ließ sich von berühmten Ärzten der Hauptstadt behandeln, doch leider ohne Erfolg. Als der Kaiser von seinem Kummer erfuhr, schickte er ihm seine Hofärzte, doch auch die vermochten ihn nicht von seinem hartnäckigen Leiden zu befreien. Daraufhin ließ der Kaiser einen Anschlag aushängen, dass derjenige, der den Premierminister von seinem Leiden befreien könne, eine großzügige Belohnung bekommen werde. Zu jener Zeit war gerade ein armer „Wald- und Wiesenarzt“ Namens Shi Zai neu in der Hauptstadt eingetroffen. Als dieser von der Sache hörte, ging er sofort zum Kaiserpalast und bot seinen Dienst an. Doch die Wachen wollten ihm keinen Eintritt gewähren, da er so ärmlich aussah. Doch in dem Moment kam gerade der Kammerdiener des Premierministers zurück und wurde Zeuge des Disputs am Tore des Kaiserpalastes. Da dachte er sich: ‚Mein Herr ist schon so lange erkrankt und keiner der Ärzte hier hatte ihm helfen können. Warum soll man es nicht mal mit diesem Auswärtigen probieren. So führte er Shi Zai zum Premierminister. Nachdem er dessen Puls genommen hatte, bat er dem Premierminister, ihm zwei Groschen zu geben. Der wunderte sich über den geringen Betrag und fragte ihn: „Wozu?“ Shi Zai antwortete: „Um Kräuter zu kaufen.“ Der Premierminister konnte sich zwar nicht vorstellen, dass man für so wenig Geld passable Arzneimittel kaufen konnte, doch gab er ihm das Geld. Shi Zai kaufte davon Asternwurzel (Zi wan), zermahlte sie zu feinem Pulver und bat den Premierminister, dieses Pulver mit abgekochtem Wasser zu trinken. Nach nicht einmal einer Stunde fing es an, im Bauch des Premierministers heftig zu rumoren, und dann hatte er befreienden Stuhlgang mit einer großen Menge übelriechendem, schwarzem Stuhl. Dieser Behandlungserfolg brachte dem jungen Arzt einen guten Ruf in der Hauptstadt ein und die Asternwurzel (Zi wan) wurde seitdem

[55] Zhu Shifeng, Band 2, S. 183
[56] Beijing University of TCM, Herbal Pharmacology Education and Research Center, S. 222
[57] Gao Xuemin, *Zhong Yao Xue*, S. 436

auch oft von anderen Ärzten zur Behandlung von Obstipation eingesetzt.“[58]

Kontraindikationen

Obwohl *Zi wan* ein gut verträgliches, ausgeglichenes Mittel ist, sollte es doch bei Husten aufgrund von Lungen-Yin-Leere mit trockenem Husten oder Bluthusten bzw. bei anderen Arten von Yin-Mangel mit Leere-Feuer nur in entsprechenden Kombinationen angewendet werden, da es schließlich von warmer Natur ist und Leere-Feuer verstärken kann.

In *Die Quintessenz der Materia Medica* findet man auch den Hinweis, dass *Zi wan* aufgrund seines scharf-zerstreuenden und zugleich schlüpfrigen Wesens nicht langfristig oder in hohen Dosen und nicht allein angewendet werden soll.[59]

4.5 *Zǐ Huā Dì Dīng* 紫花地丁 Violae Herba

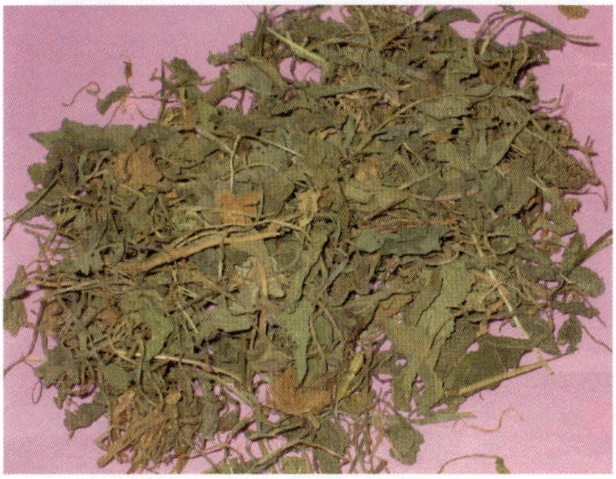

Abb. 4.5 *Zǐ Huā Dì Dīng* 紫花地丁 Violae Herba

- Pharmazeutische Bezeichnung: Violae Herba
- Botanischer Name: Viola yedoensis
- Familie: Violaceae (Veilchengewächse)
- Deutsche Namen: Yedo-Veilchen, Chinesisches Veilchen, Viola
- Deutsche Übersetzung des chinesischen Namens: „Erdnagel mit violetten Blüten“
- Beinamen: *Jiàn tóu cǎo* 箭頭草 („Pfeilspitzenkraut“), *Dú xíng hǔ* 獨行虎 („Allein umherstreifender Tiger“), *Yáng jiǎo zǐ* 羊角子 („Ziegenhorn“)

Namen und Signaturen

Der Name dieses Krautes leitet sich von der Farbe seiner violetten Blüten und von der Form seiner Stängel her, die aufrecht wie ein Nagel in der Erde stecken. Der Name *Jian tou cao* 箭頭草 („Pfeilspitzenkraut“) scheint sich von seinen Blättern abzuleiten, die pfeilspitzenförmig sind.

Die violette Farbe der Veilchenblüten weist auf den Bezug dieser Droge zu den Blut-Organen Herz und Leber hin, wobei man das Violett hier als eine Art von Rot versteht. Doch handelt es sich hier um kein warmes Rot, sondern um ein kühles, bläuliches. Dies deutet auf die kalte Natur der Pflanze hin. Daher klärt dieses Kraut also über die lokale Anwendung bei Hautläsionen hinaus Hitze in den Leitbahnen von Herz und Leber. In diesem Zusammenhang ist interessant, dass es früher nicht nur bei äußerlichen Erkrankungen wie Furunkeln und Abszessen verwendet wurde, sondern auch bei inneren Erkrankungen wie Gelbsucht. In der *Enzyklopädie der Materia Medica* wird eine ältere Quelle zitiert, die *Zi hua di ding* bei Ikterus aufgrund von innerlicher Hitze empfiehlt. Dabei soll die Droge pulverisiert mit Wein eingenommen werden.[60]

Eigenschaften und Anwendungsgebiete

Zi hua di ding ist bitter, scharf und kalt; es tritt in die Leitbahnen von Herz und Leber ein. Es klärt Hitze und löst Toxine heraus. Angewendet wird es hauptsächlich bei Schmerzen und Schwellungen des Halses, bei Mumps oder bei geschwollenen und geröteten Augen sowie bei Furunkeln, Karbunkeln, Abszessen oder Erysipelen aufgrund von Hitze bzw.

[58] Wang Huanhua et al., Band 3, S. 114
[59] Wang Ang, Rolle 1, S. 15
[60] Yu Xiaoping et al., S. 571

Hitze-Toxinen. Letzteres ist wohl das wichtigste Anwendungsgebiet von *Zi hua di ding*. Li Shizhen schreibt in der *Enzyklopädie der Materia Medica*: *„[Zi hua di ding] behandelt alle Arten von Abszessen, Karbunkel auf dem Rücken, tiefverwurzelte Dornfurunkel, Schwellungen, Skrofulose, unbenannte toxische Schwellungen und üble Hautläsionen mit schlechter Heilungstendenz."*[61]

All diesen Hautläsionen ist gemein, dass sie mit akuter Rötung, Schwellung und Schmerzhaftigkeit einhergehen und aufgrund von Hitze-Toxinen entstanden sind. In der *Enzyklopädie der Materia Medica* werden verschiedene Anwendungsmethoden von *Zi hua di ding* vorgestellt. Eine davon lautet: *„Bei Abszessen, Karbunkeln auf dem Rücken und bei unbenannten toxischen Schwellungen ist die Anwendung von Zi hua di ding außergewöhnlich wirksam. An den heißesten Tagen des Jahres pflückt man die Veilchen und formt daraus mit Weizenmehl, Salz und Essig einen Teig, den man über Nacht auf die betroffene Stelle aufklebt. Einst litt eine Nonne an einem Karbunkel auf dem Rücken. In einem Traum erfuhr sie dieses Rezept. Nachdem sie es ein paar Tage lang angewandt hatte, war sie vollständig von ihrem Leiden geheilt."*[62]

Im Werk *Tausend-Golddukaten-Rezepturen* von Sun Simiao wird *Zi hua di ding* ebenfalls gegen verschiedene Arten von Furunkeln, Karbunkeln, Abszessen und andere toxische Schwellungen empfohlen. Dort wird die innerliche Anwendung propagiert: *„Man presse den Saft aus den Veilchen und trinke diesen. Selbst bei schweren Formen dieser Erkrankungen kann man damit einen absolut sicheren Behandlungserfolg erzielen."*[63]

Es können verschiedene Teile des Veilchens verwendet werden, entweder das gesamte Kraut oder nur das oberirdische oder nur die Wurzel. Auch kann es gleichermaßen innerlich wie äußerlich angewendet werden. Alle Varianten sind erfolgversprechend, umso mehr noch deren Kombination. Um die Effektivität dieser Pflanze bei der Behandlung von Furunkeln rankt sich auch eine volkstümliche Legende:

In einem abgelegenen Dorf lebten einst zwei Bettler, die Schwurbrüder waren. Eines Tages klagte der jüngere Bruder über einen sehr schmerzhaften Furunkel am Finger. Der Finger schmerzte so sehr, dass der Bettler ganz unruhig hin und her lief und gar nicht mehr zur Ruhe kam. Der ältere Bruder schaute sich den Finger an, der in der Tat rot und geschwollen war. Daraufhin sagte er: „Komm, wir gehen in die Barmherzigkeitsapotheke. Man sagt, dass die dort eine tradierte Geheimrezeptur gegen Furunkel haben." So gingen die beiden Schwurbrüder also zur Barmherzigkeitsapotheke, zeigten dem Apotheker den Furunkel am Finger und bettelten ihn um ein Mittel dagegen an. „Das macht zwei Silbertaler. Wenn ihr kein Geld habt, dann schert euch hier weg!", herrschte sie der Apotheker an. Da die beiden Bettler kein Geld hatten, flehten sie den Apotheker noch ein Weilchen an, doch dieser ließ sich nicht erweichen und versuchte, sie fortzujagen. Von dem Spektakel angezogen, kamen einige Dorfbewohner in die Apotheke. Einer von ihnen sprach zum Apotheker: „Der Bettler leidet offenbar heftige Schmerzen, gib ihm doch ein Mittel, um seine Beschwerden zu lindern! Er sieht wahrhaftig erbarmungswürdig aus!" Doch der Apotheker wies die Leute zurück: „Kümmert euch um eure eigenen Angelegenheiten! Ich habe nichts zu verschenken!" Jener Mann ermahnte den Apotheker: „Heißt deine Apotheke nicht Barmherzigkeitsapotheke? Wenn du nicht bereit bist, armen und leidgeplagten Leuten zu helfen, welches Recht hast du dann, deine Apotheke so zu nennen?" Der Apotheker erwiderte jedoch nur: „Dies verpflichtet mich nicht im Geringsten, dahergelaufenen Bettlern meine teure Medizin zu schenken." Die Bettler winkten ab und sagten: „Wir wollen deine Medizin gar nicht. Wir gehen woanders hin!" Daraufhin lachte der arrogante Apotheker nur: „Den will ich sehen, der hier am Ort ein wirksames Mittel gegen Furunkel hat. Das habe nur ich! Und wenn doch jemand eines haben sollte, dann werde ich mein Ladenschild eigenhändig herunternehmen."

Die beiden Bettler liefen an den Rand des Ortes, setzten sich auf eine Wiese und überlegten, was sie nun tun könnten. Während der ältere Bruder nachdachte, fiel sein Blick auf Veilchen, die über die Blumenwiese verstreut standen. Beiläufig pflückte er eine Blüte, steckte sie in den Mund und kaute gedankenverloren auf ihr herum. Doch als er ihren bitter-scharfen Geschmack wahrnahm, spuckte er sie wieder in seine

[61] Li Shizhen, S. 674
[62] Li Shizhen, S. 674
[63] Yu Xiaoping et al., S. 572

Hand. In dem Moment fing der jüngere Bruder wieder an zu klagen: „Mein Finger brennt wie Feuer! Wenn ich ihn doch nur irgendwie kühlen könnte!" Sie schauten sich um, doch war nirgends Wasser zu sehen. Aus Verlegenheit legte ihm der ältere Bruder die eben zerkaute Veilchenblüte auf den Furunkel. Und nach einer Weile meinte der jüngere Bruder, dass sein Finger schon viel weniger schmerze und auch nicht mehr so heiß sei. Da kam der ältere Bruder darauf, dass diese Blüte wahrscheinlich die Linderung bewirkt habe und dass diese Pflanze ein Heilkraut gegen Furunkel sein müsse. So pflückten sie also noch weitere Veilchen. Die Hälfte davon zerstampften sie zu Brei und legten diesen auf die Wunde. Die andere Hälfte kochten sie zu einem Arzneitrunk. Dieser schmeckte zwar furchtbar bitter, doch schien er zu helfen. Nach zwei Tagen war der Finger schon wieder abgeschwollen und schmerzfrei.

Tags darauf machten sich die beiden Bettler mit einem Knüppel in der Hand auf dem Weg zur Apotheke, schlugen das Ladenschild herunter und verkauften von jenem Tage an ihr Mittel gegen Furunkel: Veilchen.[64]

Wie in dieser Geschichte beschrieben, wird das Veilchen bei Furunkeln und Abszessen sowohl innerlich als auch äußerlich angewendet, wobei bei der äußerlichen Anwendung vorzugsweise das frische Kraut benutzt wird. In Ermangelung des frischen Krauts kann man jedoch auch Waschungen, Auflagen oder Teilbäder mit dem Dekokt der Trockendroge vornehmen.

Die moderne pharmakologische Forschung hat inzwischen auch bestätigen können, dass Dekokte von *Zi hua di ding* eine Vielzahl pathogener Keime inhibieren.[65]

Kontraindikationen

Bei den mittels *Zi hua di ding* besonders effektiv behandelbaren Hautläsionen handelt es sich um Furunkel, Karbunkel oder Abszesse vom Yang-Typ, also solche, die durch akute Schmerzhaftigkeit, Schwellung und Rötung charakterisiert sind. Beim Yin-Typ dieser Erkrankungen sollte man *Zi hua di ding*, falls überhaupt, nicht allein anwenden, sondern es mit Mitteln kombinieren, die Toxine aus der Tiefe hervorholen, wie z.B. Astragaluswurzel *(Huang qi)*. Zur Diskussion derartiger Probleme sei der Leser auf den Abschnitt über *Huang qi* verwiesen.

Gelb

Die Farbe Gelb ist in der chinesischen Medizin der Wandlungsphase Erde zugeordnet. Daher könnte man annehmen, dass gelbe Drogen die Erdorgane Milz und Magen supplementieren würden. Dieses Prinzip trifft schließlich auch auf Nahrungsmittel zu, wo die gelbe Farbe von Körnern und Früchten Ausdruck ihrer Reife und Süße ist. Doch unter den Arzneimitteln findet man unter den gelben nicht ausschließlich solche, die das Qi der Mitte supplementieren. Man muss die gelben Arzneimittel in zwei Gruppen unterteilen, in die süß-gelben und in die bitter-gelben.

Die **süß-gelben Drogen** bilden die Gruppe, die das Milz- und Magen-Qi supplementieren. Zu ihr gehören Drogen von hell-gelber Farbe wie die Astragaluswurzel *(Huang qi)*, Polygonatum *(Huang jing)*, Ginseng *(Ren shen)* oder die Hyazinthenbohne *(Bian dou)*. Auch könnte man die gelbe Erde Terra Flava usta *(Zao xin tu* oder *Fu long gan)* zu dieser Gruppe zählen. Dieses Mittel wärmt Milz und Magen in Fällen von Leere-Kälte mit Blutungen.

Doch die Gruppe der **bitter-gelben Drogen** wie Coptis *(Huang lian)*, Scutellaria *(Huang qin)*, Phellodendron *(Huang bai)* und Rheum *(Da huang)* ist ganz anderer Natur. Ihr Gelb ist dunkler, oft mit einem Grünstich. Diese Kräuter besitzen zwar größtenteils auch eine Beziehung zur Mitte, doch keine exklusive. Mit Ausnahme von Phellodendron *(Huang bai)* treten all diese Drogen unter anderem auch in die Magen-Leitbahn ein. Doch supplementieren sie die Mitte nicht – es sei denn, man bedient sich des westlichen Konzeptes bitterer Magentonika, doch dieses Konzept ist der chinesischen Medizin fremd. Sie klären Hitze aus der Mitte, wodurch sie auch ihren Beitrag zur Regulierung des Qi von Milz und Magen leisten. Denn erhitztes Magen-Qi neigt dazu, gegensinnig nach oben zu steigen. Wird die Magen-Hitze geklärt, folgt das Magen-Qi wieder sei-

[64] Hung I-nang, S. 64 ff.; Hu Xian'guo, S. 149 f.
[65] Hu Xian'guo, S. 150

ner physiologischen Bahn nach unten. Das westliche Konzept bitterer Magentonika macht auf diese Art auch Sinn im Kontext der chinesischen Medizin. Nur muss man hierbei bedenken, dass ein Zuviel an bitterem Geschmack das Qi der Mitte schwächt und das Milz-Qi, das eigentlich aufsteigen sollte, absenkt. Bereits der „Heilige der Medizin", Zhang Zhongjing, benutzte die später als „die drei Gelben" bezeichneten Drogen Coptis *(Huang lian)*, Scutellaria *(Huang qin)* und Rheum *(Da huang)* als Basis für seine Serie von Rezepturen, die Hitze aus dem Epigastrium drainieren *(Xie Xin Tang)*. Mitunter werden auch die drei Drogen Coptis *(Huang lian)*, Scutellaria *(Huang qin)* und Phellodendron *(Huang bai)* als „die drei Gelben" bezeichnet, wie z.B. in der Rezeptur *San Huang Shi Gao Tang (Gypsum-Dekokt mit den drei Gelben)*.

In diesem Abschnitt sollen nur einige gelbe Drogen beschrieben werden, die „gelb" tatsächlich in ihrem Namen tragen. Darüber hinaus gibt es selbstverständlich noch andere gelbe Kräuter. Im Folgenden sollen noch einige gelbe Drogen genannt werden, die in diesem Kapitel oder in diesem Buch nicht individuell beschrieben werden. Auch diese Drogen besitzen aufgrund ihrer gelben Farbe, und einige auch aufgrund ihres süßen Geschmacks, eine besonders enge Beziehung zu Milz und Magen. Einige dieser Drogen sind zusätzlich noch scharf, weshalb sie außerdem auch auf die Lunge bzw. die Oberfläche wirken.

Beispiele

- Citri Reticulatae Pericarpium *(Chen pi)*: Von gelber Farbe, scharfem, bitterem und aromatischem Geschmack, tritt es in die Leitbahnen von Milz, Magen und Lunge ein.
- Dolichoris Lablab Semen *(Bian dou)*: Von weiß-gelblicher Farbe und süßem Geschmack, tritt es in die Leitbahnen von Milz und Magen ein. (➤ 3.13)
- Ginseng Radix *(Ren shen)*: Von weiß-gelblicher Farbe und vorwiegend süßem Geschmack, tritt es in die Leitbahnen von Milz und Lunge ein. (➤ 3.10)
- Glycyrrhizae Radix *(Gan cao)*: Von gelber Farbe und süßem Geschmack, tritt es in die Leitbahnen von Milz, Magen, Herz und Lunge ein. (➤ 5.3)
- Saposhnikoviae Radix *(Fang feng)*: Von gelblich-sandiger Farbe, scharfem und süßem Geschmack, tritt es in die Leitbahnen von Blase, Lunge und Milz ein.
- Pinelliae Rhizoma *(Ban xia)*: Von gelblicher Farbe und scharfem Geschmack, tritt es in die Leitbahnen von Milz, Magen und Lunge ein. (➤ 13.2)
- Zingiberis Rhizoma Recens *(Sheng jiang)*: Von gelblicher Farbe und scharfem Geschmack, tritt es in die Leitbahnen von Milz, Magen und Lunge ein. (➤ 7.10)

Die süß-gelben Drogen

4.6 *Huáng Qí* 黃耆 (黄芪) Astragali Radix

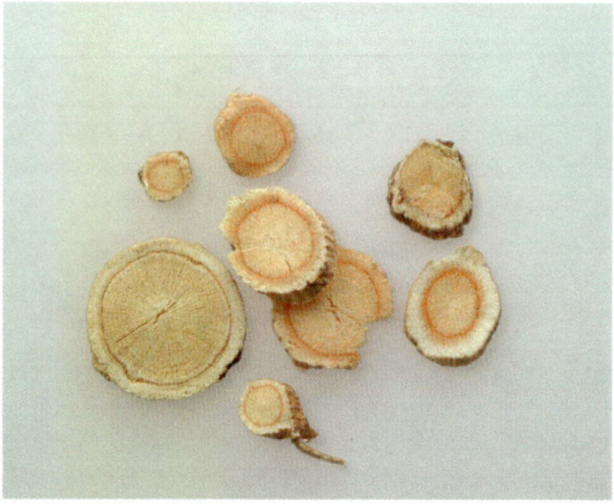

Abb. 4.6 *Huáng Qí* 黃耆 (黄芪) Astragali Radix*

- Pharmazeutische Bezeichnung: Astragali Radix
- Botanische Namen: Astragalus membranaceus, Astragalus membranaceus var. mongholicus
- Familie. Leguminosae: Fabaceae (Schmetterlingsblütler)
- Deutsche Namen: Traganthwurzel, Astragaluswurzel
- Deutsche Übersetzung des chinesischen Namens. „Gelber ehrwürdiger Alter"
- Beinamen: *Wáng sūn* 王孫 („Des Königs Enkel"), *Bǎi yào mián* 百藥棉 („Hundert-Heilkräuter-Baumwolle"), *Mián huáng qí* 綿黃耆 oder *Mián qí* 綿耆 („Baumwoll-*Huang-qi*"), *Jiàn qí* 箭耆 („Pfeil-*Huang-Qi*")

Namen und Signaturen

Das *huang* 黃 in *Huang qi* bezieht sich auf die gelbe Farbe der Astragaluswurzel. Die äußere Haut der Wurzel ist dunkelgelb bis braun und das Innere der Wurzel ist von weißlichem Gelb mit einer sehr feinen Maserung. Der Astragaluswurzel sagt man nach, dass sie im Inneren so weich und geschmeidig sei wie Baumwolle. Daher, meinen manche Autoren, rühre der Name *Mian huang qi* („Baumwoll-*Huang-qi*"). Weich wie Baumwolle mag etwas übertrieben sein – die Wurzel ist trotz allem von holziger Struktur, doch lässt sie sich, wie Grünholz, praktisch nicht zerbrechen. Dies meint man wohl mit „geschmeidig". Doch lässt sich dies kaum als Signatur mit Hinweis darauf verstehen, dass *Huang qi* mild und geschmeidig wirkt. *Huang qi* ist dagegen ein sehr kraftvolles Kraut, das in seiner aufsteigenden und wärmend-supplementierenden Eigenschaft alles andere als geschmeidig ist. Der Name „Baumwoll-*Huang-qi*" rührt stattdessen in erster Linie von dem berühmten Anbaugebiet dieser Arzneipflanze, Mian-Shang 綿上 in der Provinz Shanxi, her, dessen erstes Schriftzeichen das für Baumwolle ist.[66]

Das Zeichen *qi* 耆 im Namen von *Huang qi* beschreibt ursprünglich einen Mann über 60, der aufgrund seines Wissens, seiner Weisheit und Tugend die Wertschätzung der Jüngeren verdient. Li Shizhen schreibt, dass *qi* 耆 die Bedeutung von „Ältester, Oberster" bzw. „wichtigste Person" habe und *Huang qi* das oberste unter den supplementierenden Arzneimitteln sei.[67] Und bezeichnenderweise steht *Huang qi* auch an erster Stelle im ersten Kapitel der *Quintessenz der Materia Medica* von Wang Ang, noch vor dem Ginseng *(Ren shen)*.[68]

Das Schriftzeichen *qi* 芪, das sehr häufig anstelle des ursprünglichen Zeichens 耆 geschrieben und auch gleich ausgesprochen wird, ist keine vereinfachte Schreibweise neueren Datums, also nicht das Ergebnis der Schriftreform in der Volksrepublik China. Es wurde schon in klassischen Zeiten verwendet.

Die eigentliche Signatur dieser Heilpflanze ist die weißlich-gelbe Farbe der Wurzel. Weiß ist die Farbe der Lunge, gelb die der Milz. Und ebendiese beiden Organe supplementiert Astragalus vor allen anderen. Erst in moderner Zeit, während der Qing-Dynastie, wurde auch ein Leber-Bezug dieser Droge diskutiert. Zhang Xichun stellte eine neue Theorie auf, indem er sagte, dass *Huang qi* das Leber-Qi supplementiere. Zhang Xichun begründete dies damit, dass sich die Leber und *Huang qi* entsprechen. Er schrieb: *„Manche mögen fragen: Huang qi ist ein Arzneimittel, das Lunge und Milz supplementiert. Wie kommt es, dass ich nun behaupte, es könne die Leber supplementieren? Meine Antwort lautet: „Gleiche Töne klingen im Gleichklang, gleiche Arten von Qi finden zusammen." Dies hat Kong Zi [Konfuzius] gesagt. Die Leber gehört zum Holz und korrespondiert mit dem Frühling, ihr Qi ist warm und dringt gern geordnet in alle Richtungen vor. Huang qi ist [ebenfalls] warm und aufsteigend, wodurch es die Leber supplementiert. Sie hat also [hierbei] eine fabelhafte Wirkung aufgrund ihrer Entsprechung [mit der Leber]. Wenn ich in der Praxis auf Fälle von Leber-Qi-Mangel stoße, in denen das geordnete Vordringen des Qi beeinträchtigt ist, und alle sonstigen die Leber supplementierenden Drogen nicht anschlagen, verwende ich Huang qi in hoher Dosierung, kombiniert mit Qi regulierenden Mitteln in geringerer Dosierung. Dies zeitigt im Handumdrehen Wirkung."*[69]

Dieser Bezug zum Holz-Organ Leber spiegelt sich in der oben erwähnten holzigen, biegsamen Struktur der Wurzel wieder. Ebenso kann man, von der Wirkung der Astragaluswurzel ableitend, sagen, dass ihre kraftvoll aufsteigende Eigenschaft dem Wesen des Holzes entspricht.

Ein weiterer Beiname von *Huang qi* ist „Lammfleisch" bzw. „Hammelfleisch" *(Yang rou)*. Diese Bezeichnung geht auf das folgende Zitat von Ri Huazi zurück: *„Huang qi ist das Tonikum unter den Kräutern, daher wird es Hammelfleisch genannt."*[70]

In diesem Zitat kommt die wärmende und nährende Eigenschaft von *Huang qi* sehr bildlich zum Ausdruck, indem sie in Analogie zum besonders

66 Li Shizhen, S. 413
67 Yu Xiaoping et al., S. 300
68 Wang Ang, Rolle 1, S. 1

69 Zhang Xichun, Liu Guantao, S. 197
70 Li Shizhen, S. 414

stark wärmenden und nährenden Hammelfleisch gesetzt wird.

Eigenschaften und Anwendungsgebiete

Huang qi ist süß und warm, es tritt in die Leitbahnen von Milz und Lunge ein. In klassischen Quellen werden außerdem auch Bezüge zum Dreifachen Erwärmer, zum Mingmen-Feuer, zur Niere, zum Du-Mai und zum Yangwei-Mai erwähnt.[71] Der von Zhang Xichun postulierte Leber-Bezug ist oben bereits genannt worden.

Aufgrund seines süßen Geschmacks nährt *Huang qi* Qi und Blut; aufgrund seiner warmen Natur wirkt es aufsteigend und anhebend. Es ist eines der wichtigsten Kräuter, um das Qi zu supplementieren und das Yang anzuheben. Es wird bei verschiedenen Arten von Qi- und Blut-Mangel-Mustern sowie bei absinkendem Milz-Qi angewandt. Bereits in der *Materia Medica des Göttlichen Landmannes*, steht unter anderem, zwar etwas lakonisch, aber eindeutig: *„Huang qi … supplementiert Leere."*[72]

Auf dieser Basis und mit der reichhaltigen Erfahrung späterer Generationen von Ärzten hat sich *Huang qi* zu einem der bedeutendsten Qi supplementierenden Mittel in der chinesischen Medizin entwickelt. Doch auch wenn es heutzutage so häufig verwendet wird, heißt dies nicht, dass man es unkritisch und wahllos anwenden könnte. Der berühmte Pekinger Arzt aus dem zwanzigsten Jahrhundert, Yue Meizhong, sagte dazu warnend: *„Dass Huang qi heute eines der am häufigsten und am breitesten angewandten supplementierenden Arzneimittel ist, hat dazu geführt, dass es in der klinischen Praxis oft wahllos, ohne nachvollziehbaren Standard verordnet wird. Wenn es außerhalb seines Indikationsspektrums angewandt wird, kann es selbstverständlich nicht seine Vorzüge entfalten."*[73]

In der Tat kann es sogar zu mitunter heftigen Nebenwirkungen führen, wenn es falsch angewandt wird. Möglicherweise können pathogene Faktoren eingeschlossen werden; insbesondere kann latent loderndes Feuer heftig aufflammen, wenn es durch *Huang qi* genährt wird. Daher sollte man sich seiner Diagnose vor Anwendung dieses Mittels besonders sicher sein. Im Folgenden werden die einzelnen Anwendungsgebiete von *Huang qi* detailliert besprochen.

Huang qi supplementiert die Mitte

Der „Heilige der Medizin", Zhang Zhongjing, hat bereits in seinem Werk *Das Wichtigste aus der Goldenen Truhe* mit der Rezeptur *Huang Qi Xiao Jian Zhong Tang* den Grundstein für diese Anwendung gelegt. Diese Rezeptur behandelt einen Zustand, bei dem Yin und Yang, Qi und Blut allesamt vermindert sind, der Schwerpunkt allerdings auf einer Schwäche von Yang und Qi liegt. Daher ergänzte Zhang Zhongjing die bereits in diesem Sinne wirkende Rezptur *Xiao Jian Zhong Tang* noch um das süßwarme Huang qi, um den Qi und Yang supplementierenden Effekt noch zu verstärken.

In den meisten Monographien wird *Huang qi* lediglich als leicht warm dargestellt, so auch ursprünglich beim *Göttlichen Landmann*. Doch entfaltet *Huang qi* oft mehr als nur leichte Wärme. Zhang Yuansu schreibt: *„Huang qi ist süß und warm. Es ist pures Yang."*[74]

Diese Äußerung mag zwar auch etwas überzogen sein, da *Huang qi* aufgrund seines süßen Geschmacks auch eine nährende Yin-Qualität besitzt, doch zeigt dieses Zitat die Tendenz von *Huang qi* auf, den Yang-Aspekt des Qi bevorzugt zu stärken. Weiterhin schrieb Zhang Yuansu, dass es eine Hauptfunktion von *Huang qi* sei, Milz und Magen zu stärken.[75] So behandelt man mit *Huang qi* Milz-Qi-Mangel-Zeichen wie dünne Stühle, Appetitlosigkeit und allgemeine Schwäche. Hierzu wird es bevorzugt in präparierter Form, d.h. in Honig angebraten *(Zhi huang qi)*, verwendet. Wang Ang schrieb: *„In der präparierten Form supplementiert Huang qi die Mitte und mehrt das Ursprungs-Qi."*[76]

[71] Yu Xiaoping et al., S. 301
[72] Zhu Shifeng, Band 1, S. 174
[73] Yue Meizhong, S. 205
[74] Li Shizhen, S. 414
[75] Li Shizhen, S. 414
[76] Wang Ang, Rolle 1, S. 1

An mehreren Stellen in der klassischen Literatur wird erwähnt, dass *Huang qi* bei Abmagerung und Entkräftung gegeben werden kann und dass es das Fleisch regeneriere.[77] Dies ist auch ein deutlicher Hinweis auf seine die Mitte stärkende Funktion, da das „Fleisch“ der Milz zugeordnet ist.

Die Mitte ist auch der Ausgangsort für die Blut-Bildung. Nur bei kräftigem Milz- und Magen-Qi kann reichlich Blut aufgebaut werden. *Huang qi* setzt an diesem Punkt an und fördert die Blut-Bildung, indem es das Qi stärkt. Zhang Yuansu ging sogar so weit zu sagen, dass *Huang qi* selbst Blut erzeuge und Blut belebe.[78] Dies lässt sich wohl am ehesten von der Rezeptur *Dang Gui Bu Xue Tang* behaupten, in welcher *Huang qi* die Hauptdroge darstellt.

Huang qi hebt das Qi der Mitte an

Dieser Aspekt der Wirkungsweise von *Huang qi* ist eng mit dem zuvor genannten verbunden. *Huang qi* supplementiert das Milz-Qi und führt es nach oben. Seit Li Dongyuan's Rezeptur *Bu Zhong Yi Qi Tang* mit *Huang qi* als Hauptarznei wird Astragalus als Mittel der ersten Wahl bei Senkungsbeschwerden aller Organe aufgrund von absinkendem Milz-Qi angewandt. Dazu gehören insbesondere Prolaps von Rektum oder Uterus, chronischer Durchfall oder habituelle Aborte.

Huang qi supplementiert das Lungen-Qi und festigt das Wei-Qi

Huang qi festigt die Oberfläche, d.h., es kontrolliert die Poren und unterbindet dadurch spontanes Schwitzen aufgrund von Lungen- bzw. Wei-Qi-Mangel. Wang Haogu schrieb: *„Huang qi behandelt Nachtschweiß aufgrund von Qi-Leere und außerdem auch spontanes Schwitzen und Schmerzen der Haut. Es ist ein Kraut der Haut und der Oberfläche.“*[79]

Wann immer die Poren aufgrund von Qi-Mangel nicht fest schließen, ist *Huang qi* das Mittel der Wahl, um das Qi zu mehren und die Oberfläche zu festigen. Mit spontanem Schwitzen aufgrund von Wei-Qi-Mangel geht meist auch eine Infektionsanfälligkeit einher, da pathogene Faktoren wie Wind und Kälte durch die offenen Poren ungehindert in die Oberfläche eindringen können. Hierfür ist die Rezeptur *Yu Ping Feng San* von Zhu Danxi mit *Huang qi* als Kaiserarznei eine geeignete Behandlungsmethode. Schließlich ist diese Funktion von *Huang qi* auch nicht losgelöst von der oben genannten Milz stärkenden Funktion zu betrachten. Innerhalb der fünf Wandlungsphasen bringt die Erde das Metall hervor. In diesem Sinne schreibt auch Li Dongyuan: *„Bei Milz- und Magen-Leere bleibt das Lungen-Qi [von seiner Versorgung] abgeschnitten. [In diesen Fällen] muss man Huang qi verwenden, um das Fleisch zu wärmen, die Oberfläche zu kräftigen und die Poren zu festigen, sodass kein Schweiß austreten kann. Auf diese Weise mehrt es das Ursprungs-Qi und supplementiert die drei Wärmebereiche.“*[80]

Nach Zhu Danxis klinischer Erfahrung ist *Huang qi* besonders bei fettleibigen Patienten mit spontanem Schwitzen indiziert. Er schrieb: *„Huang qi supplementiert das Ursprungs-Qi. Es wird besonders häufig bei fettleibigen und blassen Personen angewandt, die stark schwitzen.“*[81]

Auch dies ist ein wichtiger Hinweis auf Milz-Qi-Schwäche als Grundproblem. Bei fettleibigen Patienten ist oft die Umwandlungs- und Transportfunktion der Milz geschwächt, was zu einer Retention von Feuchtigkeit führt. Milz-Qi-Mangel bedingt Lungen-Qi-Mangel und die Poren können nicht mehr ausreichend kontrolliert werden. Überdies sucht sich die angesammelte Feuchtigkeit über die Poren einen Weg nach außen. Interessant im Zusammenhang mit pathologischem Schwitzen ist, dass Zhang Yuansu und später auch Wang Ang schrieben, dass *Huang qi* bei Patienten, die nicht schwitzen, schweißtreibend wirke und dass es bei Patienten mit spontanem Schwitzen den Schweiß stille.[82] Dies ist allein eine Frage der Kombination mit anderen Kräutern. Da Patienten mit einer ausgeprägten Qi-Schwäche oft nicht die Kraft haben, äußerlich zugezogene pathogene Faktoren über die Poren wieder auszustoßen, und oberflächenbefreiende Drogen dies allein

[77] Li Shizhen, S. 413 f.; Wang Ang, Rolle 1, S. 1
[78] Li Shizhen, S. 414
[79] Li Shizhen, S. 414
[80] Li Shizhen, S. 414
[81] Li Shizhen, S. 414
[82] Li Shizhen, S. 414; Wang Ang, Rolle 1, S. 1

auch nicht vermögen, ist zur Dynamisierung des Geschehens die zusätzliche Gabe eines Qi supplementierenden Mittels wie *Huang qi* oder *Ren shen* nötig.

Die Behandlung von chronischen Geschwüren

Diese Indikation war im Laufe der Geschichte der chinesischen Medizin Gegenstand einer heftigen Kontroverse. Am Anfang war die *Materia Medica des Göttlichen Landmannes*, in der steht: *„Huang qi behandelt Abszesse und chronische, nichtheilende Geschwüre. Es leitet Eiter aus und stillt Schmerzen.“*[83]

Über Generationen hinweg ist *Huang qi* auch bei diesen Indikationen angewandt worden. Zhang Yuansu hatte mit *Huang qi* in jenen Fällen offenbar so große Behandlungserfolge erzielt, dass er ganz euphorisch schrieb: *„Huang qi leitet Eiter aus und stillt Schmerzen; es belebt und erzeugt Blut; es holt Toxine aus der Tiefe hervor und fördert die Wundheilung. Es ist ein göttliches Mittel gegen Abszesse und Geschwüre.“*[84]

In der Folge benutzten wahrscheinlich noch mehr Ärzte, Apotheker und andere Heiler *Huang qi* zur Behandlung von Geschwüren und Abszessen. Manchen von ihnen mag die Wirkungsweise von *Huang qi* in diesem Zusammenhang nicht klar gewesen sein und sie waren sich daher der Kontraindikationen nicht bewusst. Daher kam es sicher nicht selten zur Verschlimmerung des Leidens anstatt zu seiner Besserung. Diese unkritische Anwendung von *Huang qi* bei jedweder Art von Karbunkeln und Abszessen veranlasste den warnenden Ausruf eines Arztes namens Xu Xinian: *„Einer der großen Meister der Jin-Yuan-Zeit, Zhang Jiegu [i.e. Zhang Yuansu], rief aus, Huang qi sei ein göttliches Mittel gegen Geschwüre. ... [Spätere Generationen von Ärzten haben] dies für bare Münze genommen. Ausnahmslos folgten sie dieser Äußerung als Leitlinie, um Abszesse und Geschwüre aller Art zu behandeln. Dabei kümmerten sie sich nicht um die Natur des Musters und differenzierten nicht Leere und Fülle. Sie benutzten nur Huang qi als Einzeldroge und glaubten damit ein unfehlbares Allheilmittel in den Händen zu haben. Doch dies führte immer wieder dazu, dass sie pathogenes Feuer supplementierten und somit toxisches Feuer verstärkten. Was ursprünglich „göttliches Mittel gegen Geschwüre“ genannt wurde, müssen wir heute als Gift für Geschwür-Patienten bezeichnen.“*[85]

Das Problem, das sich hier stellt, liegt darin begründet, dass Furunkel, Karbunkel, Abszesse und toxische Geschwüre in der wohl überwiegenden Zahl durch Hitze bzw. Hitze-Toxine bedingt sind. Wendet man in solchen Fällen ein süß-warmes supplementierendes Mittel wie *Huang qi* an, unterstützt man selbstredend nur das Feuer-Pathogen und verschlimmert den Zustand des Patienten. Zur ohnehin bestehenden Verwirrung hatte schließlich auch kein geringerer als Zhang Jingyue beigetragen, der in einem Versuch die scheinbar paradoxe Wirkung von *Huang qi* in diesen Fällen zu erklären, einem Irrtum erlag. Er sagte: *„Huang qi ist in seiner unbehandelten Form (Sheng huang qi) leicht kühl und vermag dadurch Abszesse zu behandeln.“*[86]

Die in dieser Äußerung implizit enthaltende Botschaft lautet: Weil *Sheng huang qi* (im Gegensatz zu *Zhi huang qi*) leicht kühl ist, kann es Hitze klären und Toxine herauslösen. Dies ist offenbar ein Trugschluss. Selbst das nicht in Honig angebratene *Sheng huang qi* ist, anders als die unbehandelte Süßholzwurzel *(Sheng gan cao)*, nicht kühl und wird in jedem Fall, sofern nicht mit Hitze klärenden Drogen kombiniert, Feuer-Pathogene verstärken. Die Lösung dieses Problems liegt darin, dass man verstehen muss, dass *Huang qi* nur Yin-Abszesse (*ju* 疽), d.h. tiefsitzende Abszesse ohne Rötung, und chronische, nichtheilende Geschwüre behandelt. Dies sind Fälle von Qi- und Blut-Leere, in denen das geschwächte Qi nicht mehr die Kraft entfalten kann, tiefsitzende Toxine an die Hautoberfläche zu heben und mittels einer akuten Eiterung auszustoßen. Daher sagte Zhang Yuansu, dass *Huang qi* Toxine aus der Tiefe hervorhole. Bei den Geschwüren sind es jene, die chronisch bestehen und eine sehr schlechte Heilungstendenz aufweisen. Darunter können beispielsweise auch Dekubitalgeschwüre fallen. In je-

[83] Zhu Shifeng, Band 1, S. 174
[84] Li Shizhen, S. 414
[85] Wang Huanhua et al., Band 3, S. 100
[86] Wang Huanhua et al., Band 3, S. 100

nen Fällen muss man Qi und Blut supplementieren und das Blut beleben. All diese Eigenschaften besitzt *Huang qi*, weshalb es wohl nicht zu Unrecht als „göttliches Mittel gegen Geschwüre" bezeichnet worden ist. Doch muss der Behandlung selbstverständlich eine genaue Differentialdignostik vorausgehen.

Die Behandlung von Infertilität

In den *Verschiedenen Aufzeichnungen Berühmter Ärzte* schrieb Tao Hongjing: *„Huang qi ... behandelt pathogenes Wind-Qi in der Gebärmutter, treibt verdorbenes Blut aus den fünf Speicherorganen aus und supplementiert durch [sexuelle] Überlastung bedingte Leere beim Mann."*[87]

Dies ist ein eindeutiger Hinweis auf die Bedeutung von *Huang qi* bei der Behandlung von Unfruchtbarkeit beider Geschlechter. In der Tat wird *Huang qi* auch in der modernen TCM-Gynäkologie häufig in Rezepturen gegen Unfruchtbarkeit sowohl bei Männern als auch bei Frauen verwendet.

Huang qi in der Stillzeit

Ri Huazi schreibt, dass *Huang qi* bei „allen Erkrankungen nach der Geburt" indiziert sei.[88] Sowohl in der klinischen Gynäkologie wie auch in der chinesischen Volksheilkunde wird *Huang qi* häufig im Wochenbett und in der Stillzeit verwendet, um das durch die Geburt erschöpfte Qi und Blut wieder aufzubauen. Dabei wird es zumeist mit Angelica sinensis *(Dang gui)* und, je nach klinischer Situation, mit anderen Kräutern kombiniert. Insbesondere fördert *Huang qi* auch die Produktion der Muttermilch. In China werden der jungen Mutter während der Stillzeit täglich Suppen aus Fleisch und chinesischen Kräutern gekocht. Die Muttermilch wird aus dem Blut der Frau gebildet. Ist reichlich Blut vorhanden, kann die Frau auch viel Milch produzieren. Zum Aufbau von Blut ist wiederum Qi notwendig. Daher benutzt man oft *Dang Gui Bu Xue Tang* als Basis derartiger Rezepturen.

An dieser Stelle möchte ich auch meine persönlichen Erfahrungen an den Leser weitergeben: Nach der Geburt unserer Kinder in Taiwan hatte ich meiner Frau selbstverständlich auch täglich derartige Suppen zubereitet. Eines Tages hatte eine befreundete Mutter, die wir vom Spielplatz her kannten, bei uns zu Mittag gegessen. Da ich wusste, dass sie auch noch ihr zweites Kind stillte, hatte ich ihr eine Schale von meiner „Milchmacher-Suppe" gegeben. Als ich sie am nächsten Tag auf dem Spielplatz traf, sagte sie mir ganz begeistert: „Normalerweise habe ich nur sehr wenig Milch und sie kommt auch nur sehr stockend heraus. Doch nachdem ich gestern die Suppe getrunken hatte, habe ich sehr viel mehr Milch als gewöhnlich und sie fließt ganz mühelos heraus! Du musst mir unbedingt das Rezept geben!" Ich habe es ihr natürlich gerne gegeben und von dem Tage an hatte sie keine Milchprobleme mehr. Das Rezept machte dann auf dem Spielplatz in unserem Wohnviertel die Runde. Alle stillenden Mütter, insofern sie nicht selbst von ihrer Mutter oder Schwiegermutter schon ein ähnliches Rezept bekommen hatten, wollten es auch haben.

Kalgs Milchmacher-Suppe Ein halbes Hühnchen, ohne Haut, bis zu 30 g Astragali Radix *(Huang qi)*, 3–4 Scheiben Angelicae Sinensis Radix *(Dang gui)*, ca. 6 g, eine Handvoll Lycii Fructus *(Gou qi zi)*, ca. 6–9 g, eine Handvoll schwarzer Bohnen *(Hei dou)*, ca. 6–9 g, eine Handvoll ungerösteter Erdnüsse *(Hua sheng)*, ca. 6–9 g, 9–10 g Jujubae Fructus *(Hong zao)*, 3 Scheiben frischer Ingwer.

Alles zusammen in einem großen Topf mit Wasser 30 bis 45 Minuten köcheln lassen. Die Suppe reicht für ein bis zwei Tage. Das Hühnerfleisch kann zur Abwechslung auch durch Fisch oder Schweinerippen (Fleisch mit Knochen) ersetzt werden. In der kalten Jahreszeit, insbesondere kurz nach der Geburt, kann auch etwas Reiswein beim Kochen hinzugegeben werden. Zu beachten ist, dass derartige Rezepturen frühestens ab der zweiten oder dritten Woche nach der Geburt gegeben werden dürfen. In der ersten Woche p.p. ist es besonders wichtig, Blut-Stase und Lochienstau zu vermeiden, weswegen Qi supplementierende Kräuter nicht oder nur in Kombination mit Blut belebenden gegeben werden dürfen.

[87] Tao Hongjing, Shang Zhijun: *Ming Yi Bie Lu*, S. 114
[88] Li Shizhen, S. 414

4

Weitere Indikationen

Huang qi ist ein ausgesprochen vielseitiges Arzneimittel und selbst eine vergleichsweise ausführliche Darstellung wie diese wird ihm bei weitem nicht gerecht. Zu nennen wären noch seine Funktion, Feuchtigkeit auszuleiten und oberflächliche Ödeme auszuschwemmen. In dieser Funktion wurde *Huang qi* in mehreren Rezepturen in *Das Wichtigste aus der Goldenen Truhe* von Zhang Zhongjing benutzt. Als heute gebräuchlichste dieser Rezepturen soll *Fang Ji Huang Qi Tang* genannt sein.

Außerdem wird *Huang qi* häufig bei Lähmungen verwendet, insbesondere bei der Behandlung von Schlaganfallfolgen mit Hemiplegie und Sprachstörungen. Die paradigmatische Rezeptur hierfür ist *Bu Yang Huan Wu Tang* von Wang Qingren.

Zhen Quan erwähnt noch „Taubheit" aufgrund von Nieren-Leere sowie auch „Leere-Atemnot„.[89] Letzteres ist ein wichtiger Hinweis auf die Behandlung von chronischem Asthma oder Atemnot aufgrund einer ausgeprägten Qi-Leere. Mit „Nieren-Leere-Taubheit" können sowohl Schwerhörigkeit als auch ein Hörsturz im Rahmen eines Nieren-Leere-Musters gemeint sein.

Huang qi behandelt also nicht nur, wie es auf den ersten Blick erscheinen mag, das Milz- und Lungen-Qi. Wie mehrere klassische Autoren betont haben, supplementiert es auch das Ursprungs-Qi in den Nieren und behandelt alle Arten von Leere und Erschöpfung.[90]

Moderne Erkenntnisse

Die moderne pharmakologische Forschung hat entdeckt, dass *Huang qi* einen stärkenden und regulierenden Einfluss auf die Abwehrkraft hat. Außerdem soll es der Alterung der Zellen entgegenwirken und einen antioxidativen Effekt besitzen.[91]

Da der die Abwehrkraft steigernde Effekt von *Huang qi* besonders kräftig ist, wird es gern in verschiedenen Kombinationen zur Vorbeugung von Infekten bzw. zur Behandlung von Infektanfälligkeit verwendet. Als China, Taiwan und andere asiatische Staaten vor einigen Jahren von der SARS-Welle überrollt worden sind, tauchten in chinesischen Zeitungen, Journalen und im Internet eine ganze Reihe von Rezepturen zur Stimulierung des Immunsystems auf, mit denen man eine SARS-Infektion zu verhindern gedachte. Die meisten dieser Rezepturen enthielten *Huang qi*. Als Beispiel sei hier eine einfache Rezeptur names *Huang Qi Gou Qi Hong Zao Tang (Astragalus-, Bocksdorn- und Jujuben-Dekokt)* aufgeführt: *Huang qi* 12 g, *Hong zao* 9 g und *Gou qi zi* 9 g.

Kontraindikationen

Aufgrund seiner Wärme sollte *Huang qi*, wenn überhaupt, nur in bestimmten Kombinationen bei Yin-Mangel mit Leere-Hitze verwendet werden. In noch stärkerem Maß kontraindiziert ist es bei Fülle-Hitze-Erkrankungen. Bei loderndem Feuer *Huang qi* zu geben hieße, Öl ins Feuer zu gießen. Beim Patienten würde sich dies durch eine Verstärkung seiner Hitze-Beschwerden bzw. durch Unruhe, Schlaflosigkeit, Kopfdruck oder Aggressivität äußern. Auch kann *Huang qi* eine bestehende Qi-Stagnation, besonders im Magen-Darm-Bereich, verstärken. Relativ häufig auftretende Nebenwirkungen sind Blähungen, Bauchschmerzen oder ein trockener, kratzender Hals.

4.7 *Huáng Jīng* 黄精 Polygonati Rhizoma

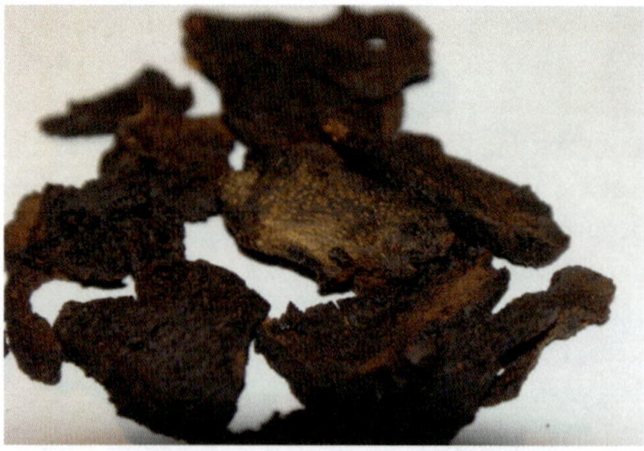

Abb. 4.7 *Huáng Jīng* 黄精 Polygonati Rhizoma

89 Zhen Quan, S. 32
90 Li Shizhen, S. 413 f.
91 Zhu Shifeng, Band 1, S. 175

- Pharmazeutische Bezeichnung: Polygonati Rhizoma
- Botanische Namen: Polygonatum sibiricum, P. kingianum, P. cyrtonema
- Familie: Liliaceae (Liliengewächse)
- Deutsche Namen: Polygonatumrhizom, Sibirischer Weißwurz-Wurzelstock
- Deutsche Übersetzung des chinesischen Namens: „Gelbe Essenz"
- Beinamen: *Huáng zhī* 黄芝 („Gelbes Wunderkraut"), *Wù jǐ zhī* 戊己芝 („Erd-Wunderkraut"), *Huáng yī* 黄衣 („Gelbes Gewand"), *Huáng dú* 黄獨 („Gelb und alleinstehend"), *Mǎ jiàn* 馬箭 („Pferdepfeil"), *Mǐ bù* 米餔 („Reisbrei"), *Yù zhī cǎo* 玉芝草 („Jade-Wunderkraut"), *Yě shēng jiāng* 野生薑 („Wilder Ingwer"), *Shān shēng jiāng* 山生薑 („Berg-Ingwer"), *Yě xiān jiāng* 野仙薑 („Wilder Ingwer der Unsterblichen"), *Jiù huāng cǎo* 救荒草 („Kraut zur Rettung vor Hungersnot in Dürrejahren"), *Jiù qióng cǎo* 救窮草 („Kraut zur Rettung der Armen"), *Tù zhú* 菟竹 („Hasen-Bambus-Kraut"), *Lù zhú* 鹿竹 („Hirsch-Bambus"), *Chuí zhū* 垂珠 („Herabhängende Perlen"), *Chóng lóu* 重樓 („Mehretagiges Gebäude"), *Xiān rén yú liáng* 仙人餘糧 („Was die Unsterblichen von ihrer Wegzehrung übrig ließen")

Namen und Signaturen

Das *huang* 黄 in *Huang jing* bezieht sich nicht allein auf die gelbe Farbe des Rhizoms. Gelb repräsentiert hier auch die Erde, deren Essenz diese Pflanze in sich aufnimmt. Zur Erklärung des Namens schrieb Li Shizhen: *„Die Unsterblichkeitsadepten meinen, dass [Huang jing] eine Art Wunderkraut sei. Da es die verfeinerte Essenz der Erde in sich aufgenommen hat, nannten sie es „Gelbe Essenz" (Huang jing) genannt."*[92]

Die gelbe Farbe des Rhizoms ist die wesentliche Signatur dieser Pflanze. Sie weist auf den engen Bezug zur Wandlungsphase Erde hin. Li Shizhen kommentierte dies: *„Huang jing erhält das reine Qi der Erde [wörtlich: „das reine Qi der Himmelsstämme wu* 戊 *und ji* 己*"]. Daher ist es ein ausgezeichnetes Mittel, um den Gelben Palast [d.h. die Mitte, also Milz und Magen] zu supplementieren. Die Erde ist die Mutter aller Dinge. Wenn die Mutter ernährt wird [und ihre ausgleichende Funktion somit stark genug ist], wird auch die Beziehung von Wasser und Feuer ausgewogen sein und Holz und Metall werden sich harmonisch vereinigen. Dann werden alle pathogenen Faktoren auf natürliche Weise beseitigt und all die vielen Krankheiten können vermieden werden."*[93]

Dies ist zwar ein reichlich idealistischer Ansatz, der suggeriert, dass man nur *Huang jing* einzunehmen brauche – und schon ist man gegen neue Leiden gewappnet. Die klinische Realität ist leider komplexer und oft kommt man mit solch einer geradlinigen Behandlungsstrategie zu spät. In der chinesischen Medizin gibt es auch den Leitsatz, dass sich eine ausgeprägte Qi-Leere nicht leicht supplementieren lässt. In jenen Fällen wird der Patient nach der Gabe von Mitteln wie *Huang jing* nur heftige Blähungen oder Durchfall bekommen. Da wäre es nötig, mildere und leichter verdauliche Mittel zu benutzen und diese mit mild Qi regulierenden Kräutern zu kombinieren. Doch ist der idealistische Ansatz von Li Shizhen auch nicht verkehrt. Er entspricht dem Grundsatz der chinesischen Medizin, Krankheiten zu behandeln, bevor sie ausbrechen. In diesem Sinne ist *Huang jing* in alten Zeiten insbesondere von daoistischen Adepten gebraucht worden, um ihre Mitte zu stärken und somit ihren Körper im Gleichgewicht zu halten. Durch langfristigen Verzehr von *Huang jing* meinte man sogar Unsterblichkeit erzielen zu können. Dies spiegelt sich beispielsweise in den Namen *Ye xian jiang* 野仙薑 („Wilder Ingwer der Unsterblichen"), *Xian ren yu liang* 仙人餘糧 („Was die Unsterblichen von ihrer Wegzehrung übrigließen") und *Yu zhi cao* 玉芝草 („Jade-Wunderkraut") wider. In einem antiken Werk daoistischer Prägung, dessen Titel sich als *Klassiker der Wunderkräuter der Unsterblichen* übersetzen ließe, findet man folgende Beschreibung von *Huang jing*: *„Huang jing vermag die Mitte zu erweitern und das Qi zu mehren; es reguliert und nährt die fünf Speicherorgane; es kräftigt die Muskeln und füllt das Fleisch auf, es härtet die Knochen und das*

92 Li Shizhen, S. 428

93 Li Shizhen, S. 429

Mark, lässt das Gesicht rosig und feucht erstrahlen, macht weißes Haar wieder schwarz und lässt ausgefallene Zähne wieder neu wachsen. [Wer es einnimmt, dessen] Kraft wird sich verdoppeln und er wird an Jahren gewinnen ohne zu altern."[94]

Die Namen *Ye sheng jiang* 野生薑 („Wilder Ingwer"), *Shan sheng jiang* 山生薑 („Berg-Ingwer") und *Ye xian jiang* 野仙薑 („Wilder Ingwer der Unsterblichen") beziehen sich auf die Form und Farbe des Polygonatumrhizoms, welches dem frischen Ingwer ähnelt. Die Namen *Huang du* 黄獨 („Gelb und alleinstehend"), *Chong lou* 重樓 („Mehretagiges Gebäude") und *Chui zhu* 垂珠 („Herabhängende Perlen") beziehen sich auf die Form der oberirdischen Pflanze. Polygonatum ist eine hochwachsende und aufrecht stehende Pflanze, daher der Name „Gelb und alleinstehend". In bestimmten Abständen hat sie paarig angeordnete Blätter. Diese Wuchsform erinnert an Etagen eines Hauses, daher der Name „Mehretagiges Gebäude". Die Früchte dieser Pflanze hängen zahlreich wie Perlen herab, daher der Name „Herabhängende Perlen". Die Blätter dieser Pflanze ähneln denen des Bambus. Und von Hirschen und Hasen weiß man, dass sie dieses Kraut gerne fressen. Daher die Namen *Tu zhu* 菟竹 („Hasen-Bambus-Kraut") und *Lu zhu* 鹿竹 („Hirsch-Bambus"). Nicht nur Tiere fressen diese Pflanze gern. Auch Menschen, so wird in mehreren klassischen Kräuterbüchern berichtet, haben verschiedene Teile der Polygonatumpflanze gegessen. Das Wissen um die nährende Qualität des Polygonatumrhizoms war auch kein Geheimwissen der daoistischen oder buddhistischen Eremiten. Die notgeplagte Landbevölkerung ging in Dürrejahren und Zeiten von Hungersnöten ebenfalls in die Berge, um jene Wurzelstöcke auszugraben und damit das mangelnde Getreide zu ersetzen. Daher rühren die Beinamen *Mi bu* 米餔 („Reisbrei"), *Jiu huang cao* 救荒草 („Kraut zur Rettung vor Hungersnot in Dürrejahren") und *Jiu qiong cao* 救窮草 („Kraut zur Rettung der Armen").

Als abschließende Bemerkung zu den Farben und Signaturen soll noch angemerkt werden, dass *Huang jing* nur im frischen oder unbehandelten Zustand gelb ist. Durch das Dämpfen wird es dunkel. Die Droge nennt sich dann *Shu huang jing*. Noch dunkler, an der Oberfläche sogar schwarz, wird es durch das Anbraten in Wein und schwarzen Bohnen *(Hei dou)*. Dies ist die allgemein übliche Aufbereitungsform von *Huang jing*, in der es meist in den Handel kommt. Diese Droge nennt man *Zhi huang jing*. Die schwarze Farbe ist dann ein Hinweis darauf, dass die Wirkung der Droge in stärkerem Maße in die Nieren-Leitbahn eintritt.

[94] Li Shizhen, S. 429 (Li bezog sich auf das Werk *Shen Xian Zhi Cao Jing* 神仙芝草經)

Huang jing in Legenden

Wie oben schon erwähnt, wurde *Huang jing* vor allem von daoistischen Adepten zur Selbskultivierung und Erlangung der Unsterblichkeit angewandt. Der Legenden über Unsterbliche gibt es in der chinesischen Literatur zur Genüge. Die überwiegende Zahl ist in ihrer maßlos übertreibenden Darstellung jedoch so unglaubwürdig, dass man nur darüber schmunzeln kann. Doch eine Sage, die von einer historisch verbrieften Person aus der Ming-Zeit berichtet, dem buddhistischen Mönch Wu Xia 無瑕, alias Hai Yu 海玉, ist anders. Hierbei soll es sich um eine „wahre Begebenheit" handeln:

Mit 24 Jahren hat er sein Heim verlassen und die vier heiligen buddhistischen Berge besucht, den Jiuhua-Berg in der heutigen Provinz Anhui, den Putou-Berg in der heutigen Provinz Zhejiang, den Wutai-Berg in der heutigen Provinz Shanxi und den Emei-Berg in der heutigen Provinz Sichuan. Zuletzt zog er sich als Eremit in die Wälder des Berges Jiuhua zurück, wo er über 100 Jahre lebte und erst im Alter von 126 Jahren verschied. Wie er so alt wurde? Es heißt, er habe sich in den Bergen von wildwachsenden Früchten und Wurzeln wie Huang jing und Radix Salviae Miltiorrhizae (Dan shen) ernährt.
Er lebte ganz allein in den Bergen und nahm keine Schüler an. Er meditierte viel und schrieb in seiner selbstgebauten, einfachen Hütte zahlreiche Bücher mit seinem eigenen Blut. Obwohl er so abgeschieden lebte, hatte sich das Wort von ihm bis an den Kaiserhof getragen. Eines Jahres schickte der Kaiser einen seiner hohen Beamten auf eine Pilgerfahrt zum Jiuhua-Berg. Mit sich brachte der Beamte eine Tafel, auf die der Kaiser selbst Worte der Anerkennung und des

Respekts für diesen buddhistischen Mönch geschrieben hatte. Nachdem er jede Höhle und jede Hütte auf dem Jiuhua-Berg aufgesucht hatte, fand der Beamte schließlich den mumifizierten Körper von Meister Wu Xia in Meditationshaltung sitzend. Zu diesem Zeitpunkt war er schon seit drei Jahren tot. Neben sich hatte er sein Lebenswerk zu liegen, einen 81-bändigen buddhistischen Kanon und eine Schriftrolle, die von seinem eigenen Leben berichtete. All dies hatte er 38 Jahre lang mit seinem eigenen Blut geschrieben. Es heißt, dass Meister Wu Xia nur alle 10 Tage Huang jing aß. Zwischendurch bedurfte er dann keiner weiteren Nahrung. Alle 20 Tage ließ er sich selbst zur Ader und schrieb mit dem Blut seine tiefen religiösen Erkenntnisse auf.
Man bestreute seinen Körper mit Goldstaub und verehrt ihn seither als buddhistischen Heiligen. Noch heute kann man den so genannten Blut-Klassiker in einem Museum am Jiuhua-Berg besichtigen.[95]

Interessant an dieser Geschichte ist unter anderem, dass der Körper des verstorbenen Mönches nicht verweste. Dies ist Ausdruck seiner inneren Reinheit, die er einerseits durch Meditation und andererseits durch sehr spärliche, rein vegetarische Ernährung erzielt hatte. In einer anderen Legende findet sich ein Beispiel dafür, wie der Verzehr von Fleisch den reinigenden und kräftigenden Effekt von *Huang jing* zunichtemacht:

Im Orte Linchuan lebte ein Gelehrter Namens Tang Yu. Dieser misshandelte seine Dienerin, die daraufhin ausriss und in die Berge floh. Von Hunger gepeinigt, grub sie dort Wurzeln aus und aß sie roh. Eine Art von Wurzel war außergewöhnlich wohlschmeckend, und nachdem sie diese verzehrt hatte, verspürte sie lange Zeit keinen Hunger mehr. Eines Nachts, als sie unter einem Baum schlief, hörte sie Geräusche, die der Wind machte, und meinte, dass dies ein Tiger sei. Mit einem mächtigen Satz, den man einer Frau wie ihr niemals zutrauen würde, sprang sie auf den Baum. Von jenem Tage an verbrachte sie die Nächte auf Bäumen und lief tagsüber durch die Bergwälder, wobei sie oft von diesem Wurzelstock aß. Doch eines Tages wurde sie von Leuten aus dem Haus ihres Gutsherren gesehen, die in den Wäldern Holz sammelten. Als sie diese erblickte, sprang sie sofort auf einen Baum. Die Leute erzählten ihrem Gutsherrn, dass sie seine Dienerin gesehen hätten und dass diese nun übermenschliche Kräfte besitze. Daraufhin sagte der Gutsherr: „Sie wird im Wald gewiss besondere Kräuter gegessen haben, die ihr diese Kräfte verleihen. Bereitet eine große Fleischmahlzeit für sie vor! Dann suchten sie den Ort auf, an der sie die Dienerin im Wald gesehen hatten und stellten ihr das Fleisch hin. Anschließend versteckten sie sich im Gebüsch. Nachdem die Dienerin das gebratene Fleisch gesehen hatte, konnte sie nicht widerstehen und aß die ganze Portion auf. Als die Leute des Gutsherren dann aus ihrem Versteck auf sie zu stürmten, war sie nicht mehr so behende wie zuvor und wurde ergriffen. Dann fragte man sie, wie sie es denn so lange in den Bergen ausgehalten habe, ohne zu verhungern. Da zeigte sie ihnen die Pflanze, deren Wurzeln sie gegessen hatte. Diese Pflanze identifizierte man schließlich als Huang jing.[96]

In einer anderen Legende wird der berühmte Arzt Hua Tuo (110 bis 207 n. Chr.) bemüht, um der Geschichte mehr Gewicht zu verleihen:

Vor langer Zeit lebte ein Mann, der an Schwindsucht litt und fand, dass er nur eine Belastung für seine Familie sei. Er schlich sich mit letzter Kraft in die Berge, um dort sein Ende abzuwarten. Doch erholte er sich in den Bergen zusehends. Nach mehreren Jahren war er nicht nur nicht gestorben – sein Körper war wieder stark wie in der Jugend, er hatte ein laute, kraftvolle Stimme und beim Laufen schien er zu fliegen. Die Leute, die ihn sahen, sagten, dass er ein Unsterblicher geworden sei. Als Hua Tuo einmal durch jene Gegend kam, hörte er von dieser Begebenheit. Diese Geschichte interessierte ihn so sehr, dass er ihr auf den Grund gehen wollte. Also durchstreifte er die umliegenden Berge und Wälder auf der Suche nach diesem „Unsterblichen“ und schließlich fand er ihn auch. Von diesem „Unsterblichen“ erfuhr er, dass er über einen langen Zeitraum hinweg ein Kraut mit grünen Blüten und einer langen, gelben Wurzel eingenommen hatte.

[95] Wang Huanhua et al., Band 3, S. 106 f.

[96] Wang Ang, Rolle 1, S. 9; Wang Huanhua et al., Band 3, S. 107 f.

Dadurch sei er von seiner Krankheit geheilt worden. Hua Tuo erkannte, dass diese Pflanze die Funktion habe, Leere zu supplementieren und Essenz hinzuzufügen. Daraufhin sprach er: „Diese Pflanze verkörpert tatsächlich die Essenz aller Heilkräuter!" So wurde der Name „gelbe Essenz" für dieses Kraut geprägt.[97]

Eigenschaften und Anwendungsgebiete

Huang jing ist süß und von neutraler Natur, tritt in die Leitbahnen von Milz, Lunge und Niere ein. Es kräftigt das Milz-Qi und nährt das Milz-Yin, befeuchtet die Lunge, kräftigt die Niere und nährt die Essenz. Entsprechend wird *Huang jing* bei Milz-Schwäche-Syndromen mit Appetitlosigkeit, Müdigkeit und Abgeschlagenheit oder bei Milz- und Magen-Yin-Mangel mit trockenem Mund, Appetitlosigkeit und trockenem Stuhl angewendet. Außerdem wird *Huang jing* bei Mangel an Nieren-Essenz mit Schmerzen und Schwäche im unteren Rücken, Schwindel, Konzentrationsschwäche und Schwäche der unteren Gliedmaßen oder auch bei Diabetes angewendet.

In *Die Quintessenz der Materia Medica* fasst Wang Ang die Eigenschaften und Wirkungen von *Huang jing*, in Anlehnung an den Ursprungstext in den *Verschiedenen Aufzeichnungen Berühmter Ärzte*, wie folgt zusammen: *„Huang jing ist süß und neutral. Es supplementiert die Mitte und mehrt das Qi. Es beruhigt die fünf Speicherorgane, kräftigt Milz und Magen, befeuchtet Herz und Lunge, fügt Essenz und Mark hinzu, unterstützt die Sehnen und Knochen, beseitigt Wind-Feuchtigkeit sowie Parasiten aus dem unteren Wärmebereich. [Dies alles vollbringt es] dadurch, dass es die Essenz der Erde aufgenommen hat."*[98]

Huang jing als Langlebigkeitsmittel

Huang jing taucht nur sehr selten in Rezepturen zur Behandlung von bestimmten Erkrankungen auf. In den berühmten klassischen Rezepturen ist es nie anzutreffen. Es war früher eher ein diätetisches Mittel der gemeinen Bevölkerung. In bestimmten Regionen Chinas wird es von der Landbevölkerung besonders häufig verzehrt. Eine von der medizinischen Universität in Wuhan durchgeführte Befragung von 292 Hundertjährigen, die in ländlichen Gebieten der Provinz Guangxi lebten, ergab, dass sie alle unweit von Bergen wohnten und oft das dort wildwachsende Polygonatumrhizom aßen.[99] Somit scheint also die Behauptung des Werkes *Verschiedene Aufzeichnungen Berühmter Ärzte* nicht übertrieben zu sein, wo es heißt, dass *Huang jing* bei langfristiger Einnahme den Körper leicht mache und die Langlebigkeit fördere.[100] In dem oben erwähnten kurzen Bericht steht leider nicht, in welcher Form diese Leute *Huang jing* verzehrten, ob roh, wie die Eremiten im Wald, oder in einer bestimmten Form zubereitet. Üblicherweise wird es in gedämpfter Form genossen. Lei Xiao schrieb zur Aufbereitung von *Huang jing*: *„Nach der Ernte wäscht man es mit Bachwasser sauber und dann wird es von 9 Uhr morgens bis 1 Uhr Mitternacht gedämpft. Anschließend schneidet man es in dünne Scheiben, die man dann in der Sonne trocknen lässt.*[101]

Dies ist eine Aufbereitungsart von schwer verdaulichen, klebrigen Tonika, wie sie beispielsweise auch für Radix Rehmanniae Glutinosae Conquitae *(Shu di huang)* üblich ist. Durch das mehrmalige Dämpfen werden diese Mittel leichter verdaulich und können eher auch von Leuten mit einer etwas geschwächten Milz vertragen werden.

In *Exzellente Rezepturen von Erstaunlicher Wirksamkeit* findet sich eine Rezeptur, die aus *Huang jing* und einer anderen Langlebigkeitsdroge, Lycii Fructus *(Gou qi zi)*, besteht. Beide Mittel sollen zermahlen und zu gleichen Teilen mit Honig zu Pillen verarbeitet werden. Von dieser Rezeptur heißt es, dass sie die Essenz supplementiere.[102] Und es ist bekanntlich in erster Linie die Essenz *(Jing)*, die über einen frühen Tod oder ein langes Leben entscheidet.

97 Hu Xian'guo, S. 166
98 Wang Ang, Rolle 1, S. 9
99 Wang Huanhua et al., Band 3, S. 110
100 Tao Hongjing, Shang Zhijun: *Ming Yi Bie Lu*, S. 23
101 Li Shizhen, S. 429; Yu Xiaoping et al., S. 316
102 Yu Xiaoping et al., S. 317

Kontraindikationen

Wie oben beschrieben worden ist, nährt und befeuchtet *Huang jing* die inneren Organe. Dies ist auf seinen süßen Geschmack und die hohe Konzentration an irdischem Qi zurückzuführen. Doch süße, feuchte und stark nährende Drogen lassen sich meist nur schwer verdauen und sie können Feuchtigkeit- und Schleim-Muster oder Qi-Stagnationen verschlimmern. Daher kann es nach der Einnahme von *Huang jing* besonders leicht zu Blähungen und Bauchschmerzen kommen. Entsprechend ist es bei Feuchtigkeit-Schleim-Mustern, bei Qi-Stagnation oder bei schwachem Magen kontraindiziert.

Die bitter-gelben Drogen

4.8 *Huáng Lián* 黄連 (黄连) Coptidis Rhizoma

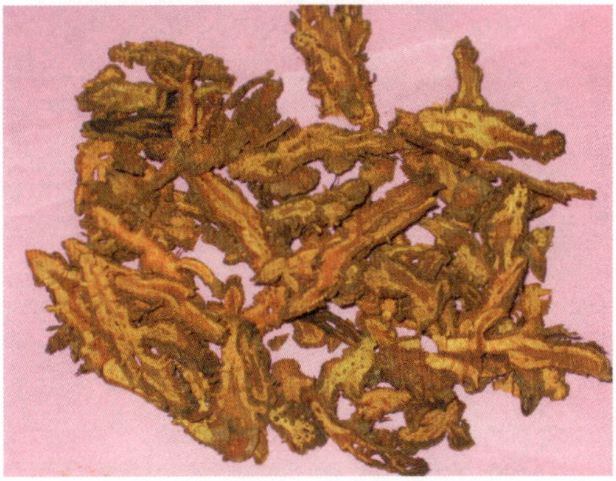

Abb. 4.8 *Huáng Lián* 黄連 (黄连) Coptidis Rhizoma

- Pharmazeutische Bezeichnung: Coptidis Rhizoma
- Botanischer Name: Coptis chinensis
- Familie: Ranunculaceae (Hahnenfußgewächse)
- Deutscher Name: Goldfadenwurzelstock
- Deutsche Übersetzung des chinesischen Namens: „Gelbe Kette" oder „Gelbe Verbindung"
- Beinamen: *Chuān lián* 川連 („*Huang lian* aus Sichuan"), *Wáng lián* 王連 („Königskette"), *Dī dǎn zhī* 滴膽芝 („Tropfende-Galle-Wunderkraut"), *Yǎ lián* 雅連 („Elegante Kette"), *Jī zhuǎ lián* 雞爪連 („Hühnerkrallen-Kette")

Namen und Signaturen

Das *huang* 黄 in *Huang lian* bezieht sich auf die gelbe Farbe des Wurzelstocks. Das Zeichen *lian* 連 heißt wörtlich „verbinden" und bezieht sich hier auf die Form des Wurzelstocks, der mitunter so aussieht, als ob eine Reihe gelber Perlen miteinander zu einer Kette verbunden sind. Außerdem sind auch die Blüten und Samen der chinesischen Coptispflanze gelb. Alles trägt also die Farbe der Erde. Die Farbe Gelb weist auf den Bezug dieses Krautes zur Wandlungsphase Erde mit seinen beiden Organen Milz und Magen hin. Dieser Bezug besteht in der Tat, ist jedoch nicht der einzige. Ebenso wichtig ist der Bezug von *Huang lian* zum Herzen aufgrund seines extrem bitteren Geschmacks. Wang Haogu stellte sogar eine direkte Verbindung des Herz- und Milz-Bezugs von *Huang Lian* her, indem er meinte: *„Huang lian ist bitter und trocken. Bitter tritt ins Herz ein. Feuer ist trocken. Das Drainieren des Herzens ist eigentlich ein Drainieren der Milz. Dies ist [das Prinzip, in Fällen von] Fülle den Sohn zu drainieren."*[103]

Die Wirkung von *Huang lian* auf den mittleren Erwärmer streicht auch Zhu Danxi heraus, indem er sagt: *„Huang lian beseitigt Feuchtigkeit-Hitze aus dem mittleren Erwärmer und drainiert auch Herz-Feuer. [Doch] wenn Milz und Magen schwach sind, darf man es nicht anwenden. Dann nimmt man stattdessen Fu ling (Poria) und Huang qin (Scutellaria)."*[104]

Das Klären der Hitze erfolgt über den bitteren Geschmack und die kalte Natur von *Huang lian*; Kälte überwältigt Hitze und der bittere Geschmack wirkt absenkend und harntreibend, also Feuchtigkeit ausleitend.

Die Wirkung von *Huang lian* auf die Mitte, namentlich auf den Magen, kommt besonders in den verschiedenen Versionen des „Dekoktes zum Drainieren des Epigastriums" *(Xie Xin Tang)* von Zhang Zhongjing zum Ausdruck. Wörtlich lassen sich diese Rezepturen zwar als „Das Herz drainierende Dekokte" übersetzen. Doch „Herz" *(xin)* steht in der chinesischen Medizin oft für „unter dem Herzen" *(xin xia)* und meint das Epigastrium. So auch hier. Diese

[103] Li Shizhen, S. 465; Wang Ang, Rolle 1, S. 58
[104] Li Shizhen, S. 465

Gruppe von Rezepturen mit *Xie Xin Tang* und *Ban Xia Xie Xin Tang* als Hauptvertreter leitet unter anderem mit den bitteren Drogen *Huang lian* und *Huang qin* Hitze aus dem Magen ab.

Für Li Shizhen ist der Bezug zum Herzen der primäre Leitbahnbezug von *Huang lian*. Um in andere Leitbahnen und Organe zu gelangen, müsse die Droge entsprechend aufbereitet bzw. kombiniert werden. Er schreibt: *„Huang lian tritt in die Herz-Leitbahn ein und ist das Hauptmittel, um Feuer zu behandeln. Will man das Herz selbst behandeln, braucht man [die Droge] nicht weiter aufzubereiten. Um Leber- und Gallenblasen-Fülle-Feuer zu behandeln, sollte man es in Schweinegalle einweichen und braten. Um Leber- und Gallenblasen-Leere-Feuer zu behandeln, sollte man es in Essig einweichen und braten. Um Feuer im oberen Erwärmer zu behandeln, sollte man es in Wein anbraten. Um Feuer im mittleren Erwärmer zu behandeln, sollte man es in Ingwersaft anbraten. Um Feuer im unteren Erwärmer zu behandeln, sollte man es in Salzwasser oder in einer Lösung aus Glaubersalz anbraten.“*[105]

Die letztgenannte Aufbereitungsart des Bratens in Salzlösung führt die Wirkung der Droge nicht nur in den unteren Erwärmer zur Niere, sondern mildert auch die Trockenheit von *Huang lian*. Somit kann man Hitze im unteren Erwärmer klären, ohne das Nieren-Yin zu schädigen.

Eigenschaften und Anwendungsgebiete

Huang lian ist bitter und kalt; es tritt in die Leitbahnen von Herz, Milz, Magen Gallenblase, Leber und Dickdarm ein. Es klärt Hitze, trocknet Feuchtigkeit, drainiert Feuer und löst Toxine heraus. Zhang Yuansu konstatierte sechs Funktionen von *Huang lian*: *„Huang lian ist von kalter Natur und bitterem Geschmack. Sein Qi und sein Geschmack sind beide kräftig. Es kann aufsteigen und absteigen. Es ist Yang im Yin. Es tritt in die Herzleitbahn ein. Es hat sechs Funktionen: Erstens drainiert es Herz-Feuer, zweitens vertreibt es Feuchtigkeit-Hitze aus dem mittleren Erwärmer, drittens behandelt es alle Arten von Abszessen, viertens beseitigt es Wind-Feuchtigkeit, fünftens behandelt es akut gerötete Augen, sechstens stillt es Blutungen aus dem mittleren Bereich.“*[106]

Diese Indikationen tauchten größtenteils schon in der ersten chinesischen Pharmakopöe, der *Materia Medica des Göttlichen Landmannes*, auf und gelten auch heute noch. Beim *Göttlichen Landmann* werden auch die Indikationen Hitze-Muster, Augenerkrankungen und Dysenterie mit Bauchschmerzen genannt.[107]

Die Behandlung von Dysenterie

Dysenterie *(li ji)* im Rahmen der chinesischen Medizin bezeichnet eine Erkrankung, die durch Bauchschmerzen, Tenesmen und Durchfall mit Eiter und/oder Blut gekennzeichnet ist. Man unterscheidet hierbei verschiedene Arten. Grundsätzlich muss zwischen Fülle und Leere sowie Hitze und Kälte differenziert werden. Mit *Huang lian* behandelt man selbstredend den Fülle-Hitze-Typ dieser Erkrankung, der weitgehend infektiösen Enteritiden der modernen westlichen Medizin entspricht. Diese Indikation von *Huang lian* zieht sich wie ein roter Faden durch die klassischen und modernen Pharmakopöen. Shennong sagte, *Huang lian* behandle Dysenterie mit Bauchschmerzen. In den *Verschiedenen Aufzeichnungen Berühmter Ärzte* heißt es, dass *Huang lian* Magen und Darm reguliere und eitrig-blutige Dysenterie behandle. Einer der vier großen Meister der Jin-Yuan-Zeit, Liu Wansu, meinte, dass in klassischen Rezepturen kein Mittel so häufig gegen Dysenterie eingesetzt worden sei wie *Huang lian*, weswegen es als die Hauptarznei bei Dysenterien angesehen werden müsse. Von den vielen bitter-kalten Drogen seien insbesondere *Huang lian* und *Huang bai* auch trocknend, weshalb sie nicht nur Hitze kühlen, sondern auch Feuchtigkeit ausleiten können. Daher eignen sie sich am besten zur Behandlung von Dysenterie.[108] Hier ließen sich noch endlos viele Zitate von berühmten Ärzten anführen. Diese

[105] Yu Xiaoping et al., S. 351 f.

[106] Li Shizhen, S. 465
[107] Zhu Shifeng, Band 1, S. 165
[108] Li Shizhen, S. 465

drei sollen verdeutlichen, dass *Huang lian* in der Tat eines der wichtigsten Mittel bei der Behandlung von Dysenterien ist. Als beispielhafte Rezepturen hierfür können *Bai Tou Weng Tang* und *Xiang Lian Wan* gelten.

Die moderne TCM-Forschung in China hat diese antidysenterische Wirkung von *Huang lian* auch bestätigen können. Klinische Beobachtungen in zehn chinesischen Kliniken zeigten, dass *Huang lian* sehr zuverlässig gegen Dysenterie wirkt und die Patienten im Allgemeinen nach fünf bis sieben Tagen geheilt sind. Dabei wurden in leichten Fällen 2–3 g Tagesdosis von *Huang lian* angewandt, in schweren Fällen 8–12 g. Im Allgemeinen wird eine Tagesdosis von 6 g bei Erwachsenen empfohlen, bei Kindern entsprechend weniger. Es wurden auch klinische Studien durchgeführt, in denen die Effektivität von *Huang lian* mit der von Antibiotika, beispielsweise von Sulfonamiden, verglichen worden ist. Dabei stellte sich heraus, dass sich die klinischen Symptome in beiden Gruppen gleich schnell zurückbildeten, während die Zeit bis zum negativen Stuhlbefund in der *Huang-lian*-Gruppe sogar kürzer war.[109] In hartnäckigen Fällen von Dysenterie kann man auch einen Einlauf mit 100 bis 200 ml des Dekoktes von *Huang lian* ein- bis zweimal täglich durchführen. Auf diese Art wird die Schädigung von Milz und Magen durch das oral verabreichte bittere Dekokt vermieden. Zu beachten ist, dass der Einlauf langsam durchgeführt wird, um keinen prompten Stuhldrang auszulösen. Der Patient sollte während und nach der Applikation möglichst liegen.

Doch selbstverständlich eignet sich *Huang lian* nicht zur Behandlung jedweder Art von Dysenterie, sondern ist nur bei der aufgrund von Feuchtigkeit-Hitze oder Hitze-Toxinen indiziert. Warnend schrieb Kou Zongshi: *„Die Ärzte von heute benutzen oft Huang lian, um Dysenterie zu behandeln und bedienen sich dabei des Mechanismus, mittels bitterer Drogen Feuchtigkeit zu trocknen. Doch unwissende Leute brauchen nur Durchfall zu sehen, der anscheinend ein kleines bisschen Blut enthält – und schon nehmen sie Huang lian. Wenn der Durchfall daraufhin nicht zum Stillstand kommt, nehmen sie noch mehr davon, ohne zwischen Hitze und Kälte oder Fülle und Leere zu differenzieren. Doch führt dies häufig zu sehr kritischen Situationen. Handelt es sich um einen Patienten von kräftiger Konstitution mit blutiger Hitze-Dysenterie im Anfangsstadium, kommt der Durchfall [durch Gabe von Huang lian] zum Stillstand. Dann braucht man oft gar nicht alle [vom Arzt verschriebenen] Päckchen aufzubrauchen. Doch bei [Durchfall aufgrund von] Leere und Kälte darf man Huang lian nicht einnehmen.“*[110]

Von der Anwendung von *Huang lian* bei Dysenterie erzählt auch die folgende Legende:

Vor langer Zeit lebte im Südwesten Chinas, im Kreis Shizhu, im Huangshuiping-Gebirge, ein Bauer namens Huang mit seiner Familie. Er und seine Frau hatten vier Kinder, zwei Söhne und zwei Töchter. In einem Jahr ereigneten sich in jener Gegend gleich mehrere Naturkatastrophen nacheinander. So kam es, dass sie in jenem Jahr nicht einmal mehr genug zu essen hatten. Infolgedessen starben seine Frau und seine beiden Söhne. Da sich der Bauer nicht in der Lage sah, beide verbliebenen Töchter zu ernähren, verschenkte er auch noch eine, so dass ihm nur noch die jüngste Tochter blieb, die ihm bei der Arbeit zur Hand gehen sollte. Sie hieß Huang Lian 黄蓮, [was übersetzt „Gelber Lotus“ bedeutet].

Zu jener Zeit erkrankten in jener Gegend viele Leute an einer bestimmten Krankheit. Die Erkrankten hatten alle hohes Fieber, innere Unruhe, Völle in der Brust, Erbrechen und Durchfall mit Eiter und Blut. Nach und nach schwand dann ihre Kraft. Auch der Bauer Huang erkrankte an dieser Art von Dysenterie, lag zu Hause im Bett und hatte keine Kraft mehr aufzustehen. Wie bei den meisten anderen Bauern in jener Gegend war auch bei ihm die Sorge um die nächste Mahlzeit schon groß genug – es war also nicht im Entferntesten daran zu denken, einen Arzt zu rufen. Doch die kleine pfiffige Huang Lian, die sich zum Glück nicht angesteckt hatte, schaffte es, sich und ihren Vater durchzubringen.

Eines Tages ging sie mit ein paar Erwachsenen aus ihrem Dorf zum Südhang des Berges, um dort nach wilden Gemüsepflanzen zu suchen, die ihnen als

[109] Zhu Shifeng, Band 1, S. 167; Wang Huanhua et al., Band 3, S. 87

[110] Kou Zongshi, S. 53; Li Shizhen, S. 465

Nahrung dienen könnten. Dort erblickte Huang Lian ein wunderschönes Kraut mit bezaubernden sternförmigen gelben Blüten. Sie dachte, ‚das wird sicher auch ein sehr schmackhaftes wildes Gemüse sein', und machte sich daran, es samt Wurzel auszugraben. Dabei entdeckte sie, dass der Wurzelstock dieser Pflanze so ähnlich aussah wie eine Perlenkette, aber auch ein bisschen wie eine Hühnerkralle. Die kleine Huang Lian war so begeistert von ihrer Entdeckung, dass sie gleich mehrere dieser „wilden Gemüsepflanzen" ausgrub und mit nach Hause nahm. Abends wusch sie diese Pflanzen ab und kochte eine Suppe daraus. Nachdem alles eine Weile gekocht hatte, hob sie neugierig den Deckel an und sah, dass die Suppe ganz gelb war. Hungrig wie sie war, nahm sie den Schöpflöffel und füllte sich eine Schale mit dieser Suppe. Nachdem die Suppe schon etwas abgekühlt war und Huang Lian gerade zum Trinken ansetzte, hörte sie ihren Vater stöhnen, der nach etwas zu trinken verlangte, da sein Mund und seine Kehle so trocken waren. Voller Freude, ihrem Vater etwas Gutes anbieten zu können, reichte sie ihm die Schale mit „Gemüsesuppe", welche er in einem Zuge austrank. Nachdem sie also erst ihren Vater versorgt hatte, füllte sie sich selber noch eine Schale „Gemüsesuppe" ein und trank einen Schluck davon. Da erschrak sie: „Ist die aber bitter!"

Am nächsten Morgen wurde Huang Lian vom Geräusch von Schritten und dem Knarren der Tür geweckt. Sie wunderte sich, wer denn da im Haus hin und her lief, da ihr Vater doch bettlägerig war. Sie stand schnell auf und erblickte zu ihrer großen Überraschung ihren Vater, der begonnen hatte, im Haus einige Arbeiten zu verrichten. Wie sich herausstellte, hatte sich der Gesundheitszustand ihres Vaters nach dieser „Gemüsesuppe" vom Vorabend deutlich gebessert. Nachdem er noch einige Tage lang davon getrunken hatte, war er vollständig genesen. Nachdem die Verwandten und Bekannten im Dorf diese Neuigkeit erfahren hatten, gingen sie auch jenes „wilde Gemüse" ausgraben und kochten ihren erkrankten Angehörigen Suppe daraus. Und nach kurzer Zeit war das gesamte Bergdorf wieder gesund! Um das kleine Mädchen, das dieses „wilde Gemüse" entdeckt hatte, zu ehren, benannte man das Kraut nach ihr. Im Laufe der Zeit passierte es dann, dass das Zeichen lian 蓮 für „Lotus" in das gleichklingende Zeichen 連, also „Kette", geändert wurde.[111]

Behandlung von Fülle-Hitze-Mustern

Aufgrund seiner Fähigkeit, Feuer zu drainieren und Toxine herauszulösen, wird *Huang lian* oft bei hohem Fieber, Ruhelosigkeit, Schlaflosigkeit, Obstipation, Durst, trockener Kehle, deliranten Zuständen, geröteten, geschwollenen und schmerzhaften Augen oder auch bei Furunkeln, Karbunkeln und Abszessen angewendet. All diesen verschiedenen Symptomen ist das Grundmuster der Fülle-Hitze mit heftig loderndem Feuer gemein. Eine beispielhafte Rezeptur mit *Huang lian* als Hauptarznei, die bei derartigen Mustern angewendet werden kann, ist *Huang Lian Jie Du Tang*. In Bezug auf die Behandlung von Abszessen und geröteten Augen schrieb Li Dongyuan: *„Alle Arten von Schmerzen, Juckreiz, Abszessen und Geschwüren sind stets durch Herz-Feuer bedingt. Bei allen Arten von Abszessen sollte man Huang lian und Dang gui als Kaiserarzneien und Huang qin und Gan cao als Assistentenarzneien benutzen. Akut gerötete und geschwollene Augen, die unerträglich [brennen], sollte man mit Huang lian und Dang gui behandeln, die vor dem Abkochen in Wein eingeweicht worden sind."*[112]

Su Song empfahl auch Augenspülungen mit dem warmen Dekokt von *Huang lian*, *Dang gui* und *Shao yao* zu gleichen Teilen. Diese Anwendung soll bei geröteten oder getrübten Augen aufgrund von Wind-Toxinen höchst effektiv sein. Er meinte, dass Augenerkrankungen oft durch Stagnationen in den Blutgefäßen bedingt seien. Deswegen solle man *Huang lian* mit Blut bewegenden Kräutern kombinieren. Wenn das Blut erwärmt wird, bewegt es sich wieder, weswegen man die Augen unbedingt mit dem warmen Dekokt spülen solle.[113] Neben der Blut-Stagnation muss bei diesem Muster natürlich auch ein Element der Hitze vorhanden sein. Dass dies hier nicht weiter erwähnt wurde, mag daran liegen, dass dies selbstverständlich ist und *Huang lian* als Hauptmittel bei Augenerkrankungen vom Hitze-Typ be-

[111] Hu Xian'guo, S. 237 f.
[112] Li Shizhen, S. 465
[113] Li Shizhen, S. 465; Wang Ang, Rolle 1, S. 59

kannt war. Prägnant hat dies Li Shizhen formuliert: *„Huang lian ist das Hauptmittel bei der Behandlung von Augenerkrankungen und Dysenterie."*[114]

Und auch schon *Shennong* hatte vermerkt, dass *Huang lian* die Augen kläre, Schmerzen der Augen, verletzte Canthi und Tränenfluss behandle. Eine traditionelle Rezeptur für Augenerkrankungen wurde sowohl in der *Enzyklopädie der Materia Medica* als auch in der *Quintessenz der Materia Medica* erwähnt: *Yang Gan Wan (Schafsleber-Pille)*. Hierzu wurde eine Schafs- oder Ziegenleber mit pulverisiertem Coptisrhizom zerstoßen und zu Pillen verarbeitet. Diese Pillen stehen in dem Ruf, alle möglichen Arten von Augenleiden sehr effektiv behandeln zu können.[115]

Auch Zungen- und Mundgeschwüre wie Aphthen sind oft eine Manifestation von Fülle-Hitze mit heftig loderndem Feuer. Auch hierbei kann *Huang lian* oft schnell Abhilfe leisten. Diese Indikation taucht bereits in den *Verschiedenen Aufzeichnungen Berühmter Ärzte* auf. Li Shizhen ergänzte, dass die Kombination des kalten *Huang lian* mit dem heißen Mittel Asarum *(Xi xin)* eine effektive Behandlungsstrategie für Mundgeschwüre sei. In modernen Werken findet sich der Hinweis, dass es sich bei diesen Mustern zumeist um Magen-Feuer handle, weswegen gegebenenfalls zusätzlich noch Gypsum *(Shi gao)* hinzugefügt werden sollte.[116]

Die blutstillende Wirkung von *Huang lian*

Wie bei Scutellaria *(Huang qin)* beruht der blutstillende Effekt von *Huang lian* auch auf seiner Hitze klärenden und Blut kühlenden Wirksamkeit. Die von *Huang lian* und *Huang qin* behandelten Blutungen stellen Hitze-Muster dar, bei denen sich das erhitzte Blut ungestüm bewegt und die Gefäße verlässt. Es kann sich hierbei um verschiedene Arten spontaner Blutungen und auch um blutigen Stuhl handeln. Um seinen hämostatischen Effekt zu verstärken, wird *Huang lian* hierbei geröstet oder oberflächlich verkohlt verwendet.

Die Entgiftung Neugeborener mit *Huang lian*

Früher wurden Hauteruptionen beim Neugeborenen nicht lang nach der Geburt auf die Akkumulation so genannter „fetaler Toxine" zurückgeführt, welche während der Schwangerschaft vom mütterlichen Körper auf den kindlichen übergegangen sein sollen. Vorbeugend wurde eine Paste aus *Huang lian*, Süßholzwurzel *(Gan cao)* und Honig verabreicht, die Neugeborenen als Paste in den Mund geschmiert wurde.[117]

Kontraindikationen

Aufgrund seiner extremen Bitterkeit und Kälte ist *Huang lian* in Fällen von Kälte- bzw. Yang-Mangel-Mustern kontraindiziert. Zhu Danxi schlug vor, bei Milz- und Magen-Qi-Mangel anstelle von *Huang lian* lieber Poria *(Fu ling)* und Scutellaria *(Huang qin)* anzuwenden.[118] Zwar ist auch Scutellaria bitter und kalt, doch im Vergleich zu *Huang lian* kann es als relativ mild angesehen werden. Schließlich verfügt *Huang qin* neben dem bitteren Geschmack auch noch über eine leicht süße Geschmacksqualität. Dieses Zitat von Zhu Danxi ist gut geeignet, den Unterschied der beiden sonst sehr ähnlichen Drogen herauszustreichen.

Da *Huang lian* auch stark trocknend wirkt, ist es bei Yin-Leere kontraindiziert. Zwar findet man in der klassischen Literatur wiederholt Hinweise darauf, dass *Huang lian* bei Mund- und Halstrockenheit angewendet werden kann. Doch handelt es sich bei diesen Mustern um akute Hitze-Erkrankungen, die vorübergehend die Körperflüssigkeiten geschädigt haben. Dies ist nicht mit Yin-Mangel gleichzusetzen. Gäbe man bei Yin-Mangel mit Leere-Hitze noch austrocknende Drogen wie *Huang lian*, würde sich der Zustand nur verschlimmern. Li Shizhen und Wang Ang warnten sogar davor, dass durch bittere

[114] Li Shizhen, S. 465
[115] Zhu Shifeng, Band 1, S. 165; Wang Ang, Rolle 1, S. 59; Li Shizhen, S. 465
[116] Li Shizhen, S. 465; Bensky et al., 2004, Materia Medica, S. 135
[117] Wang Ang, Rolle 1, S. 59
[118] Li Shizhen, S. 465

Drogen wie *Huang lian* oder Sophorawurzel *(Ku shen)* paradoxerweise Hitze erzeugt werden kann.[119] Damit ist gemeint, dass durch bittere Drogen bei längerer Einnahme die Körperflüssigkeiten und dadurch das Yin geschädigt werden und es zu Trockenheit kommt. Trockenheit ist ein Yang-Pathogen, das in seiner klinischen Erscheinung Hitze ähnelt.

4.9 *Dà Huáng* 大黃 Rhei Radix et Rhizoma

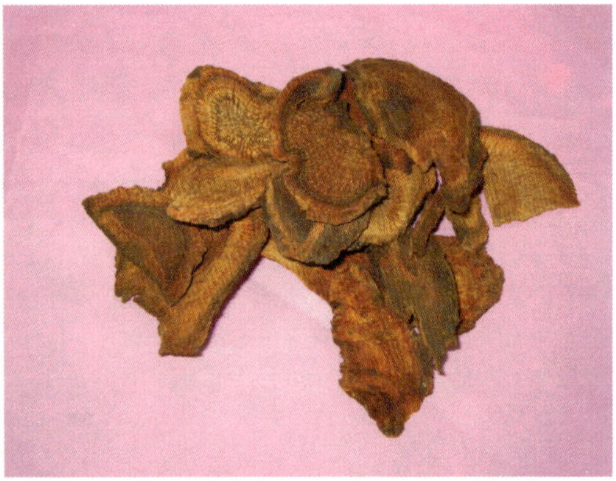

Abb. 4.9 *Dà Huáng* 大黃 Rhei Radix et Rhizoma

- Pharmazeutische Bezeichnung: Rhei Radix et Rhizoma
- Botanische Namen: Rheum palmatum, R. tanguticum oder R. officinale
- Familie: Polygonaceae (Knöterichgewächse)
- Deutscher Name: Chinesische Rhabarberwurzel
- Deutsche Übersetzung des chinesischen Namens: „Die Große Gelbe"
- Beinamen: *Jiāng jūn* 將軍 („Der General"), *Chuān jūn* 川軍 („Der General aus Sichuan"), *Shēng jūn* 生軍 („Der rohe General"), *Jǐn wén* 錦紋 („Brokatstreifen"), *Huǒ shēn* 火參 („Feuer-Ginseng"), *Pò mén* 破門 („Tür-Aufbrecher"), *Huáng liáng* 黃良 („Der gute Gelbe"), *Wú shēng hǔ* 無聲虎 („Lautloser Tiger")

Namen und Signaturen

Den Namen *Da huang*, also „die Große Gelbe", erhielt die chinesische Rhabarberwurzel aufgrund ihrer dunkelgelben bis gelb-braunen Färbung. Den Beinamen *Jiang jun* („Der General") erhielt *Da huang* wegen seiner drastischen Wirkung. So wie ein kühner General schnell und harsch eine Rebellion niederschlägt, um Frieden und Ordnung wiederherzustellen, so, meinte man, schaffe auch *Da huang* schnell wieder Ordnung im Mikrosystem des menschlichen Körpers. Li Zhongzi schrieb: *„Da huang beruhigt Tumult und Aufruhr und stellt den Frieden wieder her. [Daher wird die Droge auch] General genannt."*[120]

Wegen ebendieser drastischen Wirkung, die jemandem gleicht, der mit der Tür ins Haus fällt, wurde *Da huang* auch *Po men* („Tür-Aufbrecher") genannt. Ein anderer Beiname, der die kraftvolle, ungestüme und auch nicht ungefährliche Wirkung der Rhabarberwurzel widerspiegelt, ist *Wu sheng hu* („der lautlose Tiger"). Der Beiname *Jin wen* („Brokatstreifen") bezieht sich auf die Oberflächenstruktur der Wurzel, die fein gefurcht ist.

Die gelbe Farbe als Signatur weist hier zum einen auf Milz und Magen hin, zu denen *Da huang* allerdings keine ausschließliche Beziehung besitzt. *Da huang* drainiert auch Feuer aus anderen Leitbahnen und Organen. Zum anderen kann die dunkelgelbe Farbe auch auf die Galle und die Behandlung von Gelbsucht hinweisen. *Da huang* ist einer der drei Bestandteile der Rezeptur *Yin Chen Hao Tang*, mit der man seit nahezu zwei Jahrtausenden effektiv akute Gelbsucht behandelt.

Eigenschaften und Anwendungsgebiete

Die Rhabarberwurzel ist bitter und kalt. Sie tritt in die Leitbahnen von Herz, Leber, Milz, Magen und Dickdarm ein. Sie wirkt abführend, klärt Hitze, löst Toxine heraus und belebt das Blut. In der *Materia Medica des Göttlichen Landmannes* wurde *Da huang* als Arzneimittel der unteren Kategorie aufgeführt, was es als nur kurzfristig zur Behandlung von Er-

119 Li Shizhen, S. 465; Wang Ang, Rolle 1, S. 59

120 Li Zhongzi, S. 30

krankungen anzuwendendes Mittel klassifiziert. Dort heißt es: „... *[Die Rhabarberwurzel] reinigt Magen und Darm, schiebt das Alte fort und macht dem Neuen Platz, reguliert die Mitte, wandelt Nahrungsstagnation und harmonisiert die fünf Speicherorgane.*"[121]

In der *Enzyklopädie der Materia Medica* wird *Da huang* wie folgt beschrieben: „*[Da huang behandelt hauptsächlich] blutig-eitrigen Dysenterie, Tenesmen und Bauchschmerzen, schmerzhaftes [oder] tröpfelndes Wasserlassen, Fülle-Hitze-Obstipation mit trockenem und klumpigem Stuhl, Hitzewallungen, delirantes Reden, Gelbsucht und alle Arten von Feuer-Abszessen.*"[122]

Aus diesen beiden klassischen Quellen lässt sich die Anwendung von *Da huang* von vielen verschiedenen Ärzten in vielen verschiedenen Rezepturen verstehen. In erster Linie klärt *Da huang* Hitze oder Feuchtigkeit-Hitze aus allen Organen, indem es diese vor allem über den Stuhl aus dem Körper ausleitet. So wurde *Da huang* beispielsweise von Zhang Zhongjing in seinen drei das Qi ordnenden Rezepturen *(Da Cheng Qi Tang, Xiao Cheng Qi Tang* und *Tiao Wei Cheng Qi Tang)* angewandt, um hohes Fieber mit delirantem Reden, Obstipation, Bauchschmerzen, abdomineller Völle etc. zu behandeln.

Auch der berühmte Arzt der Jin-Yuan-Zeit Zhu Danxi verwendete gerne *Da huang*. Eine Spezialität von ihm war die Verwendung von *Da huang* als Einzelmittel in Pulverform bei Schwindel. Einige hundert Jahre später griff Chen Xiuyuan diese Methode der Behandlung von Schwindel wieder auf und erklärte sie in Versform: „*Alle Arten von Schwindel gehen von der Leber aus. Schiebe mit Da huang aufsteigendes Schleim-Feuer raus!*"[123]

In den meisten Fällen wird *Da huang* bei Obstipation mit trockenem Stuhl aufgrund von Hitze angewandt, doch kann es auch bei Durchfall aufgrund von Feuchtigkeit-Hitze gegeben werden. In diesem Fall steht das Klären von Feuchtigkeit-Hitze im Vordergrund – der Durchfall wird von allein aufhören, wenn diese pathogenen Faktoren beseitigt sind. Dasselbe Behandlungsprinzip gilt auch für akute Formen der Gelbsucht.

Aufgrund seiner Blut belebenden Wirkung wird *Da huang* auch bei verschiedenen Beschwerden aufgrund von Blut-Stase angewandt, wie beispielsweise bei Amenorrhoe mit Unterleibsschmerzen, abdominellen Tumoren, wie z.B. Myomen, oder traumatischen Verletzungen. In *Die Quintessenz der Materia Medica* heißt es: „*Da huang drainiert kraftvoll Feuchtigkeit-Hitze aus der Blut-Ebene und führt substantielle Akkumulationen ab.*"[124]

Darüber hinaus wird *Da huang* wegen seiner Blut kühlenden Wirkung bei verschiedenen Arten von Blutungen angewandt, wie beispielsweise bei blutenden Hämorrhoiden, Nasenbluten oder Bluterbrechen. In diesem Sinne kann man es auch bei roten, blutunterlaufenen Augen geben.

Bei Li Dongyuan findet man eine schöne Zusammenfassung der Eigenschaften und Indikationen von *Da huang*:

„*Da huang wirkt abführend, attackiert Akkumulationen, drainiert Feuer, löst Toxine heraus, belebt Blut und stillt Blutungen. Es behandelt Obstipation, Hitze-Erkrakungen mit hohem Fieber, toxische Geschwüre, Amenorrhoe aufgrund von Blut-Stase, traumatische Verletzungen sowie Bluterbrechen, Nasenbluten, gerötete Augen und Halsschmerzen aufgrund von Blut-Hitze.*"[125]

Da huang, der ungestüme „General", ist nicht leicht anzuwenden. Er kann leicht zu starken Durchfällen führen und dabei das reguläre Qi schädigen. Die Kunst der richtigen Anwendung von *Da huang* liegt neben der klaren Diagnosestellung und der passenden Dosis insbesondere in der Aufbereitung der Droge.

Die Aufbereitung der Rhabarberwurzel

Die unbearbeitete Wurzel *(Sheng da huang, Sheng jun)*, auch im getrockneten Zustand, wirkt am stärksten abführend. Die durch Dämpfen, Braten oder Rösten aufbereitete Droge *(Shu da huang)* ist etwas milder. Die abführende Wirkung vermindert sich auch mit dem Kochen. Will man also einen sehr

[121] Zhu Shifeng, Band 3, S. 96
[122] Li Shizhen, S. 679
[123] Wang Huanhua et al., Band 1, S. 33
[124] Wang Ang, Rolle 1, S. 56
[125] Hu Xiqin, S. 12

stark abführenden Effekt erzielen, darf man sie nur etwa 5 bis 10 Minuten kochen. Will man eine weniger harsche Wirkung, lässt man sie entsprechend länger kochen. Auch das Dämpfen in Wein *(Jiu da huang)* mildert die drastische Wirkung von *Da huang* ab. Außerdem kann die Blut belebende Wirkung betont werden, wenn man die Rhabarberwurzel in Wein oder Essig anbrät. Im angebrannten bis verkohlten Zustand *(Da huang tan)* ist sie noch milder und wirkt auch blutstillend.

Die Behandlung von zwei Kaisern mit Rhabarberwurzel

Während der Liang-Dynastie lebte ein berühmter Arzt Namens Yao Sengyuan. Er hatte viele sehr schwierige Fälle erfolgreich behandelt und sein Ruf hatte sich bis zum Kaiser hin verbreitet, welcher ihn an seinen Hof rufen ließ. Dort diente er zwei Kaisern in Folge als Hofarzt. Aus dieser Zeit sind zwei Anwendungen von *Da huang* überliefert:

Im Jahre 545 erkrankte der Kaiser Liang Wudi an Fieber. Er litt sehr darunter und er konnte weder essen noch schlafen. Er berief also alle seine Ärzte zusammen, von denen sich ein jeder befleißigte, eine geeignete Rezeptur für ihn zusammenzustellen. Doch der Kaiser hatte selbst auch etwas Medizin studiert und war sehr eigensinnig. Er schaute sich die Rezepturen seiner Hofärzte an, verwarf sie dann aber und meinte, er wolle Da huang einnehmen, um die Hitze auszuleiten. Nachdem Yao Sengyuan sorgfältig den Puls gefühlt und das Muster des Kaisers ermittelt hatte, sprach er eindringlich zu ihm: „Eure Majestät haben bereits das ehrwürdige Alter von 80 Jahren erreicht, die Speicher- und Durchgangsorgane befinden sich alle in einem Zustand der Leere. Es besteht zwar in der Tat akkumulierte Hitze, doch darf man diese unter diesen Umständen nicht mit solch harschen Mitteln purgieren, da ansonsten das reguläre Qi Schaden nehmen könnte." Doch der Kaiser ließ sich davon nicht überzeugen. Yao Sengyuan versuchte daraufhin, mittels eines Zitats des großen Arztes der Yuan-Dynastie Tao Hongjing den Kaiser zu überreden. Jener hatte gesagt: „Da huang ist der General, ihn zu benutzen, ist wie auf einem galoppierenden Pferd zu reiten." Yao Sengyuan ermahnte der Kaiser, mildere Mittel zu benutzen. Doch dieser ließ sich nicht von seiner Idee abbringen, befahl allen Ärzten hinauszugehen, und nahm dann Da huang ein. In der Nacht darauf wurde Yao Sengyuan zum Kaiser zitiert. Nachdem dieser Da huang eingenommen hatte, sank nicht nur das Fieber nicht, stattdessen wurde sein Bewusstsein zunehmend getrübt und er litt unter Kurzatmigkeit und Palpitationen. Daraufhin entschloss sich Yao Sengyuan die wärmend-harmonisierende Methode anzuwenden und verabreichte dem Kaiser eine Rezeptur aus neutralen, mild supplementierenden Kräutern in der Absicht, das durch die bitter-kalte Rhabarberwurzel geschädigte Yang-Qi zurückzuhalten. Erst nach mehreren Dekokten erholte sich der Kaiser allmählich wieder.

Jahre später, nach dem Tod jenes Kaisers, diente Yao Sengyuan auch dessen Nachfolger Liang Yuandi. Als dieser einmal an starken Bauchschmerzen mit Völlegefühl und Verhärtung des Abdomens und Appetitlosigkeit litt, ließ er alle Hofärzte zusammenrufen, um eine Rezeptur für ihn auszuarbeiten. Die anderen Hofärzte waren verängstigt von der Erfahrung, dass sich der Gesundheitszustand des letzten Kaisers nach der Einnahme von Da huang drastisch verschlechtert hatte, und entwarfen daher neutrale, harmonisierende Rezepturen. Doch Yao Sengyuan kritisierte sie scharf: „Der Puls ist überflutend, groß und kraftvoll. Außerdem mag er kein Essen zu sich nehmen und hat Völlegefühl mit Verhärtung des Abdomens. Dies bedeutet eine Stagnation untransformierter Nahrung im Abdomen, wobei man ohne die purgierende Wirkung von Da huang nicht auskommmt. Hier muss das Alte fortgeschoben werden, um dem Neuen Platz zu machen! Der Kaiser Liang Yuandi befolgte Yao Sengyuans Rat und tatsächlich schied er eine große Menge stagnierter Nahrungsreste aus. Danach waren seine Beschwerden vollständig verschwunden.[126]

Die Rhabarberwurzel als Tonikum

Manche Ärzte und auch viele Laien sind der Ansicht, dass die regelmäßige Einnahme von kleinen Dosen von *Da huang* durchaus gesundheitsfördernde Wirkungen hat. Nachdem oben bereits dargestellt worden ist, dass *Da huang* leicht das reguläre Qi schädigen kann, mag diese Ansicht abstrus erscheinen.

126 Wang Huanhua et al., Band 1, S. 28 f.

Doch gibt es auch gute Gründe für diese Annahme. In der chinesischen Medizin gibt es auch das Prinzip, das man mittels Durchgängigmachen supplementieren kann. Die Idee, die dahintersteckt, ist das oben schon erwähnte Prinzip, das Alte fortzuschieben, um dem Neuen Platz zu machen. In unserer modernen Überflussgesellschaft, die von Überernährung, mangelnder Bewegung und Hektik gekennzeichnet ist, leiden viele Menschen an chronischer Darmträgheit und Obstipation. So sammeln sich im Laufe der Jahre und Jahrzehnte viele Ablagerungen im Darm an. Die sich im Darm ansammelnden Nahrungsreste werden von einer oft durch Antibiotika und andere Faktoren gestörten Darmflora auf eine Art zersetzt, die zur Entstehung von Giften führt. Die dabei entstehenden Giftstoffe wie Fuselalkohole und Ammoniak verfügen über ein erhebliches toxisches Potenzial. In der chinesischen Medizin bezeichnet man derartige Ansammlungen von Nahrungsresten als Nahrungsstagnation oder Nahrungsakkumulation. Diese akkumulierten Nahrungsreste stellen einen pathogenen Faktor dar, den man auch als „Feuchtigkeit" und als „trübes Yin" kategorisiert. Dem Gesetz der Intertransformation von Yin und Yang folgend, wandelt sich dieser Yin-Faktor im Laufe der Zeit in Yang, sprich in Hitze, um. Dieser Transformationsprozess wird insbesondere durch den Verzehr heißer Nahrungsmittel und Alkohol begünstigt. So entstehen also Feuchtigkeit-Hitze und Hitze-Toxine. Diese schädigen unseren Organismus in vielfacher Weise und sollten je nach Situation und Konstitution des Betreffenden aus dem Körper ausgeleitet werden. Grundsätzlich liegt hier zwar eine relative oder absolute Schwäche von Milz und Magen vor, die das Überangebot an Nahrung nicht verkraften kann. Doch wollte man in diesem Zustand das Milz-Qi mit süß-warmen Arzneimitteln supplementieren, so hieße das, Öl ins Feuer zu gießen. Bevor man also das Qi der Mitte supplementieren kann, muss man die Hitze-Toxine purgieren. Und hierbei kann *Da huang* von sehr großer Hilfe sein. Insbesondere bei Menschen mittleren und höheren Alters von kräftiger Konstitution eignet sich die Anwendung von Rhabarberwurzel. In akuten Fällen kann man kurzfristig therapeutisches Purgieren anwenden. Doch kann man diese sich ansammelnden Gifte auch regelmäßig, beispielsweise jeden Tag, mit einer sehr geringen Menge von präpariertem *Da huang* aus dem Darm ausleiten und somit seine Vitalität erhöhen und sein Leben verlängern. Diese prophylaktische Behandlung kann man auch einmal wöchentlich oder einmal monatlich als Darmreinigungskur durchführen. Der chinesische Philosoph und Meister der gesunden Lebensweise Wang Chong hat diese Ansicht schon vor 2000 Jahren propagiert: *„Wenn man lang leben will, sollte man den Darm oft reinigen; wenn man nicht sterben möchte, sollten im Darm keine Ablagerungen verbleiben."*[127]

Die vorsichtige Anwendung dieser Methode macht durchaus Sinn, denn sowohl in der chinesischen als auch in der westlichen Medizin ist schon seit langem bekannt, dass Gifte aus dem Darm den Organismus schädigen und zu einer vorzeitigen Alterung wie auch zu verschiedensten Krankheiten führen. Im europäischen Raum hat insbesondere der österreichische Fastenarzt aus dem 20. Jahrhundert Franz Xaver Mayr diese Anschauung vehement vertreten.[128] Doch hatte er dazu nicht die Rhabarberwurzel verwendet, sondern entweder Karlsbader Salz oder Glaubersalz, welches in der chinesischen Medizin als Mirabilitum *(Mang xiao)* bekannt ist und nicht selten zusammen mit *Da huang* angewendet wird.

Kontraindikationen

Da huang ist ein harsch purgierendes Arzneimittel, das leicht das reguläre Qi schädigen kann. Deswegen soll es nur bei Fülle-Mustern angewendet werden. Als bitter-kaltes Arzneimittel kann es leicht das Magen-Qi schädigen, weshalb es bei einer Schwäche der Mitte nur sehr vorsichtig zu benutzen ist, d.h. nur in entsprechender Aufbereitung und Kombination. Aufgrund seiner stark Blut bewegenden und nach unten führenden Wirkung ist es während der Schwangerschaft und Stillzeit kontraindiziert. Während der Menstruation ist *Da huang* relativ kontraindiziert. Dabei darf es lediglich in Fällen von Dysmenorrhoe aufgrund von Blut-Stase mit Hitze-Akkumulation angewandt werden.

---

127 Wang Huanhua et al., Band 1, S. 31 (er bezieht sich auf 王充 Wang Chong, 27 bis 97 u.Z.)

128 Mayr, Franz Xaver: Schönheit und Verdauung

4

4.10 *Huáng Qín* 黃芩 Scutellariae Radix

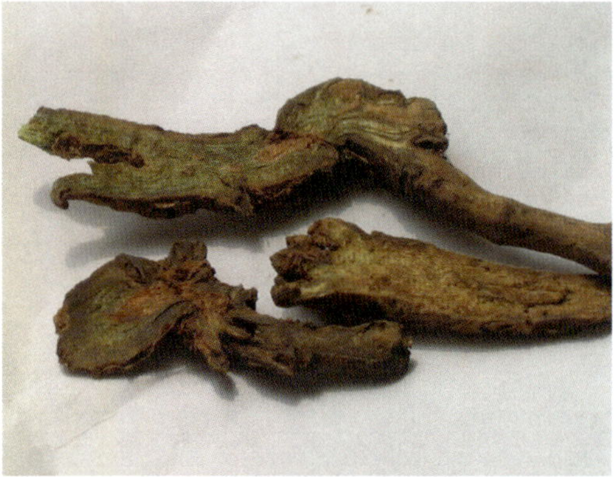

Abb. 4.10 *Huáng Qín* 黃芩 Scutellariae Radix

- Pharmazeutische Bezeichnung: Scutellariae Radix
- Botanische Namen: Scutellaria baicalensis, S. amoena, S. viscidula
- Familie: Lamiaceae = Labiatae (Lippenblütler)
- Deutsche Namen: Baikal-Helmkrautwurzel, Sumpf-Helmkrautwurzel
- Deutsche Übersetzung des chinesischen Namens: „Gelbe *Qin*" oder „Gelbe goldgelbe Wurzel"
- Beinamen: *Tiáo qín* 條芩 („Längliche goldgelbe Wurzel"), *Kū qín* 枯芩 („Trockene goldgelbe Wurzel"), *Dàn qín* 淡芩 („Blasse goldgelbe Wurzel"), *Piàn qín* 片芩 („In Scheiben geschnittene goldgelbe Wurzel"), *Zǐ qín* 子芩 („Goldgelbe Kindswurzel"), *Jīng qín* 經芩 („Leitbahnartige goldgelbe Wurzel"), *Fǔ cháng* 腐腸 („Fauliger Darm"), *Kōng cháng* 空腸 („Hohler Darm"), *Nèi xū* 內虛 („Innen leer"), *Dù fù* 妒婦 („Neidisches und eifersüchtiges Weib")

Namen und Signaturen

Das *huang* 黃 in *Huang qin* bezieht sich auf die gelbe Farbe der frischen Wurzel. Das Schriftzeichen *qin* 芩, das man als nicht weiter übersetzbaren Eigennamen dieser Pflanze auffassen muss, bezieht sich laut Li Shizhen gemäß seiner etymologischen Herleitung ebenfalls auf die gelbe Farbe der Wurzel. Die gelbe Farbe als Signatur weist auf einen Bezug zur Wandlungsphase Erde mit seinen Organen Milz und Magen hin. Zwar hat *Huang qin* keinen exklusiven Bezug zu Milz und Magen, sondern einen ebenso starken zu den Organen Lunge, Dickdarm, Leber, Gallenblase und Dreifacher Erwärmer, doch weisen verschiedene Autoren explizit auf den Milz- und Magen-Bezug hin. So schrieb z.B. Wang Ang, dass *Huang qin* Feuchtigkeit-Hitze der Milz beseitige.[129] Li Shizhen meinte, dass *Huang qin* aufgrund seiner Signaturen vornehmlich auf Herz, Milz und Magen einwirke und nur mittelbar auf die Lunge. Er schrieb: *„Huang qin ist von bitterem Geschmack, kalter Natur und von gelber Farbe mit einem Stich ins Grüne. Bitter tritt ins Herz ein, Kälte überwältigt Hitze. [Daher] drainiert es Herz-Feuer und behandelt Feuchtigkeit-Hitze der Milz. [Somit] verhindert [es] erstens, dass die Lunge [im Wandlungsphasenzyklus von ihrer Mutter] bestraft [und durch Feuchtigkeit-Hitze aus der Milz-Leitbahn geschädigt] wird und zweitens, dass Magen-Feuer in die Lunge fließt. Auf diese Weise wird die Lunge gerettet."*[130]

Außerdem weist die gelbe Farbe als Signatur auf die Indikationen Gelbsucht und Dysurie hin, wofür *Huang qin* ein wichtiges unterstützendes Mittel darstellt. *Die Quintessenz der Materia Medica* sagt, dass *Huang qin* Gelbsucht und alle fünf Arten der Dysurie behandle.[131]

Die getrocknete Wurzel zeigt allerdings eine dunkelgelbe Färbung mit einem deutlichen Stich ins Grüne. Dies weist auf den gleichzeitigen Bezug zu den Holz-Organen Leber und Gallenblase hin. In der Praxis beschränkt sich Feuchtigkeit-Hitze auch kaum auf die Milz, sondern umfasst sehr oft den gesamten mittleren Erwärmer, insbesondere Leber und Gallenblase.

Die älteren Namen *Jing qin* 經芩 („Leitbahnartige goldgelbe Wurzel"), *Kong chang* 空腸 („Hohler Darm") und *Nei xu* 內虛 („Innen leer") beziehen sich darauf, dass eine Art der Scutellariawurzel innen hohl ist. Eine andere Art, bzw. die junge Wurzel, ist im Vergleich dazu langgestreckt und massiv; diese wird als *Tiao qin* 條芩 („Längliche goldgelbe Wurzel") oder *Zi qin* 子芩 („Goldgelbe Kindswurzel") bezeichnet. Der aus der *Materia Medica des*

129 Wang Ang, Rolle 1, S. 57
130 Li Shizhen, S. 471
131 Wang Ang, Rolle 1, S. 57

Göttlichen Landmannes stammende Name *Fu chang* 腐腸 („Fauliger Darm") rührt daher, dass die ältere Scutellariawurzel innerlich verrottet und sich im Hohlraum der Wurzel eine schwarze, faulige Substanz ansammelt. Dies kann durchaus als Signatur betrachtet werden, die auf entzündliche und eitrige Prozesse im Darm hinweist. In der Tat behandelt *Huang qin* Erkrankungen aufgrund von Feuchtigkeit-Hitze oder Hitze-Toxinen im Darm. Bei Zhang Yuansu findet sich z.B. folgender Kommentar: *„Behandelt man lang andauernde, unstillbare eitrig-blutige Dysenterie mit Bauchschmerzen, Tenesmen und Fieber, kombiniere man [Huang qin] mit der Päonien- (Shao yao) und der Süßholzwurzel (Gan cao)."*[132]

Dies ist als Hinweis auf die Rezeptur *Huang Qin Tang* aus der *Abhandlung über Kälte-Schädigung* zu verstehen, welche Dysenterie aufgrund von ins Innere vordringender Hitze behandelt. Zu den unterschiedlichen Anwendungsgebieten der beiden Arten der Scutellariawurzel schrieb Li Dongyuan: *„Die [Scutellariawurzel], die innen hohl und strukturell leicht ist, drainiert Lungen-Feuer, reguliert das Qi, löst Schleim auf, beseitigt Wind-Hitze und klärt Hitze aus der Muskulatur und der Oberfläche. Die dünne und feste [Scutellariawurzel], die strukturell schwer ist, drainiert Dickdarm-Feuer, nährt das Yin und drängt das Yang zurück."*[133]

Dies ist ein gutes Beispiel, an dem deutlich wird, wie sehr das Denken maßgeblicher Vertreter der klassischen chinesischen Medizin von der Signaturenlehre geprägt war. Hier wird die leichte, poröse, mit Lufteinschlüssen versehene Wurzel *(Pian qin* oder *Ku qin)* zum leichten, zarten und luftigen Organ Lunge in Beziehung gesetzt, während die länglich-schlanke und festere Wurzel *(Tiao qin* oder *Zi qin)* zum länglich-schlanken Darm in Beziehung gesetzt wird. Heute werden solche Unterscheidungen selbst in China kaum noch getroffen und wir in Europa haben ohnehin keine großen Wahlmöglichkeiten und müssen die Drogen so benutzen, wie sie uns von der Apotheke geliefert werden. Doch können wir die Drogen durch entsprechende Aufbereitungsverfahren oder Kombinationen in bestimmte Körperregionen lenken. So schrieb Li Shizhen beispielsweise: *„In Wein angebraten wirkt [die Scutellariawurzel] aufsteigend, in Schweinegalle angebraten, klärt sie Fülle-Hitze aus Leber und Gallenblase; mit Bupleurum (Chai hu) kombiniert, vermag sie Fieber und Frösteln zu beseitigen; mit der Päonienwurzel (Shao yao) kombiniert, vermag sie Dysenterie zu behandeln; zusammen mit Morusrinde (Sang bai pi) drainiert sie Lungen-Hitze, und zusammen mit Atractylodes (Bai zhu) beruhigt sie den Fetus."*[134]

Auch hierin spiegeln sich die Prinzipien der Signaturenlehre wieder: Der zu Kopf steigende Alkohol führt die Wirkung einer Droge nach oben, Galle führt zu Leber und Gallenblase und die weiße Wurzelrinde *Sang bai pi* führt die Wirkung ins Metall-Organ Lunge. Der Name *Du fu* 妒婦 („Neidisches und eifersüchtiges Weib") bezieht sich ebenfalls auf das Charakteristikum von *Huang qin*, äußerlich von goldgelber Farbe, aber innerlich schwarz zu sein. Daher wurde die Wurzel mit der „Dunkelheit im Herzen" neiderfüllter Frauen verglichen.[135]

Eigenschaften und Anwendungsgebiete

Bereits in der *Materia Medica des Göttlichen Landmannes* finden sich einige der noch heute gültigen Indikationen von *Huang qin*: *„Alle Arten von Hitze und Fieber, Gelbsucht, eitrig-blutige Dysenterie, … Abszesse, Geschwüre und Verbrennungen."*[136]

Huang qin gilt als bitter und kalt. Der bittere Geschmack leitet Feuchtigkeit aus, durch Kälte wird Hitze geklärt. Als Leitbahnen, in die es eintritt, werden heute üblicherweise Lunge, Magen, Gallenblase und Dickdarm genannt. Doch fasst man alle klassischen Erwähnungen zusammen, kann man sagen, dass *Huang qin* in die Leitbahnen von Milz und Magen, Lunge und Dickdarm, Leber und Gallenblase, Herz und Dünndarm, Niere und Blase sowie in den Dreifacher Erwärmer eintritt.[137] Als die vier Hauptfunktionen von *Huang qin* gelten heute das Klären von Fülle-Hit-

[132] Li Shizhen, S. 470
[133] Li Shizhen, S. 470
[134] Yu Xiaoping et al., S. 359
[135] Wang Huanhua et al., Band 3, S. 77
[136] Zhu Shifeng, Band 2, S. 172; Li Shizhen, S. 470
[137] Li Shizhen, S. 470 f.

ze, das Ausleiten von Feuchtigkeit-Hitze, das Stillen von Blutungen sowie die Beruhigung des Fetus.

Behandlung von Lungen-Hitze und Schleim

Lungen-Hitze-Husten ist eine Indikation, die sich bei verschiedenen Autoren findet. Zhang Yuansu schrieb, dass *Huang qin* Feuchtigkeit und Hitze in der Lunge, nach oben aufsteigendes Lungen-Feuer und allgemein Hitze-Muster in der oberen Körperregion behandle. Auch Li Shizhen weist auf Lungen-Hitze-Husten als eine Hauptindikation von *Huang qin* hin. Weiter ergänzt er, dass das Sputum bei diesem Muster gelb und von fischigem Geruch sei. In seiner *Enzyklopädie der Materia Medica* zitiert er auch den Kommentar von Luo Tianyi hierzu: *„Die Lunge ist für das Qi verantwortlich. Hitze schädigt das Qi [und somit die Lunge]. ... Von den fünf Gerüchen ist der fischige Geruch der charakteristische für die Lunge. Deswegen vermag Huang qin durch seine bittere Kälte, Feuer zu drainieren, das Qi zu supplementieren und die Lunge zu schützen. [Auf diese Weise] behandelt man fischig riechendes [Sputum] im Hals.“*[138]

Als ein Arzt, der sich besonders um die Behandlung von Schleim verdient gemacht hat, beschrieb Zhu Danxi die Wirkungsweise von *Huang qin* in dieser Hinsicht: *„Huang qin behandelt Schleim, indem es Feuer absenkt. Wenn man diese Droge benutzt, um Feuchtigkeit-Hitze im oberen Erwärmer zu behandeln, muss man sie zuvor in Wein einweichen. Wenn man mit Pian qin [d.h. Huang qin] Lungen-Feuer drainiert, muss man es mit Morusrinde (Sang bai pi) kombinieren.“*[139]

Auch schon in den *Verschiedenen Aufzeichnungen Berühmter Ärzte* heißt es, dass *Huang qin* Schleim-Hitze-Muster wie auch Hitze im Magen behandle.[140] Zu dieser Indikation schildert Li Shizhen in der *Enzyklopädie der Materia Medica* auch seine eigene Rettung durch ein Dekokt der Scutellariawurzel, das ihm seinerzeit sein Vater, Li Yanwen, ebenfalls ein renommierter Arzt, verabreichte: *„Im Alter von 22 Jahren litt ich an einer sehr schweren und langwierigen Erkältung mit unstillbarem Husten und Fieber. Meine Haut brannte wie Feuer. Jeden Tag hustete ich mehr als eine Schale voll Sputum ab. Es war gerade Sommer und wegen der Hitze und des Fiebers hatte ich starken Durst, konnte nicht schlafen und hatte keinen Appetit. Der Puls war oberflächlich und überflutend. Trotz der Einnahme von Kräutern wie Bupleurum (Chai hu), Ophiopogon (Mai men dong), Schizonepeta (Jing jie) etc. verschlimmerte sich mein Gesundheitszustand nur. Nachdem sich diese Erkrankung schon über einen Monat hingezogen hatte, glaubten alle, dass ich wohl nicht überleben würde. Beim Durchblättern alter Schriften stieß mein Vater bei Li Dongyuan auf die Rezeptur Yi Wei Huang Qin Tang (Dekokt von Scutellaria als Einzeldroge), mit ihren Indikationen Lungen-Hitze mit dem Gefühl, als ob man brenne, Unruhe, Agitiertheit und Durst, Verschlimmerung der Beschwerden am Tage. Dies sei Hitze in der Qi-Ebene. Daher bereitete mein Vater ein Dekokt von Huang qin nach diesem Rezept zu und gab es mir zu trinken. Am nächsten Tag war das Fieber bereits vollständig gesunken und in der Folge verschwanden auch Husten und Sputum. Wenn man Arzneimittel präzise auswählt, dann reagiert die Erkrankung auf sie wie die Trommel auf die Trommelstöcke. Dies ist das Wunderbare an der Medizin!“*[141]

Die Behandlung von Magen-Darm-Hitze

In den *Verschiedenen Aufzeichnungen Berühmter Ärzte* heißt es, dass *Huang qin* Magen-Hitze-Muster behandle, insbesondere solche, bei denen die Nahrung zu schnell verdaut wird und der Patient sehr schnell wieder Hunger bekommt. Dies ist eine Form des „auszehrenden Durstes“, also einer Erkrankung, die aus moderner Sicht Diabetes mellitus mit einschließt und die durch Yin-Mangel im mittleren Erwärmer und Leere-Hitze gekennzeichnet ist. Hierbei klärt *Huang qin* Magen-Hitze und hilft dadurch, das Yin zu regenerieren. Li Dongyuan und später auch Wang Ang meinten sogar, dass *Huang qin* selbst das Yin nähre. In diesem Zusammenhang ist es bemerkenswert, dass Li Dongyuan wie auch Zhang Yuansu *Huang qin* nicht wie heute allgemein üblich als rein

[138] Li Shizhen, S. 470 f.
[139] Li Shizhen, S. 470
[140] Tao Hongjing, Shang Zhijun: *Ming Yi Bie Lu*, S. 115; Li Shizhen, S. 470
[141] Li Shizhen, S. 471; Yu Xiaoping et al., S. 360

bitter beschrieben haben, sondern dieser Droge neben seinem bitteren auch noch einen süßen Geschmack zugeschrieben haben. Daraus erklärt sich, dass *Huang qin* nicht nur, wie beispielsweise Coptis *(Huang lian)*, Hitze klärt und Feuchtigkeit trocknet, sondern auch zu einem gewissen Grad Yin supplementiert. Wie oben bereits erwähnt, behandelt *Huang qin* auch eitrig-blutigen Durchfall, Bauchschmerzen und Tenesmen, insbesondere in Kombination mit der Päonien- *(Shao yao)* und der Süßholzwurzel *(Gan cao)*.“[142]

Die Behandlung von Furunkeln, Abszessen und eitrigen Geschwüren

Schon in der *Materia Medica des Göttlichen Landmannes* werden Abszesse und Geschwüre als Indikationen von *Huang qin* aufgeführt. Auch Ri Huazi schrieb, dass *Huang qin* Eiter ausleite und verschiedene Arten von Furunkeln und Abszessen, namentlich auch Brustabszesse (Mastitis), behandle. Zhang Yuansu empfahl, *Huang qin* und *Huang lian* (Coptis) bei „allen Arten von Abszessen mit starken Schmerzen“ anzuwenden. Je nachdem, wo sich die Erkrankung befinde, solle man diese beiden Substanzen mit entsprechenden Botenkräutern kombinieren. Und auch Wang Ang schrieb, dass *Huang qin* sowohl bei akuten Yang-Abszessen als auch bei tiefsitzenden Yin-Abszessen, bei Furunkeln und Geschwüren indiziert sei.[143]

Die Behandlung von drohender Fehlgeburt

Zhang Yuansu schrieb, dass *Huang qin* den Fetus beruhige, und Zhu Danxi bezeichnete es sogar als „heiliges Mittel“ dafür: *„Huang qin und Atractylodes macrocephalus (Bai zhu) sind die heiligen Mittel, um die Schwangerschaft zu beruhigen. Ärzte von niedrigem Niveau wissen nur, dass dieses Mittel kalt ist, und wagen deshalb nicht, es [in der Schwangerschaft] zu benutzen. Doch sie wissen nicht, dass man in der Schwangerschaft Hitze klären und Blut kühlen sollte. Denn nur wenn sich das Blut nicht ungestüm bewegt, kann der Fetus genährt werden. Huang qin ist ein Kraut für den oberen und mittleren Wärmebereich; es vermag Feuer herabzuführen. Bai zhu vermag die Milz zu supplementieren.“*[144]

Die blutstillende Wirkung

Li Shizhen schrieb, dass *Huang qin* bei „allen Arten von Blut-Verlusten“ indiziert sei. Zhang Yuansu erwähnte Bluterbrechen und Nasenbluten als Indikationen von *Huang qin*. Außerdem wird *Huang qin* auch bei blutigem Urin empfohlen.[145] Dieser Effekt beruht auf den oben von Zhu Danxi beschriebenen Hitze klärenden, Feuer herabführenden und Blut kühlenden Wirkungen dieser Droge. Um den hämostatischen Effekt zu verstärken, wird *Huang qin* geröstet oder oberflächlich verkohlt verwendet.

Kontraindikationen

Oben wurde die Anwendung von *Huang qin* bei Lungen-Hitze-Husten dargestellt. Hierbei ist zu beachten, dass es sich bei diesen Mustern um Fülle-Muster handelt. In Fällen von Leere-Hitze, die mit einem Mangel an Yin und Körperflüssigkeiten einhergehen, ist *Huang qin* aufgrund seiner leicht austrocknenden Wirkung nicht geeignet. Zhu Danxi schrieb dazu: *„In Fällen von Lungen-Leere schädigt man die Lunge nur noch weiter, wenn man dieses Mittel reichlich anwendet. Hier muss man erst Ophiopogon (Mai men dong) anwenden, um das Lungen-Qi zu schützen. Erst danach kann man Huang qin benutzen.“*[146]

Auch Zhang Yuansu merkte an, dass man *Huang qin* nur anwenden sollte, wenn die Lunge nicht geschwächt ist. Er schrieb: *„Sein bitterer Geschmack schädigt Milz und Magen – so steht zu befürchten, dass man die Mutterorgane der Lunge beeinträchtigt.“*[147] Bei Dysenterie mit Tenesmen ist *Huang qin* ein sehr wichtiges Mittel, doch bei Durchfall und Bauchschmerzen aufgrund von Kälte ist es aufgrund seiner kalten Natur kontraindiziert.

[142] Tao Hongjing, Shang Zhijun, S. 115; Wang Ang, Rolle 1, S. 57; Li Shizhen, S. 470
[143] Li Shizhen, S. 470; Wang Ang, Rolle 1, S. 57
[144] Li Shizhen, S. 471
[145] Li Shizhen, S. 470
[146] Li Shizhen, S. 470
[147] Li Shizhen, S. 470

Schwarz

Schwarz ist die der Wandlungsphase Wasser zugeordnete Farbe. Entsprechend treten schwarze Drogen größtenteils in die Leitbahn der Niere ein und supplementieren die Nieren-Essenz oder das Nieren-Yin. Typische Beispiele dafür sind die schwarzen Sesamsamen *(Hei zhi ma)*, die schwarzen Sojabohnen *(Hei dou)* oder die Scrophulariawurzel *(Xuan shen)*. Insgesamt ist schwarz im Pflanzenreich relativ selten anzutreffen. Am häufigsten sieht man die Farbe Schwarz noch unter den Samen. Doch gibt es im Arzneischatz der chinesischen Medizin auch eine Reihe von Drogen, die zwar ursprünglich nicht schwarz sind, doch nach der Aufbereitung eine schwärzliche Färbung tragen. Diese Drogen treten dann trotz ihrer ursprünglich andersartigen farblichen Signaturen oft auch in die Nieren-Leitbahn ein. Dazu gehören die beiden ursprünglich gelben Drogen präparierte Rehmannienwurzel *(Shu di huang)* und die präparierte Polygonatumwurzel *(Shu huang jing* bzw. *Zhi huang jing)*. Andere Drogen, wie die Mumefrucht *(Wu mei)*, behalten auch nach der Präparierung ihren ursprünglichen Bezug. Die ursprünglich grün-gelbe und saure Mumefrucht *(Wu mei)* tritt auch nach ihrer Schwarzfärbung bevorzugt in die Leber und die Milz ein, aber nicht in die Nieren.

Im Chinesischen gibt es mehrere Schriftzeichen, die die Farbe Schwarz repräsentieren können. Im Kontext der chinesischen Medizin trifft man die drei Zeichen *hei* 黑, *wu* 烏 und *xuan* 玄 an. Das Zeichen *hei* 黑 ist das gebräuchlichste Farbadjektiv für schwarz und leitet sich ursprünglich von den schwarzen Rußspuren am Fenster her, da im antiken China im Haus am offenen Feuer gekocht worden ist. Arzneimittel wie Sesami Semen nigrum *(Hei zhi ma)* oder die schwarzen Sojabohnen *(Hei dou)* beinhalten dieses Zeichen. Das Zeichen *wu* 烏 bedeutet eigentlich „Rabe“ oder „Krähe“ und bedeutet, davon abgeleitet, auch schwarz – pechschwarz wie das Gefieder dieser Vögel. Es ist z.B. in den Namen von Mume Fructus *(Wu mei)*, Polygoni multiflori Radix *(He shou wu)* oder Sepiae Os *(Wu zei gu)* enthalten. Das Zeichen *xuan* 玄 besitzt zwar die Grundbedeutung „schwarz, dunkel“, doch wird es häufiger in der abgeleiteten Bedeutung von „obskur“ oder „tiefgründig“ angewandt. Unter den chinesischen Arzneimitteln finden wir dieses Schriftzeichen im Namen der schwarzen Wurzeldroge Scrophulariae Radix *(Xuan shen)*.

Neben den in diesem Kapitel detailliert beschriebenen Drogen gibt es noch weitere von schwarzer Farbe, die an dieser Stelle zumindest kurz erwähnt werden sollen:

- Rehmanniae Glutinosae Radix *(Sheng di huang* und *Shu di huang)*: Die schwarze Farbe dieser beiden Drogen zeigt den vornehmlichen Nieren-Bezug auf.
- Scrophulariae Radix *(Xuan shen)*: Die schwarze Farbe dieser Droge zeigt den vornehmlichen Nieren-Bezug auf.
- Sesami Semen nigrum *(Hei zhi ma)*: Von schwarzer Farbe, tritt diese Droge vor allem in die Nieren ein, supplementiert Nieren-Yin und Leber-Blut.
- Sojae Nigrum Semen *(Hei dou)*: Von schwarzer Farbe und Nierenform, tritt diese Droge vor allem in die Nieren ein, supplementiert Nieren-Yin und Leber-Blut.

4.11 *Wū Méi* 烏梅 (乌梅) Mume Fructus

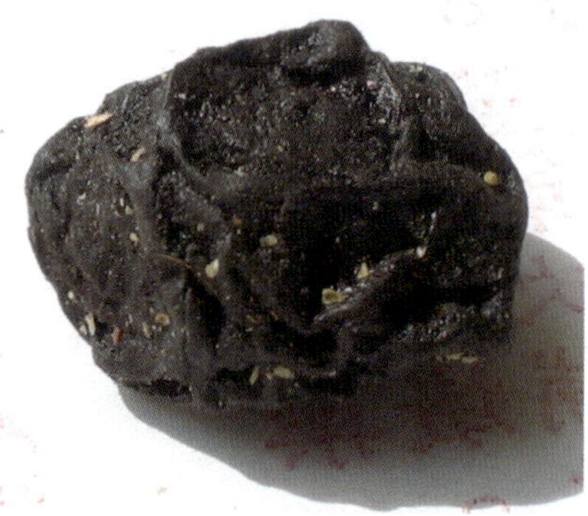

Abb. 4.11 *Wū Méi* 烏梅 (乌梅) Mume Fructus

- Pharmazeutische Bezeichnung: Mume Fructus
- Botanischer Name: Prunus mume
- Familie: Rosaceae (Rosengewächse)
- Deutsche Namen: Mumefrucht, Japanaprikose, Saure Chinesische Pflaume
- Deutsche Übersetzung des chinesischen Namens: „Schwarze *Mei*-Frucht“

- Beinamen: *Méi zǐ* 梅子 („Chinesische Pflaume"), *Méi ròu* 梅肉 („Fruchtfleisch der Chinesischen Pflaume"), *Méi shí* 梅實 („Frucht des Chinesischen Pflaumenbaumes"), *Suān méi* 酸梅 („Saure Chinesische Pflaume")

Namen und Signaturen

Die Mumefrucht hat, anders als der englische Name *Japanese apricot* suggeriert, nicht mehr mit Aprikosen gemein als die Zugehörigkeit zur Gruppe der Prunusgewächse, zu denen sowohl Aprikosen- als auch Pflaumen-, Kirsch- und Mandelbäume gehören. Geschmacklich stehen die Mumefrüchte den leicht säuerlichen Pflaumen jedoch näher als den süßen Aprikosen. Doch besitzen sie schließlich einen ganz eigenen Geschmack, der es schwermacht, sie einer anderen Art zuzuordnen. Außerdem scheint China, und nicht Japan, das Ursprungsland dieser Pflaumenart zu sein. In China kann man auf eine nahezu 4000-jährige Kultivierungsgeschichte dieses Baumes zurückblicken.[148] Somit ist der vom englischen Namen abgeleitete deutsche Name Japanaprikose etwas irreführend. Der Name saure chinesische Pflaume ist weit treffender.

Der chinesische Name *Mei* ist ein Eigenname, auf dessen etymologische Herleitung hier verzichtet werden soll. Das *Wu* im Namen von *Wu mei* bezieht sich auf die schwarze Farbe der durch spezielle Räucherverfahren präparierten Früchte und wird nur im Kontext der chinesischen Medizin verwendet. Die anderen genannten Beinamen beziehen sich vornehmlich auf die unbehandelten, kulinarisch und diätetisch verwendeten Früchte. Die unbehandelten reifen Früchte sind von grünlichem Gelb. Doch selbst die reifen Mumefrüchte sind derart sauer, dass sie kaum als Frischobst gegessen werden. Stattdessen werden sie z.B. in Süßholzwasser oder in anderen Flüssigkeiten eingelegt und „pickled" zum Verzehr angeboten. In dieser Zubereitungsform sind die sauren chinesischen Pflaumen eine unter Chinesen äußerst beliebte Süßigkeit. Sie gelten als appetitanregend, erfrischend und durststillend. Das Gleiche gilt für die gesüßte Abkochung der sauren chinesischen Pflaumen, welche als *Suan Mei Tang* in vielen chinesischen Supermärkten und Restaurants erhältlich ist. Dieses Dekokt wird allerdings nicht als Arznei angesehen, sondern als Erfrischungsgetränk und erfreut sich insbesondere im Sommer oder nach scharfen Mahlzeiten großer Beliebtheit als Durstlöscher.

Arzneilich verwendet werden die noch unreifen, grünen Früchte, welche dann durch das traditionelle Aufbereitungsverfahren ihre namensgebende schwarze Färbung erhalten. Doch entspricht die schwarze Farbe nicht dem ursprünglichen Wesen dieser Frucht, weshalb sie in diesem Fall keine Bedeutung als Signatur besitzt. Ihrem Wesen nach ist die Mumepflaume trotz der farblichen Veränderung ein grün-saures Holz-Mittel. Im Kapitel 22 der *Wesentlichen Fragen* heißt es, dass man mittels saurer Arzneimittel die Leber drainieren und mittels süßer Arzneimittel die Milz supplementieren kann.[149] So wirkt der saure Geschmack also insbesondere in Verbindung mit dem süßen Geschmack ausgleichend auf eine Leber-Mitte-Disharmonie und vermag das Magen-Yin zu regenerieren. Darüber hinaus wirkt der saure Geschmack appetitanregend. Dies stellt auch einen Aspekt der Supplementierung der Mitte und der Drainierung des Holzes dar, da bei größerem Appetit im Allgemeinen mehr gegessen und mehr umgewandelt wird.

Die Holz-Natur der sauren chinesischen Pflaume spiegelt sich jedoch nicht nur in ihrer grünen Farbe und ihrem sauren Geschmack wider, sondern auch in ihrer außerordentlich frühen Blüte. Die Blüte der sauren chinesischen Pflaume *(Mei hua)* ist berühmt dafür, dass sie schon im Winter zu blühen beginnt. Damit wurde sie auch zu einem Symbol der Widerstandskraft gegenüber widrigen äußeren Bedingungen. So hatte auch die Republik China, die jetzt nur noch auf Taiwan existiert, diese Blüte zu ihrem Nationalwappen erkoren. Diese Blüte ist auch in unzähligen chinesischen Gedichten und Liedern besungen worden. Hier soll das Gedicht Rote Mei-Blüte von Chen Yi aus dem Jahre 1960 die Widerstandskraft dieses Baumes zum Ausdruck bringen: *Im tiefsten*

[148] Wang Huanhua et al., Band 2, S. 205

[149] Nanjing University of Traditional Chinese Medicine: *Huangdi Neijing Suwen Yishi*, S. 146 ff.

Winter, wenn alle Blumen vergeh'n, trotzt nur die rote Mei-Blüte standhaft dem Schnee.[150]

Li Shizhen beschrieb die Holz-Natur der sauren chinesischen Pflaume *(Mei)* wie folgt: *„Sie blüht im Winter; im Sommer sind [die Früchte] reif. [Somit] erhält sie das ganze Holz-Qi [des Frühlings]. Deswegen ist ihr Geschmack am sauersten. ... Leber und Gallenblase sind Yin- und Yang-Holz respektive. Unter der Zunge gibt es vier Öffnungen; zwei davon leiten Gallenblasenflüssigkeit [in den Mund]. Daher wird durch das Essen der sauren chinesischen Pflaume (Mei) Speichel erzeugt. Dies beruht auf der korrespondierenden Beziehung sich entsprechender Strukturen.“*[151]

4

Eigenschaften und Anwendungsgebiete

Wu mei ist sauer und leicht warm. Li Shizhen bezeichnete die unbehandelte Frucht *(Mei shi)* als neutral und die aufbereitete als warm bis neutral.[152] Die milde Wärme von *Wu mei* scheint somit allein aus der Aufbereitung durch Räuchern zu resultieren. *Wu mei* tritt in die Leitbahnen von Leber, Lunge, Milz, Magen und Dickdarm ein. Sie besitzt verschiedene Wirkaspekte, die alle mit ihrem sauren Geschmack in Zusammenhang stehen und die im Folgenden einzeln besprochen werden sollen.

Die Behandlung von chronischem Husten

Wu mei stillt Husten und verhindert den Verlust von Lungen-Qi. Der saure Geschmack wirkt zusammenziehend und hält somit Körperflüssigkeiten zurück. Qi, das auch eine Körperflüssigkeit darstellt – wenn auch eine sehr sublime, geht bei chronischem Husten verloren. Dies schwächt das Lungen-Qi noch weiter und nur befeuchtende und adstringierende Substanzen wie *Wu mei* oder Schisandrae Fructus *(Wu wei zi)* können diesen Teufelskreis durchbrechen. Im Kapitel 22 der *Wesentlichen Fragen* heißt es, dass man mittels saurer Arzneimittel das Lungen-Qi zurückhalten und die Lunge supplementieren kann.[153] Dies ist der Mechanismus, nach dem *Wu mei* Husten stillt.

Die Behandlung von Durchfall, Dysenterie und blutigem Stuhl

Wu mei stillt Durchfall und unterbindet blutigen Stuhl, indem es durch seinen sauren Geschmack adstringierend auf den Dickdarm einwirkt. In dieser Funktion wird es traditionellerweise vorwiegend bei chronischen Durchfällen oder Rektumprolaps aufgrund von Milz-Leere sowie bei blutigen Durchfällen angewandt. Während der Song-Dynastie wurden die folgenden zwei Behandlungsberichte des Hofarztes Chen Yingzhi aufgezeichnet, die Li Shizhen zitierte: *„Der Beamte Zeng Lu Gong erkrankte an blutigem Durchfall. Er litt bereits über hundert Tage lang daran, ohne dass ihm einer der Ärzte helfen konnte. Chen Yingzhi benutzte Salzwasser und das Fruchtfleisch einer zerstoßenen Chinesischen Pflaume, welches er, mit Tee und Essig vermischt, dem Patienten zu trinken gab. Nach nur einer Einnahme war sein Durchfall gestillt.*

Der Premierminister Liang Zhuang Su Gong erkrankte ebenfalls an blutigem Durchfall. [Chen] Yingzhi verordnete [in diesem Fall] Fructus Mume (Wu mei), Rhizoma Picrorrhizae (Hu huang lian) und Terra Flava Usta (Zao xin tu) zu gleichen Teilen zu Pulver zermahlen und mit Tee eingenommen. Dies war ebenfalls sehr effektiv.“[154]

Auch bei intermittierender Dysenterie, die über Monate oder Jahre periodisch immer wieder auftritt, ist *Wu mei* das Mittel der Wahl. Ri Huazi schrieb dazu: *„Wu mei, zusammen mit Tee aus Jianzhou (Jian cha) und getrocknetem Ingwer (Gan jiang) zu Pillen verarbeitet, stillt intermittierende Dysenterie sehr effektiv.“*[155]

Auch heute noch wird *Wu mei* sehr häufig als Mittel gegen chronische Dysenterie angewendet, insbesondere gegen Formen mit blutigem Stuhl. Bei aku-

150 陈毅： 隆冬到来时， 百花迹已绝. 红梅不屈服， 树树立风雪.
151 Li Shizhen, S. 1020
152 Li Shizhen, S. 1020
153 Nanjing University of Traditional Chinese Medicine: *Huangdi Neijing Suwen Yishi*, S. 148 f.
154 Li Shizhen, S. 1021
155 Wang Ang, Rolle 3, S. 3

ten Durchfällen sah man *Wu mei* früher jedoch als kontraindiziert an, da man fürchtete, den pathogenen Faktor durch die adstringierende Qualität von *Wu mei* einzuschließen. Doch in jüngerer Zeit, nachdem pharmakologische Untersuchungen seine Wirksamkeit gegen eine Vielzahl darmpathogener Keime wie Salmonellen, Streptokokken, Staphylokokken, Shigellen etc. belegt haben[156], wird es auch bei akuten, infektiösen Durchfällen angewendet. Moderne klinische Studien in China haben zwar aufgezeigt, dass sich auch infektiöse Durchfälle sehr effektiv mit *Wu mei* behandeln lassen und dass sogar die Begleiterscheinungen wie Fieber, Übelkeit, Erbrechen, Bauchschmerzen und Tenesmen in gleichem Maße rasch abklingen.[157] Doch sollte man diese Behandlungsmethode nicht unkritisch übernehmen. Im Körper verbleibende pathogene Faktoren müssen sich nicht sofort bemerkbar machen und können den Grundstein für spätere chronische Beschwerden legen. Da *Wu mei* an sich kein Feuchtigkeit-Hitze klärendes Arzneimittel ist, sollte man es in Fällen von akuten, infektiösen Durchfällen nur sehr vorsichtig einsetzen und beispielsweise mit Coptidis Rhizoma *(Huang lian)* kombinieren. Gegen Tenesmen kann man zusätzlich noch Cyperi Rhizoma *(Xiang fu)* oder Aucklandiae Radix *(Mu xiang)* hinzugeben.

Die hier aus Gründen der Übersichtlichkeit getrennt erörterten Wirkungen von *Wu mei* auf Lunge und Dickdarm gehören praktisch selbstverständlich zusammen, da diese beiden Organe in einer Innen-Außen-Beziehung stehen. Gewiss aus diesem Grunde hat Li Shizhen diese beiden Indikationen auch gemeinsam aufgeführt: *„Wu mei hält das Lungen-Qi zurück und adstringiert die Därme. Es stillt lang bestehenden Husten und Durchfall [bzw.] Dysenterie, ... und tötet Parasiten ab. ...“*[158]

Die Behandlung von Durst und Mundtrockenheit

Wu mei ist ein wichtiges Mittel, um den ausgetrockneten Mund zu befeuchten. Der saure Geschmack vermag, wie jeder weiß, den Speichel fließen zu lassen. Zu diesem Thema findet sich in dem berühmten chinesischen Roman *Die Geschichte der Drei Reiche* auch eine Legende, welche die durststillende Wirkung von *Wu mei* sehr schön illustriert: *Einst führte der General Cao Cao bei sengender Hitze seine Truppen durchs Land. Unterwegs ging ihnen das Wasser aus und alle Männer stöhnten vor Durst und ausgetrockneter Kehle. Um seine Soldaten zum Durchhalten anzuspornen, erzählte Cao Cao ihnen, dass vor ihnen ein Garten voll von sauren chinesischen Pflaumen läge. Indem die Soldaten und Offiziere an die sauren Pflaumen dachten, lief ihnen das Wasser im Munde zusammen und ihre Münder und Kehlen waren nicht länger trocken.*[159]

Dieses in China allgemein verbreitete Wissen um die durststillende Eigenschaft der sauren chinesischen Pflaumen hat sich auch in der medizinischen Anwendung von *Wu mei* niedergeschlagen. Beispielsweise schrieb Chen Cangqi: *„Wu mei stillt Durst und reguliert die Mitte.“*[160]

Wu mei hat die Funktion, Speichel und Körperflüssigkeiten zu erzeugen und somit Durst zu stillen. Daher wird es bei verschiedenen Erkrankungen angewandt, die mit Trockenheit des Mundes und Durst einhergehen. Dabei wird es häufig mit Yin supplementierenden Arzneimitteln wie Ophiopogon *(Mai men dong)*, Adenophora oder Glehnia *(Sha shen)*, Polygonatum odoratum *(Yu zhu)* oder der Trichosanthiswurzel *(Tian hua fen)* kombiniert. Dies ist eine Methode, die ursprünglich aus der Schule der Wärme-Erkrankungen *(wen bing)* stammt und im Anschluss an fieberhafte Erkrankungen angewandt wurde, um das geschädigte Lungen- und Magen-Yin zu regenerieren. Heute wird diese Methode auch bei anderen Arten von Mundtrockenheit und unstillbarem Durst angewandt, beispielsweise bei Diabetes mellitus, Diabetes insipidus, Hyperthyreose und bei Krebspatienten, die sich einer Chemo- oder Strahlentherapie unterziehen müssen. Der renommierte Pekinger Arzt Jiao Shude verordnete bei derartigen Erkrankungen häufig die Rezeptur *Liu Wei Di Huang Wan* in Kombination mit den beiden sauren Drogen *Wu mei* und Schisandrae

156 Gao Xuemin: Zhong Yao Xue, S. 569; Bensky / Gamble, 1993, Materia Medica, S. 379
157 Wang Huanhua et al., Band 2, S. 208
158 Li Shizhen, S. 1020
159 Wang Huanhua et al., Band 2, S. 208
160 Li Shizhen, S. 1020

Fructus *(Wu wei zi)* sowie einer geringen Menge Cortex Cinnamomi Cassiae *(Rou gui)*.[161]

Kontraindikationen

Kontraindiziert ist *Wu mei* bei Fülle-Hitze-Mustern und beim Vorhandensein äußerer pathogener Faktoren, also bei Erkältungskrankheiten. Ein übermäßiger Konsum dieser sauren Früchte schadet den Zähnen wie auch den Sehnen und Knochen. Schon in den *Wesentlichen Fragen* heißt es, dass der saure Geschmack in die Sehnen gehe und dass man nicht viel Saures essen soll, wenn die Sehnen erkrankt sind.[162] Mit Sehnen ist hier der der Leber zugeordnete kontraktile Aspekt der Muskulatur gemeint. Die Schädigung der Zähne durch die sauren chinesischen Pflaumen scheint nicht nur durch die lokale Verletzung der Zähne durch die Fruchtsäure bedingt zu sein. Kou Zongshi erklärte dies nach dem Fünf-Wandlungsphasen-Modell: *„Isst man Mei-Früchte, werden die Körperflüssigkeiten (jin-ye) drainiert [da sehr viel Speichel abgesondert wird]. ... Wenn Körperflüssigkeiten drainiert werden, schädigt das die Zähne. Dies hängt damit zusammen, dass die Nieren zur Wandlungsphase Wasser gehören und sich äußerlich in den Zähnen manifestieren [und der Speichel die Körperflüssigkeit der Nieren ist].“*[163]

Was Kou Zongshi hier für die Zähne beschrieben hat, gilt selbstverständlich auch für die Knochen, die ebenfalls der Wandlungsphase Wasser angehören. Ri Huazi schrieb darüber hinaus noch, dass ein übermäßiger Verzehr der sauren chinesischen Pflaumen Magen und Milz zerfresse und Schleim-Hitze erzeuge.[164] Dies stimmt wiederum mit dem Postulat aus den *Wesentlichen Fragen* überein, wo es heißt, dass ein übermäßiger Verzehr von Saurem das Leber-Qi exzessiv werden lasse, was zu einem Zusammenbruch des Milz-Qi führe.[165] Dies ist allerdings kein Widerspruch zu der oben angeführten Behauptung aus demselben Werk, dass man mittels saurer Arzneimittel die Leber drainieren könne, was der Mitte zugutekomme. Dies ist allein eine Frage der Dosierung. In geringen Mengen reguliert der saure Geschmack von *Wu mei* die Mitte, kontrolliert also die Leber und kräftigt die Milz, doch im Übermaß lässt er das Leber-Qi überaktiv werden, was die Mitte schädigt.

Weiß

Die Farbe Weiß wird durch das Schriftzeichen *bai* 白 wiedergegeben. Sie ist die der Wandlungsphase Metall zugeordnete Farbe. In der Tat hat die überwiegende Zahl der weißen Drogen eine besondere Affinität zum Metall-Organ Lunge und seinen zugehörigen Strukturen. Insbesondere werden auch das Partnerorgan Dickdarm, die Haut und die Nase von vielen weißen Drogen angesprochen.

Da in diesem Buch nur eine begrenzte Zahl von Arzneipflanzen vorgestellt werden kann, sollen die nicht detailliert besprochenen weißen Drogen an dieser Stelle zumindest kurz erwähnt werden:

- Allii Bulbus *(Xie bai)*: Von weißer Farbe und scharfem Geschmack, tritt es in die Leitbahnen von Lunge, Dickdarm und Magen ein.
- Alii Fistulosi Bulbus *(Cong bai)*: Von weißer Farbe und scharfem Geschmack, tritt es in die Leitbahnen von Lunge und Magen ein.
- Angelicae Dahuricae Radix *(Bai zhi)*: Von weißer Farbe und scharfem Geschmack, tritt es in die Leitbahnen von Lunge und Magen ein und behandelt spezifisch Nasenerkrankungen.
- Coicis Semen *(Yi yi ren)*: Von gelblich-weißer Farbe und fad-süßem Geschmack, tritt es in die Leitbahnen von Milz, Magen, Niere und Lunge ein.
- Cynanchi Atrati Radix *(Bai wei)*: Von weißer Farbe, bitterem und salzigem Geschmack, tritt es in die Leitbahnen von Lunge, Magen und Niere ein.
- Dioscoreae Rhizoma *(Shan yao)*: Von weißer Farbe und süßem Geschmack, tritt es in die Leitbahnen von Lunge, Milz und Niere ein. (➤ 15.2)
- Fritillariae Bulbus *(Bei mu)*: Von weißer Farbe, bitterem und süßem Geschmack, tritt es in die Leitbahnen von Lunge und Herz ein.

[161] Jiao Shude, S. 112
[162] Nanjing University of Traditional Chinese Medicine: *Huangdi Neijing Suwen Yishi*, S. 155
[163] Kou Zongshi, S. 133
[164] Yu Xiaoping et al., S. 892
[165] Nanjing University of Traditional Chinese Medicine: *Huangdi Neijing Suwen Yishi*, S. 23

- Gypsum *(Shi gao)*: von weißer Farbe, scharfem und süßem Geschmack, tritt es in die Leitbahnen von Lunge und Magen ein.
- Magnoliae Flos *(Xin yi hua)*: Von weißer Farbe und scharfem Geschmack; tritt es in die Leitbahnen von Lunge und Magen ein und behandelt spezifisch Nasenerkrankungen.
- Mori Cortex *(Sang bai pi)*: Von weißer Farbe und süßem Geschmack, tritt es in die Leitbahnen von Lunge und Milz ein.
- Poria *(Fu ling)*: Von weißer Farbe und fad-süßem Geschmack; tritt es in die Leitbahnen von Milz, Herz, Niere und Lunge ein.
- Tremella fuciformis Fructus *(Bai mu er)*: Von weißer Farbe und süßem Geschmack, tritt es in die Leitbahnen von Lunge, Magen und Niere ein.

4.12 *Bái Jí* 白及 Bletillae Rhizoma

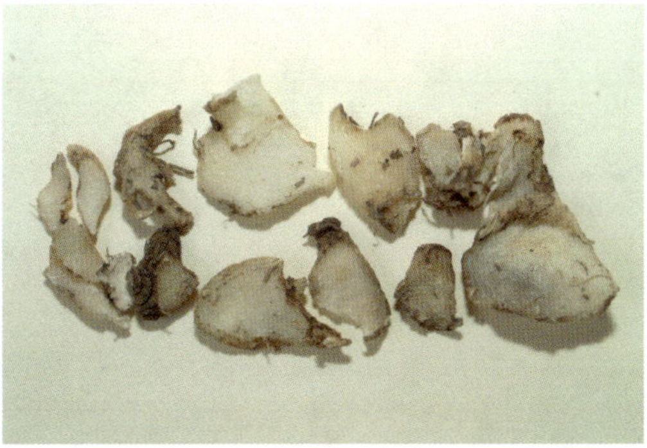

Abb. 4.12 *Bái Jí* 白及 Bletillae Rhizoma

- Pharmazeutische Bezeichnung: Bletillae Rhizoma
- Botanischer Name: Bletilla striata
- Familie: Orchidaceae (Orchideengewächse)
- Deutsche Namen: Bletilla-Striata-Wurzelstock, Bletillarhizom
- Deutsche Übersetzung des chinesischen Namens: „Weißes Kraut Namens *Ji*"
- Beinamen: *Bái jí* 白芨 (Eigenname mit Klassenzeichen für Pflanzen), *Bái gēn* 白根 („Weiße Wurzel"), *Gān gēn* 甘根 („Süße Wurzel"), *Lián jí cǎo* 連及草 („Verbindendes Kraut")

Namen und Signaturen

Bai ji hat seinen Namen nach der weißen Farbe seiner Wurzel erhalten. Das Zeichen *bai* 白 bedeutet weiß. Das Zeichen *ji* 及 steht nach Li Shizhen für *lian ji* 連及, was „verbinden" oder „verbunden" heißt und sich auf die Form der Wurzel bezieht, bei der mehrere knollenförmige Segmente miteinander verbunden sind. Sie soll dem Ingwerwurzelstock ähneln.[166] Doch *lian ji* 連及 kann man auch als „verbinden" in dem Sinne verstehen, dass dieses Kraut es vermag, Wunden wieder zu schließen, also die Wundränder wieder miteinander zu verbinden. Die ursprünglich morphologische Erklärung des Namens durch Li Shizhen kann um eine funktionelle ergänzt werden. Eine andere Art der Herleitung des Namens von *Bai ji* bietet die folgende Legende, nach welcher einst ein Kaiser diesem Kraut seinen Namen gegeben hat:

„Vor langer Zeit, als der Kaiser einmal von einer Reise in ein benachbartes Königreich zurückkehrte, wurde der kaiserliche Tross überfallen. Doch die den Kaiser begleitenden Soldaten konnten den Angriff zurückschlagen. Dabei wurde ein hoher Offizier sehr schwer verletzt. Er hatte mehrere äußerliche Verletzungen erlitten und seine Brust war auch von einem Pfeil durchbohrt worden. Er schwebte zwischen Leben und Tod. Der Kaiser, der sehr gerührt war von der heldenhaften Hingabe seines Offiziers, wies die ihn begleitenden Hofärzte an, sein Leben zu retten. Diese vermochten die äußerlichen Blutungen zu stillen und die Wunden zu versorgen, doch da die Lunge des Offiziers von einem Pfeil durchbohrt worden war, bekam er nur schwer Luft und spukte viel Blut. Der Kaiser ließ einen Aushang anschlagen, dass jeder, der in diesem Fall zu helfen vermag, reichlich belohnt werden würde. Daraufhin trat ein alter Mann vor den Kaiser, der eine Pflanze in den Händen hielt, deren Blätter an Palmblätter erinnerten und deren Wurzel dem weißen Fruchtfleisch von Wasserkastanien ähnelte. Der alte Mann sprach zum Kaiser: „Lasst diese Wurzel über dem Feuer trocknen und dann zu Pulver zermahlen. Von diesem Pulver soll der Verletzte die Hälfte mit Wasser einnehmen und die andere Hälfte

[166] Li Shizhen, S. 460

4

soll auf seine Wunde aufgetragen werden." Nachdem der Offizier dieses Pulver eingenommen hatte, schloss sich seine Wunde und er hörte auch auf, Blut zu spucken. Der Kaiser war darüber hoch erfreut. Zur Belohnung bot er dem alten Mann einen Beamtenposten an, doch dieser lehnte ab. Daraufhin bot der Kaiser ihm Silber an, doch auch dies schlug der Alte aus. „Na, was willst du dann?", fragte ihn der Kaiser. „Ich benötige nichts", sagte der alte Mann. „Ich möchte nur um einen Gefallen bitten: Weisen Sie Ihre Hofärzte an, dieses Kraut in die kaiserliche Pharmakopöe aufzunehmen, damit es zukünftig noch vielen anderen Menschen mit Blutungen helfen kann." Der Kaiser willigte sofort ein und fragte den Alten, wie dieses Kraut denn heiße. Doch der Alte sagte, dass dieses Arzneimittel noch keinen Namen besitze, und er bat den Kaiser, einen zu bestimmen. Daraufhin überlegte der Kaiser einen Moment lang und fragte dann den Alten: „Wie heißt du denn?" Der Mann antwortete: „Ich heiße Bai Ji (白及)." – „Gut", sagte der Kaiser, dann soll dieses Kraut Bai ji (白芨) heißen. Und damit es als Pflanzenname erkenntlich sei, ordnete er an, das Zeichen ji 及 mit dem Klassenzeichen für Kräuter, also ji芨, zu schreiben. Seitdem wird dieses Kraut also Bai ji 白芨 genannt.[167]

Aus dieser Legende erkennt man bereits die Hauptfunktion von *Bai ji*: es stillt Blutungen. Es vermag sowohl innere als auch äußere Blutungen zu stillen. Wie in dieser Geschichte beschrieben worden ist, wird es bei äußerlichen Blutungen direkt auf die Wunde aufgetragen und bei inneren Blutungen als Pulver eingenommen.

Zur Namensgebung von *Bai ji* gibt es noch eine andere Legende, die dem Leser hier nicht vorenthalten werden soll:

Vor langer Zeit lebten in einem großen Gefängnis ein zum Tode verurteilter Straftäter Namens Bai Ji (白及) und ein alter Wärter, der sich stets mit großer Anteilnahme um alle Belange seiner Gefangenen kümmerte. Dieser alte Wärter hatte ein gutes Herz; niemals schlug oder beschimpfte er die Gefangenen, oft konnten sie sich bei ihm sogar den Kummer von der Seele reden, und wenn sie einmal krank waren, holte er einen Arzt für sie.

Eines Tages erkrankte der Gefangene Bai Ji sehr schwer und es sah so aus, als ob er ohne ärztliche Hilfe nicht überleben würde. Der alte Gefängniswärter lief schnell zum Bezirksvorsteher und erstattete Meldung. Doch dieser meinte nur lachend: „Bai Ji wird in einem Monat sowieso geköpft. Wenn er jetzt stirbt, spart uns das eine Klinge." Dem Gefängniswärter blieb nichts weiter übrig, als die Entscheidung des Bezirksvorstehers hinzunehmen, doch fand er sie ungerecht. Obwohl Bai Ji schwer gesündigt hatte und den Tod verdiente, so musste er doch ärztlich behandelt werden, wenn er schwer krank war. Dieser Tag war schließlich noch nicht sein Hinrichtungstermin! Deswegen holte er ohne das Wissen des Bezirksvorstehers einen Arzt für Bai Ji, den er sogar selbst bezahlte. Nach nur wenigen Tagen war Bai Ji dann wieder gesund. Für seine Rettung war er dem alten Wärter sehr dankbar.

Nach ein paar Wochen war schließlich Bai Jis Hinrichtungstermin herangerückt und vor seinem Tode sprach er zum Wärter: „Ich habe sieben schwere Verbrechen begangen und infolgedessen bin ich mehrmals schwer gefoltert worden, da man Geständnisse aus mir herauspressen wollte. Dabei ist meine Lunge mehrfach verletzt worden, so dass ich Blut hustete. Dies habe ich nur dank eines Geheimrezeptes überlebt. Ohne die blutstillende Wirkung dieses Krautes wäre ich früher schon verblutet. Bevor ich sterbe, will ich dir dieses Geheimrezept anvertrauen. Man zermahle die getrocknete „Weiße Wurzel" (Bai gen) zu Pulver, rühre dieses Pulver in dünne Reissuppe und trinke diese. Das ist unglaublich effektiv!" Nachdem Bai Ji enthauptet worden ist, obduzierte man ihn und fand, dass seine Lunge tatsächlich mehrere Spuren von Verleztungen aufwies. Doch diese Stellen waren wieder vollständig zusammengewachsen, wobei die Narben noch die weiße Farbe der „Weißen Wurzel" (Bai gen) aufwiesen.

Der alte Wärter merkte sich dieses Geheimrezept von Bai Ji und gab es später an einen befreundeten Arzt weiter. Dieser benutzte das Rezept dann, um einen Patienten mit lebensbedrohlichem, unstillbarem Bluthusten zu behandeln. Und in der Tat zeitigte dies rasche Wirkung. Nach nur einem Tag war die Blutung gestillt und der Patient gerettet. Danach fragte der Arzt den Gefängniswärter, wie denn dieses Mittel heiße. Doch das Gedächtnis des Wärters war ob seines hohen Alters nicht mehr das beste. Er hatte den Namen „Weiße Wurzel" (Bai gen) vergessen und ihm fiel

[167] Wang Huanhua et al., Band 1, S. 159

nur noch ein, dass der Gefangene Bai Ji ihm dieses Rezept verraten hatte. Daher sagte er einfach „Bai Ji". Seitdem war dieses blutstillende Mittel als Bai ji bekannt und der ursprüngliche Name Bai gen geriet in Vergessenheit.[168]

Die weiße Farbe der Wurzel, die sich auch im Namen von *Bai ji* niedergeschlagen hat, stellt den direkten Bezug dieser Droge zur Lunge her. Ihre rosaroten bis violetten Blüten weisen auch auf den Blut-Bezug dieser Pflanze hin. Neben seiner weißen Farbe ist vor allem auch die adstringierende, zusammenziehende Natur charakterisierend für *Bai ji*. Li Shizhen schrieb dazu: *„Bai ji ist von adstringierender Natur und wirkt zusammenziehend. Es führt das Mandat des Herbstes aus. Daher tritt es in die Lunge ein, stillt Blutungen, fördert die Wundheilung und behandelt Wunden oder Geschwüre."*[169]

Das Prinzip des Herbstes ist das Sammeln und Zusammenziehen. In diesem Sinne ist *Bai ji* eine typische Metall-Pflanze.

Eigenschaften und Anwendungsgebiete

Bai ji ist bitter, süß, adstringierend und von kühler bis kalter Natur. Es tritt in die Leitbahnen von Lunge, Magen und Leber ein. Seine Hauptfunktionen sind, auf adstringierende Weise Blutungen zu stillen und die Wundheilung zu fördern. Es kann sowohl bei inneren als auch bei äußeren Blutungen angewandt werden. *Bai ji* stillt insbesondere Blutungen der Lunge und des Magen, also Bluthusten und Bluterbrechen, wie auch Nasenbluten. Dabei wird es heute noch, wie in der obigen Legende beschrieben, pulverisiert und am besten mit Reissuppe eingenommen. Über seine blutstillende Wirkung hinaus fördert es auch die Wundheilung. Daher wird es sowohl bei traumatischen Verletzungen als auch bei chronischen Geschwüren mit schlechter Heilungstendenz angewendet. *Bai ji* kann bei allen Arten von Blutungen entweder als Einzelmittel oder je nach Ursache der Blutung in entsprechenden Kombinationen angewendet werden. Bei blutenden Magen- oder Zwölffingerdarmgeschwüren vermag *Bai ji* nicht nur die Blutung zu stillen, sondern auch die Heilung des Ulkus zu beschleunigen. Die in *Bai ji* enthaltene Gelatine vermag die Magenschleimhaut signifikant zu schützen, wodurch Geschwüre schneller abheilen bzw. verhindert werden können.[170] Auch bei blutenden Hämorrhoiden oder bei blutiger Dysenterie kann *Bai ji* angewendet werden.

Die zuverlässige Wirkung bei Bluthusten oder Bluterbrechen wurde von mehreren klassischen Autoren gepriesen. Beispielsweise schrieb Zhu Danxi: *„Bei allen Arten von unstillbarem Blutspucken muss man Bai ji hinzufügen."*[171]

Die Anwendung bei Tuberkulose

Bai ji wird auch oft bei chronischen, konsumptiven Lungenerkrankungen angewandt. Es stillt nicht nur Bluthusten (Hämoptysen), sondern supplementiert auch die Lunge. Diese supplementierende Wirkung ist auf seinen süßen Geschmack zurückzuführen, während *Bai ji* durch seinen bitteren Geschmack bei kalter Natur auch Lungen-Hitze zu klären und Toxine herauszulösen vermag. In diesem Sinne wird es heutzutage in China auch häufig bei Lungentuberkulose eingesetzt. In Laborexperimenten fand man heraus, dass Zubereitungen aus dem Bletilla-Rhizom *(Bai ji)* tuberkulostatische Wirkungen haben.[172] Gemäß Berichten des Pekinger Tuberkulose-Forschungsinstitutes wird *Bai ji* oft erfolgreich bei Tbc angewendet – entweder allein oder unterstützend zur Behandlung mit westlichen Tuberkulostatika. Beispielsweise gibt man Patienten, die aufgrund von Tbc-Kavernen oder Bronchiektasen blutiges Sputum abhusten, zusätzlich zu ihren westlichen Medikamenten pulverisiertes Bletilla-Rhizom, denn die Erfahrung zeige, dass dies effektiver ist als die alleinige Anwendung von Tuberkulostatika. *Bai ji* selbst besitzt auch eine tuberkulostatische Wirkung. Auch gibt man Tuberkulosepatienten, die nicht oder nur sehr langsam auf die Behandlung mit westlichen Tuberkulostatika ansprechen, zusätzlich *Bai ji*. Damit

[168] Hu Xian'guo, S. 176; Li Shizhen, S. 461

[169] Li Shizhen, S. 461; Wang Ang, Rolle 1, S.56

[170] Gao Xuemin: *Zhong Yao Xue*, S. 352

[171] Li Shizhen, S. 461

[172] Hu Xian'guo, S. 177; Gao Xuemin: *Zhong Yao Xue*, S. 352

erzielt man wesentlich schnellere und bessere Behandlungsergebnisse. In einer Studie wurden beispielsweise 60 Tbc-Patienten mit sehr schlechter Heilungstendenz beobachtet. Nach der Gabe von *Bai ji* verbesserte sich ihr Zustand vergleichsweise schnell. Nach drei Monaten konnten 42 dieser Patienten als klinisch geheilt entlassen werden. In den Röntgenaufnahmen zeigte sich, dass die Krankheitsherde vollständig resorbiert worden oder fibrosiert waren; alle Kavernen hatten sich geschlossen und die Blutsenkung war normal. Die erwachsenen Patienten hatten pulverisiertes Bletilla-Rhizom *(Bai ji)* in einer Tagesdosis von durchschnittlich 12–18 g bekommen, was in drei Portionen aufgeteilt worden war. Dieses Mittel kann problemlos über mehrere Monate oder sogar Jahre hinweg eingenommen werden. In einer anderen klinischen Studie bekamen Tbc-Patienten, welche Blut abhusteten, täglich 10 g Bletilla-Rhizom verabreicht, woraufhin das Bluthusten innerhalb von 1 bis 3 Tagen aufhörte.[173]

Die Anwendung bei Hautleiden

Als „Metall-Kraut" behandelt *Bai ji* nicht nur die Lunge, sondern auch die ebenfalls der Wandlungsphase Metall zugehörige Haut. Es kann bei verschiedenen Arten von Geschwüren und Abszessen lokal als Paste aufgetragen werden, indem man das Pulver in etwas Wasser anrührt. Auch bei rissiger Haut an den Fersen kann man diese Paste auftragen. Diese Anwendung geht auf Li Dongyuan zurück, der schrieb: *„Bai ji bricht Abszesse und Schwellungen auf und behandelt rissige Haut an den Fersen."*[174]

Auch in der *Materia Medica der Tang-Dynastie* wurde diese Anwendung erwähnt. Dort wurde beschrieben, dass sich die Bergbewohner rissige Füße mit *Bai ji* behandeln, indem sie ein Stück vom Wurzelstock abbeißen und zu einer Paste zerkauen, welche aufgrund ihrer natürlichen Klebrigkeit auch sehr gut halte.[175]

Heutzutage wird *Bai ji* auch oft bei Verbrennungen angewendet. Doch so neu ist diese Anwendungsart gar nicht. Bereits im Jahre 713 hatte Ri Huazi geschrieben, dass *Bai ji* Pfeil-, Schnitt- und Stichverletzungen sowie Verbrühungen oder Verbrennungen behandle.[176]

Kontraindikationen

Als adstringierendes Arzneimittel sollte *Bai ji* nur mit Vorsicht bei blutigem Husten im Rahmen von äußerlichen Mustern oder bei Fülle-Hitze-Mustern angewendet werden.

Grün

Die grüne Farbe kann im Chinesischen durch mehrere Schriftzeichen wiedergegeben werden. In der *Materia Medica* der chinesischen Medizin trifft man auf drei verschiedenen Zeichen: *lü* 綠, *qing* 青 und *cang* 蒼. *Lü* 綠 ist das heutzutage am häufigsten gebrauchte Schriftzeichen für grün. In der klassischen Schriftsprache wurde oft das Zeichen *qing* 青 bevorzugt, das allerdings neben einem reinen Grün auch Blaugrün oder Blau bezeichnen kann. So wird beispielsweise auch die Indigopflanze, aus der der gleichnamige blaue Farbstoff gewonnen wird, als *Qing dai* 青黛 bezeichnet. Dies mag manche Autoren, wie z.B. Manfred Porkert, dazu veranlasst haben, *qing* 青 als „blau" zu übersetzen. In bestimmten Fällen ist dies durchaus korrekt, doch in der überwiegenden Zahl bezeichnet *qing* 青 die grüne Farbe. Grün ist schließlich die der Wandlungsphase Holz und somit dem Frühling zugeordnete Farbe. Der Frühling ist durch das Sprießen junger grüner Triebe und das Wachstum hellgrüner Blätter gekennzeichnet. Wo hat man schon einmal blaue Blätter sprießen sehen? Auch das Zeichen *cang* 蒼 ist etwas „ungenau" nach unserem nach Exaktheit verlangenden Verständnis. *Cang* 蒼 kann grün, dunkelgrün oder blau bezeichnen. Außerdem kann es auch graues Haar beschreiben oder eine blasse, fahle Gesichtsfarbe.

Grüne Drogen treten, aufgrund des Bezuges zur Wandlungsphase Holz, bevorzugt in die Leitbahn

173 Wang Huanhua et al., Band 1, S. 160; Zhu Shifeng, Band 3, S. 140

174 Hu Xiqin, S. 280

175 Zhu Shifeng, Band 3, S. 140

176 Li Shizhen, S. 461

der Leber ein. Zusätzlich zu den in diesem Kapitel näher beschriebenen Pflanzen sollen hier einige typische grüne Drogen aufgelistet werden:

- Citri reticulatae viride Pericarpium *(Qing pi)*: Von grüner Farbe, bitterem und scharfem Geschmack, tritt es in die Leitbahnen der Holz-Organe Leber und Gallenblase sowie in die des Magens ein.
- Citri sarcodactylis Fructus *(Fo shou)*: Von grüner Farbe, scharfem und bitterem Geschmack, tritt es in die Leitbahnen von Leber, Lunge, Magen und Milz ein.
- Menthae haplocalycis Herba *(Bo he)*: Von grüner Farbe und scharfem Geschmack, tritt es in die Leitbahnen von Leber und Lunge ein.

4.13 *Qīng Hāo* 青蒿 Artemisiae Annuae Herba

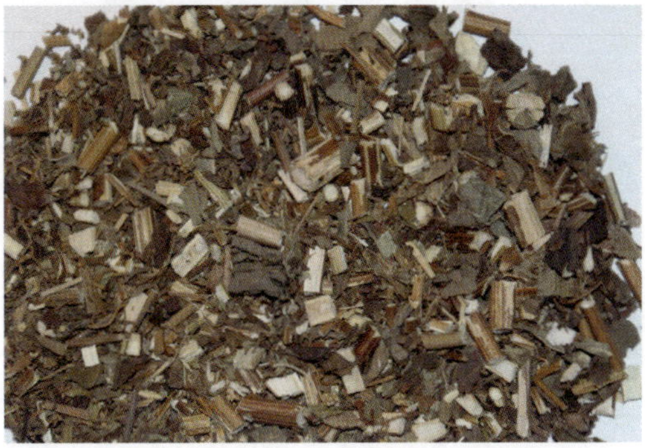

Abb. 4.13 *Qīng Hāo* 青蒿 Artemisiae Annuae Herba

- Pharmazeutische Bezeichnung: Artemisiae Annuae Herba
- Botanischer Name: Artemisia annua
- Familie: Asteraceae = Compositae (Korbblütler)
- Deutscher Name: Einjähriger Beifuß
- Deutsche Übersetzung des chinesischen Namens: „Grüner Beifuß"
- Beinamen: *Xiāng hāo* 香蒿 („Aromatischer Beifuß"), *Cǎo hāo* 草蒿 („Kräuterbeifuß")

Namen und Signaturen

Der Name *Qing hao* („Grüner Beifuß") bezieht sich auf die durch und durch grüne Farbe dieser Beifußart und ist insbesondere im Vergleich zu Herba Artemisiae Yinchenhao *(Yin chen hao)* zu verstehen. Denn bei *Yin chen hao* und anderen Beifußarten sind die Blätter auf der Oberseite grün und auf der Unterseite weiß. Nur bei *Qing hao* sind die Blätter auf beiden Seiten grün.[177] Grün ist die Farbe der Wandlungsphase Holz – und diese Signatur weist auf den direkten Bezug dieses Mittels zu beiden Holz-Organen Leber und Gallenblase hin. Doch nicht nur seine Farbe macht diese Pflanze zu einem Holz-Kraut; auch sein frühes Sprießen offenbart seine Holz-Natur. Wang Ang schrieb dazu: *„Qing hao ist bitter und kalt. Es folgt dem Ruf des Frühlings sehr zeitig und bringt schon im zweiten Monat*[178]*Sprosse hervor. Daher tritt es in die Blut-Ebene des Shaoyang und Jueyin, [also] der Gallenblase und der Leber ein."*[179]

Den Beinamen *Xiang hao* 香蒿 („Aromatischer Beifuß") erhielt dieses Kraut wegen seines besonderen Aromas, das es auch als Gewürz und Frischgemüse beliebt gemacht hat. Es gibt zahlreiche Hinweise darauf, dass der Einjährige Beifuß früher als Gemüse und als Gewürz verwendet worden ist. Beispielsweise schrieb Tao Hongjing, dass er zusammen mit Koriander gegessen wurde. Die aromatische Qualität von *Qing hao* lässt es auch auf die Mitte wirken. Darüber hinaus blüht es im Spätsommer und Herbst mit kleinen gelben Blüten. Dies sind auch zwei bedeutsame Signaturen dieses Krauts. Manche Autoren sind sogar trotz der bitter-kalten Natur dieses Mittels der Ansicht, dass es die Mitte supplementiere.[180] Dies soll unten noch explizit kommentiert werden. Der Name *Cao hao* 草蒿 („Kräuterbeifuß"), unter dem es in der *Materia Medica des Göttlichen Landmannes* erschien, ist ebenfalls im Vergleich zu Herba Artemisiae Yinchenhao *(Yin chen hao)* zu verstehen. Denn *Yin chen hao* ist

[177] Li Shizhen, S. 578

[178] Der zweite Monat des traditionellen chinesischen Mondkalenders entspricht in etwa dem März des westlichen Kalenders.

[179] Wang Ang, Rolle 1, S. 74

[180] Yu Xiaoping et al., S. 479; Wang Ang, Rolle 1, S. 74

eine mehrjährige Pflanze aus derselben Familie, deren Stängel überwintern und im Frühling neue Blätter hervorbringt. Da jene Stängel holzig und alt aussehen, erhielt die Pflanze den Namen *Yin chen hao*, wobei das *chen* 陳 „alt" bedeutet. Beim Einjährigen Beifuß dagegen überwintert nur die Wurzel, die im Frühjahr dann wieder neue Triebe hervorbringt. Seine Stängel bleiben weich und verholzen nicht. Dies meint man also mit der „krautigen Natur" von *Qing hao* im Gegensatz zur holzigen Natur von *Yin chen hao*.

Artemisia annua, die in Zentralasien heimisch ist und in China schon seit über 2000 Jahren arzneilich genutzt wird, hat sich mittlerweile auch in Europa und Amerika ausgebreitet. Auch in Deutschland wächst diese Beifußart, vorzugsweise auf mäßig trockenem Boden und an sandigen und kiesigen Flußufern.[181]

Arzneilich verwendet wird das im Sommer, vor der Blüte geerntete Kraut. Mehrere klassische Quellen betonen, dass zwar alle Teile von *Qing hao* arzneilich verwendet werden können, doch dass man jeden Teil für sich – und nicht alle Teile zusammen verwenden sollte.[182] Li Dongyuan schrieb: „*Wurzel, Sprossen, Samen und Blätter werden arzneilich genutzt. Doch sollte man jeden Teil für sich verwenden, entweder Samen oder Blätter, entweder die Wurzel oder die Sprossen. Wenn man alle vier Teile zusammen verwendet, dann beeinträchtigen sie einander anstatt sich in ihrer Wirkung zu verstärken.*"[183]

Bei Wang Ang findet sich ein sehr ähnlicher Kommentar, nur dass er sich auf die Stängel anstatt auf die Sprossen bezog. Heutzutage wird jedoch zumeist das gesamte oberirdische Kraut verwendet oder vorwiegend die Blätter. Die Blätter gelten als der effektivste Teil dieses Krauts.[184]

[181] http://opus.tu-bs.de/opus/volltexte/2004/585/

[182] Yu Xiaoping et al., S. 479; Wang Ang, Rolle 1, S. 74; Hu Xiqin, S. 291

[183] Hu Xiqin, S. 291

[184] Wang Ang, Rolle 1, S. 74; Bensky / Gamble: Materia Medica, 1993, S. 110; http://www.ibiblio.org/pfaf/cgi-bin/arr_html?Artemisia+annua&;CAN=COMIND

Eigenschaften und Anwendungsgebiete

Qing hao gilt als bitter und kalt; es tritt in die Leitbahnen von Leber, Gallenblase und Milz ein. Klassische Quellen geben nur diese Leitbahnbezüge an. Moderne Quellen nennen noch den Nieren-Bezug. Der Bezug zur Niere geht aus klassischen Quellen nur indirekt hervor, indem die Behandlung dampfender Knochen und die Förderung des Haarwachstums als Eigenschaften von *Qing hao* aufgeführt werden. Sowohl die Knochen als auch das Kopfhaar gehören zur Niere. So schrieb beispielsweise Ri Huazi, dass *Qing hao* die Körper- und Kopfhaare wachsen lasse, diese [wieder] schwarz mache und der Alterung entgegenwirke.[185] Doch die Hauptanwendungsgebiete von *Qing hao* sind Sommerhitze-Muster, Fieber aufgrund von verborgener Hitze im Blut, Blutungen und Malaria.

Wenn man *Qing hao* kostet, stellt man allerdings fest, dass es nicht wirklich sehr bitter, sondern eher leicht scharf schmeckt und auch nicht sehr kalt zu sein scheint. Vermutlich ist diese Zuschreibung des Geschmacks und des Temperaturverhaltens eher aus funktionellen Kriterien heraus erfolgt. Da es Malaria, Fieber und Blut-Hitze oder Sommerhitze behandelt, muss es praktisch von kalter oder kühler Natur sein. Wie unten noch ausgeführt werden wird, unterstützt *Qing hao* die Austreibung pathogener Faktoren nach außen, wodurch Malaria und Shaoyang-Syndrome behandelt werden. Diese nach außen gerichtete Bewegung ist eine dem scharfen Geschmack zugeordnete Tendenz und entspricht nicht der Funktion des bitteren Geschmacks, welcher herabführend wirkt. *Qing hao* enthält zwar Bitterstoffe, doch ist seine Wirkung nicht allein über den bitteren Geschmack zu verstehen. Es ist ein sehr komplexes und wandelbares Kraut mit verschiedenen Nuancen, wobei man entweder den scharfen, nach außen gerichteten Aspekt oder den bitteren, innerlich kühlenden Aspekt durch geeignete Kombinationen mit anderen Mitteln hervorheben kann. Einige wichtige Kombinationen sollen weiter unten in diesem Abschnitt aufgeführt werden. Die Zuschreibung der kalten Natur ist sehr wahrscheinlich in Abgrenzung

[185] Li Shizhen, S. 579

zu den anderen beiden in der chinesischen Medizin verwendeten Artemisiaarten erfolgt. Folium Artemisiae Argyi *(Ai ye)* ist bitter, scharf und warm; Herba Artemisiae Yinchenhao *(Yin chen hao)* ist bitter, scharf und kühl. Herba Artemisiae Annuae *(Qing hao)* ist wohl ein wenig kälter als *Yin chen hao*. Vermutlich um diesen Unterschied deutlich zu machen, wurde es als kalt bezeichnet. Doch der unverkennbare aromatische und leicht scharfe Geschmack verleiht *Qing hao* auch eine warme Komponente, was es zusammen mit der bitteren Komponente zu einem maximal leicht kalten oder kühlen Mittel macht. Nach Auffassung des Autors kann es als scharf, bitter, aromatisch und leicht kalt betrachtet werden.

Die Sommerhitze klärende Wirkung

Qing hao klärt durch seinen bitteren Geschmack und seine leicht kalte Natur Sommerhitze. Durch seine aromatische Natur wird auch die mit Sommerhitze einhergehende Feuchtigkeit umgewandelt. Entsprechend wird es bei Sommerhitze-Mustern mit Beschwerden wie Kopfschmerzen, Schwindel, Benommenheit, Nervosität und Fieber oder Schüttelfrost angewendet. Diese Anwendung soll anhand eines historischen Fallberichtes illustriert werden:

Während der Qing-Dynastie lebte der seinerzeit sehr berühmte Arzt Qian Jinglun im Ort Xiushui. Nicht nur seine Heilkunst war von außergewöhnlich hohem Niveau, auch besaß er hohe moralische Standards und war ein rechtschaffener, ehrlicher Mann. Trotz seines großen Könnens blieb er jedoch sein Leben lang arm, da er sich in aufopfernder Weise vor allem der Behandlung der armen Landbevölkerung in seiner Gegend widmete.

Eines Jahres, mitten im Winter, wurde er zu einem Patienten gerufen, der an unaufhörlichem Schüttelfrost litt. Dieser Patient hatte schon alle möglichen Ärzte konsultiert, ohne dass ihm jemand helfen konnte. Qian Jinglun untersuchte den Patienten sehr gründlich und kam nach seiner Musterdifferenzierung zu dem Schluss, dass es sich bei dieser Erkrankung um verborgene Sommerhitze handle. Als die anderen Ärzte dies hörten, verstummten sie vor Verblüffung und Unglaube, denn es herrschte gerade eisige Winterskälte. Sie konnten sich nicht erklären, wie jemand zu dieser Jahreszeit an Sommerhitze leiden sollte. Doch Qian Jinglun sprach voller Selbstvertrauen: „Offenbar glauben mir die Herren nicht. Doch schauen Sie, welches Mittel ich benutze. Ich garantiere Ihnen, dass diese Erkrankung mit einem einzigen Sommerhitze-Mittel erfolgreich zu behandeln ist." Da bereits mehrere andere Behandlungsversuche erfolglos geblieben waren, ließ man Qian Jinglun gewähren. Dieser verordnete als einziges Mittel Qing hao, dass als Dekokt eingenommen werden sollte. Nachdem der Patient dieses Dekokt getrunken hatte, war er geheilt. Den anderen Ärzten verschlug es erneut die Sprache und sie hielten die Heilung für ein Wunder. Die Nachricht von dieser wundersamen Heilung verbreitete sich schnell und immer mehr Patienten suchten Qian Jinglun auf. Und wer ihn einmal aufgesucht hatte, wusste auch, nach welchen Grundsätzen er sich seine Leistung honorieren ließ: Reiche Bürger bat er unerbittlich zur Kasse, während er arme Leute umsonst behandelte und ihnen oft sogar noch die Arzneimittel schenkte. Da Qian Jinglun ein sehr berühmter Arzt war, kamen die Reichen auch gern zu ihm und fügten sich bereitwillig in diese Regeln. Doch wenn ihn ein reicher Patient aus einem entfernten Ort zu einem Hausbesuch einlud, was immer ein außerordentlich hohes Honorar versprach, lehnte Qian Jinglun stets ab. Er sagte: „Mit dieser großen Summe Geldes sollte es Ihnen nicht schwerfallen, einen anderen Arzt zu bitten. Warum gerade mich? Die Armen und die Waisen in meinem Heimatkreis bedürfen meiner Hilfe. Wie könnte ich da zu Ihnen kommen?" Als Qian Jinglun starb, versammelte sich die ganze Bevölkerung seines Heimatkreises schmerzerfüllt und gab ihm ihr letztes Geleit. Zu seinem Angedenken errichtete man einen kleinen Tempel und verehrte ihn als die lokale Inkarnation des Erdgottes (Tu Di Shen).[186]

Auch wenn es in diesem historischen Bericht in erster Linie um die ärztliche Tugend von Qian Jinglun und nur am Rande um die Anwendung von *Qing hao* geht, gibt er doch ein gutes Beispiel dafür, dass man mit dieser Droge sowohl akute als auch verborgene Sommerhitze behandeln kann. Nicht unwahrscheinlich ist auch, dass es sich bei diesem Fall mit „unaufhörlichem Schüttelfrost" um Malaria handelte. Dies ist nämlich eine weitere Indikation von *Qing hao*.

[186] Wang Huanhua et al., Band 2, S. 82 f.

Die Behandlung von Malaria

In unseren Breiten erkrankt man glücklicherweise so gut wie nicht an Malaria, doch nehmen die von Fernreisen eingeschleppten Malariafälle in Europa zu. Und da die Malaria verursachenden Plasmodien in vielen Fällen bereits resistent gegen schulmedizinische Mittel sind, spielen pflanzliche Alternativen eine immer größere Rolle. Auch zur Behandlung der Malaria in Entwicklungsländern sind preiswerte und effektive Medikamente gefragt. Hier leistet *Qing hao* bereits unschätzbare Dienste.

Am Anfang war der daoistische Heiler Ge Hong, der in seinem Werk *Im Notfall Einsatzbereite Rezepturen* bereits im dritten Jahrhundert schrieb: *„Man nehme eine Handvoll Qing hao, weiche es in drei sheng*[187] *Wasser ein und gewinne dann den Saft, indem man die Droge auswringt. Diesen nehme man vollständig ein. Dies behandelt Schüttelfrost und alle Arten von Malaria.“*[188]

Was Ge Hong hier beschreibt, scheint eine Art Kaltauszug des Krauts zu meinen. Diese Erkenntnis Ge Hongs bildete die Grundlage für weitere Forschungen im modernen China. In den siebziger Jahren des vergangenen Jahrhunderts entdeckte und extrahierte man in China das Artemisinin *(Qing hao su)* als den aktiven Wirkstoff gegen Malaria. Außerdem fand man heraus, dass dieser Wirkstoff durch starke Hitzeeinwirkung zerstört wird, was die von Ge Hong vor 1700 Jahren beschriebene Methode des Kaltauszuges als angemessene Methode bestätigte. Auch Aufgüsse mit heißem Wasser sind möglich und insbesondere in Entwicklungsländern mit schlechter Wasserqualität zu empfehlen. Nur lange abgekocht werden sollte *Qing hao* zur Behandlung der Malaria nicht. Und auch bei den anderen Indikationen sollte man es erst zum Schluss ins Dekokt der anderen Substanzen geben, da ein wesentlicher Bestandteil von *Qing hao* ätherisches Öl ist, das bei zu langem Kochen verfliegt. Jene chinesischen Wissenschaftler stellten dann oral einnehmbare Artemisinin-Präparate aus *Qing hao* her und wendeten diese bei über 6000 Malariapatienten in China und Südostasien an. Dabei stellten sie fest, das Artemisinin gut resorbiert, gleichmäßig verteilt und rasch wieder ausgeschieden wird. Es vermag Malaria sehr effektiv und ohne oder mit nur sehr geringen Nebenwirkungen zu behandeln, ohne dass es bei den Plasmodien zur Bildung von Resistenzen kommt. Es zeigte sich insbesondere bei der schwersten Form, der zerebralen Malaria, höchst effektiv. Extrakte aus *Qing hao* töten Plasmodien ab, senken Fieber und stillen Blutungen wie auch Durchfall. *Qing hao* ist sogar effektiv gegen Plasmodien, die Resistenzen gegen westliche Medikamente besitzen. Wegen seiner positiven Wirkung auf das Immunsystem ist Artemisia annua sogar zur unterstützenden Behandlung von AIDS vorgeschlagen worden. Doch hier bedarf es noch weiterer Forschung.[189]

Von der deutschen Hilfsorganisation *Anamed* ist Artemisia Annua erfolgreich in Äthiopien und anderen afrikanischen und lateinamerikanischen Entwicklungsländern angebaut und zur Behandlung der dortigen Malariakranken eingesetzt worden. Dabei wird ein Aufguss von 5 g der Artemisiablätter mit einem Liter kochendem Wasser hergestellt, 10 bis 15 Minuten ziehen gelassen und dann abgeseiht. Die Patienten sollen diesen Arzneitee in vier Portionen aufgeteilt über den Tag verteilt trinken. Die Erfolgsquote wurde dabei auf über 90% beziffert.[190]

Malaria wird in der chinesischen Medizin in vielen Fällen als eine Shaoyang-Erkrankung im Sinne Zhang Zhongjings *Abhandlung über Kälte-Schädigung* betrachtet. Ein typisches Zeichen einer Shaoyang-Erkrankung ist die auch bei der Malaria anzutreffende Wechselhaftigkeit bzw. das Undulieren der Körpertemperatur und der subjektiven Beschwerden. Oben im Zitat von Wang Ang wurde bereits erwähnt, dass *Qing hao* seiner Natur nach ein Shaoyang-Mittel ist, da es seine Keimlinge sehr früh hervorbringt. Dabei bezog sich Wang Ang auf Li Shizhen, der schon einige hundert Jahre zuvor geschrieben hatte: *„Qing hao behandelt Malaria-Schüt-*

[187] Drei „Liter“ *(sheng)* der Jin-Dynastie entsprechen etwa 600 ml.

[188] Wang Huanhua et al., Band 2, S. 86

[189] Wang Huanhua et al., Band 2, S. 86; Gao Xuemin: *Zhong Yao Xue*, S. 175; Kaufhold, P., Phytomagister, Annuabeifußkraut; http://www.aritiherbal.com/artemisia.htm ; http://www.ibiblio.org/pfaf/cgi-bin/arr_html?Artemisia+annua&; CAN=COMIND

[190] http://www.aritiherbal.com/artemisia.htm ; http://sextocontinente.org/apoyohumano/a-a-anamedA-3.html

telfrost. … Qing hao erhält das Frühligs-Holz-Shaoyang-Qi am frühsten, weshalb die mit Qing hao behandelten Muster sämtlich Shaoyang- [oder] Jueyin-Blut-Ebenen-Muster sind."[191]

Hier kann man das frühe Sprießen dieser Beifußart als eine wegweisende Signatur zur Behandlung von Malaria wie auch von anderen Erkrankungen, die mit Schüttelfrost oder Wechselfieber einhergehen, betrachten. Zur Illustration dieser Anwendungsmöglichkeiten soll hier ein Fallbericht eines zeitgenössischen, bereits verstorbenen Arztes der TCM-Universität von Nanjing, Professor Zhang Zesheng, angeführt werden:

Ein junger Mann von 20 Jahren hatte sich eine febrile Erkältungskrankheit zugezogen. Deswegen war er schulmedizinisch behandelt worden und galt bereits als geheilt. Doch litt er noch an erhöhter Temperatur am Nachmittag. Dieses undulierende Fieber dauerte schon über einen Monat an. Bei der Untersuchung stellte Professor Zhang fest, dass weder der Puls noch die Zunge nennenswerte pathologische Zeichen boten. Auch die Gesichtsfarbe und die allgemeine Erscheinung des Patienten wiesen auf gute Gesundheit hin. Daher schloss er Yin-Leere-Hitze, Qi-Leere-Hitze und Fieber durch in den Yangming-Leitbahnen verbliebene Hitze als Grundlage dieses Krankheitsmusters aus. Dann fragte Zhang Zesheng den Patienten, ob er im Verlauf seiner Kälte-Schädigungs-Erkrankung geschwitzt habe, was jener verneinte. Daher entschloss er sich, die Rezeptur Xiao Chai Hu Tang zu benutzen, wobei er Ginseng (Ren shen) gegen Qing hao austauschte. Nachdem der Patient das Dekokt eingenommen hatte, begann er am ganzen Körper zu zittern. Etwas später begann er heftig zu schwitzen. Er schwitzte so stark, dass sein Schlafanzug und das Bettzeug ganz durchnässt waren. Danach normalisierte sich sein Zustand nach und nach. Es trat kein Schüttelfrost mehr auf und das nachmittägliche Fieber ebbte ab, um schließlich ganz auszubleiben. Professor Zhang erklärte die Wirkungsweise von Qing hao folgendermaßen: „Qing hao klärt Hitze, kühlt das Blut, löst Sommerhitze heraus, senkt Fieber und behandelt Malaria. Je nach Kombination mit anderen Arzneimitteln kann es bei Fieber aufgrund von äußerlich zugezogenen Pathogenen oder aufgrund von innerlicher Schädigung angewandt werden."[192]

Die Behandlung von Leere-Hitze

Qing hao behandelt nicht nur Fieber im Rahmen von Malaria oder Shaoyang-Syndromen, sondern auch erhöhte Temperatur aufgrund von Leere-Hitze bei Blut- und Yin-Leere oder in der Folge von febrilen Erkrankungen. Außerdem findet *Qing hao* Anwendung bei Erschöpfung und Auszehrung nach der Geburt. In *Die Quintessenz der Materia Medica* von Wang Ang heißt es dazu: „*Qing hao … behandelt dampfende Knochen [und] Auszehrungshitze. … [Eine weitere Indikation von Qing hao ist] Leere-Hitze [im Rahmen von] Auszehrung nach der Geburt. Alle bitter-kalten Arzneimittel neigen mehr oder weniger dazu, das Magen-Qi zu schädigen. Allein Qing hao ist von aromatischer Natur und tritt in die Milz ein. Nur dieses Mittel ist bei Menschen mit Hitze [aufgrund von] Blut-Leere geeignet, da es nicht das Magen-Qi angreift.*"[193]

Bei derartigen Blut-Leere-Hitze-Mustern, die sich vor allem durch abendliches und nächtliches Fieber mit Rückgang des Fiebers am Morgen oder durch lang andauerndes Fieber nach febrilen Erkrankungen oder nach der Geburt manifestieren, wird *Qing hao* insbesondere mit Drogen wie Lyciumwurzelrinde *(Di gu pi)*, Cynanchum *(Bai wei)*, Adenophora oder Glenia *(Sha shen)*, Ophiopogon *(Mai men dong)* und Stellaria *(Yin chai hu)* kombiniert. Früher wurde *Qing hao* hierbei auch als Einzelmittel angewendet, wie Su Song schrieb: „*Qing hao ist das beste Mittel, um dampfende Knochen [und] Auszehrungshitze zu behandeln. In klassischen Rezepturen wurde es [dazu zumeist] einzeln angewandt.*"[194]

Da das nährende Potenzial von *Qing hao* sehr gering ist, erscheinen die oben genannten Kombinationen empfehlenswert.

[191] Li Shizhen, S. 579

[192] Wang Huanhua et al., Band 2, S. 83 f.

[193] Wang Ang, Rolle 1, S. 74

[194] Li Shizhen, S. 579

4

Die blutstillende Wirkung

Qing hao wirkt auf zwei Wegen blutstillend: zum einen, indem es das Blut kühlt, wobei es in Form eines Dekoktes zusammen mit synergistisch wirkenden Mitteln eingenommen wird, zum anderen, durch seine unmittelbar blutstillende Wirkung, wobei das frische, zerstoßene Kraut auf die Wunde aufgetragen wird. Su Song schrieb: „*[Qing hao], frisch zerstoßen auf Schnitt- und Stichwunden aufgetragen, stillt effektiv Blutungen und Schmerzen.*"[195]

Die äußerliche Anwendung

Neben der oben erwähnten äußerlichen Anwendung zur Blutstillung kann *Qing hao* auch zur Behandlung von parasitär bedingtem Juckreiz und von Geschwüren oder Abszessen benutzt werden. In der *Materia Medica des Göttlichen Landmannes* wurde *Qing hao* unter anderem als Mittel gegen Krätze und Grind und dem damit verbundenen Juckreiz, zur Behandlung von schlecht heilenden Geschwüren sowie als Läusemittel empfohlen.[196] Dort wurde zwar nicht ausdrücklich spezifiziert, ob es in jenen Fällen innerlich oder äußerlich angewendet werden soll, doch erscheint die äußerliche Anwendung sehr wahrscheinlich. Auch Li Dongyuan meinte: „*Man kann auch ein Dekokt aus [Qing hao] herstellen und damit Geschwüre spülen sowie Krätze und Läuse beseitigen.*"[197]

Das Kauen der Blätter dieser Pflanze soll Candida-Infektionen des Mundes, also Soor, behandeln können.[198]

Kontraindikationen

Obwohl, wie oben zitiert, einige klassische Autoren dieses Arzneimittel gerade in Fällen von Blut-Leere-Hitze-Mustern, insbesondere nach der Geburt, empfohlen haben und auch betont haben, dass es nicht die Mitte schädigt, nennen moderne Werke Blut-Leere nach der Geburt und Leere-Kälte der Mitte als Kontraindikation. Hiermit sind offenbar Fälle von postpartaler Blut-Leere ohne Leere-Hitze bzw. Fälle von ausgeprägter Kälte der Mitte mit Durchfällen gemeint. Als entscheidendes Kriterium kann hier die Farbe der Zunge gelten. In Fällen von blasser Zunge und Vorhandensein anderer Kälte-Zeichen sollte *Qing hao* nicht angewandt werden. Bei roter Zunge und Vorliegen von Hitze-Zeichen ist der Einsatz von *Qing hao* zu erwägen. Bei Frauen nach der Geburt, deren Mitte erheblich geschwächt ist, darf *Qing hao* nicht angewendet werden. Auch geben traditionelle Quellen an, dass es nicht mit Angelicae sinensis Radix *(Dang gui)* und Rehmanniae Radix praeparata *(Shu di)* kombiniert werden sollte.

[195] Li Shizhen, S. 579
[196] Zhu Shifeng, Band 3, S. 107; Li Shizhen, S. 579
[197] Hu Xiqin, S. 291
[198] http://www.aritiherbal.com/artemisia.htm

KAPITEL

5 Namensgebung nach dem Geschmack

5.1 *Xì Xīn* 細辛 (细辛) Asari Radix

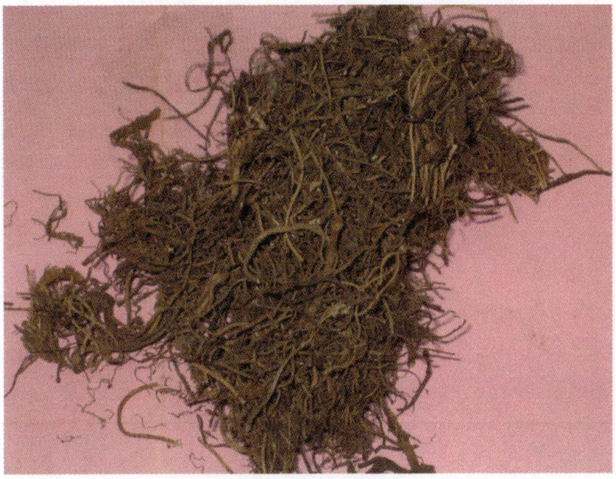

Abb. 5.1 *Xì Xīn* 細辛 (细辛) Asari Radix

- Pharmazeutische Bezeichnung: Asari Radix
- Botanische Namen: Asarum sieboldii, A. heteropoides var. mandshuricum
- Familie: Aristolochiaceae (Osterluzeigewächse)
- Deutscher Name: Chinesische Haselwurz
- Deutsche Übersetzung des chinesischen Namens: „fein und scharf“
- Beinamen: *Xiǎo xīn* 小辛 („klein und scharf“), *Shào xīn* 少辛 („klein und scharf“)

Namen und Signaturen

Der Name dieser Droge bezieht sich laut Su Song und Li Shizhen auf die Form und den Geschmack der Wurzel. Die Asarumwurzel besteht aus sehr vielen feinen Wurzelsträngen, die von violetter Farbe sind und einen sehr scharfen Geschmack besitzen. Die feine, strangartige Struktur dieser Wurzeldroge, wie auch ihr scharfer Geschmack, weisen auf ihre Fähigkeit hin, nicht nur in die Hauptleitbahnen *(jing)* einzudringen, sondern auch in die feinen Netzgefäße *(luo)*. Dies ist sehr wichtig für die Behandlung von Schmerzen, insbesondere von rheumatischen Schmerzen im Rahmen eines Bi-Syndroms. Doch auch chronische Kopf- oder Gesichtsschmerzen können in entsprechenden Fällen erfolgreich mit *Xi xin* behandelt werden. Kou Zongshi beispielsweise betonte die außerordentliche Effektivität hierbei, indem er schrieb: *„Bei der Behandlung von Kopf- oder Gesichtsschmerzen aufgrund von Wind darf Xi xin nicht fehlen.“*[1]

In Bezug auf die Behandlung von Kopfschmerzen betonte Zhang Yuansu, dass *Xi xin* in Kombination mit Angelica pubescentis *(Du huo)* bei dem mit der Nieren-Leitbahn assoziierten „Shaoyin-Kopfschmerz göttlich effektiv“ sei. Auch Wang Ang meinte, dass *Xi xin* spezifisch Shaoyin-Kopfschmerzen behandle und dass *Du huo* hierbei als Botenkraut eingesetzt werde.[2]

Sein scharfer Geschmack und seine warme Natur machen *Xi xin* zu einem Mittel, mit dem man die Oberfläche von eingedrungener Wind-Kälte befreien kann. Doch anders als das ebenfalls in diesem Sinne wirkende Ephedrakraut *(Ma huang)* wirkt *Xi xin* nicht nur an der Oberfläche. Wie man es von einer Wurzel erwarten kann, dringt seine Wirkung auch ins Körperinnere vor, wo es insbesondere die Lungen- und Nieren-Leitbahnen wärmt. Der Bezug zur Lunge erklärt sich über seinen scharfen Geschmack, welcher der Wandlungsphase Metall zugeordnet ist; der Bezug zur Niere leitet sich davon ab, dass es eine Wurzel ist. Wurzeln stehen in Analogie zur Niere, da sie sich im Yin-Bereich befinden, also unter der Erde, so wie die Niere im Abdomen, im unteren Erwärmer, und weil in ihnen, wie in der Niere, essentielle Substanzen gespeichert werden. *Xi xin* steht als Wurzeldroge in besonderer Weise in Analogie zur Niere: Da sie als Wurzel an sich Yin ist, aber einen scharfen Geschmack, ein warmes Wesen

[1] Kou Zongshi, S. 48
[2] Li Shizhen, S. 496; Wang Ang, Rolle 1, S. 27

und bewegende Funktionen hat, entspricht sie der Niere, die ebenfalls Yang im Yin ist, d.h. ihrer Struktur und Lage nach Yin ist, der Funktion des Nieren-Yang wegen jedoch auch einen starken Yang-Aspekt besitzt. Li Shizhen hatte hingegen besonderen Nachdruck auf einen anderen Aspekt von *Xi xin* gelegt. Da es sowohl von scharfem Geschmack als auch von heißer Natur ist, nannte er es „Yang im Yang" und betonte, dass *Xi xin* aufgrund seiner warmen Schärfe sehr kraftvoll zerstreuen kann. Deswegen könne man es bei allen Arten von Kopfschmerzen aufgrund von Wind-Kälte oder Wind-Feuchtigkeit wie auch bei dünnem Schleim im Brustraum anwenden.[3] Im Hinblick auf die Signaturen von *Xi xin* fallen noch seine herzförmigen Blätter ins Auge. Dies kann ebenfalls als Hinweis auf seine Affinität zur Shaoyin-Achse aufgefasst werden: Unten wärmt es die Niere, oben das Herz, während es durch seine Schärfe auch in die Lunge eintritt.

Eigenschaften und Anwendungsgebiete

Xi xin wird in China schon seit über 2000 Jahren arzneilich verwendet. In der *Materia Medica des Göttlichen Landmannes* wurde es sogar als Mittel der oberen Kategorie aufgeführt und es heißt dort unter anderem, dass es bei langer Anwendung die Augen kläre, den Körper leicht mache und das Leben verlängere.[4] Diese Empfehlungen sind aus heutiger Sicht jedoch sehr bedenklich. Wegen seiner warm-scharfen Natur sollte es nur sehr kurzfristig zur Behandlung von Erkältungserkrankungen oder Schmerzen angewendet werden, da warm-scharfe Substanzen leicht das Yin und die Körperflüssigkeiten schädigen. In den nachfolgenden Dynastien wurden diese Angaben des Göttlichen Landmannes auch wiederholt in Frage gestellt. Beispielsweise schrieb Miao Xiyong: *„Wie kann man ein scharfes, zerstreuendes, aufsteigendes und schweißtreibendes Mittel langfristig einnehmen?"*[5]

Chen Cheng konstatierte einst, dass man von *Xi xin*, wenn man es als Einzelmittel direkt als Pulver einnimmt, nicht mehr als 3 g nehmen dürfe.[6] Seitdem hat sich „*Xi xin* nicht mehr als drei Gramm" als Leitsatz etabliert. Doch gilt dies eigentlich nur für die pulverisierte Droge und es gab und gibt immer wieder Ärzte, die *Xi xin* sehr viel höher dosieren – mit gutem Erfolg und ohne Nebenwirkungen. Dies ist schließlich immer auch eine Frage der Kombination mit anderen Substanzen. Doch neben fragwürdigen Empfehlungen finden sich in der *Materia Medica des Göttlichen Landmannes* bereits die heute noch geltenden Indikationen von *Xi xin*. Es heißt dort unter anderem, dass es Kopfschmerzen und Husten behandle sowie Krämpfe und Schmerzen bei Wind-Feuchtigkeit-Bi-Syndromen.

Xi xin ist warm und scharf; es tritt in die Leitbahnen von Lunge, Leber, Herz und Niere ein. Während es von Li Shizhen als ungiftig bezeichnet worden ist, nennen es spätere Autoren oft geringfügig toxisch. Die Toxizität von *Xi xin* hängt neben der Kombination hauptsächlich von der Dosis ab. Bis zu 3 g als Tagesdosis kann man, insofern keine Kontraindikationen bestehen, bedenkenlos verordnen.

Xi xin befreit die Oberfläche und wandelt Flüssigkeitsansammlungen um

Durch seine Schärfe befreit *Xi xin* die Oberfläche und vertreibt Wind-Kälte, durch seine Wärme wärmt es das Innere und wandelt Flüssigkeitsansammlungen um. In diesem Sinne wird *Xi xin* seit Zhang Zhongjing's Zeiten als Mittel gegen Kälte-Schädigung angewendet, namentlich in der Rezeptur *Xiao Qing Long Tang*. Seine Funktionen, Kälte im Körperinneren zu zerstreuen und die Leitbahnen zu wärmen, kommen beispielsweise auch in der Rezeptur *Dang Gui Si Ni San* zum Tragen. Bemerkenswert an den klassischen Rezepturen aus der *Abhandlung über Kälte-Schädigung* von Zhang Zhongjing ist, dass die scharf-warmen, zerstreuenden Mittel Asarum *(Xi xin)* und Ephedra *(Ma huang)* meist mit den sauren, sammelnden Drogen Paeonia alba *(Bai shao)* und/oder Schisandra *(Wu wei zi)* kombiniert worden sind. Somit wird das Zerstreuen der pathogenen Faktoren Wind und Kälte ermöglicht,

[3] Li Shizhen, S. 496
[4] Zhu Shifeng, Band 1, S. 130; Li Shizhen, S. 495
[5] Miao Zhongchun, S. 144
[6] Li Shizhen, S. 496

während gleichzeitig das physiologische Yin sowie die Körperflüssigkeiten bewahrt werden.

Die Behandlung von Husten und Asthma

Als warm-scharfes Lungen-Mittel ist das Stillen von Husten, Atemnot und Asthma eine der Hauptfunktionen von *Xi xin*. In Fällen von Husten, Atemnot oder Asthma aufgrund von äußerer Kälte wirkt *Xi xin* synergistisch mit Ephedra *(Ma huang)*, weswegen diese beiden Drogen auch oft kombiniert werden. Auch kann man *Xi xin* als Ersatz für *Ma huang* benutzen, namentlich in Fällen von Husten, Atemnot oder Asthma bei Bluthochdruckpatienten, wo *Ma huang* kontraindiziert ist. Manche Autoren sind sogar der Ansicht, dass *Xi xin* das häufiger verwendete *Ma huang* an Effektivität beim Beruhigen von Husten und Atemnot noch übersteigt.[7] Darüber hinaus kann *Xi xin* aufgrund seines Lungen- und Nieren-Bezuges auch bei chronischem Husten und Asthma verwendet werden, welches bereits die Niere affiziert hat. Hierbei kann *Xi xin* dann mit Gingkosamen *(Bai guo)* und Psoralea *(Bu gu zhi)* oder mit Aconit *(Fu zi)* und Gecko *(Ge jie)* kombiniert werden. So werden Lunge und Niere gleichermaßen gewärmt und gekräftigt.

Die Behandlung von Sinusitis und Nasenpolypen

Die Effektivität von *Xi xin* bei der Behandlung von Kopf- und Gesichtsschmerzen ist oben bereits erwähnt worden. In diesen Indikationsbereich gehören auch die Krankheitsbilder, die man heute als Sinusitis und als Nasenpolypen bezeichnet. In den *Verschiedenen Aufzeichnungen Berühmter Ärzte* werden die verstopfte Nase und Nasenpolypen als Indikationen für *Xi xin* aufgeführt. Bei Wang Ang werden darüber hinaus noch Anosmie und Sinusitis als Indikationen aufgeführt, und bei Nasenpolypen, so heißt es dort, solle man das fein pulverisierte *Xi xin* in die Nase blasen.[8]

Zusammenfassend kann man sagen, dass *Xi xin* Wind vertreibt, Kälte zerstreut, Wasser bewegt, die Sinnespforten wie auch die Leitbahnen und Netzgefäße durchgängig macht und Schmerzen stillt. Entsprechend wird es bei Kälte-Mustern mit Schmerzen sowie bei Kälte und Wasseransammlungen im Körper mit Atemnot angewendet.

Die Äußerliche Anwendung

Bei Mundgeschwüren (Aphthen), insbesondere bei Kindern, oder auch bei Bettnässen (Enuresis) kann das fein pulverisierte *Xi xin* mit Essig angerührt und mittels Pflaster auf dem Bauchnabel oder auf den Fußsohlen appliziert werden.

Toxizität Nachdem es in den vergangenen Jahren infolge des Gehalts an Aristolochiasäure in verschiedenen Kräutern der Familie der Aristolochiaceae bei mehreren Patienten zu Nierenschädigungen und sogar zu Todesfällen kam, werden diese Substanzen entweder gar nicht mehr oder nur unter größter Vorsicht angewendet. Wie aus Veröffentlichungen der amerikanischen *Food and Drug Administration* (FDA) und der australischen *Therapeutic Goods Administration* (TGA) hervorgeht, enthalten die als *Xi xin* verwendeten Pflanzen Asarum sieboldii und A. heteropoides an sich zwar keine Aristolochiasäure, doch kann man nur nach sorgfältiger chemischer Prüfung ausschließen, dass die importierten Drogen nicht mit anderen aristolochiasäurehaltigen Drogen vermischt worden oder gar vertauscht worden sind. Die als *Xi xin* bzw. *Bei xi xin* verwendete Pflanze Asarum heterotropoides F. Schmidt und die als *Xi xin* bzw. *Hua xi xin* verwendete Pflanze Asarum sieboldii Miq. gehören laut TGA der Gruppe B an, die zwar an sich keine Aristolochiasäure enthalten, aber damit verunreinigt bzw. verfälscht sein könnten. Die nahe verwandte Pflanze Asarum canadense Linn., die nicht als *Xi xin* verwendet wird, gehört dagegen zur Gruppe A. Die Pflanzen dieser Gruppe enthalten erwiesener- oder vermutetermaßen Aristolochiasäure.[9] Bei der von deutschen Apotheken vertriebenen Asarumwurzel kann man, wegen strenger Überprüfungen, davon ausgehen, dass es sich um unbedenkliche Drogen handelt.

Auch vor vielen Jahrhunderten war man sich der potenziell schädlichen Wirkung von *Xi xin* bewusst.

[7] Wang Huanhua et al., Band 3, S. 53

[8] Tao Hongjing: Ming Yi Bie Lu, S. 38; Yu Xiaoping et al., S. 391; Wang Ang, Rolle 1, S. 27

[9] http://www.tga.gov.au/docs/html/arialert.htm#groupa

Dies ist offenbar der Grund dafür, dass Zhang Zhongjing es zumeist mit den adstringierenden Drogen Paeonia alba *(Bai shao)* und/oder Schisandra *(Wu wei zi)* kombiniert hat. Allerdings waren der Gehalt an Aristolochiasäure und die damit einhergehende Gefahr von Organschäden seinerzeit selbstverständlich nicht bekannt. Was man früher als „toxisch“ bezeichnet hat, bezog sich auf Symptome, die man innerhalb von Stunden oder Tagen nach der Einnahme beobachten konnte und nicht auf Organschäden, die erst nach Monaten oder Jahren der Einnahme in Erscheinung treten können. Sollten bei der Behandlung mit *Xi xin* Beschwerden wie Gereiztheit und Ruhelosigkeit, Schwindel, stärkeres Schwitzen, Hautausschläge oder eine Empfindung von innerlich aufsteigendem Qi auftreten, dann sollte man das Mittel absetzen.

Kontraindikationen

Xi xin ist zwar ein wichtiges Mittel zur Behandlung von Kopfschmerzen, doch darf es nicht bei Kopfschmerzen aufgrund von Yin-Leere mit aufsteigendem Yang angewendet werden. Bei der Behandlung von Husten ist zu berücksichtigen, dass *Xi xin* bei trockenem Husten aufgrund von Trockenheit der Lunge und Yin-Mangel kontraindiziert ist.

5.2 *Má Huáng* 麻黄 Ephedrae Herba

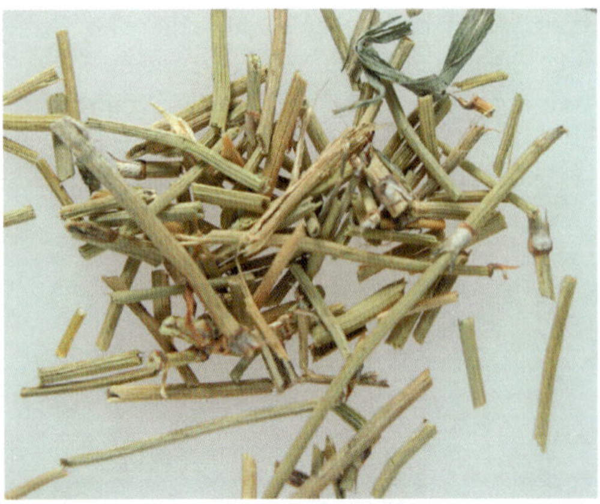

Abb. 5.2 *Má Huáng* 麻黄 Ephedrae Herba*

- Pharmazeutische Bezeichnung: Ephedrae Herba
- Botanische Namen: Ephedra sinica, E. equisetina, E. intermedia
- Familie: Ephedraceae (Meerträubelgewächse)
- Deutsche Namen: Ephedrakraut, Meerträubel
- Deutsche Übersetzung des chinesischen Namens: wörtlich: „Hanf-Gelb“ oder sinngemäß: „Gelbblühendes Kraut von betäubendem Geschmack“
- Beinamen: *Bēi xiāng* 卑相 („Minderwertige Substanz“), *Bēi yán* 卑鹽 („Minderwertiges Salz“), *Wú yè cǎo* 無葉草 („Blattloses Kraut“)

Namen und Signaturen

Über die verschiedenen Beinamen von *Ma huang* schreibt Li Shizhen, dass sie alle kaum nachvollziehbar seien und beschränkt sich auf eine sehr knappe Erläuterung des Namens *Ma huang*, wonach sich *ma* auf seinen betäubenden Geschmack beziehe und *huang* auf seine gelbe Farbe.[10] *Ma* 麻 bedeutet ursprünglich Hanf. Wegen der betäubenden und berauschenden Wirkung des Hanfes hat sich der Bedeutungsgehalt dieses Schriftzeichens mit der Zeit um diese beiden Aspekte erweitert. *Ma huang* soll auf der Zunge ein gewisses Taubheitsgefühl erzeugen können. Daher rührt wahrscheinlich dieser Name. Andererseits dürfte den alten Chinesen auch nicht entgangen sein, dass *Ma huang* Rauschzustände hervorrufen kann. Diese Eigenschaft von *Ma huang* wird heutzutage leider missbräuchlich und zum sicheren Schaden der Konsumenten in manchen New-Age-Drogen und Aufputschmitteln verwendet. Möglicherweise bezieht sich der Name *Ma huang* also auch auf seine potenziell berauschende Qualität. In den *Verschiedenen Aufzeichnungen Berühmter Ärzte* wird auch die anregende Wirkung von *Ma huang* erwähnt, da es dort heißt, dass es der Schlafsucht ein Ende bereite. Doch wird dort auch davor gewarnt, dass man nicht viel von diesem Mittel einnehmen darf, da es den Menschen sehr schwäche.[11]

Huang, also gelb, bezieht sich vor allem auf die Farbe der Blüten dieses Krautes, aber auch die Wurzelhaut wird von Li Shizhen als gelblich rot beschrie-

[10] Li Shizhen, S. 615
[11] Tao Hongjing: Ming Yi Bie Lu, S. 120; Li Shizhen, S. 616

ben. Die Blüten spielen jedoch aus arzneilicher Sicht keine Rolle; es werden lediglich die nach dem Herbstäquinoktium geernteten Stängel arzneilich verwendet. Hier darf man also das „Gelb" im Namen von *Ma huang* nicht als Hinweis auf einen Bezug zu Milz und Magen verstehen. *Ma huang* ist ein reines Lungen- und Taiyang-Kraut. So meinte auch Li Shizhen, dass *Ma huang* spezifisch auf die Lunge wirke und man es daher häufig zur Behandlung von Lungen-Erkrankungen einsetze.[12] Während seine Farbe also nichts über seine Wirkungen verrät, ist es seine aufstrebende und feingliedrige Form, die als entscheidende Signatur von *Ma huang* verstanden werden kann. Seine an Schachtelhalm erinnernde, aufstrebende Form deutet auf seine aufsteigende, nach oben und außen drängende sowie anhebende Natur hin. Davon leiten sich seine schweißtreibenden und Yang-Qi anhebenden Eigenschaften ab. Seine strangartige und feingliedrige Wuchsform weist auf sein Vermögen hin, in die Leitbahnen und Netzgefäße einzutreten und diese durchgängig zu machen. Schließlich weist auch sein hohler Stängel auf die Leitbahnen durchgängig machende und auf die harntreibende Wirkung von *Ma huang* hin. Hierin ähnelt *Ma huang* den diuretischen Drogen Schachtelhalm in der westlichen Phytotherapie oder Medulla Tetrapanacis *(Tong cao)* in der chinesischen. Auch der leicht bittere Geschmack deutet auf die harntreibende Wirkung hin. Dieses Prinzip der Signaturenlehre hat auch Li Dongyuan beschrieben:

„Ma huang ist leicht bitter und innen hohl. Es ist Yang im Yin und tritt in die Wasser-Kälte-Leitbahn der Blase ein."[13]

Eigenschaften und Anwendungsgebiete

Ma huang ist scharf, leicht bitter und warm bis heiß. Zur Illustration der heißen Natur von *Ma huang* führt Li Shizhen die Erzählung eines Mönches Namens Ji Hong auf, der berichtet, dass er in dem Ort Zhongmou ein Ephedra-Feld gesehen habe, auf dem im Winter kein Schnee liegen blieb. Dies läge daran, dass *Ma huang* sein Yang-Qi um sich herum ausbreite. Entsprechend bestehe bei der Einnahme von *Ma huang* auch die Gefahr, dass das wahre Qi ausgestoßen werde.[14] Diese Gefahr besteht in der Tat. Aufgrund seiner warm-scharfen Natur zerstreut *Ma huang* leicht das reguläre Qi und ist stets mit größter Vorsicht und unter sicherer Indikationsstellung zu benutzen. *Ma huang* ist ein sehr kraftvolles Kraut, das schweißtreibend wirkt, also die Oberfläche befreit, Husten stillt und die Harnausscheidung fördert.

Die Befreiung der Oberfläche mittels *Ma huang*

Wegen seiner stark schweißtreibenden und potenziell Qi und Yin schädigenden Wirkung wagten und wagen viele Ärzte nicht, dieses Mittel anzuwenden. Wegen seiner ungestümen Wirkung haftet ihm auch der Ruf an, ein minderwertiges Kraut zu sein, das nur Quacksalber verwenden, um einen sofortigen Effekt zu erhaschen. Doch andererseits hat kein Geringerer als der „Heilige der Medizin", Zhang Zhongjing, dieses Kraut in vielen seiner Rezepturen zur Behandlung von äußerer Wind-Kälte im Rahmen der Taiyang-Erkrankung verwendet. Und neben warnenden Worten zur Anwendung von *Ma huang* finden sich auch viele preisende. So nennt man es beispielsweise „das erste Kraut unter den oberflächenbefreienden Mitteln" oder „das wichtigste Mittel um Erkältungen zu behandeln".[15]

Von der Effektivität dieses Mittels bei schweren Erkältungsleiden, aber auch von den Vorurteilen gegenüber *Ma huang* erzählt die folgende Geschichte um einen der „vier großen Pekinger Ärzte" des zwanzigsten Jahrhunderts, Pu Fuzhou:

Als der noch junge und unbekannte Pu Fuzhou im Jahre 1934 aus seinem Heimatort nach Chengdu zog, um sich dort als Arzt niederzulassen, grassierte dort gerade eine Wintergrippe. Pu Fuzhou wusste wohl, wie man diese Erkrankung zu behandeln habe, doch begegneten ihm die Patienten dort mit Skepsis und

[12] Li Shizhen, S. 616
[13] Li Shizhen, S. 616
[14] Yu Xiaoping et al., S. 508
[15] Yu Xiaoping et al., S. 509

Unverständnis. Sobald er Ma huang mit auf das Rezept schrieb, wendeten sich die Patienten ab, da sie der Meinung waren, dass nur gemeine Ärzte dieses harsche Mittel verschreiben und es sich nicht für die vergleichsweise empfindliche Konstitution der Städter eigne. Pu Fuzhou bedauerte diese Vorurteile gegenüber Ma huang sehr, da er sich sicher war, dass es sehr gut geeignet sei, um die Grippeerkrankungen seiner Patienten zu behandeln. So verfiel er auf einen kleinen Trick. Er zermahlte das Ephedrakraut zu einem feinen Pulver, füllte es in ein kleines Säcklein und schrieb darauf „Botenkraut". So spezifizierte er also nicht mehr Ma huang auf seinen Rezepten, sondern gab den Patienten, bei denen es indiziert war, solch ein kleines Säcklein mit und wies sie an, dieses Pulver ins fertige Dekokt zu schütten. Diese Methode stellte sich als sehr erfolgreich heraus. Nachdem die Erkrankten diese Rezeptur eingenommen hatten, waren sie von ihrer Grippe geheilt. Die Nachricht vom äußerst effektiven „Botenkraut", das als Geheimrezept der Familie Pu verstanden worden war, verbreitete sich schnell und immer mehr Patienten kamen zu Pu Fuzhou. So wurde er auf einen Schlag zu einem berühmten Arzt.[16]

Ob und in welcher Dosis man *Ma huang* anwenden kann, hängt zum einen von der Konstitution des Patienten und zum anderen vom Klima ab. Menschen mit einem Blut- und Yin-Mangel vertragen *Ma huang* kaum. Sie werden davon unruhig, schlafen schlecht, bekommen Herzrasen oder unstillbare Schweißausbrüche. Wenn sich diese Patienten erkältet haben, sollte man eher mildere Mittel auswählen, um die eingedrungene Wind-Kälte aus der Oberfläche herauszulösen. Zum anderen sagt man, dass *Ma huang* im vergleichsweise warmen Südchina kaum anzuwenden sei, weil die Menschen dort von empfindlicherer und schwächerer Konstitution seien und ohnehin leicht schwitzten. *Ma huang* ist also vor allem in kalten, nördlichen Regionen angezeigt und dort auch meist nur zur kalten Jahreszeit. Im kalten deutschen Winter dürfte *Ma huang* also in vielen Fällen von fieberhaften Erkältungen im Anfangsstadium ein Mittel der Wahl sein. Doch darf man diese grundsätzliche Regel nicht verabsolutieren. Auch im Sommer kann man mitunter an Wind-Kälte erkranken – heutzutage insbesondere durch die Verwendung von Klimaanlagen – was in manchen Fällen die Anwendung von *Ma huang* notwendig macht. Ein Beispiel hierfür soll die folgende Fallgeschichte des zeitgenössischen Arztes Ran Xiande liefern:

Im Sommer des Jahres 1977 behandelte Ran Xiande, Sohn und Schüler des berühmten Arztes Ran Xuefeng, einen jungen Mann von 27 Jahren wegen hohen Fiebers. Es herrschte gerade sengende Hitze, es waren die so genannten Hundstage, als der junge Mann mit 40,5 Grad Celsius Ran Xiande aufsuchte. Außer dem Fieber, das bereits seit zehn Tagen andauerte, hatte er Kopfschmerzen, Kälteaversion, wobei er nicht schwitzte, Durst ohne das Verlangen zu trinken, keuchende Atmung und spärlichen, dunklen Urin. Er hatte keine brennenden Schmerzen und sein Stuhlgang war normal. Seine Zunge wies einen dünnen, weißen Belag auf und sein Puls war oberflächlich und gespannt (fu jin). Zuvor war er in einem Krankenhaus als Fall von Grippe diagnostiziert und mittels Antibiotika in Kombination mit der Wind-Hitze klärenden Rezeptur Yin Qiao San behandelt worden. Doch sein Fieber ging dadurch nicht zurück. Die Anzahl der Leukozyten erwies sich bei einer Untersuchung als normal. Im ganzen Krankheitsverlauf hatte er nicht geschwitzt. So schlussfolgerte Ran Xiande: Der Kranke ist jung, sein reguläres Qi noch ausreichend; obwohl er schon zehn Tage lang fiebert, ist sein körperlicher und geistiger Zustand noch gut. Seine Symptome, insbesondere die Kälteaversion, die Schweißlosigkeit und der kraftvolle, oberflächliche und gespannte Puls weisen eindeutig auf ein Wind-Kälte-Oberflächen-Fülle-Muster hin. Obwohl es gerade brütend heiß war, war also eindeutig ein Kälte-Pathogen ins Taiyang eingedrungen, das nur mittels einer hohen Dosis warm-scharfer Arzneien herausgelöst werden konnte. Daher entschied sich Ran Xiande für die Shang-Han-Lun-Rezeptur Ma Huang Tang. Er benutzte 15 g Ma huang, 10 g Gui zhi, 9 g Xing ren und 6 g Zhi gan cao. Davon sollte der Patient eine Packung trinken, aufgeteilt in zwei Portionen. Nachdem er an jenem Nachmittag die erste Schale dieses Dekokts getrunken hatte, brach ihm nach einer halben Stunde der Schweiß aus und das Fieber sank auf normale Werte. Obwohl er schon reichlich geschwitzt

[16] Wang Huanhua et al., Band 3, S. 35 f.

hatte, schied er anschließend auch noch sehr viel Urin aus, der sich von anfangs gelb und spärlich auf klar und reichlich änderte. Das Fazit, das Ran Xiande aus dieser Erfahrung zog, war: „Wann immer man Ma Huang Tang benutzt, muss man eine sehr sorgfältige Musterdifferenzierung vornehmen. Wenn das Ma-Huang-Tang-Muster vorliegt, dann kann man diese Rezeptur auch jederzeit benutzen, selbst an den heißesten Tagen des Jahres. Hierbei kann man Ma huang sogar sehr hoch dosieren, ohne Gefahr zu laufen, das Yin fatal zu schädigen – im Gegenteil, durch die rasche Fiebersenkung wird das Yin bewahrt.[17]

Die Faustregel, im Sommer kein *Ma Huang* zu benutzen, ist also nur eine grobe Richtlinie. Wenn es angezeigt ist, muss man es anwenden, egal zu welcher Jahreszeit.

Die Behandlung von Husten

Neben der Behandlung von Fieber im Rahmen eines Wind-Kälte-Oberflächen-Fülle-Musters wird *Ma huang* auch sehr häufig bei Husten, Atemnot und Asthma angewandt. Manche Ärzte vertreten sogar die Ansicht, dass man *Ma huang* unbedingt benutzen müsse, um Husten erfolgreich zu behandeln. Bereits in der *Materia Medica des Göttlichen Landmannes* steht, dass *Ma huang* Husten stille und gegensinnig aufsteigendes Qi behandle.[18] Dabei macht man sich die Eigenschaft von *Ma huang* zunutze, das Lungen-Qi wieder auszubreiten. Doch wegen seiner zerstreuenden Wirkung muss es in entsprechenden Kombinationen verwendet werden. Am gebräuchlichsten ist die Kombination von *Ma huang* mit Bittermandeln *(Xing ren)*, da sich diese beiden Drogen in ihrer Wirkung ergänzen. *Ma Huang* stillt Husten und Asthma, indem es das Lungen-Qi ausbreitet, also als warm-scharfe Yang-Droge vorwiegend nach oben und außen wirkt; *Xing ren* stillt Husten und Asthma, indem es das Lungen-Qi herabführt, Schleim wandelt sowie Darm und Lunge befeuchtet. Somit gleicht *Xing ren* die harsche, zerstreuende Wirkung von *Ma huang* aus. Ein klassisches Beispiel für diese Strategie ist die Rezeptur *San Ao Tang*, in der diese beiden Drogen noch mit Süßholz *(Gan cao)* kombiniert werden. Nach demselben Prinzip empfiehlt der Nanjinger Pädiater Chen Shouchun bei der Behandlung von Asthma bei Kindern *Ma huang* unter anderem mit Lepidiumsamen *(Ting li zi)* zu kombinieren, da jene kraftvoll Lungen-Hitze klären und außerdem ähnlich wie *Xing ren* das gegensinnig aufsteigende Lungen-Qi wieder herabführen. Von *Ma huang* benutzt er bei Kindern im Allgemeinen 2–3 g niemals mehr als 5 g, von *Ting li zi* 4–5 g.[19] Derartige Kombinationen von einem aufsteigenden und einem absteigenden Mittel sind sehr effektiv, um den normalen Qi-Mechanismus wiederherzustellen und somit Husten und Asthma zu stillen. *Ma huang* ist so effektiv darin, Husten, keuchende Atmung und Asthma zu stillen, dass es in entsprechenden Kombinationen sowohl bei Kälte- als auch bei Hitze-Mustern angewendet werden kann. Bei Husten und Atemnot aufgrund von Lungen-Hitze wird *Ma huang* oft mit dem sehr kalten Gypsum *(Shi gao)* kombiniert, so z.B. in der Rezeptur *Ma Xing Shi Gan Tang*. Li Shizhen empfahl, es mit der Hitze klärenden Scutellariawurzel *(Huang qin)* zu kombinieren. So könne man auch der Entstehung einer Augenrötung durch die heiße Natur von *Ma huang* vorbeugen.[20]

Die Behandlung von Ödemen

Seit Zhang Zhongjing *Ma huang* zusammen mit Gypsum *(Shi gao)* in seiner Rezeptur *Yue Bi Tang* zur Behandlung von so genannten Wind-Ödemen eingesetzt hat, verwendet man diese Kombination bis heute. Jene Wind-Ödeme beginnen typischerweise im Gesicht und können sich über den ganzen Körper ausbreiten. Sie sind oft auch mit äußeren Mustern vergesellschaftet. Heute wird diese Rezeptur häufig angewandt, um Ödeme im Rahmen einer akuten Nephritis zu behandeln, wobei die Ödeme typischerweise vor allem in der oberen Körperhälfte auftreten. Hierbei benötigt man höhere Dosen von *Ma huang*, etwa 10–15 g, die allerdings mit der etwa dreifachen Dosis von unbehandeltem Gypsum *(Sheng shi gao)* kombiniert werden müssen. Erst in

[17] Wang Huanhua et al., Band 3, S. 37 f.
[18] Zhu Shifeng, Band 2, S. 142; Li Shizhen, S. 616
[19] Wang Huanhua et al., Band 3, S. 39
[20] Yu Xiaoping et al., S. 508

5

dieser Kombination vermindert man die schweißtreibende Wirkung von *Ma huang* etwas und betont seine Lungen-Qi ausbreitende, harntreibende und Ödeme ausschwemmende Wirkung. Diese Doppelwirkung von *Ma huang* als schweißtreibende und harntreibende Droge erklärt sich aus der engen Vernetzung von Lunge und Niere/Blase im Wasserhaushalt. Es heißt, dass die Lunge die obere Wasserquelle sei und die Niere die untere. Indem man diese Achse mit Arzneien reguliert, die das Lungen-Qi ausbreiten, bringt man die blockierte Harnausscheidung wieder in Gang. Der Qing-zeitliche Arzt Zhang Xifu kommentierte diese Doppelwirkung so: *„Dass Ma huang sich durch eine harntreibende Wirkung auszeichnet, liegt darin begründet, dass es nicht nur in die Taiyang-Leitbahn eintritt, sondern auch ins Taiyang-Organ [d.h. in die Blase]. Ma huang behandelt Pathogene in der Leitbahn wie auch im Hohlorgan. Aus der Leitbahn werden die Pathogene mittels Schwitzen herausgelöst, aus dem Hohlorgan über den Urin."*[21]

5

Kontraindikationen

In Fällen von Oberflächen-Leere mit spontanem Schwitzen, bei Yin-Leere mit Nachtschweißen oder bei Husten und Asthma aufgrund von Lungen- und Nieren-Leere darf *Ma huang* nicht oder nur sehr vorsichtig in entsprechenden Kombinationen angewendet werden. Oben im Text sind bereits Blut- und Yin-Mangel als Kontraindikationen beschrieben worden. Reichliches Schwitzen schädigt zum einen die Körperflüssigkeiten und verbraucht das Blut. Daher heißt es im *Inneren Klassiker*: „Die des Blutes beraubten haben keinen Schweiß, die des Schweißes beraubten haben kein Blut."[22] Dies liegt darin begründet, dass sich Blut und Schweiß ineinander umwandeln können. Wer viel und oft schwitzt, ohne seine Körperflüssigkeiten wieder entsprechend aufzufüllen, schädigt langfristig sein Blut. Zum anderen verbraucht und zerstreut man durch starkes Schwitzen auch das Herz-Qi, da der Schweiß die Körperflüssigkeit des Herzens ist. Darüber hinaus kann starkes Schwitzen auch zu einem Zusammenbruch des Yang führen, da mit dem Schweiß Yang-Qi den Körper verlässt. Dies haben viele Ärzte angemerkt – hier der Kommentar von Li Dongyuan zu *Ma huang*: *„Wenn die schweißtreibende Wirkung zu stark ist, kann es zu einem übermäßigen Schweißverlust und zum Zusammenbruch des Yang kommen. Oder wenn man Ma huang in ernährungsbedingten oder überarbeitungsbedingten Fällen von spontanem Schwitzen aufgrund von Oberflächen-Leere anwendet, so wird das Ursprungs-Qi [über den Schweiß den Körper] verlassen. In diesen Fällen darf man es nicht anwenden!"*[23]

Da die Poren durch die oberflächenbefreiende Wirkung von *Ma huang* geöffnet werden, muss sich der Patient nach der Einnahme von *Ma huang* den ganzen Tag lang gut vor Wind zu schützen, da Wind und Kälte sonst leicht wieder eindringen können. Da *Ma huang* stark schweißtreibend wirkt und, wie oben beschrieben, zum Zusammenbruch des Yang führen kann, ist es bei geschwächten Patienten mit spontanem Schwitzen oder Nachtschweiß kontraindiziert. Die Wurzel der Ephedrapflanze *(Ma huang gen)* wirkt hingegen schweißstillend und kann bei übermäßigem Schwitzen angewendet werden. Um die Unterscheidung dieser beider Drogen und um das in *Ma huang* liegende Gefahrenpotenzial dreht sich die folgende Legende:

Es war einmal ein alter Kräutersammler, der weder Sohn noch Tochter hatte, weswegen er sich einen Schüler nahm, an den er sein Wissen weitergeben konnte. Doch wer hätte ahnen können, dass dieser Schüler sehr ungestüm und respektlos war! Nachdem er nur ein kleines Bisschen von seinem Meister gelernt hatte, wurde er hochnäsig und meinte, alles besser zu wissen als sein Lehrer. Manchmal verkaufte er auch die Kräuter, die sein Meister gesammelt hatte, und steckte sich das Geld dafür heimlich in die eigene Tasche. Der Meister war sehr enttäuscht, als er erkannte, was für einen Schüler er da aufgenommen hatte, und sprach zu ihm: „Es ist nun an der Zeit, dass du deine eigenen Wege gehst." Der Schüler, dem jede Beschei-

[21] Wang Huanhua et al., Band 3, S. 40

[22] Geistiger Angelpunkt (Lingshu) des Inneren Klassikers (Neijing), Kap. 18

[23] Li Shizhen, S. 616

denheit fehlte, war sofort einverstanden. Doch sein Meister war besorgt, dass ein Schüler aufgrund seiner Unwissenheit und Überheblichkeit Unheil anrichten könnte. Deswegen gab er ihm noch eine wichtige Warnung mit auf den Weg: „Es gibt ein Kraut, das man nicht ohne Weiteres an Leute verkaufen darf." – „Welches Kraut denn?", fragte der Schüler zurück. Das „Blattlose Kraut" (Wu ye cao)." – „Warum denn nicht?", wollte der Schüler noch wissen. Sein Meister erklärte ihm, dass Stängel und Wurzel dieses Krautes unterschiedliche Funktionen haben. Dann ließ er ihn noch einen Merkspruch auswendig lernen: Die Stängel treiben den Schweiß hinaus und die Wurzel hält ihn zurück; verwechselst du das, ist es bis zum Tode nur noch ein kleines Stück! „Hast du dir das gemerkt?" „Hab' ich", erwiderte der Schüler lakonisch. „Dann wiederhol das bitte noch einmal!", forderte ihn der Meister auf. Sein Schüler wiederholte diesen Lehrsatz, doch tat er es rein mechanisch, ohne innere Anteilnahme, da er in Gedanken schon bei dem vielen Geld war, dass er in Zukunft allein als Kräuterhändler verdienen würde. Dann trennten sich Meister und Schüler und jeder verkaufte für sich Kräuter. In Abwesenheit seines Lehrers war der Schüler schließlich noch übermütiger. Obwohl er noch nicht viele Kräuter kannte, meinte er doch, alle Leiden behandeln zu können. Nach nur ein paar Tagen passierte dann das Unheil: Ein Patient, dem er das „Blattlose Kraut" (Wu ye cao [d.h. Ma huang]) verordnet hatte, starb daran. Seine Angehörigen wollten die Sache nicht auf sich beruhen lassen und verklagten ihn beim Bezirksrichter. Dieser ließ den jungen Kräuterhändler verhaften und fragte ihn: „Bei wem hast du denn gelernt?" Daraufhin sagte er dem Richter den Namen seines Meisters und der Bezirksrichter ließ auch den alten Kräutersammler vorführen. „Wie hast du deinen Schüler denn unterrichtet, dass er solch schwere Fehler macht?", fragte ihn der Richter. „Mich trifft keine Schuld.", entgegnete der alte Kräutersammler. „Wie kannst du deine Unschuld begründen?", hakte der Richter nach. „Die Verwendung des ‚Blattlosen Krautes' (Wu ye cao) habe ich ihm ganz genau erklärt. Ich habe ihn sogar den Merkspruch dazu memorieren lassen", verteidigte sich der Alte. Da fragte der Richter den Schüler: „Erinnerst du dich noch? Lass mich den Spruch mal hören!" Tatsächlich konnte der Schüler den Spruch noch korrekt rezitieren. „Und hatte der Patient geschwitzt oder nicht?", fragte der Richter. „Schweiß rann ihm aus allen Poren", rekapitulierte der junge Kräuterhändler. „Und welches Kraut hast du ihm gegeben?", fragte der Richter weiter. „Die Stängel des „Blattlosen Krautes", gestand der Schüler, seinen Fehler erkennend. Der Richter schrie: „Das ist doch wahrlich fahrlässig! Da schwitzt der Patient aus allen Poren und du gibst ihm noch ein schweißtreibendes Mittel! Ich verurteile dich zu 40 Stockschlägen und drei Jahren Haft!" Den alten Meister ließ er wieder gehen. Nach den drei Jahren im Gefängnis war der junge Mann dann nicht mehr so ungestüm. Er hatte seine Fehler erkannt und bereut. Nach seiner Entlassung suchte er seinen alten Meister wieder auf. Der Meister erkannte seine aufrichtige Reue und ließ ihn bei sich bleiben. Nun nahm der Schüler die Worte seines Meisters stets sehr ernst und lernte von ihm die Regeln der Kräuteranwendung. Das „Blattlose Kraut" (Wu ye cao), das man auch Ma huang nannte, verwendete er seitdem nur noch sehr vorsichtig.[24]

5.3 *Gān Cǎo* 甘草 Glycyrrhizae Radix

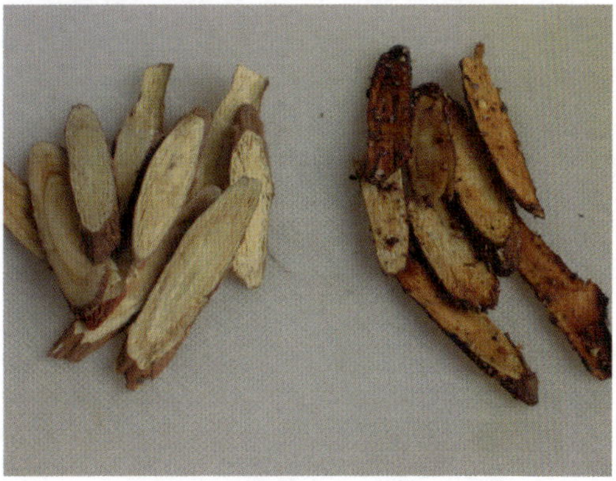

Abb. 5.3 *Gān Cǎo* 甘草 Glycyrrhizae Radix

- Pharmazeutische Bezeichnung: Glycyrrhizae Radix
- Botanische Namen: Glycyrrhiza uralensis, G. inflata, G. glabra
- Familie: Fabaceae = Leguminosae (Schmetterlingsblütler)

[24] Hu Xian'guo, S. 207 f.

5

- Deutsche Namen: Süßholzwurzel, Ural-Süßholzwurzel
- Deutsche Übersetzung des chinesischen Namens: „Süßes Kraut"
- Beinamen: *Guó lǎo* 國老 („Landesältester"), *Mì gān* 蜜甘 („Honigsüß"), *Mì cǎo* 蜜草 („Honigkraut"), *Měi cǎo* 美草 („Wohlschmeckendes Kraut", „schönes Kraut" oder „Schönheitskraut")

Namen und Signaturen

Das hervorstechendste Merkmal von *Gan cao* ist sein außergewöhnlich süßer Geschmack. Deswegen erhielt es im Chinesischen den Namen „Süßes Kraut", so wie es im Deutschen den Namen Süßholz bekam. Der sehr süße Geschmack wird in der chinesischen Medizin wegen seiner harmonisierenden Wirkung geschätzt. Daher wurde die Süßholzwurzel auch mit einem alten, weisen Berater des Kaisers verglichen, denn ihre harmonisierende Funktion ähnelt der des Ältestenrates eines Staates. So wie die Landesältesten mit weiser Besonnenheit Ruhe und Frieden im Inneren bewahren, so harmonisiert *Gan cao* die verschiedenen Temperamente der Substanzen innerhalb einer Rezeptur. Daher hat Li Shizhen dieses Kraut als „weisen Berater" oder als „idealen Premierminister" bezeichnet und deswegen erhielt *Gan cao* auch den Beinamen „Landesältester", *Guo lao* 國老. Die beiden Namen „Honigsüß" und „Honigkraut" bedürfen wohl keiner weiteren Erklärung. Der Name *Mei cao* 美草 bezieht sich höchstwahrscheinlich auch auf den angenehmen Geschmack der Süßholzwurzel, da das Schriftzeichen *mei* 美, das eigentlich „schön" bedeutet, im Zusammenhang mit Essen und Trinken auch die Bedeutung von „wohlschmeckend, delikat" besitzt. Daher könnte man diesen Namen als „Wohlschmeckendes Kraut" übersetzen. Doch möglicherweise wurde der Name ursprünglich auch ganz wörtlich als „Schönheitskraut" verstanden. In klassischen Quellen finden sich zwar keine direkten Hinweise darauf, dass man Süßholz als Schönheitsmittel benutzt hat, doch wie man mittels moderner Laboranalysen festgestellt hat, besitzen Extrakte der Süßholzwurzel östrogenartige Wirkungen. Daher könnte man von Süßholz durchaus schönheitsfördernde Wirkungen bei Frauen erwarten. Männer sollten sich dagegen auf keine allzu langfristige Behandlung mit Süßholz einlassen, wenn sie noch Wert auf ihre sexuelle Potenz legen. Klinische Beobachtungen in China weisen darauf hin, dass Männer unter einer hochdosierten oder langfristigen Einnahme von Süßholzpräparationen ein Nachlassen ihrer Libido oder in schweren Fällen sogar das Unvermögen zu erigieren erleiden. Dies steht bemerkenswerterweise im Widerspruch zu Li Shizhen's Kommentar zur Süßholzwurzel. In der *Enzyklopädie der Materia Medica* zitierte er Zhen Quan mit den Worten, dass *Gan cao* den Penis nicht erschlaffen lasse. Doch bei Zhen Quan war das Wort „nicht" ursprünglich gar nicht vorhanden.[25]

Die Süßholzwurzel ist süß und innen von gelblicher Farbe. Dies stellt sie in direkten Bezug zu Milz und Magen, da sowohl der süße Geschmack als auch die gelbe Farbe zur Wandlungsphase Erde gehören. Beispielsweise heißt es bei Li Dongyuan, dass *Gan cao* Milz und Magen supplementiere und Li Shizhen schrieb, dass es voll und ganz mit der Tugend der Erde ausgestattet sei. Außerdem schrieb Li Shizhen, dass die Süßholzwurzel bei gelber Farbe der inneren Wurzel außen von einer roten Haut umkleidet sei und dass sie somit die Farben der Erde und des Feuers trage.[26] Rot ist hier zwar als rotbraun zu verstehen, doch erklärt diese rötliche Färbung auch den Herzbezug von *Gan cao*.

Eigenschaften und Anwendungsgebiete

Zwar wirkt *Gan cao* in erster Linie auf Milz und Magen, doch ist seine Wirkung nicht allein auf diese beiden Organe und Leitbahnen beschränkt. Stattdessen geht man davon aus, dass *Gan cao* in alle zwölf Leitbahnen eintritt und insbesondere eine Wirkung auf die Leitbahnen von Herz, Lunge, Milz und Magen ausübt.

Bereits in der *Materia Medica des Göttlichen Landmannes* wird erwähnt, dass Süßholz auf alle Organe wirkt. Dort heißt es: *„Gan cao ist süß und neutral. Es behandelt [sowohl] kaltes [als auch] hei-*

[25] Li Shizhen, S. 411; Zhen Quan, S. 19; Wang Huanhua et al., Band 1, S. 128
[26] Li Shizhen, S. 411

ßes pathogenes Qi der fünf Speicher- und sechs Durchgangsorgane. Es festigt die Sehnen und Knochen, lässt die Muskeln und das Fleisch wachsen und verdoppelt die Leibeskraft. Es behandelt Schnitt- und Stichverletzungen mit toxischer Schwellung; es löst Toxine heraus."[27]

Hieraus erfahren wir also schon die bis heute gültigen Haupteigenschaften von *Gan cao*. Es nährt den Körper, hat also ein stark supplementierendes Potenzial, es vermag – je nach Kombination – sowohl Hitze als auch Kälte zu vertreiben und es wirkt Giften entgegen.

Die supplementierende Wirkung

Wie oben bereits dargestellt, supplementiert *Gan cao* die Mitte. Daher wird es bei weichen Stühlen, Appetitlosigkeit, Abgeschlagenheit und Kurzatmigkeit im Rahmen von Milz-Qi-Leere-Mustern angewandt. Durch die Supplementierung der Mitte werden auch alle anderen Organe, insbesondere die Lunge und das Herz genährt. Entsprechend behandelt man mit *Gan cao* auch Unruhe, Vergesslichkeit und Herzklopfen oder Husten und Atemnot. Schon der Altmeister der Rezepturenlehre, Zhang Zhongjing, setzte *Gan cao* häufig im Sinne eines Qi supplementierenden Mittels ein. Doch in nachfolgenden Jahrhunderten verlor *Gan cao* an Bedeutung in dieser Funktion und wurde in erster Linie als harmonisierendes Mittel verwendet.

Die Anwendung bei Husten

In der westlichen Phytotherapie ist die Süßholzwurzel als effektives Expektoranz bekannt und geschätzt.[28] In der chinesischen Medizin heißt es, dass *Gan cao* die Lunge befeuchtet, Schleim umwandelt und Husten stillt. Wegen seiner neutralen Natur kann es, je nach Kombination, bei Husten und Asthma vom Hitze-Typ wie auch vom Kälte-Typ angewendet werden.

Die schmerzstillende Wirkung

Auch in dieser Beziehung ist in der westlichen Phytotherapie bekannt, dass Süßholz die Schleimhäute des Magen-Darm-Traktes beruhigt, schützt und regeneriert. Es wird dort häufig als Mittel gegen Magenschmerzen, insbesondere im Zusammenhang mit Magen- und Zwölffingerdarmgeschwüren angewandt.[29] In der chinesischen Medizin wird vor allem der schmerzstillende und krampflindernde Effekt von Süßholz betont. Es wird, insbesondere in der Kombination mit der leicht sauren Päonienwurzel *(Bai shao)*, bei Schmerzen im Epigastrium und im Abdomen, bei Magen- und Darmkrämpfen, aber auch bei Krämpfen der quergestreiften Muskulatur, vor allem bei Wadenkrämpfen, angewandt. Hier ist es wiederum der süße Geschmack, dem diese beruhigende, krampflindernde und harmonisierende Wirkung zugesprochen wird. Bei Wang Ang heißt es im Eintrag zu *Gan cao*: *„Die Erde regiert die Muskeln und das Fleisch. Der süße Geschmack vermag Schmerzen zu lindern.*"[30]

Die Aufbereitung der Süßholzwurzel

Ist *Gan cao* nun neutral oder warm? Wirkt es supplementierend oder drainierend? In den meisten klassischen Quellen heißt es, dass *Gan cao* neutral sei, doch in manchen Quellen wird es auch als warm beschrieben. Oben wurde auch schon erwähnt, dass es sowohl Hitze als auch Kälte behandeln kann. Also welcher Natur ist *Gan cao* denn eigentlich? Dies hängt von der Aufbereitung dieser Droge ab.

Die unpräparierte Süßholzwurzel ist neutral und vermag in entsprechenden Rezepturen Hitze zu klären und Toxine herauszulösen. Wird in einer Rezeptur lediglich „*Gan cao*" spezifiziert, dann meint man damit die unbehandelte Droge. Um Missverständnisse auszuschließen wird gelegentlich auch „rohe Süßholzwurzel" (*Sheng gan cao* 生甘草 oder einfach *Sheng cao* 生草) geschrieben.

Die in Honig gebratene Süßholzwurzel (*Zhi gan cao* 炙甘草 oder kurz *Zhi cao* 炙草) ist dagegen von warmer Natur. Sie wird vor allem in supplementierenden Rezepturen angewandt und bei Kälte-Mustern.

---

[27] Zhu Shifeng, Band 1, S. 73; Li Shizhen, S. 410

[28] Kaufhold, P.: Phytomagister, Süßholzwurzel

[29] Kaufhold, P.: Phytomagister, Süßholzwurzel

[30] Wang Ang, Rolle 1, S. 2

Gan cao ist ein sehr wandelbares Kraut, das in Abhängigkeit von seiner Aufbereitung und seiner Kombination mit anderen Mitteln bei sehr vielen unterschiedlichen Problemen angewendet werden kann. In *Die Quintessenz der Materia Medica* werden die verschiedenen Aspekte und vielschichtigen Wirkweisen von *Gan cao* umfassend beschrieben: *„Gan cao kann supplementieren und auch drainieren, kann an der Oberfläche wirken oder auch im Inneren; es kann aufsteigen und absteigen. Es ist von süßem Geschmack. Im unpräparierten Zustand ist sein Qi neutral; es supplementiert den Mangel von Milz und Magen und drainiert Herz-Feuer. Bei heftigem Feuer und krampfartiger Anspannung muss man mit diesem Mittel Linderung verschaffen. Im präparierten Zustand ist sein Qi warm; es supplementiert das Ursprungs-Qi in allen drei Wärmebereichen und zerstreut Kälte an der Oberfläche. In harmonisierenden Rezepturen supplementiert es. In schweißtreibenden Rezepturen befreit es die Oberfläche. In kühlenden Rezepturen drainiert es pathogene Hitze, wie in Bai Hu Tang oder in Xie Xin Tang. In sauren Rezepturen harmonisiert es das reguläre Qi. In befeuchtenden Rezepturen nährt es das Yin und das Blut, wie z.B. in Zhi Gan Cao Tang. ... Es durchdringt alle zwölf Leitbahnen und löst alle Toxine heraus.“*[31]

Die entgiftende Wirkung

Wie gerade im letzten Satz des Zitates von Wang Ang zum Ausdruck kam, so haben die meisten klassischen und modernen Pharmakopöen konstatiert, dass *Gan cao* „alle Gifte herauslöst“. Diese entgiftende Wirkung kann man in zwei Aspekte unterteilen. Zum einen behandelt man mit *Gan cao* toxische Schwellungen der Haut und Schleimhäute wie Abszesse, Furunkel, Karbunkel, eitrige Halsentzündungen, Lungenabszesse etc. Dazu kann es innerlich eingenommen und auch äußerlich appliziert werden. Der zweite Aspekt dieser antitoxischen Wirkung bezieht sich darauf, dass *Gan cao* verschiedensten Arten von Giften entgegenwirkt, die entweder durch Tierbisse oder -stiche in den Körper gelangen oder iatrogen zugefügt werden. Einige wegen ihrer spezifischen und kraftvollen Wirkung unverzichtbare chinesische Arzneimittel verfügen über ein toxisches Potenzial. *Gan cao* vermag, diese Gifte zu einem erheblichen Teil zu binden und somit unschädlich zu machen. Auch moderne Untersuchungen haben bestätigt, dass Extrakte aus der Süßholzwurzel Toxine zu absorbieren vermögen. Man sagt, dass *Gan cao* die Hitze von heißen Drogen nimmt und die Kälte von kalten Drogen abmildert. Aus diesem Grund ist Süßholz Teil aller Rezepturen, die toxische Substanzen enthalten. Dies ist also eine vorbeugende Maßnahme. Doch auch, wenn es schon zu Vergiftungen gekommen ist, kann Süßholz schnell Abhilfe schaffen. Traditionell benutzte man Süßholz je nach Art der toxischen Droge in verschiedenen Kombinationen. Hier die wichtigsten derartigen Anwendungen: Gegen Vergiftungen durch alle Arten von Aconit *(Fu zi, Wu tou, Bai fu zi)* verwendet man *Gan cao* zusammen mit frischem Ingwer *(Sheng jiang)* und Flos Lonicerae Japonicae *(Jin yin hua)*. Bei Vergiftungen mit Kräutern aus der Familie der Aronstabgewächse (Araceae), wie Arisaema *(Tian nan xing)* oder Pinellia *(Ban xia)*, verwendet man *Gan cao* zusammen mit frischem Ingwer *(Sheng jiang)* und Saposhnikovia *(Fang feng)*. Heutzutage wird es sehr häufig bei allen Arten von Vergiftungen z.B. durch verdorbene Lebensmittel, Medikamente oder Chemikalien zusammen mit Phaseoli radiati Semen *(Lü dou)* abgekocht und getrunken.

Die Anwendung bei psychischen Leiden

Die harmonisierende, nährende und befeuchtende Wirkung von *Gan cao* hilft, bei gleichzeitigem Herzbezug, auch bei vorwiegend psychisch in Erscheinung tretenden Erkrankungen wie Depression, Melancholie, Nervosität, Schlaflosigkeit, Hysterie, Herzneurosen etc. In der *Materia Medica von Ri Hua-Zi* heißt es unter anderem: *„[Gan cao] beruhigt die Wanderseele Hun und die Körperseele Po. Es supplementiert bei den fünf Überlastungen und den sieben Schädigungen, [behandelt] alle Arten von Leere und Erschöpfung, Herzklopfen, Unruhe, Beklemmungsgefühl [in der Brust] und Vergesslichkeit. Es macht alle neun Körperöffnungen [inklusive Sinnespforten] durchgängig und fördert [den Qi-Fluss] in allen Gefäßen. Es mehrt die Essenz, nährt das Qi und kräftigt Sehnen und Knochen.“*[32]

---

[31] Wang Ang, Rolle 1, S. 2

[32] Li Shizhen, S. 411

Bei vorwiegend psychisch in Erscheinung tretenden Erkrankungen wird *Gan cao* häufig in der Rezeptur *Gan Mai Da Zao Tang* zusammen mit Weizen *(Fu xiao mai)* und Jujuben *(Da zao)* angewandt. Die Wirkungsweise des süßen Geschmacks bei Erkrankungen des Herzens ist auch im Abschnitt über die Jujube *(Da zao)* erörtert worden. Um Wiederholungen zu vermeiden, sei der Leser darauf verwiesen.

Gan cao – Universalheilmittel oder gefährliche Arznei?

Man sieht, *Gan cao* ist ein ungemein vielseitiges Kraut. Es kann bei den verschiedensten Beschwerden in praktisch allen Regionen des Körpers angewendet werden. In einem klassischen Zitat wird sein Vermögen, in allen drei Wärmebereichen zu wirken ausgedrückt: *„Oben vertreibt es Schleim und stillt Husten. In der Mitte harmonisiert es Milz und Magen. Unten klärt es Hitze und stillt Durchfall.“*[33]

Da wundert es also nicht, dass *Gan cao* das am häufigsten verwendete Kraut in chinesischen Rezepturen ist. Ein Gelehrter hatte einmal eine Untersuchung darüber angestellt und 1200 Rezepte eines Krankenhauses in China analysiert. Dabei hatte er für *Gan cao* eine Erscheinungsfrequenz von 85 % errechnet. Doch gab es in den vergangenen Jahrhunderten auch immer wieder Ärzte, die vor der allzu großzügigen Anwendung von *Gan cao* warnten und es selbst sehr vorsichtig und niedrig dosiert verwendeten. Einige Ärzte gehen sogar soweit zu sagen, dass *Gan cao* toxische Nebenwirkungen besitze. Beispielsweise berichteten japanische Ärzte, dass etwa 20 % ihrer Patienten unter hoch oder niedrig dosierter, aber langfristiger Einnahme von *Gan cao* über zum Teil schwere Nebenwirkungen klagten. Typische Beschwerden sind Ödeme, Kraftlosigkeit der Extremitäten, Krämpfe, Taubheitsgefühle, Schwindel, Kopfschmerzen, Bluthochdruck und Hypokaliämie. Es gibt also gute Gründe, *Gan cao* sehr vorsichtig zu verwenden. So dosierte beispielsweise der berühmte Arzt der Qing-Dynastie Fei Boxiong in seinen eigenen Rezepturen *Gan cao* nie höher als 1,5 g Tagesdosis, oft spezifizierte er sogar nur 1,2 g oder 0,6 g. Doch andere Ärzte wiederum benutzen *Gan cao* gern sehr hoch dosiert. Der zeitgenössische Pekinger Arzt Xu Gongyan beispielsweise benutzt *Gan cao* üblicherweise in Dosen von 30–50 g ohne dabei Nebenwirkungen hervorzurufen. Seiner Meinung nach könne man *Gan cao* auch langfristig und hoch dosiert anwenden, wenn das Krankheitsmuster es erfordert. Dies setze eine exakte Musterdifferenzierung voraus. Auch die geschickte Kombination mit anderen Substanzen sei seiner Ansicht nach entscheidend für die komplikationslose Anwendung von *Gan cao*. Gebe man beispielsweise harntreibende und Qi regulierende Mittel hinzu, könne man derartige Nebenwirkungen korrigieren.[34]

Kontraindikationen

Gan cao begünstigt Feuchtigkeit und Qi-Stagnation. Daher sollte es nicht, oder nur sehr gering dosiert, bei Feuchtigkeitsmustern mit Ödemen oder Blähungen, Völlegefühl und einem dicken, schmierigen Zungenbelag eingesetzt werden. Da eine hohe Dosis bei langfristiger Einnahme zu einer Natriumretention im Körper führen kann, muss *Gan cao* bei Ödemen oder Hypertonie besonders vorsichtig verwendet werden.

5.4 *Xīn Yí Huā* 辛夷花 Magnoliae Flos

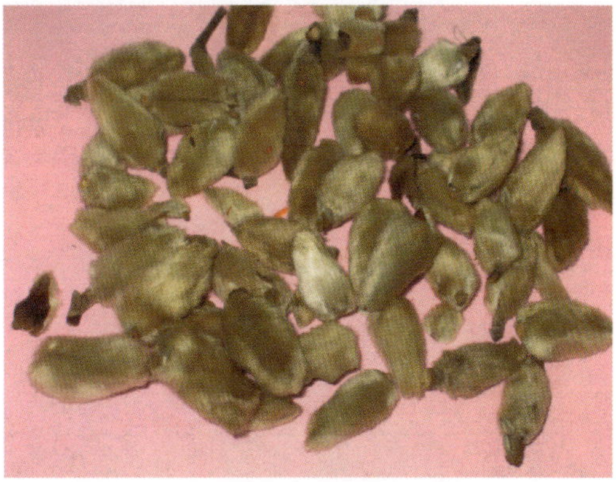

Abb. 5.4 *Xīn Yí Huā* 辛夷花 Magnoliae Flos

[33] Zhu Shifeng, Band 1, S. 74

[34] Wang Huanhua et al., Band 1, S. 122 und 127; Fei Boxiong: Yi Chun Sheng Yi

5

- Pharmazeutische Bezeichnung: Magnoliae Flos
- Botanischer Name: Magnolia liliflora
- Familie: Magnoliaceae (Magnoliengewächse)
- Deutscher Name: Magnolienblüte
- Deutsche Übersetzung des chinesischen Namens: „Scharfe *Yi*-Blüte"
- Beinamen: *Xīn yí* 辛夷 („Scharfe *Yi*"), *Mù bǐ* 木筆 („Baumpinsel"), *Yíng chūn* 迎春 („Den Frühling willkommen heißen"), *Yíng chūn huā* 迎春花 („Den Frühling willkommenheißende Blüte"), *Bào chūn huā* 報春花 („Den Frühling ankündigende Blüte"), *Chūn huā* 春花 („Frühlingsblüte"), *Yù lán* 玉蘭 („Jadeorchidee"), *Zhū xīn huā* 豬心花 („Schweineherzblüte")

Namen und Signaturen

Der Name *Xin yi* 辛夷 ist ein kaum übersetzbarer Eigenname. *Xin* 辛 bedeutet unter anderem „scharf" und bezieht sich auf den scharfen Geschmack dieser Blütenknospe, der ein entscheidendes Charakteristikum dieser Droge ausmacht. *Yi* 夷 bezieht sich nach Li Shizhen darauf, dass die Blüten dieser Pflanze denen einer anderen Art Namens *yi* 荑 ähneln.[35] Da beide Schriftzeichen gleich ausgesprochen werden und sich nur durch das Klassenzeichen für Pflanzen unterscheiden, mag dies eine plausible Erklärung sein. Die anderen Namen beziehen sich entweder auf die äußere Erscheinung der Blüten oder auf ihre Blütezeit. Der Magnolienbaum blüht sehr früh, zum Ende des Winters und Anfang des Frühlings. Daher stammen die Namen, die das Zeichen *chun* 春 für Frühling enthalten. Die Magnolienknospen sind ähnlich wie Weidenkätzchen mit einem weichen Flaum überzogen, der ihnen bei ihrer nach vorn zugespitzten Form den Beinamen *Mu bi* 木筆 („Baumpinsel") eingebracht hat. Manche Leute erinnerte die Form der Blüten an ein Schweineherz, daher der Name *Zhu xin hua* 豬心花 („Schweineherzblüte"). Dies sind zwar bei weitem noch nicht alle Beinamen der Magnolienblüte, doch zumindest die in der Medizin gebräuchlichsten. In zeitgenössischen Texten wird sie zumeist entweder *Xin yi* 辛夷 oder *Xin yi hua* 辛夷花 genannt. Der Name „Blüte" ist allerdings etwas irreführend, da nicht die geöffnete Blüte, sondern die Knospe arzneilich verwendet wird. In den Knospen ist der scharfe Geschmack nämlich noch stärker ausgeprägt. Die Blütenblätter sind nach dem Öffnen der Blüten auf der Außenseite lila und auf der Innenseite weiß. Die den Weidenkätzchen ähnlichen Knospen sind weißlich mit einem grünlich-grauen Stich. Die weiße Farbe und der scharfe Geschmack machen diese Blütenknospe zu einer Metall-Droge. *Xin yi* besitzt ein sehr starkes Aroma. Daher hat es auch einen Bezug zur Erde.

Die folgende volkstümliche Legende erklärt den Namen *Xin yi* 辛夷 auf eine andere Weise als Li Shizhen es tat, wobei beide Namensherleitungen gleichermaßen sinnvoll und wahrscheinlich sind. Denn das Wort *yi* 夷 hat in der Tat viele verschiedene Bedeutungen, wobei sich die wahrscheinlich ursprünglichste Bedeutung auf einen in der Antike als „barbarisch" betrachteten Volksstamm im Osten des damaligen chinesischen Imperiums bezog. In dieser Legende wird das Wissen um die Anwendung von *Xin yi* zur Behandlung von Nasenleiden dieser Bevölkerungsgruppe zugeschrieben. *Xin* 辛 bedeutet nicht nur scharf, sondern ist auch einer der „Zehn Himmelsstämme", die in China zusammen mit den „Zwölf Erdzweigen" unter anderem zur Zeitangabe benutzt worden sind.

Vor langer Zeit lebte ein Mann Namens Qin Juren, der an einer sehr unangenehmen Erkrankung litt. Schon über mehrere Jahre hinweg lief aus seiner Nase beinahe ständig übelriechendes eitriges Sekret, während er selbst einen sehr unangenehmen Druck in der Stirn, Schwindel und Benommenheit verspürte. Dieses Leiden verlieh ihm einen so unangenehmen Geruch, dass ihn alle Leute mieden und schließlich sogar seine Frau und seine Kinder sich von ihm zurückzogen. Qin Juren hatte alle Ärzte der Umgebung aufgesucht, doch hatte ihm keiner helfen können. Sein Kummer über sein Leiden und seine Vereinsamung wuchsen ins Unermessliche und eines Tages nahm er sich einen Strick, ging in den Wald und wollte sich an einem Baum erhängen. In diesem Moment kam gerade ein Holzfäller des Wegs und nahm sich erbarmungsvoll die Zeit, mit Qin Juren zu reden. Qin Juren erzählte ihm seine Leidensgeschichte und der Holzfäller sagte dann: „Sogar kleine, unbedeutende Insekten wie Grillen und Ameisen versuchen irgendwie am Leben zu bleiben. Be-

[35] Li Shizhen, S. 1133

trachtet man sich deine großartigen Talente und Fähigkeiten, wäre es da nicht schade, wenn du hier blass an einem Ast baumeln würdest? Wenn die hiesigen Ärzte dir nicht helfen können, dann solltest du jenseits der Grenze Hilfe suchen. Ich habe gehört, dass das Volk der Yi ein gutes Mittel gegen derartige Leiden hat." So machte sich Qin Juren also auf den Weg zu den Yi und fand dort tatsächlich einen Arzt, der sein Leiden innerhalb eines halben Monats heilen konnte. Dazu benutze er eine Art flauschiger Blütenknospen, die aussahen wie die Spitze eines Pinsels. Als Qin Juren vollständig geheilt nach Hause zurückkehren konnte, nahm er sich auch eine Handvoll Samen des Baumes mit, an dem diese Blüten wuchsen, und säte diese im Garten hinter seinem Haus aus. Nach ein paar Jahren waren daraus schon einige Bäumchen gewachsen, die zu Beginn des Frühjahrs jene wunderbar heilkräftigen Blütenknospen trugen. Und wer immer Nasenprobleme hatte, kam zu Qin Juren und ließ sich von ihm mit jenem Mittel behandeln. Jemand fragte ihn, wie denn dieses Kraut heiße. Doch Qin Juren kannte den Namen selber nicht. Er erinnerte sich nur, dass er es im Jahre Xin-hai[36] von einem Arzt des Yi-Volkes bekommen hatte. Daher nannte er dieses Arzneimittel entsprechend Xin yi.[37]

Da es im Chinesischen durchaus üblich ist, viersilbige Wörter wie hier „Xin-Hai-Yi-Volk" zu zweisilbigen Wörtern wie „Xin-Yi" zu verkürzen, ist auch diese Namensherleitung recht plausibel. In einer etwas anderen Version dieser Legende wird noch erwähnt, dass *Xin yi* zusammen mit Eiern abgekocht wurde. Dies ist eine volksheilkundliche Methode, bei der man 15 g *Xin yi* mit drei Eiern zusammen abkocht, dann die Eier isst und die Suppe trinkt. Diese Methode soll von erstaunlicher Effektivität bei Sinusitiden sein.[38]

36 Traditionell werden die Jahre in China nach Himmelsstämmen und Erdenzweigen gezählt. Welches Jahr hier genau gemeint ist, kann nicht genau bestimmt werden, da sich diese Jahre alle 60 Jahre wiederholen. All die folgenden Jahre sind Xin-hai-Jahre: 51, 111, 171, 231, 291, 351, 411, 471, 531, 591, 651, 711, 771, 831, 891, 951, 1011, 1071, 1131, 1191, 1251, 1311, 1371, 1431, 1491, 1551, 1611, 1671, 1731, 1791, 1851, 1911 und 1971.

37 Wang Huanhua et al., Band 2, S. 64; www.xiaoduweb.com/html/DirDu/2005/02/17/53/63/14.htm

38 Wang Huanhua et al., Band 2, S. 66

Eigenschaften und Anwendungsgebiete

Xin yi ist scharf und warm; es tritt in die Leitbahnen von Lunge und Magen ein und hat eine aufsteigende Tendenz. Mittels seiner warm-scharfen Natur zerstreut es Wind-Kälte und seine aufsteigende Tendenz führt es zum Kopf, insbesondere in den Gesichtsbereich, wo es die Nase freimacht. *Xin yi* ist eines der bedeutendsten Nasenkräuter. Die Nase ist die der Lunge zugeordnete Körperöffnung. Eine verstopfte Nase bedeutet, dass die Lungen-Funktion des Ausbreitens und Herabführens gestört ist. *Xin yi* wirkt nach dem Prinzip „das Lungen-Qi mit leichten Arzneimitteln wieder ausbreiten". Die Nase ist zwar die Körperöffnung der Lunge, doch hat auch die Funktion des Magens einen entscheidenden Einfluss auf die Nase. Der Magen verantwortet das Herabführen des trüben Qi, während die Milz das klare Qi nach oben führt. Ist dieser so genannte Qi-Mechanismus gestört, kann das klare Qi nicht aufsteigen und stattdessen steigt das trübe Qi auf. Über die Magen-Leitbahn wird dieses trübe Qi in den Gesichts- und Stirnbereich transportiert, wo es zu Problemen wie Kopfschmerzen, Benommenheit und Schwindel bei reichlich Nasenschleim führt. Zur Entstehung des Nasenschleims kommt es dadurch, dass das trübe Magen-Qi über die Magen-Leitbahn, welche durch die Kieferhöhlen zieht, in die Nasennebenhöhlen und somit in die Nase geleitet wird. Durch seine warme und aromatische Schärfe reguliert *Xin yi* das Qi sowohl in der Lungen- als auch in der Magen-Leitbahn und unterstützt somit das Aufsteigen des klaren Qi und das Herabführen des trüben Qi.

Xin yi kann bei allen möglichen Erkrankungen der Nase wie z.B. bei verstopfter Nase, laufender Nase oder Verlust des Geruchssinns angewendet werden. Aus der Sicht der westlichen Medizin kann man sagen, dass *Xin yi* sowohl Rhinitis als auch Sinusitis behandelt. Dabei kann es sowohl innerlich als auch äußerlich in Form von Nasentropfen, Nasensalbe oder Nasenspülungen angewendet werden. Da *Xin yi* scharf und warm ist, eignet es sich vor allem zur Behandlung von Nasenerkrankungen aufgrund von Wind-Kälte, doch wegen seiner spezifischen Wirkung auf die Nase kann es in entsprechenden Kombinationen auch bei anderen Arten von Nasenerkrankungen angewendet werden. Als zwei typische

Rezepturen können *Xin Yi San* und *Cang Er Zi San* gelten. In diesen Rezepturen wird *Xin yi* vor allem mit synergistisch wirkenden Wind-Kräutern kombiniert. Die Verwendung von Rhizoma Chuanxiong *(Chuan xiong)* in der Rezeptur *Xin Yi San* kann man im Sinne Xu Zhicai's verstehen, der sagte, dass *Chuan xiong* das Botenkraut von *Xin yi* sei.[39] *Chuan xiong* verstärkt die ohnehin schon vorhandene Tendenz von *Xin yi*, zum Kopf und zum Gesicht aufzusteigen.

Der heute für Sinusitis gebrächliche Begriff *bi dou yan* 鼻竇炎 war in der klassischen chinesischen Medizin noch nicht üblich. Stattdessen bezeichnete man derartige Beschwerden als *bi yuan* 鼻淵, was wörtlich soviel wie „Abgrundnase" oder „Sumpfnase" bedeutet. Dies meint eine tiefsitzende Verstopfung der Nase. Doch anhand der beschriebenen Symptome kann man ableiten, dass es sich bei dieser Erkrankung um eine Nasennebenhöhlenentzündung handeln muss. Typisch für diese Erkrankung sind eine verstopfte oder laufende Nase mit zähem oder in Fällen von zusätzlicher Hitze-Bildung auch übelriechendem, gelbem, eitrigem Sekret, Schwindel, Benommenheit, Vergesslichkeit und Verminderung des Geruchssinns. Auch in der Beschreibung der Wirkung von *Xin yi* in den *Verschiedenen Aufzeichnungen Berühmter Ärzte* findet man eindeutige Hinweise auf eine Sinusitis mit pathologischer Beteiligung des Magens und der Lunge: *„Xin yi wärmt die Mitte, befreit die Muskelschicht und macht die neun Körperöffnungen [inklusive Sinnespforten] durchgängig. Es macht die Nase frei und [behandelt] austretendes Nasensekret. Es behandelt Schwellungen des Gesichts, [welche] Zahnschmerzen auslösen, und Schwindel, so als ob man in einer Kutsche oder auf einem Schiff ist."*[40]

Li Shizhen schrieb: *„[Xin yi behandelt hauptsächlich die] Abgrundnase [also eine tiefsitzende Verstopfung der Nase, was einer Sinusitis entspricht], eine laufende Nase [mit klarem Sekret] und eine verstopfte oder [durch Wucherungen] verlegte Nase. ... Zur Anwendung mahle man [Xin yi] zu feinem Pulver und füge ein wenig Moschus (She xiang) hinzu. Dann nehme man den weißen Teil eines Frühlingszwiebelstängels (Cong bai), tauche diesen in das Pulver ein und führe ihn dann mehrmal in die Nase ein. Dies wirkt hervorragend!"*[41]

Heute kann man die Anwendung von Secretio Moschus *(She xiang)* aus Gründen des Artenschutzes wie auch aus preislichen Erwägungen kaum noch vertreten. Doch auch die Anwendung von *Xin yi* allein oder in Kombination mit anderen aromatischen, synergistisch wirkenden Substanzen wie beispielsweise Angelicae dahuricae Radix *(Bai zhi)* oder Menthae Herba *(Bo he)* ist hierbei ähnlich effektiv.

Kontraindikationen

Bei seiner scharfen und zerstreuenden Natur zerstreut *Xin yi* auch das reguläre Qi, weshalb es in Fällen von Qi-Leere nicht oder nur sehr vorsichtig in entsprechenden Rezepturen verwendet werden soll. *Xin yi* behandelt zwar Kopf- und Zahnschmerzen, doch lediglich die aufgrund von Wind-Kälte im Rahmen einer Erkältung oder einer Sinusitis. Bei Kopfschmerzen aufgrund von Blut-Leere mit lodernder Hitze oder bei Zahnschmerzen aufgrund von Magen-Feuer ist es streng kontraindiziert.

5.5 *Wǔ Wèi Zǐ* 五味子 Schisandrae Fructus

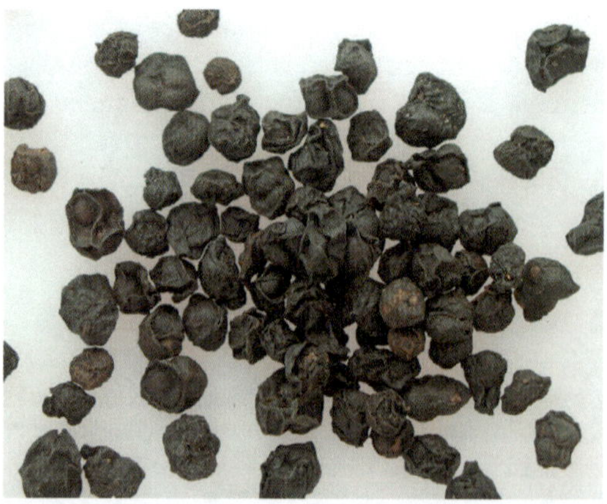

Abb. 5.5 *Wǔ Wèi Zǐ* 五味子 Schisandrae Fructus*

[39] Yu Xiaoping et al., S. 1024
[40] Tao Hongjing: Ming Yi Bie Lu, S. 64; Li Shizhen, S. 1133
[41] Li Shizhen, S. 1133

- Pharmazeutische Bezeichnung: Schisandrae Fructus
- Botanischer Name: Schisandra chinensis
- Familie: Magnoliaceae (Magnoliengewächse)
- Deutsche Namen: Schisandrafrucht, Schisandrabeere
- Deutsche Übersetzung des chinesischen Namens: „Fünf-Geschmäcke-Samen"
- Beinamen: *Wǔ wèi* 五味 („Fünf Geschmäcke"), *Běi wǔ wèi zǐ* 北五味子 („Nördliche Fünf-Geschmäcke-Samen")

Namen und Signaturen

Wu wei zi erhielt seinen Namen nach seinem Geschmack. Den Schisandrafrüchten wird nachgesagt, dass sie alle fünf Geschmacksqualitäten besitzen. Su Song sagte: *„Die Haut und das Fruchtfleisch von Wu wei sind süß und sauer, die Kerne sind scharf und bitter; alle [Bestandteile] haben [auch] einen salzigen Geschmack. Das heißt, alle fünf Geschmäcke sind vorhanden."*[42]

Bei *Wu wei zi* unterscheidet man zwei Arten, die südliche und die nördliche. Die südliche Art zeichnet sich durch die rote Farbe ihrer Früchte aus, während die Früchte der nördlichen Art schwarz sind und auch mehr Fruchtfleisch besitzen. Die nördliche Art gilt als die bessere und wird, wenn nicht anders spezifiziert, üblicherweise als *Wu wei zi* verwendet. Die entscheidenden Signaturen der Schisandrabeere sind ihre Farben und ihr Geschmack. Farblich sind sie rot bis schwarz, die südliche Art rot und die nördliche, ähnlich wie schwarze Johannisbeeren, von einem ins Schwarze übergehenden Dunkelrot. Lei Xiao beschrieb sie wie folgt: *„Es sind kleine Kügelchen mit einer runzligen Oberfläche, auf der sich eine feine raureifartige Schicht befindet. Beim echten Mittel sind alle Geschmäcke vorhanden: sauer, salzig, bitter, scharf und süß."*[43]

In der Tat sind die schwarzen getrockneten Früchte von einer weißen, rauhreifartigen Schicht überzogen. Damit besitzt diese Droge praktisch drei Farben, das unterschwellige Rot, das dominante Schwarz und das oberflächliche Weiß. Dies weist auf den vornehmlichen Bezug dieses Mittels zum Herzen, zur Niere und zur Lunge hin. Dies sind die üblicherweise aufgeführten Leitbahnbezüge. Doch darüber hinaus tritt die Wirkung von *Wu wei zi* aufgrund seiner fünf Geschmäcke in alle fünf Speicherorgane ein. Li Shizhen schrieb hierzu: *„Der saure und salzige Geschmack von Wu wei zi tritt in die Leber ein und supplementiert die Niere; der bittere und der scharfe Geschmack tritt ins Herz ein und supplementiert die Lunge; der süße Geschmack tritt in die Mitte ein und kräftigt Milz und Magen."*[44]

Eigenschaften und Anwendungsgebiete

Wu wei zi gilt heute als sauer, süß und warm; es tritt vor allem in die Leitbahnen von Lunge, Herz und Niere ein. Es wirkt adstringierend, also zusammenziehend und sammelnd, mehrt das Qi und erzeugt Körperflüssigkeiten, supplementiert sowohl die Niere als auch die Lunge und beruhigt das Herz.

In den *Verschiedenen Aufzeichnungen Berühmter Ärzte* heißt es unter anderem: *„Wu wei zi nährt die fünf Speicherorgane."*[45]

Diese Ansicht wurde in späteren Werken zur Materia Medica etwas revidiert und in erster Linie auf Lunge und Niere bezogen. Der Ming-zeitliche Arzt Li Zhongzi schrieb über die Wirkungen von *Wu wei zi*: *„Wu wei zi tritt in die Leitbahnen von Lunge und Niere ein; es reichert das mangelnde Wasser der Niere an und sammelt das zerstreute Metall der Lunge. Es beseitigt durch Hitze bedingte Unruhe, erzeugt Flüssigkeiten und stillt Durst, supplementiert durch Überlastung bedingte Leere, mehrt das Qi und kräftigt das Yin."*[46]

Das erstaunliche an *Wu wei zi* ist nicht nur, dass es alle fünf Speicherorgane supplementieren kann, sondern, dass es als warmes Mittel das Yin zu kräftigen vermag. Die warme Natur von *Wu wei zi* kann man eher vernachlässigen; je nach Kombination mit warmen oder kalten Kräutern kann es sowohl bei

[42] Li Shizhen, S. 744
[43] Li Shizhen, S. 745
[44] Li Shizhen, S. 745
[45] Tao Hongjing: Ming Yi Bie Lu, S. 117; Li Shizhen, S. 745
[46] Li Zhongzi, S. 36

Hitze- als auch bei Kälte-Mustern angewendet werden. Wie vermag nun dieses Mittel Yin und Körperflüssigkeiten zu nähren? Durch seinen sauren Geschmack und die damit verbundene adstringierende, d.h. zurückhaltende, sammelnde Wirkung. Obwohl *Wu wei zi* alle fünf Geschmäcke beinhaltet, herrscht doch der saure Geschmack vor. So schrieb auch Jia Jiuru in *Wandel der Bedeutung der Arzneilichen Substanzen*: *„Wu wei zi hält alle Geschmäcke bereit, doch der saure Geschmack überwiegt.“*[47]

Außerdem ist die arzneiliche Wirkung „das Yin kräftigen“ nicht ganz identisch mit „das Yin nähren“. Erstere Wirkung bezieht sich vor allem auf urogenitale Funktionsstörungen des Mannes, da der Begriff Yin auch das männliche Genitale bezeichnen kann, mit Symptomen wie spontanen Samenergüssen, häufigem Wasserlassen und Lendenschmerzen. Die andrologische Anwendung geht auf die *Materia Medica des Göttlichen Landmannes*, zurück, wo es heißt: *„Wu wei zi ist sauer und warm. Es mehrt das Qi, behandelt Husten durch rebellisch aufsteigendes Qi, Schädigung durch Überlastung mit körperlicher Auszehrung. [Es] supplementiert Mangel, kräftigt das Yin und mehrt das Sperma des Mannes.“*[48]

5

Doch neben sexuellen Funktionsstörungen stellen Husten und Asthma die Hauptindikationen von *Wu wei zi* dar, wie im obigen Zitat deutlich zum Ausdruck kommt. Durch seinen vorwiegend sauren Geschmack und seine zusammenziehende Eigenschaft unterbindet *Wu wei zi* den Verlust von Lungen-Qi und stillt somit Husten aufgrund von Lungen-Qi-Mangel. Gleichzeitig unterbindet es den Verlust der Nieren-Essenz und stärkt somit das Nieren-Qi. Daher behandelt es insbesondere Husten oder Asthma, die durch eine Nieren-Schwäche bedingt sind. Manche Ärzte sind sogar der Meinung, dass *Wu wei zi* bei allen Arten von Husten gleichermaßen angewendet werden kann. Doch sollte man *Wu wei zi* nicht, oder nur in entsprechenden Kombinationen, bei Husten aufgrund von äußerlich zugezogenen Pathogenen anwenden, um nicht den pathogenen Faktor einzuschließen. Einer der *Vier Großen Meister der Jin-Yuan-Zeit*, Li Dongyuan, meinte, dass *Wu wei zi* das Lungen-Qi adstringiere, Qi-Mangel auffülle und dass es eine Kaiserarznei zur Behandlung von Husten sei. Doch warnte er auch, dass man *Wu wei zi* beim Vorhandensein von äußerlich zugezogenen Pathogenen nicht sofort anwenden dürfe, sondern erst die Oberfläche befreien und die pathogenen Faktoren zerstreuen müsse. Danach erst könne *Wu wei zi* sein hervorragendes hustenstillendes Potenzial entfalten.“[49] Man zerstreut also erst die pathogenen Faktoren und supplementiert dann die Lunge, wie Li Dongyuan es vorgeschlagen hat – oder man tut es gleichzeitig. Die Rezeptur *Xiao Qing Long Tang* von Zhang Zhongjing ist ein Beispiel für letzteren Ansatz. Da *Wu wei zi* das Hauptmittel bei Husten aufgrund von Lungen-Qi-Leere ist, aber in Fällen von Lungen-Qi-Leere auch häufig pathogene Faktoren in der Lunge bzw. in der Lungen-Leitbahn vorhanden sind, empfiehlt sich in derartigen Fällen die Methode des gleichzeitigen Zurückhaltens und Zerstreuens. Hierbei kann man *Wu wei zi* je nach Natur des pathogenen Faktors mit gegensätzlich wirkenden Kräutern kombinieren, beispielsweise mit Ingwer *(Gan jiang)*, Asarum *(Xi xin)* oder Asternwurzel *(Zi wan)* oder Huflattich *(Kuan dong hua)*. Somit wird einerseits durch den sauren Geschmack das schwindende Lungen-Qi zurückgehalten und zum anderen werden die pathogenen Faktoren durch den scharfen Geschmack zerstreut. Nachdem die pathogenen Faktoren zerstreut sind, kann man zum Supplementieren des geschwächten Lungen-Qi übergehen und *Wu wei zi* mit supplementierenden Kräutern wie Ginseng *(Ren shen)* und Ophiopogon *(Mai dong)* kombinieren. Die übermäßig lange Anwendung von zerstreuenden Mitteln würde das ohnehin schon geschwächte Lungen-Qi nur noch weiter schädigen.

Eine der wichtigsten Indikationen von *Wu wei zi* ist Husten oder Asthma aufgrund von Nieren-Schwäche, da *Wu wei zi* beide Funktionskreise zu stärken vermag. In seinem Werk *Suche nach dem Wahren Wissen über die Materia Medica* schrieb Huang Gongxiu: *„Wu wei zi ... beruhigt Husten und Keuchen. ... Es ist ein Hauptmittel zum Schutz der Lunge und zum Supplementieren der Nieren.“*[50]

47 Zhu Shifeng, Band 1, S. 209
48 Zhu Shifeng, Band 1, S. 208; Li Shizhen, S. 745
49 Li Shizhen, S. 745
50 Huang Gongxiu, S. 62

Neben der Behandlung von Husten wird *Wu wei zi* auch angewandt, um Schweiß, Sperma, vaginalen Ausfluss, Urin oder Stuhl zurückzuhalten. Aufgrund seiner adstringierenden Wirkung wird es also auch häufig bei spontanem Schwitzen, Nachtschweiß, spontanen Samenergüssen (Pollutionen *Wu wie zi*), vorzeitigem Samenerguss, Fluor vaginalis, häufiger Ausscheidung großer Mengen klaren Urins oder bei Durchfall angewendet. In diesem Sinne wird es in entsprechenden Kombinationen auch bei Diabetes eingesetzt. Hierbei kommt *Wu wei zi* sowohl in seiner zurückhaltenden als auch in seiner Körperflüssigkeiten erzeugenden Eigenschaft zum Zuge. Es hält die übermäßige Harnausscheidung zurück und stillt den Durst des Diabetikers. Bei der Behandlung von Diarrhoe ist *Wu wei zi* insbesondere beim so genannten „Hahnenschrei-Durchfall" angezeigt, also bei Durchfall am frühen Morgen aufgrund von Nieren-Leere.

Oben ist bereits der Bezug von *Wu wei zi* zum Herzen erwähnt worden. Durch seine sammelnde Wirkung beruhigt es auch zerstreutes Herz-Qi und wird entsprechend bei Unruhe, Herzklopfen, Schlaflosigkeit und traumgestörtem Schlaf angewandt. Im Grunde beruhen alle Wirkungen von *Wu wei zi* in erster Linie auf seiner sammelnden Eigenschaft, wodurch zerstreutes Qi wieder zu seinem Ursprung zurückgeführt wird. Huang Gongxiu hatte dies sehr treffend zusammengefasst: *„Wenn Yin-Leere-Feuer aufsteigt, dann wird das Qi zerstreut und Sammlung bleibt aus. Daraus resultiert das gleichzeitige Auftreten von Unruhe-Durst, Husten, spotanen Samenergüssen oder profusem Schwitzen. Daher muss man [ein] saures und salziges [Arzneimittel wie Wu wei zi] benutzen, um das Qi zu seiner Behausung zurückzuführen und alle Erkrankungen zu beseitigen. Wenn es heißt, [Wu wei zi] könne Hitze beseitigen, ist damit gemeint, dass Feuer sich nicht mehr nach außen hin ausbreitet, wenn das Qi zusammengezogen wird.“*[51]

Kontraindikationen

Relativ kontraindiziert ist *Wu wei zi*, wie oben bereits erörtert, im Anfangsstadium von äußerlich zugezogenen Erkrankungen. Nicht anzuwenden ist *Wu wei zi* bei Fülle-Hitze und im Anfangsstadium von Exanthemen. Bei manchen Patienten kann *Wu wei zi* zu Sodbrennen führen. Zu beachten ist auch, dass es aufgrund seiner adstringierenden Wirkung leicht zu Obstipation führen kann. In diesem Fall sollte man es zusammen mit Mitteln anwenden, die den Darm befeuchten. Beispielsweise eignet sich in diesem Zusammenhang die Kombination mit Ophiopogon *(Mai dong)*. Li Zhongzi empfiehlt auch die Kombination mit Cistanche *(Rou cong rong)* als Botenkraut.[52]

[51] Huang Gongxiu, S. 62
[52] Li Zhongzi, S. 36

KAPITEL

6 Namensgebung nach dem Geruch

6.1 *Mù Xiāng* 木香 Aucklandiae Radix

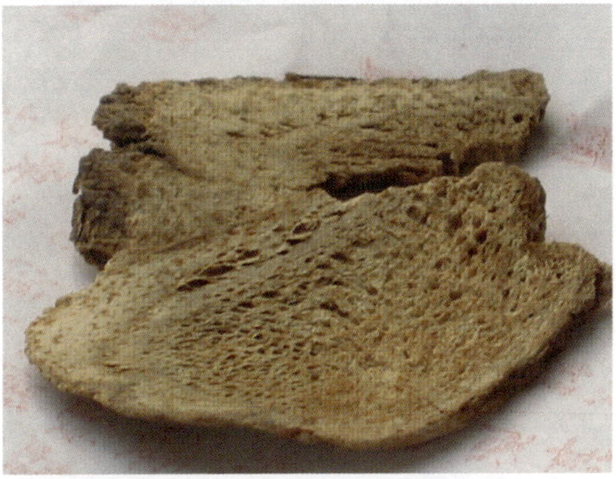

Abb. 6.1 *Mù Xiāng* 木香 Aucklandiae Radix

- Pharmazeutische Bezeichnung: Aucklandiae Radix
- Botanische Namen: Aucklandia lappa oder Saussurea lappa
- Familie: Asteraceae = Compositae (Korbblütler)
- Deutscher Name: Aucklandiawurzel
- Deutsche Übersetzung des chinesischen Namens: „Holzduft" oder „Duftendes Holz"
- Beinamen: *Mì xiāng* 蜜香 („Honigduft"), *Nán mù xiāng* 南木香 („Duftendes Holz aus dem Süden [Chinas]"), *Guǎng mù xiāng* 廣木香 („Duftendes Holz aus Guangzhou")

Namen und Signaturen

Mu xiang erhielt seinen Namen nach seinem starken Aroma. Das Wort „Holz" *(mu)* ist hier etwas irreführend, da es im Allgemeinen für Baumdrogen benutzt wird, *Mu xiang* aber eine vergleichsweise kleine Pflanze aus der Familie der Korbblütler ist. Diese Pflanze ist also, botanisch betrachtet, z.B. mit der Chrysantheme *(Ju hua)* verwandt, näher noch mit der Klette *(Niu bang)*. Doch hier werden nicht die Blüten oder Samen verwendet, sondern die Wurzel, welche im getrockneten Zustand tatsächlich sehr hölzern wirkt und einen intensiven Geruch abgibt. Li Shizhen erklärte die Namen dieses Krautes folgendermaßen: *„Diese Droge zählt zu den Kräutern. Da sie einen honigartigen Duft verströmt, wird sie Mi xiang („Honigduft") genannt."*[1]

Die Namen *Nan mu xiang* oder *Guang mu xiang* beziehen sich auf die in Südchina, vor allem in Guangzhou, gelegenen Anbaugebiete dieser Pflanze. Das kräftige Aroma von *Mu xiang* ist sein entscheidendes Wesensmerkmal. Aromatische Drogen wirken vor allem auf die Milz. Davon lässt sich also eine Affinität von *Mu xiang* zum mittleren Wärmebereich ableiten. Aromatische Drogen wandeln Feuchtigkeit um. In diesem Sinne entlastet *Mu xiang* die Milz von bedrückender Feuchtigkeit und fördert den harmonischen Qi-Fluss. Die andere Seite dieser Medaille ist allerdings, dass es durch seine bitter-scharfe Wärme auch leicht das Magen- und Lungen-Yin schädigen kann.

Eigenschaften und Anwendungsgebiete

Mit seinem starken Duft meinten die alten Chinesen, krank machendes Qi, epidemische Toxine und Dämonen vertreiben zu können. Auch in der *Materia Medica des Göttlichen Landmannes* steht dieser Aspekt von *Mu xiang* im Vordergrund der Beschreibung. Angemerkt wurde dort noch, dass durch längere Einnahme der Schlaf gestört werde.[2] Da ist es ein Widerspruch, dass Shennong dieses Mittel trotz-

[1] Li Shizhen, S. 521
[2] Zhu Shifeng, Band 1, S. 111

dem in die obere Kategorie eingeordnet hat, denn die Mittel dieser Gruppe sollen sich eigentlich durch sehr gute und langfristige Verträglichkeit auszeichnen. Wie spätere Ärzte oft angemerkt haben, eignet sich *Mu xiang* tatsächlich nicht zur längerfristigen oder hochdosierten Einnahme, da es das Qi verbraucht und die Körperflüssigkeiten angreift. Der berühmte Arzt der Qing-Dynastie Zhang Shanlei drückte dies in seiner *Richtigstellung der Bedeutung der Materia Medica* so aus: *„Man benutzt Mu xiang, um Stagnationen zu zerstreuen und Verknotungen zu öffnen. Doch man darf nicht zu viel davon nehmen. Drogen von bitterem Geschmack sind notwendigerweise austrocknend. Bei Menschen mit einem Yin-Mangel sollte man [den Einsatz von Mu xiang] gründlich abwägen. In zu hoher Dosis oder bei zu langer Anwendung werden die Körperflüssigkeiten verbraucht und das Yin geschädigt. So wird das Qi nur noch mehr in Unordnung gebracht und die Schmerzen [die man ursprünglich lindern wollte] werden nicht aufgelöst.“*[3]

6

Neben der Ermahnung zur Vorsicht kommen in diesem Zitat auch die Haupteigenschaft von *Mu xiang* zum Ausdruck: es zerstreut Stagnationen. Mit Stagnationen sind hier in erster Linie Qi-Stagnationen gemeint. *Mu xiang* bewegt das Qi in allen drei Wärmebereichen, insbesondere im Magen- und Darmbereich, und lindert dadurch Schmerzen, Darmkrämpfe, Tenesmen, Blähungen und andere Verdauungsbeschwerden. Li Shizhen schrieb in der *Enzyklopädie der Materia Medica*: *„Mu xiang ist ein Arzneimittel für die Qi-Ebene aller drei Wärmebereiche. Es vermag alle Arten von Qi auf- und absteigen zu lassen. Bei Qi-Stagnationen im oberen Wärmebereich benutzt man es, um gestautes Lungen-Qi wieder auszubreiten. Denn alle Arten von Qi-Stauungen gehören zur Lunge. …*

Wenn das Qi der Mitte nicht transportiert wird, gehört [diese Störung] zur Milz. Daher eignet sich dieses Mittel [zur Behandlung von] Qi-Stagnation der Mitte. Dies beruht darauf, dass Milz und Magen aromatischen Duft mögen. Wenn das Qi des Dickdarms stagniert, kommt es zu Tenesmen. Wenn die Qi-Transformation in der Blase nicht funktioniert, kommt es zu tröpfelndem und unangenehmem Wasserlassen. Wenn das Leber-Qi gestaut ist, kommt es zu Schmerzen. Also eignet sich dieses Mittel auch [zur Behandlung von] Qi-Stagnation im unteren Wärmebereich. [In all diesen Fällen kann man Mu xiang nach der Methode] ‚Blockaden muss man durchgängig machen‘ [anwenden].“[4]

Mu xiang ist scharf, bitter und warm. Es tritt in die Leitbahnen von Milz, Magen, Dickdarm, Leber und Gallenblase ein. Durch seine warm-scharfe und aromatische Natur bewegt es das Qi kraftvoll – und zwar, wie oben dargestellt, in allen drei Wärmebereichen, insbesondere aber im mittleren und unteren. Indem es das Qi in der Mitte und im Darm reguliert, lindert es Beschwerden wie Appetitlosigkeit, Übelkeit, Erbrechen, Magenschmerzen, Bauchschmerzen, Blähungen oder Tenesmen. Indem es das Qi von Leber und Gallenblase reguliert, lindert es Beschwerden wie Schmerzen oder Ziehen in den Flanken. *Mu xiang* gilt als eines der effektivsten Mittel, um den stagnierten Qi-Fluss wieder in Gang zu bringen. Der berühmte Arzt der Jin-Dynastie Zhang Yuansu schrieb: *„Mu xiang zerstreut stagniertes Qi, reguliert alle [Arten von] Qi, harmonisiert das Magen-Qi und drainiert das Lungen-Qi.“*[5]

Zhu Danxi betonte den Bezug zur Leber und zum Dickdarm, indem er sagte: *„Mu xiang bewegt das Qi der Leber-Leitbahn und … konsolidiert den Dickdarm.“*[6]

Und Wang Haogu vermerkte noch den Bezug zur Sonderleitbahn Chong-Mai: *„Mu xiang behandelt Erkrankungen des Durchdringungsgefäßes (chong mai), rebellierendes Qi und abdominelle Spannungen.“*[7]

Aus dieser kleinen Auswahl von Zitaten zu *Mu xiang* kann man herauslesen, dass diese Droge tatsächlich Qi-Stagnationen in vielen verschiedenen Bereichen aufzulösen vermag. Oft gibt man *Mu xiang* auch zu supplementierenden Rezepturen hinzu, um die klebrige und Stagnationen begünstigende Natur der supplementierenden Kräuter auszugleichen. Hierbei wird es oft mit der ebenfalls warm-aromatischen Droge Fructus Amomi *(Sha ren)* kombiniert. Anzumerken ist hierbei, dass die Qi bewegende Wirkung dieser Drogen zu einem beträchtli-

3 Wang Huanhua et al., Band 1, S. 82

4 Li Shizhen, S. 522
5 Li Shizhen, S. 522
6 Li Shizhen, S. 522
7 Li Shizhen, S. 522

chen Teil auf ihrem Gehalt an ätherischen Ölen beruht. Durch allzu langes Kochen verfliegen diese jedoch, wodurch sich die Wirkung dieser Drogen vermindert. Daher sollte man sie beim Abkochen einer Rezeptur erst in den letzten Minuten mit hineingeben. Traditionell wurden diese Drogen auch meist als Pulver oder in Pillenform eingenommen, wodurch die Wirkungseinbuße durch das Kochen vermieden wurde. Zhen Quan empfahl beispielsweise, die Droge zu feinem Pulver zu zermahlen und mit Reiswein hinunterzuspülen. Dies soll alle Arten von Schmerzen in der Herzregion und im Epigastrium lindern.[8]

Die Behandlung von Dysenterie und Durchfall

Mu xiang ist auch ein wichtiges Mittel bei Durchfall. Hierzu wird die Legende erzählt, wonach eine an schwerem Durchfall erkrankte Frau, die bereits dem Tode nahe war, einen Traum hatte: In diesem Traum erschien ihr die buddhistische Göttin der Barmherzigkeit Guanyin und verriet ihr eine Rezeptur, mit der sie ihr Leiden heilen könne. Dies waren die beiden Kräuter *Mu xiang* und Coptis *(Huang lian)*.[9] Darin kann man wohl den Ursprung der berühmten Rezeptur *Aucklandia- und Coptis-Pille (Xiang Lian Wan)* sehen, welche Dysenterie behandelt, indem sie gleichzeitig Hitze klärt, Feuchtigkeit umwandelt und das Qi bewegt.

Kontraindikationen

Kontraindiziert ist *Mu xiang* bei Yin-Mangel mit Leere-Hitze, bei einem Mangel an Körperflüssigkeiten, bei Lungen-Leere-Hitze und bei Mangel des Ursprungs-Qi. Bei Hitze-Erkrankungen ist sie nur in Kombination mit Hitze klärenden Drogen anzuwenden. Zu den Indikationen und Kontraindikationen von *Mu xiang* schrieb Zhu Danxi: *„Um Qi zu regulieren, benutzt man Mu xiang. Es ist von scharfem Geschmack. [Dadurch] kann das Qi nach oben aufsteigen. Wenn das Qi gestaut ist und sich nicht ausbreiten kann, ist [dieses Mittel] besonders geeignet. Doch wenn man es in Fällen von Yin-Leere mit auflodernden Leere-Feuer verwendet, unterstützt man dadurch nur das Feuer. Dann sollte man Phellodendron (Huang bai) und Anemarrhena (Zhi mu) verwenden und Mu xiang nur in geringer Dosis als Assistent hinzugeben.“*[10]

6.2 *Dīng Xiāng* 丁香 Caryophylli Flos

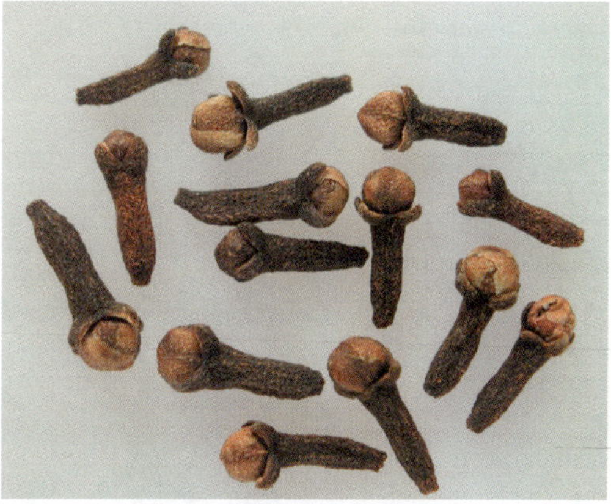

Abb. 6.2 *Dīng Xiāng* 丁香 Caryophylli Flos*

- Pharmazeutische Bezeichnung: Caryophylli Flos
- Botanische Namen: Eugenia caryophyllata, Syzygium aromaticum
- Familie: Myrtaceae (Myrtengewächse)
- Deutsche Namen: Nelken, Gewürznelken
- Deutsche Übersetzung des chinesischen Namens: „Duftnagel“
- Beinamen: *Dīng zǐ xiāng* 丁子香 („Duftnagel“), *Jī shé xiāng* 雞舌香 („Duftende Hühnerzunge“), *Bǎi lǐ xiāng* 百里香 („Hundert-Meilen-Duft“), *Gōng dīng xiāng* 公丁香 („Männlicher Duftnagel“)

Namen und Signaturen

Bei diesem Arzneimittel handelt es sich um die wohl allen bekannten Gewürznelken. Nelken sind die

8 Zhen Quan, S. 25
9 Wang Huanhua et al., Band 1, S. 84
10 Li Shizhen, S. 522

noch nicht geöffneten Blütenknospen dieser Pflanze, die über einen hohen Gehalt an ätherischem Öl verfügen, welches ihnen den typischen Duft verleiht. Diese Blütenknospen werden auf eine bestimmte Art präpariert und getrocknet. Erst dann können sie als Gewürz oder Arzneimittel verwendet werden. Der Name „Duftnagel" *(Ding xiang)* leitet sich einerseits von der Form der Droge ab, welche die alten Chinesen an einen Nagel (*ding* 丁) erinnert hatte, und andererseits von ihrem intensiven Duft (*xiang* 香). Die klassischen chinesischen Quellen unterscheiden zwischen einer „männlichen" und einer „weiblichen" Art dieser Droge. Damit sind verschiedene Teile derselben Pflanze gemeint. Die „männliche" Droge, *Gong ding xiang* 公丁香 („Männlicher Duftnagel"), sind die allgemein als Nelken bekannten Knospen, während man die Früchte dieser Pflanze als *Mu ding xiang* 母丁香 („Weiblicher Duftnagel") bezeichnet. Beide Drogen wurden und werden arzneilich genutzt, wobei sie ähnliche, aber nicht identische Wirkungen haben. Doch überwiegt in der klinischen Praxis die Verwendung von *Gong ding xiang*, weshalb hier nur diese Droge besprochen werden soll.

An Signaturen stechen die beiden bereits im Namen festgehaltenen Eigenschaften Form und Duft ins Auge. Der scharf-aromatische Geschmack reguliert die Mitte. Sein starkes Aroma weist auf die enge Beziehung dieses Krautes zu Milz und Magen hin, während es durch seine Schärfe auch in die Lunge geführt wird. Die nagelartige Form unterstreicht die scharfe, durchdringende Kraft dieser Droge.

Eigenschaften und Anwendungsgebiete

Ding xiang ist scharf und warm; es tritt in die Leitbahnen von Lunge, Milz, Magen und Niere ein. *Ding xiang* ist ein ausgezeichnetes Mittel, um Magen- und Darmbeschwerden aufgrund von Kälte zu lindern. Es wärmt die Mitte und führt nach oben rebellierendes Qi wieder herab. Es kann bei allen durch Kälte bedingten Verdauungsbeschwerden wie Magenschmerzen, Appetitlosigkeit, Übelkeit, Erbrechen, Schluckauf, saurem Aufstoßen, Bauchschmerzen, Durchfall oder Hernienschmerzen angewendet werden.

Kou Zongshi schrieb, dass *Ding xiang* bei Milz- und Magen-Leere-Kälte besonders geeignet sei.[11] Und in der *Materia Medica der Kaibao-Ära* heißt es: *„[Ding xiang] wärmt Milz und Magen, stillt Brechdurchfall mit Bauchschmerzen und abdomineller Blähung."*[12]

Zu diesen Indikationen existiert auch eine Legende, in der ein Kaiser durch *Ding xiang* wieder gesundet:

Es lebte einmal ein Kaiser, der eine Vorliebe für rohe und kalte Nahrung hatte. Doch über die Jahre hinweg bekam ihm diese Angewohnheit nicht gut. Erst bekam er heftige Blähungen, später sogar Durchfall und Erbrechen. Seine Hofärzte vermochten ihn auch nicht zufriedenstellend zu behandeln. Deswegen ließ er einen Anschlag machen, dass er einen herausragenden Arzt suche. Eines Tages meldete sich dann ein Mann, der wie ein Bettler in zerschlissenen Kleidern und barfuß daherkam. Er schien sogar angetrunken zu sein und sang, als er in den Kaiserpalast eintrat. Der Kaiser war von seinem Anblick sehr überrascht und schenkte ihm sofort Kleider und Schuhe. Doch der Mann ignorierte diese Geschenke, trat vor den Kaiser, schaute ihn lange an und sprach dann: „Milz und Magen sind die für die Getreidespeicherung zuständigen Beamten. Rohes und kaltes Essen und Trinken schädigt Milz und Magen. Man kann hier Duftsäckchen aus Ding xiang herstellen und in den Räumen aufhängen. So wird die Gesundheit des Kaisers bewahrt bleiben." Der Kaiser ließ daraufhin Duftsäckchen mit Ding xiang in seine Gemächer hängen. In der Nacht darauf erschien ihm dann noch einmal dieser Bettler und der Kaiser fragte ihn, wer er denn sei. Da bekam er lachend zur Antwort: „Lan Caihe, einer der Acht Unsterblichen." Der Gesundheitszustand des Kaisers besserte sich danach zusehends.[13]

In dieser Legende wurde zwar eine äußerliche Anwendung von *Ding xiang* im Sinne der Aromatherapie erwähnt, doch kann man *Ding xiang* bei einem derartigen Beschwerdebild vorübergehend auch innerlich einnehmen, wobei die Ernährung selbstverständlich auch umgestellt werden sollte.

11 Kou Zongshi, S. 82
12 Li Shizhen, S. 1137; Yu Xiaoping et al., S. 1029
13 Hu Xian'guo, S. 163

Als besonders effektiv gilt *Ding xiang* bei der Behandlung von Schluckauf und Erbrechen, da es die Mitte wärmt und gegensinnig aufsteigendes Qi wieder nach unten führt. Es kann bei verschiedenen Arten von Schluckauf angewendet werden. Heute verwendet man es auch bei Schluckauf im Rahmen von Tumorleiden, insbesondere auch bei Schluckauf nach chirurgischer Tumorentfernung oder nach der Chemotherapie.

Bei Mundgeruch wird empfohlen, Nelken zu lutschen. Diesem Brauch begegnet man in China heutzutage zwar nicht mehr, doch in Indien ist es beispielsweise sehr verbreitet, Nelken im Mund zu haben, um damit den Atem zu erfrischen. Doch aus der Han-Dynastie wird berichtet, dass die hohen Beamten, die den Kaiser direkt ansprechen durften, stets Nelken im Mund haben mussten, um mit ihrem möglicherweise unangenehm riechenden Atem den Kaiser nicht zu verstören.[14]

Der Nieren-Bezug dieser Droge spielt zwar in der heutigen klinischen Praxis eine untergeordnete Rolle, doch kann man auch Impotenz und Kälteempfindungen in der Genitalregion aufgrund von Nieren-Yang-Mangel behandeln. Dazu kann es mit Nieren-Yang supplementierenden Arzneimitteln wie Morinda *(Ba ji tian)* und Epimedium *(Yin yang huo)* kombiniert und zusammen mit der Basisrezeptur *Jin Gui Shen Qi Wan* angewendet werden.[15]

Kontraindikationen

Ding xiang ist ein heißes Arzneimittel, das nur im Rahmen von Kälte-Mustern angewendet werden darf. Beispielsweise können die mit *Ding xiang* sehr gut behandelbaren Beschwerden Erbrechen oder Schluckauf auch durch Hitze bedingt sein. In diesen Fällen darf *Ding xiang* nicht angewendet werden. Durch seine warme Schärfe kann es leicht Yin und Körperflüssigkeiten schädigen.

[14] Hu Xian'guo, S. 163
[15] Jiao Shude, S. 197

6.3 *Xiāng Fù* 香附 Cyperi Rhizoma

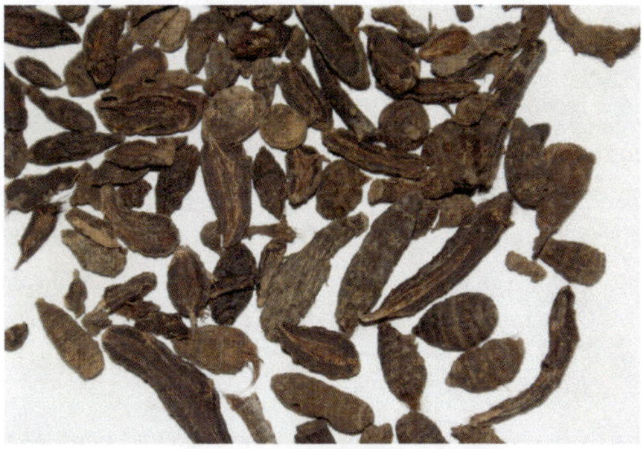

Abb. 6.3 *Xiāng Fù* 香附 Cyperi Rhizoma

- Pharmazeutische Bezeichnung: Cyperi Rhizoma
- Botanische Namen: Cyperus rotundus
- Familie: Cyperaceae (Riedgräser, Sauergräser)
- Deutscher Name: Nussgraswurzelstock
- Deutsche Übersetzung des chinesischen Namens: „Aromatischer Anhang"
- Beinamen: *Suō cǎo* 莎草 („*Suo*-Kraut"), *Xiāng fù zǐ* 香附子 („Aromatische Anhängsel"), *Cǎo fù zǐ* 草附子 („Pflanzliche Anhängsel")

Namen und Signaturen

Xiang fu hat seinen Namen nach seiner aromatischen Schärfe und nach seiner Form bekommen. Das Rhizom besteht nämlich aus mehreren kleinen konischen, zu beiden Seiten zugespitzten Knollen, welche die Chinesen als „Anhang" oder „Anhängsel" bezeichnen. Zuerst wurde dieses Mittel etwa im fünften Jahrhundert in den *Verschiedenen Aufzeichnungen Berühmter Ärzte* unter dem Eigennamen *Suo cao* 莎草 beschrieben. Später wurde es als *Xiang fu zi* 香附子 („Aromatische Anhängsel") bezeichnet, wobei dieser Name allerdings die Gefahr der Verwechslung mit Drogen aus der Aconit- oder Typhonium-Gruppe in sich birgt. Später ist man dann, wahrscheinlich aus diesem Grunde, dazu übergegangen, es einfach *Xiang fu* 香附 zu nennen.

Zu den äußerlich sichtbaren Signaturen dieser Droge soll Kou Zongshi zitiert werden: „*Suo cao … hat eine Wurzel, die außen von einer dünnen, rissigen Haut überzogen ist. Diese Haut ist purpurn bis*

6

schwarz und besitzt einige Haare. Wenn man die Haut abschabt, kommt die weiße Farbe zum Vorschein.“[16]

Purpur bzw. Violett ist eine Art von Rot, weist also auf den Blut-Bezug dieser Droge hin. Doch, wie Kou Zongshi schreibt, ist diese Haut nur dünn und unter ihr liegt der weiße Körper dieses Wurzelstocks. Weiß ist die Farbe des Qi. Davon kann man ableiten, dass *Xiang fu* hauptsächlich eine Qi-Droge und sekundär eine Blut-Droge ist. Und in der Tat findet man in den meisten Pharmakopöen die Aussage, dass *Xiang fu* vornehmlich das Qi und dadurch mittelbar auch das Blut bewegt. Bereits Zhang Yuansu hatte dies klar formuliert: „*Xiang fu … behandelt das Qi im Blut.*“[17]

Eigenschaften und Anwendungsgebiete

Xiang fu ist aromatisch, scharf, leicht bitter, leicht süß und neutral. Es tritt in die Leitbahnen der Leber, der Milz und des Dreifachen Erwärmers ein. Wang Ang schrieb in Bezugnahme auf Li Shizhen: „*Xiang fu … ist von neutraler Natur und aromatisch. [Sein] scharfer Geschmack vermag zu zerstreuen; [sein] leicht bitterer Geschmack vermag abzusenken; [sein] leicht süßer Geschmack vermag zu harmonisieren. Es ist ein Arzneimittel, das auf das Qi im Blut wirkt. Es durchdringt alle zwölf Leitbahnen und bewegt deren Qi. Es behandelt alle Qi[-Erkrankungen].*“[18]

Ebenso betonte Zhang Shanlei die Wirkung von *Xiang fu* auf der Qi-Ebene: „*Bei Xiang fu ist der scharfe Geschmack besonders stark ausgeprägt und sein Aroma ist sehr kräftig. Es wirkt durch sein [kraftvolles] Qi. Daher behandelt es spezifisch Erkrankungen aufgrund von verknotetem Qi.*“[19]

Durch seine aromatische Schärfe bewegt *Xiang fu* das Qi und löst somit Qi-Stauungen auf. Dies ist die Haupteigenschaft von *Xiang fu* – und alle seine Wirkungen beruhen auf diesem Mechanismus. Diese Wirkung von *Xiang fu* ist auch leicht dirigierbar und seine Anwendung somit nicht allein auf Qi-Stauung beschränkt. Je nach Kombination mit anderen Mitteln oder nach seiner speziellen Aufbereitung vermag *Xiang fu* in unterschiedliche Ebenen vorzudringen und verschiedene Wirkungen zu zeitigen. Li Shizhen schrieb dazu: „*Xiang fu … wird [entweder] in Kinderurin (Tong bian) eingeweicht, dann abgespült, in der Sonne getrocknet und zerstoßen; oder es wird unbehandelt benutzt, oder angebraten, oder in Wein, Essig oder Salzwasser eingeweicht angewendet. Jede Art der Aufbereitung kann nach den Erfordernissen der jeweiligen Rezeptur ausgewählt werden.*“[20]

In ➤ Tab. 6.1 werden die in der *Enzyklopädie der Materia Medica* von Li Shizhen aufgeführten Aufbereitungsarten und Kombinationen von *Xiang fu* dargestellt.

Xiang fu in der Frauenheilkunde

Wegen seiner hervorragenden Fähigkeit, das Qi zu regulieren, hatte Li Shizhen *Xiang fu* als den „Kommandeur des Qi“ bezeichnet und wegen seiner Fähigkeit, nicht nur das Qi, sondern auch das Blut zu bewegen, auch als den „General der Frauenheilkunde“.[21] Bis heute ist *Xiang fu* eines der wichtigsten Arzneimittel in der Gynäkologie. Allein oder in entsprechenden Kombinationen kann man mit *Xiang fu* so häufig anzutreffende Probleme wie schmerzhafte Menstruation, unregelmäßige Menstruation oder Ziehen und Schmerzen in den Brüsten behandeln. Daher wird *Xiang fu* sehr häufig beim prämenstruellen Syndrom (PMS) und bei anderen Arten der Dysmenorrhoe angewandt. Dabei wird es meist mit anderen Qi und Blut bewegenden Kräutern wie Angelica sinensis *(Dang gui)*, Chuanxiong Rhizoma *(Chuan xiong)* und Bupleurum *(Chai hu)* kombiniert.

Xiang fu bei Bauch- und Oberbauchschmerzen

Xiang fu ist ein Hauptmittel zur Behandlung von Schmerzen aufgrund von Leber-Qi-Stauung. Neben den oben beschriebenen gynäkologischen Beschwerden behandelt man mit *Xiang fu* auch häufig

[16] Kou Zongshi, S. 63 f.
[17] Li Shizhen, S. 543
[18] Wang Ang, Rolle 1, S. 84
[19] Gao Xuemin: *Zhong Yao Xue*, S. 301
[20] Li Shizhen, S. 544
[21] Yu Xiaoping et al., S. 441

Tab. 6.1 Die Aufbereitungsarten und Kombinationen von *Xiang fu*

Die Aufbereitungsarten von *Xiang fu*	
Aufbereitungsart	Wirkung
unbehandelt *(Sheng xiang fu)* 生香附	tendiert nach oben und außen; steigt auf in die Brust und zum Zwerchfell; geht nach außen zur Haut (Li Shizhen)
durch Anbraten aufbereitet *(Chao xiang fu, Zhi xiang fu* oder *Shu xiang fu)* 炒香附, 炙香附, 熟香附	tendiert nach unten und außen; tritt vor allem in Leber und Niere ein und behandelt die Lenden und Beine (Li Shizhen)
angebrannt bzw. verkohlt *(Chao tan, Chao hei)* 炒炭, 炒黑	wirkt blutstillend; behandelt Menorrhagien; ist ein ausgezeichnetes gynäkologisches Kraut (Wang Haogu)
in Kinderurin eingeweicht und gebraten *(Tong bian jin chao)* 童便浸炒	vermag jede Art von Qi-Stauung aufzulösen; ist das Mittel der Wahl bei allen Arten von Blut-Stase und Qi-Stagnation (Zhu Danxi) tritt in die Blut-Ebene ein und vermag zu supplementieren (Li Shizhen)
in Salzwasser eingeweicht und gebraten *(Yan shui jin chao)* 鹽水浸炒	tritt in die Blut-Ebene ein und befeuchtet Trockenheit (Li Shizhen)
zusammen mit Salz *(Qing yan)* gebraten *(Qing yan chao)* 青鹽炒	supplementiert das Nieren-Qi (Li Shizhen)
in Wein eingeweicht und gebraten *(Jiu jin chao)* 酒浸炒	macht die Leitbahnen durchgängig (Li Shizhen)
in Reisessig gebraten *(Mi cu jin chao)* 米醋浸炒	löst Akkumulationen auf (Li Shizhen)
in Ingwersaft gebraten *(Jiang zhi chao)* 薑汁炒	wandelt dünnen Schleim (Li Shizhen)
Die Kombinationen von *Xiang fu*	
+ Ginseng Radix *(Ren shen)* und Atractylodis macrocephalae Rhizoma *(Bai zhu)*	Qi supplementierend
+ Angelicae sinensis Radix *(Dang gui)*	Blut supplementierend
+ Aucklandiae Radix *(Mu xiang)*	Stauungen auflösend und die Mitte harmonisierend
+ Santali albi Lignum *(Tan xiang)*	Qi bewegend und die Milz erweckend
+ Aquilariae Lignum *(Chen xiang)*	den Qi-Mechanismus des Aufsteigens und Absinkens fördernd
+ Chuanxiong Rhizoma *(Chuan xiong)* und Atractylodis Rhizoma *(Cang zhu)*	alle Arten von Stauungen auflösend
+ Gardeniae Fructus *(Zhi zi)* und Coptidis Rhizoma *(Huang lian)*	Hitze klärend und Feuer absenkend
+ Poriae Sclerotium pararadicis *(Fu shen)*	die Kommunikation zwischen Herz und Niere fördernd
+ Foeniculi Fructus *(Hui xiang)* und Psoraleae Fructus *(Bu gu zhi)*	Feuer zu seinem Ursprung zurückführend
+ Magnoliae Cortex *(Hou po)* und Pinelliae Rhizoma *(Ban xia)*	Völle und Blähung beseitigend
+ Perillae Folium *(Zi su ye)* und Alii fistulosi Bulbus *(Cong bai)*	die Oberfläche von Pathogenen befreiend
+ Sparganii Rhizoma *(San leng)* und Curcumae Rhizoma *(E zhu)*	Akkumulationen und Knoten beseitigend
+ Artemisiae argyi Folium *(Ai ye)*	den Uterus wärmend
„+" steht für „plus", d.h., die genannte Droge wird mit *Xiang fu* kombiniert.	

Schmerzen in Bauch, Oberbauch und Flanken wie auch die damit einhergehenden Verdauungsstörungen wie Appetitlosigkeit, Völlegefühl oder Blähungen. Typisch für diese Art von Beschwerden ist, dass sie sich durch psychischen Stress verschlimmern. Da *Xiang fu* sehr effektiv Stauungen öffnet und das Qi reguliert, vermag es solche Beschwerden rasch zu lindern. Kombiniert werden kann es dabei mit synergistischen Drogen wie Bupleurum *(Chai hu)*, Aucklandia *(Mu xiang)* oder Citri reticulatae viride Pericarpium *(Qing pi)*.

Xiang fu in der Wundmedizin

Neben dieser Vielzahl von Anwendungsmöglichkeiten in der inneren Medizin kann *Xiang fu* auch in der Wundmedizin bei Geschwüren und Abszessen eingesetzt werden. Hier ist es auch wieder seine aromatische, durchdringende und bewegende Qualität, die die Wundheilung fördert, neues Fleisch generiert und Schmerzen stillt. Der Arzt der südlichen Song-Dynastie Zeng Fuxian formulierte dieses Prinzip der Wundmedizin wie folgt: *„Alle Arten von Abszessen und Geschwüren sind durch Qi-Stagnation und Blut-Erstarrung bedingt. Daher sollte man sie mittels aromatischer Arzneimittel behandeln, um dem Qi und Blut wieder eine freie Passage durch die Leitbahnen zu gewähren.“*[22]

Noch plastischer hat diesen Mechanismus Chen Ziming beschrieben: *„Wenn Qi und Blut aromatische Substanzen riechen, bewegen sie sich. Wenn sie Gestank ausgesetzt sind, dann [bewegen sie sich] gegenläufig [und stagnieren]. Es ist wohl so, dass Abszesse und Geschwüre größtenteils darauf beruhen, dass das Nähr-Qi nicht [dem regulären Qi-Fluss] folgt und gegenläufig im Fleisch verbleibt, wo es sich staut und zu Eiter wird. Erfahren Qi und Blut die Wirkung aromatischer Arzneimittel, dann zirkulieren sie wieder.“*[23]

Hierbei ist *Xiang fu* in Kombination mit anderen aromatischen und bewegenden Arzneimitteln also ein wichtiges Kraut.

[22] Wang Huanhua et al., Band 2, S. 157
[23] Wang Huanhua et al., Band 2, S. 156 f.

Xiang fu als Tonikum

Seit in den *Verschiedenen Aufzeichnungen Berühmter Ärzte* geschrieben wurde, dass dieses Mittel bei längerer Einnahme das Qi mehre und den Bart wachsen lasse[24], besteht in der chinesischen Medizin die Kontroverse darüber, ob *Xiang fu* supplementierende Eigenschaften besitze oder nicht. Nicht wenige Ärzte warnten vor der zerstreuenden Wirkung von *Xiang fu*, so z.B. Zhu Danxi: *„Bei unmäßiger Einnahme hat es den Nachteil, das Qi zu verbrauchen.“*[25] Auch Ni Zhumo merkte an: *„Allein, in hoher Dosis oder langfristig angewandt, verbraucht Xiang fu das Qi und beeinträchtigt das Blut.“*[26] Diesen scheinbaren Widerspruch hat unter anderem Zhu Danxi selbst aufgelöst indem er sagte: *„Pharmakopöen nennen nicht [seine] supplementierende [Wirkung], aber in Rezepturensammlungen heißt es, dass es ältere Leute kräftige. Daraus kann man schlussfolgern, dass es auch supplementiert, während es [vorwiegend] bewegt.“*[27] Dieses Phänomen beruht darauf, dass *Xiang fu* Altes zu beseitigen, um dadurch Neues hervorzubringen vermag. Es befreit die Leitbahnen von Blockaden, so dass Qi und Blut wieder frei zirkulieren können. Können sich Qi und Blut frei bewegen, sind Krankheiten und Schmerzen die Grundlage entzogen und es kann endlos neues Qi hervorgebracht werden.

Kontraindikationen

Zwar kann *Xiang fu* bei Zyklusstörungen mit vorzeitiger oder verspäteter Menstruation aufgrund von Leber-Qi-Stauung angewendet werden, doch bei vorzeitiger Menstruation aufgrund von Blut-Hitze ist es kontraindiziert, da hierdurch das aufgewühlte Blut noch ungestümer werden und die Menstruation folglich noch früher kommen würde. Auch in Fällen von Qi-Mangel ohne erhebliche Stagnation oder in Fällen von Yin-Mangel mit Leere-Hitze sollte *Xiang fu* nicht angewandt werden.

[24] Li Shizhen, S. 543
[25] Yu Xiaoping et al., S. 441
[26] Wang Huanhua et al., Band 2, S. 155
[27] Li Shizhen, S. 544

6.4 *Yú Xīng Cǎo* 魚腥草 (鱼腥草) Houttuyniae Herba

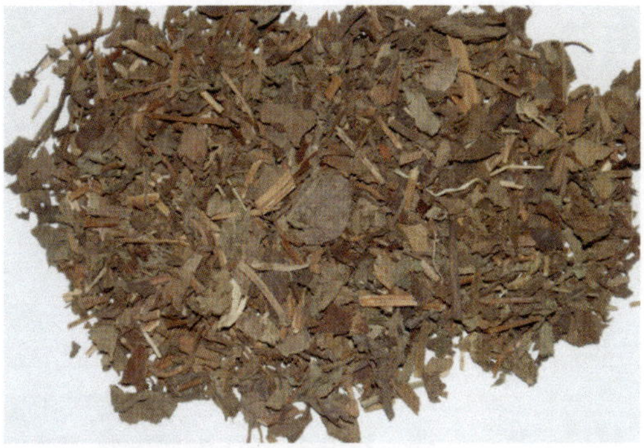

Abb. 6.4 *Yú Xīng Cǎo* 魚腥草 (鱼腥草) Houttuyniae Herba

- Pharmazeutische Bezeichnung: Houttuyniae Herba
- Botanische Namen: Houttuynia cordata
- Familie: Saururaceae (Eidechsenschwanzgewächse)
- Deutscher Name: Houttuyniakraut
- Deutsche Übersetzung des chinesischen Namens: „Fischiges Kraut“
- Beinamen: *Jí cài* 蕺菜 („*Ji*-Gemüse“), *Zǐ jí* 紫蕺 („Violettes Ji-Kraut“), *Fèi xíng cǎo* 肺形草 („Lungenförmiges Kraut“), *Chòu xīng cǎo* 臭腥草 („Fischig stinkendes Kraut“), *Chòu cài* 臭菜 („Stinkendes Gemüse“)

Namen und Signaturen

Yu xing cao zeichnet sich durch einen für Pflanzen untypischen, leicht fischigen Geruch und Geschmack aus. Dies bezieht sich vor allem auf das frische Kraut. Wie der Name „*Ji*-Gemüse“ auch ausdrückt, wird *Yu xing cao* in China nicht nur als Arzneimittel geschätzt, sondern auch als Nahrungsmittel. Doch an seinem Geschmack scheiden sich die Geister. Es gibt Leute, die das Houttuyniakraut einfach mögen und solche, die es ekelerregend finden. Von letzteren stammen vermutlich die Namen *Chou xing cao* 臭腥草 („Fischig stinkendes Kraut“) und *Chou cai* 臭菜 („Stinkendes Gemüse“). In Südchina, besonders in Sichuan, wird das Houttuyniakraut gern frisch als Salat oder auch gebraten bzw. gedünstet als Gemüse gegessen oder als Suppe getrunken. Der fischige Geschmack ist nicht so stark, wie man beim Namen dieses Krautes annehmen könnte. Als Signatur dieses Krautes weist er auf die Wandlungsphase Metall und ihre beiden Organe Lunge und Dickdarm hin, denn im Kapitel 4 der *Wesentlichen Fragen* des *Inneren Klassikers* heißt es, dass unter anderem die weiße Farbe, der scharfe Geschmack und auch der fischige Geruch dem Westen, also der Wandlungsphase Metall zugehören.[28] Und *Yu xing cao* steht nun gleich in dreifacher Weise mit dieser Wandlungsphase in Beziehung: durch seinen scharfen Geschmack, durch sein fischiges Aroma und durch die leuchtend weiße Farbe seiner Blütenblätter. Kein Wunder also, dass es ganz spezifisch in die Leitbahnen von Lunge und Dickdarm eintritt. Schließlich kommt der Lungenbezug auch noch im Beinamen *Fèi xíng cǎo* („Lungenförmiges Kraut“) zum Ausdruck. Der Beiname *Zi ji* („Violettes *Ji*-Kraut“) bezieht sich darauf, dass die an sich grünen Blätter dieser Pflanze im Herbst violette Ränder bekommen. Als Signatur weist die violette Farbe darauf hin, dass sich die Wirkung von *Yu xing cao* auch auf die Blut-Ebene erstreckt.

Eigenschaften und Anwendungsgebiete

Yu xing cao ist scharf, leicht kalt und tritt in die Leitbahnen von Lunge und Dickdarm ein. Bei seiner kühlen Natur klärt es Hitze, löst Toxine heraus und wirkt abschwellend. Traditionellerweise wird *Yu xing cao* sowohl innerlich als auch äußerlich bei Abszessen, infektiösem Durchfall, Hämorrhoiden, Ödemen, Lungenentzündungen und ganz besonders bei Lungenabszessen angewendet. Der traditionelle Krankheitsbegriff „Lungenabszess“ bezieht sich auf Lungenleiden, die durch Abhusten von schleimig-eitrigem und eventuell auch blutigem Sputum gekennzeichnet sind. Im Wesentlichen entspricht das Krankheitsbild dem schulmedizinisch definierten Lungenabszess, doch können auch schwere Formen von Bronchitis oder Bronchiektasen darunterfallen. Um die Anwendung von *Yu xing cao* bei dieser Erkrankung dreht sich die folgende Legende:

[28] Nanjing University of TCM, Wesentliche Fragen, S. 28

Als eines Tages vor über 800 Jahren der berühmte Arzt Liu Wansu im Alter von 60 Jahren mit seinen Schülern in die Berge ging, um Kräuter zu sammeln, brach plötzlich heftiger Regen aus. Dabei wurde er völlig durchnässt und auf dem weiten Weg zurück nach Hause erkältete er sich ernstlich. Als er zu Hause ankam, hatte er hohes Fieber und Schüttelfrost sowie Husten mit zähem Schleim. Er ließ sich von seinen Schülern Wei Jing Tang (Schilfrohr-Dekokt) und andere Lungen-Hitze klärende Dekokte zubereiten, doch wirkten diese nicht zufriedenstellend. Seine Schüler waren schon völlig ratlos. Da trug es sich zu, dass gerade der 29 Jahre jüngere Arzt Zhang Yuansu in jener Gegend Kräuter sammelte. Als er hörte, dass Liu Wansu erkrankt sei, stattete er ihm sofort einen Besuch ab und brachte ihm auch ein paar Kräuter mit. Er sagte Liu Wansu, dass er dieses Kraut schon mehrfach ausprobiert habe und dass es sehr effektiv sei. Liu Wansu betrachtete dieses Kraut etwas skeptisch und dachte bei sich ‚Dieses Kraut sieht aus wie San bai cao[29]*. Ich weiß, dass dieses Kraut Hitze klärt, Toxine herauslöst, harntreibend und abschwellend wirkt. Aber ich glaube nicht, dass es auch schwere Erkrankungen wie Lungenabszesse zu behandeln vermag.' Während er darüber nachdachte, nahm bereits einer seiner Schüler dieses Kraut, um es abzukochen. Liu Wansu war zwar sehr skeptisch, doch war es ihm aber schließlich auch unangenehm, in Anwesenheit von Zhang Yuansu und aller seiner Schüler seine Zweifel offen zu äußern. So ließ er also seinen Schüler gewähren – und als dieser nach einem Weilchen das Dekokt hereinbrachte, erkannte er am leicht scharfen Aroma und an der schwarzteeartigen Farbe des Dekoktes, dass dies nicht San bai cao war. So nahm er das Dekokt also ein. Nachdem er es an drei Tagen in Folge eingenommen hatte, war sein Fieber gesunken; Schleim und Husten hatten sich ebenfalls verringert. Somit hatte Liu Wansu also die kritische Phase seiner Erkrankung überstanden. Da schickte Liu Wansu einen Boten zu Zhang Yuansu, um ihm seinen Dank auszurichten und um ihn zu fragen, welches Kraut dies eigentlich gewesen sei. Daraufhin brachte ihm Zhang Yuansu einen Strauß des frisch gepflückten Krautes, das noch sein typisch fischiges Aroma verströmte. Zhang Yuansu sprach zu Liu Wansu: „Dies ist Ji-Gemüse (Ji cai), im Volksmund auch als fischig riechendes Kraut (Yu xing cao) bekannt. Es klärt Hitze, löst Toxine heraus, vertreibt Schleim, stillt Husten, leitet Eiter aus und beseitigt Abszesse. Dies hier ist das frische Kraut. Man erkennt es an seinem fischigen Geruch. Beim Trocknen verfliegt dieser Geruch. Was ich Ihnen vor ein paar Tagen vorbeigebracht habe, war das getrocknete Kraut." So hatte also auch der große Arzt Liu Wansu etwas Neues dazugelernt. Er prägte sich die Eigenschaften und Wirkungen dieses Krautes ein und wandte es später auch häufig mit Erfolg bei seinen Patienten an.*[30]

Heute weiß man, dass *Yu xing cao* stark hemmend oder abtötend auf viele pathogene Bakterien oder Viren wirkt, die Abwehrkraft stärkt und antikanzerogene Eigenschaften besitzt.[31] Dies bestätigt die traditionelle Anwendung bei infektiösen Lungen-, Haut- und Darmerkrankungen. So wendet man *Yu xing cao* heutzutage sehr oft bei verschiedenen entzündlichen Erkrankungen an, insbesondere bei solchen der Atemwege, der Lunge und der Haut, beispielsweise innerlich bei Pneumonie, akuter oder chronischer Bronchitis, Keuchhusten oder innerlich und äußerlich bei Herpes-simplex-Infektionen, Herpes zoster (Gürtelrose) oder bei superinfizierten Ekzemen. Da die antimikrobielle Wirksamkeit von *Yu xing cao* so zuverlässig ist, wird es heutzutage auch bei infektiösen Erkrankungen außerhalb der Funktionskreise von Lunge und Dickdarm angewandt, z.B. bei akuter oder chronischer Orchitis, Prostatitis oder Pelvitis.[32] Die antikanzerogene Wirksamkeit von *Yu xing cao* soll sich vor allem auf Lungenkrebs erstrecken. Daher wird es heutzutage oft als Adjuvans bei der Behandlung von Lungenkrebs angewendet. Als diätetische Maßnahme bei Lungenkrebs und krebsbedingter Brustwassersucht wird beispielsweise die

[29] *San bai cao* (Saururi chinensis Herba) gehört wie *Yu xing cao* auch der Familie der Saururaceae an. Es hat auch ähnliche Wirkungen. Es ist süß, scharf und kalt; klärt Hitze, löst Toxine heraus, wirkt harntreibend und abschwellend. Es wird heutzutage innerlich bei Harnwegsinfekten und bei Pneumonie mit Ödemen oder äußerlich bei Furunkeln, Karbunkeln, Abszessen oder bei feuchten Ekzemen angewendet.

[30] Hu Xian'guo, S. 269

[31] Hu Xian'guo, S. 270; Gao Xuemin: *Zhong Yao Xue*, S. 138

[32] Gao Xuemin: *Zhong Yao Xue*, S. 138

6

Adukibohnensuppe (Chi xiao dou zhou) empfohlen. Dazu kocht man 30–40 g *Yu xing cao* etwa eine Viertelstunde lang ab, seiht ab und kocht dann 50 g Adukibohnen *(Chi xiao dou)* in diesem Dekokt, bis diese gar sind und zerfallen. Dann kann man diese Bohnensuppe essen.[33]

Seine Wirksamkeit gegen Haut- und Wundinfektionen wird auch durch einen Kriegsbericht bekräftigt. Während des Vietnamkrieges erlitt ein Soldat eine schwere Verletzung, so dass er von seiner Truppe zurückgelassen werden musste. Um nicht Hungers zu sterben, aß er das dort wachsende Houttuyniakraut. Als er nach mehreren Tagen wieder von seiner Truppe geborgen wurde, stellten seine Kameraden zu ihrem Erstaunen fest, dass sich seine schwere Wunde kein bisschen entzündet hatte.[34]

Bei Hämorrhoiden kann man Spülungen oder Sitzbäder mit dem Dekokt von *Yu xing cao* vornehmen. Eine klassische Quelle empfiehlt, nach der Spülung mit dem Houttuyniadekokt ein Pulver aus Alaun *(Ming fan)* und Kampfer *(Zhang nao)* aufzutragen.[35]

Die Nase gehört, ebenso wie die Haut, auch zum Funktionskreis der Lunge. Entsprechend kann *Yu xing cao* auch bei eitrigen Nasenerkrankungen angewendet werden. Ein volkstümliches Rezept zur Behandlung von chronischer Sinusitis empfiehlt, den Presssaft des frischen Houttuyniakrautes wiederholt in die Nase zu tropfen. Innerlich wird die Behandlung mit einem Dekokt von 20–25 g des Houttuyniakrautes unterstützt.[36]

Yu xing cao findet man nicht in den berühmten Rezepturen der klassischen Meister. Es war bislang eher ein volkstümliches Kraut, das oft als Einzelmittel verwendet wurde. Erst seitdem man um seine antibakterielle, antivirale und antikanzerogene Wirkung weiß, wird es heute sehr oft auch in der akademischen Medizin Chinas angewendet. Dies wahrscheinlich auch, weil es ein sehr preiswertes und in China überall verfügbares Kraut ist.

Kontraindikationen

In der Literatur werden keine Kontraindikationen von Yu xing cao beschrieben. Schließlich ist es auch ein gut verträgliches Gemüse. Doch aufgrund seiner kalten Natur ist es bei Patienten mit Durchfällen oder weichen Stühlen aufgrund einer Milz- und Magen-Schwäche mit Vorsicht anzuwenden.

[33] Wang Huanhua et al., Band 3, S. 30
[34] Wang Huanhua et al., Band 3, S. 33
[35] Yu Xiaoping et al., S. 847
[36] Wang Huanhua et al., Band 3, S. 33

KAPITEL

7 Namensgebung nach der Wirkung

7.1 *Hé Huān* 合歡 (合欢) Albiziae Cortex, Albiziae Flos

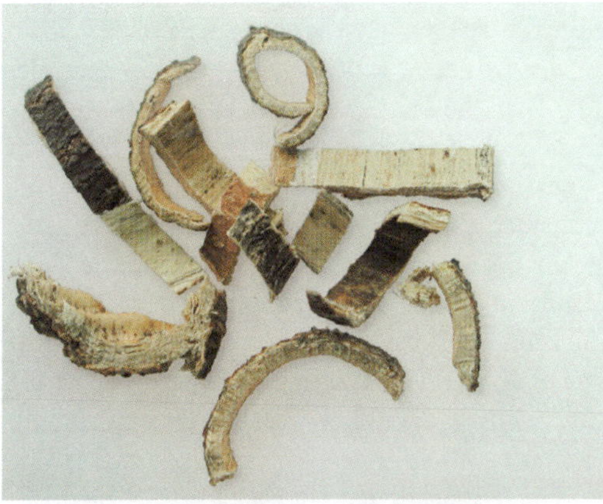

Abb. 7.1a *Hé Huān pí* 合歡 (合欢) Albiziae Cortex*

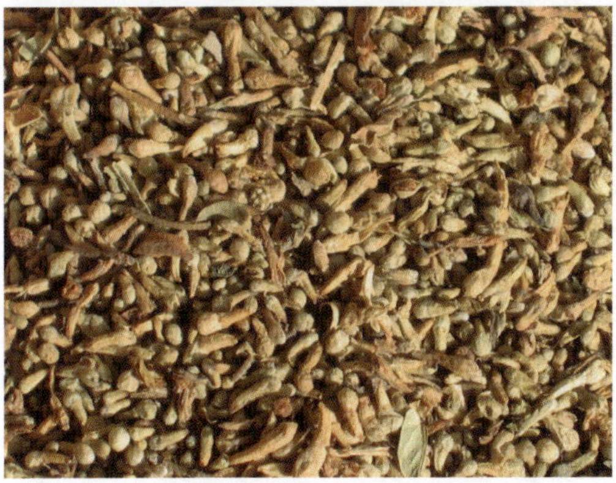

Abb. 7.1b *Hé Huān huā* 合歡 (合欢) Albiziae Flos

- Pharmazeutische Bezeichnungen: Albiziae Cortex: *Hé huān pí* 合歡皮, Albiziae Flos: *Hé huān huā* 合歡花
- Botanischer Name: Albizium julibrissin
- Familie: Leguminosae = Fabaceae (Schmetterlingsblütler)
- Deutsche Namen: Seidenakazienrinde bzw. Seidenakazienblüten
- Deutsche Übersetzung des chinesischen Namens: „Fröhliches Zusammenkommen"
- Beinamen: *Hé hūn* 合昏 („Sich bei Einbruch der Dunkelheit schließend"), *Yè guān mén* 夜關門 („Nachts die Pforten schließend"), *Yè hé* 夜合 („Sich nachts schließend"), *Huáng hūn* 黄昏 („Abenddämmerung"), *Qīng cháng* 清裳 („Grünes Gewand")

Namen und Signaturen

Ähnlich wie die Lilie wird die Seidenakazie in China als glückverheißend angesehen. Dies hat vermutlich auch mit seiner Funktion als schattenspendender Baum zu tun. In Südchina, wo es im Sommer oft unerträglich heiß ist, sind derartige breit ausladende Bäume, die viel kühlen Schatten spenden, sehr beliebt. Hinzu kommen noch seine bezaubernden Blüten und seine Blätter, die sich bei Einbruch der Dunkelheit wie Mimosen zusammenfalten. Dieses Zusammenfalten der Blätter war offenbar namensgebend für diesen Baum. So, wie sich die Blätter dieses Baumes abends zusammenfalten, kehren auch die Familienmitglieder abends von ihren verschiedenen Tätigkeiten wieder zu Hause ein. Aus diesem *He hun* 合昏 („Sich bei Einbruch der Dunkelheit schließend") wurde dann schließlich *He huan* 合歡 („Fröhliches Zusammenkommen"). In diesem Sinne steht der Name *He huan* 合歡 für Fröhlichkeit, Entspannung und harmonisches Miteinander. Er ist ein direkter Hinweis auf die Funktion dieser beiden Drogen, die Stimmung aufzuhellen, Depressionen zu vertreiben und die durch schlechte Stimmung belasteten zwischenmenschlichen Beziehungen wieder zu verbessern. Man sagt, dass man Kummer, Sorgen, Ärger und Groll vergisst, wenn man einen solchen Baum in seinem Hof stehen hat.[1] Und dieses Vermögen, Kummer und Sorgen zu vertreiben, ist auch in der arzneilichen Anwendung eine seiner Hauptfunktionen.

Die Blüten der Seidenakazie sind von einem ins Lila übergehenden Rot, wobei sie im Zentrum gelb und ein wenig weiß sind. Die rote bis zartviolette Farbe weist auf ihren Bezug zum Blut und damit auf die beiden Blut-Organe Herz und Leber hin. Die gelbe Farbe und der süße Geschmack weisen auf ihren Bezug zur Milz hin, die weiße Farbe auf den Bezug zur Lunge. Über diese Signaturen lassen sich auch die Wirkungen dieser Arzneipflanze sehr gut verstehen. In seinem Werk *Kommentare zur Materia Medica des Göttlichen Landmannes* erklärt Miao Xiyong die Wirkung von Albizia vor allem über ihren süßen Geschmack: *„He huan wächst, indem es das Qi der Erde in sich aufnimmt. Daher ist es von süßem Geschmack, neutraler Natur und nicht toxisch. Es tritt in die Leitbahnen von Herz und Milz ein. Die Milz ist die Mutter aller Dinge; sie ernährt alle Organe. Das Herz ist der Kaiser [unter den Organen]; es befindet sich von sich aus in Harmonie. Ist die Milz in einem Zustand der Leere, dann sind alle fünf Speicherorgane ruhelos. Bei agitiertem Herz-Qi reagiert [der Mensch] mit Frustration, Anspannung und Sorge auf alle Dingen, die ihm begegnen. Der süße Geschmack kräftigt die Milz. Wenn die Milz kräftig ist, dann sind die fünf Speicherorgane von selbst ruhig. Der süße Geschmack lindert Anspannung. Wenn das Herz-Qi entspannt ist, ist auch der Geist ungezwungen und [der Mensch] sorglos fröhlich.“*[2]

7

Eigenschaften und Anwendungsgebiete

Sowohl die Blüten *(He huan hua)* als auch die Rinde *(He huan pi)* der Seidenakazie sind süß und neutral; sie treten in die Leitbahnen von Herz, Leber, Milz und Magen ein. Die beruhigende Wirkung dieser beiden Drogen auf alle Organe wurde bereits in der *Materia Medica des Göttlichen Landmannes* erwähnt. Dort heißt es: *„He huan ist süß und neutral. Es beruhigt die fünf Speicherorgane, harmonisiert das Herz und die Emotionen, macht den Menschen fröhlich und sorgenfrei. Bei langer Einnahme wird der Körper leicht und die Augen klar; man erreicht, wonach man sich sehnt.“*[3]

Die Eigenschaften der Blüte und der Rinde dieses Baumes sind sehr ähnlich. Grundsätzlich werden sie bei denselben Indikationen angewendet. Manche Ärzte bevorzugen bei der Behandlung von psychischen Beschwerden aufgrund von Qi-Stauung die Blüten – weil diese leichter sind und ihre Wirkung eher zum Herzen aufsteigt bzw. weil sie vor allem auf der Qi-Ebene wirken. Der berühmte Arzt der Qing-Dynastie Fei Boxiong beispielsweise wendete *He huan* gern und häufig bei verschiedenen Erkrankungen an, wenn sie ein Element der Qi-Stauung enthielten, doch verwendete er ausschließlich die Blüten. Bei der Behandlung von traumatischen Verletzungen, was sich also vor allem auf der rein physischen und auf der Blut-Ebene abspielt, verwendet man in der Regel die Rinde. Ausschlaggebend für die Entscheidung, die Blüten oder die Rinde anzuwenden, dürfte oft auch der Preis sein. Die Blüten sind um ein Vielfaches teurer. Daher wird heutzutage vorwiegend die Rinde verwendet. Die wichtigsten Wirkungen sowohl der Blüten als auch der Rinde sind, Stauungen aufzulösen, das Herz und den Geist zu beruhigen, das Blut zu harmonisieren sowie Schwellungen und Abszesse zu beseitigen.

Aufgrund seiner Funktion, das Herz und den Geist zu beruhigen sowie Qi-Stauungen aufzulösen, wird *He huan* bei Unruhe, Reizbarkeit, starken Stimmungsschwankungen, Depressionen und Schlaflosigkeit angewendet. *He huan* wirkt hierbei gleichzeitig bewegend und nährend.

He huan fördert das Wachstum des Fleisches und somit die Wundheilung nach Verletzungen. Kou Zongshi hatte die Farbe der Seidenakazienblüten als *„oben weiß und unten fleischrot“* beschrieben.[4] Die fleischrote Farbe kann man im Sinne einer Signatur auch als einen Hinweis auf die Förderung des Wachstums des Fleisches auffassen. Außerdem hatte Miao Xiyong, wie oben zitiert, gesagt, dass *He hu-*

[1] Li Shizhen, S. 1176; Yu Xiaoping et al., S. 1067
[2] Miao Zhongchun, S. 286
[3] Zhu Shifeng, Band 2, S. 271; Miao Zhongchun, S. 286; Li Shizhen, S. 1176
[4] Kou Zongshi, S. 88

an die Milz kräftige. Die Milz regiert das Fleisch. Also auch aus diesem Blickwinkel betrachtet, lässt sich die wundheilungsfördernde Wirkung von *He huan* verstehen. Darüber hinaus fügt *He huan pi* auch die Knochen nach Frakturen wieder zusammen. Es kann also bei verschiedensten traumatischen Verletzungen angewendet werden. Durch seine Blut belebende Wirkung wird dabei auch Blut-Stase aufgelöst. Diese Blut belebende Wirkung kann durch Alkohol noch verstärkt werden. Kuo Zongshi sagte: *„Bei schmerzhaften Knochenbrüchen zermahle man He huan pi zu Pulver und nehme dieses mit warmem Wein ein.“*[5]

Auch in der *Enzyklopädie der Materia Medica* des Li Shizhen steht: *„[He huan pi] harmonisiert das Blut, beseitigt Schwellungen und stillt Schmerzen.“*[6]

Zhu Danxi, der besonderen Wert auf die Bewahrung des Yin legte, stimmte ebenfalls in dieses Loblied auf *He huan* mit ein: *„Mit He huan kann man sehr gut das Yin supplementieren. Durch die Einnahme werden das Wachstum und die Ausbildung der Muskeln gefördert und auch Sehnen und Knochen wachsen dadurch.“*[7]

Ri Huazi empfahl die Anwendung in Sirupform: *„He huan pi zu Sirup eingekocht beseitigt Abszesse und Schwellungen, verbindet die Sehnen und fügt die Knochen [wieder] zusammen.“*[8]

He huan ist also ein Arzneimittel, das sowohl bei inneren als auch bei äußeren Erkrankungen angewendet werden kann und das sowohl auf der Qi- als auch auf der Blut-Ebene wirkt. Darüber hinaus zeichnet es sich durch gute Verträglichkeit aus.

Kontraindikationen

Wegen seiner Blut bewegenden Wirkung soll *He huan pi* nur mit Vorsicht während der Schwangerschaft angewendet werden.

[5] Yu Xiaoping et al., S. 1068; Ruan Daxiang, S. 173
[6] Ruan Daxiang, S. 173; Yu Xiaoping et al., S. 1068
[7] Yu Xiaoping et al., S. 1068
[8] Ruan Daxiang, S. 173

7.2 *Dāng Guī* 當歸 (当归) Angelicae sinensis Radix

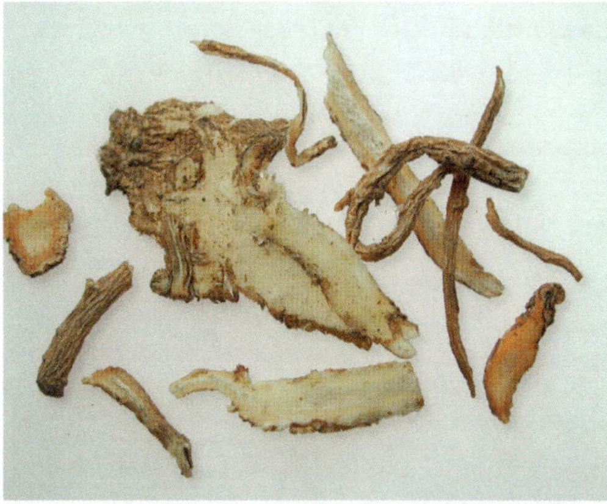

Abb. 7.2 *Dāng Guī* 當歸 (当归) Angelicae sinensis Radix*

- Pharmazeutische Bezeichnung: Angelicae sinensis Radix
- Botanischer Name: Angelica sinensis
- Familie: Umbelliferae = Apiaceae (Doldenblütler)
- Deutsche Namen: Chinesische Angelikawurzel, Chinesische Engelwurz
- Deutsche Übersetzung des chinesischen Namens: „Fürs Zurückbringen verantwortlich“ oder „[Du] solltest zurückkehren“
- Beinamen: *Gān guī* 乾歸 („Getrockenetes *Dang gui*“), *Shān qí* 山蘄 („Bergsellerie“), *Bái qí* 白蘄 („Weißer Bergsellerie“), *Tài qín* 太芹 („Großer Sellerie“)

Namen und Signaturen

Der Name *Dang gui* lässt sich nicht leicht übersetzen. Klassische Kommentatoren erklären stets nur den Namensteil *gui* 歸, nicht aber das Zeichen *dang* 當, welches viele verschiedene Bedeutungen und Funktionen haben kann. Eine Bedeutung von *dang* 當 ist „verantwortlich sein für etwas, eine Aufgabe ausführen“. Für welche Aufgabe nun ist *Dang gui* verantwortlich? Dafür, dass es „Qi und Blut an die Orte zurückführt, wo sie hingehören“, wie Wang

Ang und Zhang Xichun schreiben.[9] Denn das Zeichen *gui* 歸 bedeutet „zurückkehren, zurückbringen, zurückführen“. Bei Chen Cheng findet sich eine etwas ausführlichere Erklärung dazu: *„Dang gui behandelt besonders effektiv chaotisch fließendes Qi und Blut, [insbesondere gegensinnig aufsteigende Lochien nach der Geburt]. Nimmt man dieses Mittel ein, dann wird [das Blut] wieder beruhigt. Es vermag, Qi und Blut an die Orte zurückzuführen, an die sie hingehören. Vermutlich rührt der Name Dang gui [„Fürs Zurückbringen verantwortlich“] daher.“*[10]

Li Shizhen erklärt den Namen *Dang gui* über die besondere Eignung dieser Droge, Frauenleiden zu heilen: *„Dang gui reguliert das Blut und ist ein Hauptmittel für Frauen. Außerdem trägt es auch die Bedeutung von sich nach dem Manne sehnen – daher der Name Dang gui.“*[11]

Dieser Kommentar von Li Shizhen impliziert ein etymologisches Verständnis des Zeichens *gui* 歸, zusätzlich zu dem funktionellen Verständnis, das Chen Cheng ausgedrückt hat. Denn das Zeichen *gui* 歸 besteht aus dem Zeichen für Frau (*fu* 婦), das in diesem Schriftzeichen zu „Besen“ (*zhou* 帚) verkürzt worden ist. Das Zeichen *gui* 歸 erhält seine Bedeutung von „zurückkehren“ oder auch „einen Mann heiraten“ durch die Kombination der Bestandteile „Frau“ und „ankommen, anhalten“ (*zhi* 止). Das Zeichen *dang* 當 kann man in entsprechenden Situationen auch als „ausüben [einer Tätigkeit]“ oder einfach als „sein“ übersetzen. Daher könnte man den Namen *Dang gui* in diesem Licht auch als „Eine verheiratete Frau sein“ oder „den Beruf einer Hausfrau ausüben“ verstehen. Damit weist Li Shizhen auf den speziellen Tropismus dieser Arzneipflanze auf das Weibliche hin. So kann man *Dang gui* mit Fug und Recht als das wichtigste gynäkologische Arzneimittel der chinesischen Materia Medica bezeichnen und in der Tat steht *Dang gui* in China im Ruf, das wichtigste Kraut der Frauenheilkunde zu sein.

Neben den oben genannten Bedeutungen von „verantwortlich sein für etwas“ und „sein“ hat *dang* 當 auch die Bedeutung von „sollte“. Dieser moralische Imperativ kommt auch in einer volkstümlichen Legende zum Ausdruck, welche die Namensgebung von *Dang gui* zu erklären versucht. In dieser Legende verlässt ein Mann seine Frau, um etwas zu erledigen, und kommt für lange Zeit nicht zurück. Seine Frau erkrankte in dieser Zeit schwer und wurde durch *Dang gui* geheilt. Nachdem sie geheilt war, sagte sie: „Mein geliebter Mann, du solltest zurückkehren!“[12] Dieses „solltest zurückkehren“ heißt im Chinesischen *dang gui* 當歸. Von dieser Legende gibt es auch noch eine etwas andere, ausführlichere Version, in der die gynäkologischen Wirkungen dieses Arzneimittels auch deutlich zum Ausdruck kommen:

In alten Zeiten lebte ein Mann Namens Wang Fu. Er war ein kräftiger und mutiger junger Bursche, der zusammen mit seiner Mutter lebte. Er arbeitete als Bauer und als Kräutersammler, um den Lebensunterhalt für sich und seine Mutter zu verdienen. Einmal hatte er gehört, dass es auf einem Berg, der einige hundert Meilen von seinem Dorf entfernt war, viele seltene und wunderbare Heilkräuter geben sollte. Doch es hieß auch, dass dieser Berg sehr hoch und die Wege, die hinaufführten, sehr gefährlich seien. Es sollte dort viele giftige Schlangen und wilde Tiere geben. Deswegen kam es nur sehr selten vor, dass ein Mensch sich in diese Gegend wagte. Wang Fu, der keine Angst kannte, spürte ein starkes Verlangen, diesen Berg zu bezwingen und dort wertvolle Kräuter zu sammeln. Er fragte seine Mutter um Erlaubnis, dort hin gehen zu können. Doch seine Mutter, die fürchtete, ihren Sohn zu verlieren, suchte ihn zum Bleiben zu überreden. Da sie den Charakter ihres Sohnes gut kannte, wollte sie es ihm nicht direkt verbieten, sondern riet ihm, erst einmal zu heiraten, weil dies nun an der Zeit sei, und später einmal auf jenen Berg zu steigen. Der Sohn akzeptierte den Ratschlag seiner Mutter und heiratete eine schöne junge Frau. Und die Rechnung der Mutter schien aufzugehen. Die Liebe zwischen Wang Fu und seiner Frau war so stark, dass er seinen Wunsch, auf den Berg zu steigen, darüber völlig vergaß.

[9] Wang Ang, Rolle 1, S. 38; Zhang Xichun: *Zhong Yao Qin Shi Ji*, S. 82

[10] Li Shizhen, S. 507; Yu Xiaoping et al., S. 399

[11] Li Shizhen, S. 507

[12] Tianzhong Xiaozhi et al., S. 178

Doch eines Tages drang das Wort eines Nachbarn an Wang Fus Ohr, der hinter seinem Rücken über ihn gesagt hatte, dass er nach der Hochzeit zu einem Feigling geworden sei, der unterm Pantoffel seiner Frau stehe und nicht mehr den Mut habe, auf jenen Berg zu steigen. Als Wang Fu dies hörte, war er so aufgebracht, dass er sofort aufbrach, um die sagenhaften Heilkräuter jenes Berges zu suchen. Seine Frau wollte ihn nicht gehen lassen und schluchzte herzerweichend. Doch Wang Fu war entschlossen zu gehen und sprach zu seiner Frau: „Wenn ich nach drei Jahren nicht wieder hier bin, dann kannst einen anderen Mann heiraten." Und dann machte er sich auf den Weg.

Drei Jahre lang sehnten sich Mutter und Frau nach Wang Fu. Nachdem diese lange Zeit verstrichen war, ging die Mutter davon aus, dass ihr Sohn sein waghalsiges Abenteuer nicht lebend überstanden hat. Daher riet sie ihrer Schwiegertochter, den Worten ihres Sohnes entsprechend, erneut zu heiraten. Doch wer hätte das gedacht: Nachdem seine Frau noch nicht einmal einen halben Monat neu verheiratet war, kehrte Wang Fu mit einer riesigen Ladung wertvoller Kräuter zurück (gui 歸). Als er sah, dass seine Frau wieder geheiratet hatte, bereute er seine Entscheidung aufs Tiefste. Sie verabredeten sich zu einem Treffen, umarmten einander und weinten bitterlich. Wang Fu sagte, auf die mitgebrachten Arzneikräuter zeigend: „Eigentlich hatte ich vor, diese Kräuter zu verkaufen, um dir davon neue Kleider zu kaufen. Da dies nun nicht mehr angebracht ist, schenke ich dir diese Kräuter." Von diesem Tage an war die nun neu vermählte Frau noch trauriger als zuvor, verfiel in tiefe Niedergeschlagenheit und wurde krank. Sie war völlig ausgemergelt und ihre Monatsblutung versiegte. Als sie auf den Haufen Kräuter blickte, die ihr Wang Fu geschenkt hatte, wollte sie eine kräftige Dosis davon einnehmen, um sich damit zu vergiften. Doch nachdem sie eine Abkochung davon getrunken hatte, fühlte sie sich wieder viel kräftiger und ihre Monatsblutung setzte wieder ein. Nachdem sie eine Zeitlang diese Kräutersuppen getrunken hatte, wurde sie wieder vollständig gesund und kräftig. Jenes Kraut, das sie genommen hatte, war Dang gui. Später gab jemand, berührt von dieser Geschichte, diesem Arzneimittel seinen Namen. Dazu fiel ihm ein Gedicht aus der Tang-Zeit ein: „Wenn es an der Zeit ist, Flachs zu sähen, aber niemand ihn säht, ist das so, als ob man nicht zurückkehrt, wenn man zurückkehren sollte." Aus diesem Vers wählte er die zwei Zeichen dang gui 當歸 („[man] sollte zurückkehren") aus und benannte damit das Heilkraut, das wir heute als Angelica sinensis kennen.[13]

Hier erscheint die Erklärung der Namensgebung zu konstruiert, um glaubwürdig zu sein. Wie in vielen anderen Fällen dürfte dies der Versuch sein, einen sonst schwer nachvollziehbaren Kräuternamen mittels einer rührenden Geschichte zu erklären. Mit Sicherheit war also erst der Name da und dann die „namensgebende" Legende. Doch dies tut der Schönheit solcher Legenden keinen Abbruch und sie sind oft eine gute Memorierhilfe für den Namen und die Funktionen eines Krautes. In diesem Fall haben wir gelernt, dass *Dang gui* eine Droge ist, die Amenorrhoe, Depression und Auszehrung aufgrund von Blut-Leere und Qi-Stagnation zu behandeln vermag. Interessant an dieser Geschichte ist nicht nur, dass sie aufzeigt, dass man mit *Dang gui* Amenorrhoe behandeln kann, sondern dass sie auch einen Hinweis auf den zugrundeliegenden Pathomechanismus liefert. Da sich die Amenorrhoe in diesem Fall aus der Depression wegen der schmerzlichen Trennung von ihrem geliebten Mann ergeben hat, die sicher auch verbunden war mit einer Wut auf ihn, da er die Trennung verschuldet hatte, kann man von einer Qi-Stagnation als zugrundeliegendem Pathomechanismus ausgehen. Wenn Qi und Blut stagnieren, kommt es zu Blut-Stase und gleichzeitig auch zu Blut-Mangel, da weniger neues Blut gebildet wird. *Dang gui* wirkt an all diesen Punkten gleichzeitig: Es supplementiert und belebt das Blut, löst Stagnationen auf und bewegt das Qi. Wang Ang schrieb: *„Dang gui ist scharf, warm und aufsteigend. Es ist ein Botenkraut für die Gallenblasen-Leitbahn. Es tritt in die Qi-Ebene von Perikard und Leber ein. Es ist das Kraut, das in die Qi-Ebene des Blutes geht. Es unterstützt das klare Yang und öffnet alle Arten von Stagnationen. Zhu Danxi meinte, dass Stagnationen wie von selbst herabgeführt werden, wenn das Qi angeho-*

[13] Wang Huanhua et al., Band 3, S. 120; Hu Xian'guo, S. 214 f.; Li Shizhen, S. 507

ben wird. [Daher] sei [Dang gui] der Bote, der Yin und Yang bzw. Blut und Qi von Blockaden befreit."[14]

In diesem Sinne geht die Funktion von *Dang gui* in Rezepturen wie *Xiao Yao San* über das reine Supplementieren von Blut hinaus und leistet auch einen direkten Beitrag zur Auflösung von Qi-Stagnation.

Die Namen *Shan qi* 山蘄 („Bergsellerie"), *Bai qi* 白蘄 („Weißer Bergsellerie") und *Tai qin* 太芹 („Großer Sellerie") beziehen sich auf die Ähnlichkeit vom *Dang gui* mit der Selleriepflanze. Das Zeichen *qi* 蘄 ist ein antikes Schriftzeichen für das heute übliche *qin* 芹 für Sellerie.[15] Da Engelwurz (Angelica spp.) und Sellerie (Apium spp.) derselben Familie angehöhren, d.h. der Familie der Doldenblütler (Apiaceae), verwundert diese Ähnlichkeit nicht. Auch lässt sich die entfernte Verwandtschaft von Sellerie und der chinesischen Engelwurz herausschmecken. Beide Wurzelknollen haben ein sehr würziges Aroma, was sie sowohl in Europa als auch in China Verwendung in der Küche finden ließen. Die Sellerieknolle, genau wie auch die derselben Familie angehöhrende Pastinakenwuzel, verwendet man in Deutschland als Geschmack und Kraft verleihende Suppeningredienz. Genauso wird auch die Chinesische Angelikawurzel in der chinesischen Küche verwendet. Sie ist also kein reines Heilmittel, sondern auch ein häufig verwendetes Küchenkraut.

Die Farbe Weiß (*bai* 白) im Namen *Bai qi* 白蘄 („Weißer Bergsellerie") bezieht sich auf den großen, weißen, schirmartigen Blütenstand von Angelica sinensis. Stellt die weiße Farbe der Blüten eine aussagekräftige Signatur dieser Pflanze dar? Auf den ersten Blick ist man geneigt, dies zu verneinen, da *Dang gui* doch als gynäkologisches Kraut vor allem auf das Blut wirkt. Doch heißt es in klassischen Quellen, dass *Dang gui* auf das Qi im Blut wirkt[16] – und das Qi wird von der Lunge regiert. Dies ist also ein Bezug dieses Krautes zur Wandlungsphase Metall, die durch die Farbe Weiß repräsentiert wird. Und auch der scharfe Geschmack leitet die Wirkung von *Dang gui* in die Lunge. Im Übrigen sind nicht nur die Blüten von *Dang gui* weiß, sondern auch die aufgeschnittene Wurzel zeigt ein gelbliches Weiß. Der gelbliche Aspekt darin, wie auch der süße Geschmack, ist ein Hinweis auf den Milz-Bezug. Ein weiterer Bezug zur Wandlungsphase Metall offenbart sich in der darmbefeuchtenden Wirkung von *Dang gui*. Ein anderer Bezug zur Lunge kommt in der Indikation des Hustens aufgrund von aufsteigendem Qi zum Ausdruck, die in der *Materia Medica des Göttlichen Landmannes* an erster Stelle genannt wird.[17]

Die Form der Wurzel erinnert, ähnlich wie die des Ginsengs, an eine menschliche Gestalt, mit einem Kopf, einem Körper und Wurzelausläufern, die an Füße erinnern. Zwar ist die menschliche Gestalt hier nicht so deutlich ausgeprägt wie beim Ginseng, doch kann man sie durchaus auch wie dort als Signatur verstehen, die für eine den Menschen regenerierende Kraft steht. So schrieb auch Wang Haogu: *„[Verwendet man] die gesamte Dang-gui-Wurzel zusammen mit Ginseng (Ren shen) und Astragalus (Huang qi), supplementiert sie Qi und erzeugt Blut.*"[18] In den *Verschiedenen Aufzeichnungen Berühmter Ärzte* heißt es, dass *Dang gui* alle fünf Speicherorgane supplementiere und Muskelfleisch erzeuge. Auch in mehreren anderen klassischen Quellen heißt es, dass *Dang gui* bei den verschiedensten Erkrankungen aufgrund von Qi- und Blut-Leere angewendet werden kann.[19]

Eigenschaften und Anwendungsgebiete

Dang gui ist süß, scharf und warm. Es tritt in die Leitbahnen von Herz, Perikard, Leber, Gallenblase, Dickdarm und Milz ein. Manche Quellen geben darüber hinaus noch einen bitteren Geschmack an, was durchaus korrekt erscheint. Wenn man *Dang gui* kostet, stellt man fest, dass es nicht nur süß und scharf ist, sondern auch noch eine herbe Note hat, die man als leicht bitter bezeichnen kann. Der bittere Geschmack führt *Dang gui* auch in die Herz-Leitbahn. Die innigsten Beziehungen hat *Dang gui* zu Herz, Leber und Milz. Diese drei Organe haben ei-

[14] Wang Ang, Rolle 1, S. 38
[15] Yu Xiaoping et al., S. 399
[16] Wang Ang, Rolle 1, S. 38
[17] Li Shizhen, S. 507
[18] Li Shizhen, S. 508
[19] Li Shizhen, S. 507 f.

nen engen funktionellen Zusammenhang mit dem Blut. Das Herz regiert das Blut und die Gefäße, die Leber speichert das Blut und die Milz kontrolliert das Blut. Da *Dang gui* diese drei Organe reguliert, vermag es alle Arten von Blut-Mustern zu behandeln. Zhang Xichun schrieb dazu: „*Dang gui ... ist das Hauptkraut zum Erzeugen und zum Beleben des Blutes.*"[20]

Die Hauptfunktionen von *Dang gui* sind, das Blut zu supplementieren und zu beleben, das Qi zu bewegen, die Menstruation zu regulieren, Kälte zu zerstreuen, den Darm zu befeuchten und toxische Schwellungen zu zerstreuen.

Aufgrund seines süßen Geschmacks wirkt *Dang gui* supplementierend, aufgrund seines scharfen Geschmacks bewegend und zerstreuend, aufgrund seiner warmen Natur wärmend und aufsteigend und aufgrund seiner befeuchtenden Qualität vermag es Trockenheit zu befeuchten. Diese verschiedenen Wirkaspekte von *Dang gui* fasst Wang Ang zusammen: „*[In Fällen von] Blut-Stagnation vermag [Dang gui] den ungehinderten Blut-Fluss wiederherzustellen, [in Fällen von] Blut-Leere vermag es zu supplementieren, [in Fällen von] Blut-Trockenheit vermag es zu befeuchten, [und in Fällen von] chaotisch [fließendem] Blut vermag es [das Blut] zu beruhigen. Seine scharfe Wärme vermag Bewegung in die Qi-Ebene zu bringen. Wenn das Qi reguliert ist, ist das Blut in Harmonie.*"[21]

Die Behandlung von Menstruationsstörungen

Dieses Thema wurde bereits oben anlässlich der Legende von *Dang gui* abgehandelt. Je nach Kombination mit anderen Kräutern wird *Dang gui* bei Dysmenorrhoe oder Amenorrhoe aufgrund von Qi-Stagnation, Blut-Stase oder Qi- und Blut-Leere angewandt. Häufig verwendete Grundrezepturen zur Behandlung von Menstruationsstörungen wie *Si Wu Tang*, *Dang Gui Shao Yao San*, *Xiao Yao San* und *Ge Xia Zhu Yu Tang* enthalten *Dang gui* als wesentlichen Bestandteil. Zu dieser Indikation schrieb Zhang Xichun: „*[Dang gui] vermag die Anspannung der Leber zu mildern. Daher behandelt [die Rezeptur] Dang Gui Shao Yao San aus der Goldenen Truhe alle Arten von Unterleibsschmerzen bei Frauen.*"[22]

Die Behandlung von Qi- und Blut-Leere-Mustern

Dang gui ist ebenfalls ein wesentlicher Bestandteil von Rezepturen, die Qi- und Blut-Leere mit Symptomen wie Blässe, Schwindel, Herzklopfen, Schlaflosigkeit und allgemeiner Erschöpfung behandeln. Beispiele hierfür sind *Dang Gui Bu Xue Tang*, *Gui Pi Tang* oder *Ba Zhen Tang*. In dieser Indikation findet *Dang gui* vor allem, aber nicht ausschließlich bei Frauen Anwendung, die aufgrund ihrer Physiologie eher zu Blut-Mangel neigen. In *Die Quintessenz der Materia Medica* schrieb Wang Ang, dass *Dang gui* alle Arten von Mangel bei Frauen behandle und alle Blut-Muster.[23]

Die Behandlung von Bi-Syndromen

Aufgrund seiner Qi bewegenden und Blut belebenden, aber gleichzeitig auch wegen seiner Blut nährenden Eigenschaften wird *Dang gui* häufig zur Behandlung von Gelenkschmerzen oder Parästhesien bzw. Taubheitsgefühlen der Haut angewandt. Dies ist sehr sinnvoll, da Patienten mit chronischen rheumatischen Erkrankungen zumeist auch einen Aspekt von Blut-Mangel aufweisen. Eine beispielhafte Rezeptur hierfür ist *Juan Bi Tang*. Zu dieser Indikation schrieb Zhang Xichun: „*[Dang gui] erzeugt neues [Blut] und vermag gleichzeitig Stase umzuwandeln. Daher kann es Lähmungen in allen Körperregionen, Körper- und Gliederschmerzen oder auch schmerzhaft geschwollene Abszesse oder Geschwüre behandeln.*"[24]

Die Behandlung von Bauchschmerzen

Dang gui wird aufgrund seiner wärmend-supplementierenden und gleichzeitig bewegenden Natur oft bei Bauchschmerzen aufgrund von Leere-Kälte

7

[20] Zhang Xichun: *Zhong Yao Qin Shi Ji*, S. 82
[21] Wang Ang, Rolle 1, S. 38
[22] Zhang Xichun: *Zhong Yao Qin Shi Ji*, S. 82
[23] Wang Ang, Rolle 1, S. 37
[24] Zhang Xichun: *Zhong Yao Qin Shi Ji*, S. 82

und/oder Blut-Stase angewandt. Als Beispiel für Leere-Kälte-Bauchschmerzen seien die Rezepturen *Dang Gui Jian Zhong Tang (Die Mitte aufbauendes Dekokt mit Dang gui)* und *Dang Gui Sheng Jiang Yang Rou Tang (Hammeleintopf mit chinesischer Angelika und frischem Ingwer)* genannt und als Beispiel für Blut-Stase-Bauchschmerzen die Rezeptur *Sheng Hua Tang (Erzeugungs- und Umwandlungsdekokt)*.

Die Anwendung nach der Geburt

Die zuvor genannte Rezeptur *Sheng Hua Tang* ist eine der wichtigsten postpartal verwendeten Rezepturen. Darin stellt *Dang gui* mit 24 g Tagesdosis die Hauptarznei dar. Zwar ist diese Rezeptur jüngeren Datums – sie wurde von Fu Qingzhu in der Qing-Zeit populär gemacht – doch hat die Verwendung von *Dang gui* nach der Geburt eine weit zurückreichende Geschichte. Chen Cheng schrieb dazu: *„In klassischen Rezepturen wird [Dang gui] benutzt, um nach der Geburt gegensinnig aufsteigende Lochien zu behandeln. Chaotisch fließendes Qi und Blut kann man in allen Fällen durch die Einnahme dieses Arzneimittels beruhigen. Es kann Leere supplementieren und ist ein unverzichtbares Arzneimittel nach der Geburt.“*[25]

7

In der Tat enthalten alle dem Autor bekannten bekannten postpartal verwendeten Rezepturen *Dang gui*, um das durch die Geburt geschwächte und zu Stase neigende Blut zu supplementieren und zu regulieren.

Die Behandlung von Infertilität und Impotenz

Bereits in der *Materia Medica des Göttlichen Landmannes* steht: *„Dang gui behandelt ... tröpfelnde Uterusblutungen und Unfruchtbarkeit bei Frauen.“*[26] In dieser Indikation wird *Dang gui* auch heute noch oft bei der Behandlung von Unfruchtbarkeit beider Geschlechter verwendet. Dabei wird es besonders häufig mit der Astragaluswurzel *(Huang qi)* kombiniert, denn die der Fruchtbarkeit zugrundeliegende Essenz *(jing)* wird aus Qi und Blut aufgebaut.

Auch bei der männlichen Impotenz mit Erektionsstörungen kann *Dang gui* angewendet werden. Der berühmte Pekinger Arzt des vergangenen Jahrhunderts, Yue Meizhong, meinte, dass *Dang gui* eine das Yang erregende Funktion besitze. Er berichtete von einem Fall von medikamenteninduzierter Impotenz bei einem Patienten mit Nierensteinen. Andere Ärzte schlugen vor, ihn mit Kräutern wie Zimtrinde *(Rou gui)* und Aconit *(Fu zi)* zu behandeln. Doch meinte Yue Meizhong, dass diese heiß-scharfen Mittel nur das Yin dieses Patienten schädigen würden, weshalb er das vergleichsweise ausgeglichene *Dang gui* bevorzuge, was schließlich auch von klinischem Erfolg gekrönt wurde.[27]

Die Behandlung von Furunkeln, Karbunkeln, Abszessen und Geschwüren

In *Die Quintessenz der Materia Medica* schrieb Wang Ang, dass *Dang gui* Eiter ausleite und Schmerzen stille.[28] Bereits im Ursprungstext, der *Materia Medica des Göttlichen Landmannes*, steht: *„Bei üblen Abszessen und Geschwüren sowie bei Schnitt- und Stichwunden trinke man das Dekokt von Dang gui.“*[29] Mit „üblen Abszessen und Geschwüren“ sind hier chronische Abszesse und eitrige Geschwüre gemeint, die eine schlechte Heilungstendenz aufweisen. Hier ist es vor allem die Qi und Blut bewegende und Stasen zerstreuende Wirkung von *Dang gui*, welche die mit Abszessen einhergehenden Schwellungen und Schmerzen beseitigt, und sekundär auch die nährende, regenerierende Wirkung von *Dang gui*, welche die Wundheilung fördert. Denn schon in den *Verschiedenen Aufzeichnungen Berühmter Ärzte* heißt es, dass *Dang gui* „Muskeln und Fleisch“ erzeuge.[30] Diese Bemerkung bedeutet zum einen, dass *Dang gui* einen ausgezehrten Körper zu nähren und wieder aufzufüllen vermag, zum anderen, dass es die Wundheilung fördert und Geschwüre oder offene Wunden wieder schließt.

[25] Li Shizhen, S. 508
[26] Zhu Shifeng, Band 2, S. 139; Li Shizhen, S. 507
[27] Wang Huanhua et al., Band 3, S. 123
[28] Wang Ang, Rolle 1, S. 37
[29] Zhu Shifeng, Band 2, S. 139; Li Shizhen, S. 507
[30] Tao Hongjing: Ming Yi Bie Lu, S. 112; Li Shizhen, S. 507

Im Wesentlichen unterscheidet man bei Abszessen und Geschwüren zwei Arten: erstens, jene Abszesse, in denen sich gerade erst Eiter bildet hat, die aber noch nicht aufgebrochen sind, also jene im Anfangsstadium, die mit Rötung, Schmerzen und Schwellung einhergehen. In diesen Fällen kombiniert man *Dang gui* mit Paeonia rubra *(Chi shao)*, Lonicera *(Jin yin hua)*, Spinae Gleditsiae *(Zao jiao ci)* etc. Zweitens kennt man jene Furunkel oder Abszesse, in denen sich zwar in der Tiefe Eiter gebildet hat, die aber nicht aufbrechen und auch nicht hochakut erscheinen, oder jene Abszesse, die nach dem Aufbrechen Geschwüre bilden, die sich nicht mehr schließen. In jenen Fällen kombiniert man *Dang gui* mit Astragalus *(Huang qi)*, Codonopsis *(Dang shen)*, präparierter Rehmannia *(Shu di huang)*, Paeonia alba *(Bai shao)*, Ligusticum wallichii *(Chuan xiong)* oder anderen Qi und Blut supplementierenden Drogen.

Die Behandlung von Obstipation

Wegen seiner gleichzeitig Blut nährenden, Qi bewegenden und den Darm befeuchtenden Wirkung verwendet man *Dang gui* als mildes Laxans bei durch Mangel an Blut und Körperflüssigkeiten bedingter Trockenheit der Därme mit meist habitueller Obstipation. Blut und Körperflüssigkeiten können sich ineinander umwandeln. Ist das Blut vermindert, sind es auch die Körperflüssigkeiten, was eine Trockenheit der Därme bedingen kann. Nährt man das Blut, entstehen auch wieder neue Körperflüssigkeiten. Darüber hinaus schmiert *Dang gui* aufgrund seiner schlüpfrigen Natur auch direkt den Darm, was durch ein Anbraten in Öl noch verstärkt werden kann. Üblicherweise wird *Dang gui* in dieser Indikation mit anderen darmbefeuchtenden Mitteln wie Hanfsamen *(Huo ma ren)*, Cistanche *(Rou cong rong)* oder unbehandelter Polygonumwurzel *(Sheng shou wu)* kombiniert. Eine beispielhafte Rezeptur hierfür ist *Run Chang Wan*.

Zum Thema *Dang gui* bei Obstipation ist auch eine sehr interessante Fallgeschichte von Miao Xiyong überliefert worden, in der die vielschichtigen Implikationen der Obstipation an einem Beispiel dargestellt werden:

„Eine Frau bekam etwa drei Wochen nach der Entbindung heftige Kopf- und Gliederschmerzen. Außerdem hatte sie ein Beklemmungsgefühl in der Brust, eine Abneigung gegen jegliches Essen und Obstipation. Ein Arzt diagnostizierte diesen Zustand als äußerlich zugezogene Kälte, verkompliziert durch Nahrungsstagnation mit einer Disharmonie von Qi und Blut. Entsprechend verordnete er eine Version von Wu Ji San (Fünf-Akkumulationen-Pulver). Nachdem die Patientin dies eingenommen hatte, verschwanden sofort ihre Beschwerden – nur die Kopfschmerzen und die Obstipation blieben zurück. Auch nach nochmaliger Anwendung dieser Rezeptur blieben diese Beschwerden bestehen. Daher fragte dieser Arzt seinen Lehrer Miao Xiyong um Rat. Nachdem er die Frau untersucht hatte, sagte Miao Xiyong seinem Schüler, dass er noch eine kräftige Dosis vom Wurzelkörper der Chinesischen Angelika (Dang gui shen) hinzufügen solle. Nach der Einnahme dieser Rezeptur hatte die Patientin Stuhlgang – und danach waren ihre Kopfschmerzen verschwunden."[31]

Die einzelnen Teile von *Dang gui*

In einem Buch, das sich unter anderem mit den Signaturen der Heilpflanzen auseinandersetzt, darf die Analyse der unterschiedlichen Teile von *Dang gui* nicht fehlen, da dieses Konzept vom Geist der Signaturenlehre durchdrungen ist, selbst wenn man sich darauf nicht mit diesem Begriff bezieht. Allerdings gibt es hierzu verschiedene Theorien. Li Shizhen meinte: *„Bei Erkrankungen der oberen Körperpartien [also insbesondere des Kopfes] benutzt man den Wurzelkopf (Dang gui tou); für die Behandlung der mittleren Körperpartien [also insbesondere Brust und Oberbauch] verwendet man den Wurzelkörper (Dang gui shen); für die Behandlung der unteren Körperpartien [also insbesondere Unterleib und Beine] verwendet man den Wurzelschwanz (Dang gui wei). Wenn man Erkrankungen des ganzen Körpers behandeln möchte, nimmt man die gesamte Wurzel (Quan dang gui)."*[32]

[31] Wang Huanhua et al., Band 3, S. 123

[32] Li Shizhen, S. 507; Wang Ang, Rolle 1, S. 38

Die meisten anderen klassischen Autoren bezogen sich allerdings nicht auf lokale Affinitäten, sondern auf funktionelle Unterschiede der einzelnen Teile. Zhang Yuansu schrieb: *„Der Kopf [von Dang gui] stillt Blutungen und der Schwanz [von Dang gui] bricht Blut-Stase auf. Der Körper [von Dang gui] harmonisiert das Blut. Die gesamte Wurzel besitzt also [gleichzeitig] eine Blut-Stase aufbrechende und eine blutstillende Wirkung.“*[33]

Eine Synthese von lokalen und funktionellen Zuschreibungen findet sich bei Li Dongyuan: *„Der Kopf [von Dang gui] stillt Blutungen und tendiert nach oben. Der Körper nährt das Blut und verweilt in der Mitte. Die Wurzelspitzen brechen Blut-Stase auf und tendieren nach unten. Die gesamte Wurzel belebt das Blut, ohne es zu zerstreuen.“*[34]

Im Gegensatz zu Li Dongyuan und Zhang Yuansu meinten Lei Xiao und Wang Haicang allerdings, dass der Kopf von *Dang gui (Dang gui tou)* Blut-Stasen aufbreche.[35] Heute geht man im Allgemeinen davon aus, dass der Kopf und der Körper von *Dang gui* stärker supplementieren und dass die Wurzelausläufer *(Dang gui wei)* stärker bewegen. In der modernen klinischen Praxis werden nur noch selten einzelne Teile von *Dang gui* separat spezifiziert.

7

Die Behandlung von Husten

Wie oben bereits erwähnt, wurde in der *Materia Medica des Göttlichen Landmannes* die Indikation des Hustens aufgrund von aufsteigendem Qi für *Dang gui* aufgeführt. Doch später wurde es nur selten in Husten - oder Asthma-Rezepturen verwendet. *Dang gui* scheint keinen direkt hustenstillenden Effekt zu haben. Sein hustenstillender Effekt ist indirekter Natur und beruht darauf, dass es Qi und Blut reguliert. Wang Ang schreibt zu dieser Indikation: *„Wenn das Blut harmonisiert ist, sinkt auch das [gegensinnig aufsteigende] Qi wieder ab.“*[36] Schließlich kann auch eine Blut- und Yin-Leere gegensinnig aufsteigendes Qi bedingen. In diesem Fall reicht es nicht, hustenstillende Kräuter zu verabreichen, sondern man muss die Blut- und Yin-Leere auffüllen. Ob dieser Pathomechanismus genau der war, den der *Göttliche Landmann* seinerzeit im Sinn hatte, lässt sich leider nicht mehr rekonstruieren. Doch kreierte Zhang Jingyue in der Ming-Zeit die Rezeptur *Jin Shui Liu Jun Jian (Sechs-Edelmänner-Rezeptur für Metall und Wasser)*, die Husten mit Übelkeit und Erbrechen, beschleunigter Keuchatmung und reichlich Sputum, das einen salzigen Beigeschmack hat, behandelt. Dies ist eine Kombination aus der Schleim wandelnden Rezeptur *Er Chen Tang* mit *Dang gui* und der präparierten Rehmanniawurzel *(Shu di huang)*. Hier supplementieren diese beiden Drogen also Blut und Yin, um das gegensinnig aufsteigende Qi zu beruhigen.

Kontraindikationen

Wegen seiner feuchten und schlüpfrigen Natur darf *Dang gui* nicht bei Feuchtigkeit-Mustern, insbesondere nicht in Fällen von Durchfall, angewandt werden. Da es von warmer Natur ist, sollte es bei Blut- und Yin-Mangel, insbesondere wenn Leere-Hitze vorliegt, nur in Kombination mit kühlen, Yin anreichernden Substanzen verwendet werden.

7.3 *Jué Míng Zǐ* 決明子 (决明子) Cassiae Semen

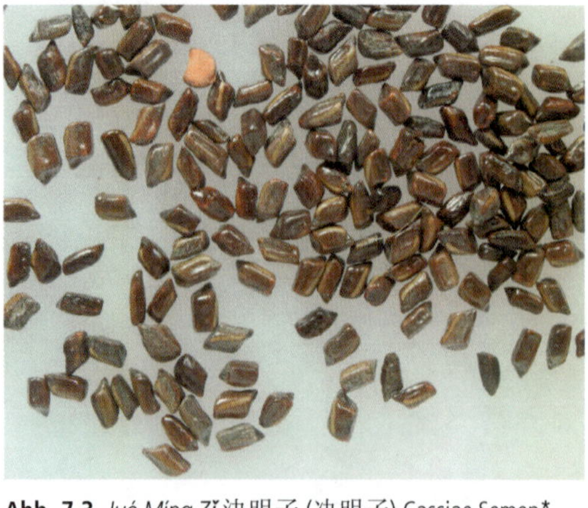

Abb. 7.3 *Jué Míng Zǐ* 決明子 (决明子) Cassiae Semen*

[33] Zhu Shifeng, Band 2, S. 140
[34] Hu Xiqin, S. 114 f.; Wang Ang, Rolle 1, S. 38
[35] Wang Ang, Rolle 1, S. 38
[36] Wang Ang, Rolle 1, S. 37

- Pharmazeutische Bezeichnung: Cassiae Semen
- Botanische Namen: Cassia tora, C. obtusifolia
- Familie: Leguminosae = Fabaceae (Schmetterlingsblütler)
- Deutscher Name: Sichelschotensamen
- Deutsche Übersetzung des chinesischen Namens: „Klare-Sicht-Samen"
- Beinamen: *Qiān lǐ guāng* 千里光 („Tausend Meilen Helligkeit"), *Cǎo jué míng* 草決明 („Pflanzliches Klare-Sicht-Arzneimittel"), *Mǎ tí jué míng* 馬蹄決明 („Pferdehuf-Klare-Sicht-Samen")

Namen und Signaturen

Li Shizhen schrieb in seiner *Enzyklopädie der Materia Medica*, dass *Jue ming zi* seinen Namen nach seiner Wirkung, die Augen zu klären und die Sicht zu verbessern, erhalten habe. Weiterhin schrieb er, dass man zwischen pflanzlichem (*Cao jue ming* 草決明) und mineralischem *Jue ming* (*Shi jue ming* 石決明) unterscheide. Und *Cao jue ming*, so schrieb er weiter, sei das Kraut Semen Celosiae Argenteae *(Qing xiang zi)*.[37] Darüber herrschte lange Uneinigkeit. Heute hat man sich geeinigt, dass die hier besprochenen Samen *Jue ming zi* das pflanzliche *Jue ming* seien – in Kontrast zum mineralischen *Jue ming*, welches die Muscheldroge Concha Haliotidis *(Shi jue ming)* ist. Diese Unterscheidung musste man treffen, da beide Drogen ähnliche Wirkungen haben und daher beide den Namen *Jue ming* erhalten hatten. Von der Verwechslungsgefahr von Semen Celosiae *(Qing xiang zi)* und Semen Cassiae *(Jue ming zi)*, die eigentlich kein ernsthaftes Risiko darstellt, berichtet die folgende Anekdote:

Anfang des neunzehnten Jahrhunderts gab es in Hangzhou, in der Provinz Zhejiang, eine berühmte Apotheke. Eines Tages kam ein Patient in diese Apotheke, um sich Kräuter nach einem Rezept zusammenstellen zu lassen. Diese Rezeptur enthielt Cao jue ming. Man weiß nicht recht, ob der Apothekenangestellte aus Nachlässigkeit oder aus tiefer Kenntnis der Klassiker anstelle von Semen Cassiae (Jue ming zi) Semen Celosiae (Qing xiang zi) in die Kräutermischung gab. Grund genug gäbe es schließlich dafür, denn kein geringerer als Li Shizhen sagte doch, dass Semen Celosiae (Qing xiang zi) als Cao jue ming anzusehen sei. Als dem Patienten dies zu Hause auffiel, rannte er wutentbrannt in die Apotheke zurück und beschwerte sich lautstark beim Ladenbesitzer in erpresserischer Absicht: „Sie haben mir ein falsches Mittel gegeben! Nachdem der Kranke das Dekokt getrunken hat, hat sich sein Gesundheitszustand arg verschlechtert! Sie haben die Verantwortung für sämtliche Folgeschäden zu tragen!" ‚Falsche Arzneimittel abzugeben, kann in der Tat die Gesundheit eines Menschen beeinträchtigen oder sogar sein Leben gefährden. Wenn der Mann diese Nachricht verbreitet', dachte der Apotheker bei sich, ‚kann das den Ruf meiner Apotheke ernsthaft schädigen.' Doch der Apotheker war kein bloßer Kräuterhändler, sondern verstand auch sehr viel von Medizin. Er wusste, dass sich der Gesundheitszustand eines Patienten nicht ernsthaft verschlechtern kann, wenn er Semen Celosiae (Qing xiang zi) anstelle von Semen Cassiae (Jue ming zi) einnimmt. Beide Arzneimittel haben sehr ähnliche Wirkungen; sie beruhigen beide die Leber und klären die Augen. Ihm war klar, dass sich dieser Mann nur aufspielen und ihn erpressen wollte. Er gab sich nicht weiter mit diesem Mann ab und begab sich stattdessen zum Vorsitzenden der Apothekergilde und stellte ihm den Fall dar. Gemeinsam beschlossen sie, sofort ein Benachrichtigungsschreiben an alle Apotheken der Stadt zu senden, in welchem ausdrücklich erklärt wird, dass Cao jue ming ein Beiname von Semen Celosiae (Qing xiang zi) ist und dass in allen Fällen, in denen Cao jue ming in einem Rezept spezifiziert wird, Semen Celosiae (Qing xiang zi) abgegeben werden könne. Und nur, wenn Ma ti jue ming spezifiziert werde, müsse man Semen Cassiae (Jue ming zi) abgeben. So konnte der Erpresser also nichts mehr ausrichten.[38]

Nichtsdestoweniger verwenden wir heutzutage Semen Cassiae *(Jue ming zi)* als „Pflanzliches Klare-Sicht-Arzneimittel" *(Cao jue ming)*. Die Bezeichnung *Ma ti jue ming* („Pferdehuf-Klare-Sicht-Samen") geht ebenfalls auf Li Shizhen zurück, der

[37] Yu Xiaoping et al., S. 540

[38] Wang Huanhua et al., Band 1, S. 215

meinte, dass die Sichelschotensamen Ähnlichkeit mit einem Pferdehuf besäßen. Mit etwas Phantasie kann man dies auch gut nachvollziehen.

Die Signaturen dieser Samen weisen nicht unmittelbar auf die Augen hin. Lediglich sind die frischen Samen, die eine Art Bohnen sind, von grüner Farbe, wie Li Shizhen schreibt.[39] Diese grüne Farbe weist natürlich auf den Leber-Bezug hin. Doch die getrockneten Samen sind braun und ähneln damit bestenfalls der Iris der Chinesen. Sonst lässt sich kein direkter Augenbezug herstellen. Wichtiger ist der Geschmack dieser Samen. Der süße Geschmack nährt alle Organe, der bittere Geschmack klärt Hitze und führt aufsteigendes Leber-Yang bzw. Hitze herab. Der salzige Geschmack führt die nährende Wirkung insbesondere in die Niere, wodurch, bei leicht kalter Natur, das Nieren-Yin angereichert wird. Ist das Yin kräftig, kann es das Yang kontrollieren und verhindert das Aufsteigen von Leber-Feuer.

Eigenschaften und Anwendungsgebiete

Die Angaben über Geschmack und Natur dieses Mittels sind in den klassischen Werken nicht ganz einheitlich. Von Shennong und Li Shizhen wurde es als salzig und neutral beschrieben.[40] Wang Ang beschrieb es als süß, bitter, salzig und neutral.[41] Heutzutage wird es als süß, bitter, salzig und leicht kalt[42] beschrieben. Die leicht kalte Natur der Sichelschotensamen entspricht auch der persönlichen Erfahrung des Autors. Dieses Mittel hat eindeutig eine Tendenz zur Kälte, was sich indirekt auch von seinen Indikationen ableiten lässt. Denn es wird in erster Linie bei Augenerkrankungen aufgrund von Hitze angewendet – sei es Wind-Hitze oder Leber-Fülle-Hitze. Dass man es früher als neutral bezeichnet hat, mag daran liegen, dass es auch über ein nährendes Potenzial verfügt, welches es wesentlich von kalten, Hitze klärenden Kräutern wie Gardenienfrüchten *(Zhi zi)* oder der Coptiswurzel *(Huang lian)* unterscheidet. Um seine leicht kalte Natur abzumildern, wird es häufig geröstet angewendet. Damit kann man seinen supplementierenden Charakter betonen.

Auch die Angaben über den Leitbahnbezug dieses Mittels gehen etwas auseinander. Leber und Dickdarm scheinen der gemeinsame Nenner aller Autoren zu sein. Darüber hinaus werden noch Niere und Gallenblase aufgeführt.[43] In den *Kommentaren zur Materia Medica des Göttlichen Landmannes* von Miao Xiyong heißt es, dass *Jue ming zi* Augenerkrankungen behandle, weil es in die Leitbahnen der Leber, der Gallenblase und der Niere eintritt.[44] Dies liegt darin begründet, dass die Augen die Sinnespforte der Leber sind und die Augen durch das Leber-Blut ernährt werden, darin, dass die Pupille der Niere zugeordnet ist und die Nieren-Essenz sich unter anderem auch nährend in die Augen ergießt, und zum Dritten darin, dass die Leitbahn der Gallenblase zum äußeren Augenwinkel führt und somit Leber-Hitze zu den Augen leiten kann.

Anwendung bei Augenerkrankungen

Jue ming zi kann wohl als das erste spezifische Kraut zur Behandlung von Augenerkrankungen gelten. Bereits vor etwa 2000 Jahren wurde *Jue ming zi* in der *Materia Medica des Göttlichen Landmannes* als Arzneimittel der oberen Kategorie aufgeführt, was es als gut verträgliches, harmonisches und langfristig anwendbares Mittel auszeichnet. Dort heißt es: *„Jue ming zi behandelt graduelle oder totale Erblindung ohne äußerlich sichtbare Veränderung des Auges, … Rötung der Haut, Rötung der Lederhaut des Auges, Schmerzhaftigkeit der Augen und Tränenfluss. Die längere Einnahme verbessert den Gesichtssinn und macht den Körper leicht und behende.“*[45]

Über die 2000 Jahre hinweg hat sich die Anwendung von *Jue ming zi* bei der Behandlung von Augenerkrankungen bis heute erhalten. Huang Gongxiu bezeichnete *Jue ming zi* auch als ein *„Hauptmit-*

39 Yu Xiaoping et al., S. 540
40 Zhu Shifeng, Band 1, S. 196; Yu Xiaoping et al., S. 541
41 Wang Ang, Rolle 1, S. 98
42 Ruan Daxiang, S. 202; Gao Xuemin, *Zhong Yao Xue*, S. 103; Hu Xiqin, S. 237
43 Sun Color Verlag: Chinese Herb Guide, S. 102; Zhu Shifeng, Band 1, S. 197
44 Miao Zhongchun, S. 157
45 Zhu Shifeng, Band 1, S. 196

tel, um die Augen zu behandeln, Tränenfluss einzudämmen und Schmerzen [der Augen] zu stillen.“[46]

Wie nun behandelt *Jue ming zi* Augenerkrankungen? Dabei nimmt es eine außergewöhnliche Sonderstellung ein. Es wirkt nicht oberflächlich kühlscharf Wind-Hitze zerstreuend wie Chrysanthemenblüten *(Ju hua)* oder Minze *(Bo he)* und auch nicht ausschließlich supplementierend wie die Bocksdornbeeren *(Gou qi zi)*, aber auch nicht ausschließlich Hitze klärend wie Gardenia *(Zhi zi)*. *Jue ming zi* vermag mehrere dieser Aspekte in sich zu vereinen – und je nach Kombination mit anderen Mitteln kann man den einen oder den anderen Aspekt verstärken. In verschiedenen klassischen Werken werden auch unterschiedliche Aspekte der Wirkung von *Jue ming zi* in den Vordergrund gestellt. Daher ist die Frage nach dem Wirkmechanismus dieses Mittels gar nicht so klar zu beantworten. Es kann angenommen werden, dass es durch seine schwere Natur und seinen bitteren Geschmack aufsteigendes Leber-Yang bzw. Leber-Feuer absenkt und diese pathogene Hitze aus den Leitbahnen der Leber, der Gallenblase und der Niere durch seine kühle und darmbefeuchtende Wirkung über den Stuhl ableitet. Zum anderen nährt es durch seinen süßen und salzigen Geschmack die Niere und mittelbar die Leber. So kann *Jue ming zi* gleichermaßen die Manifestation der Erkrankung, d.h. aufsteigendes Leber-Yang, wie auch die Wurzel der Erkrankung, d.h. mangelndes Leber- und Nieren-Yin, behandeln. Es kann also gleichermaßen bei Fülle- wie bei Leere-Mustern und auch bei Mustern mit gleichzeitiger Fülle und Leere angewendet werden. In entsprechenden Kombinationen wird es bei Rötung, Schwellung, Schmerzhaftigkeit der Augen, Tränenfluss und Lichtempfindlichkeit aufgrund von Leber-Feuer sowie bei Verminderung der Sehkraft, trockenen Augen oder unscharfem Sehen aufgrund von Nieren- und Leber-Yin-Mangel angewandt.

Aus schulmedizinischer Sicht behandelt es verschiedenste Augenerkrankungen – von der Konjunktivitis bis hin zum Glaukom.[47]

[46] Huang Gongxiu, S. 86
[47] Wu Shengyi, Band 1, S. 97

Behandlung von Lebererkrankungen und Obstipation

Die Augen gehören nach traditionell chinesischer Vorstellung zum Leber-Funktionskreis; somit sind Augenerkrankungen praktisch auch meist Leber-Muster. Doch *Jue ming zi* vermag auch ganz konkrete Erkrankungen des schulmedizinisch definierten Organs Leber zu behandeln. Dies ist eine relativ neue Anwendungsform. Heutzutage wird es in China aufgrund seiner Leber-Hitze klärenden und darmbefeuchtenden Wirkungen als unterstützendes Mittel bei Hepatitis, Leberzirrhose mit Aszites oder bei Kopfschmerz und Schwindel aufgrund von Leber-Hitze oder Yin-Leere mit aufsteigendem Leber-Yang angewendet. In diesem Sinne wird es auch zur Behandlung von Bluthochdruck eingesetzt. Darüber hinaus hat man festgestellt, dass es auch die Blutfette senkt und somit Arteriosklerose verbeugen kann. Auch bei verschiedenen Arten von Obstipation ist *Jue ming zi* sehr hilfreich – sei es Obstipation durch Hitze-Verklumpung oder durch Trockenheit der Därme oder habituelle Obstipation.[48]

All diese verschiedenen Aspekte der Wirkung von *Jue ming zi* hängen meiner Ansicht nach sehr eng zusammen. Leber-Hitze wird vor allem über den Stuhl ausgeleitet. *Jue ming zi* enthält reichlich Schleim- und Ballaststoffe, die sich beim Abkochen dieser Droge herauslösen. Indem *Jue ming zi* auf diese Weise den Darm befeuchtet und den Stuhlgang fördert, wird nicht nur Obstipation an sich behandelt. Durch seine kühle Natur wie durch seinen Leber- und Gallenblasenbezug vermag *Jue ming zi* Hitze aus diesen Leitbahnen zu drainieren und somit gleichermaßen Hitze-Erkrankungen der Augen und der Leber sowie Bluthochdruck zu behandeln. Durch seine den Darm entschlackende Wirkung senkt es auch nebenbei noch die Blutfette.

Es wird auch berichtet, dass *Jue ming zi* Halsschmerzen mit Ulzerationen der Rachenschleimhaut behandelt. Hierbei wird das Dekokt nicht nur getrunken, sondern auch zum Gurgeln benutzt.[49]

[48] Zhu Shifeng, Band 1, S. 198; Gao Xuemin, *Zhong Yao Xue*, S. 103; Jiao Shude, S. 150
[49] Zhu Shifeng, Band 1, S. 198; Wang Huanhua et al., Band 1, S. 216

Dies kann man entweder über das Klären von Leere-Hitze aus der Nieren-Leitbahn verstehen, welche über eine innere Verbindung zum Hals verfügt, oder über seine mittelbare Wirkung auf Magen und Lunge. Denn indem *Jue ming zi* Hitze aus dem Dickdarm ausleitet, wird automatisch auch Hitze aus dessen Partnerorganen Magen und Lunge beseitigt.

Im Allgemeinen eignet sich *Jue ming zi* auch gut zur Behandlung von Obstipation bei älteren Patienten mit einem Mangel an Körperflüssigkeiten und trockenen Därmen. Der bereits verstorbene zeitgenössische Arzt Ye Juquan sagte auch: *„Ältere Menschen mit Obstipation sollten regelmäßig Sichelschotensamentee trinken. Damit können sie gleichzeitig Bluthochdruck und Arteriosklerose vorbeugen.“*[50]

Die supplementierende Wirkung von *Jue ming zi*

Zhen Quan schrieb: *„Jue ming zi behandelt Leber-Hitze und durch Wind bedingte Rötung der Augen mit Tränenfluss. Nimmt man jeden Tag einen Löffel voll zermahlener Samen auf leeren Magen ein und isst die Blätter dieser Pflanze als Gemüse, kräftigt das alle fünf Speicherorgane und klärt die Augen. Nach hundert Tagen wird man dann sogar nachts Gegenstände glänzen sehen.“*[51]

7

Hierbei spricht Zhen Quan einerseits den Hitze klärenden Effekt von *Jue ming zi* an, doch andererseits auch unverkennbar die supplementierende Wirkung. Denn ein rein Hitze klärendes Mittel würde man kaum hundert Tage lang unbeschadet einnehmen können und auch nicht als Gemüse essen. Ri Huazi schrieb unter anderem ganz explizit, dass *Jue ming zi* das Leber-Qi unterstütze und die Essenz mehre.[52] Und auch Wang Ang schrieb: *„Jue ming zi ... behandelt alle Augenerkrankungen, weshalb es auch den Namen Jue ming („Klare Sicht“) erhalten hat. Man sagt auch, dass es die Nieren-Essenz mehre.“*[53]

Da, wie oben schon dargestellt, die Nieren-Essenz neben dem Leber-Blut die entscheidende Quelle zur Nährung der Augen darstellt, kann man die positive Wirkung von *Jue ming zi* auf die Augen auch aus diesem Blickwinkel verstehen.

Die moderne diätetische Anwendung von *Jue ming zi*

In China ist es traditionell auch üblich, *Jue ming zi* als Tee zuzubereiten und zur Gesunderhaltung ohne bestimmte therapeutische Absicht zu trinken. In einem alten Rezeptbuch heißt es beispielsweise: *„Wenn man Jue ming zi als Tee trinkt, kann man damit alle Augenleiden heilen. Er unterstützt die Leber und mehrt die Essenz.“*[54]

Auch heutzutage erfreut sich der Tee aus Sichelschotensamen sogar bei jungen Leuten in China und Taiwan wachsender Beliebtheit. Es hat sich herumgesprochen, dass er ein gesunder Ersatz für Kaffee ist. Wenn man die Samen röstet, also trocken im Wok anbrät, bis sie dunkel werden, bekommen sie tatsächlich ein kaffeeartiges Aroma. Der Tee daraus schmeckt ähnlich wie Kaffee, hat eine allgemein kräftigende und mild anregende Wirkung, ohne dabei aber zu Nervosität oder Schlaflosigkeit zu führen. Für die Menschen von heute, die oft sehr viel am Computer arbeiten müssen, stellt dieser Tee ein ideales Getränk dar, das die Augen vor einer Schädigung durch Überlastung schützt. Zur Zubereitung des Tees genügt es, etwa einen Teelöffel der gerösteten Sichelschotensamen *(Chao jue ming zi)* pro Tasse mit kochendem Wasser aufzugießen und etwa 20 Minuten ziehen zu lassen. Die Samen kann man dann noch ein zweites und drittes Mal aufgießen. Wer den darmbefeuchtenden Effekt betonen möchte, kann die Samen auch abkochen – so erhält man einen stärkeren Extrakt mit mehr Schleim- und Ballaststoffen. Zur Kräftigung der Augen kann man *Jue ming zi* auch zusammen mit Bocksdornbeeren *(Gou qi zi)* als Tee oder Dekokt zubereiten.

Unter jungen Frauen ist dieser Tee auch sehr beliebt, da er in den letzten Jahren als Schlankmacher gepriesen wird. Möglicherweise hat jemand den *Göttlichen Landmann* allzu wörtlich genommen, der da sagte, dass die längere Einnahme den Körper leicht mache. Doch durch seine Wirkung, den Stuhl-

[50] Wang Huanhua et al., Band 1, S. 214
[51] Yu Xiaoping et al., S. 541
[52] Ruan Daxiang, S. 202
[53] Wang Ang, Rolle 1, S. 98
[54] Zhu Shifeng, Band 1, S. 199

gang zu fördern, kann *Jue ming zi* tatsächlich beim Abnehmen helfen. Bei Patienten mit Übergewicht vom Feuchtigkeit-Hitze-Typ ist dieses Mittel sicher keine schlechte Wahl. Doch sollte man in Fällen von Übergewicht aufgrund von Milz- und Magen-Schwäche eher vorsichtig mit der Anwendung des kühlen und befeuchtenden *Jue ming zi* sein, da es das Aufsteigen des Milz-Qi beeinträchtigen kann.

Die Sichelschotensamen sind also ein sehr wertvolles und zugleich preiswertes Hausmittel und effektives Arzneimittel. Zumindest ist es in China ausgesprochen billig, da es wie Unkraut wächst. Im Süden der USA wird es beispielsweise als sehr lästiges Unkraut in Soyabohnenfeldern angesehen. Die Farmer dort scheinen nicht um die gesundheitsfördernde Wirkung dieser Pflanze zu wissen, die man, wie oben von Zhen Quan beschrieben, sogar als Gemüse essen kann. Stattdessen bemühen sich die amerikanischen Farmer, Möglichkeiten zu finden, dieses „Unkraut" fernzuhalten. Doch da es derselben Familie angehört wie die Soyabohnen, zwischen denen es wächst, konnten sie bisher keine geeigneten Herbizide dagegen finden.[55]

Die äußerliche Anwendung von *Jue ming zi*

Ri Huazi schrieb: *„Jue ming zi zu Pulver zermahlen und mit Wasser angerührt, beseitigt toxische Schwellungen. Wenn man [diese Paste] auf den Taiyang-Punkt aufträgt, kann man damit Kopfschmerzen behandeln. Wenn man [diese Paste] auf den Yintang-Punkt aufträgt, kann man damit Nasenbluten behandeln. Bereitet man sich ein Kopfkissen [aus Sichelschotensamen], kann man damit Kopf-Wind behandeln und die Augen klären."*[56]

Mit „Kopf-Wind" sind extrem heftige, anfallsartige Kopfschmerzen, die oft in die Augenregion ausstrahlen, gemeint. Der Taiyang-Punkt ist der Extrapunkt 2 an der Schläfe und der Yintang-Punkt ist der Extrapunkt 1 zwischen den Augenbrauen.

Kontraindikationen

Wegen seiner leicht kalten und befeuchtenden Wirkung sollen Patienten mit Durchfällen oder weichen Stühlen aufgrund einer Milz- und Magen-Schwäche *Jue ming zi* nicht einnehmen. Außerdem ist es bei niedrigem Blutdruck kontraindiziert.

7.4 *Qiàn Shí* 芡實 (芡实) Euryales Semen

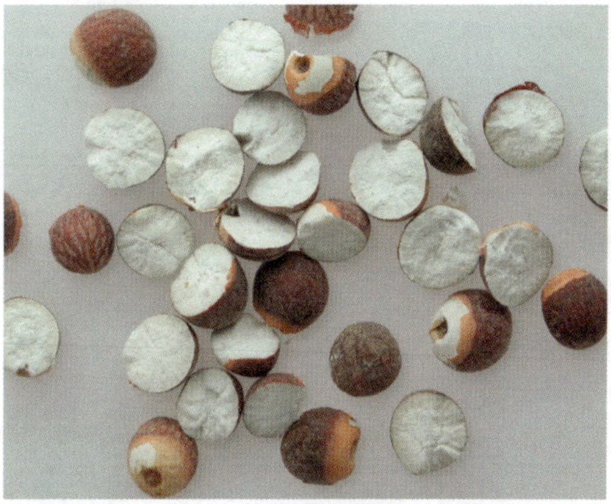

Abb. 7.4 *Qiàn Shí* 芡實 (芡实) Euryales Semen*

- Pharmazeutische Bezeichnung: Euryales Semen
- Botanischer Name: Euryale ferox
- Familie: Nymphaeaceae (Seerosengewächse)
- Deutsche Namen: Euryale-Samen, Makanastern-Samen, Gorgonsamen, Samen der Stacheligen Wasserlilie
- Deutsche Übersetzung des chinesischen Namens „Qian-Frucht"
- Beinamen: *Qiàn zǐ* 芡子 („Qian-Samen"), *Qiàn shí mǐ* 芡實米 („Qian-Früchte-Reis"), *Jī tóu* 雞頭 („Hühnerkopf"), *Jī tóu shí* 雞頭實 („Hühnerkopffrucht"), *Jī tóu mǐ* 雞頭米 („Hühnerkopfreis"), *Yàn huì* 雁喙 („Wildgansschnabel"), *Yàn tóu* 雁頭 („Wildganskopf"), *Hóng tóu* 鴻頭 („Schwanenkopf"), *Jī tóu mǐ* 雞頭米 („Hühner-kopf-Reis"), *Shuǐ zhōng dān* 水中丹 („Unsterblichkeitspille aus dem Wasser")

[55] http://www.ppws.vt.edu/scott/weed_id/casob.htm
[56] Yu Xiaoping et al., S. 541

Namen und Signaturen

Der Name *Qian shi* 芡實 wurde von Li Shizhen über die Homophonie und Ähnlichkeit der beiden Schriftzeichen *qian* 芡 und *qian* 欠 („fehlen, ausbleiben") erklärt. Er schrieb: *„Die Euryale-Samen (Qian shi) können in Jahren von Hungersnöten, in denen eine [ausreichende] Ernte ausbleibt (qian 欠), das fehlende Getreide ersetzen. Deswegen nennt man sie Qian 芡."*[57]

So ist *Qian shi* also nach seiner nährenden Wirkung benannt worden. Hierbei wurde das Zeichen für „fehlen, ausbleiben" durch das Klassenzeichen für Pflanzen zum Eigennamen der Euryale-Pflanze erweitert. Eigentlich ist der chinesische Name *Qian shi* („Qian-Frucht") nicht ganz korrekt, da nicht die gesamte Frucht, in der sich viele Samen befinden, arzneilich verwendet wird, sondern nur die Samen *(Qian zi)* an sich. Doch, da es sich so eingebürgert hat, redet man im Allgemeinen von *Qian shi* und meint damit die Samen. Die stachelige Frucht dieser Pflanze, welche die arzneilich und kulinarisch verwendeten Samen enthält, erinnert entfernt an den Kopf einer gerupften Gans oder eines gerupften Huhns, was dieser Pflanze die Namen *Yan tou* 雁頭 („Wildganskopf"), *Ji tou* 雞頭 („Hühnerkopf"), *Yan hui* 雁喙 („Wildgansschnabel") und *Hong tou* 鴻頭 („Schwanenkopf") eingebracht hat. Während sich die verschiedenen Geflügelnamen rein auf die Form beziehen und keine medizinische Relevanz besitzen, weist die obige Erklärung von Li Shizhen darauf hin, dass diese Samen sehr nahrhaft und gut verträglich sind.

Die Stachelige Wasserlilie, wie diese Pflanze aus der Familie der Seerosen auch genannt wird, wächst, wie ihr Name unmissverständlich ausdrückt, im Wasser. Dieser enge Bezug zum Wasser ist auch die entscheidende Signatur dieser Pflanze. Hinzu kommt noch, dass *Qian shi* als Samen eine zusätzliche Affinität zur Niere hat, welche die Essenz und den Samen speichert. Somit besitzt *Qian shi* also einen doppelten Bezug zur Wandlungsphase Wasser und dem ihr zugeordneten Organ Niere. Über seinen fad-süßen Geschmack und seine gelblich weiße Farbe steht es auch in Beziehung zur Milz. Die weiße Farbe der Euryales-Samen ist hier nicht in erster Linie als ein Hinweis auf einen Bezug zur Wandlungsphase Metall zu betrachten. Doch profitiert auch die Lunge als obere Wasserquelle von der Kräftigung der unteren Wasserquelle, der Niere, und der im Flüssigkeitsstoffwechsel ebenfalls eminent wichtigen Milz. Die positive Wirkung auf die Lunge ist also nur mittelbarer Art und klassische Quellen nennen lediglich den Bezug zur Niere und zur Milz. Hier bedeutet die weiße Farbe also, dass *Qian shi* auf der Qi-Ebene wirkt, und ist ein Hinweis darauf, dass es das nachgeburtliche Qi kräftigt.

Es ist ein interessantes Phänomen, dass viele Wasserdrogen, also Drogen von Pflanzen, die im oder am Wasser wachsen, oft nicht von feuchter, sondern von trocknender oder adstringierender Natur sind. Beispiele hierfür sind die scharfen und trocknenden Drogen Acorus *(Shi chang pu)* und Pinellia *(Ban xia)* sowie die adstringierenden Drogen der Lotuspflanze *(Lian zi, Ou jie* und *Lian xu)* sowie die Euryale-Samen *(Qian shi)*. Es scheint, als ob diese Pflanzen, die sich gegen eine durch und durch nasse oder feuchte Umgebung behaupten müssen, innerlich besonders trocken sind. Dies kann man als einen Ausgleich nach dem Yin-Yang-Prinzip verstehen.

Eigenschaften und Anwendungsgebiete

Qian shi ist süß, adstringierend und neutral; es tritt in die Leitbahnen von Milz und Niere ein. Es festigt die Essenz, kräftigt die Niere und hält den Samen zurück, stärkt die Milz und stillt Durchfall. Es unterbindet auch eine übermäßige oder unkontrollierbare Harnausscheidung. Es wird häufig bei Nieren-Leere-Mustern mit spontanen Samenergüssen (Pollutionen), Spermatorrhoe, vorzeitigem Samenerguss, bei vaginalem Ausfluss oder häufigem Wasserlassen mit großen Mengen klaren Urins bis hin zur Harninkontinenz und bei häufigem nächtlichem Wasserlassen angewendet. In der *Enzyklopädie der Materia Medica* des Li Shizhen heißt es: *„Qian shi stillt Durst und kräftigt die Niere. Es behandelt das Unvermögen, den Urin zurückzuhalten, spontane Samenergüsse, trüben Urin und vaginalen Ausfluss."*[58]

[57] Yu Xiaoping et al., S. 1010

[58] Yu Xiaoping et al., S. 1011

7

Trüber Urin ist ein Hinweis auf Eiweiß im Urin. In der Tat wird *Qian shi* heute bei diesem Symptom der Nierenentzündung angewandt. Der bereits verstorbene zeitgenössische Arzt Yue Meizhong betonte, dass *Qian shi* ein hervorragendes Arzneimittel zur Behandlung von Proteinurie bei chronischer Nephritis im Rahmen einer Milz- und Nieren-Schwäche sei. Er benutzte es in einer Tagesdosis von 30 g als Hauptkraut in einer entsprechenden Rezeptur, die er *Qian Shi He Ji* nannte.[59] In einer 1985 veröffentlichten Studie konnte ebenfalls die Effektivität von Zubereitungen aus *Qian shi* in der Behandlung von Proteinurie bei chronischer Nephritis belegt werden. Dabei handelte es sich um die längerfristige diätetische Anwendung als Reissuppe *(zhou)* aus den drei Nahrungs- und Arzneimitteln Eureale-Samen *(Qian shi)*, Ginkgonüssen *(Bai guo)* und Klebereis *(Nuo mi)*.[60]

Qian shi kann, je nach Kombination, bei vaginalem Ausfluss aufgrund von Nieren-Schwäche oder Feuchtigkeit-Hitze im unteren Erwärmer angewendet werden.

Das von Li Shizhen genannte Durststillen ist hier nicht auf eine direkt befeuchtende oder Yin supplementierende Wirkung zurückzuführen wie beispielsweise bei Ophiopogon *(Mai men dong)*. Der Durst bei dieser Art von Nieren-Leere-Mustern entsteht dadurch, dass das Wasser nicht im unteren Erwärmer zurückgehalten und nach oben verdampft werden kann. Indem *Qian shi* adstringierend auf den Urin wirkt und die Niere kräftigt, welche die untere Wasserquelle darstellt, kann mehr physiologisches Wasser im Körper zurückgehalten werden. Somit stillt es sonst unstillbaren Durst.

Qian shi trocknet den Stuhl ein und behandelt so Milz-Schwäche-Durchfall. Die Milz liebt Trockenheit. Wenn sie von einem Übermaß an Feuchtigkeit belastet ist, wird ihre Transportfunktion beeinträchtigt. Dann kann nicht genügend Nahrungsessenz nach oben transportiert werden und sie sinkt als Durchfall oder weicher Stuhl nach unten ab. *Qian shi* vermag beispielsweise in der unten aufgeführten diätetischen Rezeptur *Suppe der Vier Unsterblichen (Si Shen Tang)* die Milz zu kräftigen, überschüssige Feuchtigkeit auszuleiten und Durchfall zu stillen.

In der *Materia Medica des Göttlichen Landmannes*, wo *Qian shi* unter dem Namen *Ji tou shi* als Arzneimittel der oberen Kategorie aufgeführt worden ist, wird neben der Qi und Essenz kräftigenden Wirkung an erster Stelle erwähnt, dass es Feuchtigkeit-Bi-Syndrome behandelt. Dort heißt es: *„Ji tou shi ist süß und neutral. Es behandelt Feuchtigkeit-Bi [mit] Schmerzen der Lenden, der Wirbelsäule und der Knie. Es supplementiert die Mitte, ... mehrt die Essenz, stärkt den Willen und schärft Ohren und Augen. Durch lange Einnahme wird der Körper leicht gemacht und man wird nicht hungrig. Es wirkt der Alterung entgegen und fördert Unsterblichkeit.“*[61]

Auch wenn die Funktionszuschreibungen in der *Materia Medica des Göttlichen Landmannes* etwas übertrieben erscheinen, so umfassen sie doch die noch heute gültigen Eigenschaften der Kräftigung der Mitte und der Niere, Mehrung der Essenz und Beseitigung von Feuchtigkeit. Was dort als Feuchtigkeit-Bi bezeichnet worden ist, scheinen Lenden- und Knieschmerzen zu sein, die auf einer Milz- und Nieren-Schwäche beruhen, bei welcher selbstverständlich auch Feuchtigkeit durch mangelhafte Umwandlung entsteht. Wang Ang hatte die Wirkungen von *Qian shi* viele Jahrhunderte später wie folgt zusammengefasst: *„Qian shi supplementiert die Milz und adstringiert die Essenz.*

Es ist süß und adstringierend, festigt die Niere und mehrt die Essenz. Es supplementiert die Milz und beseitigt Feuchtigkeit.“[62]

Qian shi wider die Alterung

Der als süß bezeichnete Geschmack von *Qian shi* weist auf seine nährende Qualität hin. Es enthält in der Tat eine Fülle nahrhafter Substanzen, vor allem Stärke, aber auch Eiweiß, Fett und Ballaststoffe, sowie Mineralstoffe und Spurenelemente wie Kalzium, Phosphor, Eisen, Nicotinsäure, Ascorbinsäure, Vita-

[59] Yue Meizhong, S. 259 ff. Qian Shi He Ji besteht aus 30g Qian shi, 12g Bai zhu, 12g Fu ling, 15g Shan yao, 24g Tu si zi, 24g Jin ying zi, 24g Huang qi, 18g Bai he, 9g Pi pa ye und 9g Dang shen.

[60] Gao Xuemin, *Zhong Yao Xue*, S. 584

[61] Zhu Shifeng, Band 2, S. 77; Yu Xiaoping et al., S. 1011

[62] Wang Ang, Rolle 3, S. 13

min B_1 und B_2 etc.[63] Doch ist *Qian shi* nicht wirklich süß und seine supplementierende Wirkung ist nicht mit Mitteln wie Ginseng *(Ren shen)* oder Radix Astragali *(Huang qi)* zu vergleichen. *Qian shi* ist stattdessen von fadem Geschmack und ähnelt daher eher Poria *(Fu ling)* oder der Yamswurz *(Shan yao)*. Wie diese beiden Drogen besitzt auch *Qian shi* eine Feuchtigkeit ausleitende und mild Qi supplementierende Wirksamkeit.

Die vom *Göttlichen Landmann* erwähnte Wirkung wider die Alterung entspricht durchaus der Realität. Zwar wird man durch den Verzehr von *Qian shi* wahrscheinlich nicht die in Aussicht gestellte „Unsterblichkeit" erlangen, doch einen Anti-Aging-Effekt hat *Qian shi*, wie auch viele andere chinesische Kräuter, ganz gewiss. Denn ein wesentlicher Faktor der Alterung ist das Schwinden der Essenz. Wenn man die Essenz durch diätetische Mittel wie *Qian shi*, Lotussamen *(Lian zi)* oder Yamswurz *(Shan yao)* kräftigt bzw. ihren Verlust verhindert, kann man der Alterung direkt entgegenwirken. In der modernen westlichen Forschung wird Alterung oft mit oxidativen Prozessen und freien Radikalen in Verbindung gebracht. In diesem Sinne sind koreanische Forschungsergebnisse interessant, die für *Qian shi* antioxidative Wirkungen nachgewiesen haben.[64] Bereits im klassischen China galt das Essen der Euryale-Samen als eine Methode der Gesundheitspflege. Während der Song-Dynastie lebten drei herausragende Gelehrte Namens Su, ein Vater und seine zwei Söhne. Diese drei Herren, die bis ins hohe Alter hinein gesund und geistig außerordentlich rege waren, hatten ein gesundheitsförderndes Familienrezept, das ob seiner Einfachheit bestichte: Sie aßen täglich 10 bis 20 Euryale-Samen. Konkret sah diese von Su Dongpo entwickelte diätetische Methode folgendermaßen aus: *Man koche die Euryale-Samen, bis sie gar sind. Dann kaue man sie sehr langsam und gründlich einen nach dem anderen. Jeden Tag sollen 10 bis 20 Samen gegessen werden. Dies soll man ohne auszusetzen jeden Tag über viele Jahre hinweg tun. Diese Methode enthält auch ein Element des Qi Gong – das Speichelschlucken (yan jin 嚥津). Dabei presst man die Zunge mit ihrer Unterseite oben gegen den Gaumen, wodurch Speichel herausgepresst wird. Wenn der Mund voll Speichel ist, schluckt man diesen ganz langsam herunter. So werden die Speicher- und Durchgangsorgane genährt und befeuchtet, Gehirn und Mark werden supplementiert und die Verdauung wird gefördert.*[65]

Qian shi in der chinesischen Küche

In vielen verschiedenen klassischen Pharmakopöen wurden die Euryale-Samen als diätetisches Heilmittel in Form von dicker Reissuppe *(zhou)* empfohlen. Dazu wurden zumeist die zuvor gedämpften Samen zu Pulver zermahlen und dann zusammen mit Reis in Wasser gekocht. Alternativ kann man die Euryale-Samen erst in Wasser einweichen und dann lange kochen, damit sie durch und durch gar sind. Li Shizhen stellte beispielsweise ein Rezept vor, das aus drei Teilen *Qian shi* und einem Teil Reis besteht und folgende Wirkung haben soll: *„Eine dicke Reissuppe mit Euryale-Samen (Ji Tou Zhou) mehrt die Essenz und das Qi, kräftigt den Willen und schärft Augen und Ohren."*[66]

Die Euryale-Samen sind gleichermaßen Nahrungs- und Arzneimittel. Auch heute noch werden die Euryale-Samen selbst in den modernen chinesischen Großstädten immer wieder gern gegessen, was ein Beleg dafür ist, dass sie nicht nur notgedrungen als Ersatz für Reis oder Weizen, sondern auch als Delikatesse geschätzt sind. *Qian shi* wird in der chinesischen Küche in verschiedenen Rezepten verwendet, wobei die *Suppe der Vier Unsterblichen (Si Shen Tang)* wohl das am weitesten verbreitete Gericht ist. Bei dem Namen dieser Rezeptur ist anzunehmen, dass sie ursprünglich vier Ingredienzien enthielt, doch wird sie heute zumeist aus sechs Zutaten und Wasser zubereitet: Lotussamen *(Lian zi)*, Yamswurz *(Shan yao)*, Hiobstränensamen *(Yi yi ren)*, Euryale-Samen (*Qian shi*), Poria *(Fu ling)*, Schweinedünndarm *(Zhu xiao chang)* und Reiswein *(Mi jiu)*. Dabei verwendet man jeweils 9–15 g von *Lian zi, Shan yao, Fu ling* und *Yi yi ren*. Von *Qian shi* nimmt man etwas weniger als von den anderen Dro-

63 Wang Huanhua et al., Band 2, S. 95

64 http://www.ncbi.nlm.nih.gov/entrez/query.fcgi?cmd=Retrieve&db=PubMed&list_uids=12085984&dopt=Abstract

65 Wang Ang, Rolle 3, S. 13

66 Yu Xiaoping et al., S. 1011

gen, etwa 6–9 g. Dies ist eine sehr nahrhafte und wohlschmeckende Suppe, die Qi und Essenz kräftigt. Insbesondere Menschen mit einer Schwäche von Milz und Niere, die an weichen Stühlen und anderen diesbezüglichen Problemen leiden, erfahren durch diese Suppe Kräftigung.

Kontraindikationen

Menschen, die zu Obstipation oder Hitze-Mustern neigen, sollten nicht allzu viel davon zu sich nehmen, da die adstringierende Wirkung von *Qian shi* ihre Verstopfung verschlimmern kann. Kou Zongshi schrieb, dass ein übermäßiger Verzehr nicht zur Kräftigung von Milz und Magen führe, da die Euryale-Samen schwer verdaulich seien.[67]

7.5 *Qiān Nián Jiàn* 千年健 Homalomenae Rhizoma

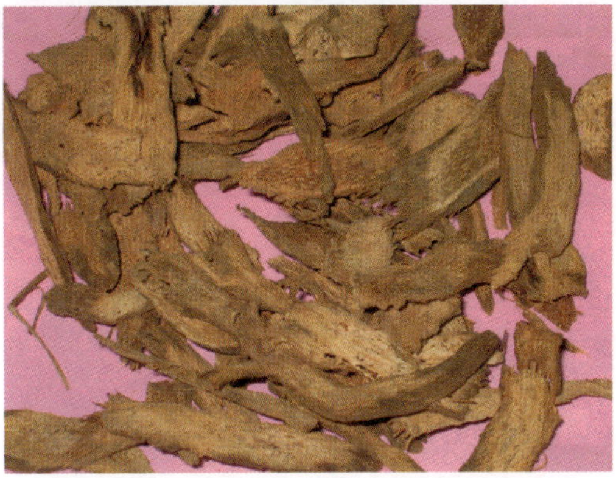

Abb. 7.5 *Qiān Nián Jiàn* 千年健 Homalomenae Rhizoma

- Pharmazeutische Bezeichnung: Homalomenae Rhizoma
- Botanischer Name: Homalomena occulta
- Familie: Araceae (Aronstabgewächse)
- Deutscher Name: Homalomena-Wurzelstock
- Deutsche Übersetzung des chinesischen Namens: „Tausend Jahre Gesundheit“

[67] Kou Zongshi, S. 131

Namen und Signaturen

„*Qian nian jian*„ bedeutet wörtlich „tausend Jahre Gesundheit“. Bei diesem Kraut war also die ihr zugesprochene Wirkung, für ein langes und gesundes Leben zu sorgen, namensgebend. Gewiss ist niemand, der dieses Kraut eingenommen hat, tausend Jahre alt geworden. Solche Zahlen darf man selbstverständlich nicht allzu wörtlich nehmen. Doch wird dieses Mittel oft zur Kräftigung insbesondere bei älteren Menschen mit Rheuma angewendet, womit sicherlich eine gewisse Verlängerung des Lebens und vor allem eine Verbesserung der Lebensqualität einhergehen.

Werfen wir einen Blick auf die Signaturen von *Qian nian jian.* Hierbei gibt uns das Milieu, in dem es wächst, und sein Aroma die entscheidenden Hinweise auf seine Wirkung. Homalomena occulta wächst an feuchten und schattigen Plätzen in der Nähe von Wassergräben. Doch es selbst ist ein stark duftendes, aromatisches Kraut mit relativ dicken Stängeln. Es trotzt also seiner feuchten Umgebung und erhebt sich charakteristisch duftend aus der sumpfigen Erde. Es scheint also ein natürliches Beispiel für das Prinzip zu sein, das wir in der chinesischen Medizin „aromatisch Feuchtigkeit umwandeln“ nennen. Seine länglichen Stängel symbolisieren weiterhin die Leitbahnen, in die es mit seinem scharfen Aroma eindringt, sie wärmt und von Obstruktionen befreit. So werden also Schmerzen und Taubheitsgefühle gelindert, indem die Leitbahnen mittels warmer und aromatischer Schärfe durchgängig gemacht werden. Die bittere Note richtet die Wirkung nach unten, klärt Hitze und leitet die herausgelösten pathogenen Faktoren aus.

Eigenschaften und Anwendungsgebiete

Qian nian jian ist scharf, bitter und warm. Es tritt in die Leitbahnen von Niere und Leber ein. Es vertreibt Wind-Feuchtigkeit und kräftigt die Sehnen und Knochen.

Qian nian jian wird häufig im Rahmen von Wind-Feuchtigkeit-Kälte-Bi-Syndromen, also bei schmerzhaften rheumatischen Erkrankungen, angewendet. Es lindert Schmerzen, beruhigt Spasmen und befreit von Taubheitsgefühlen.

Über die Behandlung rheumatischer Schmerzen hinaus wird *Qian nian jian* auch zur Kräftigung von weichen und schwachen Sehnen und Knochen, insbesondere bei älteren Leuten, angewendet. Doch ist seine Anwendung nicht auf alte Menschen beschränkt. Auch bei Patienten jüngeren und mittleren Alters mit rheumatischen Schmerzen, Spasmen oder Rigidität der Glieder kann man dieses Kraut anwenden.

Eine weitere Anwendungsmöglichkeit ist die bei Magenschmerzen aufgrund von Kälte und Qi-Stagnation. Hier ist es ebenfalls die wärmende und bewegende, Kälte und Stagnationen auflösende Wirkung, die Magenschmerzen, insbesondere bei älteren Patienten, lindert.

Kontraindikationen

Bei Patienten mit Yin-Mangel und Leere-Hitze sollte *Qian nian jian* nicht oder nur sehr vorsichtig in entsprechenden Kombinationen angewendet werden.

7

7.6 *Yì Mŭ Căo* 益母草 Leonuri Herba

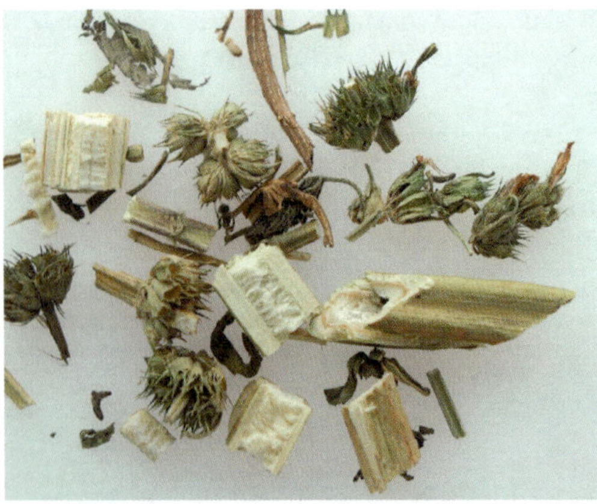

Abb. 7.6a *Yì Mŭ Căo* 益母草 Leonuri Herba*

- Pharmazeutische Bezeichnung: Leonuri Herba
- Botanischer Name: Leonurus heterophyllus
- Familie: Lamiaceae = Labiatae (Lippenblütler)
- Deutsche Namen: Chinesisches Herzgespann, Chinesisches Mutterkraut, Chinesische Mutterwurz
- Deutsche Übersetzung des chinesischen Namens: „Kraut, das die Mutter kräftigt"
- Beinamen: *Chōng wèi* 茺蔚 („reichlich farbenfroh geschmückt"), *Yì mŭ* 益母 („die Mutter kräftigend"), *Yì míng* 益明 („die klare Sicht kräftigend"), *Qiān céng tă* 千層塔 („Tausendgeschossige Pagode"), *Făn hún dān* 返魂丹 („Arzneimittel, das die Seele zurückholt"), *Xià kū căo* 夏枯草 („Kraut, das im Sommer verwelkt"), *Tiān zhī má* 天芝麻 („Himmlischer Sesam"), *Zhū má* 豬麻 („Schweinesesam"), *Yù chòu căo* 鬱臭草 („Üppig stinkendes Kraut")

Namen und Signaturen

Yi mu cao ist ein wichtiges Kraut in der Frauenheilkunde, speziell in der Geburtshilfe. Es heißt, dass es alle Erkrankungen um die Geburt herum zu behandeln vermag.[68] Diese hilfreiche Wirkung für die Gebärende war sowohl im Chinesischen als auch im Deutschen der Grund für die Namensgebung als „Kraut, das die Mutter kräftigt", als „Mutterwurz", „Mutterkraut" oder als *„motherwort"* im Englischen. Es hat wohl schon so manche Gebärende oder Wöchnerin von der Schwelle des Jenseits ins Diesseits zurückgeholt, was sich in dem Namen „Arzneimittel, das die Seele zurückholt" *(Fan hun dan)* ausdrückt. Da dieses Kraut dicht mit Samen und schmuckreichen Blüten bestückt ist, hat es, laut Li Shizhen, den Namen *Chong wei* („reichlich farbenfroh geschmückt") erhalten.[69] Während dieser Name heutzutage kaum noch für das gesamte Kraut verwendet wird, werden die Samen jedoch, welche ebenfalls arzneilich benutzt werden, als *Chong wei zi* bezeichnet. Der Name *Qian ceng ta* („Tausendgeschossige Pagode") bezieht sich auf die hohe, aufrechte Gestalt dieser Pflanze, bei der die Blüten eta-

[68] Yu Xiaoping et al., S. 892
[69] Yu Xiaoping et al., S. 480

genweise an jeder Blattabzweigung angeordnet sind. Der Name *Yi ming* („die klare Sicht kräftigend") besitzt im Gegensatz zu den beiden zuvor genannten Namen wieder hohe therapeutische Relevanz. Denn, wie Li Shizhen schreibt, mehrt dieses Kraut auch die Essenz und klärt die Augen. Doch dies gilt vor allem für die Samen dieser Pflanze (*Chong wei zi*) bzw. für das gesamte Kraut inklusive Samen.[70] Weil Schweine es gerne fressen, wurde es auch als *Zhu ma*, („Schweinesesam") bezeichnet. Da das Mutterkraut ähnlich wie Prunella vulgaris *(Xia ku cao)* schon bald nach der Sommersonnenwende verblüht, wurde es früher ebenfalls *Xia ku cao* („Kraut, das im Sommer verwelkt") genannt.[71] Doch um Verwechslungen mit Spica Prunellae vorzubeugen, wird dieser Name praktisch nicht mehr benutzt. Da *Yi mu cao* während seiner Wachstumszeit einen charakteristischen, nicht besonders lieblichen Duft ausströmt, wurde es auch als *Yu chou cao* („Üppig stinkendes Kraut") bezeichnet.

Was die Signaturen betrifft, so sind sein frühes Wachstum und die Farbe seiner Blüten von Relevanz. Sein zeitiges Wachstum im Frühjahr und sein rasches Verblühen nach der Sommersonnenwende machen *Yi mu cao* zu einem Holz- bzw. Leber-Mittel. Da es vom Qi des Frühlings durchdrungen ist, vermag es die kontraktile Holzphase im Körper zu kräftigen, was sich in der Praxis bei der Förderung der Austreibung des Kindes bei der Geburt zeigt. Die Anwendung von *Yi mu cao* bei der Geburt wird durch die folgende Legende sehr anschaulich illustriert.

Am Fuße des Dagu-Berges wohnte eine herzensgute junge Frau Namens Xiuniang. Nicht lang nach ihrer Hochzeit wurde sie schwanger und sie verbrachte ihre Tage zu Hause Baumwolle zu Garn spinnend. Da ereignete sich eines Tages eine merkwürdige Begebenheit. Als sie so beim Spinnen saß, kam plötzlich ein verwundeter Muntjak[72] *in ihr Haus gerannt und stieß flehende Laute aus. Als Xiuniang zur Tür hinausblickte, sah sie von weitem einen Jäger auf ihr Haus zukommen. Die junge Frau empfand Mitleid mit diesem kleinen Tier und versteckte es unter ihrem Schemel, wobei sie noch einen Rock darüberhängte. Als dann der Jäger an ihrem Haus angekommen war, fragte er, ob sie vielleicht einen verwundeten Muntjak gesehen habe. Xiuniang antwortete ganz unbefangen, während sie ihre Arbeit nicht einmal unterbrach: „Ja, hier ist gerade einer vorbeigelaufen. Ich habe gesehen, wie er nach Osten gerannt ist." Der Jäger rannte daraufhin sofort nach Osten weiter und Xiuniang sprach zum Muntjak: „Flüchte schnell nach Westen!" Und der Muntjak, als ob er alles verstanden hätte, kniete in einer Geste der Dankbarkeit und Ergebenheit auf seine Vorderfüße nieder und nickte mehrmals mit dem Kopf. Danach lief er in Richtung Westen davon.*
Nicht lang danach kam Xiuniang nieder – doch die Geburt verlief sehr schwierig. Die Hebamme gab ihr einige geburtsfördernde Mittel, doch halfen diese kaum. So war auch sie völlig ratlos und die Situation wurde immer bedrohlicher. Xiuniangs Angehörige liefen unruhig hin und her und weinten laut vor Verzweiflung. In diesem Moment wurde die Tür aufgestoßen und jener Muntjak, dem Xiuniang seinerzeit das Leben gerettet hatte, trat ein. Im Maul hielt er ein Büschel eines wilden Krautes und lief damit ans Xiuniangs Bett. Er warf seinen Kopf zurück, stieß einige Laute aus und aus seinen Augen quollen Tränen des Mitleids. Xiuniang verstand das Tier sofort und wies ihren Mann an, das Kraut aus dem Maul des Muntjaks entgegenzunehmen und abzukochen. Nachdem Xiuniang das Dekokt dieses Mittels getrunken hatte, ließen ihre Schmerzen allmählich nach und ihr verkrampfter Körper entspannte sich. Nach einer kurzen Weile dann schlüpfte ihr Kind heraus und erfüllte den Raum mit seinem Geschrei. Da war die ganze Familie überglücklich!
Xiuniang hatte die Wirkung dieses Krautes am eigenen Leibe erfahren und begriffen. Nachdem sie sich von ihrer Geburt erholt hatte, ging sie dieses Kraut sammeln und pflanzte es auch selber an. Und wann immer eine Frau ein Kind gebar, gab sie ihr davon zu trinken. Weil dieses Kraut Müttern in der schwierigen Situation der Geburt so gut zu helfen vermag, nannte sie es Yi mu cao, „das Kraut, das die Mutter kräftigt".[73]

---

[70] Yu Xiaoping et al., S. 480 ff.

[71] Yu Xiaoping et al., S. 480

[72] *Huang ji* 黄麂, Muntiacus reevesi, ein sehr kleiner, etwa kniehoher Hirsch ohne Hörner

[73] Wang Huanhua et al., Band 3, S. 3

Eigenschaften und Anwendungsgebiete

Yi mu cao gilt als scharf, bitter und leicht kalt. Dies gilt für das gesamte Kraut. Li Shizhen hat dies noch für die einzelnen Teile genauer spezifiziert, was in der folgenden Tabelle dargestellt wird.[74] Es tritt hauptsächlich in die Leitbahnen der Leber, des Herzbeutels, des Herzens und der Blase ein (➤ Tab. 7.1).

Von diesen Eigenschaften lassen sich die Wirkungen des Mutterkrautes ableiten. Durch den scharfen Geschmack bewegt es Qi und Blut. Bei der nicht schwangeren Frau reguliert es dadurch die Menstruation oder bricht abdominelle Tumoren aufgrund von Blut-Stase bei gleichzeitiger Blut-Leere auf. Bei der Gebärenden fördert es die Geburt. Der bittere Geschmack ist für die diuretische Wirkung verantwortlich. *Yi mu cao* fördert die Harnausscheidung, leitet Ödeme aus und wirkt somit abschwellend. In dieser Funktion wird es insbesondere bei generalisierten Ödemen angewendet. Da der bittere Geschmack gleichzeitig die leicht kalte Natur dieses Krautes bedingt, vermag *Yi mu cao* auch toxische Schwellungen wie Abszesse, Erysipele oder Mastitis zu behandeln.

Da *Yi mu cao* weder zu kalt noch zu warm, weder zu stark bewegend noch klebrig ist, kann es sehr vielseitig und in verschiedensten Kombinationen eingesetzt werden. Es tritt in die Blut-Ebene ein, belebt das Blut und transformiert Blut-Stase, nährt zu einem geringen Grade auch das Blut und reguliert die Menstruation. Li Shizhen schrieb über die Stängel von *Yi mu cao*: *„Dieses Mittel belebt das Blut und bricht Blut-Stase auf, reguliert die Menstruation und löst Toxine heraus, behandelt Uterusblutungen während der Schwangerschaft, schwierige Geburten, Retention der Plazenta, postpartalen Blut-Schwindel, … Blut im Urin, Blut im Stuhl, … Hämorrhoiden, traumatische Verletzungen sowie Harnverhaltung und Stuhlverhaltung.“*[75]

Tab. 7.1 Die Pflanzenteile von *Yi mu cao*

Pflanzenteil	Geschmack	Natur
Blätter und Stängel	scharf und leicht bitter	leicht kalt
Blüten	leicht bitter und süß	leicht kalt
Wurzel	süß	leicht kalt
Samen	süß und leicht scharf	warm

Wie durch die obige Legende illustriert worden ist und wie aus Li Shizhens Beschreibung hervorgeht, ist *Yi mu cao* ein in der Gynäkologie und Geburtshilfe enorm wichtiges Kraut. Viele klassische Quellen preisen dieses Kraut als ein Hauptmittel für die Geburt und das Wochenbett. Außerdem geben klassische Quellen an, dass *Yi mu cao* auch benutzt wurde, um im Uterus abgestorbene Feten abzutreiben oder die in der Gebärmutter verbliebene Plazenta auszustoßen.[76] Auch die moderne pharmakologische Forschung hat belegt, dass *Yi mu cao* den Uterustonus erhöht und Uteruskontraktionen auszulösen vermag.[77]

Yi mu cao wird im Wochenbett sehr häufig zusammen mit der Rezeptur *Sheng Hua Tang* angewandt, um postpartale Unterleibsschmerzen und Lochienstau oder persistierende Lochien zu behandeln. Die Rezeptur *Sheng Hua Tang* gilt als Standardrezeptur für das Wochenbett, und alle Wöchnerinnen, gleichgültig, ob sie Beschwerden haben oder nicht, sollen diese Rezeptur einnehmen, um Blut-Stase zu beseitigen bzw. ihrer Entstehung vorzubeugen. *Yi mu cao* gehört zwar nicht zur ursprünglichen Zusammensetzung dieser Rezeptur des Qing-zeitlichen Arztes Fu Qingzhu, doch schrieb Fu Qingzhu, dass dieses Dekokt zusammen mit Pillen aus *Yi mu cao* eingenommen werden soll.[78] Heute wird es von den meisten chinesischen Ärzten und Apothekern von vornherein zur Rezeptur hinzugefügt.

Neben der Anwendung bei der Geburt und im Wochenbett wird *Yi mu cao* auch häufig bei Menstruationsbeschwerden angewandt. Je nach Kombination mit anderen Substanzen kann es bei allen Arten von Dysmenorrhoe angewendet werden, da praktisch bei jeder Form der schmerzhaften Monatsblutung immer auch ein Element der Blut-Stase vorhanden ist. Bei Dysmenorrhoe aufgrund von Qi-Leere kann es zusammen mit Qi supplementierenden Mitteln wie Codonopsis *(Dang shen)* und wärmen-

[74] Yu Xiaoping et al., S. 481 f.

[75] Yu Xiaoping et al., S. 482

[76] Yu Xiaoping et al., S. 482; Wu Chengyan et al., S. 401 f.

[77] Gao Xuemin, *Zhong Yao Xue*, S. 381; Yao Xiangxiong, S. 118

[78] Fu Qingzhu, Yang Jianbing et al., S. 331

den Mitteln wie Ingwer *(Gan jiang)* angewendet werden. Bei Dysmenorrhoe aufgrund von Blut-Leere bei gleichzeitiger Blut-Stase kann es zusammen mit Angelica sinensis *(Dang gui)*, Paeonia alba *(Bai shao)*, Caulis Spatholobi *(Ji xue teng)* oder zusammen mit der Rezeptur *Si Wu Tang* angewendet werden. Bei gleichzeitiger Qi- und Blut-Leere kann es zusammen mit Qi und Blut supplementierenden Mitteln wie Astragalus *(Huang qi)* und Angelica sinensis *(Dang gui)* angewendet werden.

Dass *Yi mu cao* auch bereits lang bestehende Blut-Stase aufzulösen vermag, soll nun zum Abschluss anhand einer weiteren Legende illustriert werden:

„In einem Dorfe wohnte einst eine Frau zusammen mit ihrem Sohn. Ihr Mann war schon bald nach der Geburt des Kindes gestorben, sodass sie ihren Sohn allein großziehen musste. Doch seit seiner Geburt plagte sie ein oft sehr heftiger Unterleibsschmerz. Als der Sohn dann schon etwas herangewachsen war und begriff, unter welch quälenden Schmerzen seine Mutter litt, schlug er ihr vor, einen Arzt aufzusuchen. Doch die Mutter sprach: „Wir müssen uns jeden Tag darum sorgen, was wir am nächsten Tag essen – woher sollten wir da das Geld für einen Arzt nehmen?" Der Sohn überlegte einen Moment und sagte dann: „Wenn wir uns keinen Arzt leisten können, dann könnten wir wenigstens zum Kräutersammler gehen. Der wird sicher auch ein Mittel gegen deine Schmerzen haben. Und bei dem kosten die Kräuter sicher nicht so viel." Daraufhin erwiderte die Mutter nur: „Du wirst langsam erwachsen! Aber mach dir um mich keine Sorgen. Deine Mutter trachtet nicht nach einem langen Leben oder gar Unsterblichkeit. Wir wollen lieber kein Geld verschwenden." Darauf erwiderte der Sohn: „Aber, Mama, du hast wegen mir so viel Leid auf dich genommen. Wenn ich erwachsen bin, will ich alles dafür tun, dass du in Glück und Wohlstand leben kannst. Deswegen musst du so schnell wie möglich wieder gesund werden!" So kaufte der Junge also einige Packungen Kräuter gegen Unterleibsschmerzen vom Kräutersammler und kochte sie für seine Mutter ab. Nachdem sie zehn Tage lang davon getrunken hatte, besserten sich ihre Beschwerden erheblich. Daraus Hoffnung schöpfend, ging der Junge erneut zum Kräutersammler und sagte: „Ich möchte meine Mutter ganz und gar von ihrem Leiden befreien. Ist das mit diesem Kraut möglich?" Der alte Kräutersammler, der eine Chance witterte, leicht Geld zu verdienen, sprach: „Ja, gewiss! Doch muss sie dieses Mittel sehr lange einnehmen und das wird sehr viel kosten! Kannst du dir das leisten?" Der Junge fragte: „Wie viel soll das denn kosten?" Die Not aus den Augen des Jungen ablesend, legte er einen enorm hohen Preis dafür fest: „500 Pfund Reis und zehn Silbertaler." Der Junge hatte keine Ahnung, woher er so viel Reis und Geld auftreiben sollte, überlegte einen Moment und fragte den Kräutersammler dann, wann er die Kräuter bringen könnte. Der Alte sagte, dass er sie am nächsten Morgen sammeln würde und dann bringen könnte. Daraufhin verabschiedeten sie sich. Der Junge aber hatte einen Plan geschmiedet, wie er den habgierigen Kräutersammler überlisten könnte. Am nächsten Morgen, noch vor Sonnenaufgang schlich er zum Haus des Kräutersammlers und versteckte sich dort hinter einem Baum. Als der Kräutersammler dann sein Haus verließ, um Kräuter sammeln zu gehen, folgte er ihm heimlich. Auf einer Wiese an einem Fluss pflückte der Kräutersammler einige Kräuter und riss sogleich Blätter und Blüten ab und warf diese in den Fluss. Der Junge, der ihn aus einiger Entfernung beobachtet hatte, fischte diese Blätter und Blüten ein Stück weiter flussabwärts wieder aus dem Wasser. Nachdem der Kräutersammler zurückgegangen war, suchte er dann mittels dieser Proben das Kraut, das der Alte für seine Mutter gesammelt hatte und brachte schließlich einen ganzen Haufen davon nach Hause. Der Kräutersammler brachte indessen zwei Packungen Kräuter zu seiner Mutter nach Hause. Sie verglichen die Kräuter noch einmal – und stellten fest, dass es tatsächlich jene waren, die der Junge am Morgen gesammelt hatte. Allerdings hatte der Alte nur die Wurzeln und Stängel abgepackt – vermutlich, damit man das Kraut nicht leicht erkennt. Der Junge kochte die eigenhändig gesammelten Kräuter für seine Mutter ab und nach nur zwei Tagen ließen die Schmerzen seiner Mutter wiederum deutlich nach. Als dann am dritten Tag der Kräutersammler wieder zu ihnen kam, um die nächste Ration zu liefern, sagte der Junge: „Es tut mir sehr leid. Ich habe das alles noch einmal sehr gründlich durchgerechnet und bin zu dem Schluss gekommen, dass wir uns die Behandlung doch nicht leisten können. So viel Reis und Geld kann ich beim besten Willen nicht auftreiben." Der alte Kräutersammler war sehr enttäuscht, als er dies hörte, und versuchte, den Jungen mittels

einer Drohung zu überreden: „Also, wenn deine Mutter nicht weiter meine Kräuter einnimmt, wird sich ihr Leiden verschlimmern und wahrscheinlich wird sie kaum das Ende dieses Sommers überleben." Doch der Sohn sagte: „Nur die Reichen können es sich leisten, ihre Krankheiten behandeln zu lassen. Wir armen Leute müssen die Fügungen des Himmels akzeptieren. Da kann man nichts machen!" Da merkte der alte Kräutersammler, dass bei diesen Leuten nichts auszurichten war, und ging betrübt wieder nach Hause. Der Junge aber kochte seiner Mutter Tag für Tag jenes Kraut ab und nach nicht allzu langer Zeit war sie vollständig geheilt. So konnte sie sogar bei der Arbeit auf dem Feld helfen, wodurch sich ihre Ernte vergrößerte und sie ein besseres Leben führen konnten. Der Junge wusste jedoch nicht, wie dieses Kraut heißt. Er wusste lediglich, dass dieses Mittel seiner Mutter genützt hatte – daher nannte er es Yi mu cao, „das Kraut, das die Mutter kräftigt".[79]

Kontraindikationen

Wegen seiner stimulierenden Wirkung auf den Uterus ist *Yi mu cao* während der Schwangerschaft kontraindiziert. In Fällen von Blut- oder Yin-Leere sollte es nicht allein, sondern nur in Kombination mit Substanzen verwendet werden, die Blut und Yin supplementieren.

7.6.1 *Chōng Wèi Zǐ* 茺蔚子 Leonuri Semen

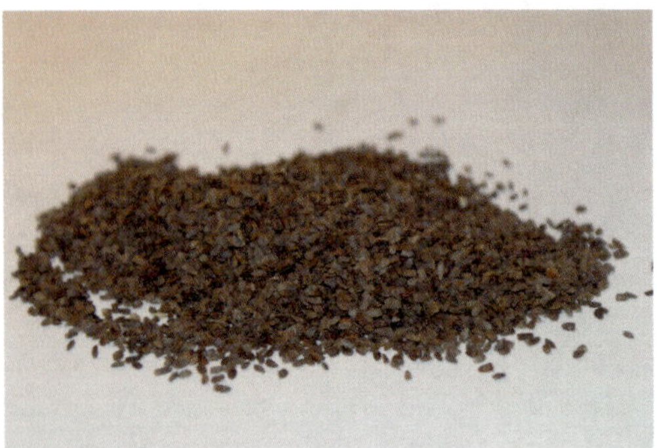

Abb. 7.6b *Chōng Wèi Zǐ* 茺蔚子 Leonuri Semen

[79] Hung I-Nang, S. 124 ff.

- Pharmazeutische Bezeichnung: Leonuri Semen

Die einzelnen Teile des Mutterkrautes haben, wie oben bereits aufgeführt, im Großen und Ganzen zwar ähnliche Wirkungen, doch unterscheiden sie sich auch in mancher Hinsicht. Insbesondere die Samen *(Chong wei zi)* stellen eine eigenständige Droge dar, die hier kurz beschrieben werden soll.

Die Samen sind dunkelbraun bis schwarz[80], besitzen also durch ihre Farbe und ihr Wesen als Samen einen Bezug zur Niere und zur Essenz. Darüber lässt sich sein Vermögen verstehen, die Augen zu klären und die Essenz zu mehren. Doch was den Leitbahnbezug betrifft, so heißt es bei Li Shizhen, dass diese Droge in die Leber- und Herzbeutel-Leitbahnen eintritt.[81]

Li Shizhen schrieb in seiner *Enzyklopädie der Materia Medica* über die Gemeinsamkeiten und Unterschiede des Krautes und der Samen des Mutterkrautes: *„Die Wurzel, die Stängel, die Blüten, die Blätter und die Früchte können allesamt arzneilich verwendet werden. Man kann sie auch zusammen benutzen. Wenn man ... die Augen klären und die Essenz mehren oder bei Frauen die Menstruation regulieren möchte, dann verwende man vorzugsweise die Samen (Chong wei zi). Möchte man toxische Schwellungen, Geschwüre und Abszesse behandeln, Ödeme ausschwemmen oder Frauenleiden während der Geburt behandeln, dann verwende man am besten das gesamte Kraut. Dies liegt darin begründet, dass Wurzel, Stängel, Blüten und Blätter spezifisch bewegend wirken, während die Samen beim Bewegen gleichzeitig auch supplementierend wirken."*[82]

Li Shizhen schätzte die Samen *Chong wei zi* außerordentlich. Weiterhin schrieb er über dieses Arzneimittel: *„Chong wei zi ist süß, leicht scharf und warm. Es ist Yang im Yin und ein Arzneimittel der Arm- und Bein-Jueyin-Leitbahnen. Es behandelt Menstruationsstörungen und alle Qi- und Blut-Erkrankungen um die Geburt herum. Doch obwohl es ein sehr gutes Mittel ist, wird es kaum in den Rezepturen [namhafter] Ärzte spezifiziert. Ich benutze es oft zusammen mit Si Wu Tang, Rhizoma Cyperi (Xiang fu) und anderen derartigen Kräutern und erziele damit sehr gute Erfolge."*[83]

[80] Yu Xiaoping et al., S. 481
[81] Yu Xiaoping et al., S. 482
[82] Yu Xiaoping et al., S. 482
[83] Yu Xiaoping et al., S. 482

In der heutigen klinischen Praxis wird *Chong wei zi* häufig auch bei Kopfschmerzen, Migräne, Schwindel sowie schmerzhaften und geröteten Augen aufgrund von Leber-Hitze und Blut-Stase in den Netzgefäßen des Kopfes angewendet.

7.7 *Lù Lù Tōng* 路路通 Fructus Liquidambaris

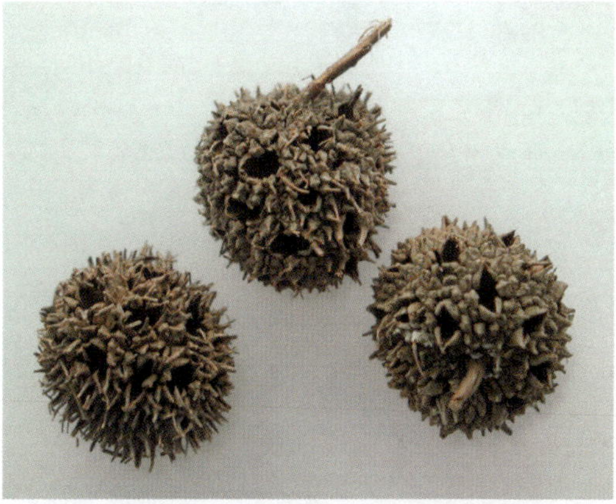

Abb. 7.7 *Lù Lù Tōng* 路路通 Fructus Liquidambaris*

- Pharmazeutische Bezeichnung: Fructus Liquidambaris
- Botanischer Name: Liquidambaris taiwaniana
- Familie: Hamamelidaceae (Hamamelisgewächse)
- Deutscher Name: Taiwanische Amberbaumfrucht
- Deutsche Übersetzung des chinesischen Namens: „Alle Wege durchgängig"
- Beinamen: *Fēng shí* 楓實/*Fēng guǒ* 楓果 („Amberbaumfrucht"), *Fēng xiāng guǒ* 楓香果 („Aromatische Amberbaumfrucht"), *Fēng qiú zǐ* 楓球子 /*Fēng shù qiú* 楓樹球 („Amberbaumbällchen"), *Láng mù* 狼目 /*Láng yǎn* 狼眼 („Wolfsaugen")

Namen und Signaturen

Auch in diesem Fall weist der Name der Droge in sehr anschaulicher Weise auf ihre Wirkung hin. Der Name ist hier die Funktionsbeschreibung schlechthin. Dieses Mittel vermag blockierte Wege, sprich die Leitbahnen, wieder durchgängig zu machen.

Über seinen Namen hinaus kann man die Wirkungen dieser Droge auch sehr gut an seinen Signaturen ablesen. Die runden, holzigen Fruchtkörper sind von stacheliger Art, haben ein igelartiges Aussehen. Man kann in ihnen auch eine gewisse Ähnlichkeit mit jenen kugeligen Bürsten der Schornsteinfeger erkennen, mit denen sie die Rußablagerungen aus den Schornsteinen holen. Welche Stagnation könnte wohl solch einer stacheligen Kugelbürste widerstehen? Außerdem ist der Fruchtkörper hohl und man kann durch viele Löcher von der einen Seite zur anderen hindurchschauen. Dies waren wahrscheinlich die namensgebenden Wege, die in allen Richtungen offen sind. Der Beiname „Wolfsaugen" bezieht sich zum einen auf die runde Form, rund wie Augäpfel. Doch dass man sie „Wolfsaugen" nannte, unterstreicht ihre grimmige Art und kraftvolle Wirksamkeit.

Eigenschaften und Anwendungsgebiete

Lu lu tong ist bitter und neutral; es tritt hauptsächlich in die Leitbahnen von Leber und Niere ein. Doch erstreckt sich seine Wirkung nicht allein auf diese beiden Leitbahnen. In *Auslassungen der Enzyklopädie der Materia Medica* schrieb Zhao Xuemin, dass es „kraftvoll alle zwölf Leitbahnen duchgängig" mache.[84]

Aufgrund seiner durchdringenden und bahnbrechenden Natur wird es zum einen bei Wind-Feuchtigkeit-Bi-Syndromen mit schmerzhaften Blockaden, besonders in den Lenden und Kniegelenken, bei Parästhesien und Spasmen, wie auch bei Hemiplegie infolge eines Schlaganfalls angewandt. Zum anderen bewegt es Qi und Blut im Bauchraum und wird bei Bauch- und Magenschmerzen, bei Blähungsschmerz und vor allem bei schmerzhafter Menstruation angewandt. Bei letzterer Indikation, wie auch bei Milchstau, kann es zusammen mit dem gleichsinnig wirkenden Vaccariae Semen *(Wang bu liu xing)* benutzt werden. Diese Kombination ist

[84] Gao Xuemin: *Zhong Yao Xue*, S. 215

7

auch sehr effektiv beim prämenstruellen Syndrom aufgrund von Qi- und Blut-Stagnation mit Ziehen oder Schmerzen im Unterleib und Schmerzen oder Klumpenbildung in den Brüsten.

Kontraindikationen

Bei zu starker Menstruation und während der Schwangerschaft ist *Lu lu tong* kontraindiziert.

7.8 *Yuǎn Zhì* 遠志 (远志) Polygalae Radix

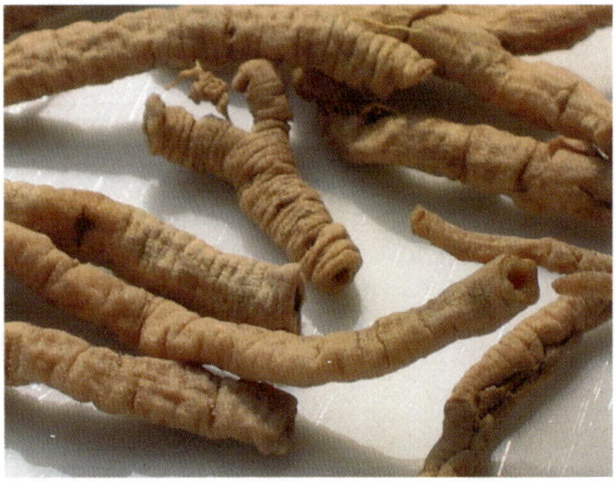

Abb. 7.8 *Yuǎn Zhì* 遠志 (远志) Polygalae Radix

- Pharmazeutische Bezeichnung: Polygalae Radix
- Botanische Namen: Polygala tenuifolia, P. sibirica
- Familie: Polygalaceae (Kreuzblumengewächse)
- Deutsche Namen: Sibirische Kreuzblumenwurzel, Polygalawurzel
- Deutsche Übersetzung des chinesischen Namens: „Weitreichender Wille"
- Beinamen: *Xiǎo cǎo* 小草 („Kleines Kraut"), *Xì cǎo* 細草 („Feinblättriges Kraut"), *Xǐng xīn zhàng* 醒心杖 („Das Herz aufweckender Stock"), *Shān hú má* 山胡麻 („Wilder Barbarenhanf"), *Yuǎn zhì ròu* 遠志肉 („*Yuan-Zhi*-Fleisch"), *Yuǎn zhì pí* 遠志皮 („*Yuan-Zhi*-[Wurzel-]Rinde")

Namen und Signaturen

Dieses Kraut, so schreibt Li Shizhen, stärke die Intelligenz und den Willen, deswegen sei es *Yuan zhi* („Weitreichender Wille") genannt worden.[85]

Der oberirdische Teil und die Wurzel dieser Pflanze stellen zwei verschiedene Drogen dar. Der oberirdische Teil wurde früher mit ähnlichen Indikationen wie die Wurzel unter dem Namen *Xiao cao* („Kleines Kraut") verwendet. Dies ist heute jedoch nicht mehr üblich. Die beiden Namen *Xiao cao* („Kleines Kraut") und *Xi cao* („Feinblättriges Kraut") beziehen sich auf die zierliche, feingliedrige Gestalt dieser Pflanze, die von mehreren klassischen Autoren in ihrem Aussehen mit der Ephedrapflanze *(Ma huang)* verglichen wurde; daher auch der Name *Shan hu ma* („Wilder Barbarenhanf"). Die Ähnlichkeit mit der Ephedrapflanze betrifft allerdings nur Polygala tenuifolia, deren Blätter sehr fein, nahezu nadelförmig sind. Daher wird diese Art im Chinesischen als *Xi ye yuan zhi* 細葉遠志 („Feinblättriges *Yuan zhi*") bezeichnet, was auch der lateinischen Bezeichnung „tenuifolia" entspricht. Die Sibirische Kreuzblume, Polygala sibirica, hat dagegen größere und breitere Blätter, die oval bzw. eiförmig sind, weshalb sie im Chinesischen als *Luan ye yuan zhi* 卵葉遠志 („Eiblättriges *Yuan zhi*") bezeichnet wird. Diese beiden Arten waren auch schon im chinesischen Altertum bekannt. Li Shizhen schreibt, dass es kleinblättrige und großblättrige Arten von *Yuan zhi* gebe.[86] Unterschiedliche Wirkungen dieser beiden Arten werden nicht erwähnt. Zur Farbe der Blüten gibt es bei den klassischen Autoren unterschiedliche Angaben. In der *Enzyklopädie der Materia Medica* werden die Blütenfarben weiß und rot erwähnt. Die Farben auf den zur Verfügung stehenden Fotos schwanken zwischen zartviolett und blau.

Aufgrund der unterschiedlichen Formen und Farben dieser Pflanze lassen sich kaum aussagekräftige Signaturen identifizieren. Lediglich ihre Eigenart, auch auf sandigen, steinigen Böden zu wachsen, findet Ausdruck in der trockenen Natur dieser Heilpflanze. Im Falle von *Yuan zhi* verrät der Name mehr über die Funktionen als die Signaturen. Der

[85] Li Shizhen, S. 449
[86] Li Shizhen, S. 449

Wille ist in der chinesischen Medizintheorie der Niere zugeordnet. Ist das Nieren-Qi kraftvoll, besitzt die Person auch einen starken Willen und verfügt über Intelligenz, Weisheit und auch über einen klaren Gehör- und Gesichtssinn. Davon lässt sich ableiten, dass *Yuan zhi* hauptsächlich auf die Niere wirkt. So schrieb auch Wang Haogu: *„Yuan zhi ist ein Kraut, das in die Qi-Ebene der Nieren-Leitbahn eintritt.“*[87]

Und Li Shizhen erklärt noch ausführlicher, dass die vermeintlich auf das Herz und den Geist ausgerichteten Wirkungen dieser Droge eigentlich ihrer Wirksamkeit auf die Niere und die Essenz entspringen: *„Yuan zhi tritt in die Fuß-Shaoyin-Nieren-Leitbahn ein und ist kein Herz-Leitbahn-Kraut. Seine Funktion besteht spezifisch darin, den Willen zu kräftigen, die Essenz zu mehren und Vergesslichkeit zu behandeln. Die Essenz und der Wille werden beide in der Niere gespeichert. Wenn es an Nieren-Essenz mangelt, ist auch das Willens-Qi geschwächt. Dann kann es nicht nach oben zum Herzen durchdringen. Daher [rührt die] Verwirrung und Vergesslichkeit.“*[88]

Angemerkt sei hier, dass das Zeichen *zhi* 志 im Kontext der chinesischen Medizin drei verschiedene Bedeutungen hat. Im engeren Sinne bedeutet es Wille, welcher von der Niere gespeichert wird. Im Kapitel 23 der *Wesentlichen Fragen* heißt es, „Die Niere speichert den Willen.“[89] Im gleichen Werk wird der Begriff *zhi* 志 allerdings auch im Sinne von Emotion benutzt. Die den Wandlungsphasen zugeordneten „fünf Emotionen“ werden dort als *wu zhi* 五志 bezeichnet. Darüber hinaus kann *zhi* 志 auch geistige Präsenz oder Vigilanz bedeuten, wie in *shen zhi* 神志. Aus diesen Gründen ist es oft nicht klar, welchen Aspekt der jeweilige Autor meint, wenn er *zhi* 志 benutzt. Im obigen Zitat von Li Shizhen sind vermutlich sowohl die Emotionen im Allgemeinen als auch der Wille im Besonderen gemeint. *Yuan zhi* beruhigt also übermäßige emotionale Aufwallungen und kräftigt den Willen.

[87] Li Shizhen, S. 449
[88] Li Shizhen, S. 449
[89] Nanjing University of TCM, Wesentliche Fragen, S. 157

Eigenschaften und Anwendungsgebiete

Yuan zhi ist bitter, scharf und warm; es tritt in die Leitbahnen von Niere, Herz und Lunge ein. Die Haupteigenschaften wie auch die Wirkungsweise von *Yuan zhi* hat Wang Ang in *Die Quintessenz der Materia Medica* zusammengefasst:

„Yuan zhi supplementiert Herz und Niere. Durch den bitteren Geschmack drainiert es Hitze, durch seine Wärme kräftigt es das Qi, durch seine Schärfe zerstreut es Stauungen. Es behandelt die Hand-Shaoyin-Herz-Leitbahn. Es bahnt dem Nieren-Qi seinen Weg nach oben zum Herzen, stärkt den Willen und mehrt die Weisheit, supplementiert die Essenz und kräftigt das Yang, schärft die Augen und die Ohren, nützt den neun Sinnespforten, fördert das Wachstum von Muskeln und Fleisch, unterstützt die Sehnen und Knochen, behandelt Verwirrung, Vergesslichkeit, Herzklopfen und spontane Samenergüsse in Verbindung mit Träumen. Es vermag die Kommunikation zwischen Herz und Niere wiederherzustellen. … [Weiterhin behandelt es die] Rennende-Ferkel-Erkrankung [aufgrund von] Nieren-Akkumulation und alle Arten von Abszessen.“[90]

Bereits in der *Materia Medica des Göttlichen Landmannes* wird *Yuan zhi* als Mittel der oberen Kategorie aufgeführt. Die damaligen Indikationen entsprechen weitgehend den heute noch üblichen. Dort heißt es: *„Yuan zhi ist bitter und warm. Es behandelt Husten durch gegensinnig aufsteigendes Qi und eine Schädigung der Mitte. Es supplementiert Leere, beseitigt pathogenes Qi, nützt den neun Sinnesöffnungen, mehrt die Weisheit, schärft die Augen und die Ohren, wirkt wider die Vergesslichkeit, stärkt den Willen und verdoppelt die Kraft. Bei längerer Einnahme macht es den Körper leicht und fördert die Langlebigkeit“*[91]

Diese beiden Zitate aus der ersten und einer der letzten klassischen Pharmakopöen beinhalten praktisch alle auch heute noch bedeutsamen Indikationen von *Yuan zhi*, doch enthalten sie auch einige Zuschreibungen, die man in zeitgenössischen Wer-

[90] Wang Ang, Rolle 1, S. 10
[91] Zhu Shifeng, Band 1, S. 124; Li Shizhen, S. 449

7

ken nicht mehr findet. Auffallend ist die Zuschreibung supplementierender Eigenschaften in klassischen Quellen, die man in heutigen Werken vergeblich sucht. Um diesen Widerspruch aufzulösen, sollen die Eigenschaften von *Yuan zhi* möglichst unvoreingenommen diskutiert werden. Die Beschreibung als „bitter und warm" in der *Materia Medica des Göttlichen Landmannes* erscheint zumindest unvollständig zu sein, und auch die spätere Charakterisierung als bitter, scharf und warm wird dem Wesen von *Yuan zhi* nicht völlig gerecht. Eine eigene Verkostung führte zu folgender Einschätzung: *Yuan zhi* verfügt nur über einen ganz schwachen bitteren Beigeschmack, der nahezu unmerklich ist. Eine leichte Schärfe entfaltet sich erst im Nachgeschmack, was als Ausdruck seiner Wärme aufgefasst werden kann. Geschmacklich steht ein seifiger, vollmundiger Geschmack im Vordergrund, der eine süß-säuerliche Note besitzt. Der seifige Geschmack ist gewiss auf den hohen Saponingehalt dieser Droge zurückzuführen, der auch für seine schleimlösende Qualität verantwortlich ist. Die schleimlösende Wirkung von *Yuan zhi* ist ausgesprochen schnell und deutlich spürbar. Schon kurze Zeit nach der Einnahme kann man, wenn man gerade unter Husten leidet, ohne Anstrengung Sputum abhusten. Dieses Sputum trägt dann auch den seifigen Geschmack von *Yuan zhi*. Beinahe ebenso deutlich wie die schleimlösende Wirkung ist die stimmungsaufhellende. Diese stimmungsaufhellende dürfte mit der schleimlösenden Wirkung dieser Droge zusammenhängen. Wenn Herz und Sinnesorgane von Schleim befreit sind, hebt sich auch die Stimmung. Außerdem hängt diese stimmungsaufhellende Wirkung auch mit der Funktion von *Yuan zhi* zusammen, Qi-Stauungen aufzulösen. Diese Beobachtungen stützen also die klassischen Beschreibungen als Schleim wandelnd, Husten stillend und Sinnespforten öffnend. Der Schlüssel zum Verständnis der supplementierender Eigenschaften von *Yuan zhi* liegt nach Auffassung des Autors im vollmundigen, süßlichen und leicht säuerlichen Geschmack. *Yuan zhi* ist nicht süß im herkömmlichen Sinne, doch offenbart sein vollmundiger Geschmack eine nährende Komponente, die in der chinesischen Medizin als süß zu bezeichnen ist. Die säuerliche Note steht für eine sammelnde, bewahrende und beruhigende Eigenschaft. Wie, wenn nicht mittels des süßen Geschmacks, sollte *Yuan zhi* „Leere supplementieren", „den Willen kräftigen" und „die Weisheit mehren"? Oder wie sollte es ohne den die Mitte supplementierenden süßen Geschmack das Wachstum von Muskeln und Fleisch und somit die Wundheilung fördern? Wie sollte es ohne den sauren Geschmack die Sehnen und Knochen unterstützen, Verwirrung, Vergesslichkeit und Herzklopfen oder spontane Samenergüsse behandeln, wie es in *Die Quintessenz der Materia Medica* heißt? Auch Li Dongyuan schrieb, dass *Yuan zhi* adstringierend wirke und somit nächtliche spontane Samenergüsse unterbinde.[92] Diese Wirkungen lassen sich nicht vollständig über den bitteren und scharfen Geschmack erklären. Der dieser Droge zugeschriebene bittere Geschmack ist wohl eher als Hinweis auf den Bezug zum Herzen zu verstehen denn als wirklicher Geschmack, der als solcher eine absenkende und Hitze klärende Wirkung implizieren würde. Möglicherweise fiel dem *Göttlichen Landmann* auch kein besseres Wort als „bitter" ein, als er versuchte, den eigenartigen seifigen Geschmack von *Yuan zhi* zu beschreiben, oder seine Angaben beziehen sich auf das frische, unbehandelte Kraut. Der leicht süße Geschmack könnte jedoch auch erst sekundär durch die allgemein übliche Aufbereitung entstehen. Traditionelle Quellen empfehlen, *Yuan zhi* eine Nacht lang in Süßholzdekokt einzuweichen und dann zu braten, bis es trocken ist, oder es in der Sonne trocknen zu lassen.[93] Diese Droge sollte dann eigentlich als „präpariertes *Yuan zhi*" *(Zhi yuan zhi)* bezeichnet werden, doch geben chinesische wie auch deutsche Apotheken im Allgemeinen automatisch das präparierte *Yuan zhi* ab, wenn man *Yuan zhi* verschreibt. Die unbehandelte Droge sollte man möglichst nicht verwenden, da sie die Schleimhäute reizen kann, insbesondere die des Halses. Vermutlich aus diesem Grund wird *Yuan zhi* von vielen Ärzten relativ gering dosiert. Ein Meister der inneren Medizin, der Qing-zeitliche Arzt Fei Boxiong, benutzte beispielsweise stets nur 1,5 g der in Süßholzdekokt präparierten Droge.[94] Heute werden im Allgemeinen 3–10 g pro Tag verwendet. Von der Dosierung lässt sich also ableiten,

92 Hu Xiqin, S. 238
93 Wang Ang, Rolle 2, S. 10; Hu Xiqin, S. 238
94 Fei Boxiong: *Yi Chun Sheng Yi*

dass es kein reines Tonikum ist, da diese zumeist sehr viel höher dosiert werden. Doch scheint es durchaus auch supplementierende Eigenschaften zu besitzen. Auch Ri Huazi schrieb, dass *Yuan zhi* das Muskelfleisch wachsen lasse sowie Sehnen und Knochen unterstütze.[95] Zhen Quan implizierte, dass *Yuan zhi* auch das Nieren-Yang kräftige. In seiner *Materia Medica der Arzneilichen Eigenschaften* heißt es: *„Yuan zhi behandelt das Herz und den Geist [und somit] Vergesslichkeit. Es beruhigt die Wander- und die Körperseele und wirkt der Verwirrung entgegen. [Außerdem] härtet und kräftigt es den Penis.“*[96]

Auch in den *Verschiedenen Aufzeichnungen Berühmter Ärzte* heißt es: *„Yuan zhi nützt dem Ehemanne, beruhigt das Herz-Qi, stillt Schreck-Herzklopfen und mehrt die Essenz.“*[97]

All diese klassischen Zitate machen sowohl das beruhigende wie auch das supplementierende Vermögen dieser Droge deutlich. Die moderne pharmakologische Forschung hat den beruhigenden Effekt von *Yuan zhi* bestätigen können. Es fördert nachweislich den Schlaf. Außerdem wirkt es schleimlösend und inhibiert eine Anzahl pathogener Keime.[98] Die kräftigenden Eigenschaften, die in den Klassikern beschrieben worden sind, beruhen vermutlich vor allem auf dieser beruhigenden und schlaffördernden Wirkung von *Yuan zhi*. Denn nur, wenn man entspannt ruhen kann, hat der Körper die Möglichkeit, sich zu regenerieren. Weiterhin ist es selbstverständlich auch eine Frage der Kombination: Kombiniert man *Yuan zhi* mit supplementierenden Drogen wie Ginseng *(Ren shen)* und Astragalus *(Huang qi)*, entfaltet sich sein supplementierendes Potenzial; kombiniert man es mit beruhigenden und sammelnden Drogen wie Drachenknochen *(Long gu)* und Zizyphus *(Suan zao ren)*, entfaltet sich sein adstringierendes und beruhigendes Potenzial; kombiniert man es mit Schleim umwandelnden Drogen wie Platycodon *(Jie geng)* und Pinellia *(Ban xia)*, entfaltet sich sein Schleim umwandelndes Potenzial; kombiniert man es mit Sinnespforten öffnenden Drogen wie Acorus *(Shi chang pu)*, entfaltet sich sein Sinnespforten öffnendes Potenzial.

Heutzutage wird *Yuan zhi* vor allem angewendet, um den Geist zu beruhigen, die Intelligenz und Merkfähigkeit zu stärken, Schleim zu vertreiben und Qi-Stauungen aufzulösen. Mit *Yuan zhi* behandelt man hauptsächlich Beschwerden wie Vergesslichkeit, Herzklopfen, Schlaflosigkeit, spontane Samenergüsse oder Husten mit reichlich Schleim. Als beispielhafte Rezeptur für die erstgenannten Indikationen ist *Gui Pi Tang* zu nennen. Besonders gut kombinieren lässt sich *Yuan zhi* in diesen Fällen mit Poria *(Fu ling)*, Ginseng *(Ren shen)*, Acorus *(Shi chang pu)* und Drachenknochen *(Long gu)* oder Drachenzähnen *(Long chi)*. Bei Husten mit reichlich Schleim kann man *Yuan zhi* mit Pinellia *(Ban xia)*, Mandarinenschale *(Chen pi)*, Platycodon *(Jie geng)*, Bittermandeln *(Xing ren)* und Asternwurzel *(Zi wan)* kombinieren.[99]

Die Behandlung von Furunkeln, Karbunkeln und Abszessen

Seit der Song-zeitliche Arzt Chen Yan *Yuan zhi* als effektives Mittel gegen Furunkel und Abszesse beschrieben hat, wird es auch in dieser Indikation häufig verwendet. Chen Yan schrieb: *„[Yuan zhi] behandelt Abszesse, Karbunkel auf dem Rücken und Furunkel-Gift. … Es ist gleichermaßen bei Kälte oder Hitze, Leere oder Fülle geeignet.“*[100]

Dazu empfahl er, *Yuan zhi* zu Pulver zu zermahlen und in Wein einzulegen. Diesen Wein soll man dann trinken und den Grund als Paste auf die betreffenden Körperstellen auftragen. Auch Li Shizhen schrieb, dass *Yuan zhi* alle Arten von Abszessen behandle.[101] Der Qing-zeitliche Arzt Zhang Shanlei erklärte dann, bei welchen Arten von Abszessen *Yuan zhi* besonders gut helfe. Er pries die von Chen Yan entwickelte Methode als auf warme Weise durchgängig machendes und Blut bewegendes Verfahren, das besonders bei Abszessen aufgrund von Kälte-Zusammenballung, Qi-Stagnation und in die

95 Li Shizhen, S. 449
96 Zhen Quan, S. 18
97 Tao Hongjing: Ming Yi Bie Lu, S. 24
98 Beijing University of TCM, Herbal Pharmacology Education and Research Center, S. 155; Gao Xuemin: *Zhong Yao Xue*, S. 462
99 Beijing University of TCM, Herbal Pharmacology Education and Research Center, S. 154
100 Wang Huanhua et al., Band 3, S. 135
101 Li Shizhen, S. 449

Netzgefäße eingedrungener Schleim-Feuchtigkeit indiziert sei. Bei derartigen Problemen soll die Wirkung von *Yuan zhi* auch sehr schnell und zuverlässig sein.[102] Während Chen Yan noch empfahl, den *Yuan-Zhi*-Wein zu trinken und den Grund äußerlich aufzutragen, hat sich später weitgehend die äußerliche Anwendung durchgesetzt. Der Qing-zeitliche Arzt Cheng Guopeng empfahl eine Paste aus Polygalawurzel *(Yuan Zhi Gao)*: *„Bei allen Arten von Abszessen und toxischen Schwellungen im Anfangsstadium kann man 60–90 g Yuan zhi nehmen, das Wurzelherz entfernen und es in Reiswein so lange abkochen, bis es nahezu zerfällt. Dann zerstoße man es zu Brei und trage diesen auf die betroffene Stelle auf. … Schon nach einer Nacht sind die Toxine aufgelöst. Jedes Mal wenn [ich dies] ausprobiert habe, zeitigte es göttliche Wirkung!“*[103]

Die hier erwähnte Entfernung des Wurzelherzens, also des zentralen Anteils der Wurzel, gehört zur allgemein üblichen Aufbereitung von *Yuan zhi*. Im Allgemeinen erhält man in der Apotheke ebendiese Droge als *Yuan zhi*, ohne dass man dies gesondert angeben muss. Dies verleiht der Droge ein schlauchartiges Aussehen. Gute Qualität zeichnet sich durch ein deutlich sichtbares Loch im Zentrum und eine fleischige Wurzelrinde aus. Das ist auch der Grund, weshalb diese Droge oft als „*Yuan-Zhi*-Fleisch“ *(Yuan zhi rou)* bezeichnet wird.

Ähnlich wie Cheng Guopeng kochte Zhang Shanlei im frühen 20. Jahrhundert *Yuan zhi* sehr lange ab, so dass er ein sehr kräftiges Dekokt erhielt. Dieses kochte er dann nach dem Entfernen der abgekochten Wurzel abermals ein, so dass er eine dickflüssige Paste erhielt. Diese trug er auf schmerzhafte Schwellungen oder Geschwüre auf. Insbesondere benutzte er diese Methode zur Behandlung von Brustabszessen (Mastitis). Bei eitrig-fauligen Wunden löste er jeweils 6 g Borax *(Peng sha)* pro 30 g *Yuan zhi* in dieser Paste auf.[104]

[102] Wang Huanhua et al., Band 3, S. 135
[103] Cheng Guopeng, S. 264
[104] Wang Huanhua et al., Band 3, S. 135

Kontraindikationen

Wegen seiner warmen Natur sollte *Yuan zhi* nicht ohne weiteres bei Yin-Mangel mit Leere-Hitze angewendet werden. Außerdem darf es bei allen Fülle-Hitze- oder Schleim-Hitze-Mustern nicht oder nur sehr vorsichtig in entsprechenden Kombinationen angewendet werden.

7.9 *Wáng Bù Liú Xíng* 王不留行 Vaccariae Semen

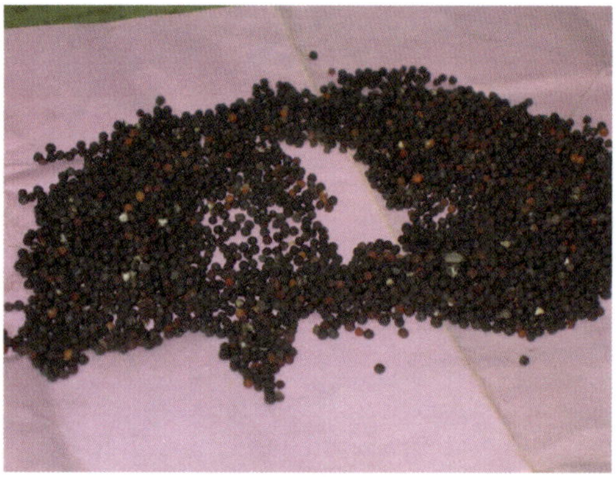

Abb. 7.9 *Wáng Bù Liú Xíng* 王不留行 Vaccariae Semen

- Pharmazeutische Bezeichnung: Vaccariae Semen
- Botanischer Name: Vaccaria segetalis
- Familie: Caryophyllaceae (Nelkengewächse)
- Deutsche Namen: Kuhkrautsamen, Vaccaria-Samen
- Deutsche Übersetzung des chinesischen Namens: „Der König, der nicht verweilt, sondern geht“
- Beinamen: *Bù liú xíng* 不留行 („nicht verweilen, sondern gehen“), *Jìn gōng huā* 禁宮花 („Blüte des Kaiserpalastes“)

Namen und Signaturen

Dieses Mittel erhielt seinen Namen nach seiner sehr beweglichen und bewegenden Natur. Laut Li Shizhen liegt es in der Natur dieses Mittels zu wandern; es läuft, ohne anzuhalten. Es heißt, selbst ein königlicher Befehl könnte seinem Bewegungsdrang nicht

Einhalt gebieten, deswegen habe es diesen Namen erhalten.[105]

Das Schriftzeichen *xing* 行 bedeutet ursprünglich „gehen", davon abgeleitet auch „wandern", „reisen" oder „bewegen". Im Kontext der chinesischen Medizin wird es als „bewegen" übersetzt, wie in *xing qi* 行氣, „Qi bewegen", oder 行血 *xing xue*, „Blut bewegen". Und genau das tut *Wang bu liu xing* auch – es bewegt das Blut.

Über die Signaturen lassen sich die Wirkungen der Kuhkrautsamen nicht direkt nachvollziehen – es sei denn, man betrachtet die Blüten dieser Pflanze, die durch ihre rot-violette Farbe den Bezug zum Blut herstellen. Die Samen selbst sind jedoch klein, rund und schwarz.

Eigenschaften und Anwendungsgebiete

Kuhkrautsamen sind von bitterem Geschmack und neutraler Natur; sie treten in die Leitbahnen von Leber und Magen ein. Mehrere klassische und zeitgenössische Autoren bezeichnen den Geschmack auch als süß und bitter.

Wang bu liu xing hat im Wesentlichen sechs Funktionen: erstens, der Menstruation den Weg zu bahnen, zweitens, die Laktation zu fördern, drittens, Schwellungen zu reduzieren, viertens, blutige Dysurie zu lindern, fünftens, Abszesse zu behandeln, und sechstens, die Geburt einzuleiten.

Angewendet wird es bei Laktationsstörungen, insbesondere dann, wenn ein Milchstau zu einem Brustdrüsenabszess bzw. einer Mastitis geführt hat, weiterhin bei Dysmenorrhoe oder Amenorrhoe aufgrund von Blut-Stase, außerdem bei schwieriger Geburt oder wenn ein abgestorbener Fetus im Uterus verblieben ist. Auch nach der Geburt wird *Wang bu liu xing* angewendet, um das Blut zu beleben und Blut-Stase zu beseitigen. Li Shizhen schrieb über diese Droge: *„Wang bu liu xing vermag in die Blut-Ebene zu gehen. Es ist ein Arzneimittel der Yangming-, Chong- und Ren-[Leitbahnen]."*[106]

Mit Yangming-Leitbahn ist hier vor allem die Fuß-Yangming-, sprich Magen-Leitbahn, gemeint. Diese zieht sowohl durch den Unterleib als auch durch die Brüste. *Wang bu liu xing* vermag Qi- und Blut-Stagnationen im Verlauf dieser Leitbahn aufzulösen. Bei Milchstau nach der Geburt wurde und wird *Wang bu liu xing* in China mit Squama Manitis *(Chuan shan jia)* zum Durchgängigmachen der Milchdrüsengänge verabreicht. Doch da letztere Substanz von einer bedrohten Tierart stammt, kann ihr Gebrauch heute nicht mehr empfohlen werden. Es gibt auch genügend Alternativen. Bei vorwiegender Stase kann man *Wang bu liu xing* hier beispielsweise mit Liquidambaris Fructus *(Lu lu tong)* und Tetrapanacis Medulla *(Tong cao)* kombinieren. Liegt stattdessen vorwiegend ein Blut-Mangel zugrunde, kann *Wang bu liu xing* mit Angelica sinensis *(Dang gui)*, Astragalus *(Huang qi)* und Codonopsis *(Dang shen)* kombiniert werden.

Die abschwellende Wirkung, die man auch als eine entzündungswidrige verstehen kann, wird vor allem bei Abszessen im Anfangsstadium angewandt, insbesondere bei Abszessen der Brust bzw. bei Mastitis. Hierbei kann *Wang bu liu xing* mit Löwenzahn *(Pu gong ying)* und der Trichosanteswurzel *(Tian hua fen)* kombiniert werden. Außerdem gilt *Wang bu liu xing* auch als ein sehr wirksames Mittel bei schmerzhaftem Wasserlassen, insbesondere bei blutiger Dysurie.

Kontraindikationen

Wegen seiner stark Blut bewegenden Wirkung darf *Wang bu liu xing* nicht in der Schwangerschaft angewendet werden. Auch Patienten mit einer Milz- und Magen-Schwäche, die zu weichen Stühlen neigen, sollten diese Droge nicht oder nur sehr vorsichtig einnehmen, da sie bei zu hoher Dosis Durchfall oder Erbrechen hervorrufen kann.

[105] Li Shizhen, S. 648
[106] Li Shizhen, S. 649

7.10 *Shēng Jiāng* 生薑 (生姜) Zingiberis Rhizoma recens

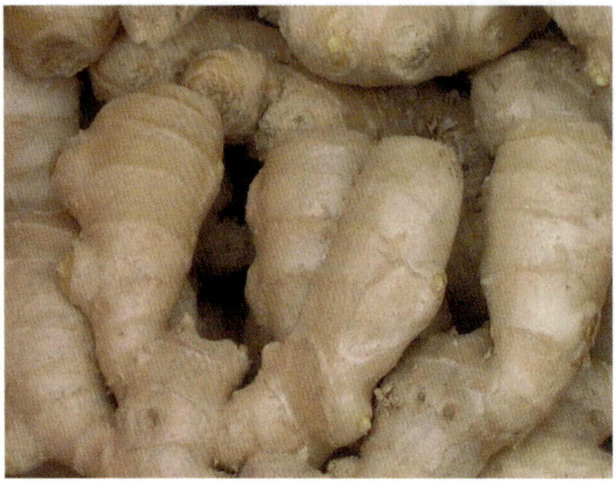

Abb. 7.10 *Shēng Jiāng* 生薑 (生姜) Zingiberis Rhizoma recens

- Pharmazeutische Bezeichnung: Zingiberis Rhizoma recens
- Botanischer Name: Zingiber officinale
- Familie: Zingiberaceae (Ingwergewächse)
- Deutsche Namen: frischer Ingwer
- Deutsche Übersetzung des chinesischen Namens: „roher Ingwer“
- Beinamen: *Bǎi là yún* 百辣雲 („Hundertfach scharfe Wolke“), *Yīn dì xīn* 因地辛 („Die Schärfe der Erde“)

Namen und Signaturen

Der Name des Ingwers lässt sich auf seine Funktion, die Abwehrkraft zu stärken, zurückführen. An sich ist *jiang* 薑 ein Eigenname und lässt sich nur als „Ingwer“ übersetzen. Doch Li Shizhen zitiert ein klassisches etymologisches Wörterbuch, das dieses Schriftzeichen folgendermaßen erklärt: *„Ingwer vermag alle Pathogene an der Grenze abzuwehren (qiang yu* 彊禦*). Daher nennt man ihn Jiang* 薑.“[107]

Diese Erklärung bezieht sich auf die Ähnlichkeit dieser beiden Schriftzeichen, was im Chinesischen eine plausible Erklärungsmöglichkeit darstellt. Also kann man sagen, dass der Ingwer seinen Namen nach seiner Funktion erhalten hat, die pathogenen Faktoren an der Körperoberfläche abzuwehren bzw. bereits eingedrungene wieder zu vertreiben. Die anderen beiden oben aufgeführten Beinamen beziehen sich auf seinen scharfen Geschmack. *Bai la yun* („Hundertfach scharfe Wolke“) bezieht sich auch noch auf seine unregelmäßige Form, die einer Wolke ähnelt. Der Name *Yin di xin* („Die Schärfe der Erde“) ist selbstredend. Ingwer wächst in der Erde und ist scharf. Er zieht gewissermaßen alle Schärfe aus der Erde. Somit besitzt er eine Konzentration irdischer Schärfe, welche innerhalb des menschlichen Körpers wieder in die Erde, also in die Mitte, zurückkehrt. Über sein Wachstum in der Erde hinaus weisen auch seine farblichen Signaturen auf seinen starken Erdbezug hin. Außen ist der Ingwer sandfarben und innen hellgelb. Dies sind die Farben der Wandlungsphase Erde. Sein helles Gelb hat auch eine Tendenz zum Weiß, wodurch der Ingwer bei seiner Schärfe auch einen engen Bezug zur Wandlungsphase Metall, insbesondere zur Lunge, hat.

Eigenschaften und Anwendungsgebiete

Der frische Ingwer tritt in die Leitbahnen von Milz, Magen und Lunge ein. Sein Geschmack ist scharf. Zhang Yuansu nannte ihn scharf und süß.[108] Er ist von warmer Natur. Allein Li Shizhen bezeichnet ihn lediglich als leicht warm. Bei manchen klassischen Autoren findet man die Unterscheidung in Ingwer mit oder ohne Haut, was seine Natur entscheidend verändern soll. Li Dongyuan und Chen Cangqi schreiben gleichermaßen, dass frischer Ingwer ohne Haut heiß sei und mit Haut dagegen kalt.[109] „Kalt“ ist hier allerdings nicht ganz wörtlich zu nehmen. In klassischen chinesischen Texten werden Gegensätze zur Betonung ihrer Wichtigkeit oft leicht übertrieben dargestellt. Also, „kalt“ kann man hier als „nicht heiß“ verstehen. In diesem Sinne kann man auch das „leicht warm“ des Li Shizhen verstehen. „Leicht warm“ ist der frische Ingwer im Vergleich zum getrockneten Ingwer, welcher heiß ist. De facto ist auch der frische Ingwer von deutlicher Wärme.

[107] Li Shizhen, S. 953

[108] Li Shizhen, S. 953

[109] Hu Xiqin, S. 142; Li Shizhen, S. 953

Die hauptsächlichen Funktionen von *Sheng jiang* sind, mittels seiner warmen Schärfe Kälte zum einen aus der Oberfläche oder der Lunge und zum anderen aus der Mitte zu vertreiben. Er vermag die Oberfläche zu befreien, die Lunge zu wärmen und Husten zu stillen sowie den Magen zu wärmen und Erbrechen zu stillen. Li Shizhen zitierte das antike Werk *Verschiedene Aufzeichnungen Berühmter Ärzte*: *„Sheng jiang behandelt Kopfschmerzen und Verstopfung der Nase aufgrund von Kälte-Schädigung sowie Husten [durch] gegensinnig [nach oben] aufsteigendes Qi. Er stillt Erbrechen, beseitigt Schleim und führt das Qi herab.“*[110]

Sheng jiang vertreibt äußere Kälte

Durch seine Schärfe befreit der frische Ingwer die Oberfläche und vertreibt eingedrungene Wind-Kälte mittels seiner schweißtreibenden Wirkung. Sobald man sich erkältet hat, kann man sich eine Ingwersuppe zubereiten und trinken. Dies ist ein Dekokt aus ein paar Ingwerscheiben, mit etwas braunem Zucker gesüßt. Im Anfangsstadium einer Erkältung reicht dieses einfache Hausmittel oft völlig aus, um die eingedrungene Wind-Kälte wieder zu vertreiben.

Sheng jiang wärmt die Mitte und stillt Erbrechen

Der sogenannte „Kräuterkönig“ Sun Simiao hat Ingwer das „heilige Mittel bei Erbrechen“ genannt.[111] Und auch Zhang Zhongjing verwendete Ingwer in vielen Rezepturen gegen Erbrechen. Mitunter reicht es bei Übelkeit und Erbrechen auch schon, sich eine Scheibe Ingwer in den Mund zu legen. Dies beruhigt den Brechreiz oft sofort. In diesem Sinne wirken auch die in Asia-Läden erhältlichen Ingwer-Kaubonbons. Diese können, genau wie der frische Ingwer selbst, bei Übelkeit verschiedener Art angewendet werden, z.B. bei Reiseübelkeit oder Schwangerschaftserbrechen.

Einer meiner Lehrer in China, Assistenzprofessor Xu Xiaodong von der Zhejiang Chinese Medical University in Hangzhou, hatte einer unserer Patientinnen mit schwerem Husten aufgrund von Nieren-Leere und aufsteigendem Qi ein Dekokt verschrieben. Doch nach ein paar Tagen rief diese Patientin an und meinte, dass sie dieses Dekokt einfach nicht trinken könne. Jedes Mal, wenn sie es trank, erbrach sie es gleich wieder. Diese Frau war gewiss nicht mäkelig; sie wollte das ihr Hilfe versprechende Dekokt gern trinken. Doch aufgrund ihres gegensinnig nach oben aufsteigenden Lungen-Qi hatte auch das Magen-Qi eine Tendenz zur Gegenläufigkeit. Dr. Xu Xiaodong schlug ihr vor, das Dekokt in kleinen Schlucken zu trinken und nach jedem Schluck etwas frisch gepressten Ingwersaft einzunehmen. Dies beruhigte tatsächlich das nach oben strebende Magen-Qi und so konnte die Patientin das Dekokt schließlich zu sich nehmen. In der darauffolgenden Woche berichtete sie auch, dass ihr Husten deutlich nachgelassen habe.

Die wärmende Wirkung des Ingwers auf Milz und Magen schließt auch eine Unterstützung der Verdauung im modernen Sinne mit ein. Man hat in Untersuchungen herausgefunden, dass *Sheng jiang* die Sekretion der Magensäure anregt und die Aktivität anderer Verdauungsenzyme wie auch den Tonus und die Peristaltik des Verdauungstraktes erhöht.[112]

Sheng jiang wärmt die Lunge, wandelt Schleim um und stillt Husten

Aufgrund seiner wärmenden und Schleim umwandelnden Wirkung kann Ingwer sowohl bei akutem Wind-Kälte-Husten wie auch bei chronischem Kälte-Husten mit Schleim angewendet werden. Wang Haogu sagte, dass getrockneter frischer Ingwer in den Qi-Aspekt der Lunge gehe und die Lunge kräftige.[113] Wie in diesem Zitat deutlich wird, unterscheiden manche Autoren nicht nur zwischen frischem und getrocknetem Ingwer, sondern erwähnen auch noch den „getrockneten frischen Ingwer“ *(Gan sheng jiang)*. Dies ist nichts weiter als gelagerter frischer Ingwer, der schon auf natürlichem Wege an Feuchtigkeit verloren hat, äußerlich also etwas ausgetrocknet erscheint, innen aber noch frisch ist,

110 Yu Xiaoping et al., S. 822
111 Yu Xiaoping et al., S. 823
112 Zhu Shifeng, Band 2, S. 128; Gao Xuemin: *Zhong Yao Xue*, S. 57
113 Li Shizhen, S. 954

wenn man ihn aufschneidet. Dies entspricht praktisch dem von uns arzneilich verwendeten *Sheng jiang*. Zhen Quan schrieb unter anderem, dass frischer Ingwer das Qi herabführe, Husten oder epidemische Dysenterie behandle und Erbrechen stille.[114] An diesem Zitat sieht man auch, dass sich die Wirkung des Ingwers auf die Mitte und auf die Lunge in der Praxis nicht wirklich klar trennen lässt. Die Lunge und die Mitte werden gleichermaßen gewärmt, und indem die Mitte gewärmt wird, entsteht dort auch kein Schleim mehr, welcher die Lunge belasten und zu Husten führen könnte. Dies kann man auch im Sinne der Fünf-Wandlungsphasen-Theorie verstehen, wonach der Sohn (Lunge) auch Nutzen daraus zieht, wenn die Mutter (Milz) gekräftigt und gewärmt wird.

Sheng jiang reguliert das Nähr- und Abwehr-Qi

Zusammen mit der getrockneten Jujube *(Da zao)* harmonisiert der frische Ingwer das Ying-Qi (Nähr-Qi) und das Wei-Qi (Abwehr-Qi). Die süße, gelblich-rote Jujube geht in die Nähr-Qi-Schicht und der scharfe, weiß-gelbliche Ingwer geht in die Lungen-Leitbahn und verstärkt das der Lunge untergeordnete Abwehr-Qi. Hierbei hat *Da zao* eine nährende und bewahrende Funktion, während *Sheng jiang* zerstreuend wirkt. Mit dieser Kombination hilft man Patienten, die aufgrund einer Oberflächen-Leere die eingedrungenen pathogenen Faktoren nicht ausstoßen können. Jene Patienten schwitzen, ohne dass es ihre Erkältungssymptomatik verbessert. Diese beiden gegensätzlichen Arzneimittel ergänzen einander wie Yin und Yang und regulieren die Dysbalance des Nähr- und Abwehr-Qi. Außerdem führen sie zu einer Harmonisierung der gesamten Rezeptur. Deshalb fügen die meisten chinesischen Ärzte bei einem Großteil ihrer Rezepturen zum Abschluss diese beiden Kräuter hinzu. Li Dongyuan kommentierte dies so: „*Wenn man frischen Ingwer zusammen mit Jujuben anwendet, mehrt man mittels warmer Schärfe das ursprüngliche Qi von Milz und Magen, wärmt die Mitte und beseitigt Feuchtigkeit.*“[115]

Die entgiftende Wirkung von Ingwer

Über den gerade angesprochenen harmonisierenden Effekt auf alle Substanzen einer Rezeptur hinaus wirkt frischer Ingwer auch der Toxizität einiger giftiger Kräuter entgegen. Insbesondere vermag er die Toxizität von Aconit *(Fu zi)* und Pinellia *(Ban xia)* abzumildern. Dazu wird er im Allgemeinen mit Süßholz *(Gan cao)* oder Jujuben *(Da zao)* kombiniert – oder jene toxischen Kräuter werden vor ihrer Anwendung zusammen mit Ingwer abgekocht. Auch der aus Ingwer gepresste Saft eignet sich besonders gut zum Entgiften. Chen Cangqi schrieb, dass Ingwersaft *(Jiang zhi)* Toxine aus Arzneimitteln herauszulösen vermöge.[116] Und Li Dongyuan schrieb, dass *Sheng jiang* die Toxizität von Pinellia *(Ban xia)* kontrollieren könne.[117] Zur Illustration dieser Wirkung sei hier ein amüsanter Fallbericht aus der Song-Dynastie angeführt:

Ein richterlicher Beamter Namens Yang Lizhi aus der Stadt Chuzhou in der Provinz Guangxi litt einst an einer starken Rötung und Schwellung des Halses mit der Bildung von Ulzerationen. Jene Geschwüre der Halsschleimhaut begannen dann auch bald zu eitern und zu bluten, wogegen die gewöhnlichen Ärzte kein Mittel mehr wussten. Gerade zu jener Zeit kam der Arzt Yang Jilao nach Chuzhou und der Richter ersuchte ihn um Hilfe. Yang Jilao untersuchte den Richter gründlich und erkundigte sich auch eingehend nach seinen Ernährungsgewohnheiten. Dabei erfuhr er, dass der Richter oft und gerne Rebhühner aß. Nachdem er mit seiner Untersuchung fertig war, wies Yang Jilao den Richter an, ein Pfund Ingwer zu essen. Erst danach würde er ihm Arzneien geben. Der Richter wunderte sich darüber nicht wenig. Wenn man bei eitrigen Ulzerationen des Halses, was doch gewiss eine Hitze-Erkrankung darstellte, auch noch scharfen Ingwer äße, hieße das nicht, Öl ins Feuer zu gießen? Doch der Richter dachte andererseits auch, dass Yang Jilao ein sehr berühmter Arzt sei und er schon wissen wird, was er tue. Also begann er den Ingwer zu essen. Und zu seinem Erstaunen schmerzte das auch überhaupt nicht. Je mehr er davon aß, desto besser

[114] Zhen Quan, S. 36
[115] Li Shizhen, S. 954
[116] Li Shizhen, S. 954
[117] Hu Xiqin, S. 142

schmeckte er ihm. Der Ingwer erschien ihm auch gar nicht scharf, sondern süß und aromatisch. Nachdem er ein halbes Pfund gegessen hatte, ließen seine Halsschmerzen schon deutlich nach. Erst nachdem er das ganze Pfund aufgegessen hatte, schmeckte er die Schärfe heraus. Doch in diesem Moment hörten auch schon Blut und Eiter auf zu fließen und er war von seinem Leiden geheilt. Daraufhin fragte der Richter den Arzt, wie denn seine plötzliche Heilung zu erklären sei und Yang Jilao sagte: „Rebhühner fressen gerne Pinellia (Ban xia) – und da der Herr Richter gerne Rebhühner isst, hat sich das Gift von Pinellia im Hals des Richters akkumuliert und zu Halsabszessen geführt. Frischer Ingwer attackiert spezifisch das Gift von Pinellia. Deswegen verschwand die Erkrankung, sobald der Ingwer eintraf. [118]

Die Behandlung von Durchfall mit frischem Ingwer

Su Song beschrieb eine sehr einfache Behandlungsmethode für Durchfall. Man zerschneide frischen Ingwer mit dem Messer in sehr feine Streifen und gieße ihn zusammen mit einer reichlichen Portion von Teeblättern auf. Davon könne man nach Belieben trinken. Handle es sich um Hitze-Durchfall, soll man die Ingwerhaut belassen; handle es sich um Kälte-Durchfall, soll man die Ingwerhaut vorher abschälen.[119]

Ingwer zur Prävention von Erkrankungen

Ingwer ist ein gutes Beispiel für die fließende Grenze zwischen Nahrungs- und Arzneimitteln. Er wird als Gewürz und vielseitige Delikatesse genauso geschätzt wie als effektives Heilmittel. Der große Kräuterkenner Li Shizhen schrieb über ihn: *„Ingwer (Jiang) ist scharf und von intensivem Geschmack. Er vermag, Pathogene zu beseitigen und Übel abzuwehren. Man kann ihn sowohl roh als auch gar essen – oder auch in Essig, Sojasoße, Wein oder Salz eingelegt. Mit Honig verarbeitet, kann er als Beilage dienen. Man kann ihn zum Würzen benutzen, ihn mit Obst kombinieren oder als Arzneimittel anwenden. Er hat unzählige Anwendungsmöglichkeiten. Wenn man bei Tagesanbruch in die Berge geht und dabei ein Stück Ingwer lutscht, kann man damit die Feuchtigkeit des Nebels und anderes trübes Qi von sich fernhalten.“*[120]

Die heilsame und vorbeugende Wirkung des Ingwers spiegelt sich auch in vielen volkstümlichen chinesischen Sprichwörtern wider, wie zum Beispiel in diesen drei: *Eine Tasse Tee mit ein, zwei Ingwerscheiben stärkt den Magen und kann Kälte vertreiben. Isst man jeden Tag drei Ingwerscheiben, braucht der Arzt keine Medizin zu verschreiben.*

Am Morgen etwas Ingwer geschluckt, ist besser als ein Ginseng-Dekokt.[121]

Eine chinesische Redewendung sagt auch, dass man vor dem Zubettgehen frischen Rettich und nach dem Aufstehen frischen Ingwer essen solle. Damit meint man, dass Rettich die Verdauung unterstützt und Ingwer den Magen öffnet.[122]

Die äußerliche Anwendung

In der chinesischen Volksmedizin wird Ingwer auch bei Verstauchungen und Prellungen äußerlich angewendet. Das folgende Rezept stammt von Judy Lee aus Taiwan: Man zerstoße zarten frischer Ingwer zusammen mit feinen, weichen, aber noch ungekochten Nudeln und Reiswein zu einer Paste, die man auf die geschwollene, schmerzhafte Stelle aufträgt und mittels einer Binde befestigt. In Ermangelung jener weichen chinesischen Nudeln kann man im Westen gewiss auch geriebene Semmeln verwenden. Diese Methode belebt das Blut, beseitigt Blut-Stagnation, wirkt abschwellend und schmerzlindernd.

Außerdem kann man die wärmende und die Durchblutung fördernde Wirkung des Ingwers auch für Fußbäder nutzen. Für Menschen mit Neigung zu kalten Füßen ist dies eine wahre Wohltat. Zur kalten Jahreszeit tut ein Ingwerfußbad nicht nur einfach gut, sondern es stärkt auch die Abwehrkraft und beugt Erkältungen vor. Um den durchblutungsfördernden Effekt noch zu verstärken, kann man zum

[118] Wang Huanhua et al., Band 1, S. 151
[119] Yu Xiaoping et al., S. 823
[120] Li Shizhen, S. 954; Yu Xiaoping et al., S. 823
[121] Wang Huanhua et al., Band 1, S. 150
[122] Yu Xiaoping et al., S. 823

heißen Ingwerdekokt noch etwas Reiswein und Salz hinzugeben. Mit einem arzneilichen Fußbad aus Aconit *(Fu zi)*, Evodia *(Wu zhu yu)* und Ingwer *(Sheng jiang)* kann man auch Übelkeit und Erbrechen behandeln.[123]

Kontraindikationen

Aufgrund seiner warmen Natur neigt Ingwer dazu, Yin und Säfte zu schädigen. Patienten mit Yin-Mangel und Leere-Hitze sollten ihn also nur sehr vorsichtig verzehren oder ganz meiden. Kontraindiziert ist Ingwer auch bei Husten aufgrund von Lungen-Hitze und bei Erbrechen aufgrund von Magen-Hitze. Li Shizhen warnt auch davor, dass sich durch langfristigen Verzehr von Ingwer Hitze akkumulieren könne, welche die Augen schädige. Außerdem könne ein reichlicher Verzehr von Ingwer in Verbindung mit Alkoholkonsum ein latentes Hämorrhoidenleiden zum Ausbruch bringen. Auch Leute, die an Abszessen oder Geschwüren leiden, sollten Ingwer meiden, da ein reichlicher Verzehr zu „üblem Fleisch" führe.[124]

Man sagt auch, dass man nachts keinen Ingwer zu sich nehmen sollte, da dies das Qi blockiere. Denn Ingwer ist warm und scharf; er zerstreut nach außen. Doch nachts kehrt das Qi natürlicherweise nach innen ein. Wenn man mit Ingwer dieser sammelnden Bewegung entgegenwirkt, stört dies den natürlichen Rhythmus. Dies gilt selbstverständlich nur normalerweise. Im Falle einer Erkrankung mag es durchaus gute Gründe geben, Ingwer auch abends einzunehmen.

123 Ruan Ji-Yuan, S. 286

124 Li Shizhen, S. 954

KAPITEL

8 Namensgebung nach dem Anbaugebiet

Manche Kräuter haben ihren Namen nach ihrem Anbaugebiet in einer bestimmten Provinz, Region oder Stadt erhalten. An dieser Stelle sollen lediglich einige Beispiele für diese Art der Namensgebung vorgestellt werden.

Für viele Kräuter gilt die chinesische Provinz Sichuan als das Anbaugebiet, welches die beste Qualität an Kräutern hervorbringt. Manche Kräuter stammen ursprünglich aus Sichuan und werden bis heute noch vorwiegend dort angebaut, wie beispielsweise Chuanxiong Rhizoma *(Chuan xiong)* oder der Sichuanpfeffer, Zanthoxyli Pericarpium *(Chuan jiao)*. Deswegen benannte man diese Kräuter auch nach jener Region. Bei anderen Kräutern hat sich der Herkunftsort lediglich in Beinamen niedergeschlagen. Hier einige Beispiele für Kräuter, die einen ihrer Beinamen aufgrund ihrer Herkunft aus der Provinz Sichuan erhielten. Damit verbindet sich immer auch die Überzeugung, dass sich das jeweilige Kraut aus dieser Region auch durch besondere Eigenschaften auszeichnet, die das gleiche oder eng verwandte Kraut aus einer anderen Region nicht besitzt. Der Name der Provinz Sichuan (*Si Chuan* 四川) wird in den Kräuternamen entweder durch das Zeichen *chuan* 川 oder durch die traditionelle Bezeichnung dieser Region *shu* 蜀 repräsentiert.

- *Chuan jun* 川軍 („Der General aus Sichuan") = sichuanesische Variante von Rhei Radix et Rhizoma *(Da huang)*
- *Chuan lian* 川連 („Coptiswurzel aus Sichuan") = sichuanesische Variante von Coptidis Rhizoma *(Huang lian)*
- *Chuan duan* 川斷 („Dipsacuswurzel aus Sichuan") = sichuanesische Variante von Dipsaci Asperi Radix *(Xu duan)*
- *Chuan hong hua* 川紅花 („Rote Blüte aus Sichuan") = sichuanesische Variante von Carthami Tinctorii Flos *(Hong hua)*
- *Chuan jiao* 川椒 oder *Shu jiao* 蜀椒 („Sichuanpfeffer") = sichuanesische Variante von Zanthoxyli Pericarpium *(Hua jiao)*

Hinter einigen regionalen Namen verbergen sich sogar unterschiedliche botanische Arten von Pflanzen, denen jedoch in der chinesischen Medizin ähnliche Eigenschaften und Wirkungen zugesprochen werden, wie beispielsweise:

- *Guang mu xiang* = Aucklandiae Lappae Radix (aus Guangdong) – aber
- *Chuan mu xiang* = Vladimiriae Radix (aus Sichuan)
- *Chuan bei mu* = Fritilariae Cirrhosae Bulbus (aus Sichuan) – aber
- *Zhe bei mu* = Fritilariae Thunbergii Bulbus (aus Zhejiang)

Als Beispiele für die Bennung von Kräutern nach Städten seien der Beinname der Chrysanthemenblüte *Hang bai ju* 杭菊花 („Weiße Chrysantheme aus Hangzhou") und der Beinname der Päonienwurzel *Hang bai shao* 杭白芍 („Weiße Päonie aus Hangzhou") genannt. Diese Namen beziehen sich auf die in Hangzhou, der Hauptstadt der Provinz Zhejiang, angebauten Varianten dieser Pflanzen.

Manche Kräuter haben ihren Namen nach ihrer ursprünglichen Herkunftsregion erhalten. In der Antike war China noch kein zentral regiertes Reich, sondern ein Gebiet, das aus vielen kleineren und größeren Staaten bestand. Namen dieser antiken chinesischen Staaten, wie beispielsweise Wu, Shu oder Ba finden sich auch heute noch in Kräuternamen wieder und weisen auf die ursprüngliche Herkunft aus diesen Gebieten hin. Hier sollen die Evodia-Frucht *(Wu zhu yu)* als Beispiele für diese Gruppe von Arzneimitteln dienen.

8.1 *Wú Zhū Yú* 吳茱萸 (吴茱萸) Evodiae Fructus

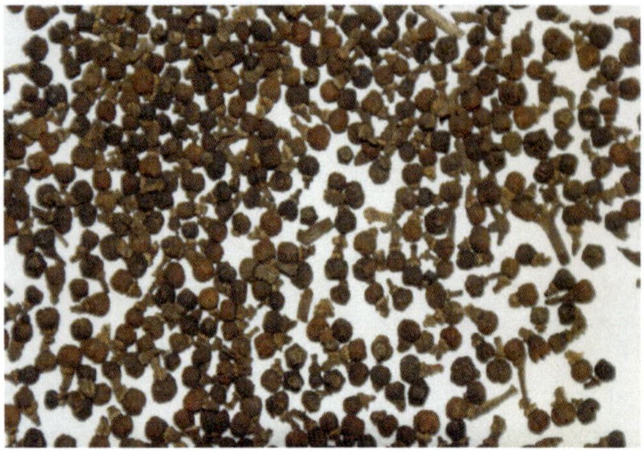

Abb. 8.1 *Wú Zhū Yú* 吳茱萸 (吴茱萸) Evodiae Fructus

- Pharmazeutische Bezeichnung: Evodiae Fructus
- Botanischer Name: Evodia (auch: Euodia) rutaecarpa
- Familie: Rutaceae (Rautengewächse)
- Deutscher Name: Stinkeschenfrucht
- Deutsche Übersetzung des chinesischen Namens: „Zhu-Stinkesche aus dem Königreich Wu"
- Beinamen: *Wú yú* 吳萸 („Stinkesche aus dem Königreich Wu"), *Chuān jiāng* 川薑 („Sichuan-Ingwer"), *Bì xié wēng* 辟邪翁 („Übel abwehrender alter Herr"),*Yào zhū yú* 藥茱萸 („Offizinelles *Zhu yu*"), *Dàn zhū yú* 淡茱萸 („Blasses *Zhu yu*")

Namen und Signaturen

Die Stinkesche ist in ganz China verbreitet und wächst auch in Europa und Amerika. Im deutschen Sprachraum hat man diesen Baum nach dem charakteristischen Geruch seiner Blüten benannt, welcher zwar Bienen anzieht, doch manche Menschen eher abstößt. Es gibt verschiedene Unterarten dieser Esche, die unterschiedlich große Früchte hervorbringen. Dabei ist man der Meinung, dass die kleinen Früchte aus dem Gebiet des antiken chinesischen Staates Wu die besten arzneilichen Qualitäten besäßen. Deswegen hatte man diese Droge nach dem Königreich Wu benannt. Dazu gibt es auch eine Legende, die sowohl die Herkunft dieser Arzneidroge als auch ihre Wirkung illustriert:

Während der Frühlings- und Herbst-Periode und der Zeit der Streitenden Reiche war das kleine und schwache Königreich Wu seinem militärisch überlegenen Nachbarstaat, dem Königreich Chu, tributpflichtig. Alljährlich wurde ein Gesandter des Königreiches Wu zum König von Chu geschickt, um ihm Tribut zu zollen und wertvolle Geschenke zu überreichen. Eines Jahres überbrachte der Gesandte des Königreiches Wu dem König von Chu eine Ladung der im Staate Wu angebauten und dort hoch geschätzten Arznei, die man Wu yu 吳萸 nannte. Doch mit dieser wohlgemeinten Geste hatte man sich verschätzt. Man hatte nicht bedacht, dass der König von Chu allein Gold, Silber, Perlen und Edelsteine schätzte. Beim Anblick dieser getrockneten Beeren fühlte er sich geradezu verhöhnt und jagte den Gesandten von Wu wutentbrannt fort, ohne ihn ein erklärendes Wort sagen zu lassen. Bei dieser unerfreulichen Szene im Palast des Königs von Chu war auch einer seiner Hofärzte zugegen. Dieser Arzt, der mit Familiennamen Zhu hieß, kannte und schätzte den Gesandten von Wu von früheren Begegnungen und eilte ihm nach, um mit ihm zu reden. Der Gesandte sagte ihm, dass diese Beeren eine Arznei ersten Ranges seines Heimatlandes seien. Diese Arznei habe die Funktion, die Mitte zu wärmen, Schmerzen und Erbrechen zu stillen und gegenläufiges Qi herabzuführen. Es behandle spezifisch Bauchschmerzen, Erbrechen und Durchfall aufgrund von Magen-Kälte. Der Gesandte meinte, er habe gehört, dass der König von Chu an Magen-Kälte-Bauchschmerzen leide, weswegen er ihm in diesem Jahr Wu yu als Geschenk dargeboten habe. Der Arzt war sehr beeindruckt von dem, was der Gesandte gesagt hatte und nahm die Droge Wu yu mit sich, um sie bei gegebenem Anlass auszuprobieren. Als der König von Chu sich einige Monate später Kälte zuzog und damit sein altes Leiden der Kälte-Bauchschmerzen wieder aktivierte, ließ er all seine Hofärzte rufen. Doch keiner der Ärzte vermochte diese heftigen, stechenden Bauchschmerzen, die sich anfühlten, als ob ihm jemand ein Messer in den Bauch rammte und umdrehte, erfolgreich zu behandeln. Da dachte der Arzt Zhu, dass dies eine hervorragende Gelegenheit sei, das Mittel aus Wu auszuprobieren. Er kochte rasch ein Dekokt daraus und gab es dem König zu trinken. Und nach sehr kurzer Zeit waren die Bauchschmerzen des Königs gestillt. Darüber war der König hocherfreut und er pries den Arzt Zhu. Dann fragte er den Arzt, was für ein Mittel er ihm denn gegeben habe. Darauf-

hin erinnerte der Arzt ihn an die Begebenheit vom letzten Jahr und sagte, dass es die Arznei des Gesandten von Wu war, die ihm geholfen habe. Als der König dies hörte, bereute er seine unfreundliche Reaktion vom letzten Jahr und ließ sofort Gesandte ins Königreich Wu schicken, um sich beim dortigen König zu entschuldigen. Außerdem ließ er auch in seinem Land Stinkeschen anpflanzen. Als einige Jahre später eine Pestilenz im Lande Chu viele Menschen an Brechdurchfall erkranken ließ, konnte mittels der Arznei Wu yu unzähligen Menschen das Leben gerettet werden. Hierbei war der Arzt Namens Zhu besonders engagiert und die einfache Landbevölkerung dankte es ihm, indem sie dem Namen dieses Arzneimittels noch den Familiennamen des Arztes hinzufügte. So ist aus dem ursprünglichen Wu yu 吳萸 der Name Wu zhu yu 吳朱萸 entstanden. Später wurde der Familienname Zhu 朱 von Gelehrten mit dem Klassenzeichen für Pflanzen versehen, wodurch die heute gebräuchliche Form des Namens Wu zhu yu 吳茱萸 entstanden ist.[1]

Die Rinde dieser Eschenart ist grün, was auf den Bezug dieser Pflanze zur Leber hinweist. Die jungen Früchte sind von gelblicher Farbe, was den Bezug zur Mitte erklärt. Die ausgereiften Früchte sind rot bis violett, was auf den Bezug zum Blut und somit auch zum Blut-Organ Leber hinweist. Arzneilich werden die noch nicht ganz reifen Früchte verwendet. *Wu zhu yu* gehört zu den Drogen, die lang gelagert werden müssen, um ihre volle Wirkung zu entfalten. Im getrockneten Zustand sind die Früchte dunkelbraun bis schwarz, wodurch auch ein Nieren-Bezug besteht.

Eigenschaften und Anwendungsgebiete

Wu zhu yu ist scharf, bitter, heiß und geringfügig toxisch. Es tritt in die Leitbahnen von Leber, Niere, Milz und Magen ein. Die Haupteigenschaften von *Wu zhu yu* sind, die Mitte zu wärmen, Schmerzen und Erbrechen zu stillen und gegensinnig aufsteigendes Qi herabzuführen. Es wurde bereits in der *Materia Medica des Göttlichen Landmannes* als Mittel der mittleren Kategorie aufgeführt. Dies bedeutet, dass es nur kurzfristig angewendet werden soll, wenn die Situation und die Konstitution des Patienten es erfordern. Schon in diesem Werk wurden die heute noch gültigen Funktionen dieses Mittels beschrieben: *„Wu zhu yu ist scharf und heiß. Es wärmt die Mitte, führt das Qi herab, stillt Schmerzen und beseitigt Feuchtigkeit-Blut-Bi[-Syndrome], vertreibt pathogenen Wind und öffnet die Poren. [Es behandelt] Husten durch gegensinnig aufsteigendes Qi sowie gleichzeitige Kälteaversion und Fieber.“*[2]

Durch seinen scharfen Geschmack und seine heiße Natur zerstreut *Wu zhu yu* Kälte, bewegt das Qi und stillt somit Schmerzen. Durch seinen bitteren Geschmack und seine heiße Natur trocknet es Feuchtigkeit aus. Vor allem behandelt man mit *Wu zhu yu* Kälte in den Leitbahnen der Leber und des Magens. Es lockert die Leber und harmonisiert wärmend die Mitte. Daher behandelt *Wu zhu yu* Beschwerden wie Kopfschmerzen, Magenschmerzen, Bauchschmerzen, Übelkeit, Erbrechen, vermehrten Speichelfluss oder hernienartige Bauchschmerzen aufgrund von Kälte, Feuchtigkeit oder Schleim in den Leitbahnen der Leber und des Magens.

Indem *Wu zhu yu* aufgrund von Kälte gegensinnig nach oben aufsteigendes Qi wieder herabführt, stillt es Erbrechen, saures Aufstoßen oder Husten. Kou Zongshi schrieb: *„Dieses Arzneimittel führt Qi so schnell herab wie kein anderes.“*[3] *Li Shizhen schrieb: „Wu zhu yu öffnet Stauungen, wandelt Stagnationen um, behandelt saures Aufstoßen und Jueyin-Schleim-Kopfschmerz.“*[4] Die Qi herabführende und Erbrechen stillende Wirkung von *Wu zhu yu* ist so stark, dass es mitunter, in entsprechenden Kombinationen, sogar angewandt wird, wenn diese Beschwerden durch Hitze bedingt sind. Die Rezeptur *Zuo Jin Wan*, die Erbrechen, Aufstoßen oder saures Aufstoßen aufgrund von Leber-Hitze behandelt, ist ein Beispiel hierfür. Darin wird *Wu zhu yu* mit der kalten Coptiswurzel *(Huang lian)* kombiniert. Doch in den überwiegenden Fällen wird *Wu zhu yu* bei reinen Kälte-Mustern angewandt. Die klassische Rezeptur, um Erbrechen, Durchfall, saures Aufstoßen oder Kopfschmerzen aufgrund von Leere-Kälte des Magens zu behandeln, ist *Wu Zhu Yu Tang* von Zhang Zhongjing.

[1] Wang Huanhua et al., Band 2, S. 56 f.; Hu Xian'guo, S. 172

[2] Zhu Shifeng, Band 2, S. 239; Li Shizhen, S. 1091

[3] Kou Zongshi, S. 87

[4] Li Shizhen, S. 1091

Indem *Wu zhu yu* sowohl den mittleren als auch den unteren Erwärmer wärmt, behandelt es Durchfall aufgrund von Yang-Mangel der Milz und der Niere. *Wu zhu yu* vertreibt also nicht nur eingedrungene Fülle-Kälte, sondern wärmt auch bei Leere-Kälte. Beispielsweise hat Meng Shen den wärmend supplementierenden Aspekt betont, als er schrieb: „*Wu zhu yu behandelt Dysenterie, stillt Durchfall, verstärkt Magen und Darm und kräftigt den Körper.*“[5]

Indem es Kälte aus der Leber-Leitbahn und dem Durchdringungsgefäß *(chong mai)* vertreibt, behandelt *Wu zhu yu* auch Unterleibsschmerzen oder eine verspätete Monatsblutung bei Frauen, wie z.B. in der Rezeptur *Wen Jing Tang* von Zhang Zhongjing.

In den *Verschiedenen Aufzeichnungen Berühmter Ärzte* heißt es: „*Wu zhu yu fördert [die Funktion der] fünf Speicherorgane. Es beseitigt Schleim und kaltes, gegensinnig aufsteigendes Qi. [Es wird auch angewendet, wenn] die Nahrung nicht verdaut wird. Es behandelt alle Arten von heftigen epigastrischen und abdominellen Schmerzen aufgrund von Kälte.*“[6]

Wenn also Magen- oder Bauchschmerzen auf Kälte zurückzuführen sind, kann man diese mittels *Wu zhu yu* behandeln, gleichgültig, ob es sich dabei aus der Sicht der Schulmedizin um gastroenterologische oder gynäkologische Schmerzen handelt.

Die äußerliche Anwendung

Bei der äußerlichen Anwendung wird *Wu zhu yu* zu Pulver zermahlen, mit Essig zu einer Paste verrührt und mittels Pflaster auf die Fußsohlen geklebt – etwa auf den Akupunkturpunkt Niere 1. Mittels dieser Methode kann man Feuer herabführen und Zungen- und Mundgeschwüre (Aphthen) oder Geschwüre im Hals behandeln. Diese Methode wurde bereits von Li Shizhen beschrieben.[7] Dabei kann man jeweils 6–12 g des Evodiapulvers pro Anwendung benutzen und dieses Pflaster 24 Stunden belassen. Mit dieser Methode kann man auch Bluthochdruck behandeln. Am besten macht man dies vor dem Schlafengehen. Nach einer in China durchgeführten Studie konnte man bei dieser Anwendung bereits nach 12 bis 24 Stunden eine Blutdrucksenkung beobachten, wobei sich auch die subjektiven Beschwerden der Patienten besserten. In leichten Fällen reichte eine Applikation, in schweren Fällen waren zwei bis drei notwendig.[8]

Auch chronische Verdauungsstörungen sprechen auf diese Methode gut an. Bei denselben Indikationen, die für die innerliche Anwendung gelten, kann man das mit Essig zu einer Paste verrührte Evodiapulver mittels Mulltuch und Pflaster auf dem Bauchnabel applizieren und dort etwa 12 Stunden belassen. Für jede Anwendung sollte man etwa 3 g des Pulvers nehmen. Damit kann man die Mitte wärmen, Bauchschmerzen und Durchfall stillen und die Verdauungsfunktion verbessern. Diese Methode ist insbesondere bei entgleister Magen-Darm-Funktion mit Durchfällen sehr effektiv und lässt sich auch bei Kindern gut anwenden.

Kontraindikationen

Da *Wu zhu yu* ein sehr heißes und leicht toxisches Mittel ist, muss man seine Anwendung besonders sorgfältig abwägen. Es kann leicht das Qi verbrauchen und Feuer entfachen. Wie Li Shizhen sagte, ist *Wu zhu yu* „*scharf und heiß. Es neigt dazu, das Qi mit sich zu reißen und Feuer zu entfachen. Es macht die Augen benommen und führt zu Abszessen.*“[9] Daher sollte man es nicht hoch dosieren oder langfristig anwenden. Bei Yin-Mangel mit Leere-Hitze ist es kontraindiziert. Die mit *Wu zhu yu* behandelten Beschwerden wie Bauchschmerzen, Erbrechen, saures Aufstoßen etc. können viele verschiedene Ursachen haben und nicht in jedem Fall darf man dieses Mittel anwenden. Das entscheidende Kriterium zur Anwendung von *Wu zhu yu* ist innerliche Kälte. Falls man bei der Diagnostik verborgene Hitze übersieht, kann der Patient leicht Furunkel, Abszesse, Halstrockenheit oder andere Hitzeprobleme entwickeln.

Um seine Toxizität zu verringern und somit unerwünschte Wirkungen wie die Reizung des Halses zu minimieren, wird *Wu zhu yu* üblicherweise mit Süßholz *(Gan cao)* präpariert. Diese Droge wird dann als *Zhi zhu yu* bezeichnet. Zum Abmildern kann man das Dekokt auch mit Zucker oder Honig süßen. Oft wird *Wu zhu yu* auch anstatt im Dekokt in der weniger reizenden Pillenform angewandt.

[5] Li Shizhen, S. 1091
[6] Li Shizhen, S. 1091
[7] Li Shizhen, S. 1091
[8] Wang Huanhua et al., Band 2, S. 59
[9] Li Shizhen, S. 1091

8

KAPITEL

9 Namensgebung nach der ausländischen Herkunft

Nicht wenige Heilpflanzen, die im antiken China nicht heimisch waren, sind aus anderen Ländern nach China eingeführt worden. Besonders viele Heilpflanzen sind aus dem indischen und tibetischen Raum nach China gelangt. Hierbei dürfte insbesondere der Wissenstransfer von Indien nach China im Rahmen der Ausbreitung des Buddhismus eine wichtige Rolle gespielt haben. Da Indien im Westen Chinas liegt, sind manche der eingeführten Drogen mit einem *xi* 西 versehen worden, um die Herkunft aus dem Westen anzuzeigen. Doch in späteren Jahrhunderten galt den Chinesen auch der Nahe Osten, Europa und schließlich das ganze Abendland, inklusive Amerika, als „Westen". Letzteres hat sich im Namen für den amerikanischen Ginseng (*Xi yang shen* 西洋參) niedergeschlagen, der weiter unten in diesem Kapitel beschrieben werden soll. Auch muss man bedenken, dass China in der Antike bei Weitem nicht so groß war wie heute. Die „Westterritorien", vor allem die heutigen Provinzen Qinghai und Gansu wie auch die autonome Region Xinjiang, sind früher als im Westen liegendes Ausland betrachtet worden sind. Daher wird mit „Westen" (*xi* 西) eine größere Gruppe von Heilpflanzen unterschiedlicher Herkunft bezeichnet. Beispiele hierfür sind die Wassermelone, Citrulli Vulgaris Fructus *(Xi gua)* und die Tamariskentriebe, Tamaricis Cacumen *(Xi he liu)*.

Außerdem trugen die China umgebenden Staaten im Altertum andere als die heute üblichen Namen. Indien wurde früher *Tian Zhu* 天竺 genannt und Korea *Gao Li* 高麗. Dies spiegelt sich in den Kräuternamen *Tian zhu huang* 天竺黄 für Bambusae Concretio silicea oder in *Gao li shen* 高麗參 für den koreanischen Ginseng wieder.

Im antiken China wurden die anderen Kulturen angehörenden Menschen in den umliegenden Ländern bekanntermaßen als Barbaren bezeichnet. Die nördlichen „Barbaren" wurden *Hu* 胡 genannt, die südlichen *Man* 蠻, die östlichen *Yi* 夷, und in westlichen Gefilden gab es noch die ethnische Gruppe der *Qiang* 羌. Diese Schriftzeichen findet man zum Teil auch in Namen von Kräutern wieder, die aus jenen Regionen stammen. *Yi* 夷 findet man in *Xin yi* 辛夷 für die Magnolienblüte (➤ Kap. 5.4). Das Zeichen *Qiang* 羌 findet man in *Qiang huo* 羌活 für Notopterygium oder im Beinamen der Walnuss *Qiang tao* 羌桃. Das Zeichen *hu* 胡 trifft man recht häufig in Kräuternamen an. Die beiden Arzneimittel Juglandis Semen *(Hu tao ren)* und Piperis Nigri Fructus *(Hu jiao)* sollen im Folgenden als Beispiele hierfür beschrieben werden. Auch der schwarze Sesam *(Hei zhi ma)* wird oft seiner ausländischen Herkunft wegen als *Hu ma* 胡麻 bezeichnet, was wörtlich „Hanf der Barbaren" heißt.

9.1 *Hú Táo Rén* 胡桃仁 Juglandis Semen

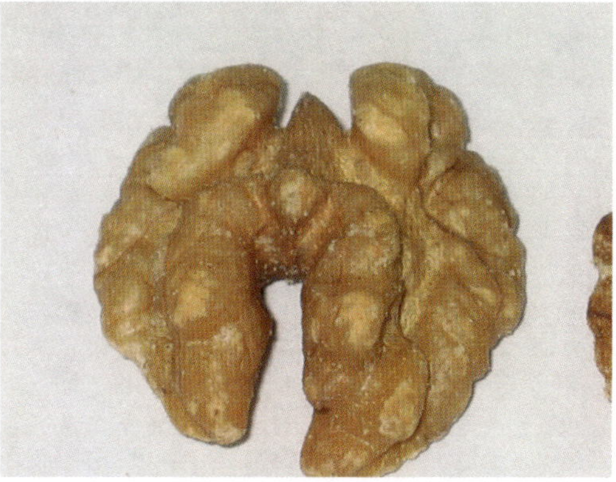

Abb. 9.1 *Hú Táo Rén* 胡桃仁 Juglandis Semen

- Pharmazeutische Bezeichnung: Juglandis Semen
- Botanischer Name: Juglans regia
- Familie: Juglandaceae (Walnussgewächse)
- Deutscher Name: Walnuss

- Deutsche Übersetzung des chinesischen Namens: „Kern des Barbarenpfirsichs"
- Beinamen: *Hú táo* 胡桃 („Barbarenpfirsich"), *Hé táo* 核桃 („Kernpfirsich"), *Hé táo rén* 核桃仁 („Kern des Kernpfirsichs"), *Hé táo ròu* 核桃肉 („Fruchtfleisch des Kernpfirsichs"), *Hú táo ròu* 胡桃肉 („Fleisch des Barbarenpfirsichs"), *Qiāng táo* 羌桃 („Pfirsich des Volkes der Qiang"), *Wàn suì zǐ* 萬歲子 („Zehntausend-Lebensjahre-Samen" oder „Langlebigkeitssamen")

Namen und Signaturen

Die Walnuss wurde der Legende nach von Zhang Qian 張騫, einem Glücksritter der Han-Dynastie, vor über 2000 Jahren aus den Gebieten in Chinas Westen nach China eingeführt und dort kultiviert.[1] Seinerzeit bezeichnete man alle jenseits der Landesgrenze lebenden Völker als Barbaren (*hu* 胡). Weil die Walnuss aus dem Ausland eingeführt worden ist und weil sie, wenn sie noch ihre grüne Außenhaut trägt, einem unreifen Pfirsich ähnelt, nannte man sie „Barbarenpfirsich", *Hu tao* 胡桃. Zwar hat die Walnuss mit dem Pfirsich geschmacklich nicht viel gemein, doch weisen die beiden Früchte sehr ähnliche strukturelle Charakteristika auf. Beide besitzen im Inneren einen Kern in einem hölzernen Gehäuse. Dieser Kern (*ren* 仁), der bei der Walnuss manchmal auch als „Fleisch" (*rou* 肉) bezeichnet wird, stellt bei beiden Früchten die hauptsächlich verwendete Droge dar. Das Kerngehäuse (*ke* 殼) ist bei beiden Früchten von mehr oder weniger viel Fruchtfleisch umgeben, welches beim Pfirsich sehr dick ist und angenehm süß schmeckt, bei der Walnuss aber sehr dünn und ungenießbar ist. Dieses Fruchtfleisch wiederum ist außen von einer Haut (*pi* 皮) überzogen. Diese Haut besitzt im Falle der Walnuss auch arzneiliche Eigenschaften. Laut Wang Ang ist die Haut wegen ihrer tiefgrünen bis schwarzen Farbe eine Droge, welche in die Niere eintritt und adstringierende Eigenschaften besitzt. Er schrieb: *„Die Haut [der Walnuss] ist adstringierend. Sie hält das Lungen-Qi zurück und beruhigt Atemnot, festigt die Niere und hält den Samen zurück. Doch wird dieses Arzneimittel heute nur selten benutzt. Allerdings ist es meiner Ansicht nach noch effektiver als Rosae laevigatae Fructus (Jin ying zi) und Nelumbinis Stamen (Lian xu)."*[2]

Die äußere grün-schwarze Haut der Walnuss wurde früher zum Schwarzfärben der Haare äußerlich angewendet. Die innerliche Anwendung wird relativ selten erwähnt. Neben der grün-schwarzen Farbe der im Spätherbst geernteten Früchte stellt die Form der Kerne die entscheidende Signatur der Walnuss dar. Jeder Leser wird schon einmal Walnüsse geknackt haben und kennt die besondere Form ihrer Kerne. Sie sind ähnlich gefurcht wie das menschliche Gehirn und besitzen ebenfalls zwei Hälften, die genau wie die beiden Hirnhemisphären durch einen Hiatus miteinander verbunden sind. Bei dieser augenfälligen Ähnlichkeit mit dem Gehirn wundert es nicht, dass die chinesen davon ausgehen, dass die Walnuss das Gehirn nährt. Auch hat sich im Westen, gestützt auf ernährungswissenschaftliche Forschung, herumgesprochen, dass Nüsse „Nervennahrung" sind, weswegen man Nussmischungen bekanntermaßen als „Studentenfutter" bezeichnet. In der chinesischen Medizin gehört das Gehirn der Niere und der Wandlungsphase Wasser an. Somit weist also sowohl die von Wang Ang beschriebene farbliche Signatur als auch die dem Gehirn ähnliche Form der Nüsse auf den Nieren-Bezug der Walnuss hin. Daher wird *Hu tao ren* bei Erkrankungen aufgrund von Nieren-Leere angewandt. Da *Hu tao ren* von warmer Natur und süßem Geschmack ist, supplementiert es insbesondere den Yang-Aspekt der Niere. Mit der Supplementierung der Niere geht ein lebensverlängernder Effekt einher. Dieser spiegelt sich auch in dem volkstümlichen Beinamen *Wan sui zi* („Zehntausend-Lebensjahre-Samen" oder „Langlebigkeitssamen") wider.

Eigenschaften und Anwendungsgebiete

Der Walnusskern ist süß und warm. Die den Kern überziehende Haut ist bitter und adstringierend. Der Walnusskern *(Hu tao ren)* tritt in die Leitbahnen der

[1] Li Shizhen, S. 1058

[2] Wang Ang, Rolle 3, S. 10

Lunge, der Niere und des Dickdarms ein. Diese Droge wärmt und supplementiert Lunge und Niere, beruhigt Atemnot und Husten und befeuchtet die Därme. Li Shizhen hat die Funktionen des Walnusskerns wie folgt zusammengefasst: *„[Hu tao ren] supplementiert Qi und nährt das Blut, befeuchtet Trockenheit, wandelt Schleim um, kräftigt das Lebenstor (Mingmen), fördert die Funktion des Dreifachen Erwärmers, wärmt die Lunge und befeuchtet die Därme. [Es] behandelt Leere-Kälte-Atemnot und Husten, Schweregefühl und Schmerzen in den Lenden und Beinen ....“*[3]

Auch heute noch wird die Walnuss in diesen Bereichen angewendet. Aufgrund ihrer wärmenden und supplementierenden Natur behandelt die Walnuss Husten, Atemnot oder Asthma aufgrund von Leere-Kälte bzw. Schwäche der Lunge und der Niere, wodurch das Qi von der Niere nicht gehalten werden kann und aufsteigt. Indem sie die Niere kräftigt und die Essenz festigt, behandelt sie auch Schwäche und Schmerzhaftigkeit in den Lenden und den unteren Extremitäten, Impotenz, Pollutionen und häufiges Wasserlassen. Durch ihre darmbefeuchtende Wirkung behandelt sie Obstipation aufgrund von Trockenheit der Därme. Dies macht die Walnuss zu einem idealen diätetischen Mittel für ältere Patienten, die nicht selten an Nieren-Schwäche und Obstipation aufgrund von Trockenheit der Därme leiden. Außerdem behandelt *Hu tao ren* Dysurie, insbesondere bei Steinbildungen im Harntrakt oder bei Harngrieß.

Um den unteren Wärmebereich wärmend zu supplementieren, wird der Walnusskern besonders häufig mit den Psoraleafrüchten *(Bu gu zhi* bzw. *Po gu zhi)* kombiniert. Wang Ang erklärt auch die Idee, die hinter dieser Kombination steht: *„Hu tao ... wird [oft] mit Bu gu zhi kombiniert. Ein Holz[-Kraut] und ein Feuer[-Kraut] supplementieren kraftvoll den unteren Wärmebereich. Hu tao gehört zum Holz und Po gu zhi zum Feuer. Beide zusammen besitzen den Zauber, der sich ergibt, wenn sich Holz und Feuer gegenseitig hervorbringen. Früher sagte man, dass Huang bai (Phellodendron) ohne Zhi mu (Anemarrhena) und Po gu zhi (Psoralea) ohne Hu tao (Walnuss) so seien wie Quallen ohne Garnelen.“*[4]

In diesem Sinne kann man diese beiden Drogen als synergistische Arzneimittel auffassen, die sich in ihrer Wirkung gegenseitig verstärken. Da die Nieren-Yang supplementierende Wirkung der Walnuss nicht sehr stark ausgeprägt ist, reicht ihre alleinige Anwendung im Allgemeinen nicht aus, um in diesem Bereich einen therapeutischen Effekt zu erzielen.

Die diätetische Anwendung der Walnuss

Neben der therapeutischen Anwendung in Dekokten wird die Walnuss auch häufig in der chinesischen Ernährungsheilkunde verwendet. Dabei wird sie entweder direkt gegessen oder als Reissuppe *(zhou)* zubereitet. Beide Verfahren sollen hier kurz beschrieben werden. In der *Materia Medica der Kaibao-Ära*, worin die Walnuss erstmals beschrieben worden ist, heißt es: *„[Die Walnuss] lässt [geschwächte und abgemagerte] Menschen wieder zu Kräften kommen und an Gewicht zunehmen. [Sie] befeuchtet die Haut und Muskeln und macht Bart wie auch Haare schwarz. Reichlicher Verzehr fördert die Miktion und beseitigt die fünf Arten von Hämorrhoiden.“*[5]

Der auf Ernährungsheilkunde spezialisierte Arzt Meng Shen meinte, dass man nicht zu viele Walnüsse auf einmal essen, sondern die Menge langsam steigern sollte. Am ersten Tag solle man mit einer Walnuss beginnen und dann alle fünf Tage eine weitere hinzufügen. Bei 20 Walnüssen pro Tag sollte man innehalten und den Zyklus von neuem beginnen. Meng Shen meinte, dass *Hu tao* den Appetit und das Essvermögen steigere, Blutgefäße, Knochen und Muskeln schmiere, Bart und Haare schwärze und ausgefallene Haare wieder neu wachsen lasse. Zum innerlichen Schwärzen der Haare empfahl er auch die Kombination mit schwarzem Sesam.[6]

Eine Reissuppe mit Walnusskernen *(He tao zhou)* bereitet man zu, indem man fünf bis zehn Walnusskerne zerstößt und sie zusammen mit etwa 60 g Reis zu einer dicken Reissuppe kocht. Diese kann man

[3] Li Shizhen, S. 1058

[4] Wang Ang, Rolle 3, S. 9

[5] Li Shizhen, S. 1058

[6] Meng Shen, S. 72

sowohl morgens als auch abends oder zwischendurch essen. Während der Qing-Dynastie hat der Arzt Wang Shixiong auch die Anwendung von Walnusskernen in Form einer dünnen Reissuppe gegen Steinbildungen im Harntrakt beschrieben. Auch jüngere Forschungsergebnisse bestätigen, dass Walnusskerne Steine im Harntrakt erweichen, verkleinern oder gar zu feinem Grieß auflösen können.[7]

Man sieht, dass die Walnuss ein sehr vielseitiges Arznei- und Nahrungsmittel ist. Auch unser europäischer Brauch, zur Weihnachtszeit Walnüsse zu essen, macht Sinn im Kontext der chinesischen Medizin, da der Winter die Wasserphase ist, in der man insbesondere die Niere supplementieren sollte.

Legenden und historische Fallgeschichten zur Walnuss

Bei Li Shizhen und Wang Ang werden zwei legendenartige Fallgeschichten geschildert, welche die Anwendungsmöglichkeiten der Walnuss bei Husten, Schleim und Asthma illustrieren: *„Hong Mai*[8] *erkrankte einst an einer Schleim-Erkrankung. Der Kaiser empfahl ihm ein Rezept, wonach er vor dem Schlafengehen drei Walnüsse zusammen mit drei Scheiben Ingwer gründlich zerkauen und mit heißem Wasser herunterspülen sollte. Diese Prozedur sollte dann noch einmal wiederholt werden. Danach sollte er sofort ins Bett gehen. Das, meinte der Kaiser, werde sein Leiden gewiss heilen. Hong Mai nahm die Walnüsse so ein, wie der Kaiser ihn geheißen hatte. Am nächsten Morgen schon war der Schleim vermindert und der Husten gestillt.“*[9]

Diese historische Fallgeschichte legt nahe, dass, wenn man *Hu tao ren* in seiner Schleim wandelnden Funktion benutzt, man es mit anderen Schleim wandelnden Drogen kombinieren sollte, da diese Funktion bei *Hu tao ren* allein nicht sehr stark ausgeprägt ist. Bei diesem Muster handelte es sich offenbar um Schleim aufgrund von Leere-Kälte, wodurch die Umwandlung von Flüssigkeiten aus der Nahrung in physiologische Körperflüssigkeiten gestört war. Indem man mit Walnüssen und Ingwer die Transformation von Flüssigkeiten im unteren und mittleren Wärmebereich fördert, wird der Schleimbildung die Grundlage entzogen.

In der zweiten dieser legendenartigen Fallgeschichten geht es um die Behandlung von Leere-Asthma bei einem Kind:

„Der jüngste Sohn von Hong Ji, noch im Säuglingsalter, erkrankte einst an einer Schleim-Erkrankung mit Atemnot und Keuchen. Er hatte schon seit fünf Tagen und fünf Nächten keine Milch mehr getrunken und der behandelnde Arzt meinte, dass sich die Erkrankung in einem sehr kritischen Stadium befinde. Da erschien seiner Frau im Schlaf Guanyin [die buddhistische Göttin der Barmherzigkeit] und offenbarte ihr ein Rezept. Sie sollte ihrem Kind ein Dekokt aus Ginseng und Walnüssen (Ren Shen Hu Tao Tang) bereiten. Hong Ji beeilte sich daraufhin, Ginseng und Walnüsse zu besorgen. Dann bereiteten sie ein Dekokt aus einem daumenbreiten Stück Ginseng und einer Walnuss (Hu tao rou) zu und flößten dies ihrem Kind ein. Daraufhin ließ das Keuchen nach. Am nächsten Tag wiederholten sie diese Anwendung, entfernten aber zuvor die Haut der Walnuss mittels kochenden Wassers. An diesem Tag wirkte das Dekokt nicht und das Kind fing wieder an zu keuchen. Infolgedessen beließen sie die Haut auf den Walnüssen, wenn sie diese abkochten. Nach zwei Nächten war die Erkrankung dann geheilt … Daraus lässt sich schlussfolgern, dass Ginseng Atemnot beruhigt und Walnuss samt ihrer Haut adstringierend auf die Lunge wirkt.“[10]

Eine ähnliche Rezeptur wird in der *Enzyklopädie der Materia Medica* an anderer Stelle noch einmal erwähnt. Sie besteht aus Walnusskernen *(He tao ren)*, Ginseng *(Ren shen)* und Bittermandeln *(Xing ren)*. Diese Drogen werden mit Honig zu Pillen verarbeitet und sollen chronischen, unstillbaren Husten stillen.[11]

Die Walnuss mit und ohne Haut

Man kann die Walnuss wahlweise mit oder ohne Haut anwenden, was deren Wirkung erheblich ver-

[7] Wang Huanhua et al., Band 2, S. 188 f.

[8] Hong Mai 洪邁 (1123—1202), berühmter Literat der südlichen Song-Dynastie.

[9] Li Shizhen, S. 1058; Wang Ang, Rolle 3, S. 9

[10] Li Shizhen, S. 1058 f.; Wang Ang, Rolle 3, S. 9

[11] Li Shizhen, S. 1058

ändert. Die unterschiedlichen Wirkungen der Walnuss mit und ohne Haut lassen sich schließlich auch ganz einfach von ihrer Geschmacksqualität ableiten. Die Haut verleiht der Walnuss eine bittere und adstringierende Qualität, weswegen die Walnuss mit Haut das Lungen- und Nieren-Qi zurückzuhalten und zu festigen vermag. Also sollte man immer, wenn man den adstringierenden und festigenden Effekt betonen möchte, also insbesondere bei Pollutionen, häufigem Wasserlassen, Husten, Atemnot und Asthma, die Walnuss mit Haut verwenden. Wenn es um den nährenden Aspekt geht, also z.B. in der Rekonvaleszenz, ist beides denkbar. Wenn man den darmbefeuchtenden Aspekt betonen möchte, sollte man die Walnuss ohne Haut anwenden. So schreibt auch Wang Ang: *„Zur Befeuchtung von Trockenheit und zum Nähren des Blutes entferne man die Haut, zum Adstringieren und Zurückhalten belasse man sie.“*[12]

Kontraindikationen

Die Walnuss darf als warmes Mittel nicht in Fällen von Yin-Mangel mit Leere-Feuer, Schleim-Feuer oder anderen Hitze-Erkrankungen angewendet werden. Mehrere klassische Autoren warnten, dass sie bei übermäßigem Verzehr die Entstehung von Schleim begünstige und das Nieren-Feuer errege.[13] Die Walnuss eignet sich also nur zur Behandlung von Patienten von Leere-Kälte-Konstitution. In Fällen von Hitze sollte es weder als Arznei- noch als Nahrungsmittel konsumiert werden.

Die Walnussschale Die hölzerne Schale der Walnuss *(Hu tao ke)* kann auch arzneilich verwendet werden. Li Shizhen schrieb, dass sie in oberflächlich verkohltem Zustand benutzt wird, um Menorrhagien oder extramenstruelle Uterusblutungen zu stillen.[14]

12 Wang Ang, Rolle 3, S. 10
13 Li Shizhen, S. 1058; Meng Shen, S. 72
14 Li Shizhen, S. 1060

9.2 *Xī Yáng Shēn* 西洋參 (西洋参) Panacis Quinquefolii Radix

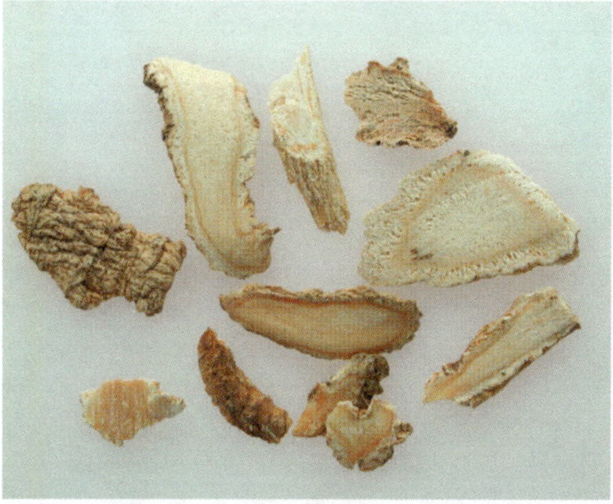

Abb. 9.2 *Xī Yáng Shēn* 西洋參 (西洋参) Panacis Quinquefolii Radix*

- Pharmazeutische Bezeichnung: Panacis Quinquefolii Radix
- Botanischer Name: Panax quinquefolium
- Familie: Araliaceae (Araliengewächse, Efeugewächse)
- Deutscher Name: Amerikanischer Ginseng
- Deutsche Übersetzung des chinesischen Namens: „Westlicher Ginseng“ oder „Abendländischer Ginseng“
- Beinamen: *Měi guó shēn* 美國參 („Amerikanischer Ginseng“), *Huā qí shēn* 花旗參 („Blumenbannerginseng“), *Xī yáng rén shēn* 西洋人參 („Westlicher Ginseng“)

Namen und Signaturen

Der amerikanische Ginseng ist nach seiner Herkunft und seiner Ähnlichkeit mit dem chinesischen Ginseng *(Ren shen)* benannt worden. Er wird in Nordamerika, also in den USA und in Kanada, angebaut. Er wächst allerdings auch in Europa. Er ist botanisch gesehen ein naher Verwandter des asiatischen Ginsengs *(Ren shen)*. In Nordamerika scheint er schon seit ewigen Zeiten wild zu wachsen, doch wurde er erst im achtzehnten Jahrhundert entdeckt. Selbst den amerikanischen Ureinwohnern schien der Ginseng nicht als Heilmittel bekannt gewesen zu sein. Wie kam es nun zur Entdeckung des amerikanischen Ginsengs? Dies hat wiederum mit dem chinesischen Ginseng zu tun. Im Jahre 1697 hielt ein französischer Gelehrter in Frankreich eine Vorlesung über die medizinische Anwendung des chinesischen Ginsengs und erregte damit ein erstes Interesse der Europäer. Gut 20 Jahre später brachte ein englischer Missionar, der während seiner missionarischen Tätigkeit in China großen Gefallen am Ginseng gefunden hatte, einige Proben dieses Arzneimittels mit nach England zurück. Darüber hinaus veröffentlichte er im Journal der königlichen Akademie einen Artikel über den Ginseng. Damit erregte er beträchtliches Interesse der europäischen Fachwelt. Dieser Artikel, der auch Abbildungen des Ginsengs enthielt, gelangte von England sogar nach Kanada, wo er in die Hände eines in Quebec lebenden Priesters fiel, der sich dafür begeisterte. Er dachte sich, dass das Klima, die Vegetation und die Bodenverhältnisse in Kanada denen in Nordchina sehr ähnlich seien, und folgerte, dass es in Nordamerika möglicherweise auch Ginseng gebe. So heuerte er also Indianer an, die sich im kanadischen Bergland auf die Suche nach Pflanzen machen sollten, die dem Ginseng ähnelten. Es vergingen zwei Jahre, dann hatte man schließlich in Südkanada, in den Wäldern von Montreal, eine Pflanze gefunden, die offensichtlich der gleichen Familie wie der asiatische Ginseng angehörte. Dies löste in Nordamerika einen wahren Ginsengrausch aus. In Süd- und Ostkanada sowie in den nordamerikanischen Küstenregionen des Atlantischen Ozeans wurden nach und nach immer mehr Ginsengpflanzen entdeckt und ausgegraben. Doch trotz dieser Euphorie war die Nachfrage bei der nordamerikanischen Bevölkerung nicht so groß, dass sie mit diesem plötzlichen Überangebot schritthalten konnte. Daher wurde und wird der größte Teil des amerikanischen Ginsengs nach China exportiert. So gelangte der amerikanische Ginseng also Mitte des achtzehnten Jahrhunderts zum ersten Mal nach China. Zu dieser Zeit wurde er dann auch von Zhao Xuemin in seinem Werk *Auslassungen der Enzyklopädie der Materia Medica* und von Wu Yiluo in seiner *Gründlich Überarbeiteten Materia Medica* aus der Sicht der chinesischen Medizin beschrieben. Dies löste dann eine Westginsengmode in China aus. So wird beispielsweise berichtet, dass die Kaiserin Cixi den amerikanischen Ginseng in enorm hohen Mengen konsumierte.[15]

Die Signaturen entsprechen denen des chinesischen Ginsengs. Die äußere Wurzelhaut ist gelb, was einen Bezug zur Milz herstellt. Entfernt man die äußere Wurzelhaut, kommt die weiße Kernwurzel zum Vorschein, die auf den Bezug zur Lunge und zum Qi hinweist.

Eigenschaften und Anwendungsgebiete

Xi yang shen ist süß, leicht bitter und kühl. Er tritt in die Leitbahnen von Lunge, Milz, Herz und Niere ein. Der amerikanische Ginseng ähnelt in seinen Eigenschaften weitgehend dem asiatischen Ginseng. Der entscheidende Unterschied zwischen beiden besteht im Temperaturverhalten. Während der asiatische Ginseng je nach Aufbereitungsart leicht warm bis sehr warm ist, ist der amerikanische Ginseng kühl. Manche Autoren nennen ihn sogar kalt. Doch dieses „kalt" ist nicht ganz wörtlich zu nehmen; es ist eher als Betonung der Gegensätzlichkeit zum warmen asiatischen Ginseng zu verstehen. Er besitzt nicht die Kälte von Drogen wie Asparagi Tuber *(Tian men dong)* oder Ecliptae Herba *(Han lian cao)*, sondern maximal die Kühle von Adenophorae seu Glehniae Radix *(Sha shen)* oder Polygonati odorati Rhizoma *(Yu zhu)*. Die letzteren beiden Drogen gelten auch als möglicher Ersatz für den vergleichsweise teuren amerikanischen Ginseng. Doch darf man den amerikanischen Ginseng auch nicht als bloßes Yin-Tonikum ansehen. Er besitzt durchaus ein kräftiges Temperament und gleicht doch eher dem kraftvoll Qi supplementierenden chinesischen Ginseng als jenen vergleichsweise milden Yin supplementierenden Mitteln. Der berühmte Arzt der Qing-Dynastie Zhang Xichun beschrieb den amerikanischen Ginseng als Qi- und Blut-Mittel: *„Xi yang shen ist süß, leicht bitter und von kühler Natur. Er vermag sowohl Qi als auch Blut zu supplementieren. Da er kühlend supplementiert, kann man ihn in all jenen Fällen anwenden, in denen man Ren shen ge-*

[15] Wang Huanhua et al., Band 1, S. 189 f.

ben möchte, [der Patient] aber die Wärme von Ren shen nicht verträgt.“[16]

In der *Gründlich Überarbeiteten Materia Medica* von Wu Yiluo heißt es über den amerikanischen Ginseng: *„Er supplementiert die Lunge und führt Feuer herab; er erzeugt Körperflüssigkeiten und beseitigt Nervosität und Erschöpfung.“*[17]

Der amerikanische Ginseng wird oft angewandt, wenn in der Folge von febrilen Erkrankungen Beschwerden wie Mund- und Halstrockenheit, chronisches geringgradiges Fieber und Nervosität bestehen. Diese Symptome weisen darauf hin, dass Yin und Körperflüssigkeiten durch die Hitze geschädigt worden sind. *Xi yang shen* hilft hier, diese Substanzen wieder zu regenerieren. Indem er das Lungen-Qi und -Yin supplementiert, behandelt er Lungen-Leere-Husten mit entweder trockenem Husten oder mit Abhusten von blutig tingiertem Sputum. Auch bei chronischem Asthma ist *Xi yang shen* ein wichtiges Arzneimittel. Gleichermaßen supplementiert der amerikanische Ginseng das Magen-Yin, wodurch er Mundtrockenheit und Appetitlosigkeit behandelt.

Kontraindikationen

Wegen seiner kühl-befeuchtenden Natur ist der amerikanische Ginseng bei Feuchtigkeit-Kälte-Mustern und wegen seiner Qi supplementierenden Potenz ist er bei Qi-Stagnation mit Stauungsfeuer kontraindiziert.

[16] Zhang Xichun: *Zhong Yao Qin Shi Ji*, S. 31
[17] Ruan Daxiang, S. 18

9.3 *Hú Jiāo* 胡椒 Piperis Nigri Fructus

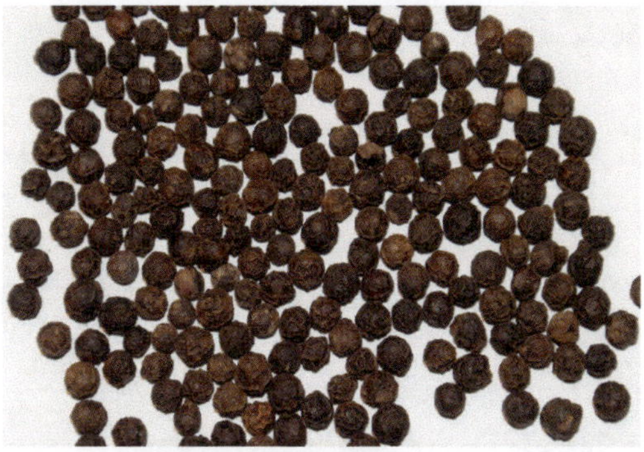

Abb. 9.3 *Hú Jiāo* 胡椒 Piperis Nigri Fructus

- Pharmazeutische Bezeichnung: Piperis Nigri Fructus
- Botanischer Name: Piper nigrum
- Familie: Piperaceae (Pfeffergewächse)
- Deutscher Name: Schwarzer Pfeffer
- Deutsche Übersetzung des chinesischen Namens: „Barbarenpfeffer“
- Beinamen: *Hēi hú jiāo* 黑胡椒 („Schwarzer Barbarenpfeffer“), *Hú jiāo shí* 胡椒實 („Pfefferfrucht“), *Hēi chuān* 黑川 („Schwarzer Sichuanpfeffer“)

Namen und Signaturen

Der schwarze Pfeffer stammt ursprünglich aus Indien und wird heute in ganz Südostasien sowie in südlichen Provinzen Chinas angebaut. Die Verwendung als Arzneimittel in China lässt sich auf die Tang-Dynastie zurückführen, womit der Pfeffer in China also eine etwa 1400-jährige Geschichte hat. Viele aus dem Ausland eingeführten Arzneimittel oder Gemüsesorten wurden in etwas arroganter Weise als „barbarisch“ (*hu* 胡) bezeichnet, was man vielleicht wertneutral auch als „nicht-chinesisch“ übersetzen könnte. Der volkstümliche Beiname *Hei chuan* 黑川 („Schwarzer Sichuanpfeffer“) bezieht sich nicht, wie man annehmen könnte, auf seine Herkunft aus der Provinz Sichuan, sondern reflektiert die damalige Ansicht der Chinesen, dass der Sichuanpfeffer das eigentliche scharfe Gewürz sei. Alle anderen pfefferartigen Gewürze wurden ihm begrifflich untergeordnet. Dies entspricht der gleichen Logik, nach der wir Orangen als Apfelsinen, wörtlich „chinesische Äpfel" bezeichnen. Aus botanischer Sicht haben der indische schwarze Pfeffer und der Sichuanpfeffer genau so wenig miteinander zu tun, wie Apfelsinen und Äpfel.

Die wohl jedermann bekannten Pfefferkörner sind die runden Früchte der Pfefferpflanze. Diese sind anfangs grün und werden, wenn sie reif sind, rot. Die schwarze Farbe stellt sich erst nach dem Trocknen ein. Wenn man die reifen Pfefferfrüchte mehrere Tage lang in Wasser einweicht und die äußere Schicht entfernt, erhält man Pfeffer mit einer gräulich-weißen Oberfläche. Dies ist der weiße Pfeffer (*Bai hu jiao* 白胡椒 oder *Bai chuan* 白川). Die noch unreifen Pfefferfrüchte sind grün und sollen noch schärfer sein als die reifen. Diese werden allerdings nicht medizinisch verwendet.

Was seine Signaturen betrifft, so steht die rote Farbe seiner reifen Früchte für das feurige Temperament des Pfeffers. Dies ist jedoch nicht vornehmlich im Sinne der Fünf-Wandlungsphasen-Theorie zu verstehen. Dem Pfeffer wird in der chinesischen Medizin kein Bezug zur Herz-Leitbahn nachgesagt. Es heißt lediglich, dass er in die Leitbahnen von Magen und Dickdarm eintrete. Jedoch ist seine Wirkung nicht allein auf diese beiden Leitbahnen und Organe beschränkt. Als scharfe Droge hat der Pfeffer einen direkten Bezug zur Wandlungsphase Metall und tritt nicht nur in den Dickdarm, sondern auch in die Lunge ein. Jedoch hat sich dieser Lungenbezug in der chinesischen Medizin nicht in der Behandlung von Erkrankungen etabliert. In der ayurvedischen Medizin ist der schwarze Pfeffer unter anderem auch als Sekretolytikum und Expektorans bekannt und ihm wird eine Wirkung auf das Atmungsgewebe nachgesagt.[18] In der chinesischen Medizin tritt dieser Lungenbezug nur bei der Benennung der Nebenwirkungen in Erscheinung. Mehrere klassische Autoren schreiben, dass Pfeffer bei Überdosierung die Lunge schädige.[19]

Offenbar hat der Pfeffer noch einen Nieren-Bezug, was aufgrund der schwarzen Farbe der getrockneten Droge auch naheliegend ist. Dies soll anhand zweier klinischer Berichte belegt werden. In China hat ein zeitgenössischer Arzt ein Behandlungsverfahren für chronische Nephritis mit sehr fein gemahlenem Pfeffer entwickelt. Dabei werden jeweils drei frische Hühnereier oben aufgeklopft. Aus diesem Loch wird etwas Eiklar ausgekippt und dafür werden 0,3–0,5 g Pfefferpulver hineingegeben. Das Loch wird dann mittels Mehl wieder zugestopft und mit feuchtem Papier abgedeckt. Dann stellt man die Eier mit dem Loch nach oben in einen Dämpfkorb und dämpft sie gar. Vor dem Essen pellt man die Eierschale ab und isst dann jeweils ein Ei vor den Hauptmahlzeiten auf leeren Magen, also drei Eier pro Tag. Kinder essen nur eines dieser Eier pro Tag. Außerdem behandelt man sie durch Auflegen einer Pfeffer-Essig-Paste auf den Punkt Ren 9 *Shuifen*, ein *cun* oberhalb des Bauchnabels. Diese Auflage befestigt man mit einem Pflaster. Sieben Tage stellen einen Behandlungszyklus dar; danach wird eine dreitägige Pause eingelegt.[20] In einer anderen klinischen Beobachtungsstudie applizierte man eine Paste aus jeweils 7 gemahlenen Pfefferkörnern und 7 frischen Frühlingszwiebelköpfen *(Cong bai)* auf dem Bauchnabel, um Harnretention zu behandeln, wobei man zufriedenstellende Ergebnisse erzielte.[21] Da der schwarze Pfeffer in der ayurvedischen Medizin ebenso als Aphrodisiakum gilt[22], kann man annehmen, dass er auch das Nieren-Yang wärmt. Auch Ri Huazi erwähnte unter anderem einen Nierenbezug: *„Hu jiao vermag die fünf Speicherorgane zu regulieren, das Nieren-Qi zu kräftigen und Kälte-Dysenterie zu behandeln. Es tötet die Gifte von [verdorbenem] Fleisch, Fisch, Schildkröten oder Pilzen bzw. Schimmel ab."*[23]

Huang Gongxiu sprach dem Pfeffer jedoch eine das Nieren-Yang supplementierende Wirkung ab. Er schrieb: *„Pfeffer ist scharf und heiß. Er ist reines Yang. Seine Hitze ist noch stärker als die des Sichuanpfeffers (Shu jiao). Er ist in all jenen Fällen effektiv, in denen das [physiologische] Feuer geschwächt ist und Kälte eindringt, wenn Schleim und Nahrung im Inneren stagnieren, der Darm schlüpfrig ist und es zu Kälte-Dysenterie … und Bauchschmerzen kommt,*

[18] Kaufhold, P., Phytomagister: Pfeffer, schwarzer
[19] Li Shizhen, S. 1089

[20] Wang Huanhua et al., Band 2, S. 136
[21] Gao Xuemin, *Zhong Yao Xue*, S. 283
[22] Kaufhold, P., Phytomagister: Pfeffer, schwarzer
[23] Li Shizhen, S. 1089

oder in Fällen von Magen-Kälte mit Erbrechen von Wasser … Doch dieses Mittel vermag lediglich Kälte zu zerstreuen. Anders als Zimtrinde (Rou gui) und Aconit (Fu zi) supplementiert es nicht das Feuer [des Lebenstores] und mehrt nicht das Ursprungs-Qi."[24]

Bei der Inkorporierung des Pfeffers in die chinesische Materia Medica sind also nicht einfach die ayurvedischen Indikationen übernommen worden. Aufgrund eigener Prüfung und Erfahrung kamen chinesische Ärzte zu teilweise anderen, auch untereinander nicht einheitlichen Schlüssen. Doch wie es scheint, hat man, möglicherweise aufgrund von Abwertung des Fremden, sein Potenzial nicht voll ausgeschöpft und nur einen Teil seiner Anwendungsmöglichkeiten genutzt.

Eigenschaften und Anwendungsgebiete

Der schwarze Pfeffer ist scharf und warm; er tritt hauptsächlich in die Leitbahnen von Magen und Dickdarm ein. In der chinesischen Medizin hat sich der Pfeffer hauptsächlich als Mittel zur Behandlung von Kälte in Magen und Dickdarm etabliert und die von Ri Huazi und Huang Gongxiu aufgeführte Indikation der „Kälte-Dysenterie" kann als eine seiner Hauptindikationen gelten. Er wird vor allem bei Übelkeit, Erbrechen, Appetitlosigkeit, Magenschmerzen, Bauchschmerzen und Durchfall aufgrund von Kälte in Magen und Darm oder Leere-Kälte von Milz und Magen angewandt. Li Shizhen schrieb: *„Pfeffer wärmt Magen und Darm. Er beseitigt Kälte und Feuchtigkeit, [behandelt dadurch] Übelkeit, Erbrechen und Druckgefühl [im Bauch] aufgrund von Leere[-Kälte] und Kälte-Akkumulation …*"[25]

Und Kou Zongshi schrieb: *„Hu jiao beseitigt Kälte und Schleim aus dem Magen [mit] Erbrechen von Wasser [oder] Erbrechen direkt nach dem Essen. Wenn man Hu jiao zu hoch dosiert, verbraucht es das Qi. Bei Kälte und Schlüpfrigkeit des Dickdarms kann man Hu jiao auch benutzen, doch muss man es hierbei mit anderen Mitteln kombinieren.*"[26]

Den hier angesprochenen potenziell gefährlichen Aspekt haben auch andere Autoren erwähnt. Möglicherweise war diese ungestüme, „wilde" Natur des Pfeffers auch für die Benennung als „Barbarenpfeffer" mitverantwortlich.

Zhu Danxi, der stets darum bemüht war, das Yin zu bewahren, merkte auch kritisch an: *„Hu jiao ist eine Feuer-Droge und seiner Natur nach austrocknend. Ihn zu essen erquickt das Zwerchfell. Sehr viele Leute essen gerne Pfeffer. Doch nach längerer Zeit der Einnahme wird dadurch das Qi von Milz, Magen und Lunge schwer geschädigt. Bei der Behandlung akuter Erkrankungen ist der Nutzen jedoch größer als der Schaden.*"[27]

Kontraindikationen

In allen Fällen von Yin-Mangel, insbesondere bei Leere-Hitze, ist Pfeffer streng kontraindiziert. Bezüglich der schädigenden Wirkung von Pfeffer, selbst wenn er lediglich als Gewürz benutzt wird, hatte der große Kräuterkenner Li Shizhen der Nachwelt einen ganz persönlichen Erfahrungsbericht hinterlassen: *„Pfeffer ist sehr scharf und heiß. Er ist ein Arzneimittel von reinem Yang. Es ist indiziert bei Patienten mit Kälte und Feuchtigkeit des Magens und des Darms. Wenn ihn Leute essen, die an einer Hitze-Erkrankung leiden, dann wird dies Feuer erregen, das Qi schädigen und auch Blut und Yin verbrauchen.*

Ich selbst aß von klein auf sehr gerne Pfeffer und litt Jahr für Jahr an Augenerkrankungen. Doch damals kam ich nie auf den Gedanken, dass dies mit meinem Pfefferkonsum zusammenhängen könnte. Erst später wurde mir nach und nach klar, was für ein extremes und potenziell schädliches Mittel Pfeffer ist. Daher nahm ich keinen Pfeffer mehr zu mir, auch wenn mir dies schwerfiel. So gesundeten meine Augen von allein. Es gibt Menschen, die brauchen nur ein oder zwei Pfefferkörner zu essen – und schon verspüren sie eine trockene Reizung in den Augen oder die Sicht

9

[24] Huang Gongxiu, S. 123
[25] Li Shizhen, S. 1089
[26] Kou Zongshi, S. 98
[27] Li Shizhen, S. 1089

wird verschwommen. Dieser Zusammenhang ist früher noch niemandem aufgefallen. Es ist wohl so, dass die Schärfe des Pfeffers das Qi mit sich reißt und seine Wärme Feuer unterstützt, denn sowohl Qi als auch Geschmack sind beim Pfeffer sehr kräftig. Menschen, die an Erkrankungen des Halses, der Mundhöhle oder der Zähne leiden, sollten Pfeffer ebenfalls meiden. In jüngster Zeit kombinieren manche Ärzte Pfeffer oft mit Phaseoli radiati Semen (Lü dou). Diese Kombination besitzt durchaus therapeutischen Effekt. Dies liegt darin begründet, dass Lü dou kalt ist und Hu jiao heiß. Dies ist eine passende Kombination von Yin und Yang, in der Lü dou das toxische Potenzial von Hu jiao zu unterdrücken vermag."[28]

Die Augen sind durch die Magen-Leitbahn eng mit dem Magen verbunden. Schließlich beginnt die Magen-Leitbahn direkt in der Augenhöhle. Hitze hat natürlicherweise die Tendenz aufzusteigen und so manifestiert sich eine durch Pfeffer oder andere heiße Nahrungsmittel induzierte Magen- und Dickdarm-Hitze häufig im Gesicht und in den Augen.

[28] Li Shizhen, S. 1089

KAPITEL

10 Namensgebung nach Tieren

10.1 *Niú Xī* 牛膝 Achyranthis Bidentatae Radix, Cyathulae Radix

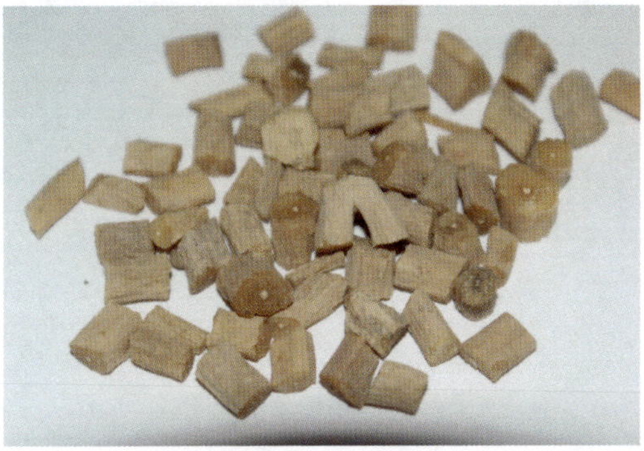

Abb. 10.1 *Niú Xī* 牛膝 Achyranthis Bidentatae Radix, Cyathulae Radix

- Pharmazeutische Bezeichnungen: Achyranthis Bidentatae Radix *(Huai niu xi)*; Cyathulae Radix *(Chuan niu xi)*
- Botanische Namen: Achyranthes bidentata *(Huai niu xi)*; Cyathula officinalis *(Chuan niu xi)*; Achyranthes aspera *(Tu niu xi)*
- Familie: Amaranthaceae (Fuchsschwanzgewächse)
- Deutsche Namen: Achyranthes-Wurzel, Spreublumenwurzel, Ochsenkniewurzel *(Huai niu xi)*; Cyathula-Wurzel *(Chuan niu xi)*
- Deutsche Übersetzung des chinesischen Namens: „Rinderknie"
- Beinamen: *Bǎi bèi* 百倍 („Hundertfach"), *Niú jīng* 牛莖 („Rinderstängel"), *Niú jīng jié* 牛莖傑 („Rinderstängel mit prominenten [Knoten]"), *Shān xiàn cài* 山莧菜 („Wilder Amaranth"), *Duì jié cài* 對節菜 („Gemüse mit gegenständig angeordneten Blättern"), *Duì jié* 對節 („Gegenständig angeordnet"), *Huái niú xī* 懷牛膝 (怀牛膝)/淮牛膝 („*Niu xi* aus Huaizhou") [Achyranthes bidentata], *Chuān niú xī* 川牛膝 („*Niu xi* aus Sichuan") [Cyathula officinalis], *Tǔ niú xī* 土牛膝 („Erd-*Niu-xi*") [Achyranthes aspera], *Kǔ zhàng gēn jiē gǔ cǎo* 苦杖根接骨草 („Bittere Stockwurzel [und] Knochen wieder zusammenfügendes Kraut"), *Tōng tiān zhù zhàng* 通天柱杖 („Die Himmelssäule durchdringender Stock")

Namen und Signaturen

Tao Hongjing schrieb laut Li Shizhen, dass die Stängel dieser Pflanze an den Blattabzweigungen Verdickungen aufweisen, die dem Kniegelenk eines Rindes ähneln, weshalb es *Niu xi* 牛膝 („Rinderknie") genannt worden sei. Li Shizhen schrieb, dass *Niu xi* in der *Materia Medica des Göttlichen Landmannes Bai bei* 百倍 („Hundertfach") genannt wurde, weil es in seiner supplementierenden Funktion so kräftig sei wie ein Rind. Die Blätter von *Niu xi* ähneln denen des Amaranths, weshalb es auch *Shan xian cai* 山莧菜 („Wilder Amaranth") genannt werde. Da die Blätter gegenständig auf gleicher Höhe am Spross entspringen, werde die Pflanze auch *Dui jie* 對節 („Gegenständig angeordnet") genannt. Su Jing fand, dass die Knoten der Stängel nicht nur den Knien von Kühen ähnlich seien, sondern auch denen von Kranichen. Von diesen Knoten zweigen auch Ähren ab, die im Herbst die Samen tragen.[1]

Die Stängel sind an sich grün, doch sind die Verdickungen bzw. Knoten, an denen die Blätter abzweigen, rot bis leicht violett gefärbt. Diese rote Färbung und die knieförmige Struktur der Knoten sind die entscheidenden Signaturen dieser Pflanze. Die rote Farbe zeigt an, dass die Wirkung dieser Droge ins Blut geht. In der Tat stellt *Niu xi* eine wichtige Droge dar, um das Blut zu beleben und zu supplementieren.

[1] Li Shizhen, S. 628

Die knieförmige Struktur der Knoten weist einerseits direkt auf das Vermögen dieser Droge hin, Erkrankungen des Kniegelenks zu behandeln. Da sie die Wirkung einer Rezeptur zum Knie leiten kann, wird sie oft als Botenkraut eingesetzt, um Knieschmerzen bzw. Erkrankungen des Kniegelenks zu behandeln. Andererseits führt *Niu xi* nicht nur zum Knie, sondern in die gesamte untere Körperhälfte, und vermag Blut und Feuer aus dem oberen Wärmebereich nach unten abzuleiten. Früher wurden auch die Stängel und Blätter arzneilich benutzt, wie Su Jing schrieb[2], doch verwendet man heute im Allgemeinen nur die Wurzel und geht davon aus, dass die sich an den Stängeln manifestierenden Signaturen auch für die Wurzel gelten.

Traditionell galt die in Huaizhou, in der chinesischen Provinz Henan, angebaute Art von *Niu xi (Huai niu xi)* als qualitativ am besten. Die Art *Tu niu xi* bezeichnete Li Shizhen als minderwertiger und nicht zur Einnahme geeignet.[3] Doch hat sie auch nutzbare arzneiliche Eigenschaften, die jedoch von *Huai niu xi* erheblich abweichen. *Tu niu xi* (Achyranthes aspera) ist leicht bitter und kühl, klärt Hitze, löst Toxine heraus und wirkt harntreibend. Heute wird sie bei fieberhaften Erkältungen, Tonsillitis, Mumps, Harnwegssteinen, Ödemen und rheumatischen Gelenkerkrankungen angewendet.[4] Die Art *Chuan niu xi* (Cyathula officinalis) hat etwas unterschiedliche Eigenschaften, die weiter unten beschrieben werden.

Die Namen *Shan xian cai* 山莧菜 („Wilder Amaranth") und *Dui jie cai* 對節菜 („Gemüse mit gegenständig angeordneten Blättern") und der Umstand, dass *Niu xi* auch in der *Materia Medica für Hungersnöte* aufgeführt worden ist, weisen darauf hin, dass diese Pflanze in schlechten Zeiten von der notleidenden Landbevölkerung auch als Nahrungsmittel verzehrt worden ist. Offenbar benutzte man die dem Amaranth ähnlichen Samen dieser Pflanze als Ersatz für Getreide. Li Shizhen schrieb auch, dass die jungen Sprossen dieser Pflanze als Gemüse gegessen wurden.[5] Interessant ist auch der Name *Ku zhang gen jie gu cao* 苦杖根接骨草 („Bittere Stockwurzel [und] Knochen wieder zusammenfügendes Kraut"). Dieser Name impliziert das Vermögen dieser Pflanze, die Heilung von Knochenbrüchen zu beschleunigen. Dies beruht auf der Fähigkeit von *Niu xi*, Leber und Niere zu supplementieren und somit Sehnen und Knochen zu kräftigen. Diese Funktion schrieb Wang Ang insbesondere der in Wein präparierten Achyranthes-Wurzel zu.[6] Außerdem wird durch die Blut belebende Wirkung dieser Droge posttraumatische Blut-Stase zerstreut. Auch der Beiname *Tong tian zhu zhang* 通天柱杖 („Die Himmelssäule durchdringender Stock") erscheint interessant. Eine Erklärung dieses Namens konnte vom Autor nicht gefunden werden, doch *tian zhu* 天柱 steht im Allgemeinen für die Wirbelsäule. Wenn dieses Kraut die Wirbelsäule und damit das Lenkergefäß *(du mai)* durchdringen kann, könnte es auch bei Erkrankungen der Wirbelsäule angewandt werden. Auch Tao Hongjing schrieb, dass Niu xi tiefsitzende Kopfschmerzen und Schmerzen der Lenden sowie der Wirbelsäule beseitige.[7] Hierzu bedarf es aber noch weitergehender Forschung.

Zur Namensgebung von Niu xi existiert auch die folgende Legende:

Es war einmal ein bereits betagter Arzt und Kräutersammler. Seit vielen Jahren übte er seine Heilkunst aus. Doch er hatte nie geheiratet und lebte ganz allein. Als er merkte, dass er alt geworden war, nahm er vier Schüler an, an die er sein Wissen über die Heilkräuter weitergeben wollte. So nahm er sie also mit in die Berge zum Kräutersammeln und ließ sie auch bei seinen Behandlungen assistieren. Dabei vermittelte er ihnen viele seiner medizinischen Erkenntnisse. Er war recht zufrieden mit seinen Schülern; sie lernten fleißig und nahmen begierig sein offenbartes Wissen auf. Doch der alte Arzt wusste, dass nicht heilkundliches Wissen allein genügt, um ein guter Arzt zu werden, sondern dass es auch auf einen edlen Charakter und hohe medizinische Ethik ankommt. Er dachte

[2] Li Shizhen, S. 628
[3] Li Shizhen, S. 628; Yu Xiaoping et al., S. 521
[4] Beijing University of TCM, Herbal Pharmacology Education and Research Center, S. 325
[5] Li Shizhen, S. 628
[6] Wang Ang, Rolle 1, S. 11
[7] Tao Hongjing: Ming Yi Bie Lu, S. 34

sich, bevor er ihnen die entscheidenden medizinischen Erkenntnisse vermittle, wolle er seine Schüler erst einmal auf die Probe stellen. So rief er seine Schüler zusammen und sprach zu ihnen: „Ich bin nun alt und schwach und werde wohl nicht mehr in die Berge gehen, Kräuter sammeln und als Arzt praktizieren können. Ihr seid mir nun mehrere Jahre lang gefolgt, habt von mir das grundlegende Wissen über die Kräuter, ihre Aufbereitung und ihre Anwendung erhalten. Es ist nun an der Zeit, dass ihr jeder eure eignen Wege geht. Die Schüler dachten, dass ihr Lehrer, während er ein Leben lang Patienten behandelt hat, sicher ein beträchtliches Vermögen angespart habe. Der älteste Schüler, der in Gedanken schon die Kugeln des Rechenbretts hin- und herschob, lud seinen Lehrer mit höflichen Worten, doch eigentlich nur in der Hoffnung auf ein gutes Erbe, ein, bei sich zu wohnen. Er meinte, er wolle ihn wie seinen eigenen Vater behandeln. Da war der alte Arzt erleichtert und dachte, dass er seine Schüler also nicht umsonst unterrichtet hatte, und zog ins Haus seines ältesten Schülers. Zu Beginn behandelte ihn sein ältester Schüler auch wirklich sehr zuvorkommend, war von morgens bis abends sehr um ihn besorgt. Doch nach ein paar Tagen fand der Schüler eine Gelegenheit, heimlich das Gepäck seines Meisters zu durchsuchen. Als er dabei feststellte, dass er nichts weiter besaß als alte, zerschlissene Kleidung, wurde er auf einen Schlag viel weniger freundlich zu ihm, ließ ihn bestenfalls links liegen oder nörgelte gar herum. Nachdem der Arzt seinen ältesten Schüler durchschaut hatte, nahm er seine Sachen und zog zum zweiten Schüler. Doch wer hätte gedacht, dass der zweite Schüler auch um keinen Deut besser war als der erste. Als dieser merkte, dass sein Lehrer kein Geld besaß, wurde er ihm gegenüber auch kalt und abweisend. Da zog er zu seinem dritten Schüler. Doch der war noch schlimmer als die ersten beiden. Als der merkte, dass sein Lehrer nur ein bettelarmer Wanderarzt war, forderte er ihn nach nur drei Tagen direkt auf, wieder auszuziehen. Schwer enttäuscht dachte der Arzt bei sich, ‚Wer hätte sich denken können, dass die alle nur an Geld denken und dabei Menschen verachten?!'. Da blieb dem alten Arzt nichts weiter übrig, als von Trauer und Enttäuschung erfüllt obdachlos durch die Straßen zu ziehen. Als sein vierter Schüler, der allerjüngste, davon erfuhr, beeilte er sich, seinen Lehrer zu sich zu holen. Der Alte fragte ihn: „Ich besitze keinen einzigen Groschen, willst du mich tatsächlich bei dir wohnen und essen lassen?" Sein jüngster Schüler antwortete daraufhin: „Lehrer sind wie Eltern für einen Schüler. Dass ein Schüler seinen alten Meister ernährt, ist doch das Selbstverständlichste von der Welt. Sie können beruhigt bei mir einziehen." Nachdem er nur drei Tage bei diesem Schüler gewohnt hatte, erkrankte er plötzlich schwer. Sein Schüler kümmerte sich während dieser Zeit aufopferungsvoll um ihn und pflegte ihn wieder gesund, so als ob es sein eigener Vater wäre. Als der alte Arzt die Aufrichtigkeit und Güte seines jüngsten Schülers sah, war er sehr glücklich. Nachdem er wieder gesund war, rief er den Schüler zu sich und öffnete einen Beutel, den er stets am Körper trug, worin sich ein bestimmtes Kraut befand, und sagte zu seinem Schüler: „Dies ist ein Kraut, dass Leber und Niere supplementiert und Sehnen wie Knochen kräftigt. Dieses Geheimnis übergebe ich dir hiermit. Du wirst damit vielen Menschen helfen können." Nicht lang danach verstarb der alte Arzt und sein Schüler beerdigte ihn. Später behandelte der Schüler viele Patienten erfolgreich mit dem Geheimrezept seines Meisters und wurde bald ein allgemein geschätzter und erfolgreicher Arzt. Doch dieses Kraut hatte noch keinen Namen. Da betrachtete er es und fand, dass die Knoten seiner Stängel den Knien von Rindern ähnlich sehen, und nannte es daher „Rinderknie", Niu xi.[8]

Eigenschaften und Anwendungsgebiete

Niu xi ist bitter, sauer und neutral. Es tritt in die Leitbahnen der Leber und der Niere ein. *Niu xi* belebt das Blut und beseitigt Stase, supplementiert Leber und Niere, kräftigt Sehnen und Knochen, leitet Feuchtigkeit aus und lindert Dysurie. Entsprechend wird es bei diversen Blut-Stase-Mustern wie unregelmäßiger Menstruation, Dysmenorrhoe, Amenorrhoe, postpartalen Bauchschmerzen, traumatischen Verletzungen, Knie- und Lendenschmerzen und außerdem bei blutigem Urin, Dysurie oder Ödemen angewendet.

[8] Hu Xian'guo, S. 199 f.

Die in Wein gedämpfte Wurzel wird als süß, sauer und warm beschrieben.[9] Wie an den unterschiedlichen Geschmacksrichtungen und Temperaturverhalten bereits deutlich wird, unterscheiden sich die unbehandelte und die präparierte Droge wesentlich voneinander. Daher gelten für sie auch unterschiedliche Indikationen. Li Shizhen sagt, dass man die unbehandelte Droge benutzt, wenn man die herabführende Wirkung sucht, und dass man die präparierte Droge verwendet, wenn man supplementieren möchte. An anderer Stelle erklärt er die Unterschiede beider Drogen noch ausführlicher: *„Im Allgemeinen supplementiert die mit Wein präparierte Droge Leber und Niere; die unbehandelte beseitigt pervertiertes Blut … Um Schmerzen der Lenden, Knie und Knochen, Schwäche und Atrophie der Beine, Verkümmerung des Penis [d.h. Impotenz], Harninkontinenz und chronische Malaria zu behandeln, macht man sich die Leber und Niere supplementierende Eigenschaft [von Niu xi] zunutze. Um Schwellungen und Knoten im Abdomen, alle Arten von Schmerzen im Epigastrium und Abdomen, Abszesse und eitrige Geschwüre, traumatische Verletzungen, schmerzhaftes Wasserlassen, blutigen Urin oder diverse Erkrankungen bezüglich der Menstruation und der Geburt zu behandeln, bedient man sich seiner Wirkung, pervertiertes Blut zu beseitigen.“*[10]

Durch seine supplementierende Kraft behandelt *Niu xi* also diverse Arten von Schwäche, Erschlaffung und Schmerzhaftigkeit in der unteren Körperhälfte, wozu Lenden- und Knieschmerzen ebenso gehören wie Atrophien der Beinmuskulatur und Impotenz. Der Penis wird traditionellerweise als sehnige Struktur aufgefasst, als Konfluenzpunkt aller Sehnen. Diesen Zusammenhang erklärte auch Wang Ang in seinem Kommentar zu *Niu xi*: *„Wenn die Sehnen geschwächt sind, kommt es zur Verkümmerung des Penis.“* Und dass *Niu xi* Harninkontinenz zu behandeln vermag, erklärte er so: *„Wenn die Niere schwach ist, dann geht der Urin unfreiwillig ab.“* Die von Li Shizhen aufgeführten, vorwiegend gynäkologischen Indikationen greift Wang Ang auch auf und schreibt: *„Die unbehandelte Droge zerstreut pervertiertes Blut und bricht abdominelle Knoten und Tumoren auf.“*[11] Dies kann man als Hinweis darauf verstehen, dass man *Niu xi* in entsprechenden Kombinationen zur Behandlung von uterinen Myomen und anderen Tumoren im Bauchraum anwenden kann.

Auch die Behandlung von Dysurie, insbesondere jene mit blutigem Urin oder mit Harnsteinen oder Harngrieß hat bereits eine lange Tradition in der chinesischen Medizin. Li Shizhen schrieb, dass *Niu xi* die fünf Arten von schmerzhaftem Wasserlassen, blutigen Urin und Schmerzen im Penis behandle.[12] Zu dieser Indikation finden sich in Li Shizhens *Enzyklopädie der Materia Medica* auch einige historische Fallgeschichten: *„Ein älterer Herr erkrankte einst an schmerzhaftem Wasserlassen. Keines der Mittel, die er eingenommen hatte, half. Dann las er zufällig in [einem alten Kräuterbuch namens] Lin Ding Ji Yao, dass man [bei derartigen Beschwerden] Niu xi verwenden kann. Daraufhin nahm er es ein – und war geheilt. …*

Bei schmerzhaftem, stockendem Wasserlassen, bei blutigem Urin, bei Harngrieß oder bei Harnsteinen mit Druck und Schmerz [im Unterleib] nehme man Chuan niu xi, koche es ab und trinke das Dekokt warm. Eine Frau litt an einem derartigen Leiden schon seit zehn Jahren. Erst nachdem sie Niu xi eingenommen hatte, gesundete sie.“[13]

In mehreren klassischen Werken werden auch die Impotenz und andere Indikationen von *Niu xi* aufgeführt, die eindeutig auf eine Kräftigung der Nieren-Essenz hinweisen. In den *Verschiedenen Aufzeichnungen Berühmter Ärzte* heißt es beispielsweise: *„Niu xi … behandelt … Verkümmerung des männlichen Genitales und Harninkontinenz bei älteren Leuten. Es supplementiert die Mitte und fügt Zertrenntes wieder zusammen, fügt Knochenmark hinzu, beseitigt tiefsitzende Kopfschmerzen [wörtlich: Schmerzen im Gehirn] und Schmerzen der Lenden sowie der Wirbelsäule, Ausbleiben der Menstruation bei Frauen und Blut-Knoten. Es mehrt die Essenz, nützt dem Yin-Qi und macht dem Ergrauen der Haare ein Ende.“*[14]

[9] Wang Ang, Rolle 1, S. 11
[10] Li Shizhen, S. 628
[11] Alle drei Zitate in diesem Absatz nach Wang Ang, Rolle 1, S. 11
[12] Li Shizhen, S. 628
[13] Li Shizhen, S. 628
[14] Tao Hongjing: Ming Yi Bie Lu, S. 34

Doch wurde *Niu xi* damals nicht nur als reines Tonikum aufgefasst, sondern sein Blut bewegender Charakter war ebenfalls schon bekannt. Insgesamt werden der supplementierende und der bewegende, zerstreuende Aspekt dieser Droge in der klassischen Literatur etwa gleichwertig beschrieben. Wang Ang überschreibt seinen Eintrag zu *Niu xi* mit dessen Haupteigenschaften: *„Niu xi supplementiert [einerseits] Leber und Niere und drainiert [andererseits] pervertiertes Blut.“*[15] In der *Materia Medica des Göttlichen Landmannes*, in der *Niu xi* zuerst beschrieben worden ist, finden sich implizit auch beide Aspekte. Dort werden Indikationen wie Atrophie oder Bi-Syndrom aufgrund von Kälte und Feuchtigkeit, Krämpfe und Tics der Extremitäten, Knieschmerzen, bei denen man das Bein weder krümmen noch strecken kann, und Verbrennungen angegeben. Außerdem heißt es, dass es bei längerer Einnahme den Körper leicht mache und der Alterung entgegenwirke.[16] Auch die Einordnung in die obere der drei Kategorien charakterisiert *Niu xi* quasi als langfristig anwendbares Arzneimittel mit nährenden Eigenschaften. Andererseits weisen insbesondere die Indikationen Bi-Syndrom und Knieschmerzen auf die bewegende, mobilisierende Wirkung von *Niu xi* hin. Weiterhin wird in diesem Werk erwähnt, dass *Niu xi* abtreibend wirke. Daher wird es angewendet, um einen abgestorbenen Fetus abzutreiben bzw. auch, um die Wehentätigkeit bei einer schweren Geburt zu fördern oder um die verbliebene Nachgeburt auszustoßen.[17]

Zhen Quan schrieb, dass *Niu xi* Impotenz behandle, die Niere supplementiere, Essenz hinzufüge, pervertiertes Blut austreibe und alle zwölf Leitbahnen unterstütze.[18]

Derartige Beschreibungen, die gleichzeitig Blut supplementierende wie auch Blut bewegende Implikationen beinhalten, ziehen sich durch alle maßgeblichen Werke, ohne dass immer klar angegeben wird, für welche Art bzw. für welche Aufbereitungsart dies jeweils zutrifft. Heute werden die Arten bzw. Aufbereitungsarten wie folgt differenziert:

Die unbehandelte Droge treibt vor allem stagniertes Blut aus, macht die Leitbahnen und Netzgefäße durchgängig und führt das Blut nach unten. Die mittels Wein präparierte Droge *(Jiu zhi niu xi* oder *Zhi niu xi)* wird vor allem benutzt, um Leber und Niere zu supplementieren und somit die Sehnen und Knochen zu kräftigen.

Bei *Chuan niu xi* (Cyathula officinalis) ist die Blut bewegende und Leitbahnen durchgängig machende Eigenschaft stärker ausgeprägt, weshalb es häufiger bei Blut-Stase-Mustern und bei blockierten Leitbahnen verwendet wird. Bei *Huai niu xi* (Achyranthes bidentata) ist die supplementierende Eigenschaft stärker ausgeprägt, weshalb es vorwiegend bei Schwäche und Schmerzhaftigkeit der Lenden und der unteren Extremitäten verwendet wird. Doch wurde erst ziemlich spät in der chinesischen Geschichte, etwa ab dem 17. Jahrhundert,[19] klar zwischen den beiden Arten *Chuan niu xi* und *Huai niu xi* unterschieden. Auf welche Art sich die oben angeführten Quellen jeweils beziehen, ist nicht immer klar erkenntlich, doch dürften sie sich vorwiegend auf *Huai niu xi* beziehen, die im Altertum als die hochwertigste Art von *Niu xi* bekannt war.

Kontraindikationen

Da *Niu xi* abtreibend wirken kann, ist es in der Schwangerschaft kontraindiziert. Wegen seiner herabführenden, schlüpfrigen und bewegenden Natur ist es bei Männern mit spontanen Samenergüssen, bei Durchfall aufgrund von Milz-Schwäche und bei Frauen mit Menorrhagie kontraindiziert.

[15] Wang Ang, Rolle 1, S. 11
[16] Zhu Shifeng, Band 1, S. 85
[17] Beijing University of TCM, Herbal Pharmacology Education and Research Center, S. 325
[18] Zhen Quan, S. 21
[19] Bensky et al., 2004, Materia Medica, S. 641

10.2 *Niú Bàng Zǐ* 牛蒡子 Arctii Fructus

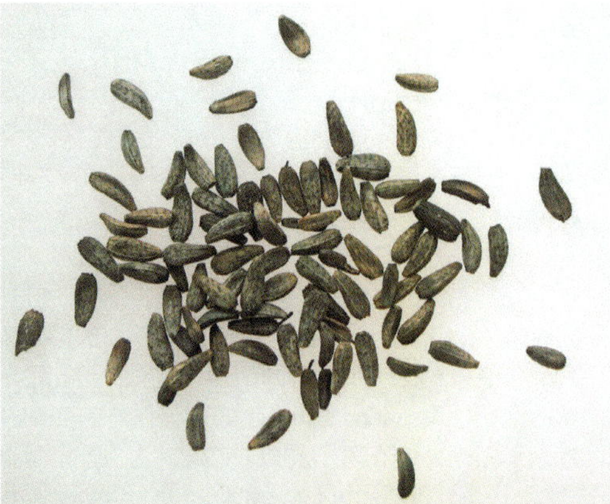

Abb. 10.2 *Niú Bàng Zǐ* 牛蒡子 Arctii Fructus*

- Pharmazeutische Bezeichnung: Arctii Fructus
- Botanischer Name: Arctium lappa
- Familie: Asteraceae = Compositae (Korbblütler)
- Deutsche Namen: Klettenfrucht, Klettensamen
- Deutsche Übersetzung des chinesischen Namens: „Rinderkrautsamen"
- Beinamen: è shí 惡實 („Verflixte Früchte"), è shí zǐ 惡實子 („Samen der verflixten Früchte"), *Shǔ nián zǐ* 鼠黏子 („Die an Ratten festklebenden Samen"), *Dà lì zǐ* 大力子 („Kraftvolle Samen"), *Niú cài zǐ* 牛菜子 („Rindergemüsesamen")

Namen und Signaturen

Der Pflanze Arctium lappa *(Niu bang)* ist auch in Europa und Nordamerika weit verbreitet. In Deutschland wird sie „Große Klette" genannt. Dieser Klettenart hat man in verschiedenen Regionen Chinas unterschiedliche Namen gegeben. In manchen Gegenden nannte man sie „Rindergemüse" (*Niu cai* 牛菜), da Kühe gern ihre Blätter und Wurzeln fressen. Doch nicht nur Kühe mögen die Klettenwurzeln. In China und Japan werden sie auch von Menschen sehr gern gegessen, am liebsten schmackhaft in Sesamöl angebraten und mit Sesamsamen bestreut. Dieser Speise spricht man auch eine kräftigende Wirkung zu. Möglicherweise aus diesem Grund, vielleicht auch wegen der kraftvollen arzneilichen Eigenschaften der Samen sind die Klettenfrüchte mancherorts auch als „Kraftvolle Samen" (*Da li zi* 大力子) bekannt. Zwei für uns sehr leicht nachvollziehbare Namen sind „die an Ratten festklebenden Samen" (*Shu nian zi* 鼠黏子) und „Verflixte Früchte" (*E shi* 惡實). Jeder von uns hat in seinem Leben sicher schon die Erfahrung gemacht, dass Kletten sich in Kleidungsstücken verfangen und kaum mehr herauszubekommen sind. Darüber mag man sich in manch unpassender Situation mächtig ärgern. So taten es jedenfalls manche Chinesen und nannten die lästigen Kletten „verflixte Früchte". Andere Menschen hatten beobachtet, dass Kletten auch im Fell von Ratten und Mäusen hängenbleiben und diese Tiere große Mühe haben, sich wieder von ihnen zu befreien. Daher nannte man sie auch „die an Ratten festklebenden Samen".

Dies sind nun größtenteils Beschreibungen der äußerlichen Eigenschaften dieser Früchte. Können uns diese auch etwas über ihre arzneilichen Eigenschaften verraten? Nach Ansicht des berühmten Arztes der Qing-Dynastie Zhang Shanlei durchaus. Er hielt die Klettenfrucht für das Arzneimittel, das am spezifischsten das Masern-Exanthem behandeln kann. In seinem Werk *Richtigstellung der Bedeutung der Materia Medica* von 1914 schrieb er, auf die Signaturen Bezug nehmend: *„Ihr Vermögen, Wind-Hitze zu zerstreuen und makulopapulöse Exantheme zum Durchbruch zu bringen, ... liegt darin begründet, dass die Klettenfrucht ganz und gar von Stacheln besetzt ist, so ähnlich wie eine Kastanie. Und ihre Samen wiederum sind zu beiden Seiten hin spitz. So kann sich [diese Droge] also nach allen Richtungen hin ausbreiten, [Pathogene] ausleiten und Leitbahnen und Netzgefäße durchgängig machen. Dies ist ihre natürliche, physische Eigenart."*[20]

Genau genommen ist der heutzutage arzneilich verwendete Teil nicht die gesamte Klettenfrucht, sondern nur die in der Klette verborgenen Samen. So gesehen wäre es also richtiger, von Klettensamen, also Arctii Semen, zu reden als von Früchten. Doch hat sich diese pharmazeutische Bezeichnung bereits etabliert. Li Shizhen benutzte den Namen *E shi* 惡實 („Verflixte Früchte") als Pflanzennamen für die Klette im Allgemeinen. Wenn er sich speziell auf die Samen bezog, redet er von *E shi zi* 惡實子 („Samen der verflixten Früchte").[21]

[20] Wang Huanhua et al., Band 1, S. 106
[21] Li Shizhen, S. 602

Eigenschaften und Anwendungsgebiete

Die Klettensamen sind scharf, bitter und kalt. Durch seinen scharfen Geschmack bei kalter Natur zerstreut *Niu bang zi* Wind-Hitze und verhilft Exanthemen zum Durchbruch. Durch seinen bitteren Geschmack bei kalter Natur klärt es Hitze und löst Toxine heraus. Eine besondere Beziehung hat *Niu bang zi* auch zum Hals. So wird es häufig bei Halsschmerzen mit Rötung und Schwellung des Halses sowie bei Husten und Fieber im Rahmen eines Wind-Hitze-Musters angewendet. Bei Masern oder anderen mit Exanthemen einhergehenden Erkrankungen wird *Niu bang zi* angewandt, um dem noch nicht voll ausgebildeten Exanthem zum Durchbruch zu verhelfen. Die Idee, die dahinter steht, ist, dass diese durch Wind-Hitze bedingten Erkrankungen an der Oberfläche mithilfe kühl-scharfer Arzneimittel zerstreut, also nach außen ausgetrieben werden müssen. Unterbleibt dieses Nach-außen-Austreiben, kann der pathogene Faktor im Körper verbleiben und weiter ins Körperinnere vordringen, was vergleichsweise schwerere Erkrankungen nach sich ziehen kann.

Aufgrund seiner Hitze klärenden und Toxine herauslösenden Eigenschaften behandelt *Niu bang zi* auch verschiedene Arten von Hautentzündungen wie Furunkel, Karbunkel und Abszesse. Insbesondere wird es auch bei Mumps angewendet. Wie die meisten Samen hat *Niu bang zi* auch einen den Darm befeuchtenden Effekt. Somit kann es also auch Obstipation behandeln, insbesondere die Obstipation im Verlauf einer fieberhaften Wind-Hitze-Erkrankung, bei der die Flüssigkeiten der Lunge und ihres Partnerorgans Dickdarm ausgetrocknet worden sind. Auch die Lunge selbst vermag *Niu bang zi* zu befeuchten. Zhang Yuansu schrieb über *Niu bang zi*: „*Es befeuchtet die Lunge und zerstreut [pathogenes] Qi. Es lindert [Beschwerden] des Halses und des Zwerchfells und behandelt Wind in der Haut.*“[22] Da *Niu bang zi* Wind aus der Haut vertreibt, kann es auch Juckreiz lindern und wird bei unterschiedlichen Arten von Juckreiz eingesetzt, typischerweise in der Rezeptur *Xiao Feng San* oder ähnlichen Kombinationen. In den *Verschiedenen Aufzeichnungen Berühmter Ärzte* heißt es unter anderem auch, dass *Niu bang zi* die Augen klärt[23], was sehr typisch für kühl-scharfe Arzneimittel ist. In der Rezeptur *Yin Qiao San* wird *Niu bang zi* bei Wärme-Erkrankungen *(wen bing)* im Anfangsstadium angewandt, insbesondere um die damit einhergehenden Halsschmerzen zu lindern und Hitze-Toxine herauszulösen.

Kontraindikationen

Obwohl *Niu bang zi* Furunkel und Abszesse behandelt, hat es jedoch keinen Zweck, es bei chronischen Abszessen oder Geschwüren ohne markante Rötung bei Patienten mit Qi-Mangel anzuwenden. In solchen Fällen muss man den Einsatz Qi supplementierender Kräuter erwägen. Der Leser sei hierzu auf den Eintrag zur Astraluswurzel verwiesen. Patienten, die aufgrund einer Milz-Schwäche zu Durchfall neigen, vertragen dieses Mittel nicht. Der zeitgenössische Arzt Ruan Daxiang geht sogar so weit zu fordern, dass man es bei Patienten ohne Obstipation nicht anwenden sollte.[24] Dies scheint ein kluges Kriterium zur Auswahl dieses kalten und befeuchtenden Mittels zu sein.

10.3 *Shé Chuáng Zǐ* 蛇床子 Cnidii Fructus

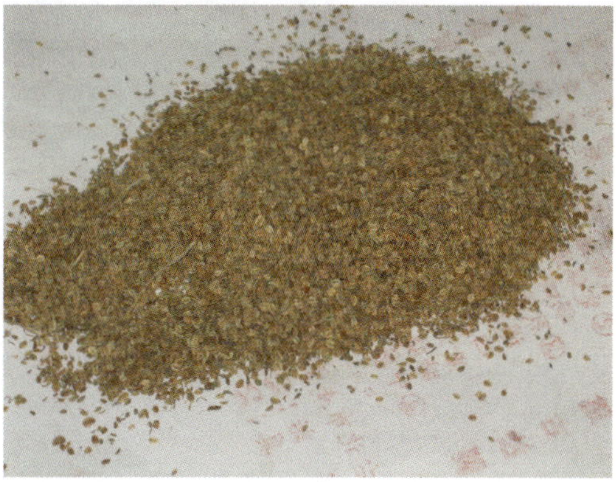

Abb. 10.3 *Shé Chuáng Zǐ* 蛇床子 Cnidii Fructus

[22] Li Shizhen, S. 603

[23] Li Shizhen, S. 603

[24] Ruan Daxiang, S. 75

- Pharmazeutische Bezeichnung: Cnidii Fructus
- Botanischer Name: Cnidium monnieri
- Familie: Umbelliferae/Apiaceae (Doldenblütler)
- Deutscher Name: Brenndoldenfrucht
- Deutsche Übersetzung des chinesischen Namens: „Schlangenbettsamen“
- Beinamen: *Shé sù* 蛇粟 („Schlangenhirse“), *Shé mǐ* 蛇米 („Schlangenreis“)

Namen und Signaturen

Li Zhizhen schrieb, dass Schlangen gerne unter diesem Kraut liegen und auch dessen Samen fressen würden.[25] Daher rühren also die verschiedenen Namen und Beinamen. Die Namensgebung dieser Droge wird auch auf die folgende Legende zurückgeführt:

In einem Dorf grassierte einst eine ungewöhnliche Krankheit. Sie ging mit einem unregelmäßigen Ausschlag am ganzen Körper und unerträglichem Juckreiz einher. Die Kinder und Erwachsenen kratzten sich bis aufs Blut und konnten den Juckreiz doch nicht stillen. Schließlich war das ganze Dorf erkrankt, und kein Mittel, gleich ob innerlich oder äußerlich angewandt, schien dagegen zu helfen. Da fügte es sich, dass ein Wanderarzt durchs Dorf kam. Er erzählte den Dorfbewohnern, dass die Abkochung von Samen eines bestimmten Krautes ihre Krankheit zu heilen vermöge. Doch wachse dieses Kraut auf einer hundert Meilen entfernten Insel. Dieses Kraut, erklärte er, habe gefiederte Blätter und die Blüten sähen aus wie ein aufgespannter Schirm. Doch auf jener Insel würde es vor Giftschlangen nur so wimmeln; dort hinzugehen sei sehr gefährlich, warnte er. Er berichtete auch von zwei jungen Männern, die früher versucht hatten, jenes Kraut zu sammeln, doch nie von jener Insel zurückgekehrt waren. Daraufhin zog der Wanderarzt weiter. Ein mutiger junger Mann im Dorf war fest entschlossen, auf diese Insel zu gehen und jenes Heilkraut zur Heilung seiner Dorfangehörigen zu holen. Sein Vater wollte ihn zurückhalten und warnte ihn vor den Giftschlangen. Doch der junge Mann meinte, dass er Mittel und Wege finden werde, die Schlangen fernzuhalten. Dann machte er sich mit etwas Proviant auf seinen langen Weg. Als er an der der Schlangeninsel gegenüberliegenden Küste ankam, besuchte er ein Nonnenkloster, das dort auf einem Berg stand. Dort traf er eine alte Nonne, die ihm erzählte, dass sie in jungen Jahren einmal auf der Schlangeninsel gewesen sei, und sie vertraute ihm auch ihre Methode an, mit der sie seinerzeit die Schlangen von sich ferngehalten habe. Sie riet ihm, am fünften Tag des fünften Monats mit einem Krug voll Realgar-Wein (Xiong huang jiu) auf die Insel zu gehen. Wenn er Schlangen begegne, solle er den Wein versprenkeln. Da die Schlangen diesen Geruch nicht mögen, würden sie das Weite suchen. Der junge Mann bedankte sich bei der Nonne für diesen guten Rat und setzte dann zum festgesetzten Zeitpunkt mit einem Krug voll Realgar-Wein auf die Schlangeninsel über. Dort traf er tatsächlich auf viele furchterregende Schlangen. Während er langsam vorwärtsging, versprenkelte er den Realgar-Wein. Als die Schlangen diesen Wein rochen, zogen sie sich zurück und knäuelten sich zusammen. Der junge Mann machte sich dann schnell daran, jene von den Schlangen normalerweise als Bett benutzten Pflanzen zu sammeln. Er füllte seine ganze Kiepe mit diesem Kraut und machte sich dann rasch auf den Heimweg. Nachdem alle Dorfbewohner einige Male in der Abkochung dieses Krautes gebadet hatten, besserte sich ihre Hauterkrankung allmählich. Bei leicht Erkrankten waren nur zwei bis drei Bäder nötig, bei schwer Erkrankten fünf oder sechs. Um auch in Zukunft jederzeit dieses Kraut gegen Ausschlag und Juckreiz anwenden zu können, bauten sie es auch selbst in ihrem Dorf an. Da dieses Kraut auf der Schlangeninsel den Giftschlangen als Schlafplatz gedient hatte, nannten sie es Schlangenbett (She chuang) und seine Samen nennt man daher Schlangenbettsamen (She chuang zi).[26]

Vom Erscheinungsbild her ähneln die Brenndolden den anderen Vertretern der Familie der Doldenblütler. Sie haben einen schirmartigen, weißen Blütenstand. Ihre Samen sind hellbraun und flach. Die weiße Farbe der Blüten und der scharfe Geschmack der Samen weisen hier zwar nicht auf einen direkten Bezug zum Organ Lunge hin, doch auf die dem Lun-

[25] Li Shizhen, S. 513

[26] Hung I-nang, S. 108 ff.

genfunktionskreis angehörende Haut. *She chuang zi* ist ein wichtiges Hautmittel. Aus der Sicht der Signaturenlehre lässt sich weiterhin sagen, dass hier die Samen einer Pflanze auf den Samen des Menschen wirken, also auf die Essenz speichernde Niere und die dem Nierenfunktionskreis angehörenden Genitalorgane. Durch die scharf-warme Qualität von *She chuang zi* wird das Nieren-Yang erregt, was sowohl die Libido als auch die Potenz fördert.

Eigenschaften und Anwendungsgebiete

She chuang zi ist scharf, bitter, warm und leicht toxisch; es tritt in die Nieren-Leitbahn ein. Obwohl es in zeitgenössischen Pharmakopöen oft in der Rubrik der äußerlich angewandten Arzneimittel aufgeführt wird, wurde und wird es oft auch in Form von Dekokten oder Pillen eingenommen. Es lassen sich zwei große Anwendungsgebiete von *She chuang zi* unterscheiden; zum einen wird es bei juckenden Hauterkrankungen angewandt, zum anderen bei sexuellen Funktionsstörungen.

Die Anwendung bei sexuellen Funktionsstörungen und Infertilität

Bereits in der ersten chinesischen Pharmakopöe, der *Materia Medica des Göttlichen Landmannes*, wurde *She chuang zi* vor allem als ein Sexualtonikum gepriesen. Dort steht unter anderem, dass es männliche Impotenz behandle, aber auch, dass es die Beweglichkeit der Gelenke fördere und Schmerzen bei Bi-Syndromen stille. Doch auch Feuchtigkeit-Juckreiz der Genitalien findet dort Erwähnung.[27] Dass *She chuang zi* dort als Mittel der oberen Kategorie aufgeführt worden ist und somit die langfristige Anwendbarkeit suggeriert wurde, erscheint aus heutiger Sicht bedenklich. *She chuang zi* ist ein warmes Mittel, welches das Nieren-Yang kräftigt. Dabei kann es bei zu hoher Dosierung oder bei falscher Indikationsstellung leicht zu einer Schädigung des Nieren-Yin mit Leere-Feuer oder zur Bildung von Feuchtigkeit-Hitze im unteren Erwärmer kommen. Doch bei all der gebotenen Vorsicht ist *She chuang zi* in entsprechenden Kombinationen ein sehr wirksames Mittel, um Lendenschmerzen, Verlust der Libido, Frigidität, Impotenz oder Unfruchtbarkeit bei beiden Geschlechtern zu behandeln, insofern diese auf einer Nieren-Yang-Leere beruhen. Schon in den *Verschiedenen Aufzeichnungen Berühmter Ärzte* heißt es: *„She chuang zi wärmt die Mitte und führt das Qi herab. Bei Frauen wärmt es die Gebärmutter und bei Männern stärkt es den Penis. Nach längerer Einnahme wird man Kinder bekommen.“*[28]

Derartige Hinweise auf die Behandlung von Impotenz und Unfruchtbarkeit finden sich auch bei vielen anderen klassischen und modernen Autoren. Über die Kräftigung und Wärmung der Nieren und des Lenkergefäßes werden auch Lendenschmerzen bei Nieren-Yang-Mangel behandelt. Auch heute noch wird *She chuang zi* häufig bei der Behandlung von Infertilität beider Geschlechter und insbesondere bei Impotenz des Mannes angewandt.

Die Anwendung bei juckenden Hauterkrankungen

Aus der oben zitierten Legende geht deutlich eines der Hauptanwendungsgebiete von *She chuang zi* hervor: die Behandlung von juckenden Hauterkrankungen durch die äußerliche Anwendung. *She chuang zi* kann äußerlich in Form von Spülungen, Waschungen, Bädern oder Auflagen bei vielen verschiedenen Hauterkrankungen, insbesondere wenn sie mit Juckreiz einhergehen, angewendet werden, so z.B. bei feuchten Ekzemen, allergischer Dermatitis, Neurodermitis, Geschwüren, vaginalem Juckreiz oder bei Krätze. Für die Anwendung dieses Krautes bei Hautleiden finden sich Hinweise bei zahlreichen namhaften chinesischen Ärzten. Beispielsweise schrieb der zu Beginn des vergangenen Jahrhunderts wirkende Arzt Zhang Shanlei: *„Hautgeschwüre, Schmerzhaftigkeit und Juckreiz aufgrund von Feuchtigkeit-Hitze und alle Arten von Abszessen [kann man mit She chuang zi behandeln]. Dazu kann man eine Waschung mit dem Dekokt vornehmen oder das*

[27] Li Shizhen, S. 513

[28] Tao Hongjing: Ming Yi Bie Lu, S. 47

fein gemahlene Pulver auftragen. Die Wirkung tritt sehr schnell ein.“[29]

Auch Chen Shiduo war begeistert von der Effektivität dieses Mittels und schrieb: *„She chuang zi behandelt Schwellung, Schmerzhaftigkeit und Juckreiz der Scheide; [außerdem] wärmt es die Gebärmutter. Bei Männern behandelt es feuchte, juckende [Ekzeme des] Hodensackes; [außerdem] festigt es die Erektion des Gliedes. ... Es behandelt Unfruchtbarkeit bei Frauen. ... Die Wirksamkeit dieses Arzneimittels ist außergewöhnlich. Es kann sowohl innerlich als auch äußerlich angewendet werden, wobei die äußerliche Anwendung noch besser ist.“*[30]

Die moderne pharmakologische Forschung

Die moderne pharmakologische Forschung konnte die klassischen Indikationen von *She chuang zi* bestätigen und erklären. Seine Wirkung auf die Fortpflanzungsorgane beruhe danach vor allem auf seiner testosteronartigen Wirkung. Bei Versuchstieren beider Geschlechter konnte man nachweisen, dass die inneren Geschlechtsorgane und -drüsen, namentlich Uterus, Ovarien, Prostata und Samenbläschen, durch die Behandlung mit Zubereitungen aus dieser Droge an Gewicht gewinnen. Die juckreizstillende Wirkung kann man auf die hemmende Wirkung auf mehrere hautpathogene Keime zurückführen, darunter Staphylokokken, pathogene E.-coli-Bakterien, Hautpilze und Trichomonaden. Letzteres erklärt insbesondere die Wirksamkeit bei vaginalem Juckreiz, wobei es entweder als Scheidenspülung, Sitzbad oder in Form von Zäpfchen angewendet werden kann.

Kontraindikationen

Als Yang kräftigendes, wärmendes und trocknendes Arzneimittel darf *She chuang zi* nicht in Fällen von Yin-Mangel mit Leere-Hitze oder bei Feuchtigkeit-Hitze angewandt werden.

[29] Wang Huanhua et al., Band 3, S. 27
[30] Chen Shiduo, S. 135

10.4 *Tù Sī Zǐ* 菟絲子 (菟丝子) Cuscutae Semen

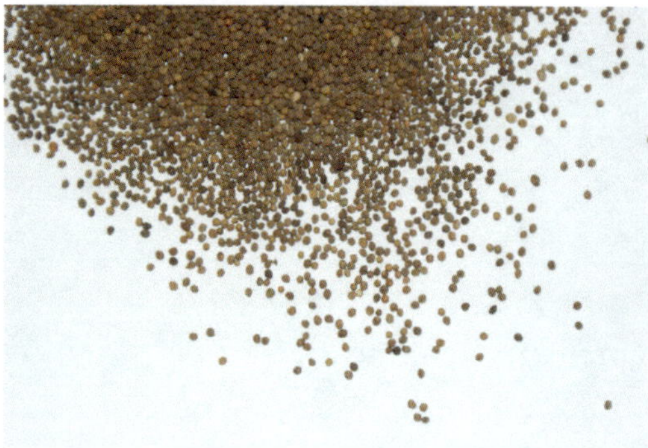

Abb. 10.4 *Tù Sī Zǐ* 菟絲子(菟丝子) Cuscutae Semen

- Pharmazeutische Bezeichnung: Cuscutae Semen
- Botanischer Name: Cuscuta chinensis
- Familie: Convolvulaceae (Windengewächse)
- Deutsche Namen: Feldseidensamen, Chinesische Teufelszwirnsamen, Cuscuta-Samen
- Deutsche Übersetzung des chinesischen Namens: „Hasenkrautfadensamen“
- Beinamen: *Tù sī* 菟絲 („Hasenkrautfäden“), *Jīn xiàn cǎo* 金線草 („Goldfadenkraut“), *Chì wǎng* 赤網 („Rötliches Netz“), *Yù nǔ* 玉女 („Jadefrau“), *Huǒ yàn cǎo* 火燄草 („Flammenkraut“)

Namen und Signaturen

Das Schriftzeichen *tu* 菟 hat, abgesehen von seiner botanischen Verwendung, keine eigene Bedeutung. Es ist eine Zusammensetzung aus dem Klassenzeichen für Kräuter und dem Zeichen *tu* 兔 für Hase. Li Shizhen erwähnt bei der Erklärung des Namens eine antike Quelle, nach der diese wuchernde Kletterpflanze eine hasenförmige Wurzel besitze. Das in den verschiedenen Namen dieses Krautes vorkommende Wort „Faden“, bezieht sich auf die filigrane Struktur seiner langen, endlos wuchernden Stängel. Da der Chinesische Teufelszwirn als Kletterpflanze andere Pflanzen überwuchert und weil seine Stängel von goldgelber bis rötlicher Farbe sind, entstanden die anderen Beinamen, die sein Erscheinungsbild beschreiben, wie *Jin xian cao* („Goldfadenkraut“), *Huo yan cao* („Flammenkraut“) und *Chi wang* („Rötliches Netz“). Die Blüten dieser Pflanze sind weiß mit einem leicht rötlichen Schimmer. Die Samen erscheinen erdig hellbraun. Als Signaturen haben Farbe und Gestalt dieser weißblühenden Pflanze allerdings keine Bedeutung, da nicht Blüten oder Stängel benutzt werden, sondern die Samen. Die erdige Farbe der Samen kann allerdings durchaus als Hinweis auf eine Wirkung auf den Erdfunktionskreis der Milz verstanden werden. In frühen Quellen wird nämlich beschrieben, dass *Tu si zi* die Wundheilung fördert, die Muskeln nährt, Qi-Mangel supplementiert und abgemagerte Menschen zunehmen lasse.[31] Von manchen stark ölhaltigen Samen abgesehen, die vor allem den Darm befeuchten, stehen Samen in der Regel mit der samenspeichernden Niere in Beziehung. Dies ist auch hier der Fall.

Der Name „Hasenkraut" legt eine besondere Beziehung zu Hasen nahe. Diese besteht laut einer Legende in der Tat:

Einst lebte ein reicher Grundbesitzer, der ganz vernarrt in Hasen und Kaninchen war. Er hielt sich die verschiedensten Arten und Züchtungen als Haustiere und ließ sie von einem Knecht versorgen. Wenn er den Knecht mit den Hasen allein ließ, warnte er ihn: „Pass bloß auf! Wenn einem Hasen etwas geschieht, ziehe ich dir das von deinem Lohn ab!" Doch eines Tages passierte das Malheur – eine lange, schwere Holzlatte fiel einem Hasen direkt auf den Rücken. Das Tier war so schwer verletzt, dass es nicht mehr hüpfen konnte. Der Knecht, der die Bestrafung durch seinen Herren fürchtete, wollte das Unglück vertuschen. ‚Bei der großen Anzahl von Hasen wird dem Herren wohl kaum auffallen, wenn einer fehlt', dachte er bei sich. So setzte er das Tier im Bohnengarten aus. Aber nach ein paar Tagen bemerkte der Grundbesitzer doch, dass ein Hase fehlte, und fragte den Knecht nach seinem Verbleib. Da blieb dem Knecht nichts anderes übrig, als das verletzte Tier aus dem Bohnengarten zu holen. Als er dort ankam, traute er seinen Augen kaum. Der Hase, der sich vor ein paar Tagen kaum noch bewegen konnte, hoppelte nun wieder so lebhaft umher, dass er ihn nur mit großer Mühe wieder einfangen konnte. Am Abend erzählte er diese Begebenheit seinem Vater. Dieser litt unter schweren Lendenschmerzen, die ihn sogar bettlägerig machten, seitdem ihn der Grundbesitzer vor einigen Monaten wegen einer Lapalie mit Stockschlägen bestraft hatte. Als er von der wundersamen Heilung des Hasens hörte, dachte er sich, dass der Hase vielleicht ein Kraut zur Heilung von Knochenbrüchen gefressen habe. Und er dachte sich, wenn man nur herausfinden würde, was der Hase gefressen hat, dann könne dieses Kraut auch sein Leiden heilen. Daher bat er seinen Sohn, der Sache auf den Grund zu gehen. Als dann der Grundbesitzer wieder einmal außer Haus war, schlug der Knecht einem Hasen kräftig auf die Lenden, so dass er genauso bewegungslos daniederlag wie der andere Hase zuvor. Dann setzte er ihn auch im Bohnengarten aus und beobachtete ihn. Der Hase war so schwer verletzt, dass er nur seinen Hals hochstrecken konnte, um die Samen jener Kletterpflanzen zu fressen, welche die Sojabohnen überwucherten. Am nächsten Tag konnte sich der Hase schon wieder etwas mehr bewegen und fraß weiter von diesen Samen. Nach ein paar Tagen konnte er wieder umherspringen, als sei nichts geschehen. Daraufhin sammelte der Knecht diese Samen und kochte daraus ein Dekokt für seinen Vater. Der Vater sprach: „Wenn diese Samen das Rückgrat der Hasen wieder regenerieren können, dann werden sie vielleicht auch meinem zerschlagenen Rücken helfen." Und in der Tat besserten sich die Rückenschmerzen des alten Mannes zusehends. Nach zwei Monaten konnte er dann wieder wie früher der Feldarbeit nachgehen. Bald danach hörte der junge Mann auf, für den Grundbesitzer als Knecht zu arbeiten, und sammelte stattdessen jene Samen, die er zu Pillen verarbeitete. Damit konnte er vielen Menschen helfen, die an Lendenschmerzen litten. Weil diese Samen die Verletzung der Lenden von Hasen zu heilen vermochten, nannte er sie „Hasenkrautfadensamen", Tu si zi.[32]

Eigenschaften und Anwendungsgebiete

Tu si zi ist scharf, süß und neutral mit einer Tendenz zur Wärme. Es tritt in die Leitbahnen von Niere und Leber ein. *Tu si zi* supplementiert die Nieren, insbesondere deren Yang-Aspekt, nährt aber auch das Yin

[31] Li Shizhen, S. 743

[32] Hung I-nang, S. 72 ff.; Hu Xianguo, S. 165

und mehrt die Essenz. Es festigt die Samenschranke und hält den Urin zurück, nährt die Leber und klärt die Augen, stillt Durchfall, beruhigt den Fetus und schützt die Schwangerschaft. Angewendet wird *Tu si zi* bei Nieren-Yang-Mangel-Mustern mit Beschwerden wie Lendenschmerzen, häufigem und reichlichem Wasserlassen, Harninkontinenz, Nachtröpfeln des Urins nach der Miktion, Diabetes, Pollutionen, Spermatorrhoe, Impotenz, Fluor vaginalis, Milz-Nieren-Leere-Durchfall, Tinnitus, Sehstörungen wie verschleierter Sicht oder Mouches voulantes und Schwindel.

Die Anwendung bei Verletzungen und Lendenschmerzen

Die auch in der Legende beschriebene Wirkung von *Tu si zi*, Lendenschmerzen und Knochenbrüche zu heilen, ist schon seit langer Zeit bekannt. Bereits in der *Materia Medica des Göttlichen Landmannes* steht die Verwendung von *Tu si zi* bei Verletzungen an erster Stelle. Dort heißt es: *„[Tu si zi] fügt Zertrenntes und Verletztes wieder zusammen. Es supplementiert [in Fällen von] Mangel, mehrt die Körperkraft, lässt den Menschen zunehmen und gesunden. Sein Saft beseitigt Flecken im Gesicht. Bei langfristiger Einnahme klärt es die Augen, macht den Körper leicht und verlängert das Leben."*[33]

Auch in den *Verschiedenen Aufzeichnungen Berühmter Ärzte* heißt es unter anderem: *„[Tu si zi] nährt die Muskeln, … festigt Sehnen und Knochen."*[34]

Die Wirksamkeit von *Tu si zi* bei Lendenschmerzen erstreckt sich sowohl auf traumatisch bedingte Schmerzen als auch auf im Rahmen eines Nieren-Leere-Musters entstandene chronische Lumbalgie.

Die Anwendung bei Infertilität und Impotenz

Die Reproduktionsfunktion gehört in der chinesischen Medizin zum Funktionskreis der Niere. Daher ist es in der überwiegenden Zahl der Fälle von Infertilität notwendig, die Niere zu supplementieren. Dabei stellt *Tu si zi* als Mittel, das sowohl Yin als auch Yang supplementiert und die Essenz mehrt, ein bedeutendes Arzneimittel dar. Daher wird *Tu si zi* in der heutigen TCM-Reproduktionsmedizin sowohl bei Männern als auch bei Frauen potenziell in allen Zyklusphasen häufig angewendet. Diese Anwendung hat ebenfalls eine lange Tradition in China. Oben wurden bereits die *Verschiedenen Aufzeichnungen Berühmter Ärzte* mit den Worten zitiert, dass *Tu si zi* Sehnen und Knochen kräftige. Dies bezieht sich zwar einerseits auf Verletzungen und Knochenbrüche, doch andererseits umfasst dies auch Impotenz, da der Penis als eine sehnige Struktur verstanden wurde. Diesbezüglich heißt es dort: *„[Tu si zi] nährt die Muskeln, kräftigt den Penis, behandelt Kälte im Penis, spontanes Austreten des Spermas und Nachtröpfeln des Urins [nach der Miktion]."*[35]

Zhen Quan schrieb: *„Tu si zi behandelt Leere-Kälte beim Mann und bei der Frau, füllt die Essenz und das Mark auf, beseitigt Lendenschmerzen und kalte Knie. Bei längerer Einnahme verlängert es das Leben."*[36]

Von diesen klassischen Beschreibungen lässt sich die Essenz mehrende, Nieren supplementierende und Yang kräftigende Wirkung von *Tu si zi* direkt ableiten. Dadurch, dass es nicht klebrig und schwer verdaulich ist wie andere vergleichbare Drogen, wird es sehr häufig bei verschiedenen Nieren-Leere-Mustern angewendet. Bei praktisch allen oben aufgeführten Indikationen kann man die Rezeptur *Wu Zi Yan Zong Wan* als Basisrezeptur verwenden. Sie enthält neben *Tu si zi* noch vier weitere Samendrogen: Bocksdornfrüchte *(Gou qi zi)*, Schisandrabeeren *(Wu wei zi)*, unreife Himbeeren *(Fu pen zi)* und Wegerichsamen *(Che qian zi)*.

Kontraindikationen

Zwar heißt es, dass *Tu si zi* sowohl Yin als auch Yang supplementiert. Doch ist es nicht vollständig neutral. Es tendiert eindeutig zur Wärme und stärkt bevorzugt das Yang. Daher darf es in Fällen von Nieren-Yin-Mangel mit Leere-Feuer nicht oder nur in entsprechenden Kombinationen angewendet werden.

[33] Zhu Shifeng, S. 83; Li Shizhen, S. 743
[34] Tao Hongjing: Ming Yi Bie Lu, S. 48
[35] Tao Hongjing: Ming Yi Bie Lu, S. 47
[36] Yu Xiaoping et al., S. 628

10.5 *Mǎ Chǐ Xiàn* 馬齒莧 (马齿苋) Portulacae Herba

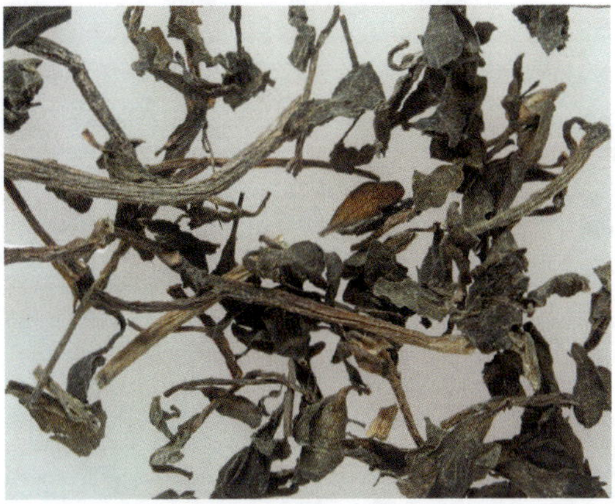

Abb. 10.5 *Mǎ Chǐ Xiàn* 馬齒莧 (马齿苋) Portulacae Herba*

- Pharmazeutische Bezeichnung: Portulacae Herba
- Botanischer Name: Portulaca oleracea
- Familie: Portulacaceae (Portulakgewächse)
- Deutsche Namen: Portulak, Gelber Portulak, Gemüse-Portulak, Postelein
- Deutsche Übersetzung des chinesischen Namens: „Pferdezahn-Amaranth"
- Beinamen: *Mǎ xiàn* 馬莧 („Pferde-Amaranth"), *Mǎ xiàn cǎo* 馬莧草 („Pferde-Amaranth-Kraut"), *Mǎ chǐ xiàn cài* 馬齒莧菜 („Pferdezahn-Amaranth-Gemüse"), *Mǎ chǐ cài* 馬齒菜 („Pferdezahn-Gemüse"), *Suān wèi cài* 酸味菜 („Gemüse von saurem Geschmack"), *Wǔ xíng cǎo* 五行草 („Fünf-Wandlungsphasen-Kraut"), *Wǔ fāng cǎo* 五方草 („Fünf-Himmelsrichtungen-Kraut"), *Cháng shòu cǎo* 長壽草 („Langlebiges Kraut"), *Cháng mìng cài* 長命菜 („Langlebiges Gemüse"), *Jiǔ tóu shī zǐ cǎo* 九頭獅子草 („Neunköpfiger-Löwe-Kraut"), *Tài yáng cǎo* 太陽草 („Sonnenkraut")

Namen und Signaturen

Laut Li Shizhen habe der Portulak den Namen „Pferdezahn-Amaranth" erhalten, weil seine Blätter die Form von Pferdezähnen haben und weil er so schlüpfrig sei wie Amaranth. Den Namen „Langlebiges Kraut" habe er erhalten, weil er sehr beständig ist, kaum austrocknet und auch unter ungünstigen Bedingungen lange zu leben vermag.[37] In der chinesischen Fachliteratur konnte kein direkter Hinweis gefunden werden, dass die Langlebigkeit dieses Krautes als eine dem Menschen Langlebigkeit verheißende Signatur verstanden wird. Doch in der westlichen Phytotherapie, wo dieses Kraut auch verwendet wird, heißt es, dass es Parasiten abtöte, den Verdauungskanal und das Blut reinige[38], dass es Entzündungen und einigen Arten von Krebs vorbeuge und den Cholesterinspiegel senke[39]. Davon kann man selbstverständlich eine Verlängerung des Lebens erwarten. Sowohl in chinesischen als auch in westlichen Quellen finden sich indirekte Hinweise darauf, dass der Portulak ebenso als Tonikum benutzt wird. Er scheint sogar zu einem gewissen Grade die Nieren-Essenz zu supplementieren. Es heißt beispielsweise, dass er „den Samen der Männer stärke"[40]; und in der *Materia Medica der Kaibao-Ära* steht, dass die Haare nicht weiß werden, wenn man ihn über Jahre hinweg einnehme[41].

Ma chi xian blüht im Hoch- und Spätsommer mit gelben Blüten, die sich morgens öffnen und abends schließen. Es gibt jedoch auch weiß- oder rotblühende Portulakarten. Während andere Pflanzen unter der sengenden Sonne verwelken, scheint der Portulak umso kräftiger zu blühen, je stärker die Sonne scheint. Selbst wenn man ihn aus der Erde reißt und zum Trocknen aufhängt, vermag er noch für etwa zwei Wochen weiterzublühen und Samen hervorzubringen.[42] Ob der Gelbe Portulak durch seine gelben Blüten und durch sein Blühen im Spätsommer auch einen speziellen therapeutischen Bezug zur Wandlungsphase Erde hat, geht aus den chinesischen Pharmakopöen nicht eindeutig hervor. Es ist jedoch anzunehmen, dass er auch Hitze aus der Mitte drainiert, wenn er Feuchtigkeit-Hitze im Dickarm behandelt. Doch als Milz-Tonikum kann er bei seiner kalten Natur und seinem sauren Geschmack wohl kaum verstanden werden. Der Name „Sonnenkraut" hat ebenfalls mit der Langlebigkeit

[37] Li Shizhen, S. 974
[38] http://liberherbarum.com/Pn0581.htm; http://www.ansci.cornell.edu/plants/medicinal/portula.html#efficacy
[39] http://2bnthewild.com/plants/H186.htm
[40] http://liberherbarum.com/Pn0581.htm
[41] Li Shizhen, S. 974
[42] Wang Huanhua et al., Band 2, S. 196

des Portulaks zu tun. Er entstammt einer berühmten Legende der chinesischen Mythologie: *Yang Jian, der dreiäugige, zweitgeborene Sohn eines Heldengeschlechtes, war ein erfurchtgebietender Krieger, der über unglaubliche Kräfte verfügte. Er war so stark, dass er auf seinen Schultern zwei Berge tragen konnte. Eines Tages jagte er sogar die Sonne – und er ließ nicht von ihr ab, bis sie sich schließlich hinter den Stängeln und Blättern des „Pferdezahn-Amaranths" versteckte. Nur so konnte sie Yang Jian entfliehen und ihr Leben retten. Um dem Portulak ihre Lebensrettung zu danken, verschonte die Sonne den Portulak hernach vor ihrer austrocknenden Kraft. Während also all die anderen Pflanzen unter der sengenden Hitze der Sommersonne verwelken und vergehen, strotzt allein der Portulak vor grünen und saftigen Blättern und vermag zu dieser Zeit sogar zu blühen und Samen hervorzubringen. Daher trägt der Portulak auch den Namen „Sonnenkraut".*[43]

Der Portulak wird auch „Fünf-Wandlungsphasen-Kraut" genannt, weil er alle fünf Farben aufweise: grüne Blätter, rote Stängel, gelbe Blüten, weiße Wurzeln und schwarze Samen.[44]

Der Portulak ist ein weit verbreitetes Kraut, das in den verschiedensten Klimazonen wachsen kann. Auch in Deutschland ist er anzutreffen. Er wurde und wird in verschiedenen Kulturen sowohl arzneilich als auch kulinarisch verwendet. Man kann die fleischigen Blätter roh oder in Suppen gekocht essen. Sie verfügen über einen frisch-sauren Geschmack. Wie auch der Name „Pferdezahn-Amaranth-Gemüse" und viele andere, hier nicht einzeln aufgeführte Namen auf „-Gemüse" ausdrücken, wurde und wird dieses Kraut in China oft als Gemüse gegessen.

Was die konkreten Signaturen betrifft, so stellen das Grün der fleischigen Blätter und ihr saurer Geschmack den Bezug zur Leber her. Die dicken Blätter des Portulaks können ausgezeichnet Wasser speichern und ähneln darin der Blut speichernden Funktion der Leber. Neben dem Bezug zum Blut-Organ Leber steht der Portulak durch seine roten Stängel auch in direkter Beziehung zum Blut und zu den Blutgefäßen. Von diesem Blutbezug leitet sich, in Verbindung mit seinem sauren Geschmack, welcher bekanntlich zusammenziehend wirkt, seine blutstillende Wirkung ab. Dieses Kraut wird sowohl bei traumatischen Verletzungen als auch bei postpartalen Uterusblutungen, bei blutigen Durchfällen und bei blutigem Urin angewendet. Durch diesen Blutbezug in Verbindung mit seiner kalten Natur lässt sich auch seine blutkühlende Wirkung verstehen. Schließlich ist seine blutkühlende Wirkung auch für seine blutstillende Wirkung mitverantwortlich. Durch die rote Farbe seiner Stängel wirkt *Ma chi xian* auch auf mit Rötung einhergehende Beschwerden ein. Es wirkt kühlend und schmerzlindernd bei entzündlichen Hautläsionen, wie bei Furunkeln, Abszessen oder Insektenstichen.

Eigenschaften und Anwendungsgebiete

Ma chi xian ist sauer und kalt; es tritt in die Leitbahnen des Dickdarms und der Leber ein. Es zerstreut Blut-Hitze und kühlt das Blut, eliminiert Schwellungen, löst Toxine heraus, klärt Feuchtigkeit-Hitze, tötet Parasiten ab, behandelt Dysenterie oder Dysurie und stillt Blutungen.

Innerlich angewendet wird es bei Dysenterie aufgrund von Feuchtigkeit-Hitze oder Feuer-Toxinen mit blutig-eitrigen Durchfällen, bei blutiger Dysurie, bei blutig-eitrigem vaginalem Ausfluss oder bei postpartalen Blutungen. Sowohl innerlich als auch äußerlich angewendet wird es bei toxischen Schwellungen wie Furunkeln, Abszessen, Mastitis, Insektenstichen oder Schlangenbissen, Erysipelen und auch bei feuchten Ekzemen, weißer Krustenbildung auf dem Kopf mit Haarausfall bei Kindern, Kontaktdermatitis, Aphthen oder bei Trockenheit der Augen.

Die Anwendung bei Dysenterie

Die Hauptindikation von *Ma chi xian* ist Dysenterie, insbesondere jene mit blutigem Durchfall. Indem *Ma chi xian* Hitze klärt, Toxine herauslöst, Durchfall stillt und das Blut kühlt, wodurch es auch Blutungen stillt, ist es ein ideales Arzneimittel hierfür. Das Vermögen von *Ma chi xian*, Dysenterien aufgrund von Hitze-Toxinen und Blut-Hitze zu behandeln, welche aus der Sicht der westlichen Medizin verschiedene Arten in-

[43] Wang Huanhua et al., Band 2, S. 196
[44] Li Shizhen, S. 974

fektiöser und hämorrhagischer Durchfälle umfassen kann, schlägt sich in der folgenden Legende nieder.

Es war einmal eine alte, garstige Frau, die hatte drei Söhne. Ihr erster und ihr zweiter Sohn waren schon verheiratet, nur der jüngste Sohn noch nicht. Er war ein Spätgeborener und hatte noch lange nicht das heiratsfähige Alter erreicht. Daher kaufte seine Mutter für ihn eine sogenannte Kinderschwiegertochter, um die beiden miteinander zu vermählen, wenn sie alt genug sein würden.

Nach vierzehn Jahren war die Kinderschwiegertochter zu einer wunderschönen jungen Frau herangewachsen. Doch die Alte behandelte ihre kleine Schwiegertochter sehr schlecht; sie ließ sie die härtesten Arbeiten machen, gab ihr nur die Reste zu essen und ließ sie alte, zerlumpte Kleider tragen. Wenn etwas nicht ganz nach ihrem Willen ging, schrie die Alte das arme Mädchen an und schlug sie sogar. Dazu kam noch, dass die Frau des ältesten Sohnes neidisch war auf ihre Schönheit und zur Alten nur schlecht über sie redete. Zum Glück jedoch hatte wenigstens die Frau des zweiten Sohnes ein gutes Herz und legte oft ein gutes Wort für sie ein, wenn die Alte sie mal wieder schlug.

Eines Sommers grassierte die blutige Ruhr in jenem Dorf und viele Leute starben daran. Auch die kleine Schwiegertochter bekam schweren Durchfall. Da sagte die erste Schwiegertochter zur Alten: „Schau nur, die Kleine kann nun nicht mal mehr arbeiten – jag sie doch am besten fort! Damit werden wir uns eine Menge Scherereien ersparen." Doch die Alte dachte bei sich: ‚Schließlich habe ich für die kleine Schwiegertochter seinerzeit viel Geld bezahlt und sie all die Jahre durchgefüttert. Wenn ich sie nun wegjage, wäre das auch schade drum. Am besten werden wir sie erst einmal an einen anderen Ort bringen und eine Weile abwarten. Falls sie wieder gesund werden sollte, können wir sie wieder zurückholen.' So brachten sie also die kleine Schwiegertochter in die alte Laube in ihrem Gemüsegarten. Da dachte die kleine Schwiegertochter bei sich: ‚Meine Schwiegermutter behandelt mich wie ein Tier und mein Mann ist noch zu jung und kann sich gegen seine garstige Mutter nicht durchsetzen. Er vermag mich also auch nicht zu beschützen. So weiterzuleben hat doch keinen Sinn! Am besten wäre es, ich würde sterben.' Bei der zweiten Schwiegertochter, die zur Laube kam, um ihr etwas Reisbrei zu bringen, weinte sie sich aus. Und jene tröstete sie, indem sie sagte: „Du bist noch sehr jung und hast noch ein langes Leben vor dir. Mach bitte keine Dummheiten und tu dir nichts an! Hier hast du erst einmal etwas zu essen. Außerdem werde ich meinen Mann bitten, dass er dir einen Arzt herschickt." Diese Worte bauten das Mädchen wieder auf und sie dachte nicht weiter an Selbstmord. Doch am nächsten Tag kam niemand vorbei und auch am Tage darauf ließ sich ihre Schwägerin nicht wieder blicken. Den Reisbrei hatte sie schon aufgegessen und nun war ihr schon ganz schwindelig vor Hunger. Sie wurde so hungrig, dass sie begann, das Unkraut vom Feldwegesrand zu essen, einfach nur, um überhaupt etwas gegen dieses nagende Hungergefühl zu tun. Nachdem sie ein paar Tage von diesen wilden Kräutern gegessen hatte, fühlte sie sich zu ihrer eigenen Überraschung plötzlich wieder viel kräftiger und ihr Durchfall hatte auch aufgehört. Mit neuer Lebenskraft machte sie sich also wieder auf den Heimweg. Doch als sie zu Hause ankam, sah sie ihren Mann in Trauerkleidern weinen. „Was ist geschehen?", fragte sie ihn. „Ach, du lebst noch?", fragte er verwundert. „Mutter und die erste Schwiegertochter sind an der Ruhr gestorben und die zweite Schwiegertochter ist auch schwer daran erkrankt." Da dämmerte es der kleinen Schwiegertochter: „Wahrscheinlich haben mich jene wilden Kräuter von der Ruhr geheilt. Ich will schnell welche für meine liebe Schwägerin holen." So rannte sie also gleich zum Gemüsegarten zurück und pflückte jene Kräuter für die zweite Schwiegertochter. Wieder zu Hause angelangt, kochte sie die Kräuter ab und gab ihrer Schwägerin das Dekokt zu trinken. So besserte sich auch die Krankheit der zweiten Schwiegertochter innerhalb weniger Tage.[45]

Auch die moderne pharmakologische Forschung hat bestätigen können, dass Dekokte aus *Ma chi xian* inhibierende Wirkungen gegenüber verschiedenen darmpathogenen Keimen besitzt, insbesondere gegen Shigella dysenteria, Escherichia coli, Salmonella typhi und Staphylococcus aureus.[46]

10

Die diätetische Anwendung

Diätetisch kann der Portulak auf verschiedene Arten verwendet werden. In manchen Regionen Chinas gibt

---

[45] Hung I-nang, S. 60 ff.

[46] Gao Xuemin: *Zhong Yao Xue*, S. 151

es den Brauch, das gewaschene Kraut kurz in kochendes Wasser zu geben und dann in der Sonne trocknen zu lassen, um es dann als Gemüse für den Winter aufzubewahren. Aus dem frischen Kraut kann man auch eine Paste herstellen, indem man es abspült, für 3 bis 5 Minuten in kochend heißem Wasser einweicht, dann den zähen Saft aus den Blättern presst, welchen man mit Zutaten wie Salz, Sojasoße, Essig, Sesamöl oder Ingwer würzen kann. Über den Verzehr in Form einer dicken Reissuppe *(zhou)* schrieb der auf Ernährungsheilkunde spezialisierte Arzt Meng Shen während der Tang-Dynastie, dass dies Dysenterie stille und Darmschmerzen behandle.[47]

Die äußerliche Anwendung

In der *Enzyklopädie der Materia Medica* werden diverse Indikationen der äußerlichen Anwendung von *Ma chi xian* genannt, darunter Blutungen durch Schnitt- oder Stichverletzungen, feuchte Flechten, weiße Krustenbildung auf dem Kopf mit Haarausfall, Furunkel, Karbunkel und Abszesse etc.[48] Auch heute noch ist es üblich, Furunkel, Karbunkel, Abszesse, Follikulitis, Mastitis, Erysipel, superinfizierten Fußpilz oder andere eitrige Hauterkrankungen innerlich und äußerlich mit *Ma chi xian* zu behandeln. Dazu kann man entweder eine Waschung mit dem Dekokt durchführen oder das zu Brei zerstoßene frische Kraut auflegen.[49] In der *Enzyklopädie der Materia Medica* berichtet Li Shizhen auch die folgende Fallgeschichte: *Während der Tang-Dynastie erkrankte ein Minister Namens Wu Yuanheng während eines Aufenthalts in Sichuan an einem Unterschenkelgeschwür, dass unerträglich brannte und juckte. Keiner der zahllosen Ärzte, die er aufgesucht hatte, konnte ihm helfen. Als er wieder in der Hauptstadt war, erfuhr er aus historischen Aufzeichnungen folgendes Rezept: „Bei Geschwüren, die über mehrere Jahre hinweg nicht abheilen, oder bei solchen, die endlos jucken und schmerzen, zerstoße man Ma chi xian und trage es auf die Wunde auf. Im Allgemeinen sind nicht mehr als zwei bis drei Anwendungen nötig.“ Daraufhin wendete der Minister Wu dieses Rezept an – und war in kürzester Zeit von seinem Leiden geheilt.*[50]

An diesem historischen Fallbericht wird deutlich, dass *Ma chi xian* seine Hitze klärende, Toxine herauslösende und abschwellende Wirkung auch bei der äußerlichen Anwendung sehr schnell und effektiv entfaltet. Also auch der Portulak ist eines jener unscheinbaren Kräuter am Wegesrand, an denen man meist achtlos vorübergeht, ohne zu ahnen, was für ein enormes Potenzial in ihnen steckt.

Kontraindikationen

Patienten mit Leere-Kälte von Milz und Magen, die zu weichen Stühlen oder Durchfall neigen, dürfen dieses kalte und schlüpfrige Mittel nicht einnehmen.

[47] Li Shizhen, S. 974
[48] Li Shizhen, S. 974
[49] Gao Xuemin: *Zhong Yao Xue*, S. 150 f.
[50] Li Shizhen, S. 974

KAPITEL

11 Die Unsterblichkeitskräuter

11.1 *Wēi Líng Xiān* 威靈仙 (威灵仙) Clematidis Radix

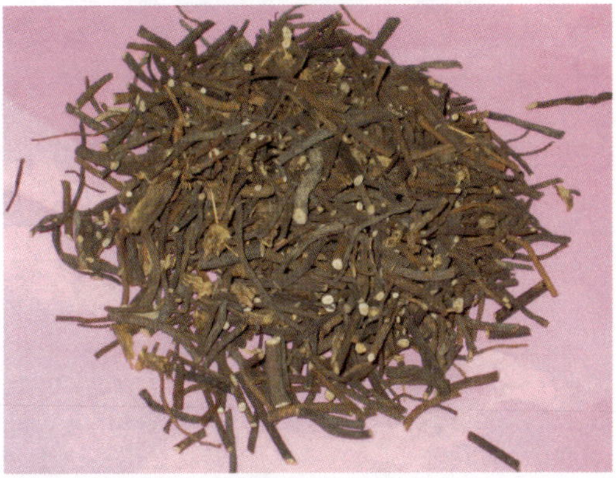

Abb. 11.1 *Wēi Líng Xiān* 威靈仙 (威灵仙) Clematidis Radix

- Pharmazeutische Bezeichnung: Clematidis Radix
- Botanische Namen: Clematis chinensis, C. hexapetala, C. manshurica
- Familie: Ranunculaceae (Hahnenfußgewächse)
- Deutscher Name: Chinesische Waldrebenwurzel
- Deutsche Übersetzung des chinesischen Namens: „Ehrfurchtgebietendes wirksames Unsterblichenmittel"
- Beinamen: *Tiě pí wēi líng xiān* 鐵皮威靈仙 („Eisenhaut-*Wei-Ling-Xian*"), *Tiě jiǎo wēi líng xiān* 鐵脚威靈仙 („Eisenfuß-*Wei-Ling-Xian*"), *Líng xiān* 靈仙 („Wirksames Unsterblichenmittel" oder „Spiritueller Unsterblicher"), *Líng xiān gēn* 靈仙根 („*Ling-Xian*-Wurzel"), *Hēi xū gōng* 黑鬚公 („Schwarzbärtiger Großvater")

Namen und Signaturen

Wei ling xian erhielt seinen Namen nach seiner ehrfurchtgebietenden, drastischen arzneilichen Kraft und weil es so effektiv wie ein Unsterblichkeitsmittel sei.[1] Der arzneilich verwendete Teil der Chinesischen Waldrebe ist die Wurzel. Diese besteht aus einer Hauptwurzel und sehr vielen feinen und langen Wurzelhaaren. Im frischen Zustand ist diese Wurzel laut Li Shizhen von gelblichem Schwarz und in getrocknetem Zustand völlig schwarz. Daher nennt man diese Droge in Guangdong auch *Hei xu gong* („Schwarzbärtiger Großvater").[2]

Die schwarze Farbe ist die Signatur, welche den Bezug dieses Mittels zur Wandlungsphase Wasser herstellt. In zeitgenössischen Pharmakopöen wird zwar nur der Bezug zur Blasen-Leitbahn erwähnt, doch hat es offensichtlich auch einen Bezug zur Niere und somit zu den Lenden, Knien und Knochen. In der *Materia Medica der Kaibao-Ära*, in welcher *Wei ling xian* zum ersten Mal beschrieben worden ist, heißt es unter anderem, dass es Kälte-Schmerzen der Lenden und Knie sowie Knochenbrüche behandle. Doch neben diesem Wasser-Bezug ist *Wei ling xian* seiner warmen und beweglichen Natur nach vor allem ein Holz-Mittel. In Bezugnahme auf Zhu Danxi schrieb Wang Ang: *„Die warme Natur [von Wei ling xian] gehört zum Holz. Sein Wesen, sich schnell zu bewegen, befreit die fünf Speicherorgane von Obstruktionen und lässt ihr Qi frei fließen."*[3]

Als Signatur noch wichtiger als die Farbe ist die Form dieser Wurzel. Sie teilt sich in, wie Li Shizhen sagte, „Hunderte" von feinen Wurzelausläufern auf. Diese länglichen, strangartigen Nebenwurzeln stellen ein Abbild des Leitbahnnetzwerkes im Körper dar. Davon lässt sich die Fähigkeit von *Wei ling xian* ableiten, in alle Leitbahnen einzudringen und diese von Obstruktionen zu befreien.

[1] Li Shizhen, S. 783
[2] Wang Huanhua et al., Band 2, S. 143
[3] Li Shizhen, S. 783; Wang Ang, Rolle 1, S. 36

Eigenschaften und Anwendungsgebiete

Wei ling xian ist scharf, salzig und warm; es tritt in die Leitbahn der Blase ein. Doch über diesen speziellen Bezug zur Blasen-Leitbahn hinaus vermag *Wei ling xian* in alle zwölf Leitbahnen und fünf Speicherorgane einzutreten. Es besitzt zwei Hauptindikationen: Zum einen macht es die Leitbahnen durchgängig und behandelt somit schmerzhafte Blockaden, namentlich Wind-Feuchtigkeit-Bi-Syndrome. Zum anderen vermag es Fischgräten oder kleinere Knochen, die im Hals steckengeblieben sind, zu erweichen. Zu beiden Indikationen soll hier jeweils eine Legende aufgeführt werden. In der *Enzyklopädie der Materia Medica* wird Su Song mit einer Legende zitiert, die dieser wiederum einer historischen Aufzeichnung unter dem Titel „*Die Ledegende von Wei Ling Xian*" aus der Tang-Dyanstie entnommen hat. Darin werden zuerst die Eigenschaften von *Wei ling xian* beschrieben und dann die Legende erzählt.

„Wei ling xian beseitigt alle Arten von Wind und es macht die zwölf Leitbahnen durchgängig. Morgens eingenommen, zeitigt es abends bereits Wirkungen. … Nach der Einnahme werden die vier Glieder leicht und die Hände und Füße angenehm warm. … Früher litt in Shangzhou ein Mann an einer Lähmung der Arme und Beine. Seit Jahrzehnten hatte er keinen Fuß mehr auf die Erde gesetzt. Selbst berühmte Ärzte hatten ihm nicht helfen können. Deswegen hatten seine Angehörigen ihn an den Wegesrand vor ihrem Haus gestellt und ein Schild an seinem Bett befestigt, worauf sie jeden, der meint, dieses Leiden heilen zu können, um Hilfe anflehten. Eines Tages kam ein Mönch Namens Xinluo des Wegs und meinte, dass er ein Kraut kenne, das diesem Mann helfen könnte. „Ich weiß nur nicht, ob das Kraut in dieser Gegend hier wächst", sagte er. Doch er machte sich gleich auf den Weg in die Berge, um diese Pflanze zu suchen. Schließlich fand er sie auch. Durch die Einnahme dieses Mittels konnte der Kranke nach wenigen Wochen wieder laufen. Dieses Kraut war Wei ling xian."[4]

Bei dieser Art von Lähmung handelte es sich offenbar um eine Blockierung der Leitbahnen durch pathogene Faktoren. Da keine genaueren Angaben gemacht wurden, kann man nicht mit Sicherheit sagen, welche pathogenen Faktoren die Leitbahnen blockierten. Wahrscheinlich handelte es sich um ein Wind-Feuchtigkeit-Kälte-Bi-Syndrom. Denn *Wei ling xian* vermag durch seine Holz-Natur und seinen scharfen Geschmack Wind zu zerstreuen, durch seinen Blasen-Bezug Feuchtigkeit auszuleiten und durch seine warme Natur Kälte zu vertreiben. Diese Kombination von Wirkungen und sein Vermögen, die zwölf Leitbahnen durchgängig zu machen, machen *Wei ling xian* zu einem äußerst effektiven Mittel bei der Behandlung rheumatischer Erkrankungen. Bei jenen Leiden kann *Wei ling xian* sowohl Schmerzen stillen als auch Lähmungen, Parästhesien und Anästhesien oder Schwellungen behandeln. Li Shizhen schrieb dazu: *„Wei ling xian hat warmes Qi. Geschmacklich ist es ein wenig scharf und salzig. Der scharfe Geschmack drainiert Qi [womit hier vor allem pathogenes Wind-Qi gemeint ist] und der salzige Geschmack drainiert Wasser [womit hier pathogene Feuchtigkeit und Schleim gemeint sind]. Daher zeitigt dieses Arzneimittel sehr gute und schnelle Wirkungen bei kräftigen Patienten, die an Wind-Feuchtigkeit oder dünnem Schleim leiden. Es liegt in seiner Natur, [Blockaden] zu zerstreuen und [den Qi-Fluss in den Leitbahnen] zu fördern. Bei längerer Einnahme steht jedoch zu befürchten, dass es das wahre Qi schädigt. Daher dürfen es Patienten von schwacher Konstitution nicht einnehmen."*[5]

In der obigen Geschichte kommt auch die Schnelligkeit der Wirkung von *Wei ling xian* zum Ausdruck, die sicher auch zur Namensgebung als „ehrfurchtgebietend" (*wei* 威) und „unglaublich effektiv" (*ling* 靈) beigetragen hat. Die Schnelligkeit hat dieses Mittel, welches oben bereits als Holz-Mittel klassifiziert worden ist, mit dem Wind gemein. Der Wind, so heißt es in der Basistheorie der chinesischen Medizin, zeichnet sich durch Schnelligkeit und Beweglichkeit aus. Im Englischen gibt es das Sprichwort „It takes a thief to catch a thief." Dies ist exakt die Strategie, nach der *Wei ling xian* anzuwenden ist. Es spürt dem Wind auf, indem es alle Organe und alle Leitbahnen nach ihm absucht, um ihn dann durch seine warm-scharfe Natur zu vertreiben. Ei-

[4] Li Shizhen, S. 783 f.; Wang Ang, Rolle 1, S. 36

[5] Li Shizhen, S. 784

ner der Vier Großen Meister der Jin-Yuan-Zeit, Zhu Danxi, beschrieb dieses windige Wesen von *Wei ling xian* insbesondere zur Behandlung der Erkrankung, die im Chinesischen als „schmerzhafter Wind" bezeichnet wird und weitgehend der Gicht der westlichen Medizin entspricht: *„Wei ling xian ist eine Holz-Droge. Es ist ein Hauptkraut, um schmerzhaften Wind zu behandeln. Es eignet sich zur Behandlung pathologischer Veränderungen [sowohl] der oberen [als auch] der unteren Körperregion. Die Einnahme zeitigt [stets] gute Wirkungen. Es liegt in seinem Wesen, sich schnell zu bewegen, und es kann sich auch horizontal bewegen. Daher hatte Cui Yuanliang gesagt, dass es alle Arten von Wind vertreibe, die zwölf Leitbahnen durchgängig mache und bereits abends Wirkungen zeitige, wenn man es morgens einnimmt."*[6]

Mit dieser schnellen, effektiven und drastisch zerstreuenden Wirkung ist, wie im obigen Zitat von Li Shizhen bereits zum Ausdruck gebracht worden ist, auch die potenzielle Schädigung des physiologischen Qi verbunden. Daher darf es nur kurzfristig angewandt werden und es soll sofort abgesetzt werden, wenn die zu behandelnden Beschwerden beseitigt sind.

In einer anderen Legende, die für sich in Anspruch nimmt, den Namen dieses Krautes auf einen Tempel gleichen Namens zurückzuführen, werden die beiden klassischen Hauptwirkungen erwähnt, das Vertreiben von Wind-Feuchtigkeit und das Erweichen von Gräten oder Knochen im Hals: *In der Jiangnan-Region, also südlich des Changjiang-Flusses, existierte auf einem Berg einst ein Tempel namens Spiritueller-Unsterblicher-Tempel, Wei-Ling-Si. In diesem Tempel gab es einen alten Mönch, der sich als Heiler verdingte. Er war berühmt dafür, Wind-Feuchtigkeit-Erkrankungen und im Hals steckengebliebene Fischgräten oder Knochensplitter behandeln zu können. Wenn ihn Kranke aufsuchten, hielt er jedes Mal dasselbe Ritual ab: Er ließ ein Räucherstäbchen abbrennen und rezitierte währenddessen buddhistische Gesänge. Nachdem das Räucherstäbchen abgebrannt war, schüttete er dessen Asche in eine gefüllte Teeschale und gab dies dem Kranken zu trinken. Alle Leute waren sehr verwundert darüber, wie wirksam dieses Asche-Wasser sei. Die Schmerzen und die anderen Beschwerden ließen nach der Einnahme sehr schnell nach. Dieser Mönch gab sich bewusst obskur und sagte immer, dass es allein Buddha gewesen sei, der sie geheilt habe. Doch in den Teeschalen war natürlich kein klares Wasser und auch kein herkömmlicher Tee, sondern das Dekokt eines Krautes, welches Wind-Feuchtigkeit auszuleiten und im Hals steckengebliebene Fischgräten oder Knochensplitter aufzuweichen vermag.*

Ein junger Mönch, der von dem alten Mönch oft schikaniert oder gar misshandelt wurde, durchschaute dieses Schauspiel und ersann eine List, um sich am alten Mönch zu rächen. Eines Tages vertauschte er das Dekokt jenes wirksamen Krautes gegen das eines beliebigen Krautes, das keine nennenswerten Heilwirkungen besaß. An jenem Tag kam ein Jäger zum Tempel und bat den alten Mönch um Hilfe, da sich sein Sohn an einem Wildknochen verschluckt hatte, der nun drohte, ihn zu ersticken. Der Mönch hielt also sein übliches Ritual ab und gab dem Jungen das Asche-Wasser zu trinken. Doch zeitigte es jenes Mal nicht die geringste Wirkung. Da wusste der alte Mönch auch nicht mehr weiter und ihm blieb nichts anderes übrig, als den Jäger an einen berühmten Arzt zu verweisen. Nachdem der Jäger und sein Sohn den Tempel verlassen hatten, eilte der junge Mönch ihnen durch die Hintertür nach und reichte ihnen das Dekokt des wirksamen Mittels. Er sagte: *„Wenn Buddha euch nicht helfen kann, dann probiert doch einmal meine Heilkräutersuppe!" Und nicht lang nachdem der Junge dieses Dekokt getrunken hatte, löste sich der Knochen in seinem Hals und er konnte wieder frei atmen. Der Jäger war außer sich vor Freude und Erleichterung und dankte dem jungen Mönch überschwänglich. Diese Nachricht verbreitete sich rasch in der ganzen Region. Man sagte, dass das Asche-Wasser am Haupteingang des Wei-Ling-Tempels nichts nütze, doch dass die Heilkräutersuppe am Hintereingang Totgeweihte wiederbeleben könne. So kamen immer weniger Leute zum alten Mönch und immer mehr zum jungen. Doch es dauerte nicht lange, da kam der alte Mönch dem jungen auf die Schliche, bekam einen Wutausbruch, dass sein Gesicht grünblau anlief, und eilte zum jungen Mönch,*

[6] Li Shizhen, S. 784

um ihn dafür zu bestrafen. Doch wütend wie er war, konnte er seine Bewegungen kaum noch richtig koordinieren und stolperte die Steintreppe hinunter. Dabei brach er sich das Genick und so kehrte wieder eine Seele in den Himmel zurück. Von diesem Tage an war also der junge Mönch der Vorsteher dieses Klosters. Er pflanzte auf jedem Stückchen Erde des Klosters jenes unglaublich effektive Heilkraut an und heilte damit noch viele Menschen, ohne dafür Geld zu nehmen. Da dieses Heilkraut in der Wahrnehmung der hilfesuchenden Menschen aus dem Wei-Ling-Kloster stammte, nannten sie es Wei ling xian.[7]

Das Vermögen, im Hals steckengebliebene Fischgräten oder Knochensplitter zu erweichen, ist in vielen klassischen Quellen beschrieben worden. Dabei kann es entweder in Form eines Dekoktes eingenommen werden, welches langsam in kleinen Schlucken getrunken wird, oder in Form von Pillen. Die Pillen haben den Vorteil, dass sie im Notfall schnell anwendbar sind und man nicht erst warten muss, bis das Dekokt gekocht und wieder abgekühlt ist. Bei dieser Indikation wurde *Wei ling xian* auch oft mit anderen Drogen kombiniert. In der *Enzyklopädie der Materia Medica* wird *Wei ling xian* hierbei beispielsweise mit Amomi Fructus *(Sha ren)* und Kristallzucker *(Sha tang)* kombiniert und als Dekokt angewendet.[8]

Kontraindikationen

Wegen seiner zerstreuenden Natur darf *Wei ling xian* bei Qi-, Blut- und Yin-Leere-Mustern nur sehr vorsichtig in entsprechenden Kombinationen angewandt werden.

[7] Hu Xian'guo, S. 259 f.; Wang Huanhua et al., Band 2, S. 144 f.

[8] Li Shizhen, S. 784

11.2 *Xiān Máo* 仙茅 Curculiginis Rhizoma

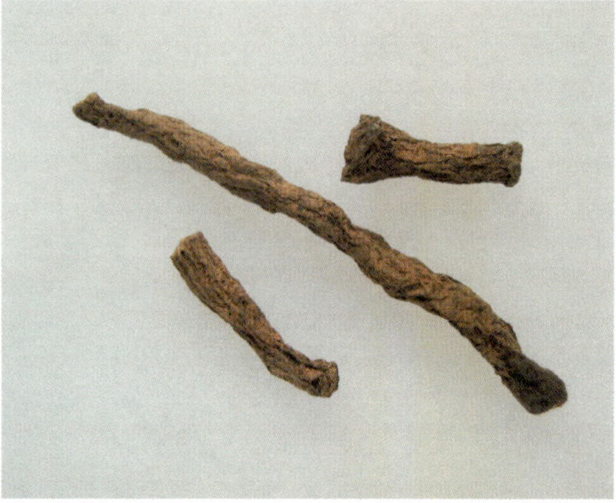

Abb. 11.2 *Xiān Máo* 仙茅 Curculiginis Rhizoma*

- Pharmazeutische Bezeichnung: Curculiginis Rhizoma
- Botanischer Name: Curculigo orchioides
- Familie: Amaryllidaceae (Amaryllisgewächse)
- Deutsche Namen: Curculigo-Wurzelstock, Goldenes-Augengras-Wurzelstock
- Deutsche Übersetzung des chinesischen Namens: „Unsterblichkeitsgras"
- Beinamen: *Pó luó mén shēn* 婆羅門參 („Vom Mönch Poluomen erhaltener Ginseng")

Namen und Signaturen

Xian mao hat seinen Namen als „Unsterblichkeitsgras" nach seiner grasartigen Form (*mao* 茅 bedeutet Gras) und nach seiner ihm zugeschriebenen Wirkung erhalten, bei langer Einnahme den Körper leicht oder gar schwerelos werden zu lassen. Mit diesem Leicht- oder Schwereloswerden verband man früher die Hoffnung, die Bindung zur irdischen Welt schließlich ganz zu verlieren und diese Erde fliegend als Unsterblicher zu verlassen (*xian* 仙 bedeutet unsterblich oder Unsterblicher).[9] Während der Tang- und Song-Dynastien war es richtiggehend in Mode, durch dubiose Rezepturen nach Unsterblichkeit zu streben. Dazu verwendete man seinerzeit vor allem

[9] Li Shizhen, S. 451

Yang kräftigende Mittel, von denen man annahm, dass sie ein langes Leben verleihen würden. Dies waren beispielsweise Stalactitum *(E guan shi)*, Epimedii Herba *(Xian ling pi)* und Curculiginis Rhizoma *(Xian mao)*. Dabei hieß es, dass 10 Pfund von Stalactitum *(E guan shi)* nicht so gut seien wie ein Pfund Curculiginis Rhizoma *(Xian mao)*. Doch von denen, die Unsterblichkeit suchten, sind nicht wenige schwer erkrankt und früh gestorben, wie Geschichtsbücher berichten.[10] Doch manchen scheint *Xian mao* als Arzneimittel tatsächlich geholfen zu haben, wie die folgende historische Fallgeschichte illustriert.

Herr Xia Wenzhuang war von der Natur anders ausgestattet als andere Menschen. Wenn er schlief, kühlte sich sein Körper ab, so dass er einem Toten glich. Wenn er es bemerkte, musste er jemanden zur Hilfe rufen, und erst nachdem er eine ganze Weile lang gewärmt worden war, konnte er sich wieder bewegen. Nachdem er regelmäßig Curculiginis Rhizoma (Xian mao), Stalactitum (Zhong ru [d.h. E guan shi]) und Sulphur (Liu huang) eingenommen hatte, verschwand dieses Leiden. Davon lässt sich ableiten, dass Xian mao von heißer Natur und ein Kraut ist, das den Dreifachen Erwärmer und das Mingenmen-Feuer supplementiert. Doch ist es nur geeignet, Patienten mit schwachem Yang und kalter Essenz zu behandeln. Wenn Menschen von kräftiger Konstitution mit heftig loderndem Ministerfeuer dieses Mittel einnehmen, kann es hingegen das Feuer verstärken.[11]

In Hinblick auf die Signaturen ist der Beiname *Du mao* 獨茅 („Einzelgras") interessant. Das Wort „einzeln" (*du* 獨) bezieht sich hier nicht, wie es auf den ersten Blick erscheint, auf das oberirdische, grasartige Kraut, sondern auf die Wurzel, die aus einem „einzelnen, geraden Stängel" besteht, der so groß sei wie ein kleiner Finger. Dies verleiht der Wurzel eine phallische Form, die auf die Funktion dieser Droge hinweist, Impotenz zu behandeln. Weiterhin sind die farblichen Signaturen von Interesse. Nicht nur die Blüten dieser Pflanze sind gelb, sondern auch die Wurzel. Dies weist auf einen Bezug zur Wandlungsphase Erde hin. Zwar werden Milz und Magen heutzutage nicht mehr als Zielleitbahnen von *Xian mao* angegeben, doch geben mehrere klassische Quellen einen direkten Bezug zum Magen an. In der *Materia Medica der Kaibao-Ära* heißt es, dass es das Unvermögen, zu essen aufgrund von Kälte in Epigastrium und Abdomen, behandle; bei Ri Huazi heißt es, dass es den Magen öffne, und Wang Ang schrieb, dass es den Magen wärme.[12]

Eigenschaften und Anwendungsgebiete

Xian mao ist scharf, heiß und gilt in der chinesischen Medizin als toxisch. Es tritt in die Leitbahnen von Niere und Leber ein. Es wärmt die Nieren und kräftigt das Yang, vertreibt Kälte und beseitigt Feuchtigkeit. In Fällen von Nieren-Yang-Mangel kann *Xian mao* bei Harninkontinenz, häufigem Wasserlassen von großen Mengen klaren Urins, Impotenz, Unfruchtbarkeit beider Geschlechter oder bei kalten und schmerzhaften Lenden und Füßen angewandt werden.

In seinem Ursprungstext, der *Materia Medica der Kaibao-Ära*, heißt es bereits, dass *Xian mao* Bettlägerigkeit mit schmerzhaften Blockaden und Spasmen der Beine und Lenden aufgrund von Wind und Kälte, Erschöpfung des Ehemannes, Kinderlosigkeit und Harninkontinenz bei älteren Menschen behandle und dass es den Penis kräftige.[13] Auch heute noch wird *Xian mao* häufig zur Behandlung von Kinderlosigkeit angewandt, doch nicht wie ursprünglich nur bei männlicher Infertilität, sondern auch bei der weiblichen. Den Einfluss von *Xian mao* auf den Hormonhaushalt von Säugetieren hat man auch in Tierexperimenten nachweisen können. Dekokte von Curculiginis Rhizoma erhöhten bei Ratten signifikant das Gewicht des Hypophysenvorderlappens, der Ovarien und des Uterus.[14] In der Andrologie wird *Xian mao* in entsprechenden Kombinationen häufig zur Behandlung von Impotenz, vorzeitigem Samenerguss und Zeugungsunfähigkeit aufgrund von Nieren-Yang-Mangel angewandt.

[10] Wang Huanhua et al., Band 1, S. 154 f.
[11] Li Shizhen, S. 452
[12] Alle indirekten Zitate in diesem Absatz nach Li Shizhen, S. 451; Wang Ang, Rolle 1, S. 79
[13] Li Shizhen, S. 452
[14] Gao Xuemin: *Zhong Yao Xue*, S. 520

Beide in diesem Abschnitt beschriebenen Arzneimittel, *Xian ling pi* und *Xian mao,* können aufgrund ihrer wärmenden und durchgängig machenden Eigenschaften bei schmerzhaften Blockaden, also bei Bi-Syndromen bzw. rheumatischen Schmerzen, angewandt werden. In einer 1989 veröffentlichten klinischen Beobachtungsstudie hatte man diese beiden Kräuter erfolgreich miteinander kombiniert, um Bi-Syndrome aufgrund von geschwächtem Mingmen-Feuer und obstruierten Leitbahnen und Netzgefäßen zu behandeln.[15]

Kontraindikationen

Als heißes und leicht toxisches Arzneimittel darf *Xian mao* nicht langfristig angewandt werden. Bei Yin-Mangel mit Leere-Feuer ist es kontraindiziert.

[15] Gao Xuemin: *Zhong Yao Xue*, S. 520

KAPITEL

12 Die phallischen Kräuter

12.1 *Ròu Cōng Róng* 肉蓯蓉 (肉苁蓉) Cistanches Herba

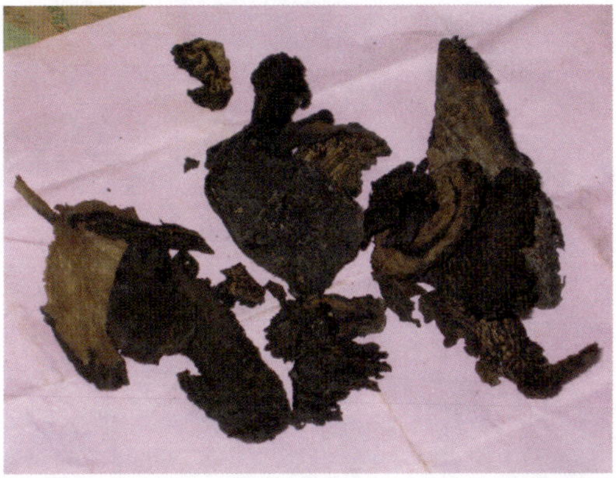

Abb. 12.1 *Ròu Cōng Róng* 肉蓯蓉 (肉苁蓉) Cistanches Herba

- Pharmazeutische Bezeichnung: Cistanches Herba
- Botanische Namen: Cistanche deserticola, Cistanche salsa
- Familie: Orobanchaceae (Sommerwurzgewächse)
- Deutsche Namen: Besenreifkraut, Sommerwurz
- Deutsche Übersetzung des chinesischen Namens: „Gemächliches Fleischkraut"
- Beinamen: *Ròu sōng róng* 肉松容 („Fleisch-Tannenzapfen-Aussehen"), *Hēi sī lìng* 黑司令 („Schwarzer Anführer"), *Shā mò rén shēn* 沙漠人参 („Wüstenginseng"), *Jīn sǔn* 金笥 („Goldsprossen"), *Dì jīng* 地精 („Erdessenz")

Namen und Signaturen

Laut Li Shizhen erhielt *Rou cong rong* seinen Namen zum einen nach seiner äußeren Erscheinung, die an Fleisch erinnert, und zum anderen nach seinem gemächlichen Wesen. Li sagte, dass dieses Mittel supplementiert, aber nicht auf die harsche Art, sondern in gemächlicher Weise – daher der Name.[1] Der deutsche Leser wird diese Erklärung Li Shizhens ohne chinesische Sprachkenntnisse nicht leicht nachvollziehen können, daher eine kurze Erläuterung: Ein Ausdruck für „gemächlich, gelassen" ist im Chinesischen *cong rong* 從容. Diese beiden Schriftzeichen hat man mit dem Klassenzeichen für Pflanzen versehen – und so hatte man den Namen für dieses vergleichsweise mild supplementierende Mittel kreiert: *cong rong* 蓯蓉. Mild und gemächlich ist *Rou cong rong* im Vergleich zu anderen Mitteln, die das Yang supplementieren, welche zumeist sehr heiß und stark austrocknend wirken und dabei leicht Yin und Körperflüssigkeiten schädigen. *Rou cong rong* ist zwar auch nicht völlig frei von derartigen Eigenschaften – sonst wäre es kein Yang-Tonikum, doch ist es lediglich warm und nicht heiß sowie befeuchtend und nicht trocknend. Es supplementiert das Yang, ohne die Körperflüssigkeiten auszutrocknen, und es reichert das Yin an, ohne durch Klebrigkeit Stagnationen hervorzurufen. Wegen seiner dunklen Farbe, die zwar nicht wirklich schwarz ist, aber im Chinesischen so ganannt wird, erhielt dieses Mittel auch den Namen „Schwarzer Anführer" (*Hei si ling* 黑司令). Damit verbindet man auch die Vorstellung, dass diese schwarze Droge in die Niere eintritt, dort die Essenz mehrt und das Mark supplementiert.[2] Davon kann man bereits ableiten, dass *Rou cong rong* eine Droge ist, welche die Essenz, und damit auch die männliche Potenz stärkt. Und ein kräftiger, potenter Mann eignet sich auch gut als Anführer. Ein anderer Name, in dem auf die Essenz angespielt wird, ist „Erdessenz" (*Di jing* 地精). Diesen Namen kann man auf zweierlei Arten erklären. Zum einen kann man sagen, dass diese Pflanze die Essenz aus der Erde zieht, welche dann die Essenz im menschli-

[1] Li Shizhen, S. 434
[2] Zhu Shifeng, Band 1, S. 178

chen Körper kräftigen kann. Doch gilt das für viele Pflanzen und beispielsweise hat auch Ginseng diesen Beinamen erhalten. Eine andere Erklärung bezieht sich auf eine Legende, wonach diese fleischige Pflanze aus dem Samen von wilden Hengsten entstanden sei, der auf die Erde getropft war.[3] Dies weist direkt auf eine seiner Hauptfunktionen hin, nämlich Samenschwäche bei Männern zu behandeln. Als „Wüstenginseng" (*Sha mo ren shen* 沙漠人参) wird diese Pflanze bezeichnet, da sie ähnlich wie Ginseng stark supplementierend wirkt und weil sie in Wüstenregionen wächst. Den Namen *Jin sun* 金筍 („Goldsprossen") erhielt das Besenreifkraut wegen seiner konischen, phallischen Form, die auch etwas an Bambussprossen erinnert, und wegen seinen goldgelben Blüten.

Eigenschaften und Anwendungsgebiete

Geschmack und Temperaturverhalten von *Rou cong rong* wurden in klassischen Texten nicht ganz einheitlich beschrieben. Zumindest stimmen alle Autoren darin überein, dass *Rou cong rong* über einen süßen Geschmack verfügt. Manche Autoren schrieben *Rou cong rong* noch den sauren und salzigen Geschmack zu. Der salzige Geschmack ist wahrscheinlich, da es in die Nieren-Leitbahn eintritt, und der saure Geschmack erklärt seine Wirkung, die Sehnen zu kräftigen, welche Lei Xiao dieser Droge zugeschrieben hatte.[4] Die klassischen Angaben zum Temperaturverhalten von *Rou cong rong* schwanken zwischen leicht warm und warm. Heute wird es im Allgemeinen als warm angesehen.

Die Behandlung von Impotenz und Unfruchtbarkeit

Das Besenreifkraut ist von fleischartiger Farbe und von phallischer Form, die an einen großen, langgezogenen, blühenden Tannenzapfen erinnert. Diese fleischige und phallische Erscheinung prädestiniert diese Pflanze dazu, als sexuelles Tonikum genutzt zu werden. Schon in der ersten Pharmakopöe, der *Materia Medica des Göttlichen Landmannes*, hieß es, dass *Rou cong rong* das männliche Genitale kräftige, die Essenz mehre und dass es reichlich Nachwuchs verschaffe.[5] Auch Zhen Quan schrieb, dass *Rou cong rong* das Yang kraftvoll supplementiere und die sexuelle Potenz des Mannes um ein Vielfaches zu erhöhen vermöge.[6] Ri Huazi schrieb, dass *Rou cong rong* bei Männern Impotenz mit Erektionsschwäche und bei Frauen Unfruchtbarkeit, vaginalen Ausfluss sowie genitale Schmerzen behandle. Außerdem meinte er, dass es die fünf Speicherorgane befeuchte, das Wachstum der Muskeln fördere und die Lenden wie auch die Knie wärme.[7]

Auch an der oben angeführten Legende, wonach das Besenreifkraut aus Pferdesperma hervorgegangen sein soll, kann man ablesen, dass diese Pflanze schon immer mit dem männlichen Samen in Verbindung gebracht worden ist. Es behandelt also den Niedergang der männlichen Zeugungskraft oder beugt dieser vor. Und dies tut es, indem es durch seinen süß-salzigen Geschmack die Niere supplementiert. Wird die Essenz angereichert, bedeutet dies auch, dass das Qi aufgefüllt wird. So wird einerseits genügend Samen produziert und andererseits die Erektion ermöglicht. Mit der Kräftigung der Nieren-Essenz und des Nieren-Yang geht auch, wie oben im Zitat von Ri Huazi erwähnt, eine Wärmung und Stärkung der Lenden wie auch der Beine, insbesondere der Knie, einher.

Die Behandlung von Obstipation

Dieser Aspekt der Wirkungen von *Rou cong rong* ist in der *Materia Medica des Göttlichen Landmannes* noch nicht aufgeführt worden. Diese den Darm befeuchtende Wirkung wurde erst in der Ming-Dynastie von dem berühmten Arzt Miao Xiyong populär gemacht, wie mittels der folgenden historischen Falldarstellung illustriert werden soll.

Ein alter Mann, in seinen Achtzigern oder Neunzigern, suchte Miao Xiyong auf und bat ihn um Hilfe.

[3] Li Shizhen, S. 434
[4] Li Shizhen, S. 435
[5] Wu Pu, Sun Xingyan, Sun Pingyi: *Shennong Bencao Jing*, S. 27
[6] Zhen Quan, S. 26; Li Shizhen, S. 434
[7] Li Shizhen, S. 434

Er sagte, dass er ein Beklemmungsgefühl in der Brust verspüre und der Stuhlgang sehr schwerfalle. Miao Xiyong betrachtete den alten Mann. Seine Haare waren weiß und sein Gesicht von fahler Blässe. Insgesamt wirkte er sehr abgehärmt und ausgetrocknet. Die Untersuchung des Pulses und der Zunge bestätigten diesen ersten Eindruck. Miao Xiyong sprach zu dem alten Mann: „Ihre Erkrankung ist eine Verstopfung aufgrund von Austrocknung des Blutes und der Körperflüssigkeiten. Das kann man gut mit Rou cong rong behandeln." Nachdem der alte Mann das Mittel eingenommen hatte, ging die Stuhlausscheidung wie geschmiert und das Beklemmungsgefühl in der Brust verschwand damit auch. So fühlte er sich trotz seines hohen Alters sehr rüstig. Doch nach einiger Zeit, nachdem er dieses Mittel schon eine Weile nicht mehr eingenommen hatte, stellte sich sein altes Problem wieder ein. Jenes Mal suchte er, da Miao Xiyong gerade nicht zugegen war, einen anderen Arzt auf. Er zeigte jenem Arzt auch das Rezept, das Miao Xiyong ihm damals gegeben hatte. Doch dieser Arzt schüttelte ungläubig seinen Kopf und sagte: „Rou cong rong ist ein warmes und somit trocknendes Mittel; es neigt dazu, Feuer zu generieren und das Yin zu schädigen. Wie sollte dieses Mittel gegen Obstipation helfen können?" Also verordnete er ihm eine andere Rezeptur. Doch nachdem der alte Mann diese eingenommen hatte, verbesserte sich sein Zustand nicht im Geringsten, sondern verschlechterte sich sogar noch. Daraufhin kaufte er sich selbst Kräuter anhand der Rezeptur von Miao Xiyong. Nachdem er sie eingenommen hatte, ging es ihm sofort besser.

Diese Geschichte sprach sich in Ärztekreisen jener Zeit herum und ein junger Kollege fragte Miao Xiyong, wie denn diese Wirkung von Rou cong rong zu verstehen sei. Miao erklärte ihm: „Rou cong rong ist ein sehr gutes Mittel, um die Essenz und das Blut anzureichern. Wenn man es regelmäßig einnimmt, kann es auch den Darm befeuchten und den Stuhlgang fördern. Dies ist bereits in antiken Büchern vermerkt worden. Dieser Patient ist schon sehr alt und ausgezehrt; es mangelt ihm an Essenz und Blut, der Transport und die Transformation sind auch gestört. Dies hat zu einer Verklumpung des Stuhls aufgrund von Trockenheit und zu einem Beklemmungsgefühl in der Brust geführt. Mit einer hohen Dosis von Rou cong rong kann man die Essenz supplementieren, die Körperflüssigkeiten anreichern und Trockenheit befeuchten. So verschwinden die Beschwerden, sobald das Mittel eingenommen wird." Als jener junge Mann die Erklärungen von Miao Xiyong gehört hatte, sagte er: „Dass viele Ärzte häufig anzutreffende Erkrankungen nicht zu heilen vermögen, liegt also daran, dass sie die klassischen Texte nicht gründlich lesen und die Krankheitsmuster nicht richtig differenzieren!"[8]

Traditionell wird *Rou cong rong* zur Behandlung von Obstipation im hohen Alter in Form einer dicken Reissuppe *(zhou)* empfohlen. Dazu kocht man das in Scheiben geschnittene Besenreifkraut zusammen mit Reis in reichlich Wasser, bis der Reis völlig zerfallen ist. Man kann auch erst ein Dokokt von *Rou cong rong* herstellen und dann darin den Reis weich kochen.

Einer der renommiertesten Pekinger Ärzte des 20. Jahrhunderts, Jiao Shude, wendete *Rou cong rong* auch gerne zur Behandlung von Obstipation bei älteren Patienten oder bei Frauen nach der Geburt an, die an Qi- und Blut-Mangel leiden. Dabei kombinierte er es üblicherweise mit Rehmannia praeparata *(Shu di huang)*, Angelica sinensis *(Dang gui)*, Pfirsichsamen *(Tao ren)*, Canabissamen *(Huo ma ren)* und Sesam (*Hei zhi ma*).[9] So werden durch die Supplementierung der Niere und die Nährung des Blutes wieder neue Körperflüssigkeiten erzeugt. Dies ist eine effektive Behandlungsmethode nicht nur für ältere Patienten, sondern auch für jüngere mit habitueller Obstipation aufgrund von Qi- und Blut-Mangel.

Zur allgemeinen Kräftigung wird das frische in Scheiben geschnittene Besenreifkraut in China auch zusammen mit der Yamswurz *(Shan yao)* und Hammelfleisch gekocht und gegessen. Ein Hammelfleischeintopf mit *Rou cong rong* sei laut Su Song außergewöhnlich stark supplementierend.[10]

Kontraindikationen

Wegen seiner befeuchtenden Wirkung sollen Patienten mit Durchfällen oder weichen Stühlen aufgrund von Milz- und Magen-Schwäche *Rou cong*

[8] Wang Huanhua et al., Band 1, S. 212
[9] Jiao Shude, S. 88
[10] Li Shizhen, S. 434

rong nicht einnehmen. Außerdem kann *Rou cong rong* bei Patienten mit Yin-Mangel Leere-Hitze bedingen oder verstärken. Männliche Patienten mit Yin-Leere-Hitze, die sehr leicht sexuell erregbar sind und zu Pollutionen neigen, dürfen dieses Mittel nur in Kombination mit Yin supplementierenden und adstringierenden, die Essenz sichernden Mitteln einnehmen. Auch bei Obstipation aufgrund von Fülle-Hitze ist es kontraindiziert.

Anmerkung zum Artenschutz

Da Cistanche deserticola nur schwer zu kultivieren ist, weil sie nicht eigenständig, sondern als Parasit auf Wurzeln anderer Sträucher wächst, und die Nachfrage nach diesem Mittel in der letzten Zeit stark gestiegen ist, geht das natürliche Vorkommen dieser Art zurück. Sie ist zwar noch nicht offiziell zur vom Aussterben bedrohten Art erklärt worden, doch ist der internationale Handel damit etwas eingeschränkt worden. Die Art Cistanche salsa ist dagegen nicht bedroht und wird immer häufiger anstelle von Cistanche deserticola arzneilich genutzt.[11]

12.2 *Suǒ Yáng* 鎖陽 (锁阳) Cynomorii Herba

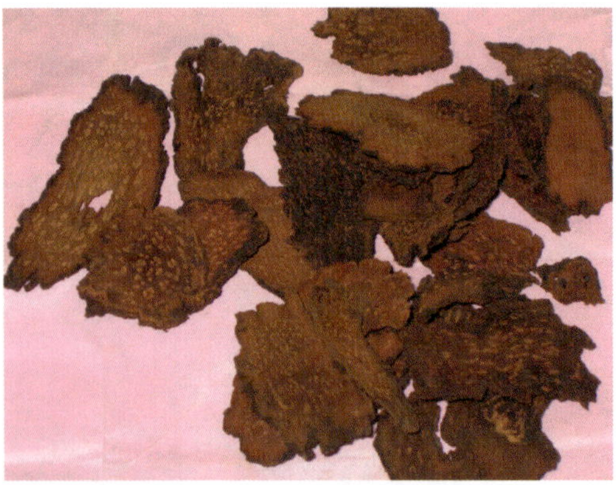

Abb. 12.2 *Suǒ Yáng* 鎖陽 (锁阳) Cynomorii Herba

- Pharmazeutische Bezeichnung: Cynomorii Herba
- Botanische Namen: Cynomorium songaricum
- Familie: Cynomoriaceae
- Deutsche Namen: Feuerspornkraut, Cynomorium
- Deutsche Übersetzung des chinesischen Namens: „Yang verschließen"
- Beinamen: *Xiù tiě bàng* 鏽鐵棒 („Rostige Eisenkeule"), *Dì máo qiú* 地毛球 („Haarige Kugel auf der Erde"), *Bù lǎo yào* 不老藥 („Anti-Aging-Kraut")

Namen und Signaturen

Die beiden Namen „Rostige Eisenkeule" *(Xiu tie bang)* und „Haarige Kugel auf der Erde" *(Di mao qiu)* beziehen sich auf die äußere Erscheinung dieser Pflanze. Ähnlich wie Cistanche *(Rou cong rong)* ist auch *Suo yang* eine Pflanze, die in Wüstenregionen parasitär auf den Wurzeln anderer Pflanzen wächst. Cynomorium ist von rostig-brauner Farbe und hat eine matte, haarig wirkende Oberfläche. Die jungen Triebe sind noch kugel- oder eierförmig. Die größeren Pflanzen sind dagegen von länglicher und unverkennbar phallischer Form. Diese Signatur ist ein deutlicher Hinweis auf sein Vermögen, das Nieren-Yang und damit die männliche Potenz zu stärken. Ähnlich wie bei Cistanche *(Rou cong rong)* wurde auch das Entstehen von Cynomorium auf Sperma von wilden Pferden oder Drachen zurückgeführt, das einst auf die Erde tropfte.[12]

Der hauptsächlich benutzte Name dieser Pflanze ist *Suo yang* 鎖陽, was wörtlich so viel bedeutet wie „das Yang verschließen". Über die Bedeutung dieses Namens kann hier nur spekuliert werden. Dass diese Arzneipflanze das Yang kräftigt, steht zweifellos fest, doch warum wählte man das Zeichen „verschließen, verriegeln" aus? Wahrscheinlich liegt dies darin begründet, dass *Suo yang* nicht nur den männlichen Samen vermehrt und die Libido steigert, sondern durch seine das Yang-Qi kräftigende Wirkung auch einen ungewollten Samenverlust, also Pollutionen und Spermatorrhö, verhindert. Das Zeichen *yang* 陽, das je nach Kontext verschiedene Bedeutungen haben kann, bezeichnet in der chinesischen Medizin

[11] Dharmananda, Subhuti: http://www.itmonline.org/arts/cistanche.htm

[12] Li Shizhen, S. 436

nicht nur das Yang-Qi, sondern auch den Penis. Daher könnte man diesen Namen auch als „den Penis verschließen“ übersetzen.

Es ist wahrscheinlich kein Zufall, dass die beiden Pflanzen Cistanche *(Rou cong rong)* und Cynomorium *(Suo yang)*, die in der Wüste wachsen, welche ihrem Wesen nach extremes Yang ist, auch reichlich Yang-Energie aufnehmen, welche wir uns dann zum Supplementieren des Yang im menschlichen Körper zu Nutze machen. Doch können die in der Wüste wachsenden Pflanzen auch nicht durch und durch Yang sein. Um sich selbst vor Austrocknung zu schützen, müssen sie auch eine ausreichende Portion von Yin besitzen. Dieses schützende Yin macht diese beiden Arzneipflanzen also zu relativ milden Yang-Tonika, da sie dadurch auch einen befeuchtenden Aspekt besitzen.

Eigenschaften und Anwendungsgebiete

Suo yang ist süß und warm. Es tritt in die Leitbahnen von Niere, Leber und Dickdarm ein. Der süße Geschmack ist für seinen nährenden Charakter verantwortlich. Seine warme Natur lässt es das Yang supplementieren. *Suo yang* supplementiert das Nieren-Yang, mehrt die Essenz und das Blut, kräftigt die Sehnen und befeuchtet den Darm. Entsprechend wird es bei Impotenz, häufigem Wasserlassen, Spermatorrhoe, Pollutionen oder Unfruchtbarkeit sowie bei Schwäche und Schmerzhaftigkeit in den Lenden und Knien angewandt.

Das Blut, insbesondere das Leber-Blut, nährt die Sehnen und erhält somit unsere motorischen Funktionen aufrecht. Wenn das Blut und die Essenz erschöpft sind, können die Sehnen nicht mehr genährt werden und es kommt zu muskulärer Schwäche, zu Lähmungen oder Atrophien. *Suo yang* kräftigt die Sehnen, indem es die Essenz und das Leber-Blut nährt. Hierbei wird es mit anderen Drogen, welche diese Funktionen noch spezifischer ausüben, kombiniert.

Ähnlich wie Cistanches Herba *(Rou cong rong)*, nur etwas schwächer, befeuchtet *Suo yang* den Darm und fördert Stuhlgang. Da *Suo yang* preiswerter ist als *Rou cong rong*, kann man es als Ersatz für letztere Droge in Fällen von Obstipation aufgrund von Mangel an Qi, Blut und Körperflüssigkeiten verwenden.

Eine Zusammenfassung der Wirkungen von *Suo yang* findet sich bei Wang Ang: *„Suo yang supplementiert süß-warm das Yin, mehrt die Essenz, erregt das Yang, befeuchtet Trockenheit und kräftigt die Sehnen. Es erregt das Yang[-Organ, also den Penis], weil es die Sehnen kräftigt. Es behandelt Atrophie und Schwäche und es befeuchtet den Stuhl.“*[13]

Zum Supplementieren des Yin muss man häufig auch gleichzeitig das Yang supplementieren, da sonst die Dynamik zur Erzeugung des Yin fehlt. *Suo yang* ist eine warme Droge, die bei ihrer befeuchtenden und nährenden Qualität auch den Aufbau des Yin unterstützen kann. Sie besitzt also gleichzeitig Yin- und Yang-Qualitäten. Die nährende Wirkung dieser Pflanze wird auch durch die folgende Legende illustriert: *Während der Tang-Dynastie wollte der General Xue Rengui mit seinen Truppen die „nomadischen Horden“ aus den zentralasiatischen Steppen vertreiben. Doch als sie die Stadt Kuyu in der heutigen Provinz Gansu erreichten, fanden sie sich von feindlichen Truppen umzingelt. General Xue verbarrikadierte sich mit seinen Männern in der Festungstadt Kuyu, um das Eintreffen von Verstärkung aus der Hauptstadt abzuwarten. Doch es vergingen mehrere Monate, bis die Verstärkung endlich kam. Nachdem die Soldaten alle in der Stadt befindlichen Vorräte aufgegessen hatten, konnten sie sich nur vor dem Hungertode retten, indem sie die dort reichlich wachsende Cynomorium-Pflanze aßen. Nachdem sie schließlich mithilfe der Verstärkung aus der Hauptstadt die Nomaden vertrieben hatten, benannten sie die Festungstadt Kuyu nach der Pflanze, die ihnen das Leben gerettet hatte, in Suoyang um.*[14]

Kontraindikationen

Für *Suo yang* gelten die gleichen Kontraindikationen wie für Cistanches Herba *(Rou cong rong)* (➤ 12.1).

[13] Wang Ang, Rolle 1, S. 78
[14] Ma Jian, S. 87

KAPITEL

13 Namensgebung nach den Jahreszeiten

13.1 *Kuǎn Dōng Huā* 款冬花 Farfarae Flos

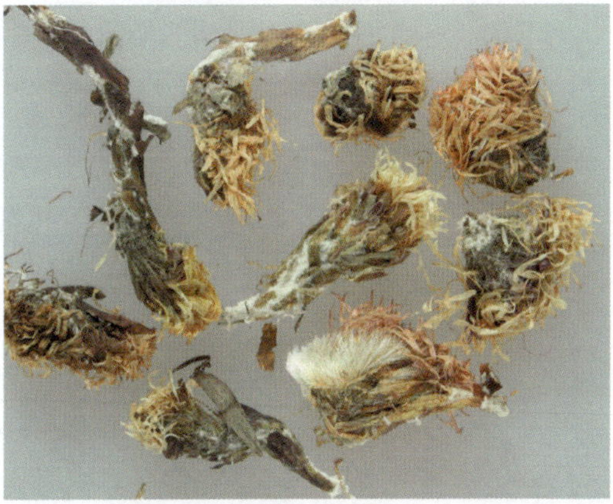

Abb. 13.1 *Kuǎn Dōng Huā* 款冬花 Farfarae Flos*

- Pharmazeutische Bezeichnung: Farfarae Flos
- Botanischer Name: Tussilago farfara
- Familie: Asteraceae = Compositae (Korbblütler)
- Deutscher Name: Huflattichblüte
- Deutsche Übersetzung des chinesischen Namens: „Den Winter begrüßende Blume"
- Beinamen: *Kuǎn dōng* 款冬 („Den Winter begrüßen"), *Kuǎn dōng yào* 款冬藥 („Den Winter begrüßendes Heilkraut"), *Dōng huā* 冬花 („Winter-Blume"), *Dōng huā yào* 冬花藥 („Im Winter blühendes Heilkraut"), *Kuǎn huā* 款花 („Begrüßende Blüte"), *Kuǎn dòng* 款凍 („Den Frost begrüßen"), *Zuān dòng* 鑽凍 („Sich durch den gefrorenen Boden bohren"), *Kē dòng* 顆凍 („Eine Pflanze im Frost"), *Dǐ dōng* 氐冬 („Wurzeln des Winters"), *Hǔ xū* 虎鬚 („Tigerbart")

Namen und Signaturen

Das Ungewöhnliche am Huflattich, das, was ihn von fast allen anderen Pflanzen unterscheidet, ist, dass er bereits mitten im Winter seine Sprossen austreibt und dann zum Ende des Winters blüht. Tao Hongjing schrieb: *„Kuan dong hua wächst unter der gefrorenen Erdkruste und wird im zwölften oder im ersten Monat geerntet."*[1] Der zwölfte und der erste Monat nach dem chinesischen Mondkalender entsprechen in etwa Januar und Februar nach unserem Kalender. Auch Kou Zongshi schreibt: *„Von all den Pflanzen kümmert sich nur diese nicht um Eis und Schnee. Als allererste zeigt sie den Frühling an. Daher nennt man sie auch Zuan dong [„Sich durch den gefrorenen Boden bohren"]. Obwohl sie sich unter Eis und Schnee befindet, treibt sie Sprossen aus, wenn die Zeit dafür gekommen ist. Im Frühling pflücken die Leute [die Sprossen und essen diese] anstelle von Gemüse. Als Arzneimittel eignen sich die gerade im Aufblühen begriffenen Pflanzen am besten.*[2]

In unseren Breiten blüht der Huflattich von Ende Februar bis Ende April. Damit ist der Huflattich eine der ersten wildblühenden Frühjahrspflanzen.

Was bedeutet sein zeitiges Wachstum und frühes Blühen im Winter für uns, die wir um das Verständnis der Signaturen bemüht sind? Um unter derartigen Bedingungen wachsen und sogar blühen zu können, bedarf es einer kräftigen Portion Yang-Energie, um sich gegen die umgebende Kälte und Erstarrung durchsetzen zu können und selbst nicht zu erfrieren. In diesem Sinne kann man die warme Natur und den scharfen Geschmack der Huflattichblüte verstehen. Wang Ang nennt sie deswegen sogar „scharf, warm und von reinem Yang"; doch im gleichen Atemzug schreibt er, dass *Kuan dong hua* Hitze drainiere und die Lunge befeuchte.[3] Ist dies nicht ein Widerspruch? Wie kann eine Droge, die reines Yang ist, Hitze drainieren? Zum einen muss man dazu

[1] Li Shizhen, S. 643
[2] Kou Zongshi, S. 62
[3] Wang Ang, Rolle 1, S. 14

13

sagen, dass *Kuan dong hua* nicht als Einzelmittel zur Behandlung von Lungen-Hitze angewandt wird, sondern in Kombinationen mit kalten Drogen wie Morusrinde *(Sang bai pi)* und Scutellariawurzel *(Huang qin)*, wie beispielsweise in der Rezeptur *Ding Chuan Tang* (Atemnot beruhigendes Dekokt) oder mit der Lilienzwiebel *(Bai he)* in der Rezeptur *Bai Hua Tang* (Lilienzwiebel- und Huflattichblütendekokt) oder mit Fritillaria *(Bei mu)*, Stemona *(Bai bu)*, Anemarrhena *(Zhi mu)* etc. Entscheidend ist hierbei das Vermögen dieser Droge, das Lungen-Qi zu regulieren und Husten zu stillen. Zum anderen muss man davon ausgehen, dass *Kuan dong hua* während seiner Blütezeit im Winter auch mehr oder weniger viel kaltes Yin-Qi in sich aufnimmt. Dies mildert die ursprüngliche Yang-Natur ab und macht *Kuan dong hua* zu einem Mittel von milder Wärme, das gleichzeitig auch eine befeuchtende Qualität besitzt. Die die Lunge befeuchtende Wirkung wird in der Tat in diesem Sinne verstanden. Der zeitgenössische Arzt Zhu Shifeng meint dazu: *„Husten und Atemnot entstehen immer dadurch, dass ein pathogener Faktor die Lunge angreift und das Lungen-Qi infolgedessen gegensinnig nach oben aufsteigt. Kuan dong hat das Qi des Wassers erhalten, befeuchtet die Lunge und führt das Qi wieder herab.“*[4]

Mit „Qi des Wassers“ ist hier das Qi der Wandlungsphase Wasser gemeint, das *Kuan dong hua* im Winter in sich aufnimmt, da der Winter die der Wandlungsphase Wasser entsprechende Jahreszeit ist. In *Die Quintessenz der Materia Medica* schrieb Wang Ang, dass Huflattich vom Qi des Wassers und des Holzes durchdrungen sei.[5] Dies liegt darin begründet, dass er vor allem im Winter und Frühjahr wächst und blüht. Es heißt dort: *„Im tiefsten Winter wächst allein der Huflattich heran, um im beginnenden Frühling zu blühen. [So] erhält er die Struktur der Niere und die Funktion der Leber. Daher ist er das beste Kraut, um die Lungen zu wärmen und Husten zu regulieren. In den meisten Fällen kommt es aufgrund von Kälte zu Husten. Kälte ist das Qi des Winters. Wenn es in die Lunge eindringt, führt dies zu gegensinnig aufsteigendem Lungen-Qi. [Doch] Kuan dong ist nicht ausschließlich ein Lungenkraut, sondern es bewirkt, dass der pathogene Faktor über die Nieren ausgespült wird.“*[6]

Mit „Struktur der Niere“, was wörtlich „Körper der Niere“ heißt, ist die oben bereits erörterte Zugehörigkeit zur Wandlungsphase Wasser gemeint. „Körper” oder „Struktur“ beziehen sich auf den Yin-Aspekt einer Pflanze oder eines Organs. Hier meint Wang Ang damit die befeuchtende und absenkende Wirkung von *Kuan dong hua*. Hiermit legt er also nahe, dass der Husten durch *Kuan dong hua* nicht primär durch wärmendes Zerstreuen pathogenener Wind-Kälte gestillt wird, wie beispielsweie durch Ephedra *(Ma huang)*, sondern vorwiegend durch Befeuchten und Absenken. Mit „Funktion der Leber” ist gemeint, dass die Blüte bei ihrer Öffnung zu Beginn des Frühlings auch Holz-Qi aufnimmt und daher die wärmende Eigenschaft des Frühlings besitzt. Anders herum betrachtet, kann man davon ausgehen, dass eine Pflanze, die sogar schon vor dem eigentlichen Frühlingsbeginn aufstrebt, die noch gefrorene Erde durchbricht und schon blüht, wenn noch Schnee liegt, an sich schon über ein ungewöhnlich großes Maß an warmer und aufstrebender Holz-Energie verfügt. Diese Wärme von *Kuan dong hua* vertreibt eingedrungene Kälte aus der Lunge. Somit vereinigt *Kuan dong hua* also die Yin-Eigenschaft des Befeuchtens und die Yang-Eigenschaft des Wärmens in sich. Dies ist der Grund dafür, dass *Kuan dong hua* so vielseitig bei allen Arten von Husten, gleich ob aufgrund von Kälte, Hitze, Fülle oder Leere, eingesetzt werden kann. Daher ist es ein wichtiges Hustenkraut in der chinesischen *Materia Medica.*

Auch in der westlichen Phytotherapie wird der Huflattich in erster Linie, aber nicht nur als Hustenkraut verwendet. Dies kommt schon in seinem botanischen Namen zum Ausdruck (tussis = Husten). Ein anderer deutscher Name dieses Krautes, Brustlattich, weist ebenfalls auf den Lungen- und Brustbezug hin. Der deutsche Name Märzblume beschreibt ähnlich wie die chinesischen Namen die Besonderheit des Frühblühens dieser Pflanze. Der gebräuchlichste deutsche Name Huflattich bezieht sich auf seine hufförmigen Blätter. Allerdings lassen sie sich auch etwas treffender als herzförmig be-

[4] Zhu Shifeng, Band 2, S. 212
[5] Wang Ang, Rolle 1, S. 14
[6] Wang Ang, Rolle 1, S. 14

schreiben. Bemerkenswert ist die relative Größe der Huflattichblätter. Beispielsweise schrieb Su Song, dass die Huflattichblätter so groß wie Sonnenblumenblätter seien[7] – und das, obwohl die Huflattichpflanze um ein Vielfaches kleiner ist als die Sonnenblume. Bis zu 30 cm können die Blätter breit werden, während die gesamte Pflanze nur 5 bis 20 cm hoch wächst.[8] Die großen Blätter des Huflattichs sind aus Sicht der Signaturenlehre ebenfalls ein Hinweis auf den Lungenbezug dieses Krautes, ebenso wie die weiße, fein behaarte Unterseite der Blätter. Weiß ist die Farbe der Wandlungsphase Metall, wozu auch die feine Körperbehaarung gehört. Nicht zuletzt weist auch der vorwiegend scharfe Geschmack den Huflattich als Lungen-Kraut aus. Interessanterweise werden in der westlichen Phytotherapie neben Lungenerkrankungen auch solche des Dickdarms und der Haut mit Huflattich behandelt.[9] Es ist also in erster Linie ein Metall-Kraut.

Anzumerken ist noch, dass in der chinesischen Medizin nicht eigentlich die Blüten des Huflattichs verwendet werden, sondern die Knospen. Man erntet die Knospen idealerweise dann, wenn sie noch nicht die Erde durchbrochen haben und noch nicht aufgeblüht sind. Die bereits aufgeblühten Knospen gelten als wesentlich weniger effektiv. Bei der Ernte und Trocknung der Blütenknospen muss man auch ganz besonders vorsichtig sein. Sie reagieren sehr empfindlich auf Druck, Wasser, Sonne und Frost. Werden sie nach der Ernte derartigen Reizen ausgesetzt, laufen sie schwarz an und verfaulen. Dann lassen sie sich nicht mehr arzneilich verwenden. Am besten sind die Drogen mit großen, noch geschlossenen Knospen, die eine hell rötliche bis lila Farbe haben und aromatisch sind.[10]

[7] Li Shizhen, S. 643

[8] http://www.natur-lexikon.com/Texte/HWG/001/00006/HWG00006.html

[9] Kaufhold, P., Phytomagister, Huflattichblüten, Huflattichblätter; http://www.heilkraeuter.de/herbs/huflat.htm

[10] Wang Huanhua et al., Band 3, S. 112

Eigenschaften und Anwendungsgebiete

Kuan dong hua ist scharf, leicht bitter und warm. Während die meisten klassischen Quellen den scharfen Geschmack betonen, wurde es in den *Verschiedenen Aufzeichnungen Berühmter Ärzte* als süß bezeichnet, was auch therapeutische Relevanz besitzt, wie weiter unten noch diskutiert werden soll. Es tritt hauptsächlich in die Lungen-Leitbahn ein. Klassische Quellen legen allerdings auch einen Bezug zu den Leitbahnen von Leber, Herz, Magen und Niere nahe.

Der scharfe Geschmack führt die Wirkung von *Kuan dong hua* nicht nur in die Lunge, er ist auch für die zerstreuende Funktion verantwortlich. Da *Kuan dong hua* gleichzeitig warm ist, zerstreut es Kälte aus der Lunge. Der leicht bittere Geschmack wirkt klärend und absenkend. Doch aufgrund des unterschwelligen süßen Geschmacks wirkt *Kuan dong hua* auch befeuchtend und geringfügig supplementierend. Diese Kombination von Schärfe, milder Bitterkeit, schwacher Süße und warmer, befeuchtender Natur ist das Besondere an *Kuan dong hua*. Dadurch wirkt es zerstreuend und wärmend, ohne auszutrocknen und Qi oder Yin zu schädigen. Es befeuchtet die Lunge, wandelt Schleim um, führt aufsteigendes Lungen-Qi herab und stillt somit Husten. Daher kann man es in entsprechenden Kombinationen bei allen Arten von Husten und Asthma anwenden.

Der moderne Arzt Jiao Shude bezeichnet, wie praktisch alle zeitgenössischen Autoren, *Kuan dong hua* lediglich als scharf und leicht bitter. Er nennt es weder süß noch primär befeuchtend. Er meint, dass nur die in Honig aufbereitete Droge *(Mi zhi kuan dong hua)* die Lunge zu befeuchten vermag.[11]

Bereits in der *Materia Medica des Göttlichen Landmannes* wurde *Kuan dong hua* als Mittel vor allem gegen Husten aufgeführt. Dort heißt es unter anderem: „*Kuan dong hua ist scharf und warm. Es behandelt Husten mit gegensinnig aufsteigendem Qi, eine Neigung zu Atemnot und Keuchen wie auch schmerzhafte Obstruktion des Halses.*“[12] Bis heute ist

[11] Jiao Shude, S. 240

[12] Zhu Shifeng, Band 2, S. 211; Li Shizhen, S. 644

es ein sehr wichtiges Mittel gegen Husten, Atemnot und Asthma geblieben. Unter dem Krankheitsbegriff „Atemnot", oft auch als „Keuchen" übersetzt, der auch als Hauptindikation von *Kuan dong hua* in den meisten anderen klassischen Pharmakopöen zu finden ist, fallen praktisch alle Arten von akut oder chronisch obstruktiven Lungenerkrankungen, die mit einer keuchenden Atmung und Luftnot einhergehen, also insbesondere das Asthma bronchiale.

Zu den oben bereits diskutierten Besonderheiten, insbesondere zum oft unerwähnt gelassenen süßen Geschmack und damit zum supplementierenden Potenzial von *Kuan dong hua* hat Chen Shiduo einen höchst aussagekräftigen Kommentar geschrieben: *„Kuan dong hua ist scharf, süß, warm und somit Yang. Es ist nicht toxisch. Es behandelt besonders gut Lungen-Husten. Es löst zähen Schleim auf, befeuchtet die Lunge, drainiert Feuer-Pathogene, führt das Qi herab und es beruhigt Atemnot. … Es ist das beste Mittel, um Lungen- oder Leber-Husten zu behandeln. In jüngerer Zeit benutzen die Leute gerne Asteris Radix (Zi wan) und unverständlicherweise nicht Farfarae Flos (Kuan dong). Zwar vermag Zi wan chronischen Husten zu stillen, doch sein bitterer Geschmack kann den Magen schädigen. Kuan dong ist hingegen süß, so dass es beim Zerstreuen auch supplementiert. Obwohl Dong hua beim Klären auch supplementiert, sollte es nicht über die Maßen verwendet werden, denn seine supplementierende Wirkung ist schwach im Vergleich zu seiner klärenden.*[13]

Obwohl Chen Shiduo die beiden Drogen *Kuan dong hua* und *Zi wan* gegeneinander abgrenzt, haben sie doch mehr Gemeinsamkeiten als Unterschiede. Sie wirken im Großen und Ganzen gleichsinnig und verstärken einander, weshalb sie sehr häufig zusammen angewendet werden. Für viele chinesische Ärzte scheint es geradezu ein Muss zu sein, beide Kräuter gemeinsam auf den Rezeptblock zu schreiben, so als wären sie zwei unzertrennliche Geschwisterdrogen.

Doch wo liegen, bei weitgehender Ähnlichkeit dieser beiden Drogen, ihre Unterschiede? *Kuan dong hua* stillt Husten vor allem dadurch, dass es die Lunge wärmt und Schleim umwandelt, weshalb es vornehmlich bei Husten mit reichlich Sputum aufgrund von Kälte und Schleim angewandt wird. *Zi wan* stillt Husten vor allem dadurch, dass es stagniertes Lungen-Qi wieder ausbreitet und Schleim umwandelt, weshalb es vornehmlich bei Husten aufgrund von Wind-Hitze mit Lungen-Qi-Stagnation benutzt wird. Man kann also sagen, dass beide Drogen Schleim wandeln und Husten stillen, doch *Kuan dong hua* stärker die Lunge wärmt und *Zi wan* stärker pathogenes Qi zerstreut und die ausbreitende Funktion der Lunge wiederherstellt. Da beide Drogen synergistisch wirken, verstärkt man durch ihre Kombination den hustenstillenden Effekt. Darüber hinaus befeuchtet *Zi wan* noch den Darm. Interessant sind in diesem Zusammenhang auch moderne Forschungsergebnisse, die aufgezeigt haben, dass die hustenstillende Wirkung von *Zi wan* nicht signifikant ist, jedoch seine schleimlösende. Bei *Kuan dong hua* ist es genau umgekehrt. Die schleimlösende Wirkung erwies sich in Experimenten als nicht sehr stark ausgeprägt, im Gegensatz zu seiner hustenstillenden.[14] Daher ist es auch aus pharmakologischer Sicht sehr sinnvoll, beide Drogen miteinander zu kombinieren, da sie einander ergänzen.

Der leicht supplementierende Charakter von *Kuan dong hua* kommt auch darin zum Ausdruck, dass es bei Husten aufgrund von Entkräftung angewandt wurde. Mit „Entkräftung", was sich je nach Kontext auch als „durch Überlastung bedingte Leere" oder als „Konsumption, Auszehrung" übersetzen lässt, ist entweder ein Muster gemeint, dass durch eine umfassende Erschöpfung von Qi, Blut, Yin und Yang gekennzeichnet ist, oder man meint damit die Schwindsucht, also eine chronisch auszehrende, meist tuberkulöse Erkrankung. Schließlich ist die Schwindsucht, wie der deutsche Name auch nahelegt, ebenfalls eine Erkrankung, die mit einer umfassenden Erschöpfung von Körpersubstanzen einhergeht. In diesen Fällen ist *Kuan dong hua* also auch angewendet worden und wird es immer noch.[15] Von den klassischen Autoren erwähnen Zhen Quan und Gong Tingxian explizit diese Indikation. Der moderne Arzt Jiao Shude empfiehlt bei chronischem oder konsumptivem Husten die Kombination von *Kuan*

[13] Chen Shiduo, S. 116

[14] Jiao Shude, S. 240; Gao Xuemin: *Zhong Yao Xue*, S. 435 f.

[15] Li Shizhen, S. 644; Beijing University of TCM, Herbal Pharmacology Education and Research Center, S. 222

dong hua mit Fritillaria *(Chuan bei mu)*, süßen Mandeln *(Tian xing ren)*, Asternwurzel *(Zi wan)*, Ophiopogon *(Mai dong)*, Adenophora seu Glehnia *(Sha shen)* und Scrophularia *(Xuan shen)*; bei chronischem Husten mit blutig tingiertem Sputum kombiniert er *Kuan dong hua* mit Lilienzwiebeln *(Bai he)* und Lotusrhizomknoten *(Ou jie)*.[16]

Inhalation

In der *Enzyklopädie der Materia Medica* wird auch eine Anwendungsart von *Kuan dong hua* besonderer Art vorgestellt. Die erscheint auf den ersten Blick wie eine Inhalation, ist aber genau genommen ein „Herunterschlucken" des Rauchs von verbranntem Huflattich. Su Song erklärt: *„Jeden Morgen nehme man eine Handvoll Kuan dong hua, etwa so groß wie ein Hühnerei, und vermische es mit etwas Honig. Dies plaziere man in einen Wasserkessel, schließe den Deckel und dichte ihn mit Teig ab, so dass kein Rauch entweichen kann. Dann stelle man den Kessel aufs Feuer, und wenn der Rauch zur Tülle heraussteigt, nehme man den Rauch in den Mund und schlucke ihn dann herunter. Wenn man dabei ein Beengungsgefühl in der Brust verspürt, muss man den Kopf heben. Während man mit dieser Prozedur beschäftigt ist, sollte man die Tülle des Wasserkessels verschließen, damit nichts von dem Rauch verlorengeht. Dies wiederholt man so lange, bis kein Rauch mehr aus dem Kessel kommt. Fünf Tage stellen einen Behandlungszyklus dar. Am sechsten Tag soll man Hammelfleisch-Fladenbrot essen. Danach wird das Leiden nie wieder auftreten."*[17]

Auch Kou Zongshi berichtet von einem Patienten, der an chronischem Husten litt und durch diese Methode innerhalb weniger Tage von seinem Leiden befreit worden sein soll.[18] Diese Methode hat sich sogar bis in die Neuzeit erhalten. Jiao Shude, meinte ebenfalls, dass man durch Inhalation des Rauchs von *Kuan dong hua* mittels eines Papiertrichters Husten stillen könne.[19]

Aufbereitung

Üblich ist praktisch nur eine Aufbereitungsart von *Kuan dong hua*, das Anbraten in Honigwasser. Diese Droge nennt sich dann *Mi zhi kuan dong hua* 蜜炙款冬花 oder einfach *Zhi kuan dong hua* 炙款冬花. Sie wird bevorzugt in Fällen von Lungen-Qi-Leere-Husten angewendet, während man bei akutem Husten aufgrund von äußerlich zugezogenen pathogenen Faktoren das unbehandelte Kraut benutzt.

Kontraindikationen

Kuan dong hua sollte nicht oder nur in entsprechenden Kombinationen bei Spucken von Blut und Eiter angewandt werden. Als warmes Mittel ist es insbesondere bei Yin-Leere relativ kontraindiziert. Hier muss es mit kühlen und befeuchtenden Kräutern kombiniert werden.

Wichtig ist es anzumerken, dass Huflattich wegen seines Gehaltes an potenziell hepatotoxischen, mutagenen und kanzerogenen Pyrrolizidinalkaloiden im Westen nur noch mit Beschränkungen angewandt werden darf. Die Anwendung ist auf sechs Wochen pro Jahr begrenzt und eine Verwendung in Schwangerschaft oder Stillzeit ist kontraindiziert. Man hat nachgewiesen, dass die Pyrrolizidinalkaloide in den wässrigen Aufguss übergehen.[20] Klassische chinesische Quellen machen zwar keine Angaben zu einer toxischen Wirkung von Huflattich, doch heißt dies nicht, dass eine langfristige Anwendung bedenkenlos durchgeführt werden kann. In der chinesischen Medizin bezieht sich der Begriff der Toxizität auf Reaktionen, die unmittelbar nach der Einnahme auftreten. Leberzellschädigende oder kanzerogene Wirkungen, die sich erst nach monate- oder jahrelanger hoch dosierter Einnahme zeigen, entzieht sich der Sensibilität der chinesischen Medizin. Solche Wirkzusammenhänge können nur laborgestützt aufgedeckt werden. Wenn solche Zusammenhänge

[16] Jiao Shude, S. 240
[17] Li Shizhen, S. 644; Wang Ang, Rolle 1, S. 14
[18] Kou Zongshi, S. 62; Li Shizhen, S. 644
[19] Jiao Shude, S. 240
[20] Karl, Josef: „Bronchitis und Phytotherapie" in Naturheilpraxis 09/2006, S. 1270; Zimmermann, Matthias unter http://www.natur-lexikon.com/Texte/HWG/001/00006/HWG00006.html

dank der modernen pharmakologischen Forschung bekannt werden, ergibt sich für uns als verantwortungsbewusste Therapeuten selbstverständlich die Verpflichtung, solche Kräuter nur noch sehr vorsichtig unter strenger Nutzen-Risiko-Abwägung oder gar nicht mehr anzuwenden. In diesem Fall empfiehlt es sich, die oben genannte Richtlinie zu beherzigen und die Anwendung auf sechs Wochen pro Jahr zu begrenzen. In der chinesischen Medizin wird *Kuan dong hua* ohnehin nicht zur langfristigen oder hoch dosierten Anwendung empfohlen. Es ist ein Arzneimittel zur Behandlung von Husten, das sofort abgesetzt wird, sobald der Husten gestillt ist. Da es in Europa inzwischen Huflattichzüchtungen gibt, die frei von Pyrrolizidinalkaloiden sind, kann man gegebenenfalls diese Drogen verwenden.[21]

Einige traditionelle Quellen geben an, dass *Kuan dong hua* nicht zusammen mit Fritillaria (*Bei mu*) angewandt werden sollte. Die Erfahrungen späterer Generationen von Ärzten konnte diese Behauptung allerdings nicht bestätigen. Diese beiden Drogen werden heutzutage durchaus miteinander kombiniert. Beispielsweise besteht die hustenstillende Rezeptur *Kuan Dong Hua Tang* aus *Kuan dong hua*, Mandelkernen *(Xing ren)*, Fritillaria *(Bei mu)*, Anemarrhena *(Zhi mu)* und Morusrinde *(Sang bai pi)*.[22] Auch in *Die Quintessenz der Materia Medica* steht: „Obwohl [es heißt, dass] *Kuan dong hua* Fritillaria *(Bei mu)* fürchte, wirkt die Kombination beider Kräuter doch ausgezeichnet!“[23]

[21] Wiebrecht, Axel: *Medizinische Sicherheitsaspekte in der Chinesischen Arzneitherapie*, Schweiz. Zschr. GanzheitsMedizin 20 (1), Februar 2008: 49-54

[22] Beijing University of TCM, Herbal Pharmacology Education and Research Center, S. 223

[23] Wang Ang, Rolle 1, S. 14

13.2 *Bàn Xià* 半夏 Pinelliae Rhizoma

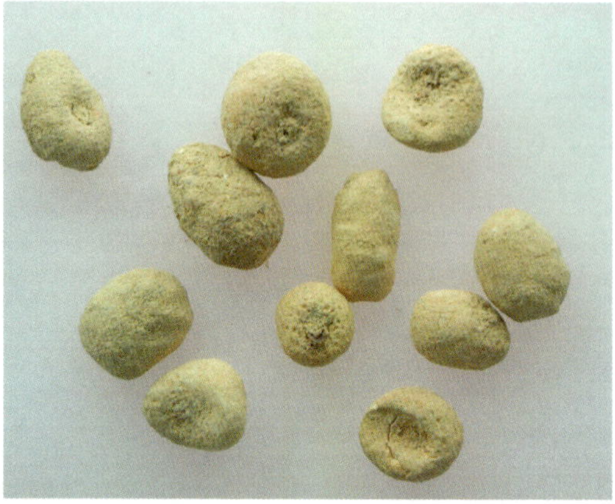

Abb. 13.2 *Bàn Xià* 半夏 Pinelliae Rhizoma*

- Pharmazeutische Bezeichnung: Pinelliae Rhizoma
- Botanischer Name: Pinellia ternata
- Familie: Araceae (Aronstabgewächse)
- Deutsche Namen: Pinelliarhizom, Mitsommerpflanzenknollen
- Deutsche Übersetzung des chinesischen Namens: „Halber Sommer“
- Beinamen: *Shǒu tián* 守田 („Das Feld bewahren“), *Shuǐ yù* 水玉 („Wasser-Jade“)

Namen und Signaturen

Der Name *Ban xia* bezieht sich laut Li Shizhen darauf, dass diese Pflanze im fünften Monat des chinesischen Mondkalenders hervortrete. Dies zeige die Hälfte, also die Mitte, des Sommers an.[24] Hierbei muss man berücksichtigen, dass der fünfte Monat nach dem traditionellen chinesischen Mondkalender nicht unserem Monat Mai entspricht, sondern eher Ende Juni/Anfang Juli.

Die weiße Farbe sowohl der Blüten als auch der arzneilich verwendeten Wurzelknollen weist, genau wie der scharfe Geschmack, auf den Lungenbezug dieser Droge hin. Auf den ersten Blick scheint Pinellia ganz klar eine Metall-Pflanze zu sein. Doch, wie

[24] Li Shizhen, S. 720

weiter unten noch ausgeführt werden soll, wirkt sie in noch stärkerem Maße auf die Erde, auf Milz und Magen. Die runden Wurzelknollen von *Ban xia* haben eine „gelbe Haut und weißes Fleisch".[25] In der gelben Außenschicht der Knolle spiegelt sich der Bezug zu den Erdorganen Milz und Magen wider.

Eigenschaften und Anwendungsgebiete

Ban xia ist scharf, warm und toxisch; es tritt in die Leitbahnen von Lunge, Milz und Magen ein.

Pinellia ist eine eigenartige Droge, die wie kaum eine andere Arzneipflanze gegensätzliche Wirkungen in sich vereint. *Ban xia* trocknet einerseits Feuchtigkeit und Schleim und vermag andererseits Trockenheit der Niere zu befeuchten. Es lässt Yin und Yang ungehindert ineinanderfließen.[26] Li Dongyuan nennt *Ban xia* seiner Natur nach Yang, doch beschreibt er es auch als absteigend[27], was eine Yin-Qualität darstellt. Diese sonderbare Natur liegt zu einem großen Teil in seiner Aufbereitung begründet. Das frische Pinelliarhizom ist scharf und kalt.[28] Darüber hinaus ist es auch von einer schlüpfrigen Qualität. In *Die Quintessenz der Materia Medica* heißt es: *„Ban xia ist an sich schlüpfrig, [doch] sein [arzneiliches] Wesen ist trocknend."*[29] Um das in *Ban xia* enthaltene Gift herauszuziehen, wird es nach der Ernte mehr als zehnmal in Wasser eingeweicht und gewaschen, wie es in den *Verschiedenen Aufzeichnungen Berühmter Ärzte* heißt. Dabei tritt eine schlüpfrige Flüssigkeit aus den Wurzelknollen aus, die den größten Teil des Giftes von *Ban xia* enthält. Andernfalls würde das Gift den Hals reizen. In Rezepturen soll es immer zusammen mit frischem Ingwer *(Sheng jiang)* angewandt werden, um das verbliebene Gift zu kontrollieren. Andere Quellen geben an, dass *Ban xia* entweder mit Senfsaat *(Bai jie zi)* oder mit frischem Ingwer *(Sheng jiang)* und Alumen *(Ming fan)* aufbereitet werden soll. Die meisten Aufbereitungsmethoden benutzen jedenfalls entweder teilweise oder ausschließlich frischen Ingwer *(Sheng jiang)*.[30] Dadurch wird das ursprünglich kalte Pinelliarhizom warm und deutlich weniger toxisch. So wird also aus einer kalt-schlüpfrigen Yin-Droge eine warm-trocknende Yang-Droge. Doch muss man davon ausgehen, dass dies keine vollständige Umwandlung darstellt, sondern nur eine Verschiebung der Tendenzen. Selbstverständlich besitzt Pinellia auch nach der Aufbereitung noch geringe Anteile seines ursprünglichen Wesens.

Die verschiedenen Funktionen von *Ban xia*, welche schließlich auf seine Anwendungsgebiete hinweisen, hat Zhen Quan sehr klar und prägnant niedergeschrieben: *„Ban xia eliminiert Schleim, öffnet den Magen, stärkt die Milz, stillt Erbrechen, beseitigt Schleim-Völle aus der Brust, führt das Lungen-Qi herab und behandelt Husten."*[31]

Im Folgenden sollen diese Funktionen und Anwendungsgebiete im Einzelnen besprochen werden, auch wenn diese Aufgliederung mitunter etwas künstlich ist und in jedem Anwendungsbreich mehrere der komplexen Wirkungen von *Ban xia* zum Tragen kommen.

Feuchtigkeit trocknen, Schleim wandeln, Lungen-Qi herabführen und Husten stillen

Ban xia trocknet Feuchtigkeit, wandelt Schleim und führt aufwärts rebellierendes Qi herab. Somit stillt es Husten mit reichlich Schleim. Da das gemeinhin benutzte, mit Ingwer präparierte *Ban xia* von warmer Natur ist, eignet es sich besonders zur Behandlung von Husten aufgrund von Schleim-Kälte. Doch wegen seiner enorm kräftigen Schleim umwandelnden Wirkung wird es auch in allen möglichen anderen Fällen von Husten mit Schleim sowie auch bei vielen anderen Schleim-Erkrankungen angewandt – dann in entsprechenden Kombinationen. Die hustenstillende Wirkung von *Ban xia* konnte auch von der modernen pharmakologischen Forschung belegt werden. Alle Aufbereitungsarten von *Ban xia* wirken signifikant hustenstillend.[32]

[25] Li Shizhen, S. 720
[26] Wang Ang, Rolle 1, S. 18
[27] Hu Xiqin, S. 125
[28] Hu Xiqin, S. 125
[29] Wang Ang, Rolle 1, S. 18
[30] Yu Xiaoping et al., S. 610
[31] Zhen Quan, S. 58
[32] Gao Xuemin: *Zhong Yao Xue*, S. 407

13

Tab. 13.1 Kombinationen von *Ban xia* bei Schleim-Mustern

Muster	Typische Kombinationen
Feuchtigkeit-Schleim	• Poriae *(Fu ling)*, • Atractylodis Rhizoma *(Cang zhu)*, • Magnoliae Cortex *(Hou po)*, • Fritillariae Bulbus *(Bei mu)*
Hitze-Schleim	• Scutellariae Radix *(Huang qin)*, • Trichosanthis Fructus *(Gua lou)*
Wind-Schleim	• Arisaematis Rhizoma *(Tian nan xing)*, • Peucedani Radix *(Qian hu)*
Kälte-Schleim	• Sinapis Semen *(Bai jie zi)*, • Zingiberis Rhizoma *(Gan jiang)*
Schleim-Akkumulation (inklusive Nahrungsstagnation)	• Citri Reticulatae Pericarpium *(Chen pi)*, • Atractylodis Macrocephalae Rhizoma *(Bai zhu)*

Die folgende Übersicht gibt Überblick über häufige Kombinationen von *Ban xia* bei Schleim-Mustern (➤ Tab. 13.1).

Ban xia stillt Husten, indem es das Lungen-Qi herabführt und Schleim umwandelt. *Ban xia* ist also nicht nur ein Lungen-Kraut, sondern in noch größerem Maße ein Milz- und Magen-Kraut. Seine hustenstillende Wirkung ist hauptsächlich darauf zurückzuführen, dass *Ban xia* Feuchtigkeit aus der Mitte trocknet und Schleim umwandelt. Li Shizhen zitiert Zhang Yuansu mit den Worten: *„Ban xia und Nan xing (Arisaematis Rhizoma) behandeln den Schleim [bei Hustenerkrankungen]. Deswegen heilt der Husten von selbst.“*[33] Li Shizhen hat dies in der *Enzyklopädie der Materia Medica* ebenfalls sehr plastisch beschrieben: *„Wenn in der Milz keine Feuchtigkeit zurückbleibt, dann entsteht auch kein Schleim. Daher ist die Milz die Quelle des Schleims und die Lunge das Speichergefäß des Schleims. Ban xia vermag Schleim und Flüssigkeiten sowie Druckgefühl im Bauch zu behandeln. Dies beruht darauf, dass es an sich schlüpfrig, doch von scharfem Geschmack und warmer Natur ist. [Durch seine] Schlüpfrigkeit vermag es zu befeuchten; [durch seine] scharfe Wärme vermag es sowohl zu zerstreuen als auch zu befeuchten. [Ban xia] bewegt also Feuchtigkeit und fördert [dadurch] den Stuhlgang, öffnet die Körperöffnungen und leitet den Urin aus. Man sagt, dass der scharfe Geschmack in die Qi-Ebene geht und Flüssigkeiten zu transformieren vermag. Der scharfe Geschmack vermag [also] in der Tat [auch] zu befeuchten.“*[34]

Dies ist eine sehr interessante Sichtweise auf *Ban xia*. Es vermag also nicht nur, den Schleim durch seine trocknende Wirkung zu transformieren, sondern es vermag gleichzeitig zu befeuchten. Damit ist gemeint, dass die pathologische Feuchtigkeit, welche die Milz belastet und zu Schleim in der Lunge führt, wieder in ihre normalen Bahnen nach unten gelenkt wird, wodurch die Därme befeuchtet werden und die Harnausscheidung normalisiert wird. Diese Beobachtung hatte zuvor auch schon Zhu Danxi gemacht. Er schrieb über die Rezeptur *Er Chen Tang*: *„Er Chen Tang macht den Stuhl feucht und die Harnausscheidung ergiebig.“*[35] In *Die Quintessenz der Materia Medica* hat Wang Ang dies sehr elegant zusammengefasst: *„[Ban xia] beseitigt durch seine trockene Natur Feuchtigkeit. Daher wird die Harnausscheidung gefördert. Mit seiner Schärfe ermöglicht es dem Qi dessen freie Passage. Es vermag Flüssigkeiten umzuwandeln; daher befeuchtet es Trockenheit.“*[36]

Seit Zhu Danxi gilt die Rezeptur *Er Chen Tang*, welche *Ban xia* als Hauptdroge enthält, als die Schleim umwandelnde Rezeptur schlechthin. Doch bei der unvergleichlichen Effektivität dieser Rezeptur muss man sich auch stets dessen bewusst bleiben, dass *Ban xia* an sich, wie auch die Rezeptur im Ganzen, trocknend wirkt und somit dazu neigt, die Körperflüssigkeiten anzugreifen. Bei langfristiger Einnahme wird also nicht nur pathologische, sondern auch physiologische Feuchtigkeit ausgetrocknet. Deswegen warnten auch manche Ärzte vor der leichtfertigen Anwendung von *Ban xia* und *Er Chen Tang*, so beispielsweise der Ming-zeitliche Arzt Zhao Jizong: *„Zhu Danxi sagte, dass man mit Er Chen Tang Schleim des ganzen Körpers behandeln könne und alle Ärzte folgten ihm darin. Wann immer sie Schleim sehen, benutzen sie diese Rezeptur. [Doch] Er Chen Tang enthält Ban xia, was stark trocknend wirkt. In Fällen von Wind-Schleim, Kälte-Schleim, Feuchtigkeit-Schleim oder Schleim durch Nahrungsstagnation*

[33] Li Shizhen, S. 721

[34] Li Shizhen, S. 721; Wang Ang, Rolle 1, S. 19
[35] Li Shizhen, S. 721; Wang Ang, Rolle 1, S. 18
[36] Wang Ang, Rolle 1, S. 18

ist dies sehr passend. Doch in [chronischen] Fällen von Auszehrung [und] Schleim oder [wenn mit dem abgehusteten] Schleim Blut verloren geht, würde die Anwendung dieses Mittels nur noch weiter das Blut und die Körperflüssigkeiten austrocknen und die Erkrankung würde sich nur verschlimmern.“[37]

Den Magen harmonisieren und Erbrechen stillen

Eine weitere Hauptfunktion von *Ban xia* ist es, den Magen zu harmonisieren und Erbrechen zu stillen. Diese Wirkung beruht vor allem auf seiner herabführenden Eigenschaft. Das Magen-Qi, wie auch das Lungen-Qi, fließt physiologischerweise nach unten. Rebelliert das Qi in diesen beiden Leitbahnen nach oben, kommt es im Fall der Lungen-Leitbahn zu Husten oder Atemnot und im Fall der Magen-Leitbahn zu Übelkeit, Erbrechen, Aufstoßen oder Schluckauf. Das Vermögen von *Ban xia*, den Magen zu harmonisieren, ist außergewöhnlich stark. Beispielsweise betonte Li Dongyuan dies, indem er sagte: *„Ban xia harmonisiert kraftvoll das Qi von Milz und Magen.“*[38] Viele Autoren erwähnen auch den Erbrechen stillenden Effekt von *Ban xia*, so z.B. Wang Ang: *„[Ban xia behandelt] Erbrechen von anverdauter Nahrung.“*[39] Mit diesem Krankheitsbegriff „Erbrechen von anverdauter Nahrung“ meint man einen Symptomenkomplex mit Völlegefühl und Übelkeit nach dem Essen. Dabei kommt es oft vor, dass Nahrung, die morgens gegessen wird, am Abend erbrochen wird oder auch umgekehrt. Damit einher geht ein Gefühl von körperlicher und geistiger Erschöpfung. Grundlegend ist hierbei eine Leere-Kälte von Magen und Milz. Bei einem derartigen Muster ist *Ban xia* eines der wichtigsten Kräuter, da es den Magen zu harmonisieren und aufwärts rebellierendes Qi abzusenken vermag. Dabei wird *Ban xia* selbstverständlich mit anderen Kräutern, die die Milz stärken, kombiniert. Hier ein eindrucksvolles Fallbeispiel für die zuverlässige Wirkung von *Ban xia* beim Stillen von Erbrechen; es stammt von Zhang Xichun, der sowohl chinesische als auch westliche Medizin studiert hatte, aus der Zeit gegen Ende der Qing-Dynastie, als die westliche Medizin bereits in China Einzug gehalten hatte und nicht wenige Ausländer in Hafenstädten wie Shanghai oder Macao lebten.

Ein englischer Militärarzt war an unstillbarem Erbrechen erkrankt. Er erbrach sich immer wieder und konnte bereits über eine lange Zeit hinweg keine Nahrung bei sich behalten. Er bat seinen jüngeren Bruder und einen amerikanischen Arzt, ihn gemeinsam zu behandeln. Doch trotz konzertierter Therapie kam das Erbrechen nicht zum Stillstand. Die behandelnden Ärzte hatten schließlich schon alle Hoffnung aufgegeben und glaubten nicht daran, dass sich dieser Kollege noch einmal von seinem Krankenbett erheben würde. In einem letzten verzweifelten Versuch bat man den seinerzeit sehr berühmten Chinesischen Arzt Zhang Xichun um Rat. Dieser ließ sich die Krankengeschichte und die bisherige Behandlung von seinen ausländischen Kollegen sehr genau schildern und sagte dann: „Ich sehe hier eine Behandlungsmöglichkeit. Wir können versuchen, ob sie anschlägt.“ Er wählte die Rezeptur Xiao Ban Xia Jia Fu Ling Tang aus dem Werk Das Wichtigste aus der Goldenen Truhe von Zhang Zhongjing aus, die aus Pinellia (Ban xia), Ingwer (Sheng jiang) und Poria (Fu ling) besteht. Nach nur ein, zwei Einnahmen stellte sich bereits ein unerwarteter Behandlungserfolg ein. Nach einigen Tagen konnte der Patient schon wieder normal essen und hatte bald seine ursprüngliche Gesundheit und Lebenskraft wiedererlangt.[40]

Zhang Xichun benutzte sehr gerne *Ban xia* – dort, wo es indiziert war, versteht sich. Doch meinte er, dass das gemeinhin in Apotheken verkaufte *Ban xia* kaum noch wirksam sei, da es, um sein Gift abzumildern, in einer Lösung aus Alumen *(Ming fan)* gekocht wird. Dadurch, meinte Zhang, werde es über die Maßen präpariert und besitze kaum noch scharfen Geschmack, stattdessen zu viel des Geschmacks von Alumen *(Ming fan)*. So, meinte er, würde sich seine Wirkung umkehren und Erbrechen verursachen, anstatt es zu stillen. Zhang Xichun präparierte *Ban xia* lediglich, indem er es an mehreren Tagen hinterein-

[37] Li Shizhen, S. 721
[38] Hu Xiqin, S. 125
[39] Wang Ang, Rolle 1, S. 18
[40] Zhang Xichun: *Zhong Yao Qin Shi Ji*, S. 106; Fan Yongsheng, S. 211

ander in heißem, abgekochtem Wasser einweichte, wobei er das Wasser täglich erneuerte. Zum Schluss ließ er *Ban xia* dann noch einmal kurz kochen und schließlich in der Sonne trocknen. Das so präparierte *Ban xia* soll sich besonders gut eignen, um Erbrechen, gleich welcher Ursache, zu behandeln.[41] Zur Behandlung von Erbrechen kann stattdessen auch die Benutzung von dem mit Ingwer aufbereiteten Pinelliarhizom *(Jiang ban xia)* empfohlen werden.

Die moderne pharmakologische Forschung in China hat herausgefunden, dass *Ban xia* Erbrechen stillt, indem es den Brechreiz direkt im Brechzentrum im Hirnstamm unterdrückt.[42]

Die verschiedenen Aufbereitungsarten

In der antiken Zeit ist *Ban xia* offenbar noch nicht mittels anderer Kräuter präpariert worden. *Ban xia* ist bereits im *Inneren Klassiker* mehrmals erwähnt worden, doch steht dort nichts von seiner Präparierung. Zhang Zhongjing erwähnt auch nur das Waschen von *Ban xia* vor seiner Anwendung, womit wahrscheinlich das Einweichen gemeint ist, um seine Schlüpfrigkeit und Toxizität zu mindern. Erst später ging man dazu über, *Ban xia* in verschiedenen anderen Drogen abzukochen, um sein Gift abzumildern. Hier die wichtigsten heutzutage verwendeten Aufbereitungsarten von *Ban xia* und ihre klinischen Indikationen:

Qing ban xia 清半夏 („Geklärtes Pinelliarhizom"): Hier wird *Ban xia* mehrere Tage lang in klarem Wasser eingeweicht, dann einen Tag lang in Alaunlösung und zum Schluss unter Zugabe von Alaun *(Ming fan)* 2 bis 3 Stunden abgekocht. Diese Droge vermag besonders gut Schleim zu wandeln.

Fa ban xia 法半夏 („Prozessiertes Pinelliarhizom"): Hier wird *Ban xia* auch erst wie *Qing ban xia* behandelt und dann in einer Lösung aus Süßholzwurzel *(Gan cao)* und Kalk *(Shi hui)* eingeweicht. Diese Droge eignet sich besonders gut, um Feuchtigkeit zu trocknen und Schleim umzuwandeln.

Jiang ban xia 薑半夏 („Ingwer-Pinelliarhizom"): Hier wird *Ban xia* erst wie *Qing ban xia* in klarem Wasser und dann in Alaun-Lösung eingeweicht, doch abschließend zusammen mit frischem Ingwer *(Sheng jiang)* abgekocht. Diese Droge vermag besonders gut Erbrechen zu stillen.

Ban xia qa 半夏麴/半夏曲 („Fermentiertes Pinelliarhizom"): Hier wird *Fa ban xia* zu Pulver zermahlen und mit Ingwersaft, Alaunlösung und Mehl unter Zusatz von einer mikroorganismischen Kultur zu kleinen Plätzchen geformt. Durch die Kultur wird diese Masse fermentiert. *Ban xia qu* eignet sich besonders gut, um Schleim im Rahmen einer Nahrungsstagnation zu behandeln.

In der folgenden Tabelle (➤ Tab. 13.2) werden die Hauptindikationen der einzelnen Aufbereitungsarten noch einmal übersichtlich aufgelistet:

Tab. 13.2 Eigenschaften und Indikationen der Aufbereitungsarten von *Ban xia*

Name der Droge	Eigenschaft	Indikation
Qing ban xia	trocknet Feuchtigkeit und wandelt Schleim um	Feuchtigkeit-Schleim (Feuchtigkeit < Schleim)
Fa ban xia	trocknet Feuchtigkeit und wandelt Schleim um	Feuchtigkeit-Schleim (Feuchtigkeit > Schleim)
Jiang ban xia	warm und trocknend, Erbrechen stillend	Erbrechen
Ban xia qu	wandelt Schleim um und löst Nahrungsstau auf	Schleim und Nahrungsstagnation

Die Anwendung bei Schlaflosigkeit

Die Anwendung von *Ban xia* bei Schlaflosigkeit hat schon eine sehr lange Geschichte. Bereits im *Inneren Klassiker* heißt es, dass man zusätzlich zur Behandlung mit Akupunktur ein Dekokt aus Hirse (Panicum miliaceum, *Shu mi*) und *Ban xia* herstellen und drei Mal täglich trinken soll. Diese Rezeptur lässt das äußerlich übermäßige Yang in das innerlich geschwächte Yin überfließen und stellt somit den Ausgleich zwischen Yin und Yang wieder her. Auf diese Weise behandelt sie Schlaflosigkeit.[43] Also, dass *Ban xia* bei Schlaflosigkeit hilft, ist schon lange bekannt.

[41] Zhang Xichun: *Zhong Yao Qin Shi Ji*, S. 105
[42] Gao Xuemin, *Zhong Yao Xue*, S. 407
[43] Yang Weijie, S. 490

Doch auf welche Weise *Ban xia* den Schlaf fördert, ist bis heute nicht einheitlich geklärt. Dazu gibt es verschiedene Theorien. Manche Autoren erklären dies mit der Schleim wandelnden Wirkung von *Ban xia*. Sie meinen beispielsweise, dass Schlaflosigkeit sehr oft mit Hitze oder Leere-Hitze einhergehe und dass dadurch, dass die Hitze Flüssigkeiten eindickt, Schleim entstehe. Dieser Schleim wiederum trübe die Sinne und führe somit unter anderem zu Schlaflosigkeit. Diesen Schleim könne man mit *Ban xia* oder anderen scharf-aromatischen Mitteln umwandeln, während man gleichzeitig mit anderen Kräutern die Wurzel der Erkrankung behandelt. Als Beispiele für diesen Ansatz können die Rezepturen *Wen Dan Tang* und ihre Variante *Shi Wei Wen Dan Tang* gelten.

Andere Ärzte führen die schlaffördernde Wirkung von *Ban xia* auf sein Vermögen zurück, den Magen zu harmonisieren und nach oben rebellierendes Magen-Qi herunterzuführen. Im Kapitel 34 der *Wesentlichen Fragen* des *Inneren Klassikers* heißt es: *„Wenn das Qi in der Yangming-Leitbahn gegensinnig läuft, kann man nicht einschlafen. ... Bei einer Disharmonie des Magens schläft man nicht ruhig."*[44]

Andere Autoren betonen in diesem Zusammenhang wiederum die Funktion von *Ban xia*, Yin und Yang ungehindert ineinanderfließen zu lassen, was den oben beschriebenen Ausgleich von Yin und Yang herstellt und somit die Unruhe bedingende Yang-Fülle beseitigt. Man sagt, dass *Ban xia* die Kommunikation von Yin und Yang wiederherstellen, Innen und Außen harmonisieren sowie das Yang ins Yin übergehen lassen kann, was schließlich den Schlaf herbeiführt.[45] Es ist jedoch fraglich, ob *Ban xia* dies allein vermag. In der oben erwähnten Rezeptur aus dem *Inneren Klassiker*, *Ban Xia Shu Mi Tang* (Pinellia- und Hirse-Dekokt), wird das scharfe *Ban Xia* mit der kühlen, süß-salzigen Hirse *(Shu mi)* kombiniert. Vermutlich vermag erst diese Kombination eines Yang-Krautes mit einem Yin-Mittel die gestörte Balance von Yin und Yang wiederherzustellen.

Also wie *Ban xia* in Bezug auf Schlaflosigkeit wirkt, ist zwar nicht endgültig geklärt, doch dass es ein wichtiges Mittel bei Schlafstörungen ist, steht zweifellos fest. Schließlich führte der oben bereits erwähnte Arzt Zhang Xichun die schlaffördernde Wirkung von *Ban xia* auf seine Eigenschaft zurück, die Kommunikation von Yin und Yang wiederherzustellen, indem er auf den Namen dieser Pflanze und seine damit verbundene Signatur Bezug nahm. In der Analyse seiner Rezeptur *An Hun Tang* gegen Insomnia schrieb er: *„[Die schlaffördernde Wirkung von] Ban xia beruht nicht auf seiner Schleim umwandelnden Funktion. Ban xia tritt in der Mitte des Sommers hervor – diese Zeit stellt den Übergang von Yin und Yang dar. Dies ist die Zeit, wo Yang ins Yin übergeht. Daher vermag [Ban xia] Yin und Yang den Weg zu bahnen sowie Innen und Außen miteinander zu harmonisieren. Es lässt das Yang des Herzens nach und nach ins Yin absinken. So tritt [der Patient] ins Reich des Schlafes ein."*[46]

Kontraindikationen

Aufgrund seiner warm-scharfen und trocknenden Natur sollte *Ban xia* nicht oder nur vorsichtig in entsprechenden Kombinationen bei Yin-Mangel mit trockenem Husten, Blutungen, Hitze-Schleim oder Trockenheit-Schleim angewendet werden.

13.3 *Xià Kū Cǎo* 夏枯草 Prunellae Spica

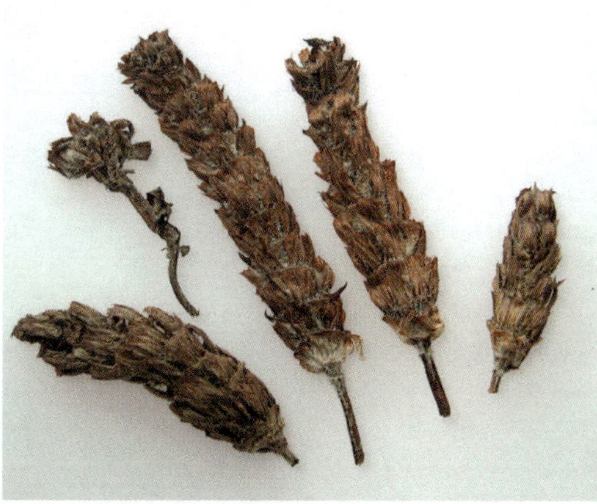

Abb. 13.3 *Xià Kū Cǎo* 夏枯草 Prunellae Spica*

[44] Nanjing University of TCM, Wesentliche Fragen (Suwen), S. 209

[45] Wang Ang, Rolle 1, S. 18

[46] Zhang Xichun, Wu Wenqing, Wang Zhipu: S. 49

- Pharmazeutische Bezeichnung: Prunellae Spica
- Botanischer Name: Prunella vulgaris (auch: Brunella vulgaris)
- Familie: Lamiaceae = Labiatae (Lippenblütler)
- Deutsche Namen: Braunellenähren, Gemeine Brunelle, Gemeine Braunelle
- Deutsche Übersetzung des chinesischen Namens: „Kraut, das im Sommer verwelkt"
- Beinamen: *Nǎi dōng* 乃東 („Ist Osten"), *Yàn miàn* 燕面 („Schwalbenantlitz"), *Tiě sè cǎo* 鐵色草 („Eisenfarbenes Kraut" oder „Rostfarbenes Kraut")

Namen und Signaturen

Die Gemeine Brunelle ist ein ebenfalls in Europa und Amerika weit verbreitetes Kraut, das auch in der westlichen Phytotherapie benutzt wird. Auf die westlichen Indikationen, die zu einem großen Teil mit denen der chinesischen Medizin übereinstimmen[47], soll hier nicht weiter eingegangen werden. Der interessierte Leser mag dies in entsprechenden Werken selbst nachschlagen.

Die pharmazeutische Bezeichnung Spica Prunellae bezieht sich allein auf die ährenförmigen Blüten. Dies entspricht jedoch nicht ganz der Realität. Die gemeinhin im Handel erhältliche Droge umfasst das gesamte oberirdische Kraut und auch in der *Enzyklopädie der Materia Medica* von Li Shizhen wie auch in *Die Quintessenz der Materia Medica* von Wang Ang werden die Stängel und Blätter als Träger der arzneilichen Eigenschaften dieses Krautes beschrieben. Es wäre also richtiger, von Herba Prunellae zu reden.

Das Kraut Prunella vulgaris wurde in China nach seiner sonderbaren Art zu blühen benannt. Es beginnt schon sehr früh, nach der Wintersonnenwende, seine Sprosse auszutreiben und blüht dann im Frühjahr mit kleinen lila Blüten. Doch schon nach der Sommersonnenwende verwelken seine ährenförmigen Blüten, die dann eine rostbraune Färbung erhalten. Dies hat ihm seine Namen *Xia ku cao* („Kraut, das im Sommer verwelkt") und *Tie se cao* („Rostfarbenes Kraut") eingebracht. Dieses frühe Wachstum und Blühen bedeutet auch, dass es vom Qi des Frühlings, also vom Holz-Qi, durchdrungen ist. Sehr wahrscheinlich steht auch der sonst schwer nachvollziehbare Name *Nai dong* („Ist Osten") aus der *Materia Medica des Göttlichen Landmannes* damit in Zusammenhang. Denn der Osten ist das in frühen Klassikern besonders häufig verwendete Symbol für die Wandlungsphase Holz. Hieraus erklärt sich also der spezielle Tropismus dieses Krautes zu den beiden Holz-Organen Leber und Gallenblase sowie zu den der Leber zugeordneten Augen. Zhu Danxi hat dieses Charakteristikum von *Xia ku cao* wie folgt beschrieben: *„Dieses Kraut ist nach der Sommersonnenwende bereits verwelkt. Da es mit reinem Yang-Qi ausgestattet ist, vertrocknet es, wenn es auf Yin-Qi trifft."*[48]

Eigenschaften und Anwendungsgebiete

Da *Xia ku cao* also das reine Yang des Frühlings empfangen hat, sollte es eigentlich auch von warmer Natur sein. Doch beschreibt die überwiegende Zahl von Pharmakopöen, insbesondere die modernen, *Xia ku cao* als kalt oder leicht kalt. Doch gab es in der Vergangenheit immer wieder Ärzte, die meinten, dass *Xia ku cao* warm sei. Über den Leber-Bezug und sein Vermögen, Augenleiden zu heilen, war und ist man sich einig. Doch durch welche Wirkung die Linderung von Schmerzen, Schwellung und Rötung der Augen bewerkstelligt wird, war Gegenstand der Kontroverse. Heute nimmt man gemeinhin an, dass *Xia ku cao* aufgrund seiner bitter-kalten Natur Leber-Hitze klärt bzw. Leber-Feuer herabführt. Dies erscheint plausibel, wenn eine Rötung und Schwellung der Augen, also ein Hitze-Muster, damit erfolgreich behandelt werden kann. Doch behandelt *Xia ku cao* nicht nur Augenschmerzen mit Rötung und Schwellung, sondern insbesondere auch jene ohne Rötung und Schwellung, welche abends zunehmen. Diese am Abend zunehmenden Schmerzen sind klar als Yin zu klassifizieren. Der Ming-zeitliche Arzt Lou Quanshan kam durch seine klinischen Beobachtungen zu folgendem Schluss: *„Xia ku cao besitzt bei der Behandlung von Schmerzen des Augapfels, die sich abends verschlimmern, eine wunderbare Wirksam-*

[47] Kaufhold, P., Phytomagister, Braunellenkraut

[48] Li Shizhen, S. 586

keit. Ebenso effektiv ist es in Fällen, in denen sich die Augenbeschwerden verstärken, wenn man Augentropfen aus bitter-kalten Drogen verwendet. Die Augen sind mit der Leber verbunden und gehören zur Jueyin-Leitbahn. Wenn Augenschmerzen am Abend zunehmen oder sich durch das Eintropfen bitter-kalter Drogenauszüge verschlimmern, dann liegt dies darin begründet, dass sowohl die Nacht als auch Kälte Yin sind. Xia ku cao ist mit dem reinen Yang-Qi [des Frühlings] ausgestattet und supplementiert das Blut und die Gefäße des Jueyin. Daher besitzt es eine so wunderbare Wirksamkeit bei der Behandlung dieser Beschwerden. Hierbei benutzt man Yang zur Behandlung von Yin.

[Ich behandelte einst] einen jungen Mann, dessen Augen abends zu schmerzen begannen. Dieser Schmerz strahlte in die Knochen unter den Augenbrauen aus und der Kopf war halbseitig schmerzhaft angeschwollen. Durch die lokale Anwendung von Coptis-Paste (Huang lian gao) verstärkten sich die Beschwerden. Kein Arzneimittel half. Durch die Moxibustion der Jueyin- und Shaoyang-[Leitbahnen] ließ der Schmerz nach. Doch nach einem halben Tag setzte er wieder ein. So verging ein guter Monat. Als [ich ihm dann] eine Pulver-Rezeptur aus je zwei Teilen Xia ku cao und Xiang fu (Cyperi Rhizoma) plus vier Teile Gan cao (Süßholz) gab, verminderte sich der Schmerz sofort nach der Einnahme um die Hälfte. Nach vier, fünf Einnahmen war [der Patient] vollständig geheilt.“[49]

Dies ist ein sehr beeindruckender Fall und auch die theoretische Herleitung von Lou Quanshan klingt überzeugend. Auch der Qing-zeitliche Arzt Zhang Shanlei positionierte sich als Gegner der Kälte-Theorie: *„In der Materia Medica des Göttlichen Landmannes wird Xia ku cao lediglich als bitter und scharf bezeichnet. Das Zeichen „kalt“ erscheint dort überhaupt nicht. Erst nach den Tausend-Golddukaten-Rezepturen wurde hinter das Zeichen für scharf noch das für kalt geschrieben. Doch dieses Kraut verwelkt nach der Sommersonnenwende, woher es auch seinen Namen hat. [Zhu] Danxi sagt, dass es reines Yang-Qi empfängt und dass es stirbt, sobald es Yin-Qi ausgesetzt ist. Wenn man sich betrachtet, dass es Skrofeln behandelt, Tumoren aufbricht und Knoten zerstreut oder Schwellungen der Beine und Feuchtigkeit-Bi behandelt, [dann fällt auf, dass] diese Wirkungen auf Durchgängigmachen und Ausbreitung sowie auf Drainierung und Umwandlung beruhen. [Daher] muss es also warmes Qi besitzen; erst so kann es Verhärtungen zerstreuen und Stagnationen penetrieren. Daher ist es unwahrscheinlich, dass es kalt oder kühl ist.“*[50]

Eine weitere Quelle, die *Beiläufigen Notizen aus der Chongqing-Apotheke*, beschreibt *Xia ku cao* sogar als süß und nährend: *„Xia ku cao ist leicht scharf und süß. Daher vermag es, während es Knoten zerstreut, gleichzeitig das Yang zu harmonisieren und das Yin zu nähren. Wenn Patienten, die nach einem Blutverlust an Schlaflosigkeit leiden, dieses Mittel einnehmen, können sie sofort einschlafen. Daran lässt sich sein Wesen ablesen. Das lang gelagerte Kraut ist besonders süß und [daher] von überlegener Qualität.“*[51]

Auch kein geringerer als Zhu Danxi schrieb *Xia ku cao* ebenfalls eine supplementierende Wirkung zu und beklagte, dass in den antiken Werken nur die Skrofeln behandelnde und Knoten zerstreuende Wirkung dieses Krautes aufgeführt worden sei und dass niemand seine das Jueyin supplementierende Eigenschaft erwähnt habe.[52] In *Die Quintessenz der Materia Medica* von Wang Ang wird *Xia ku cao* zwar als leicht kalt, aber gleichzeitig als nährend und drainierend beschrieben: *„Xia ku cao … ist scharf, bitter und leicht kalt. Es ist mit reinem Yang ausgestattet. Es supplementiert Leber-Blut, mäßigt Leber-Feuer, löst innere Hitze heraus, zerstreut verknotetes Qi, behandelt Skrofulose, Feuchtigkeit-Bi und abendliche Schmerzen der Augäpfel.“*[53]

Um das Wesen von *Xia ku cao* bei den widersprüchlichen Angaben in der klassischen Literatur besser verstehen zu können, empfiehlt es sich, dieses Kraut zu probieren: *Xia ku cao* ist bitter, scharf, und obgleich es nicht wirklich süß ist, so besitzt es doch nicht die austrocknende Qualität von anderen bitter-kalten Hitze klärenden Drogen. Die im Munde

49 Li Shizhen, S. 587; Wang Ang, Rolle 1, S. 22

50 Wang Huanhua et al., Band 2, S. 192

51 Zhu Shifeng, Band 3, S. 197; Gao Xuemin: *Zhong Yao Xue*, S. 102 f.

52 Li Shizhen, S. 587

53 Wang Ang, Rolle 1, S. 22

weiche und durchaus angenehme Geschmacksqualität seines Dekoktes kann man als eine dezente Form des süßen Geschmacks verstehen. Seiner Natur nach scheint es leicht kalt bis kalt zu sein. Der bittere Geschmack ist hier bei weitem nicht so stark ausgeprägt wie bei den Fülle-Hitze klärenden Mitteln Coptis *(Huang lian)* oder Gardenia *(Zhi zi)*. Da der bittere Geschmack gemeinhin als ein Indikator für die Kälte eines Mittels angesehen werden kann, scheint *Xia ku cao* entsprechend auch nicht sehr kalt zu sein. Dies fand ich auch in meiner körperlichen Reaktion bestätigt. Von der supplementierenden Qualität, die Zhu Danxi, Lou Quanshan und andere Autoren beschrieben haben, konnte ich allerdings nichts verspüren. Im Gegenteil – die Einnahme des Dekoktes induzierte sogar leichten Schwindel, der vermutlich darauf zurückzuführen ist, dass *Xia ku cao* in der Lage ist, mit dem aufsteigenden Leber-Yang auch das klare Yang der Milz abzusenken, wenn beim Patienten bereits eine Milz-Qi-Schwäche besteht. Dieses Mittel scheint, wie die meisten modernen Pharmakopöen vermerken, Leber-Feuer herabzuführen und somit die Augen zu klären.

In diesem Sinne wird es auch in der modernen TCM als Mittel gegen Bluthochdruck vom Typ „aufsteigendes Yang“ angewendet. Die wesentlichen Charakteristika dieser Art von Hypertonie sind: Der Patient ist von kräftiger Konstitution, sein Gesicht ist gerötet, am stämmigen Hals treten die großen Blutgefäße deutlich sichtbar hervor, er erregt sich schnell, neigt zu Wutausbrüchen, hat oft einen trockenen Mund und Durst bei Vorliebe für kalte Getränke. Ihm ist auch oft zu warm, er zieht sich im Vergleich zu anderen dünn an und mag es, sich durch Ventilatoren oder geöffnete Fenster zu kühlen. Die Beschwerden wie Kopfschmerzen, Augendruck oder Schwindel nehmen typischerweise bei Wutausbrüchen oder Erregtheit zu. Damit einher geht immer auch ein Blutdruckanstieg mit enorm hohen Werten.[54] Die blutdrucksenkende Wirkung von *Xia ku cao* konnte auch durch moderne Laborexperimente bestätigt werden. Dabei zeigten sich Abkochungen von Stängeln, Blättern und Ähren effektiv, wobei die Ähren am effektivsten waren.[55]

Die Anwendung von *Xia ku cao* bei Mustern von aufsteigendem Leber-Yang bzw. aufflammendem Leber-Feuer mit Schwindel, Kopf- und Augenschmerzen oder Augendruck scheint zu belegen, dass es von kalter Natur und absteigender Tendenz ist, wobei man damit eine supplementierende Wirkung auf das Leber-Blut und Leber-Yin nicht völlig ausschließen kann. Möglich ist auch, dass es hyperaktives Yang beruhigt, indem es Blut und Yin supplementiert. Dies hängt offenbar auch von der Kombination mit anderen Mitteln ab. Kombiniert man es mit Blut und Yin supplementierenden Mitteln, kann man sein unterschwellig vorhandenes nährendes Potenzial entfalten, während es gleichzeitig Hitze oder Leere-Hitze klärt. Kombiniert man es mit anderen scharfen und bewegenden Mitteln, kommt seine zerstreuende Wirkung stärker zum Zuge. Den von Zhu Danxi konstatierten supplementierenden Effekt kann man auch als sekundären Effekt zur Klärung von Leber-Hitze verstehen. Wenn Leber-Hitze geklärt ist, kommt das aufgewühlte Leber-Blut zur Ruhe und die Leber kann ihrer Funktion der Speicherung des Blutes wieder nachkommen. Vornehmlich in diesem Sinne besitzt *Xia ku cao* einen supplementierenden Effekt. Hierin liegt offenbar ein Schlüssel zur Lösung der oben diskutierten Kontroverse. Außerdem fällt beim Abkochen von *Xia ku cao* auf, dass es kleine Samenkörner in seinen Ähren trägt, die von einem kleinen Schleimbeutel umgeben sind. Die beim Abkochen aus Samen und Schleimbeutel herausgelösten Nähr- und Schleimstoffe dürften für das mild supplementierende Potenzial dieses Krautes verantwortlich sein und verhindern, dass es als vorwiegend bitteres Kraut austrocknend wirkt. Dies erklärt auch die Ansicht, dass die Ähren der wirksamste Teil dieser Heilpflanze sind.

Bleibt noch der scheinbare Widerspruch aufzuklären, weshalb ein Kraut, das „reines Yang empfangen hat“, nicht warm, sondern kalt ist. Hierin ist Prunella vulgaris kein Einzelfall. Auch die Beifußart Artemisia annua zeichnet sich durch ein sehr frühes Wachstum und somit durch eine Holz-Natur aus, wobei es gleichfalls kalt ist. Dies ist praktisch auch gar kein wahrer Widerspruch. Wie man bei vielen Kräutern beobachten kann, entwickeln sie zum Teil Eigenschaften, die im Gegensatz zu ihren Umgebungsbedingungen stehen. So verfügen beispielsweise viele Wasserpflanzen, wie Alisma *(Ze xie)*, Eu-

---

[54] Yao Xiangxiong, S. 15 f.

[55] Gao Xuemin: *Zhong Yao Xue*, S. 103

ryale *(Qian shi)* oder Acorus *(Shi chang pu)* über trocknende Eigenschaften. Oder die unter der heißen tropischen oder subtropischen Sonne reifenden Obstsorten sind fast ausnahmslos von kalter oder kühler Natur. Dies kann man als ein natürliches Korrektiv verstehen, welches der Aufrechterhaltung der Yin-Yang-Balance dient. So kann man also davon ausgehen, dass *Xia ku cao* der Frühlingswärme eine leichte Kälte entgegenbringt, welche es aus der Erde zieht. Denn jene oben genannten Autoren haben einseitig das warme Himmels-Qi des Frühlings betont, aber die noch kühle Natur der Erde im Frühjahr außer Acht gelassen.

Die von Zhang Shanlei ins Feld geführten Argumente, dass *Xia ku cao* als Knoten zerstreuendes und durchgängig machendes Mittel warm sein müsse, erscheinen nicht zwingend. Die Betonung der bewegenden Eigenschaft vor der Hitze klärenden ist allerdings interessant. Auch ich habe den Eindruck gewonnen, dass bei *Xia ku cao* der scharfe Geschmack den bitteren überwiegt und dass es nicht sehr kalt ist. Seine zerstreuende Wirkung beruht also auf seinem scharfen Geschmack, der eine durchdringende Qualität besitzt. Um zu zerstreuen, muss ein Kraut nicht unbedingt warm sein. Seine Schärfe allein bedingt den zerstreuenden Effekt. Dieser zerstreuende Effekt ist jedoch nicht auf Knoten beschränkt, sondern erstreckt sich auch auf innerlich stagniertes Leber-Qi. In diesem Aspekt ähnelt *Xia ku cao* etwas Radix Bupleuri *(Chai hu)*, wobei es jedoch nicht wie dieses die Oberfläche befreit, sondern ausschließlich im Inneren wirkt und sowohl Leber-Qi-Stagnation auflöst als auch die durch Stagnation bedingte Hitze klärt. Die wohl treffendste Beschreibung von *Xia ku cao* fand ich im Werk *Schaden und Nutzen in der Materia Medica* von Ling Huan aus der Qing-Dynastie: *„Xia ku cao ist scharf, bitter und leicht kalt. Es mäßigt Leber-Feuer, löst innere Hitze heraus, zerstreut verknotetes Qi, behandelt Skrofulose, … Kropfbildungen, Abszesse oder steinartige Knotenbildungen der Brüste sowie nächtliche Schmerzen der Augäpfel. Diese Wirkungen kann es vollziehen, indem es im Jueyin gestautes Feuer zerstreut.“*[56]

[56] Ling Huan, S. 45

Die moderne Anwendung

Nach der Erörterung dieser historischen Kontroverse soll hier noch einmal zusammenfassend die heutzutage allgemein übliche Anwendung von *Xia ku cao* kurz beschrieben werden. Es gilt als bitter, scharf und kalt. Es tritt in die Leitbahnen der Leber und der Gallenblase ein. Die Anwendung von *Xia ku cao* lässt sich grob in zwei Bereiche gliedern: Es wird einerseits, wie oben beschrieben, bei Mustern von aufflammendem Leber-Feuer mit Schwindel, Kopf- und Augenschmerzen, Augenrötung, Lichtempfindlichkeit, Tränenfluss, Augendruck oder Augenschwellung angewandt. Auch Fälle von Bluthochdruck, die in dieses Leber-Muster passen, werden mit *Xia ku cao* behandelt.

Die Behandlung von Lymphknotentuberkulose

Andererseits behandelt man mit *Xia ku cao* schon seit Zeiten des *Göttlichen Landmannes* Lymphknotenschwellungen am Hals, insbesondere tuberkulöser Art, also Skrofulose bzw. Skrofuloderme, sowie Geschwüre am Kopf. Dies ist im Laufe der Jahrhunderte auf Kropfbildungen, Abszesse der Brustdrüsen, Mastitis, Knotenbildungen der Brüste und sogar Brustkrebs und alle Arten von subkutanen Knoten aufgrund von Schleim-Feuer erweitert worden. Es heißt, dass *Xia ku cao* Knoten zerstreue. Im Rahmen der Behandlung der Lymphknotentuberkulose ist bemerkenswert, dass *Xia ku cao* das erste Tuberkulostatikum in der chinesischen Medizingeschichte darstellt und dass die Chinesen damit schon vor etwa 2000 Jahren über ein effektives Tuberkulosemittel verfügten. Viele namhafte klassische Ärzte priesen *Xia ku cao* als ein wichtiges Mittel zur Behandlung von Skrofulose bzw. Skrofulodermen.[57] Viele klassische Anwendungsberichte wie auch moderne chinesische Studien belegen diesen tuberkulostatischen Effekt, der sich nach jüngeren Erkenntnissen nicht allein auf die Lymphknotentuberkulose, sondern auch auf die Lungentuberkulose erstreckt.[58]

[57] Li Shizhen, S. 587; Tao Hongjing: Ming Yi Bie Lu, S. 264; Wang Ang, Rolle 1, S. 22

[58] Wang Huanhua et al., Band 2, S. 193

Die moderne pharmakologische Forschung in China hat auch in vitro einen hemmenden Effekt von Prunella-Dekokten gegenüber menschlichen Tuberkelbazillen und anderen pathogenen Keimen belegen können.[59]

Kontraindikationen

Obwohl es in manchen Quellen heißt, dass *Xia ku cao* den Magen auch bei langfristiger Anwendung nicht schädige[60], ist es bei einer bereits bestehenden Schwäche von Magen und Milz jedoch nur mit Vorsicht anzuwenden. Schließlich meinte auch Ling Huan, dass es *„lange eingenommen auch den Magen schädigt"*.[61]

59 Gao Xuemin: *Zhong Yao Xue*, S. 103

60 Zhu Shifeng, Band 3, S. 197

61 Ling Huan, S. 45

KAPITEL

14 Namensgebung nach Personen

14.1 *Chái Hú* 柴胡 Bupleuri Radix

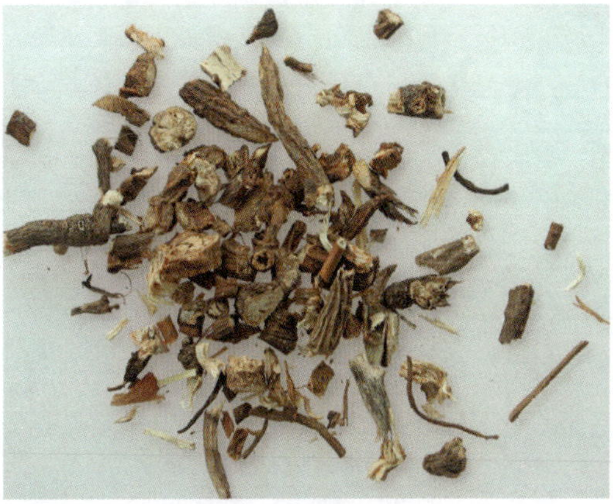

Abb. 14.1 *Chái Hú* 柴胡 Bupleuri Radix*

- Pharmazeutische Bezeichnung: Bupleuri Radix
- Botanischer Name: Bupleurum chinense
- Familie: Umbelliferae = Apiaceae (Doldenblütler)
- Deutsche Namen: Chinesische Hasenohrwurzel, Bupleurumwurzel
- Deutsche Übersetzung des chinesischen Namens: „Reisig der Barbaren" oder „Reisig der Familie Hu"
- Beinamen: *Zǐ hú* 茈胡 („Violettwurzeliges Barbarenkraut"), *Dì xūn* 地熏 („Erdrauch"), *Yún hāo* 芸蒿 („Rauten-Beifuß"), *Shān cài* 山菜 („Berggemüse"), *Rú cǎo* 茹草 („Kraut mit verhedderten Wurzeln")

Namen und Signaturen

Ursprünglich hieß dieses Kraut *Zi hu* 茈胡, was allerdings laut Li Shizhen auch *Chai hu* gelesen werden kann. So wurde es in der *Materia Medica des Göttlichen Landmannes* genannt, in der es zuerst beschrieben worden ist. Als Beiname wurde dort *Di xun* 地熏 („Erdrauch") aufgeführt. Das Zeichen *zi* 茈 sei laut Li Shizhen gewählt worden, weil seine Wurzeln von violetter Farbe seien und das Zeichen *zi* 茈 hier für das homophone *zi* 紫 für violett stehe. Diese beiden Namen beziehen sich direkt auf die arzneilich verwendete Wurzel. Die anderen drei Namen *Yun hao* („Rauten-Beifuß"), *Shan cai* („Berggemüse") und *Ru cao* („Kraut mit verhedderten Wurzeln") beziehen sich laut Li Shizhen auf das junge Kraut bzw. dessen Sprossen, die auch gegessen werden können. Später hat man dann anstelle von *zi* 茈 häufiger das Zeichen *chai* 柴 („Reisig, Brennholz") geschrieben, da die Bupleurumwurzel typischerweise holzig trocken ist.[1] Das Holzige der Wurzel ist auch eine wichtige Signatur dieser Droge, die einen direkten Bezug zur Wandlungsphase Holz herstellt. Seine aufstrebende, sich ausbreitende Form ist ebenfalls ein Hinweis auf seine nach oben und außen strebende Holz-Natur. Li Dongyuan bezieht sich auf diese Holz-Natur, wenn er schreibt: *„[Chai hu] vermag das Magen-Qi nach oben zu führen. Wann immer man die arzneiliche Wirkung nach oben richten und das Mandat des Frühlings ausführen möchte, sollte man [Chai hu] benutzen."*[2]

Die Vertreter der Doldenblütler, zu denen neben *Chai hu* auch die Angelica-Arten *(Dang gui* und *Bai zhi)*, die Ligusticum-Arten (*Chuan xiong* und *Gao ben*), der Fenchel *(Xiao hui xiang)* und viele andere Heilpflanzen gehören, besitzen alle ein sehr kräftiges Aroma und damit einhergehend eine stark Qi und Blut regulierende Kraft. All diese Kräuter haben den scharf-aromatischen Geschmack gemein und wirken größtenteils aufsteigend und beseitigen Qi-Stagnation. Dies lässt sich auch von den Signaturen dieser Pflanzen ablesen. Die Doldenblütler sind relativ hochwachsende, aufrechtstehende Pflanzen, die sich oben zu einem Schirm ausbreiten. Diese sich nach

[1] Li Shizhen, S. 473
[2] Li Shizhen, S. 474; Yu Xiaoping et al., S. 365

oben und außen ausbreitende, sich entfaltende Wuchsform entspricht exakt dem Wesen des Holzes. Sich von einem Knotenpunkt aus nach oben und außen hin auszubreiten ist genau das Gegenteil von Einengung oder Stagnation, die diese Kräuter behandeln. Entsprechend seiner Holz-Natur tritt *Chai hu* auch in die Leitbahnen der Holz-Organe Leber und Gallenblase ein, sowie in deren Partnerleitbahnen Perikard und Dreifacher Erwärmer.

Die Pflanze *Chai hu* besitzt einen kräftigen und angenehmen Duft. In der *Enzyklopädie der Materia Medica* wird Lei Xiao dazu folgendermaßen zitiert: *„An den Orten, an denen Chai hu wächst, sieht man oft Elstern fliegen. Dies liegt darin begründet, dass sich der Duft von Chai hu nach allen Richtungen hin ausbreitet. Wenn Passanten an Orten, an denen Chai hu wächst, vorbeigehen und seinen Duft wahrnehmen, empfinden sie eine Klärung des Geistes und ein Gefühl der Zufriedenheit.“*[3]

Diese aromatische Qualität von *Chai hu* ist ebenfalls für seine Qi regulierende Funktion verantwortlich. Eine weitere Signatur von *Chai hu* ist die rötliche bis leicht violette Farbe der Haut seiner frischen Wurzel. Dies weist auf eine Beziehung zum Blut hin. Obwohl wir *Chai hu* heute vor allem als Qi regulierendes Kraut kennen, wird es in klassischen Quellen gleichermaßen als Qi- wie als Blut-Mittel beschrieben. Li Dongyuan und Wang Haogu schrieben: *„In den Speicherorganen behandelt [Chai hu] das Blut, in den Leitbahnen das Qi.“*[4] Auch ist *Chai hu* bei Menstruationsbeschwerden indiziert. Dies ist ebenfalls ein Hinweis darauf, dass es Qi und Blut gleichermaßen behandelt.

Zur Namensgebung von *Chai hu* existiert auch die folgende Legende:

Es war einmal ein reicher Gutsbesitzer namens Hu, der hatte einen Diener namens Er-man. Eines Jahres im Herbst erkrankte Er-man an einer Erkrankung, die weder heiß noch kalt war; es war ein unbekannter Typ von Wärmeerkrankung (wen bing). Fiebernd und fröstelnd lag er auf seinem harten Bett und glaubte sich seinem Ende nahe. Sein hartherziger Herr, der Gutsbesitzer Hu, dachte bei sich, 'da Er-man nun so hoffnungslos erkrankt ist, ist er mir nicht mehr von Nutzen und so einen kranken Diener zu Hause zu haben ist überhaupt keine angenehme Sache. Ich werde ihn einfach fortjagen.' Er ging zu ihm hinüber und sagte ihm schroff: „Er-man, wir brauchen dich hier nicht mehr, du kannst gehen.“ „Aber mein Herr, wo soll ich denn jetzt in diesem Zustand hingehen? Sie wissen doch, ich habe kein Zuhause, bin ganz allein auf der Welt.“ „Was geht mich das an?“, meinte der Gutsbesitzer Hu ungerührt, „Nur wer ordentlich arbeiten kann, kriegt was zu essen. Ich kann dich hier nicht umsonst durchfüttern.“ Er-man traute seinen Ohren kaum; voller Entrüstung sagte er seinem Herren ins Gesicht: „All die Jahre habe ich mich für Sie abgerackert, bei der Arbeit mein Leben aufs Spiel gesetzt. Dass das so enden würde, hätte ich nie für möglich gehalten. Wenn Sie mich nun tatsächlich fortjagen, dann werde ich allen Leuten davon erzählen, wie Sie mich behandelt haben!“ Da dachte der Gutsbesitzer bei sich: „Derartiges Gerede kann ich auch nicht gebrauchen. Wenn sich das herumspricht, wird womöglich kein Diener mehr willens sein, für mich zu arbeiten.“ Also gab er Er-man etwas Geld und sagte zu ihm: „Er-man, da du nun krank bist, solltest du dir einen Ort suchen, an dem du dich für ein Weilchen ausruhen und erholen kannst. Dafür gebe ich dir auch reichlich Geld mit auf den Weg. Wenn es dir bessergeht, kannst du wiederkommen.“ So blieb Er-man also nichts weiter übrig, als das Geld zu nehmen und das Gut Hu zu verlassen. Er schleppte sich ein ganzes Stück, brach aber schließlich vor Hunger und Entkräftung zusammen. Um seinen Hunger zu stillen, riss er die umherstehenden Kräuter aus der Erde und schlang sie hinunter. So lag er sieben Tage lang und hatte alle Kräuter in seiner Reichweite aufgegessen. Zu seinem eigenen Erstaunen spürte er nun wieder neue Lebenskraft in sich. Bald fühlte er sich wieder so kräftig wie eh und je. Er ging zu seinem Herrn zurück und arbeitete weiter auf seinem Gut. Nach nicht allzu langer Zeit erkrankte dann der einzige Sohn des Gutsbesitzers Hu an genau der gleichen Wärme-Erkrankung wie Er-man. Doch da seinem Sohn kein Arzt helfen konnte, fragte er sich, wie Er-man seinerzeit wieder gesund geworden ist, und ging hinüber, um ihn zu fragen. „Sag mal, Er-man, was für ein Mittel hat dich eigentlich gesund gemacht, als du letztens krank warst?“ – „Damals bin ich ein Stück weit gelaufen bis an den Teich hinterm Dorf, dort bin ich zusammengebrochen. Da ich am Verhungern und am Verdursten war, habe ich die dort stehenden Kräuter aus der Erde gerissen und die Wurzeln gegessen.“ Er-man kannte

[3] Li Shizhen, S. 474
[4] Li Shizhen, S. 474

dieses Kraut gut, da er es früher schon oft als Reisig zum Feuermachen verwendet hatte. Er holte rasch ein paar Wurzeln dieses Krautes als Arznei für den Sohn seines Herren. Herr Hu ließ die Wurzeln abkochen, und nachdem sein Sohn einige Tage von dem Dekokt getrunken hatte, war er wieder gesund.[5]

Von dieser Geschichte leitet sich nun der chinesische Name für Bupleurum ab. *Chai* 柴 bedeutet Feuerholz oder Reisig, als welches es Er-man verwendet hatte. Hu ist der Familienname des Grundbesitzers in dieser Geschichte. Zusammen bedeutet *Chai hu* in diesem Kontext also „Reisig der Familie Hu". Außerhalb des Kontexts dieser Geschichte, die vermutlich auch erst nach der Namensgebung des Krautes erdichtet worden ist, kann man *Chai hu* als „Reisig der Barbaren" übersetzen. Denn Hu ist zwar einerseits ein chinesischer Familienname, andererseits auch eine von mehreren Bezeichnungen für „Barbaren", also nicht-chinesische Völker. *Hu* war die degorative Bezeichnung der Völker im Norden Chinas. Davon abgeleitet, bedeutet *hu* auch wild, ungestüm, unordentlich oder dumm. Doch *Chai hu* scheint in China heimisch zu sein. Das *hu* 胡 in seinem Namen steht offenbar nicht für die ausländische Herkunft, sondern entsprang seiner Ähnlichkeit mit dem Kraut Peucedanum praeruptorum (*Qian hu* 前胡).[6]

Eigenschaften und Anwendungsgebiete

Chai hu ist bitter, scharf und von leicht kalter Natur; es tritt hauptsächlich in die Leitbahnen der Leber und der Gallenblase ein.

Die *Shaoyang*-Natur von *Chai hu*

Durch seine kühle Natur klärt *Chai hu* Hitze im Inneren und durch seine Schärfe leitet es pathogene Faktoren aus der Oberfläche aus. Somit behandelt es Syndrome, bei denen der pathogene Faktor halb innen und halb außen ist, wie beim Shaoyang-Syndrom. Das Shaoyang-Syndrom geht typischerweise mit Fiebern und Frösteln, einem bitteren Mundgeschmack, Ziehen und Schmerzen in den Flanken, Erbrechen und Reizbarkeit einher. In Analogie zum Fiebern und Frösteln beim Shaoyang-Syndrom wird *Chai hu* bzw. die Rezeptur *Xiao Chai Hu Tang* auch bei Beschwerden von undulierender, wechselhafter Natur angewandt. Auch bei der Behandlung von Malaria, die durch wiederholt auftretendes Fieber und Schüttelfrost gekennzeichnet ist und von vielen Ärzten als eine Shaoyang-Erkrankung angesehen wird, ist *Chai hu* ein Hauptkraut, wie z.B. Li Dongyuan schrieb: *„Bei allen Arten von Malaria benutzt man Chai hu als Kaiserarznei."*[7]

Die Anwendung als Fiebermittel

Abgesehen vom Fieber im Rahmen des Shaoyang-Syndroms wird *Chai hu* auch bei verschiedenen anderen Arten von Fieber angewendet. Hierbei kann *Chai hu* sogar als Einzelmittel verwendet werden. Zhen Quan schrieb, dass *Chai hu*, als Einzelmittel abgekocht und getrunken, anhaltendes Fieber bei epidemischen Erkrankungen behandle.[8] Su Song schrieb: *„[Zhang] Zhongjing behandelte [Fieber im Rahmen einer] Kälte-Schädigung mit dem Kleinen und Großen Bupleurumdekokt (Da Chai Hu Tang und Xiao Chai Hu Tang), Bupleurum-Drachenknochen-Dekokt (Chai Hu Jia Long Gu Tang) und Bupleurum-Mirabilitum-Dekokt (Chai Hu Jia Mang Xiao Tang) etc. Deswegen benutzten die Leute später Chai hu als Hauptkraut bei Fieber und Frösteln."*[9]

Die fiebersenkende Wirkung von *Chai hu* konnte auch von der modernen pharmakologischen Forschung bestätigt werden, wobei man von einer Hemmung des Fieberzentrums im Stammhirn ausgeht. Ebenfalls konnte für *Chai hu* eine entzündungswidrige Wirkung nachgewiesen werden, welche die Forscher auf eine Beeinflussung des Nebennierenrindensystems zurückführen.[10]

Die Regulierung des Leber-Qi

Chai hu fördert die regelrechte Ausbreitung des Leber-Qi und lindert Schmerzen oder Ziehen durch

[5] Hung I-nang, S. 40 ff.
[6] Yu Xiaoping et al., S. 364

[7] Li Shizhen, S. 474
[8] Zhen Quan, S. 23
[9] Li Shizhen, S. 474
[10] Gao Xuemin: *Zhong Yao Xue*, S. 84

Qi-Stagnation. Es wird bei einer Vielzahl von Beschwerden aufgrund von Qi-Stagnation angewandt, wie z.B. bei Menstruationsstörungen, depressiven Verstimmungen, Schmerzen oder Ziehen in den Flanken oder in den Brüsten, bei Oberbauchschmerzen, Kopfschmerzen, Schwindel oder auch bei Potenzstörungen. Die Rezepturen *Si Ni San*, *Xiao Yao San* und *Chai Hu Shu Gan San* sind typische Beispiele für diese Funktion von *Chai hu*. Hierbei ist allerdings zu bedenken, dass *Chai hu* diese Funktion nicht allein zu erfüllen vermag, sondern dass sich die Leber regulierende Wirkung nur im Konzert mit Leber-Blut supplementierenden Drogen, insbesondere mit der Päonienwurzel *(Bai shao)*, entfaltet. Nur so wird man der Leber gerecht, deren Funtion Yang und deren Struktur Yin ist.

Das Anheben des Yang-Qi

Chai hu vermag auch das Yang-Qi nach oben zu führen und wird daher bei verschiedenen Senkungsbeschwerden, wie Uterus-, Anus- oder Rektumprolaps oder bei Hämorrhoiden, angewendet. Diese Anwendungsart hatte Li Dongyuan verbreitet. In seiner Rezeptur *Bu Zhong Yi Qi Tang* führt *Chai hu* zusammen mit den ebenfalls aufsteigenden Drogen Astragalus *(Huang qi)* und Cimicifuga *(Sheng ma)* das absinkende Qi der Mitte wieder nach oben. Li Dongyuan sagte, wie oben bereits zitiert, dass *Chai hu* das klare Magen-Qi nach oben führe, und Li Shizhen meinte ebenfalls: *„[Chai hu] behandelt absinkendes Yang-Qi.“*[11]

Chai hu als Botenkraut

Li Shizhen schrieb weiterhin, dass *Chai hu* auch das Ministerfeuer von Leber, Gallenblase, Dreifachem Erwärmer und Herzbeutel beruhige sowie Kopfschmerzen, Schwindel, Augenrötung, Augenschmerzen, Taubheit und Tinnitus behandle. Dies beruht zum einen auf seiner kühlenden und Stagnation auflösenden Wirkung. Doch das Klären von Hitze in den Leitbahnen kann *Chai hu* kaum allein bewerkstelligen. Dazu ist es auf Hitze klärende Arzneimittel wie Scutellaria *(Huang qin)* angewiesen, mit dem es bei jenen Beschwerden oft kombiniert wird. Zum anderen besteht die Funktion von *Chai hu* bei diesen Indikationen nicht vorrangig im Klären von Hitze, sondern es ist hier als Botenkraut zu verstehen. Schwindel, Augenrötung, Augenschmerzen, Tinnitus und Taubheit sind Beschwerden der Leber- und Gallenblasen-Leitbahnen im Kopfbereich. *Chai hu* führt die Wirkung einer Rezeptur in diese beiden Leitbahnen und außerdem nach oben zum Kopf. Daher wird es bei derartigen Beschwerden eingesetzt – nicht aber als Einzelmittel oder Hauptkraut, da es sonst sogar Schwindel oder Tinnitus hervorrufen könnte. Je nach Pathomechanismus muss *Chai hu* in solchen Fällen mit Hitze klärenden oder Yin supplementierenden Drogen kombiniert werden. Beispielsweise ist *Chai hu* ein Bestandteil der Schwindel, Tinnitus oder Taubheit behandelnden Rezepturen *Long Dan Xie Gan Tang* und *Er Long Zuo Ci Wan*. Erstere behandelt ein Fülle-Hitze-Muster und letztere ein Nieren-Yin-Leere-Hitze-Muster. Auch Zhang Yuansu äußerte sich in diesem Sinne: *„[Chai hu] ist Yang, ist aufsteigend. Es ist ein Kraut für die Shaoyang-Leitbahnen.“* Sein Schüler Li Dongyuan bezog auch noch explizit die Leber-Leitbahn mit ein: *„[Chai hu] steigt auf; es ist Yang im Yin. Es ist das Botenkraut für die vier Leitbahnen des Arm- und Bein-Shaoyang und Jueyin [d.h. für die Leitbahnen von Gallenblase, Dreifachem Erwärmer, Leber und Herzbeutel].“*[12]

Bei Erkrankungen in diesen Leitbahnbereichen kann *Chai hu* als Botenkraut eingesetzt werden, insbesondere bei Beschwerden in den Flanken, unter den Rippenbögen, in der Nackenregion, in den Ohren, Augen und Schläfen.

Kontraindikationen

Wegen seiner aufsteigenden Natur soll *Chai hu* nicht als Einzelmittel oder hoch dosiert in Fällen von aufsteigendem Leber-Yang gegeben werden. Als Botenkraut in geringer Dosierung und geeigneter Kombination ist es jedoch auch in solchen Fällen anwendbar. Wegen seiner zerstreuenden Tendenz darf *Chai hu* nicht bei Yin-Mangel-Mustern angewendet wer-

[11] Li Shizhen, S. 474

[12] Alle drei Zitate in diesem Absatz nach Li Shizhen, S. 474

den. Ob und inwieweit *Chai hu* das Yin schädigt, ist Gegenstand einer lang andauernden Kontroverse in der TCM-Welt. Seit der große Arzt der Qing-Dynastie und Begründer der Schule der Wärme-Erkrankungen, Ye Tianshi, behauptet hat, dass *Chai hu* das Yin plündere, verwenden es viele Ärzte sehr vorsichtig oder gar nicht. Andere wiederum halten dies für eine Fehleinschätzung und benutzen *Chai hu* gern und häufig auch in höherer Dosierung. In klassischen Quellen findet man sogar mehrere Hinweise auf ein supplementierendes Vermögen von *Chai hu*. Ri Huazi meinte beispielsweise, dass *Chai hu* in Fällen von Auszehrung und Erschöpfung supplementiere, Herz und Lunge befeuchte, das Mark und die Essenz auffülle sowie Vergesslichkeit behandle.[13] Auch in der *Materia Medica des Göttlichen Landmannes*, in der *Chai hu* als Mittel der oberen Kategorie aufgeführt worden ist, steht: *„Bei langer Einnahme wird der Körper leicht, die Augen werden klar und die Essenz wird gemehrt.“*[14] Diese Ansichten stehen in krassem Widerspruch zu Ye Tianshis Äußerung. Dieser Widerspruch lässt sich nur über verschiedene Konstitutionstypen verstehen. Bei Menschen, die zu Leber- und Gallenblasen-Qi-Stagnation neigen, aber noch genügend Reserven an Blut, Essenz und Yin besitzen, ist *Chai hu* durchaus indiziert und kann schadlos vertragen werden. Durch die Auflösung der Leber-Qi-Stagnation wird die Mitte entlastet und somit kann mehr nachgeburtliche Essenz produziert werden. Indem mittels *Chai hu* die Entstehung von Stauungsfeuer durch Leber-Qi-Stagnation verhindert wird, bleibt auch die Nieren-Essenz von der räuberischen Wirkung des Ministerfeuers verschont. Diese beiden Aspekte mag der *Göttliche Landmann* gemeint haben, als er schrieb, dass *Chai hu* die Essenz mehre. Die oben von Ri Huazi erwähnte Befeuchtung von Herz und Lunge kann auch nur mittelbarer Art sein, da *Chai hu* Hitze klärt und somit die Körperflüssigkeiten vor der Austrocknung durch die Hitze bewahrt.

Doch trotz all dieser Erwägungen schließt sich der Autor aufgrund seiner persönlichen Erfahrungen bei dieser Kontroverse Ye Tianshi an. *Chai hu* ist ein bitter-scharfes Kraut. Der bittere Geschmack drainiert Feuchtigkeit und Hitze, leitet also Flüssigkeiten aus dem Körper aus. Der scharfe Geschmack zerstreut Qi und wirkt austrocknend. Das trocknende Wesen von *Chai hu* offenbart sich bereits in seiner namensgebenden Signatur. Die Bupleurumwurzel ist so trocken, dass sie früher als Reisig zum Entfachen eines Feuers benutzt worden ist. Wie sollte eine derart trockene Droge Herz und Lunge aus eigener Kraft befeuchten? Diese Wirkung kann bestenfalls sekundärer Art sein. Doch bei allen Patienten, die bereits an einem Mangel von Yin, Blut oder Körperflüssigkeiten leiden, sollte man *Chai hu* in der Tat nur mit großer Vorsicht oder gar nicht anwenden. Ansonsten kann es zu Nebenwirkungen wie Schwindel, Tinnitus, Mundtrockenheit oder Schlafstörungen als Ausdruck der Yin-Schädigung kommen.

14.2 *Xú Cháng Qīng* 徐長卿 Cynanchi paniculati Radix

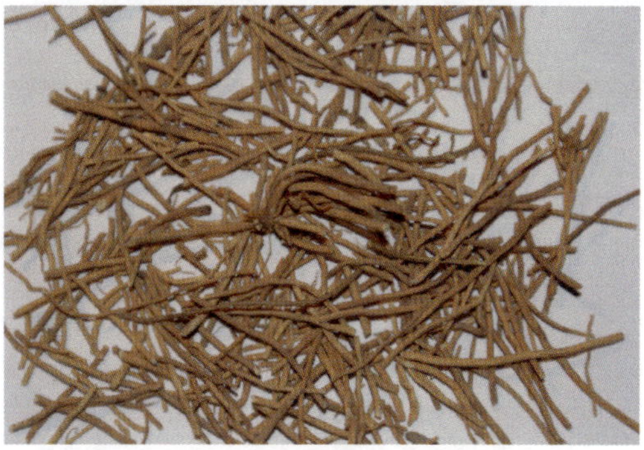

Abb. 14.2 *Xú Cháng Qīng* 徐長卿 Cynanchi paniculati Radix

- Pharmazeutische Bezeichnung: Cynanchi paniculati Radix
- Botanischer Name: Cynanchum paniculatum
- Familie: Asclepiadaceae (Schwalbenwurzgewächse)
- Deutscher Name: Paniculatum-Schwalbenwurz
- Deutsche Übersetzung des chinesischen Namens: *Xu Changqing*
- Beinamen: *Guǐ dū yóu* 鬼督郵 („Geisteraufsichtsposten“), *Xiāo yáo zhú* 逍遙竹 („zwangloser Bambus“), *Zhú shēng* 竹生 („vom Bambus hervorgebracht“), *Yī zhī jiàn* 一枝箭 („Einstiel-

[13] Li Shizhen, S. 474
[14] Zhu Shifeng, Band 1, S. 97

pfeil“), *Diào yú gān* 釣魚竿 („Angelrute“), *Zhú yè xì xīn* 竹葉細辛 („Bambusblättriges Asarum“), *Tǔ xì xīn* 土細辛 („Erd-Asarum“), *Líng chái hú* 鈴柴胡 („Glocken-Bupleurum“)

Namen und Signaturen

Dieses Arzneimittel besitzt viele verschiedene Namen. Eine Gruppe von Namen bezieht sich auf das Erscheinungsbild dieser Pflanze. Paniculatum-Schwalbenwurz ist eine aufrecht stehende, bis zu einem Meter hohe Pflanze mit nur einem einzelnen, gerade emporwachsenden Stängel, von dem kleine Zweige mit Blättern und Früchten abgehen. Von dieser Wuchsform rühren die Namen *Diao yu gan* 釣魚竿 („Angelrute“) und *Yi zhi jian* 一枝箭 („Einstielpfeil“) her. Seine Blätter ähneln denen des Bambus; daher beinhalten mehrere Beinamen das Wort „Bambus“. Auch die Arzneipflanze Bupleurum chinense *(Chai hu)* hat bambusartige Blätter und eine aufrechte, feingliedrige Erscheinung. Somit besteht auch eine Ähnlichkeit zwischen diesen beiden Pflanzen, was der Paniculatum-Schwalbenwurz den Beinamen *Ling chai hu* 鈴柴胡 („Glocken-Bupleurum“) eingebracht hat. Die arzneilich verwendete Wurzel von *Xu chang qing* ähnelt in Geruch, Schärfe und Erscheinungsbild als Wurzel mit sehr vielen feinen Ausläufern der Asarumwurzel *(Xi xin)*. Aufgrund dieser Ähnlichkeit beinhalten mehrere Beinamen einen Hinweis auf Asarum *(Xi xin)*.

Der Hauptname dieses Krautes, *Xu chang qing*, leitet sich von einem Arzt dieses Namens her. Li Shizhen schreibt, dass die Leute dem Kraut diesen Namen gegeben haben, weil ein Mann namens Xu Changqing dieses Mittel häufig einsetzte, um Seuchen zu behandeln.[15] Eine spätere Legende aus der Tang-Dynastie, die heutzutage gemeinhin zur Namenserklärung herangezogen wird, bezieht die Wirkung dieses Mittel nicht auf Seuchen, sondern auf Vergiftungen durch Schlangenbisse:

Während der Tang-Dynastie ereignete es sich, dass der Kaiser Li Shimin auf die Jagd ging und in der Wildnis von einer Giftschlange gebissen wurde. Daraufhin erkrankte er dramatisch, so dass man um sein Leben fürchten musste. Die Behandlung durch seine Hofärzte brachte keinerlei Besserung, so dass man schließlich einen Aushang machte, dass derjenige, der den Kaiser heilen könne, eine hohe Belohnung und Anerkennung zu erwarten habe. Als der volksheilkundliche Arzt Xu Changqing dies las, ging er sofort zum Kaiserpalast, um den Kaiser zu behandeln. Er bereitete ein Dekokt aus dem von ihm gesammelten Kraut, das er She li cao („Schlangen-Dysenterie-Kraut“) nannte. Von diesem Dekokt ließ er den Kaiser zweimal täglich trinken und mit dem Rest wusch er die Bisswunde. Am nächsten Tag schon fühlte sich der Kaiser viel besser. Nachdem er nur drei Tage lang auf diese Weise behandelt worden war, war er bereits vollständig genesen. Da sprach der Kaiser hocherfreut zu Xu Changqing: „Mein Leiden verschwand mit Hilfe Ihres Mittels, doch weiß ich nicht einmal, was für ein Kraut das war.“ Xu Changqing wollte ihm gerne sagen, wie das Kraut heißt, doch hätte das für ihn ein böses Ende haben können. Der Kaiser hatte nämlich, nachdem er von der Schlange gebissen worden war, den Befehl erlassen, dass jeder, der das Wort „Schlange“ in seiner Gegenwart aussprach, schwer bestraft werden sollte. Daher druckste Xu Changqing herum und wusste nicht, was er sagen sollte. Da kam ihm der Premierminister Wei Zheng zu Hilfe, der ihn rasch fragte: „Herr Xu, dieses Kraut hat wohl noch keinen Namen?“ Daraufhin sagte Xu Changqing zum Kaiser gewandt: „Ja, so ist es; dieses Kraut hat noch keinen Namen. Mag Eure Hoheit diesem Kraut vielleicht einen Namen verleihen?“ Der Kaiser erwiderte darauf, ohne lange zu überlegen: „Sie, Herr Xu, haben dieses Kraut benutzt, um mich von meiner Erkrankung zu heilen – so benennen wir es also nach Ihnen Xu chang qing!“ So hatte das Kraut also seinen Namen erhalten, der sich rasch verbreitete und bis heute benutzt wird.[16]

Diese Legende wirkt zumindest teilweise konstruiert und kann somit nicht als wahre Begebenheit angenommen werden. Aber Legenden schildern schließlich im Allgemeinen auch keine wahren Begebenheiten. Möglicherweise verfügen sie dennoch oft über einen wahren Kern. Hier allerdings wird die Namensgebung in die Tang-Zeit datiert, wobei Tao

[15] Li Shizhen, S. 499

[16] Hu Xian'guo, S. 177

Hongjing ca. 200 Jahre vorher, im Jahre 494, bereits den Namen *Xu chang qing* benutzt hat.[17] Das Thema, dass ein volkstümlicher Heiler einen schwerkranken Herrscher oder reichen und berühmten Bürger mit einfachen Mitteln erfolgreich behandelt, trifft man wiederholt in chinesischen Kräuterlegenden an. Auch hier kann der Wahrheitsgehalt angezweifelt werden. Derartige Geschichten scheinen oft eher der Phantasie des Volkes entsprungen zu sein. Nichtsdestoweniger geben sie uns wertvolle Hinweise auf die Indikationen der jeweiligen Kräuter. In dieser Legende steht die Wirkung von *Xu chang qing*, Toxine herauszulösen, im Vordergrund. Diese Wirkung ist nicht allein auf Schlangenbisse beschränkt, mit denen wir in unseren Praxen heutzutage kaum etwas zu tun haben. Das Konzept der Toxine in der chinesischen Medizin ist sehr breit und umfasst nicht nur von außen eingedrungene Pathogene, sondern auch im Körper durch Stagnation entstandene Toxine. Interessant erscheinen die Ausführungen von Tao Hongjing, der die Anwendung von *Xu chang qing* bei Seuchen erwähnte.[18] Seuchen beruhen nach traditionell chinesischer Auffassung auf üblem, miasmatischem, pestartigem Qi, das mit stark aromatischen Substanzen abgewehrt werden kann, wie wir beispielsweise bei den Evodiafrüchten *(Wu zhu yu)* bereits gesehen haben. *Xu chang qing* ist auch solch eine stark aromatische, durchdringende Droge, wobei sie nicht nur toxisches oder pestartiges Qi zu vertreiben vermag, sondern noch eine Reihe anderer Funktionen besitzt, die auch in der modernen Praxis sehr hilfreich sein können.

Bei der Diskussion der Namen wurden die Feingliedrigkeit dieser Pflanze und ihre Ähnlichkeit mit Bupleurum *(Chai hu)* und Asarum *(Xi xin)* bereits erwähnt. Die sehr fein verzweigte Wurzel mit unzähligen haarartigen Ausläufern stellt, wie auch bei Asarum *(Xi xin)*, die entscheidende Signatur dieser Droge dar. Aufgrund dieser Wuchsform korrespondiert sie mit dem fein verzweigten Netzwerk der Leitbahnen und Netzgefäße im menschlichen Körper und vermag insbesondere in die kleinen Netzgefäße *(luo mai)* einzudringen und diese von Stagnationen zu befreien. Darauf beruht die schmerzstillende und Juckreiz lindernde Wirkung dieser Droge.

Eigenschaften und Anwendungsgebiete

Xu chang qing ist warm und scharf; es tritt in die Leitbahnen von Leber und Magen ein. Es wirkt Wind-Feuchtigkeit vertreibend, Netzgefäße durchgängig machend, schmerzstillend, hustenstillend, Toxine herauslösend, harntreibend, abschwellend, blutbelebend und juckreizstillend.

Die warme Schärfe von *Xu chang qing* erklärt sich aus der Umgebung, in der es wächst. Han Baosheng schrieb im zehnten Jahrhundert, dass *Xu chang qing* in sehr feuchter Erde oder sogar an Gewässern wächst.[19] Um sich gegen die umgebende Feuchtigkeit zu behaupten, ist diese Pflanze sehr trocken, aromatisch und warm. Entsprechend können wir dieses Kraut klinisch anwenden, um aromatisch Feuchtigkeit umzuwandeln und wärmend Feuchtigkeit zu trocknen.

Bereits in der *Materia Medica des Göttlichen Landmannes*, worin *Xu chang qing* zuerst beschrieben worden ist, heißt es, dass es gegen Geister, Insektengifte, seuchenartige Erkrankungen, Wärme-Malaria und anderes üble Qi wirke.[20] Diese Indikationsangaben wurden von späteren Ärzten immer wieder aufgegriffen und gelten in modifizierter Form bis heute. Die heute wichtigen Indikationen dieses Arzneimittels sollen im Folgenden einzeln besprochen werden.

Die Behandlung von psychiatrischen Erkrankungen

Was in der *Materia Medica des Göttlichen Landmannes* als durch „Geister" hervorgerufene Erkrankungen bezeichnet wird, fasst man heutzutage als Geisteskrankheiten auf. Schon in den *Verschiedenen Aufzeichnungen Berühmter Ärzte* und in der *Enzyklopädie der Materia Medica* wurden die Angaben aus der *Materia Medica des Göttlichen Landmannes* konkretisiert. Dort heißt es, dass *Xu chang qing* Krankheiten behandle, bei denen die Patienten wild umherlaufen, schreien oder weinen und traurig oder apa-

[17] Tao Hongjing: Ming Yi Bie Lu, S. 59
[18] Tao Hongjing: Ming Yi Bie Lu, S. 59
[19] Li Shizhen, S. 499
[20] Zhu Shifeng, Band 1, S. 230; Li Shizhen, S. 499

thisch wirken.[21] Derartige Geisteskrankheiten konnten in der Antike nur auf Besessenheit von Geistern zurückgeführt werden. Doch in späteren Zeiten erkannte man in der chinesischen Medizin Zusammenhänge von derartigen Störungen mit den pathogenen Faktoren Schleim und Wind. Durch seine warm-aromatische Schärfe vermag *Xu chang qing* Wind, Feuchtigkeit und Schleim zu vertreiben, was seine Wirksamkeit bei Geisteskrankheiten erklärt. Im *Großen Wörterbuch der Chinesischen Arzneimittel (Zhongyao Dacidian)* aus China wird beispielsweise eine Rezeptur zur Behandlung von Schizophrenie aufgeführt, die allein aus *Xu chang qing* besteht. Dazu nehme man 15 g dieser Droge als Tagesdosis, gieße sie mit kochendem Wasser auf und trinke diesen Arzneitee über den Tag verteilt wie Tee. Dieses einfache Rezept soll auch andere psychiatrische Störungen wie grundlose Anfälle von schwerer Traurigkeit und Weinen, grundloses Lachen oder Verwirrung bzw. Geistesabwesenheit behandeln können.[22]

Behandlung von Wind-Feuchtigkeit-Bi-Syndromen

Bei Wind-Feuchtigkeit-Erkrankungen bzw. Bi-Syndromen (schmerzhafte Blockaden) ist *Xu chang qing* besonders gut geeignet, um Wind und Feuchtigkeit zu vertreiben. *Xu chang qing* macht die Netzgefäße wieder durchgängig und wirkt dadurch schmerzstillend. Entsprechend wird *Xu chang qing* bei rheumatischen Gelenkschmerzen angewandt. Als Anwendungsbeispiel sei hierzu ein Kräuterlikör empfohlen. Man lege 30 g *Xu chang qing* in 250 ml Branntwein ein und lasse ihn eine Woche stehen. Dann kann man von diesem Kräuterlikör 60 ml pro Tag einnehmen.[23]

Die schmerzstillende Wirkung

Xu chang qing besitzt eine hervorragende schmerzstillende Wirksamkeit. In der klinischen Praxis wird diese Droge bei einer Vielzahl unterschiedlicher schmerzhafter Erkrankungen angewandt. Neben rheumatischen Schmerzen unterschiedlicher Lokalisation verwendet man *Xu chang qing* auch bei epigastrischen Schmerzen, Magenschmerzen, Bauchschmerzen, Zahnschmerzen, Unterleibsschmerzen während der Menstruation oder bei traumatisch bedingten Schmerzen (z.B. Prellungen, Quetschungen, Zerrungen, Beulen etc.). Hierbei kann es als Einzelmittel oder in entsprechenden Rezepturen verwendet werden. Wie oben bereits erwähnt, beruht diese schmerzstillende Wirkung darauf, dass *Xu chang qing* die kleinen Netzgefäße *(luo mai)* von Stagnationen zu befreien vermag.

Das *Große Wörterbuch der Chinesischen Arzneimittel (Zhongyao Dacidian)* empfiehlt beispielsweise die Einnahme eines Dekoktes von 6–12 g von *Xu chang qing* zur Behandlung von Lendenschmerzen, Magenschmerzen, Schmerzen aufgrund von Qi-Stagnation oder Aszites im Rahmen einer Leberzirrhose.[24]

Die Anwendung in der Dermatologie

Neben seiner schmerzstillenden Funktion besitzt *Xu chang qing* auch eine juckreizstillende. Zhang Limei, Dermatologie-Professorin an der *Zhejiang Chinese Medical University*, betonte, bei Schmerzen stille *Xu chang qing* Schmerzen, bei Juckreiz stille es Juckreiz. Daher wird *Xu chang qing* häufig bei juckenden Hauterkrankungen angewandt. Da es abschwellend, trocknend und juckreizstillend wirkt, kann es bei verschiedenen Arten von Ekzemen angewandt werden, insbesondere bei feuchten Ekzemen im Rahmen einer akuten atopischen Dermatitis (Neurodermitis), bei Nesselsucht (Urtikaria) oder bei Kontaktekzemen. Der Wirkmechanismus beruht hierbei ebenfalls auf der Wind vertreibenden und Netzgefäße durchgängig machenden Wirkung von *Xu chang qing*. Hinzu kommt seine aromatische Schärfe, welche Feuchtigkeit trocknet. Bei dieser Indikation kann *Xu chang qing* entweder als Einzelmittel oder in entsprechenden Kombinationen sowohl innerlich als auch äußerlich angewandt werden. Häufig wird *Xu chang qing* hierbei mit Sophorae flavenscentis Radix *(Ku shen)*, Kochiae Fructus

[21] Yu Xiaoping et al., S. 393
[22] Zhu Shifeng, Band 1, S. 230
[23] Zhu Shifeng, Band 1, S. 232
[24] Zhu Shifeng, Band 1, S. 232

(Di fu zi) und Dictamni Cortex *(Bai xian pi)* kombiniert.

Behandlung von Feuchtigkeit und Wasseransammlungen

Feuchtigkeit kann sich sehr verschiedenartig manifestieren. Neben den oben erwähnten Wind-Feuchtigkeit-Mustern kann man mit *Xu chang qing* auch Wasseransammlungen aus dem Körper ausleiten. Seine harntreibende und abschwellende Wirkung kann man sich bei Ödemen oder Aszites zu Nutze machen. Auch chronischer Husten, chronische Bronchitis oder chronische Dysenterie kann man mit *Xu chang qing* behandeln. Neben der aromatischen Umwandlung von trüber Feuchtigkeit aus traditioneller Sicht beruht die Wirksamkeit von *Xu chang qing* hierbei auch auf seiner bakteriziden, bakteriostatischen und virustatischen Effektivität, die weiter unten näher beschrieben wird.

Anmerkung zum Abkochen

Da aromatische Bestandteile bzw. ätherische Öle einen Teil der Wirksamkeit von *Xu chang qing* begründen, sollte diese Droge nicht zu lange, also nur etwa 10 bis maximal 20 Minuten, leicht köchelnd abgekocht werden, da sonst ein zu großer Anteil der ätherischen Öle verfliegen würde.

Moderne pharmakologische Erkenntnisse

Xu chang qing wirkt beruhigend, schmerzlindernd, erweitert die Blutgefäße, erhöht das Blutflussvolumen in den Koronargefäßen, verlangsamt die Herzfrequenz, erweicht verhärtete Blutgefäße, beugt der Arteriosklerose und Thrombenbildung vor, vermindert den peripheren Gefäßwiderstand und senkt dadurch den Blutdruck, senkt den Cholesterinspiegel, erhöht die Stoffwechselleistung des Organismus, und stärkt das Immunsystem. In jüngerer Zeit hat die pharmakologische Forschung in China auch antikanzeröse Wirkungen von *Xu chang qing* nachweisen können. Es inhibiert die Vermehrung und Streuung von Tumorzellen. Außerdem wirken Dekokte aus Cynanchi paniculati Radix abtötend oder inhibierend auf verschiedene Arten pathogener Keime, darunter Staphylococcus aureus, Streptococcus, Shigella dysenteriae, Salmonella typhi, Escherichia coli, Proteus species, Gonococcus und Hepatitis-Viren.[25] Die Wirksamkeit dieser Droge gegen eine Vielzahl pathogener Keime und sein Vermögen, das Immunsystem zu kräftigen, werden zwei der Gründe gewesen sein, weshalb *Xu chang qing* in der Antike bei verschiedenen Seuchen angewandt wurde, wenn man diese Effekte auch anders verstand und bezeichnete. Li Shizhen schrieb, dass Ge Hong aufgezeichnet habe, dass man in der Antike mit gutem Erfolg ein Pulver aus Cynanchi paniculati Radix *(Xu Chang Qing San)* anwandte, um seuchenartige Epidemien abzuwehren, doch dass seine Zeitgenossen bedauerlicherweise nichts mehr davon wüssten.[26]

Kontraindikationen

Xu chang qing wurde in der *Materia Medica des Göttlichen Landmannes* zwar als Arzneimittel der oberen Kategorie aufgeführt, was bedeutet, dass man es auch langfristig bedenkenlos und nutzbringend einsetzen kann. Es heißt dort sogar, dass es bei langfristiger Einnahme kräftigend wirke und den Körper leicht mache.[27] Diese Einschätzung erscheint nicht gerechtfertigt. Als warm-scharfes Kraut kann es leicht Yin und Blut schädigen. Deshalb soll es in Fällen von Yin- und Blut-Mangel nicht oder nur mit Vorsicht angewendet werden. Dies ist insbesondere bei der Behandlung von Ekzemen zu berücksichtigen. Hierbei sollte die Anwendung von *Xu chang qing* auf die akute Phase mit heftigem Juckreiz aufgrund von Wind und Feuchtigkeit beschränkt bleiben. Bei chronischen Ekzemen handelt es sich dagegen häufig um Blut-Mangel-Muster, wobei *Xu chang qing* kontraindiziert ist. Insgesamt sollte es nur kurzfristig zur Behandlung akuter Beschwerden eingesetzt werden.

[25] Hu Xian'guo, S. 178
[26] Li Shizhen, S. 499
[27] Zhu Shifeng, Band 1, S. 230; Li Shizhen, S. 499

14.3 *Mǎ bó* 馬勃 (马勃) Lasiosphaera/Calvatia

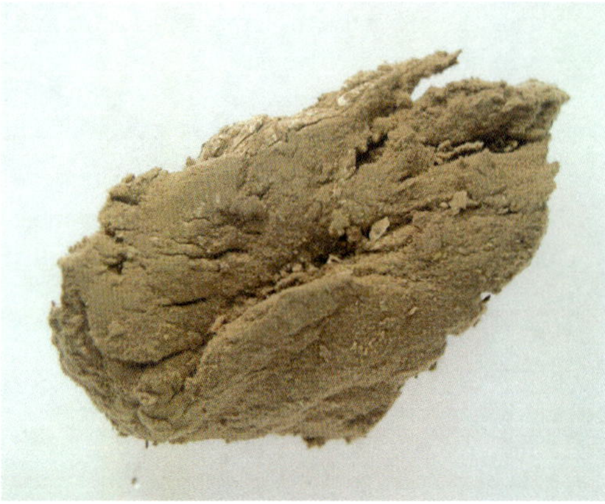

Abb. 14.3 *Mǎ bó* 馬勃 (马勃) Lasiosphaera/Calvatia*

- Pharmazeutische Bezeichnung: Lasiosphaera/ Calvatia
- Botanischer Name: Lasiosphaera fenzlii (*Tuō pí mǎ bó* 脫皮馬勃); Calvatia (*Dà mǎ bó* 大馬勃)
- Familie: Lycoperdaceae (Boviste)
- Deutsche Namen: Lasiosphaera-Schwamm, Pferdeapfel
- Deutsche Übersetzung des chinesischen Namens: „pferdeartig kraftvoll"
- Beinamen: *Huī gū* 灰菰 („Asche-Pilz", „Staubpilz"), *Mǎ bāo* 馬胞 („Pferdeblase"), *Mǎ sè* 馬色 („pferdefarben"), *Niú shǐ gū* 牛屎菰 („Rinderkotpilz")

Namen und Signaturen

Ma bo ist ein Staubpilz ähnlich denen, die man auch in deutschen Wäldern findet, nur etwas größer. Jene Art von Staubpilzen hat die alten Chinesen offenbar an Pferdeäpfel oder Kuhfladen erinnert – daher die verschiedenen Namen, die sich auf Pferde und Rinder beziehen. Als „Asche-Pilz" oder „Staubpilz" wird er bezeichnet, weil ein feiner ascheartiger Staub herauswirbelt, wenn man den Pilz drückt. In der *Enzyklopädie der Materia Medica* gibt es leider keine Erklärung, was der Name *Ma bo*, den man auf verschiedene Weise übersetzen kann, eigentlich bedeutet. Vermutlich, um diesen sonst schwer erklärlichen Namen mit Sinn zu füllen, ist in China eine volkstümliche Legende entstanden, die den Namen *Ma bo* als den Namen eines jungen Schweinehirten herleitet:

Im alten China lebte einst ein Junge namens Ma Bo, der seinem Vater half, die Schweine zu hüten. Zu seinen Aufgaben gehörte es auch, hin und wieder in die Berge zu gehen und frisches Gras zu holen, das den Tieren als Frischfutter diente. Eines Tages ging er mal wieder zusammen mit ein paar Nachbarjungen, welche die gleiche Aufgabe hatten, in die Berge, um Gras zu mähen. Doch an jenem Tage verletzte sich einer seiner Freunde beim Grasmähen mit der Sichel am Bein. Die Wunde blutete gar fürchterlich! Während die anderen Jungen ratlos danebenstanden, rannte Ma Bo los, um etwas zu holen. Im Loseilen rief er seinen Freunden noch zu: „Drückt kräftig auf die Wunde! Ich hole schnell etwas zum Blutstillen; bin gleich wieder da." Nach einer kurzen Weile war er wieder da – in den Händen etwas Braunes, das die Form eines großen Eis hatte, in Farbe und Struktur aber eher einem Pferdeapfel ähnelte. Im chinesischen Volksmund wurde dieser Pilzfruchtkörper seinerzeit „Staubbeutel" (Hui bao 灰包) genannt, da man Staub aus ihm herausblasen kann, wenn man auf ihn drückt. Seine Freunde erschraken zwar etwas beim Anblick dieses schmutzig aussehenden Pilzes, doch ließen sie Ma Bo gewähren. Er presste den Pilzkörper fest auf die Wunde und verband diese dann mit einer Binde. Auf dem Heimweg trug er seinen Freund den Berg hinunter nach Hause. Nach etwa drei Tagen nahm sein Freund die Binde wieder ab und stellte erstaunt fest, dass die Wunde sich weitgehend geschlossen und nicht geeitert hatte. Nach zwei weiteren Tagen war die Wunde gänzlich verheilt. Die Eltern seines Freundes wunderten sich: „Ma Bo, du bist noch jung an Jahren. Woher weißt du um die Heilwirkung des Staubbeutels? Wer hat dich dies gelehrt?" Ma Bo erzählte daraufhin: „Also, das war so: Einmal hatte ich mich beim Grasmähen in den Bergen tief mit der Sichel geschnitten und vor Schreck griff ich einfach nach dem nächstbesten Kraut und drückte es auf die Wunde. Dies war ein Staubbeutel. Und zu meiner Überraschung hörte die Wunde schnell auf zu bluten und verheilte danach auch sehr rasch. Nach nur vier oder fünf Tagen war die Wunde vollständig verheilt. Seitdem suchte ich mir immer einen Staubbeutel, wenn ich einmal verletzt war."
Ma Bos Worte verbreiteten sich rasch – und immer, wenn jemand verletzt war, suchte er Ma Bo auf. So kam es, dass der junge Schweinehirt Ma Bo zum Syn-

onym für dieses Heilmittel wurde. Später geriet sogar der ursprüngliche Name „Staubbeutel" in Vergessenheit und dieser Pilzfruchtkörper wurde nur noch Ma bo genannt.[28]

Will man *Ma bo* über seine Signaturen verstehen, muss man berücksichtigen, dass der junge Pilz leuchtend weiß ist. Davon und von seinem scharfen Geschmack kann man über das Entsprechungssystem der fünf Wandlungsphasen leicht den Lungenbezug ablesen. Erst später verfärbt sich der Pilz hellbraun. Auch seine poröse, luftige Natur, weist auf das Luftorgan Lunge hin. Daher ist *Ma bo* also ein spezifisches Lungenkraut. Mit „Lunge" ist hier natürlich nicht nur das Organ an sich gemeint, sondern das ganze Lungensystem, das die gesamten Atemwege, insbesondere die Nase und den Hals, wie auch die Haut umfasst. Tao Hongjing verglich *Ma bo* mit einer Hundelunge und Li Shizhen nahm in seiner Erklärung der Funktionen von *Ma bo* auch auf seine Signaturen Bezug: *„Ma bo ist leicht und hohl; es ist ein Arzneimittel des oberen Erwärmers und der Lungen-Leitbahn. Daher vermag es Lungen-Hitze zu klären und Husten, schmerzhafte Blockade des Halses, Nasenbluten und andere Blutungen oder Stimmverlust zu behandeln."*[29]

Eigenschaften und Anwendungsgebiete

Ma bo ist scharf und neutral; es tritt in die Lungen-Leitbahn ein. Es klärt Hitze und löst Toxine heraus, lindert Halsbeschwerden und stillt Blutungen. Es wird äußerlich zur Blutstillung oder Behandlung von Geschwüren angewandt und innerlich zur Behandlung von Husten aufgrund von Lungen-Hitze oder bei Halsschmerzen und Halsschwellung bis hin zum Stimmverlust aufgrund von toxischer Hitze oder Wind-Hitze. In der Rezeptur *Pu Ji Xiao Du Yin* wird es auch bei Mumps angewandt. Neben den in der obigen Geschichte illustrierten Blutungen traumatischer Genese kann *Ma bo* auch lokal bei Blutungen in der Mundhöhle oder bei Nasenbluten oder bei schlecht heilenden Geschwüren angewendet werden.

In den *Verschiedenen Aufzeichnungen Berühmter Ärzte* heißt es, dass *Ma bo* „üble Geschwüre" behandelt. Darunter können Karbunkel, Abszesse und Geschwüre mit schlechter Heilungstendenz fallen. Tao Hongjing ergänzte dies, indem er schrieb: „Äußerlich aufgetragen, ist *[Ma bo]* von hervorragender Wirksamkeit bei allen Arten von Wunden und Geschwüren." Zur Behandlung von Halsschmerzen empfahl Kou Zongshi, dass man mit einem wässrigen Auszug gurgeln und ihn in kleinen Schlucken trinken soll.[30]

Die moderne pharmakologische Forschung hat den hämostatischen Effekt von *Ma bo* bestätigen können und hat auch nachgewiesen, dass sein Dekokt in vitro inhibierende Wirkungen gegenüber verschiedenen Erregern von Atemwegsinfektionen besitzt. In Tierexperimenten wurde auch eine signifikant antikanzerogene Wirkung nachgewiesen.[31]

Kontraindikationen

Husten, Halsschmerzen und Stimmverlust können auch im Rahmen von Wind-Kälte-Mustern auftreten. Dabei ist *Ma bo* kontraindiziert.

14.4 *Qiān Niú Zǐ* 牽牛子 (牵牛子) Pharbitidis Semen

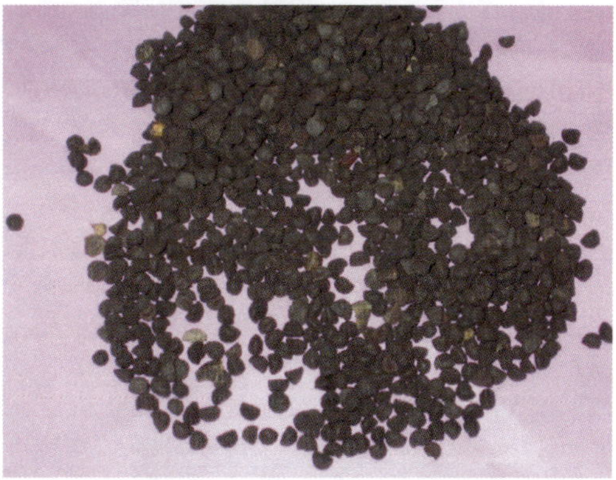

Abb. 14.4 *Qiān Niú Zǐ* 牽牛子 (牵牛子) Pharbitidis Semen

[28] Hung I-nang, S. 56 ff.; Hu Xian'guo, S. 186 f.
[29] Li Shizhen, S. 843
[30] Alle direkten und indirekten Zitate in diesem Absatz nach Li Shizhen, S. 843
[31] Hu Xian'guo, S. 187

- Pharmazeutische Bezeichnung: Pharbitidis Semen
- Botanische Namen: Pharbitis nil, P. purpurea
- Familie: Convolvulaceae (Windengewächse)
- Deutsche Namen: Trichterwindensamen, Pharbitissamen
- Deutsche Übersetzung des chinesischen Namens: „Kuhhirtensamen“
- Beinamen: *Hēi chǒu* 黑丑 („Schwarzer zweiter Erdenzweig“), *Bái chǒu* 白丑 („Weißer zweiter Erdenzweig“), *Hēi bái chǒu* 黑白丑 („Schwarzer und weißer zweiter Erdenzweig“), *èr chǒu* 二丑 („Die beiden *Chou*“)

Namen und Signaturen

Der Name „Kuhhirtensamen“, der sich wörtlich als „Rind-führen-Samen“ übersetzt, rührt laut Tao Hongjing daher, dass ein Bauer Namens Qian-Niu Xieyao diese Droge entdeckt hatte.[32] Eine volkstümliche Legende beschreibt die Umstände, die zur Entdeckung dieses Krautes geführt haben sollen, etwas anschaulicher:

Es war einmal ein kleiner Junge, dessen Eltern so arm waren, dass es ihnen nicht gelang, genug zu essen für sich und ihren Sohn zu beschaffen. Daher hatten sie ihn schon von klein auf dem Gutsbesitzer zum Kühehüten verkauft. Eines Jahres im Herbst erkrankte er an Bauchwassersucht. Sein Leib war extrem geschwollen und er hatte große Mühe, Wasser zu lassen. Vom Bauch abgesehen war er jedoch ganz abgemagert und seine Haut war wächsern und gelblich. Der Gutsbesitzer wollte kein Geld für einen Arzt ausgeben, doch fürchtete er andererseits auch, dass der Junge in seinem Haus sterben könnte. Um sich die damit verbundenen Umstände zu ersparen, jagte er ihn einfach davon. Da blieb dem Hirtenjungen nichts weiter übrig, als sich so weit zu schleppen, wie seine Kräfte reichten. Mit seinem schweren Leib schleppte er sich über die Felder, bis er schließlich auf einem überwucherten Stück Brachland ohnmächtig zusammenbrach. Als er wieder zu sich kam, verspürte er Hunger, schaute um sich und sah, dass die Ackerwinden, die um ihn herum wuchsen, gerade Früchte trugen. Diese Früchte pflückte er, brach ihre Schale auf und aß ihre kleinen Kerne. Nach einer Weile verspürte er plötzlich heftigen Stuhldrang und schied dann mehrmals reichlich wässrigen Stuhl aus. Damit ging eine erhebliche Verminderung des Spannungs- und Druckgefühls in seinem Bauch einher. So aß er von diesen Samen einige Tage lang und mit jedem Tag verringerte sich die Schwellung seines Bauches, bis er schließlich wieder gesund war. Dann ging er zu seinem Gutsbesitzer zurück und hütete weiter die Kühe. Später führte er eines Tages die Kühe zu ebenjenem von Winden überwucherten Acker. Dort verbeugte er sich dankerfüllt vor den Winden, die ihm damals das Leben gerettet hatten. Ein Kräutersammler beobachtete diese Szene und fragte den Jungen dann, weshalb er vor diesen Winden niederknie. Da erzählte der Junge ihm seine Geschichte. Der Kräutersammler hörte ihm mit großem Interesse zu und verwendete diese Samen später in ähnlichen Situationen. Da dieses Mittel noch keinen Namen hatte, benannte er es nach dem Kuhhirtenjungen als „Kuhhirtensamen“ (Qian niu zi).[33]

Eigenschaften und Anwendungsgebiete

Qian niu zi wird in den meisten Pharmokopöen als bitter, kalt und toxisch bezeichnet. Manche klassische Autoren, insbesondere Li Dongyuan und Wang Ang, bezeichnen diese Samen jedoch als scharf und heiß. Übereinstimmung herrscht jedoch darüber, dass *Qian niu zi* Feuchtigkeit-Hitze aus der Qi-Ebene beseitigt. Dies macht den bitteren Geschmack und die kalte Natur wahrscheinlicher. Die Argumentation der Gegenseite ist allerdings auch sehr interessant. Wang Ang schrieb, dass Feuer das Metall beruhigen und somit die Lunge klären könne.[34] Dabei bezieht er sich offensichtlich auf den Kontrollzyklus der fünf Wandlungsphasen.

Qian niu zi treibt kraftvoll Wasseransammlungen und Schleim aus, beseitigt Akkumulationen aus dem Magen und den Därmen und tötet Parasiten ab. Angewandt wird es in schweren Fällen von Obstipation, bei Aszites mit stark geschwollenem Abdomen und

[32] Li Shizhen, S. 754

[33] Wang Huanhua et al., Band 3, S. 46

[34] Wang Ang, Rolle 1, S. 64

erschwerter Miktion, bei Darmparasitosen, wie Askaridiasis oder Taeniasis, oder bei Husten, Atemnot und keuchender Atmung aufgrund von Flüssigkeitsansammlungen und Schleim in der Brust. Es gilt als ein drastisch purgierendes Mittel, das pathologische Flüssigkeitsansammlungen im Körper sowohl über den Stuhl als auch über den Urin ausleitet. Doch wegen seiner harschen Natur darf es nur kurzfristig in Fällen von Fülle, niemals jedoch bei Leere angewendet werden.

Die oben aufgeführte Legende bietet ein anschauliches Beispiel für die Indikationen dieses Mittels. Wir wissen zwar nicht exakt, woran der Junge erkrankt war, doch litt er wahrscheinlich an durch Parasiten und Unterernährung bedingtem Aszites. Durch die Anwendung von *Qian niu zi* konnten nun gleichzeitig die Ursache, d.h. die Darmparasiten, und die Auswirkung, d.h. die Bauchwassersucht, beseitigt werden. Ein weiteres Anwendungsbeispiel lieferte Li Shizhen in der *Enzyklopädie der Materia Medica*:

„Ich behandelte einst eine 60-jährige Frau aus der kaiserlichen Verwandtschaft. Sie litt unter habitueller Obstipation mit sehr trockenem, klumpigem Stuhl. Sie hatte nur alle zehn Tage einmal Stuhlgang, der nach ihrer Beschreibung schmerzhafter war, als ein Kind zu gebären. Zuvor waren ihr Blut nährende und Trockenheit befeuchtende Mittel verordnet worden, doch belasteten diese nur Milz und Magen, was ihr Unbehagen verursachte. Abführende Mittel wie Mirabilitum (Mang xiao) und Rhabarberwurzel (Da huang) blieben bei ihr völlig wirkungslos. Dies ging über 30 Jahre so. Bei der Untersuchung fiel mir auf, dass diese Frau sehr beleibt und oft melancholisch war. Jeden Tag spuckte sie eine Schale voll Schleim aus – erst danach fühlte sie sich etwas wohler. Darüber hinaus litt sie an diversen Feuer-Erkrankungen. Dies war also ein Fall von Qi-Stagnation in allen drei Erwärmern. Ihr Qi stieg nur auf, nicht ab. Ihre Körperflüssigkeiten hatten sich in Schleim und pathologisches Wasser umgewandelt und vermochten nicht mehr, den Magen und den Darm zu nähren. [Ihre Obstipation] war nicht durch Blut[-Leere und] Trockenheit bedingt und die verabreichten befeuchtenden Mittel verschlimmerten die Stagnation. Mirabilitum (Mang xiao) und Rhabarberwurzel (Da huang) treten nur in die Blut-Ebene ein und vermögen nicht, dem Qi den Weg zu bahnen. [Ihr ganzer Körper] war völlig von Schleim blockiert, weshalb diese Mittel nicht wirken konnten. Daher benutzte ich fein gemahlene Pharbitissamen (Qian niu zi), stellte daraus Pillen mit zu Sirup eingekochten Gleditsiaschoten (Zao jia) her. Diese gab ich der Patientin zur Einnahme – und im Handumdrehen konnte sie Stuhl ausscheiden. Seitdem nimmt sie immer, wenn sie Verstopfung hat, diese Pillen. Dies beeinträchtigt sie auch nicht beim Essen. Und so sind ihr Lebensgeist und ihre Lebensfreude zurückgekehrt. Offenbar dringt Qian niu zi in die Qi-Ebene ein und macht den Dreifachen Erwärmer durchgängig. Sobald das Qi ungehindert fließen kann, verschwinden auch Schleim und pathologisches Wasser.“[35]

Diese Fallgeschichte von Li Shizhen weist besonders nachdrücklich auf zwei Anwendungsbereiche von *Qian niu zi* hin: auf sein Vermögen, hartnäckige Obstipation rasch aufzulösen, und auf seine Fähigkeit, Schleim- und Flüssigkeitsansammlungen zu beseitigen. Diese beiden Aspekte hängen, wie Li Shizhen ausgeführt hat, eng zusammen. Wenn sich der Stuhl im Dickdarm staut, wirkt sich das auch auf seine Partnerorgane Magen und Lunge aus. Durch die Blockade im unteren Erwärmer entsteht Schleim im mittleren und oberen Erwärmer, der nur erfolgreich behandelt werden kann, indem man die zugrundeliegende Stagnation auflöst. In diesem Sinne ist *Qian niu zi* ein sehr effizientes Mittel. Doch bei all seiner Effizienz ist bei seiner Anwendung stets Vorsicht geboten.

Kontraindikationen

Qian niu zi ist ein harsches, kraftvoll wirkendes Mittel, dass auch leicht das reguläre Qi schädigen kann. Zur Vorsicht gemahnte beispielsweise Kou Zongshi mit den Worten: *„Qian niu zi … darf man nicht lange anwenden, da es auch das Qi von Milz und Niere bewegt.“*[36] Zhu Danxi warnte auch vor einer leichtsinnigen Anwendung und wies darüber hinaus auf die farblichen Signaturen dieser Samen hin, von denen es schwarze *(Hei qian niu zi* oder *Hei chou)* und weiße *(Bai chou)* gibt: *„Qian niu gehört zum Feuer*

[35] Yu Xiaoping et al., S. 642
[36] Kou Zongshi, S. 74

und ist stark bewegend. Die schwarzen Samen gehören zum Wasser [und drainieren die Nieren]; die weißen gehören zum Metall [und drainieren die Lunge]. Wenn das Krankheitsgeschehen wie auch die Konstitution des Patienten nicht vom Fülle-Typ sind, wenn weder Druckgefühl und Völle noch Obstipation vorliegen, darf man [Qian niu zi] nicht leichtfertig benutzen. Die Austreibung [der pathogenen Faktoren] führt [leicht] zu Leere.“[37]

Außerdem ist es während der Schwangerschaft kontraindiziert.

14.5 *Hé Shǒu Wū* 何首烏 (何首乌) Polygoni multiflori Radix

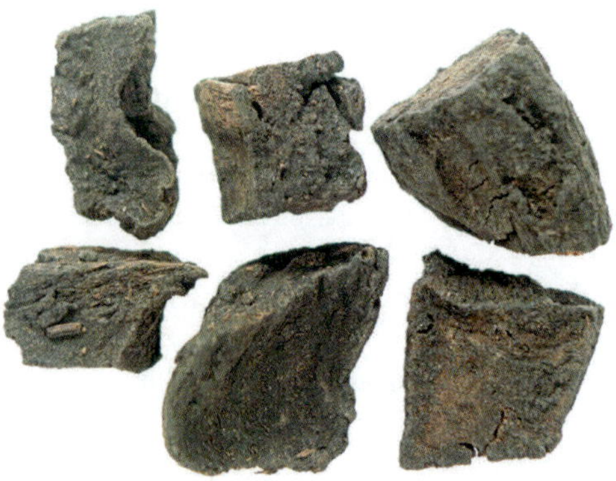

Abb. 14.5 *Hé Shǒu Wū* 何首烏 (何首乌) Polygoni multiflori Radix*

- Pharmazeutische Bezeichnung: Polygoni multiflori Radix
- Botanischer Name: Polygonum multiflorum
- Familie: Polygonaceae (Knöterichgewächse)
- Deutscher Name: Wurzel des vielblütigen Knöterich
- Deutsche Übersetzung des chinesischen Namens: „Schwarzhaariger Herr He“
- Beinamen: *Shǒu wū* 首烏 („Schwarzes Haupt“), *Jiāo téng* 交藤 („Sich paarende Kletterpflanzen“), *Yè jiāo téng* 夜交藤 („Sich nachts paarende Kletterpflanzen“), *Jiāo téng gēn* 交藤根 („Wurzel der sich paarenden Kletterpflanze“), *Yè hé* 夜合 („Sich nachts vereinigend“), *Dì jīng* 地精 („Erdessenz“), *Mǎ gān shí* 馬肝石 („Pferde-Leber-Stein“), *Hóng nèi xiāo* 紅内消 („Rot im Inneren [kann Schwellungen] zerstreuen“), *Chuāng zhǒu* 瘡帚 („Abszess-Besen“)

Namen und Signaturen

Die Wurzeldroge *He shou wu* hat ihren Namen nach einem Menschen erhalten, welcher der Legende nach He Shouwu hieß. Ursprünglich hatte diese Wurzel keinen eigenen Namen, sondern wurde wie der oberirdische Teil dieser Pflanze *Ye jiao teng* oder einfach *Jiao teng* bzw. *Jiao teng gen* genannt. Denn die beiden Drogen *He shou wu* und *Ye jiao teng* (Polygoni multiflori Caulis) sind lediglich zwei verschiedene Teile ein und derselben Pflanze. *Ye jiao teng* sind die Reben dieser Kletterpflanze und *He shou wu* ist ihre Wurzel. Wie kam es nun dazu, dass diese Wurzel nach einem Menschen benannt worden ist? In der *Enzyklopädie der Materia Medica* hat Li Shizhen die folgende Legende aus der Tang-Dynastie aufgezeichnet:

„Vor langer Zeit lebte in der heutigen Provinz Henan im Landkreis Nanhe ein Mann Namens He Shouwu. Sein Großvater hieß He Nengsi und sein Vater He Yanxiu. Sein Großvater hieß ursprünglich He Tianer und er war von äußerst schwächlicher Konstitution. Er litt an vielen Gebrechen und war auch nicht in der Lage, Kinder zu zeugen. Er war bereits 58 Jahre und hatte noch nicht geheiratet. Stattdessen lebte er mit seinem Lehrer als daoistischer Eremit in den Bergen. Eines Tages schlief er trunken vom Wein draußen im Wald. In seiner Trunkenheit erblickte er im Mondenschein, wie sich zwei Kletterpflanzen, die etwa einen Meter voneinander entfernt waren, plötzlich annäherten und sich umschlangen. Erst nach einer ganzen Weile lösten sie sich wieder voneinander – nur um sich dann wieder aufs Neue zu vereinen. He Tianer beobachtete dieses Naturschauspiel mit Erstaunen und Verwunderung. Am nächsten Morgen grub er die Pflanze samt Wurzel aus und nahm sie mit sich. Alle Leute, die er traf, fragte er, ob sie diese Pflanze kennen würden. Doch niemand kannte sie. Dann begegnete er plötzlich einem alten Einsiedler in den Bergen.

[37] Li Shizhen, S. 754; Yu Xiaoping et al., S. 641

He Tianer erzählte ihm seine Geschichte und berichtete ihm, was er des Nachts erblickt hatte. Daraufhin sprach der Alte: „Dass du, der du im höheren Alter noch keine Kinder hast, gesehen hast, wie sich zwei Kletterpflanzen, die einen Meter voneinander entfernt waren, plötzlich annäherten und sich umschlangen, ist ein sehr außergewöhnliches Ereignis. Es scheint mir ein Zeichen des Himmels zu sein. Weshalb probierst du es nicht aus und nimmst diese Pflanze als Arzneimittel ein?" Daraufhin zermahlte er die ausgegrabene Wurzel zu Pulver und nahm jeden Morgen auf leeren Magen 3 g davon mit Wein ein. Nachdem er eine Woche lang davon eingenommen hatte, verspürte er den Wunsch, mit einer Frau zusammen zu sein, und ihm kam der Gedanke, eine Familie zu gründen. Nachdem er einige Monate davon eingenommen hatte, fühlte er sich schon richtig kräftig. Das ermutigte ihn, dieses Mittel weiter einzunehmen, und er verdoppelte die Dosis sogar. Nachdem ein Jahr vergangen war, waren sämtliche seiner alten Gebrechen vollständig geheilt und seine Haare, die zuvor schon weiß gewesen waren, waren wieder glänzend schwarz. Und auch sein zuvor blasses und faltiges Gesicht erstrahlte wieder in jugendlichem Glanze. Daraufhin zog er wieder in seine Heimatstadt, suchte sich eine Frau und heiratete. Innerhalb von zehn Jahren zeugte er mehrere Söhne. Daher änderte er seinen Namen von Tianer (Tian-er 田兒) in Nengsi (Neng-si 能嗣), was so viel bedeutet wie „vermag zu zeugen". Das Wissen um die ungemein kräftigende Wirkung dieser Wurzel wurde in der Familie He von Generation zu Generation weitergegeben. Sein ältester Sohn, Yanxiu, nahm dieses Mittel genau wie sein Vater ein und beide wurden 160 Jahre alt. Yanxiu nannte seinen ältesten Sohn Shouwu (Shouwu 首烏), was „schwarzes Haupt" bedeutet. Auch He Shouwu nahm dieses Mittel genau wie sein Großvater und sein Vater ein und zeugte ebenfalls viele Söhne. Er wurde 130 Jahre alt und auch im hohen Alter waren seine Haare kein bisschen grau. Ein Nachbar von He Shouwu hatte einst das geheime Familienrezept der Familie He erlauscht und es anschließend selbst angewandt. Auch er wurde sehr alt und verbreitete die Nachricht von der wundersamen Wirkung dieser Wurzeldroge. Und da die Wurzel bis zu diesem Zeitpunkt noch keinen Namen hatte, benannte man sie nach Herrn He Shouwu.[38]

Einer anderen Legende nach geht der Name *He shou wu* auf eine Begebenheit zurück, die sich im Jahre 113 v.u.Z. während der Han-Dynastie zugetragen haben soll:

Der Kaiser Hanwu war sehr bestrebt, das Chinesische Reich zu vergrößern und zu einen. Hierzu benutzte er sowohl kriegerische als auch diplomatische Wege. Um die heutige Provinz Sichuan, die seinerzeit noch nicht zum chinesischen Imperium gehörte, für sich zu gewinnen, sandte er den Offizier Si-Ma Xiangru als Diplomat in die dortige Hauptstadt Chengdu. Diplomat des chinesischen Kaisers zu sein war ein sehr ehrenvoller, aber auch schwieriger Posten. Si-Ma Xiangru leistete dabei sehr gute Dienste und erfreute sich der Wertschätzung des Kaisers. Er schien sich in Chengdu auch recht wohl zu fühlen, hatte dort sogar eine Liebesbeziehung zu der Tochter eines reichen und namhaften Mannes der Stadt. Doch bei all den Anstrengungen, die sein Leben und sein Posten mit sich brachten, stellte sich ein Problem ein, dass ihm großen seelischen Kummer bereitete. Obwohl noch recht jung an Jahren, war er schon teilweise ergraut und glich eher einem 50- oder 60-jährigen alten Mann. Als der Kaiser von seinem Seelenleid erfuhr, tröstete er ihn und sagte: „Gräme dich deswegen nicht. Ich habe einen Hofarzt, der alle Arten von schwierigen Erkrankungen zu behandeln vermag. In nicht allzu langer Zeit wird er deine weißen Haare wieder schwarz machen. Das ist nur eine Kleinigkeit." So schickte der Kaiser also seinen Hofarzt zum Palast von Si-Ma Xiangru. Doch diesem verschlug es vor Schreck die Sprache als er den Arzt erblickte. Denn dieser hatte zwar ein jugendliches Gesicht, aber schlohweiße Haare. Die Haare des Arztes waren noch weißer als seine eigenen! Der Arzt vermochte die Zweifel von Si-Ma Xiangrus Gesicht abzulesen und sagte erklärend: „Die weißen Haare lasse ich mir absichtlich stehen, denn die Leute vertrauen einem alten Arzt eher. Sie glauben, dass ein Arzt umso besser sei, je älter er ist, da er dann schon mehr Erfahrung besitzt. Ich bin eigentlich erst 48 Jahre alt. Si-Ma

[38] Li Shizhen, S. 772; Wang Ang, Rolle 1, S. 42; Wang Huanhua et al., Band 2, S. 36 f.; Yang Xiaoguang et al., S. 162

14

Xiangru, der sich schon wieder gefangen hatte, sprach: „Was Sie sagen, entbehrt nicht einer gewissen Logik, doch wie wollen Sie mir glaubhaft machen, dass ein Weißhaariger die Haare eines anderen schwarz zu machen vermag?" Da erwiderte der Arzt kurz angebunden: „Nun gut, dann werde ich eines anderen Tages wiederkommen und Sie behandeln", und verschwand. Als der Hofarzt Si-Ma Xiangru zum zweiten Mal besuchte, war dieser aufs Neue verblüfft. Diesmal erschien der Arzt mit rabenschwarzem Haar! Si-Ma Xiangru fragte ihn, was er denn für ein wundersames Mittel eingenommen habe, das dermaßen effektiv sei. Der Arzt sagte: „Ich weiß auch nicht, wie dieses Mittel heißt. Ich weiß lediglich, dass es mit mehreren anderen Kräutern zusammen aufbereitet wird und dann die Haare schwarz machen kann." Während er dies sagte, nahm er eine rotbraune, spindelförmige und gefurchte Wurzel aus seiner Tasche und zeigte sie Si-Ma Xiangru. Dieser betrachtete sie ein Weilchen und sagte dann: „Da sie die Haare zu schwärzen vermag, nennen wir sie doch einfach „Schwarzes Haupt" (Shou wu 首烏). Der Hofarzt überlegte einen Moment und stimmte dann zu: „Ja, sehr passend; nennen wir sie Shou wu!" Si-Ma Xiangru blinzelte dann den Hofarzt an und sagte: „Den Namen hätten wir also. Jetzt brauchen wir nur noch den Familiennamen. Da der Herr Hofarzt He heißt, möchte ich vorschlagen, dass wir sie nach Ihnen He shou wu nennen." Doch der Hofarzt winkte bescheiden ab: „Aber nicht doch! Das wäre zu viel der Ehre." Doch Si-Ma Xiangru bestand darauf und meinte: „Sie haben dieses Mittel entdeckt und so soll es nach Ihnen benannt werden!" Nicht lang danach hatte auch Si-Ma Xiangru wieder rabenschwarze Haare und freute sich seines Lebens.[39]

Auch die anderen Namen dieser Droge sind sehr interessant und verraten zum Teil sehr viel über ihre Wirkungen und Anwendungsgebiete. Die Namen *Jiao teng* 交藤 („Sich paarende Kletterpflanzen"), *Ye jiao teng* 夜交藤 („Sich nachts paarende Kletterpflanzen") und *Ye he* 夜合 („Sich nachts vereinigend") beziehen sich auf das oben in der Legende beschriebene Phänomen, dass sich die Reben dieser Pflanze nachts umschlingen. Ob dies tatsächlich der Fall ist oder ob dies allein auf die legendären Beobachtungen von He Nengsi zurückgeht, ist dem Autor leider nicht bekannt. Der Beiname *Ye he* 夜合 ist übrigens auch ein Beiname von Cortex Albiziae *(He huan pi)*, wobei das Zeichen *he* 合 hier seine ursprüngliche Bedeutung von „sich vereinigen, zusammenkommen" besitzt, während es bei der Pflanze *He huan* das mimosenartige Schließen der Blätter bezeichnet. Der Beiname „Erdessenz" (*Di jing* 地精) bezieht sich darauf, dass diese Pflanze die Essenz aus der Erde zieht und speichert, welche dann die Essenz im menschlichen Körper kräftigen kann. Doch gilt das für mehrere Pflanzen und auch Ginseng *(Ren shen)* sowie Cynomorium *(Suo yang)* tragen diesen Beinamen. Wie an der Legende von He Nengsi und seinen Nachfahren deutlich wurde, vermag *He shou wu* die Essenz des Mannes in seiner ganz konkreten Form als Sperma zu mehren und die Fruchtbarkeit wie auch die sexuelle Potenz zu kräftigen. Die Kräftigung der Essenz ist jedoch nicht nur auf das männliche Geschlecht beschränkt. Auch bei Frauen, die an Infertilität leiden, kann dieses Mittel die Nieren-Essenz und das Leber-Blut nähren. Der antike Name *Ma gan shi* 馬肝石 („Pferde-Leber-Stein") bezieht sich offenbar auf seine rotbraune Farbe und seine Form, welche die alten Chinesen an eine Pferdeleber erinnert hat. Dies stellt auch eine wichtige Signatur dieser Droge dar. Seine rotbraune Farbe und sein Bezug zur Leber weisen auf seine Eigenschaft hin, das Leber-Blut zu nähren. Die Haare sind „der Überfluss des Blutes", wie es in der chinesischen Medizin heißt. Indem *He shou wu* das Leber-Blut nährt, fördert es auch das Wachstum der Haare. Die Haare gehören außerdem der Niere an und ihr Ernährungszustand hängt auch von der Fülle der Nieren-Essenz ab. Wie der Beiname „Erdessenz" (*Di jing* 地精) ausdrückt und wie die oben zitierte Legende von He Nengsi illustriert, vermag *He shou wu* die Essenz zu mehren und fördert auch auf diesem Wege das Wachstum der Haare. Die beiden Beinamen *Hong nei xiao* 紅內消 („Rot im Inneren [kann Schwellungen] zerstreuen") und *Chuang zhou* 瘡帚 („Abszess-Besen") beziehen sich auf die Anwendung von *He shou wu* im wundmedizinischen Bereich zur Behandlung von Furunkeln, Karbunkeln, Abszessen und anderen Schwellungen. Li Shizhen schrieb: *„Rot vermag Schwellungen und Toxine zu*

[39] Li Wence: http://www.chinese-plant.com/kepu/2004/8/2/6795.htm

zerstreuen. Daher wird es von Wundärzten als Chuang zhou und Hong nei xiao bezeichnet.“[40]

Eigenschaften und Anwendungsgebiete

He shou wu ist bitter, süß, adstringierend und leicht warm. Die Angaben über das Temperaturverhalten von *He shou wu* sind in der Literatur nicht ganz einheitlich. Manche Autoren nennen es neutral, manche leicht warm und wieder andere warm. Dies mag mit seiner Aufbereitung zusammenhängen. Oft wird die durch Anbraten in Wein und schwarzen Bohnen präparierte Droge als *He shou wu* verkauft, ohne sie entsprechend als *Zhi shou wu* („präpariertes *He shou wu*“) zu bezeichnen. Von vielen wird dies offenbar als die eigentliche Droge angesehen. Durch die Aufbereitung mit Alkohol wird die Droge selbstverständlich erheblich wärmer. So kann man also davon ausgehen, dass die unbehandelte Droge *(Sheng shou wu)* neutral und die aufbereitete Droge warm ist.

In der unbehandelten Form wird *He shou wu* zur Behandlung von Karbunkeln, Abszessen und anderen Schwellungen wie auch bei Obstipation aufgrund von Blut-Mangel zur Befeuchtung des Darms und zur Förderung des Stuhlgangs benutzt. In der präparierten Form wird *He shou wu* zur Supplementierung der Leber und Nieren angewandt. Zur Aufbereitung wird *He shou wu* traditionell erst im Waschwasser von Reis eingeweicht und dann zusammen mit schwarzen Bohnen *(Hei dou)* neunmal mit Wasser gedämpft und in der Sonne getrocknet. Die schwarzen Bohnen, die durch ihre schwarze Farbe einen direkten Bezug zur Niere haben und auch unabhängig von *He shou wu* zum Supplementieren der Niere benutzt werden, richten die Wirkung von *He shou wu* noch stärker auf die Nieren aus. Dadurch, dass *He shou wu* beim Präparieren durch den Wein und das Dämpfen an Yang-Energie gewinnt, tendiert es zur Wärme und supplementiert dann auch in stärkerem Maße den Yang-Aspekt der Nieren. Daher meinte Fei Boxiong, als er die Wirkungen von *He shou wu* und *Di huang* (Rehmannia) miteinander verglich: *„Di huang supplementiert das Yin der Nieren, während He shou wu das Yang der Nieren supplementiert.“*[41]

Auch was die Geschmacksqualitäten von *He shou wu* betrifft, herrscht in der Literatur keine Einigkeit. Der bittere Geschmack, der *He shou wu* zugeschrieben wird, ist, zumindest in Bezug auf die präparierte Droge eher als ein funktionelles Charakteristikum denn als wirklich bitterer Geschmack zu verstehen. Vermutlich hat man den „bitteren Geschmack“ von seinem Vermögen abgeleitet, mit Hitze einhergehende Schwellungen zu behandeln, und auch von seiner leicht abführenden Eigenschaft. Denn das Klären von Hitze und die herabführende Wirkung sind dem bitteren Geschmack zugeschriebene Eigenschaften. Doch wenn man die Droge kostet, stellt man lediglich den leicht süßen und leicht adstringierenden Geschmack fest. Möglicherweise ist die frische, unbehandelte Wurzel bitter, doch die allgemein erhältliche präparierte Droge ist es nicht. Der süße Geschmack wurde wiederum von wichtigen klassischen Autoren wie Li Shizhen oder Li Dongyuan nicht genannt. Li Shizhen nannte *He shou wu* bitter, adstringierend und leicht feucht.[42] Aufgrund seines nährenden Potenzials kann man *He shou wu* auf jeden Fall als süß bezeichnen. Li Shizhen schätzte *He shou wu* sehr und er wunderte sich, dass sie relativ selten benutzt wird. Er schrieb: *„He shou wu ist ein Mittel, das in die Leitbahnen der Leber und der Niere eintritt. ... Die Niere verantwortet das Schließen und Speichern; die Leber sorgt für freie Passagewege. Dieses Mittel ist warm und von bitterem, adstringierendem Geschmack. Der bittere Geschmack supplementiert die Niere. Durch die warme Natur wird die Leber supplementiert. Durch den adstringierenden Geschmack werden Qi und Essenz zurückgehalten und gesammelt. Somit vermag es das Blut zu nähren und die Leber zu kräftigen, die Essenz zu festigen und die Niere zu kräftigen. So stärkt es auch Sehnen und Knochen und macht die Haare schwarz. Es ist ein ideales Mittel zum Supplementieren. Es ist nicht kalt und auch nicht trocknend. Seine Wirkungen sind noch besser als die von Radix Rehmanniae (Di*

[40] Li Shizhen, S. 772

[41] Fei Boxiong: *Yi Fang Lun*, S. 10, in der Diskussion der Rezeptur Fu Gui Ba Wei Wan

[42] Li Shizhen, S. 772; Hu Xiqin, S. 284

huang) oder Radix Asparagi (Tian men dong). Wenn Qi und Blut reguliert sind, können alle Arten von Abszessen, Schwellungen oder Skrofulose aufgrund von Wind-Leere geheilt werden. Obwohl dieses Arzneimittel schon seit langem bekannt ist, wird es doch nur von wenigen Menschen eingenommen.“[43]

Dieses Zitat von Li Shizhen erklärt, wie *He shou wu* gleichzeitig supplementiert, adstringiert und pathogene Faktoren vertreibt, indem es ihnen die Grundlage ihrer Existenz entzieht. Wenn Qi, Blut und Essenz kräftig sind, haben pathogene Faktoren keinen Platz mehr. Noch klarer drückte dies Wang Ang aus: *„He shou wu supplementiert auf neutrale Weise Leber und Niere. Es adstringiert die Essenz. Bitter festigt die Niere; warm supplementiert die Leber; süß mehrt das Blut; adstringierend zieht zusammen und sammelt Essenz und Qi. Es füllt die Essenz auf und mehrt das Mark, nährt das Blut und vertreibt Wind. Um Wind zu behandeln, muss man zuerst das Blut behandeln. Wenn das Blut belebt ist, wird der Wind zerstreut. Es kräftigt Sehnen und Knochen und macht die Haare schwarz. Daher der Name „schwarzes Haupt“ (Shou wu). Es verschafft den Menschen Nachkommen. Wenn Qi und Blut harmonisiert sind, dann werden Erkrankungen aufgrund von Überlastung und Erschöpfung [bzw.] Wind-Leere [wie z.B.] heftige Uterusblutungen, vaginaler Ausfluss, Geschwüre, Hämorrhoiden, Skrofeln, Abszesse oder Schwellungen von selbst aufhören. Wenn die Nähr-Schicht und das Blut reguliert sind, verschwinden Abszesse und Schwellungen.“*[44]

In der heutigen klinischen Praxis wird *He shou wu* hauptsächlich angewandt, um Leber und Niere zu supplementieren und somit Probleme wie Infertilität beider Geschlechter, frühes Ergrauen, verschwommene Sicht, Schwindel, Schwäche und Schmerzhaftigkeit in den Lenden und Knien, Infertilität oder Schlaflosigkeit aufgrund von Blut- oder Yin-Mangel zu behandeln. In einem Kommentar zur Behandlung von Kinderlosigkeit schreibt Miao Xiyong in *Kommentare zur Materia Medica des Göttlichen Landmannes: „He shou wu ist bitter und warm; es mehrt das Qi und Blut von Männern.“*[45] Aufgrund seiner adstringierenden und gleichzeitig kräftigenden Eigenschaft wird es bei Pollutionen, Spermatorrhoe oder bei vaginalem Ausfluss angewandt.

Weiterhin wird es bei verschiedenen Arten von Hauterkrankungen mit Ausschlag aufgrund von Blut-Leere und Wind eingesetzt. In Fällen von Obstipation aufgrund von Blut-Mangel bei alten oder geschwächten Patienten vermag *He shou wu* den Darm zu befeuchten.

He shou wu als Anti-Aging-Mittel

Dadurch, dass *He shou wu* Qi, Blut und Essenz kräftigt, ist es ein Mittel, dass der Alterung entgegenwirkt. Und dies ist nicht erst seit heute bekannt, wo Anti-Aging-Drogen immer gefragter sind. Einem historischen Bericht aus der Tang-Dynastie zufolge wurde einst ein Landkreis in Sichuan in „Langlebigkeitskreis“ umbenannt, weil die Leute dort, unter anderem wegen der Einnahme von *He shou wu*, außergewöhnlich alt wurden.

Der Landkreis „Langes Leben“ (Chang Shou Xian) in der Provinz Sichuan hieß ursprünglich „Frohe-Wärme-Kreis“ (Le Wen Xian). Erst während der Tang-Dynastie wurde der Name geändert. Der Legende nach durchquerte der damalige Premierminister und persönliche Berater des Kaisers namens Dai diesen Landkreis, als er auf dem Weg in seinen Heimatort war, um Verwandte zu besuchen. An diesem Ort war dem Premierminister gerade nach einem Spaziergang zumute und er kleidete sich unauffällig, um kein großes Aufsehen zu erregen. So lief er ein ganzes Stück durch die schöne Landschaft und als er in der Stadt am Fluss angekommen war, sah er einen etwa siebzig- oder achtzigjährigen Mann mit weißen Haaren, der zwei voll gefüllte Wassereimer an einer Stange einen Berghang hinauftrug. Dann sah er noch einen etwa hundert Jahre alten Mann, der einen Korb in der Hand hielt und zu dem wassertragenden Mann rief: „Mein Sohn, es sieht nach Regen aus! Geh du schon mal das Wasser nach Hause bringen! Ich geh nur noch schnell ein paar Sachen einkaufen und komme dann nach.“ Kurz darauf fing es tatsächlich an zu regnen und der Premierminister lief in den Laden, in den auch der alte Mann gegangen war, um sich vor dem Regen zu schützen. Auf seine Nachfragen hin erfuhr der Premierminister, dass dieser Hundertjährige noch

[43] Yu Xiaoping et al., S. 661
[44] Wang Ang, Rolle 1, S. 42
[45] Miao Xi-Yong, S. 78

einen Großvater hatte, der tags darauf seinen 150. Geburtstag begehen würde. Dies erweckte beim Premierminister großes Interesse und er beschloss, einen Tag länger zu bleiben, um dem alten Herren am folgenden Tage einen Besuch abzustatten und ihm zum Geburtstag zu gratulieren. Als er am nächsten Tag zum Haus dieser Familie kam, fand er es mit vielen Lampions hübsch geschmückt. Es ertönte fröhliche Musik und das Knallen von Feuerwerkskörpern. Die Geburtstagsgäste füllten die ganze Halle. Das Geburtstagskind, ein Mann mit weißen Haaren, weißen Augenbrauen und weißem Bart saß ganz vorne und strahlte pure Lebensfreude aus. Die ganze Familie von sieben Generationen und 87 Kindern hatte sich um ihn versammelt. Was den Premierminister noch mehr verwunderte, war, dass nahezu jeder der Gratulanten auch mindestens 80 oder 90 Jahre alt war. Der Premierminister, der zu Hofe sonst als altgedienter Staatsmann galt, kam sich hier nun wie ein Jüngling vor.

Die anderen Gäste schenkten diesem unbekannten Gast besondere Aufmerksamkeit und drängten sich, mit ihm auf sein Wohl und auf das des Geburtstagskindes anzustoßen. An seinen guten Manieren und seiner ausgesuchten Höflichkeit erkannten die Gäste, dass es sich bei diesem Herren um einen großen Gelehrten handeln müsse. Daher baten sie ihn, ein Gedicht zur Feier des Tages zu schreiben. Diesem Wunsch kam er schließlich auch nach und er unterzeichnete es mit seinem Namen und Titel. Erst da wussten die Gäste, dass kein Geringerer als der Premierminister und persönliche Berater des Kaisers bei ihnen zu Gast war. Daraufhin zeigten alle Gäste ihre Höflichkeitsbekundungen, doch der Premierminister bat sie, sich wieder hinzusetzen, und sprach: „Seit alters werden die Menschen kaum älter als 70 Jahre. Doch bei euch hier gibt es so viele Hundertjährige. Ich frage mich, welche Tonika ihr einnehmt oder welche Regeln der gesunden Lebensführung ihr beherzigt." Der Gastgeber überlegte einen Moment und sagte dann: „Wir leben hier nach folgendem Motto: grüne Berge, klares Wasser, gute Luft. Schon von klein auf klettern wir die Berge hinauf und bewegen uns viel. Wir essen naturbelassene Speisen, meiden stark gewürztes Essen und trinken Tee oder reines Brunnenwasser. So fühlt man sich kraftvoll am Tage und kann nachts gut schlafen. Tabak und Wein meiden wir. Stattdessen nehmen wir oft He shou wu zu uns. Dies garantiert ein langes Leben und wirkt der Alterung entgegen." An diesem Tage beschloss der Premierminister Dai, diesen Landkreis in „Langlebigkeitskreis" umzubenennen.[46]

He shou wu in der chinesischen Küche

In China wird *He shou wu* auch gern zur Zubereitung kräftigender Suppen verwendet. Dabei wird *He shou wu* entweder mit Fleisch oder mit Fleischersatz aus Soja gekocht. Insbesondere Vegetarier schätzen *He shou wu* als reichhaltige Mineralstoffquelle. Es ist bekannt, dass vor allem sein Gehalt an Zink außergewöhnlich hoch ist. Zink wurde in TCM-Kreisen als „Essenz supplementierendes" Spurenelement beschrieben.[47] Dies scheint die traditionelle Anschauung zu bestätigen, wonach *He shou wu* die Essenz mehre.

Hier soll beispielhaft ein Rezept mit Hühnerfleisch vorgestellt werden. Vegetarier können das Fleisch selbstverständlich gegen Sojaprodukte austauschen. Auch Trockenpilze stellen eine gute Ergänzung dar.

Man nehme 500 g Hühnerfleisch ohne Haut, 30 g He shou wu, etwa 5–7 g Jujuben (Da zao), Speisesalz, Reiswein, Austernsoße, weißes Sesamöl, ein paar Scheiben Ingwer und etwas Frühlingszwiebel. Das Hühnerfleisch schneide man in Würfel und lasse es zusammen mit He shou wu, den Jujuben, dem Ingwer und dem Reiswein mindestens eine halbe Stunde lang köcheln. Zum Schluss gebe man die anderen Gewürze hinzu und lasse es noch einmal kurz aufkochen und ziehen. Wer keinen Alkohol mag oder diesen nicht verträgt, kann ihn auch weglassen.

Kontraindikationen

He shou wu ist zwar weniger klebrig und weniger schwer verdaulich als viele andere vergleichbare Drogen, wie beispielsweise die präparierte Rehmannienwurzel *(Shu di)*, doch bei einer Milz-Schwäche kann auch dieses Mittel zu starken Blähungen, Durchfall

[46] Wang Huanhua et al., Band 2, S. 38 f.
[47] Flaws, Bob: *Something Old, Something New*

oder Schleim führen. Wegen der warmen Natur des präparierten *He shou wu* sollte es in Fällen von Yin-Mangel mit Leere-Hitze nur sehr vorsichtig angewendet werden. Klassische Quellen geben eine Reihe von Unverträglichkeiten mit anderen Nahrungsmitteln an. Hierzu soll Wang Ang zitiert werden, der dies zusammengefasst hat: *„[Während der Einnahme von He shou wu] sind alle Arten von Blut, Fisch ohne Schuppen, Rettich, Zwiebeln und Knoblauch kontraindiziert. Es soll nicht in Metalltöpfen abgekocht werden.“*[48]

14.6 *Gé Gēn* 葛根 Puerariae Radix

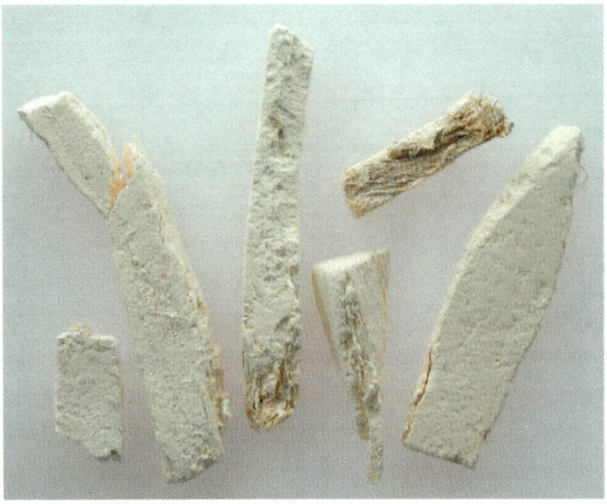

Abb. 14.6 *Gé Gēn* 葛根 Puerariae Radix*

- Pharmazeutische Bezeichnung: Puerariae Radix
- Botanischer Name: Pueraria lobata
- Familie: Leguminosae (Bohnengewächse) = Fabaceae (Schmetterlingsblütler)
- Deutsche Namen: Kudzuwurzel, Kopoubohnenwurzel
- Deutsche Übersetzung des chinesischen Namens: „*Ge*-Wurzel“
- Beinamen: *Gé téng gēn* 葛藤根 („Wurzel der *Ge*-Kletterpflanze“), *Lù huò* 鹿藿 („Hirsch-Hülsenfrucht“), *Lù dòu* 鹿豆 („Hirsch-Bohne“), *Tiě gé gēn* 鐵葛根 („Eisen-*Ge*-Wurzel“), *Gān gé* 乾葛 („Getrocknete *Ge*-Wurzel“)

Namen und Signaturen

Die Beinamen *Lu huo* („Hirsch-Hülsenfrucht“) und *Lu dou* („Hirsch-Bohne“) rühren daher, dass Pueraria zu den Bohnengewächsen gehört und mit Bohnen gefüllte Schoten hervorbringt. Pueraria ist laut Li Shizhen eines von neun Kräutern, die Hirsche gerne fressen – daher diese Namen.[49] Die Kopoubohne kann auch Menschen und Vieh als Nahrung dienen. Einerseits können die Bohnen gegessen werden, andererseits kann auch die gemahlene Wurzel gekocht oder gedämpft verzehrt werden. Dieses Pulver kann man auch zum Andicken von Soßen verwenden. Sowohl Tao Hongjing als auch Su Song schrieben, dass die Kudzuwurzel von den Leuten ihrer Zeit gern gegessen wurde und dass sie angenehm süß schmeckt.[50]

Pueraria ist eine üppig wuchernde Kletterpflanze, die ganze Bäume und Strommasten in kurzer Zeit zu überwuchern vermag. Dadurch ist sie in den südlichen Staaten der USA sogar schon zu einem Problem für die Land- und Forstwirtschaft geworden.[51] Ihr Wesen als Kletterpflanze beschreibt der Beiname *Ge teng gen* („Wurzel der *Ge*-Kletterpflanze“). Wie es zum hauptsächlich benutzen Namen *Ge gen* gekommen ist, will die folgende Legende erzählen:

Tief in den Bergen lebte einst ein alter Mann, der Tag um Tag auszog, um Kräuter zu sammeln. Eines Tages vernahm er zu seiner Verwunderung plötzlich das Geräusch galoppierender Pferde und die Rufe von Männern inmitten der Stille der Bergwälder. Kurz darauf sah er einen Jungen durch den Wald rennen, der aussah, als flüchte er vor jemandem. Als jener den alten Mann erblickte, kam er zu ihm herübergerannt, warf sich außer Atem vor ihm auf den Boden und flehte ihn um Hilfe an: „Ehrwürdiger Alter, man verfolgt mich! Rettet mich! Wenn ich in deren Hände fallen sollte, werden sie mich töten! Ein verräterischer Minister denunzierte meinen Vater zu Unrecht beim Kaiser, dass er eine Revolte anzetteln wolle. Der Kaiser glaubte diesem Verräter und schickte Soldaten zu unserem

48 Wang Ang, Rolle 1, S. 42

49 Li Shizhen, S. 765 f.

50 Li Shizhen, S. 766

51 Interessante Informationen hierzu unter: http://www.atlantis-pharm.com/pueraria.htm oder http://en.wikipedia.org/wiki/Pueraria_lobata

Anwesen, um uns alle töten zu lassen. Da sprach mein Vater zu mir: ‚Du bist mein einziger Sohn. Wenn sie auch dich umbringen, bedeutet dies das Ende der Familie Ge. Du musst fliehen!' Es gelang mir zwar zu entwischen, doch haben es die Soldaten bemerkt. Sofort haben sie mir berittene Soldaten nachgeschickt. Ich flehe Euch an, ehrwürdiger Herr, rettet mich!" Der Alte sprach: „Die Familie Ge ist eine allseits als loyal bekannte ehrbare Familie. Komm mit mir, ich werde dich verstecken." Der Alte führte den Jungen in eine schwer zugängliche Höhle. Dort warteten sie, bis die Soldaten nach vergeblicher Suche die Gegend wieder verlassen hatten. Da fragte der alte Mann den Jungen: „Und wohin willst du nun gehen?" Der Junge sagte, dass er nun niemanden mehr habe auf der Welt, seine ganze Familie sei umgebracht worden. Und er bat den alten Mann, ihn bei sich aufzunehmen. Der Alte akzeptierte dies, doch sagte er zu ihm: „Du kannst gern bei mir bleiben, doch gehe ich jeden Tag in aller Frühe in die Berge, um Kräuter zu sammeln. Bei mir wirst du kein so angenehmes Leben führen können wie zuvor." Daraufhin erwiderte der Junge, dass er keine Mühen und Unannehmlichkeiten scheue und dass er ihm gerne bei seiner Arbeit helfen wolle. So ging er also von diesem Tage an immer mit dem Alten in die Berge, um Heilkräuter zu sammeln. Dabei lernte er viele verschiedene Kräuter kennen. Doch eine namenlose Wurzel schätzte der alte Kräutersammler ganz besonders: sie vermochte Fieber, Durchfall und Mundtrockenheit zu heilen. Nach dieser weinartigen Kletterpflanze suchten sie sehr oft. Nachdem so mehrere Jahre vergangen waren, verstarb der alte Mann. Aus dem Jungen war inzwischen ein junger Mann geworden und er führte nun die Arbeit des Alten alleine fort. Da jene Heilpflanze keinen Namen besaß, nannte er sie Ge gen, also „Ge-Wurzel", da mit ihm die Wurzel der Familie Ge überlebt hatte.[52]

Wirft man einen Blick auf die farblichen Signaturen von Pueraria, so scheinen diese etwas irreführend. Die Wurzel ist äußerlich violett und innerlich weiß; die Blüten sind von rötlich-violetter Farbe. Daraus ließe sich ein Blut-Bezug ableiten, den man zumindest heute nicht mehr beschreibt. Doch in klassischen Pharmakopöen wurde *Ge gen* auch als blutstillend bei Stich- und Schnittverletzungen und als Mittel gegen blutige Dysenterie beschrieben.[53] Die getrocknete Droge ist strahlend weiß, lässt also, insbesondere in Kombination mit ihrem süß-scharfen Geschmack, auf die Wandlungsphase Metall und somit auf die Lunge und die Oberfläche schließen. In der Tat befindet sich *Ge gen* in den Pharmakopöen üblicherweise auch in der Gruppe der oberflächenbefreienden Substanzen, namentlich in der Untergruppe der kühl-scharf die Oberfläche befreienden Kräuter. So scheint *Ge gen* auf den ersten Blick also ein Lungen- und Oberflächen-Kraut zu sein. In den *Verschiedenen Aufzeichnungen Berühmter Ärzte* heißt es jedoch: *„[Ge gen] behandelt Kopfschmerzen [aufgrund von] Kälte-Schädigung oder Wind-Angriff; es befreit die Muskelschicht und treibt den Schweiß aus der Oberfläche; es öffnet die Fugen und Poren."*[54] Zwar wird *Ge gen* in schweißtreibenden, die Oberfläche befreienden Rezepturen benutzt, doch wie in diesem Zitat zum Ausdruck kommt, befreit *Ge gen* vor allem die Muskelschicht. Und die Muskeln gehören nicht zum Lungen-, sondern zum Milz-Funktionskreis. Daher betonen viele andere klassische Autoren, dass *Ge gen* kein Lungen- oder Taiyang-Kraut ist, sondern ein Yangming-Kraut, das auf Magen und Milz wirkt. Li Shizhen erklärte dies in der *Enzyklopädie der Materia Medica* deutlich: *„Leichte Kräuter können Fülle beseitigen. Dies ist die Art [von Kräutern wie] Ma huang und Ge gen. Ma huang ist ein Kraut der Taiyang-Leitbahn und tritt außerdem in die Lungen-Leitbahn ein. Die Lunge ist für die Haut und die Körperbehaarung verantwortlich. Ge gen ist ein Kraut der Yangming-Leitbahn und tritt außerdem in die Milz-Leitbahn ein. Die Milz ist für die Muskulatur und das Fleisch verantwortlich. Beide Kräuter sind von leichter Natur und wirken aufstrebend und zerstreuend. Doch die Leitbahnen [und Körperregionen], in denen sie wirken, sind verschieden."*[55]

Obwohl also beide Kräuter die Oberfläche befreien können, wirken sie doch auf verschiedenen Ebenen. Während *Ma huang* als Taiyang-Lungen-Mittel an der äußeren Hautschicht ansetzt und deren Po-

52 Hung I-nang, S. 44 ff.

53 Li Shizhen, S. 766

54 Tao Hongjing: Ming Yi Bie Lu, S. 121; Li Shizhen, S. 766

55 Li Shizhen, S. 766

ren öffnet, wirkt *Ge gen* eine Schicht tiefer, auf der Muskelebene. In der Vorstellung der klassischen chinesischen Medizin besitzt auch die Muskelschicht poren- oder fugenartige Strukturen, die geöffnet werden müssen, wenn sich pathogene Faktoren in diesem Bereich festgesetzt haben. Und da die Muskelschicht nicht von Taiyang-Lungen-Drogen erreicht wird, bedarf es hier eines Yangming-Milz-Mittels.

Hier scheinen die Signaturen von *Ge gen* also etwas trügerisch zu sein. Trotz seiner weißen Farbe und seines süß-scharfen Geschmacks tritt es vorwiegend in die Leitbahnen von Milz und Magen ein. Der süße Geschmack überwiegt hier also den scharfen. In der *Materia Medica des Göttlichen Landmannes* und bei Wang Haogu wird *Ge gen* auch ausschließlich als süß bezeichnet.[56]

Wenn schon nicht von der Farbe, so kann man doch zumindest von der Form der Wurzel einen Bezug zur Milz herstellen. Von der Wurzel heißt es, dass sie einem menschlichen Arm ähnle.[57] Dies ist ein Hinweis auf den Tropismus zur Muskulatur und damit zur Wandlungsphase Erde. Neben dem Bezug zur Muskelschicht finden sich in der klassischen Literatur auch viele Bezüge zum Magen an sich. Beispielsweise schrieb Zhen Quan: *„[Ge gen ...] behandelt Erbrechen aufgrund von gegensinnig aufsteigendem [Magen-]Qi im Rahmen von Epidemien; es öffnet den Magen [d.h., regt den Appetit an], führt [stagnierte] Nahrung nach unten und löst Alkohol-Toxine heraus.“*[58]

Eigenschaften und Anwendungsgebiete

Ge gen ist süß, scharf und kühl. Es tritt in die Leitbahnen von Milz und Magen ein. Es befreit die Muskelschicht, senkt Fieber, verhilft Exanthemen zum Durchbruch, erzeugt Flüssigkeiten, stillt Durst, hebt das Yang an und stillt Durchfall.

Die Behandlung von Durst und Mundtrockenheit

Durst und Mundtrockenheit werden, von der *Materia Medica des Göttlichen Landmannes* ausgehend, von den meisten klassischen Autoren als Indikationen aufgeführt. Dort heißt es an erster Stelle, dass *Ge gen* „auszehrenden Durst“ stillen kann.[59] Damit kann, aber muss nicht Diabetes gemeint sein. Zwar hat die moderne Forschung eine leicht blutzuckersenkende Wirkung von *Ge gen* festgestellt[60], doch meinen ältere Werke mit diesem Begriff einfach sehr starken, unstillbaren Durst. Dieser kann unterschiedlicher Genese sein. Häufig tritt er im Rahmen febriler Hitze-Erkrankungen oder bei Yin-Mangel mit Leere-Hitze auf. In ersterem Fall kann *Ge gen* mit Hitze klärenden und befeuchtenden Drogen wie Phragmitisrhizom *(Lu gen)*, Trichosanthiswurzel *(Tian hua fen)* und Anemarrhena *(Zhi mu)* kombiniert werden. Bei Yin-Mangel und innerlicher Hitze kann man *Ge gen* gemeinsam mit Yin nährenden und Säfte erzeugenden Drogen wie Rehmannia *(Sheng di)*, Ophiopogon *(Mai men dong)* und Trichosanthiswurzel *(Tian hua fen)* anwenden. Außerdem kann es zu Durst und Mundtrockenheit kommen, wenn die Mitte so geschwächt ist, dass die Körperflüssigkeiten nicht mehr nach oben transportiert werden können. Dazu schrieb Zhang Yuansu: *„[Ge gen] vermag das Yang anzuheben und Körperflüssigkeiten zu erzeugen. Durch Milz-Leere bedingter Durst lässt sich ohne dieses Mittel nicht beseitigen. [Doch] darf man nicht zu viel davon anwenden, um nicht das Magen-Qi zu schädigen.“*[61]

Die Behandlung äußerlicher Muster

Ge gen besitzt eine auch in modernen pharmakologischen Untersuchungen bestätigte signifikant Fieber senkende Wirkung.[62] In Kombination mit anderen die Oberfläche befreienden Kräutern kann es sowohl bei Wind-Kälte- als auch bei Wind-Hitze-Mustern eingesetzt werden, da es nur leicht kühl, eher neutral

[56] Zhu Shifeng, Band 2, S. 131; Li Shizhen, S. 766
[57] Li Shizhen, S. 766
[58] Zhen Quan, S. 37
[59] Zhu Shifeng, Band 2, S. 131; Li Shizhen, S. 766
[60] Gao Xuemin: *Zhong Yao Xue*, S. 87
[61] Li Shizhen, S. 766
[62] Gao Xuemin: *Zhong Yao Xue*, S. 87

ist. Dabei befreit es die Muskelschicht und ist insbesondere dann indiziert, wenn Steifigkeit im Nacken und oberen Rücken, Nackenschmerzen, Kopfschmerzen und Halstrockenheit das Fieber begleiten. Bei Wind-Kälte-Mustern mit Symptomen wie Fieber mit Schweißlosigkeit, Nackensteifigkeit und Kopfschmerzen wird *Ge gen* zusammen mit Ephedra *(Ma huang)* und Zimtzweigen *(Gui zhi)* in der Rezeptur *Ge Gen Tang* angewandt. Zhang Yuansu betonte in diesem Zusammenhang wiederum, dass *Ge gen* an sich jedoch kein Mittel sei, um Taiyang-Muster zu behandeln, sondern, dass seine Funktion insbesondere darin bestehe, dem Pathogen, das bestrebt ist, vom Taiyang ins Yangming vorzudringen, den Weg abzuschneiden und sein tieferes Eindringen zu verhindern.[63] Interessanterweise wird *Ge gen* heutzutage auch unabhängig von Wind-Kälte-Mustern bei Nackensteifigkeit oder Nackenverspannungen angewendet. Wenn sich Wind-Hitze in der Oberfläche festgesetzt hat und es zu Fieber mit leichter Windaversion und Schweißaustritt kommt, kann *Ge gen* zusammen mit Bupleurum *(Chai hu)*, Schizonepeta *(Jing jie)*, Scutellaria *(Huang qin)* und Gypsum *(Shi gao)* angewandt werden.

Die Anwendung im Frühstadium von Masern

Im Frühstadium von Masern oder anderen mit Exanthemen einhergehenden Erkrankungen kann *Ge gen* beispielsweise in der Rezeptur *Sheng Ma Ge Gen Tang* angewandt werden, um dem sich noch nicht vollständig ausgebreiteten Exanthem zum Durchbruch zu verhelfen. Auch kann *Ge gen* hier mit Cimicifuga *(Sheng ma)*, Schizonepeta *(Jing jie)* und den Klettensamen *(Niu bang zi)* kombiniert werden.

Die Behandlung von Durchfall und Dysenterie

Je nach Kombination mit anderen Kräutern kann *Ge gen* bei Durchfall durch Milz-Schwäche oder durch Feuchtigkeit-Hitze angewandt werden. Feuchtigkeit-Hitze-Dysenterie kann mit der Rezeptur *Ge Gen Huang Lian Huang Qin Tang* behandelt werden, in der *Ge gen* mit den bitter-kalten Feuchtigkeit-Hitze klärenden Kräutern Coptis *(Huang lian)* und Scutellaria *(Huang qin)* kombiniert wird. In diesen Fällen verwendet man die unbehandelte oder frische Wurzeldroge, die wirksam Toxine herauslöst. Zur Anwendbarkeit bei blutigen-eitrigen Durchfällen schrieb Ri Huazi: *„[Ge gen] stillt blutige Dysenterie, macht den Dünndarm durchgängig, leitet Eiter aus und bricht Blut-Stase auf.“*[64]

Bei Milz-Schwäche-Durchfall verwendet man die geröstete Droge *(Wei ge gen)* und kombiniert sie mit Milz stärkenden und Qi regulierenden Drogen wie Ginseng *(Ren shen)* oder Codonopsis *(Dang shen)*, Atractylodes macrocephalus *(Bai zhu)*, Mandarinenschale *(Chen pi)*, Aucklandia *(Mu xiang)* etc. Li Dongyuan schätzte *Ge gen* sehr als Durchfallmittel. Er schrieb: *„Die getrocknete Kudzuwurzel (Gan ge) ist von leichtem, aufsteigendem Qi. Sie erregt das Magen-Qi und lässt es nach oben gehen. Sie erzeugt Körperflüssigkeiten und löst Hitze aus der Muskelschicht heraus. Sie ist ein wunderbares Kraut, um Durchfall aufgrund von Milz- und Magen-Schwäche zu behandeln.“*[65]

Die entgiftende Wirkung und die diätetische Anwendung

Im oben angeführten Zitat von Zhen Quan wurde das Vermögen von *Ge gen*, Alkohol-Toxine herauszulösen, bereits erwähnt. Auch in der *Materia Medica des Göttlichen Landmannes* heißt es, dass *Ge gen* „alle Gifte herauslöst“.[66] Chen Cangqi schrieb, dass die Kudzuwurzel das Gift des Alkohols neutralisiere: *„In gedämpfter Form gegessen, beseitigt [Ge gen] Alkohol-Toxine und kann einen die Nahrungsmenge reduzieren lassen, ohne dabei Hunger zu empfinden. Am besten ist es in pulverisierter Form.“*[67] Von seiner Beschreibung ließe sich auch die Anwendbarkeit von *Ge gen* als Schlankheitsmittel ableiten. Heutzutage wird *Ge gen*, und insbesondere auch die Blüte dieser Pflanze *(Ge hua)*, häufig als Mittel gegen Kater mit Beschwerden wie Kopfschmerzen, Schwin-

[63] Li Shizhen, S. 766

[64] Li Shizhen, S. 766
[65] Li Shizhen, S. 766
[66] Li Shizhen, S. 766
[67] Li Shizhen, S. 766

del, Durst, Übelkeit und Erbrechen wie auch zur Behandlung der Alkoholsucht angewandt.

Abschließend soll auch noch Li Shizhens Bemerkung erwähnt werden, dass *Ge gen* Stauungsfeuer, also Feuer aufgrund von Qi-Stauung, zerstreue.[68] Dies macht *Ge gen* potenziell zu einer wichtigen Droge bei modernen Stresserkrankungen, bei denen Stauungsfeuer oft eine große Rolle spielt.

Kontraindikationen

Wie oben bereits erwähnt, kann *Ge gen* im Übermaß angewandt das Magen-Qi schädigen. Daher soll es Patienten mit einer Qi-Schwäche von Milz und Magen oder bei Durchfall aufgrund von Magen-Kälte nicht in hoher Dosis gegeben werden. Gemeinhin gilt *Ge gen* als sehr gut verträglich und wird sogar als Nahrungsmittel verwendet.

14.7 *Shǐ Jūn Zǐ* 使君子 Quisqualis Fructus

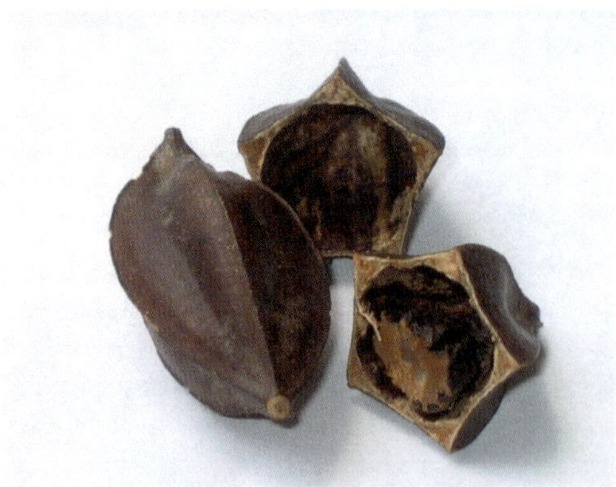

Abb. 14.7 *Shǐ Jūn Zǐ* 使君子 Quisqualis Fructus

- Pharmazeutische Bezeichnung: Quisqualis Fructus
- Botanischer Name: Quisqualis indica
- Familie: Combretaceae (Flügelsamengewächse)
- Deutsche Namen: Quisqualisfrucht, Quisqualissamen
- Deutsche Übersetzung des chinesischen Namens: „Gesandter-Edelmann-Samen"
- Beinamen: *Liú qiú zǐ* 留求子 („Verweile-bitte-Samen")

Namen und Signaturen

Shi jun zi wird in der offiziellen chinesischen Medizin „erst" seit etwas über 1000 Jahren verwendet. Es tauchte zuerst in der *Materia Medica der Kaibao-Ära* aus dem Jahre 973 auf. Dort schrieb der Autor Ma Zhi: „Der Legende nach behandelte der Herr Guo Shijun aus Panzhou häufig Kindererkrankungen mit diesem Arzneimittel." Li Shizhen schrieb, dass dieses Mittel ursprünglich *Liu qiu zi* genannt wurde, und er schrieb auch, dass es diverse Arten von Kindererkrankungen behandle.[69] Im Folgenden soll also die Legende von Guo Shijun und der Behandlung seines Enkels aufgeführt werden:

Während der Zeit der Nördlichen Song-Dynastie lebte in der Provinz Sichuan, in der Stadt, die damals Panzhou hieß, ein Mann Namens Guo Shijun. Er war Kräutersammler und ging oft in die Berge, um nach wildwachsenden Heilpflanzen zu suchen. Eines Tages entdeckte er eine wunderschön blühende und duftende Kletterpflanze, die sein Interesse weckte. Er beobachtete sie über einen langen Zeitraum und stellte fest, dass sie im Sommer und im Herbst blüht und dass sich ihre Blüten jeden Tag zur Abenddämmerung öffnen. Faszinierend an dieser Pflanze fand er insbesondere, dass sich die Farbe ihrer Blüten mit der Zeit ändert. Anfangs sind sie weiß, am darauffolgenden Morgen sind sie rosa, um dann zum Abend hin rot zu werden. Nach drei weiteren Tagen werden sie dann nach und nach violett. Im September und Oktober bringt diese Pflanze dann Früchte hervor. Die kantigen und zu beiden Seiten hin zugespitzten Früchte erinnerten ihn etwas an Gardenienfrüchte (Zhi zi) und auch an Chebulafrüchte (He zi), doch waren sie kleiner und leichter als letztere. Die Quisqualisfrüchte bestanden aus einer Schale und einem Kern. Als Guo Shijun die Schale entfernte und den Samen kostete, stellte er fest, dass dieser angenehm süß schmeckte und ein feines

[68] Li Shizhen, S. 766

[69] Beide Zitate in diesem Absatz nach Li Shizhen, S. 766

Aroma besaß. Bei diesem angenehmen Geschmack, dachte Guo Shijun, können diese Samen nicht giftig sein. So pflückte er einige Früchte ab und nahm sie mit nach Hause, um sie eingehend zu untersuchen. Da er befürchtete, dass die noch nicht ganz trockenen Samen anfangen könnten zu schimmeln, röstete er sie im Wok. Dabei entströmte ein süßlicher Duft, welcher seinen fünfjährigen Enkel anlockte. Der wollte dann gleich davon kosten, und weil er dies unerbittlich verlangte, gab Guo Shijun ihm schließlich vier oder fünf Samen zu essen. Am Morgen danach schied sein Enkel dann zum Erstaunen der Familie einige Spulwürmer aus und zu Mittag aß er mit besserem Appetit als gewöhnlich. Guo Shijun fragte sich, ob dies vielleicht mit den Quisqualissamen zusammenhänge, und gab seinem Enkel noch mehr davon zu essen – diesmal mehr als zehn Samen. Doch zu seiner Verwunderung bekam sein Enkel nach einer guten Stunde heftigen Schluckauf und erbrach sich sogar. Da bekam es Guo Shijun mit der Angst zu tun. Als alter Kräutersammler kannte er sich natürlich gut mit Heilkräutern aus und hatte auch viele Mittel zu Hause. Schnell bereitete er seinem Enkel ein Dekokt aus frischem Ingwer (Sheng jiang) und getrockneter Mandarinenschale (Chen pi). So konnte er Erbrechen und Schluckauf bald wieder beruhigen. Guo Shijun schlussfolgerte, dass er seinem Enkel dieses Mal wohl zu viel der Samen gegeben hatte, und reduzierte die Dosis am nächsten Tag wieder auf fünf Samen. An jenem Abend schied sein Enkel abermals Spulwürmer aus. Da war sich Guo Shijun also sicher, dass er ein ideales Wurmmittel entdeckt hatte. Danach behandelte er jedes Kind in der Nachbarschaft, das an Würmern litt, mit diesem Mittel. Das Ideale an diesem Heilmittel ist, dass die Kinder, die für gewöhnlich nur ungern Medikamente einnehmen, diese Samen mögen. So kam Guo Shijun im Laufe der Jahre in den Ruf, ein berühmter Kinderarzt zu sein, und ihm zu Ehren benannten die dankbaren Eltern aus seinem Ort dieses Arzneimittel nach ihm Shijun-Samen, Shi jun zi.[70]

Diese sehr aufschlussreiche Legende beschreibt praktisch alle wesentlichen Charakteristika von *Shi jun zi* und sie zeigt auf, dass *Shi jun zi* Spulwürmer abtreibt. Dass der Appetit des Enkels nach der Einnahme zugenommen hat und er mehr essen konnte als zuvor, weist darauf hin, dass *Shi jun zi* Milz und Magen stärkt. Die Legende informiert uns auch über die Zubereitung, die richtige Dosierung und über mögliche Nebenwirkungen bei einer Überdosierung. Der Enkel in dieser Geschichte war fünf Jahre alt, und wie sich herausstellte, waren fünf Quisqualissamen genau die richtige Dosis für ihn. Dieses Dosierungsschema, wonach man dem Kind bis zu zehn Jahren einen Samen pro Lebensjahr gibt, hat sich bis heute erhalten. Bei Kindern über zehn Jahren gibt man 10 bis maximal 20 Samen einmal am Tag auf leeren Magen. Üblicherweise werden die Quisqualissamen, so wie es Herr Guo Shijun tat, vor der Anwendung enthülst und geröstet. Insbesondere bei jüngeren Kindern wird *Shi jun zi* nach dem Rösten gemahlen und dem Kind verabreicht. Ältere Kinder oder Erwachsene können sie auch wie Nüsse essen. Schluckauf und Erbrechen, wie sie in der Legende genannt wurden, sind typische Zeichen einer Überdosierung von *Shi jun zi*. Neben der von Guo Shijun angewandten Maßnahme kann man auch ein Dekokt aus den Schalen der Quisqualisfrucht als Antidot herstellen. In den *Aufzeichnungen über das Sammeln von Kräutern in Lingnan* von Xiao Budan heißt es dazu: *Isst man zu viel von den rohen Quisqualissamen, führt dies zu Aufstoßen. Essen Kinder zu viel davon, kann es zu Aufstoßen kommen, das sich über einen Tag und eine Nacht nicht stillen lässt. Allein, wenn man die Schalen der Quisqualisfrüchte abkocht und davon trinkt, kann man es stillen.*“[71]

Die Signaturen, welche die Quisqualissamen in enge Beziehung zu den Erdorganen Milz und Magen stellen, sind ihr feines Aroma, ihr süßer Geschmack und die gelbe Farbe der von ihrer Schale befreiten Samen. Das Aroma der Quisqualissamen verstärkt sich beim trockenen Anbraten. Daher wird es vor der Anwendung praktisch immer derart aufbereitet.

Eigenschaften und Anwendungsgebiete

Shi jun zi ist süß und warm; es tritt in die Leitbahnen von Milz und Magen ein. Wie die oben angeführte

[70] Wang Huanhua et al., Band 2, S. 97 f.

[71] Wang Huanhua et al., Band 2, S. 100

Legende beschreibt, ist *Shi jun zi* ein hervorragendes Wurmmittel. Es ist insbesondere gegen Spulwürmer (Ascariden) effektiv. Zur Behandlung von Madenwürmern (Oxyuren) wird es häufig mit Stemonae Radix *(Bai bu)* kombiniert. Dazu werden beide Mittel zusammen gemahlen und jeweils 3 g davon auf leeren Magen eingenommen. Eine Wurmkur mit *Shi jun zi* sollte man sieben Tage lang durchführen.[72]

Früher wurde es auch oft als ein Mittel gegen Gedeihstörungen von Kindern angewandt. Jene Gedeihstörungen, die mit Abmagerung, trockenem Haar, Blähungen und Vitalitätsverlust einhergehen, hatten früher sehr häufig auch mit Darmparasiten zu tun. Daher beruht das Vermögen von *Shi jun zi*, Gedeihstörungen von Kindern zu behandeln, zu einem großen Teil auf seinem Vermögen, Darmparasiten abzutöten. Doch wird man diesem Arzneimittel auch nicht gerecht, wenn man es als reines Wurmmittel betrachtet. Durch seine süße Wärme und seine aromatische Qualität stärkt es auch direkt Milz und Magen. Gemäß klassischer Quellen sei die Stärkung der Mitte der primäre Effekt dieses Mittels. Bei einer kräftigen Mitte könne es nicht zu Gedeihstörungen von Kindern kommen und auch Würmern sei somit die Existenzgrundlage entzogen. Diese These, die bereits 1625 während der Ming-Dynastie von Miao Xiyong formuliert worden ist, stellt eine frühe Vorwegnahme der Pasteur'schen Erkenntnis dar, dass die Mikroben, zu denen man im weiteren Sinne wohl auch die Würmer zählen kann, nichts bedeuten und dass das Milieu die Grundlage für Erkrankung oder Gesundheit darstelle. Wang Ang hatte diese These von Miao Xiyong in *Die Quintessenz der Materia Medica* zusammengefasst: *„Shi jun zi supplementiert die Milz, tötet Parasiten ab und zerstreut Akkumulationen. [Es] ist süß und warm, stärkt Milz und Magen, beseitigt Leere-Hitze und tötet Parasiten der Speicherorgane ab. Es behandelt die [den] fünf [Speicherorganen zugeordneten] Gedeihstörungen von Kindern, trüben Urin, Durchfall oder Dysenterie sowie Geschwüre und Flechtengrind. Es ist ein wichtiges Mittel für alle Kindererkrankungen. In den Kommentaren zur Materia Medica des Göttlichen Landmannes [von Miao Xiyong] heißt es: Die fünf Gedeihstörungen von Kindern, trüber Urin, Durchfall, Dysenterie und Darmparasiten beruhen sämtlich auf einer Schwäche von Milz und Magen. [Durch diese Schwäche der Mitte] stagniert die [gefütterte] Milch und der Speisebrei. So kommt es zu einer Feuchtigkeit-Hitze-Blockade. Werden Milz und Magen gestärkt, dann verschwinden Akkumulation und Stagnation, und Feuchtigkeit-Hitze wird zerstreut. Sind die [Verdauungs-]Wege [wieder] durchgängig, dann sind damit auch die oben genannten Muster beseitigt.“*[73]

Auch Li Shizhen war von der Effektivität der Quisqualissamen als Wurmmittel überzeugt. In der *Enzyklopädie der Materia Medica* schrieb er: *„Der überwiegende Teil der Parasiten abtötenden Mittel ist bitter und scharf. Allein die Quisqualissamen (Shi jun zi) und die Torreyasamen (Fei zi) sind von süßem Geschmack. Dies stellt eine Besonderheit dar. Sowohl Erwachsene als auch Kinder brauchen nur jeden Monat in den ersten zehn Tagen des Monats an einem Morgen auf leeren Magen einige Quisqualissamen zu essen und eventuell das Dekokt aus den Schalen der Quisqualisfrucht zu trinken. Am darauffolgenden Tag sind die Würmer dann alle tot und werden ausgeschieden. ... Dieses Mittel ist süß und warm, vermag sowohl Würmer abzutöten als auch Milz und Magen zu stärken.“*[74]

Kontraindikationen

Während der Behandlung mit *Shi jun zi* darf man laut Li Shizhen keinen heißen Tee trinken, da dies zu Durchfall führe. Moderne Quellen gehen davon aus, dass man generell keinen Tee, also nicht nur keinen heißen, trinken sollte, wenn man *Shi jun zi* einnimmt, um Schluckauf, Erbrechen und Durchfall zu vermeiden.[75]

72 Wang Huanhua et al., Band 2, S. 100

73 Wang Ang, Rolle 1, S. 81 f.

74 Li Shizhen, S. 750

75 Yu Xiaoping et al., S. 634; Ruan Daxiang, S. 250; Gao Xuemin: *Zhong Yao Xue*, S. 325

14.8 *Pú Gōng Yīng* 蒲公英 Taraxaci Herba

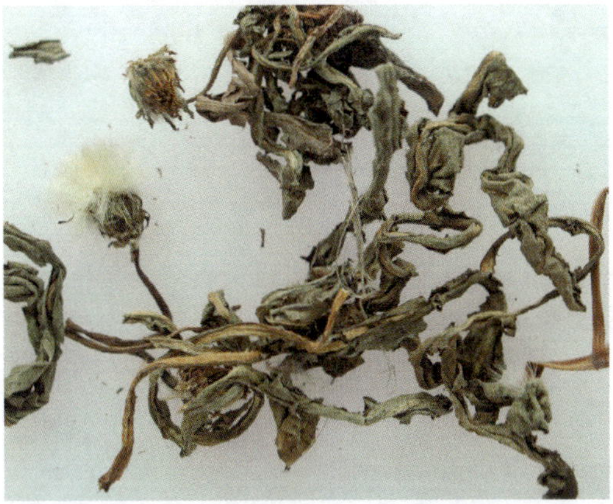

Abb. 14.8 *Pú Gōng Yīng* 蒲公英 Taraxaci Herba*

- Pharmazeutische Bezeichnung: Taraxaci Herba
- Botanische Namen: Taraxacum mongolicum, T. sinicum
- Familie: Asteraceae (Korbblütler)
- Deutsche Namen: Mongolischer Löwenzahn, Chinesischer Löwenzahn
- Deutsche Übersetzung des chinesischen Namens: Eigenname
- Beinamen: *Pú gōng dīng* 蒲公丁 („*Pu-Gong*-Nagel"), *Huáng huā dì dīng* 黄花地丁 („Gelbblühender Erdnagel"), *Jīn zān cǎo* 金簪草 („Goldene-Haarnadel-Kraut")

Namen und Signaturen

Der Name *Pu gong ying* lässt sich praktisch nicht übersetzen und muss als unerklärlicher Eigenname hingenommen werden. Wenn man die drei Schriftzeichen wörtlich übersetzt kommt man zu sinnlosen Namen wie „Binsen-männlich-Blüte" oder dergleichen, wobei man sich auch nicht gerne auf eine Bedeutung festlegen möchte, da allein das Zeichen *gong* 公 schon neun verschiedene Bedeutungen besitzt. Selbst der große Enzyklopädist Li Shizhen vermochte diesen Namen nicht zu erklären. Erklären lassen sich lediglich die beiden Namen „Gelbblühender Erdnagel" *(Huang hua di ding)* und „Goldene-Haarnadel-Kraut" *(Jin zan cao)*. Diese beruhen auf der geraden, aufrechten, nagelartigen Form des Stängels mit seiner goldgelben Blüte. Die Unerklärlichkeit des Namens *Pu gong ying* mag die Phantasie des chinesischen Volkes zu den folgenden beiden Legenden beflügelt haben, die ihn auf den Namen einer Person zurückführen.

Vor langer Zeit hatte eine sehr reiche Familie eine wunderschöne Tochter. Sie war bereits im heiratsfähigen Alter, doch ihr stand der Sinn noch nicht nach Männern. Sie führte ein keusches und tugendhaftes Leben. Eines Tages entdeckte sie jedoch zu ihrem großen Schrecken, dass eine ihrer Brüste sich gerötet hatte. Es dauerte nicht lange, da war sie schmerzhaft angeschwollen. Die Schmerzen waren kaum zu ertragen, doch noch unerträglicher war die Pein, gerade an dieser Stelle erkrankt zu sein. Sie getraute sich nicht, es ihren Eltern zu sagen, nur ihrer Zofe vertraute sie ihr Weh an. Die Zofe nun, auch außer sich vor Verzweiflung, wollte ihrer Herrin helfen, wusste sich aber auch keinen besseren Rat, als zur Hausherrin zu gehen und sie zu bitten, einen Arzt kommen zu lassen. Die Mutter war aufs äußerste entsetzt. „Wie", meinte sie, „kann ein unverheiratetes Mädchen eine solche Krankheit bekommen? Sicher hat sie einen heimlichen Liebhaber und tut unanständige Dinge mit ihm!" So nahm die Mutter erst die Zofe ins Verhör: „Gib mir ehrlich Auskunft! Mit wem trifft sich das Fräulein? Wer ist ihr Geliebter?" – „Aber nicht doch, gnädige Frau, es ist nicht so, wie Sie meinen. Mit niemandem trifft sich das Fräulein", beteuerte die Zofe. Doch die Mutter, rasend vor Wut, ließ sich von ihrem Irrglauben nicht abbringen, schalt ihre Tochter ein ehrloses Flittchen und warf ihr vor, dass sie, die Eltern, wegen ihr das Gesicht verlieren würden, wenn dies im Ort bekannt werden würde. Zu Unrecht verdächtigt, beschämt und wütend zugleich, haderte das Mädchen mit ihrem Schicksal. So unschuldig sie auch war, sah sie doch keine Möglichkeit, ihre Unschuld zu beweisen. In ihrer Verzweiflung sah sie keinen anderen Ausweg, als ihrem Leben ein vorzeitiges Ende zu setzen. Des Nachts schlich sie sich aus dem Haus, um sich im Fluss zu ertränken. Aber es war gerade Vollmond und auf dem Fluss war ein Fischer namens Pu mit seiner Tochter in ihrer kleinen Dschunke auf Fischfang. In der mondhellen Nacht sah die Fischerstochter, wie sich eine Gestalt ins Wasser warf. Sie zögerte keine Sekunde, sprang sofort ins Wasser, um die halbertrunkene junge Frau zu retten. Der Fischer und seine Tochter zogen die bereits bewusstlose junge Frau in ihr Boot und als die Fischerstochter ihr die nassen Kleider vom Leibe zog, damit sie sich nicht weiter unterkühle, entdeckte sie ihre wunde Brust. Sie erzählte ihrem Vater, was für ein Problem die junge Frau hatte, und der wusste sofort Rat. Er wies seine Tochter an: „Morgen in aller Frühe gehst du in die Berge, um ein Kraut für das arme Mädchen zu pflücken, und zwar dieses, mit den gezahnten Blättern und den gelben Blüten!“ Sie nahmen die junge Frau mit zu sich nach Hause. Am nächsten Tag war sie schon wieder bei Bewusstsein. Nachdem die Fischerstochter den Löwenzahn gebracht hatte, kochte der Fischer einen Arzneitee daraus und gab ihn der jungen Dame regelmäßig zu trinken. Nach wenigen Tagen schon waren die Schwellung und Rötung ihrer Brust verschwunden. Die Eltern der jungen Dame machten sich große Sorgen um ihre Tochter, dann hörten sie davon, dass sie versucht hatte, sich zu ertränken. Sie schickten Diener aus, um nach ihr zu suchen. Einer ihrer Diener fand sie auch bald beim Fischer. Als die junge Dame dann Abschied nahm vom Fischer und von seiner Tochter, kniete sie vor ihnen nieder und vergoss Tränen der Dankbarkeit. Zum Abschied gab der Fischer ihr einen kleinen Blumentopf mit einer Löwenzahnpflanze mit auf den Weg und sprach: „Dieses Kraut vermag Feuer abzuleiten, Hitze zu klären, Schmerzen und Schwellungen zu beseitigen. Sollten deine Beschwerden noch einmal wiederkehren, dann koch dir einen Arzneitrank daraus!“ Wieder daheim, pflanzte sie den Löwenzahn in ihrem Garten an und nannte die Pflanze ihren Rettern zu Ehren Pu Gong Ying. – Pu war der Familienname des Fischers und Gong-ying war der Vorname der Fischerstochter. Durch diese Geschichte blieb das Wissen um die spezielle Wirkung von Pu gong ying bei Brustentzündungen bis heute erhalten.[76]

Von dieser Legende existiert auch noch eine andere, ergreifendere Variante, in der die junge Frau sogar an einer Sepsis stirbt. Der Löwenzahn entsprang dann als göttliche Antwort auf ihren tragischen Tod aus ihrem Grab:

Vor langer Zeit lebte am Ufer des Gelben Flusses ein reicher Grundbesitzer Namens Pu. Dieser Herr Pu hatte eine einzige Tochter, die er Gong-Ying genannt hatte. Sie war ein herzensgutes und wunderschönes Mädchen. Zusammen mit ihrer Dienerin lebte sie wie mit einer größeren Schwester. Die beiden waren ein Herz und eine Seele. Eines Jahres, als Pu Gong-Ying schon zu einer reizenden jungen Frau herangewachsen war, erkrankte sie an einem schweren Fieber. Ihr Vater ließ mehrere Ärzte kommen, doch vermochte keiner das Fieber zu kurieren. Erst als sie im Sterben lag, offenbarte sie ihrer Dienerin die Quelle des Fiebers, die sie den Ärzten aus Scham verschwiegen hatte: eine ihrer Brüste war entzündet und schmerzhaft geschwollen. Wie sich also herausstellte, hatte sie einen Brustabszess. Kurz darauf erlag sie ihrem Fieber. Ihre Dienerin trauerte sehr um sie und ging oft zu ihrem Grab. Im darauffolgenden Frühjahr entdeckte sie zu ihrer Verwunderung auf dem Grabhügel ein wildes Kraut, das sie noch nie zuvor gesehen hatte. Die strahlend gelben Blüten erinnerten sie an das bezaubernde Lächeln ihrer verstorbenen Herrin. Im Herbst beobachtete sie dann, wie die Samen dieses Krautes sich mit dem Wind überall hin ausbreiteten. Im Jahr darauf folgte eine Dürreperiode, bei der alle Pflanzen verwelkten, allein dieses Kraut färbte die Uferlandschaft grün. Gerade in diesem Jahr erkrankte auch die Dienerin an einem Brustabszess. Obwohl sie sich sehr schwach fühlte, ging sie doch wie gewohnt zum Grab ihrer Herrin. Doch vor Entkräftung brach sie am Grab zusammen. Da hörte sie eine vertraute Stimme zu ihr sprechen: „Dieses wilde Kraut auf dem Grabhügel ist kein gewöhnliches Unkraut; es kann Brustabszesse heilen und auch helfen, Hungersnot in Dürreperioden zu überstehen.“ Als sie wieder zu sich kam, war sie zugleich verwundert und freudig erregt: „Sollte sich meine Herrin tatsächlich in dieses Kraut verwandelt haben?“ Sie folgte jedenfalls dem Rat und pflückte dieses Kraut, um es zu Hause zu essen. Und tatsächlich heilte ihr Brustabszess darunter allmählich ab. Später benutzte die Dienerin dieses Kraut wiederholt, um Frauen mit Brustabszessen zu helfen. Da die Leute der Schilderung der Dienerin Glauben schenkten, dass dieses Kraut aus dem Körper ihrer verstorbenen Herrin hervorgegangen sei, benannte man es nach ihr Pu gong ying.[77]

Augenfällig sind die gelben Blüten des Löwenzahns, die beinahe das ganze Jahr über blühen. Gelb

[76] Hung I-nang, S. 24 ff.

[77] Hu Xian'guo, S. 219

ist die Farbe der Wandlungsphase Erde, so wie der süße Geschmack, der besonders in den jungen Blättern ausgeprägt ist. Unter Bezugnahme auf die Signaturen schrieb Zhu Danxi: *„Dieses Kraut gehört zur Erde, [denn es] hat gelbe Blüten und ist von süßem Geschmack ... Es tritt in die Yangming- und Taiyin- [d.h. Magen- und Milz]Leitbahnen ein.“*[78] Es sind also der süße Geschmack des Löwenzahns und die gelbe Farbe seiner Blüten, die seine Wirkung in die Magen-Leitbahn führen. Zusammen mit dem bitteren Geschmack, der Hitze klärend wirkt, und einer inhärenten entzündungswidrigen Wirksamkeit, lässt der Löwenzahn Entzündungen der Brustdrüsen abklingen. Die Magenleitbahn zieht bekanntlich direkt durch die Brustwarzen. Ein anderer Aspekt, der sich in chinesischen Klassikern nicht findet, sondern aus der westlichen Signaturenlehre stammt, ist die Besonderheit, dass der Löwenzahn Milch enthält. Löwenzahn enthält sowohl in seinen Stängeln als auch in den Mittelsträngen seiner Blätter eine weiße, milchige Flüssigkeit. Diese Pflanzenmilch leitet nach dem Entsprechungskonzept der Signaturenlehre die Wirkung der Pflanze zur menschlichen Milchdrüse, zur Brustdrüse. Li Shizhen erwähnt zwar, dass ein weißer Saft aus den Stängeln austritt, wenn man sie bricht, doch stellt er nicht den Zusammenhang zur Milchdrüse her. Dieser Zusammenhang hat sich in China offenbar vor allem empirisch herausgestellt.

Über die Leber-Leitbahn wirkt *Pu gong ying* auch auf die Augen und wird entsprechend bei Rötung, Schwellung und Schmerzen der Augen angewandt.

Auch bei Feuchtigkeit-Hitze der Leber, welche sich als Gelbsucht manifestiert, findet *Pu gong ying* Anwendung. Letztere Funktion lässt sich gemäß der westlichen Signaturenlehre auch in Verbindung zur gelben Farbe seiner Blüten setzen.

Eigenschaften und Anwendungsgebiete

Pu gong ying ist süß, bitter und von kühler bis kalter Natur; es tritt in die Leitbahnen von Magen, Milz und Leber ein. In klassischen chinesischen Quellen wird der Löwenzahn als süß und neutral beschrieben, was sich allerdings vorrangig auf die jungen Blätter bezieht. Li Shizhen hatte den Löwenzahn offenbar eher als Gemüse mit arzneilichen Eigenschaften angesehen denn als reines Heilkraut. Er hatte es nämlich aus der Kräuterrubrik, in der es in der *Materia Medica der Tang-Dynastie* stand, in die Gemüserubrik verschoben. Und er schrieb auch, dass man die zarten, jungen Triebe essen kann.[79] Dies ist uns schließlich auch in Europa bekannt. Der Qing-zeitliche Arzt Wang Shixiong schrieb: *„Das zarte, junge [Kraut] kann man als Gemüse essen, das ältere [Kraut] verwendet man als Arzneimittel. Es ist in der Tat ein hervorragendes Arzneimittel!“*[80]

Betrachtet man diese Angaben im Überblick, kann man zu der Schlussfolgerung kommen, dass die junge Pflanze süß und neutral ist, während die ältere Pflanze bitterer und daher auch kälter ist. Diese Unterscheidung erklärt die Diskrepanz zwischen den klassischen und den modernen Angaben zu Geschmack und Temperaturverhalten des Löwenzahns.

Löwenzahn klärt Hitze und löst Toxine heraus, wirkt abschwellend auf Furunkel, Karbunkel und Abszesse, zerstreut Knoten, wirkt schmerzlindernd und harntreibend, behandelt Dysurie, drängt Ikterus zurück und fördert die Laktation.

Die Behandlung von Abszessen und anderen toxischen Schwellungen

Von den genannten Funktionen ist die direkte Wirkung auf die Brust unmittelbar ableitbar. Bei allen Entzündungen (Mastitis), Abszessen oder Knotenbildungen der Brust ist *Pu gong ying* ein Hauptkraut. Die spezifische Wirkung auf die Brust erklärt sich, wie oben beschrieben, über die Wirkung auf die Magenleitbahn, welche direkt durch die Brüste zieht. Wang Ang differenzierte dies noch genauer. Er schrieb, dass die Mamillen zur Jueyin-Leber-Leitbahn gehören und die Brustkörper zur Yangming-Magen-Leitbahn.[81] *Pu gong ying* wirkt in beiden Leitbahnen. In der *Materia Medica der Tang-Dynastie*, die den Löwenzahn zum ersten Mal als Arznei-

[78] Li Shizhen, S. 979; Wang Ang, Rolle 1, S. 89

[79] Li Shizhen, S. 979

[80] Hu Xian'guo, S. 220

[81] Wang Ang, Rolle 1, S. 89

mittel aufführte, heißt es: *„[Pu gong ying] behandelt Brustabszesse bei Frauen und Ödeme. Man koche es ab, trinke das Dekokt und trage es auch äußerlich auf. [Die Beschwerden] gehen dann sofort zurück.“*[82] Im frühen 20. Jahrhundert schrieb Zhang Shanlei in seinem Werk *Richtigstellung der Bedeutung der Materia Medica*: *„Pu gong ying ist von kühler und klärender Natur, es behandelt alle Arten von Furunkeln, Abszessen, Geschwüren und alle mit Rötung und toxischen Schwellungen einhergehenden Muster. Es kann sowohl eingenommen als auch aufgetragen werden. Die [klinische Wirksamkeit] habe [ich] oft bestätigt gefunden. Und die Effektivität bei Brustabszessen sowie bei Rötung, Schwellung, Verhärtung und Knoten [der Brüste] ist besonders zuverlässig. Aus dem frischen Kraut gewinne man durch Zerstoßen den Saft und trinke ihn warm. Das getrocknete Kraut koche man zur Einnahme ab. Diese Erkrankungen vermag Pu gong ying auch als Einzelmittel zu behandeln. Wenn man Rezepturen für derartige Beschwerden anwendet, dann darf dieses Kraut darin nicht fehlen!“*[83]

Zhu Danxis oben begonnenes Zitat soll hier noch mit dem therapeutischen Teil fortgesetzt werden: *„[Pu gong ying] löst Nahrungstoxine*[84] *heraus und zerstreut stagniertes Qi. Es kann in die Yangming- und Taiyin-Leitbahnen eintreten. Es wandelt Hitze-Toxine um und löst Schwellungen und Knoten auf. [Dabei] ist es außergewöhnlich effektiv. Wenn man es zusammen mit Lonicerae Caulis (Ren dong teng) abkocht und etwas Wein hinzugibt, behandelt es Brustabszesse. Nach der Einnahme fühlt sich [die Patientin] müde und möchte schlafen. Dies ist [Teil] seiner Wirkung. Nach einem leichten Schweißaustritt während des Schlafs ist die Erkrankung auch schon beruhigt.“*[85]

Ursprünglich wurde *Pu gong ying* also spezifisch zur Behandlung von Brustabszessen eingesetzt. Später wurde diese Wirksamkeit auch auf andere toxische Schwellungen und Geschwüre übertragen. Bei entzündlichen Hauterkrankungen mit Rötung, Schwellung und Eiterung kann man praktisch immer die Anwendung von Löwenzahn erwägen. Am effektivsten ist die Kombination von innerlicher Einnahme des Dekokts und der Auflage des zerstoßenen frischen Krautes.

Als Beispiel für die Effektivität dieses unscheinbaren Krautes in diesen Belangen beschrieb der von der Nachwelt als „Kräuterkönig“ verehrte Sun Simiao im Vorwort seiner *Tausend-Golddukaten-Rezepturen* seine ganz persönlichen Erfahrungen: *„Eines Abends berührte Sun Simiao in seinem Garten aus Versehen eine giftige Pflanze bzw. das darauf befindliche giftige Sekret von Insekten mit dem Rücken des linken Mittelfingers. Schon am frühen Morgen des nächsten Tages verspürte er einen unerträglichen Schmerz an dieser Stelle. Nach zehn Tagen war der Schmerz noch schlimmer und die Stelle war stark angeschwollen und gerötet. Ein alter Mann sagte ihm, dass dies mit Hilfe von Pu gong ying geheilt werden könne. Also wendete er den Löwenzahn so an, wie ihm der alte Mann empfohlen hatte – und nach ein paar Tagen waren Schmerz, Schwellung und Rötung wieder verschwunden.“*[86]

Die Behandlung von Magen-Feuer

In der *Neuen Kompilation der Materia Medica* vergleicht Chen Shiduo Löwenzahn mit der Rezeptur *Bai Hu Tang*, welche eine Standardrezeptur für Yangming-Feuer ist: *„Wann immer sich Yangming-Feuer zum Flächenbrand ausweitet, nimmt man Bai Hu Tang, um das Feuer zu drainieren. Doch dies ist zur einmaligen Anwendung gedacht, nicht zur längerfristigen oder andauernden. Pu gong ying ist ebenfalls ein Magen-Feuer drainierendes Arzneimittel, aber es ist von sehr ausgeglichenem Qi. Es vermag zwar Feuer zu drainieren, schädigt aber nicht die Erde. Dieses Mittel kann man über einen langen Zeitraum hinweg einnehmen, ohne dass dies Probleme bereitet. In allen Fällen von Yangming-Feuer kann man es in hoher Dosis verabreichen. Wenn das Feuer*

[82] Li Shizhen, S. 979
[83] Wang Huanhua et al., Band 3, S. 150
[84] Der von Zhu Danxi verwendete Begriff „Nahrungstoxine“ (*shi du* 食毒) ist ein sonst nur selten verwendeter Terminus. Meiner Einschätzung nach kann er sich sowohl auf die Toxine verdorbener Speisen beziehen als auch auf Toxine, die bei einer länger bestehenden Nahrungsstagnation im Körper entstehen.
[85] Li Shizhen, S. 979
[86] Wang Ang, Rolle 1, S. 89

zurückgedrängt ist, lebt das Magen-Qi von allein wieder auf."[87]

Magen-Feuer ist ein in der täglichen Praxis häufig anzutreffendes Problem. So kann man also bei Beschwerden wie Yangming-Kopfschmerzen, Nasenbluten, Zahnfleischbluten, Zahnschmerzen, Mundgeruch, Durst, Mundtrockenheit, ständigem Hungergefühl und anderen derartigen Beschwerden den Einsatz von Löwenzahn erwägen. Auch Prof. He Saiping aus Hangzhou benutzt *Pu gong ying* gern in diesem Sinne. Obwohl sie als *Shang-Han-Lun*-Expertin in Fällen von Yangming-Hitze selbstverständlich auch gern *Bai Hu Tang* verschreibt, wendet sie in einfachen Fällen von Magen-Feuer bevorzugt Löwenzahn an. Als Faustregel lehrte sie: „*Wenn einem bei der Befragung auffällt, dass der Patient einen unangenehmen Mundgeruch hat, dann kann man Pu gong ying mit in die Rezeptur geben, um Magen-Hitze zu klären.*"

Die Behandlung von Augenerkrankungen

Über die Leitbahnen der Leber und des Magens wirkt *Pu gong ying* auch auf die Augen, wo es insbesondere Rötung und Schwellung behandelt. Der Qing-zeitliche Arzt Zhang Xichun war so begeistert von der Heilkraft des Löwenzahns auf die Augen, dass er schrieb: „*Die Leute wissen gar nicht, dass [Pu gong ying] Augenleiden so unglaublich effektiv behandelt. Wenn sie es wüssten, gäbe es wohl keine Blinden mehr auf der Welt.*"[88] Zur Behandlung von Augenleiden kann Löwenzahn sowohl innerlich eingenommen als auch äußerlich in Form von Augenspülungen, Auflagen oder Dampfbädern angewendet werden.

Die Behandlung von Gelbsucht

Pu gong ying klärt Hitze, leitet Feuchtigkeit aus und drängt somit Ikterus zurück. Es wird in Rezepturen oder als Einzelkraut bei Gelbsucht, insbesondere bei Hepatitis, angewendet. Einen eindrucksvollen Erfahrungsbericht hierzu gibt der zeitgenössische Arzt Ye Juquan von der *China Pharmaceutical University* in Nanjing:

„*Eine Frau mittleren Alters war an Ikterus vom Yang-Typ erkrankt, der sich mit der Zeit in einen Yin-Ikterus gewandelt hatte. [Man kann also sagen, dass die akute Form der Gelbsucht in eine chronische übergegangen ist.] Ihr Gesicht und die Skleren wiesen eine dunkelgelbe bis bräunliche Färbung auf. Sie empfand Völle- und Spannungsgefühl in Brust und Bauch. Der Stuhl war hart und klumpig. Ihre Nachbarn redeten schon hinter ihrem Rücken, dass sie wohl eine unheilbare Geschwulst im Bauch habe. Die Krankengeschichte dieser Frau erstreckte sich schon über mehr als ein Jahr und die Behandlungskosten hatten die Familie bereits ruiniert. Ihr gesamter Hausrat war schon verpfändet. Entsprechend war sie auch psychisch am Boden. Zu diesem Zeitpunkt suchte sie Prof. Ye Juquan auf. Dieser behandelte sie dann unentgeltlich und schenkte ihr sogar noch einige Packungen Kräuter. Daraufhin besserte sich ihr Zustand allmählich. Später wies er dann die Angehörigen der Frau an, selbst Löwenzahl auszugraben und diesen in hoher Dosierung von mindestens 90 bis 120 pro Tag der frischen Droge als Dekokt zuzubereiten. Das Ergebnis überraschte nicht nur die Kranke und ihre Angehörigen, sondern auch den Arzt. Nach einem Monat dieser kostenfreien Behandlung war diese langwierige, sich über ein Jahr und sieben Monate erstreckende Erkrankung ausgeheilt. Wieder um eine wichtige Erkenntnis reicher, sagte Prof. Ye Juquan: „Pu gong ying habe ich auch früher schon häufig angewendet. Doch zu sehen, dass frischer Löwenzahn als Einzelmittel eine solch kraftvolle Wirkung zu entfalten vermag, ist auch eine neue, bereichernde Erfahrung, die mir zeigt, dass eine enge Beziehung besteht zwischen der Art der Anwendung, der Dosis und der Heilwirkung. Wenn man also ein Kraut als Einzelmittel verwendet, muss man es höher als normalerweise dosieren.*"[89]

Dies ist ein anschauliches Beispiel für die bereits im 17. Jahrhundert von Chen Shiduo formulierte Behauptung: „*Pu gong ying* ist eines der billigsten Mittel und doch von enormer Wirksamkeit. Wie schade, dass die Leute es nicht zu benutzen wissen."[90] In Hinblick auf die antiikterische Wirkung des Löwen-

[87] Chen Shiduo, S. 181
[88] Bensky et al., Materai Medica, 2004, S. 163
[89] Wang Huanhua et al., Band 3, S. 149 f.
[90] Chen Shiduo, S. 181

zahns hat die moderne pharmakologische Forschung in China experimentell nachgewiesen, dass er den Gallenabfluss fördert und somit die Leber entlastet. Außerdem wird ihm eine die Leber schützende Wirkung zugeschrieben.[91] Was also in der westlichen Phytotherapie die Mariendistel ist, ist in der chinesischen Phytotherapie der Löwenzahn.

Moderne pharmakologische Erkenntnisse

Abgesehen von der oben erwähnten Gallenfluss fördernden und Leber schützenden Wirkung, hat man auch antibiotische Wirkungen für Löwenzahn nachweisen können. Beispielsweise wirken Präparationen aus Löwenzahn inhibierend auf typische Verursacher von eitrigen Infektionen, wie z.B. auf Staphylokokken und hämolysierende Streptokokken. Interessanterweise zeigte sich *Pu gong ying* auch gegen antibiotikaresistente Staphylokokken wirksam. Darüber hinaus hat man in Experimenten auch festgestellt, dass Löwenzahn die Abwehrkraft steigert.[92] Daher wird der Löwenzahn heutzutage in China auch oft in Form von Tabletten, Trink- oder Injektionslösungen bei den unterschiedlichsten Arten von Entzündungen als „Breitspektrumantibiotikum" verwendet.[93]

Kontraindikationen

Nennenswerte Kontraindikationen des Löwenzahns gibt es nicht. Dass es auch als Blattgemüse verzehrt wird, spricht für seine gute Verträglichkeit. Nur Menschen mit einer ausgeprägten Schwäche und Leere-Kälte der Mitte sollten damit vorsichtig sein. Höhere Dosen können leicht Durchfall hervorrufen.

91 Yao Xiangxiong, S. 175

92 Yao Xiangxiong, S. 175

93 Wang Huanhua et al., Band 3, S. 150

KAPITEL

15 Arzneipflanzen mit unerklärlichen Eigennamen

15.1 *Dà Suàn* 大蒜 Allii sativi Bulbus

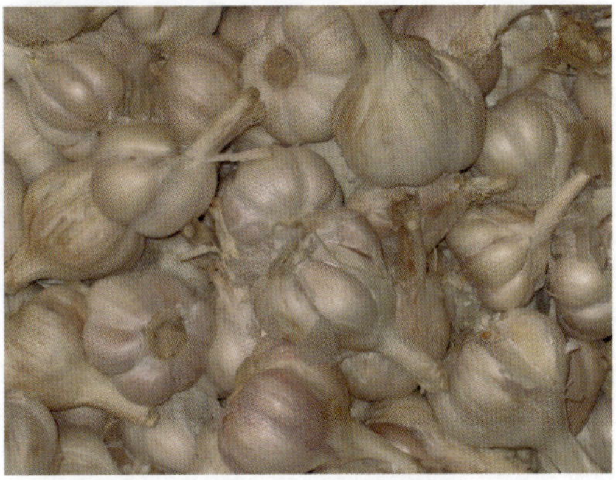

Abb. 15.1 *Dà Suàn* 大蒜 Allii sativi Bulbus

- Pharmazeutische Bezeichnung: Allii sativi Bulbus
- Botanische Namen: Allium sativum
- Familie: Liliaceae (Liliengewächse)
- Deutsche Namen: Knoblauchknolle, Knoblauch
- Deutsche Übersetzung des chinesischen Namens: „Großer Knoblauch"
- Beinamen: *Suàn tóu* 蒜頭 („Knoblauch"), *Hú* 葫 (antiker Eigenname des Knoblauchs), *Hú suàn* 胡蒜 („Ausländischer Knoblauch"), *Hūn cài* 葷菜 („Unreines, stark riechendes Gemüse")

Namen und Signaturen

Suan 蒜 ist ein schon seit Ewigkeiten existenter Eigenname des Knoblauchs in China. Doch von *Suan* 蒜 unterscheidet man drei Sorten. Bis zur Han-Dynastie war in China nur eine Art von Knoblauch bekannt, die man eben als *Suan* 蒜 bezeichnete. Während der Han-Dynastie führte Zhang Qian[1], der erste Gesandte der Westlichen Han-Dynastie in den Westgebieten, eine andere Art von Knoblauch nach China ein. Dieser zeichnete sich durch größere Knollen und größere Stängel aus. Daher wurde er als „Großer Knoblauch" (*Da suan* 大蒜) bezeichnet. Dies ist die uns in Europa bekannte Knoblauchart Allium sativum. Infolgedessen benannte man den in China einheimischen Knoblauch in „Kleiner Knoblauch" (*Xiao suan* 小蒜) um. Diese Art bezeichnet man botanisch als Allium scorodoprasi. Außerdem kennt man noch eine wildwachsende Art, die man als „wilden Knoblauch" bzw. „Bergknoblauch" (*Shan suan* 山蒜) bezeichnet. Botanisch nennt man letztere Art Allium nipponicum. Sie zeichnet sich durch sehr feine Stängel, kleine Knollen und Blütenstände aus.[2]

Der Legende nach soll einst ein Kaiser auf einen Berg Namens Geshan gestiegen sein und sich an wildwachsendem Taro vergiftet haben. Er war bereits dem Tode nahe, konnte aber durch den dort wachsenden Knoblauch gerettet werden. Seitdem ist bekannt, dass Knoblauch Toxine herauszulösen vermag und sowohl den schlechten Geruch als auch Gifte aus Nahrungsmitteln neutralisieren kann.[3]

Der Name *Hun cai* 葷菜 („Unreines, stark riechendes Gemüse") bezieht sich einerseits auf den starken Geruch des Knoblauchs als auch auf seine die fleischliche Lust entfachende Wirkung. Während der Knoblauch heutzutage aufgrund moderner pharmakologischer Erkenntnisse oft als Allheilmittel gepriesen wird und Knoblauchkapseln sogar schon in Drogerien und Supermärkten in großen Mengen verkauft werden, hatte der Knoblauch früher einen eher schlechten Ruf. Sowohl in der ayurvedischen als auch in der chinesischen Medizin ist bekannt, dass er die sexuelle Begierde steigert. Diese Eigenschaft des Knoblauchs kann in bestimmten

[1] Zhang Qian 張騫, ? – 114 v.u.Z.

[2] Qiu Dewen et al., S. 523 ff.; Yu Xiaoping et al., S. 809 ff.

[3] Yu Xiaoping et al., S. 809 f.

Fällen von Impotenz oder Frigidität auch therapeutisch genutzt werden, doch häufiger noch stellt sie eine Kontraindikation dar. Bei Leuten mit Hitze- oder Leere-Feuer-Konstitution kann Knoblauch nicht nur das sexuelle Verlangen über die Maßen steigern, sondern auch zu Agressionen führen. In der *Enzyklopädie der Materia Medica* heißt es über die verschiedenen Arten von Knoblauch, Zwiebeln und den Stinkasant (Asa foetida, *E wei*): *„All dies sind scharfe und räuchernde Mittel. Wenn man sie roh isst, verstärken sie Hass oder Zorn. Wenn man sie gekocht isst, wirken sie aphrodisiakisch. Sie schaden der Persönlichkeit und sollten daher möglichst wenig oder gar nicht verzehrt werden.“*[4] Daher werden diese lauchartigen Gemüse- und Gewürzarten von manchen Religionsgruppen als unrein abgelehnt. Interessanterweise bezeichnet das Zeichen *hun* 葷 („unrein“) in *Hun cai* 葷菜 sowohl derart stinkende und aphrodisiakische Gewürze als auch aus Fleisch hergestellte Lebensmittel. Viele Buddhisten, Daoisten wie auch die indischen Yogis meiden daher den Knoblauch strengstens. Trotzdem besitzt der Knoblauch sehr wertvolle arzneiliche und diätetische Eigenschaften. Schließlich wird er in der chinesischen Küche auch reichlich benutzt.

Von den farblichen Signaturen lässt sich der Bezug zum Metall und zur Erde ableiten. Die geschälten Knoblauchzehen sind im frischen Zustand weiß und im getrockneten gelb. Gelb tritt in die Leitbahnen von Milz und Magen ein, weiß, insbesondere in Kombination mit dem scharfen Geschmack, in die Leitbahnen von Lunge und Dickdarm. Die Knoblauchpflanze blüht weiß oder rötlich pink. Auch hier offenbart die weiße Farbe den vorherrschenden Metall-Bezug und die rötliche Farbe das feurige Temperament dieser Pflanze.

Eigenschaften und Anwendungsgebiete

Knoblauch ist warm und scharf. Manche klassische Quellen schreiben ihm auch noch einen süßen Geschmack zu. In der *Enzyklopädie der Materia Medica* wird er als leicht toxisch bezeichnet. Er tritt in die Leitbahnen von Lunge, Dickdarm, Milz und Magen ein. Dies lässt sich auch direkt über seinen Geschmack nachvollziehen: Der scharfe Geschmack führt den Knoblauch in die Metall-Organe, der süße Geschmack in die Erd-Organe.

Seine Hauptfunktionen sind, Parasiten abzutöten, toxische Durchfälle und Dysenterien zu behandeln, Nahrungsstagnation zu beseitigen, die Qi-Zirkulation zu fördern und Kälte-Feuchtigkeit zu vertreiben. Li Shizhen schrieb zusammenfassend über Knoblauch: *„[Da suan] hat stark räucherndes Qi; es macht alle fünf Speicherorgane durchgängig, erreicht alle Körperöffnungen, beseitigt Kälte und Feuchtigkeit, treibt übles, pathogenes Qi aus, löst Abszesse und Schwellungen auf, wandelt fixierte abdominelle Tumoren und Fleischakkumulationen um.“*[5] Seine durchdringende und Körperöffnungen samt Sinnespforten öffnende Wirkung kommentierte Wang Ang folgendermaßen: *„Alle extrem stinkenden oder extrem aromatischen Substanzen vermögen die Körperöffnungen durchgängig zu machen.“*[6]

Die Beseitigung von Nahrungsstagnation

Da suan beseitigt Nahrungsstagnation – insbesondere jene aufgrund von Fleischakkumulation, aber auch die aufgrund von Stärkeakkumulation. Dies ist vermutlich auf seinen Gehalt an Enzymen und an ätherischen Ölen[7] zurückzuführen, welche die Verdauung anregen. Su Jing schrieb dazu: *„[Da suan] führt das Qi herab, löst Getreide[-Akkumulation] auf und wandelt Fleisch um.“*[8] Diese Wirkung kann man sich therapeutisch bei bereits bestehender Nahrungsstagnation zu Nutze machen. Man kann Knoblauch in diesem Sinne aber auch vorbeugend einsetzen. Mehrere klassische Quellen geben an, dass Knoblauch verdorbenes Fleisch wieder genießbar mache, und von den Nordchinesen wird auch berichtet, dass sie täglich Knoblauch verwenden, weil sie reichlich Fleisch und Teigwaren essen. Einige Quellen konstatieren sogar, dass Knoblauch Milz

[4] Yu Xiaoping et al., S. 809

[5] Li Shizhen, S. 941
[6] Wang Ang, Rolle 4, S. 11
[7] Bensky et al., Materia Medica, 2004, S. 1013
[8] Yu Xiaoping et al., S. 811

und Magen kräftige.[9] Dieses Kräftigen impliziert zum einen die Entlastung von Nahrungsstagnation, zum anderen das Wärmen der Mitte.

Die äußerliche Anwendung von Knoblauch

Äußerlich wird Knoblauch einerseits zur Behandlung von Furunkeln, Geschwüren, Krätze oder Flechten und andererseits bei Nasenbluten eingesetzt. Chen Cangqi schrieb: *„[Da suan] … behandelt Geschwüre und Flechten."* Und Ri Huazi meinte: *„Äußerlich aufgetragen, behandelt [Da suan] … Kälte-Schmerzen, Hautläsionen mit schlechter Heilungstendenz, Schlangenbisse und Insektenstiche."*[10]

In der *Enzyklopädie der Materia Medica* wird die folgende Methode vorgestellt: Bei sich gerade bildenden Furunkeln kann man am ersten Tag jeweils eine Scheibe Knoblauch, so dick wie eine Münze, auflegen und mehrere Moxakegel darauf abbrennen. Nach jedem dritten Moxakegel nimmt man eine frische Knoblauchscheibe. Insgesamt soll man etwa 100 Moxakegel auf diese Art abbrennen. Diese Methode ist jedoch bei Furunkeln im Kopf- und Halsbereich kontraindiziert, da man sonst das Qi nach oben führt und noch größeren Schaden anrichtet.[11] Wang Ang empfiehlt, bei Abszessen und Schwellungen Knoblauch zu zerstoßen, mit schwarzem Sesamöl *(Ma you)* zu einer Paste anzurühren und aufzutragen.[12] Auch heute noch wird Knoblauch in Form von Scheiben oder Mus äußerlich zur Förderung der Reifung bei Furunkeln im Anfangsstadium und auch bei Juckreiz der Haut oder Kopfhaut angewandt.

Bei Nasenbluten kann Knoblauch in zerquetschter Form in der Mitte der Fußsohle appliziert werden. Dies führt die Hitze hinab. Diese Methode kann auch bei Durchfall, akuter Dysenterie oder Brechdurchfall angewandt werden. In der *Enzyklopädie der Materia Medica* beschrieb Li Shizhen auch den folgenden Fall von Nasenbluten: *„Eine Frau litt an heftigem Nasenbluten, das Tag und Nacht nicht aufhörte. Ich veranlasste, dass man ihr zerstoßenen Knoblauch auf die Fußsohlen klebte. Daraufhin kam die Blutung sofort zum Stillstand."*[13]

Die Behandlung von Dysenterie

Ri Huazi schrieb, dass *Da suan* choleraartige Brechdurchfälle mit Krämpfen der Körpermuskulatur, insbesondere der Waden, und Bauchschmerzen behandle.[14] Knoblauch wird in erster Linie bei Durchfallerkrankungen aufgrund von äußeren pathogenen Faktoren bzw. Parasiten angewendet. Früher galt Knoblauch als Wurmmittel, insbesondere gegen Haken-, Spul- oder Madenwürmer. Heute kann man den Begriff „Parasiten" (*chong* 蟲) auch in einem breiteren Sinne auffassen und neben Würmern auch parasitäre Mikroorganismen wie Amöben, Pilze oder Bakterien mit einschließen. Die moderne pharmakologische Forschung hat signifikant inhibierende Wirkungen auf eine Vielzahl pathogener Keime nachgewiesen.[15] Die moderne TCM im heutigen China hat Knoblauch erfolgreich in Fällen von Amöben- oder Bakterienruhr, Typhus, Paratyphus, aber auch bei Tuberkulose, Keuchhusten, Diphtherie und anderen infektiösen Krankheiten, also Erkrankungen aufgrund von Hitze-Toxinen, angewendet. In diesen Fällen gilt das Prinzip Gift gegen Gift bzw. Hitze gegen Hitze. Zur Behandlung von Dysenterie kann man Knoblauch allein in zerstoßener oder zerquetschter Form anwenden, diese Paste mit einer Zuckerlösung verrühren und einnehmen. Ideal soll eine 10%ige Knoblauch-Zuckerlösung sein.[16]

Die Behandlung von Durchfall mittels *Da suan* soll in der folgenden Legende illustriert werden:

„Im alten China lebte einst ein berühmter Arzt. Damals war es in China üblich, die Heilkunst innerhalb der Familie weiterzugeben. Der Arzt wird sein Wissen also seinem Sohn anvertrauen und dieser wiederum seinem Sohn usw. Es kam nur äußerst selten vor, dass Außenstehende als Schüler aufgenommen wurden. Dieser Arzt nun hatte keinen Sohn. Daher nahm er

[9] Yu Xiaoping et al., S. 811 f.; Wang Ang, Rolle 4, S. 11
[10] Li Shizhen, S. 940 f.
[11] Li Shizhen, S. 941; siehe die vollständige englische Übersetzung dieser Passage bei Bensky et al., Materia Medica, 2004, S. 1013
[12] Wang Ang, Rolle 4, S. 11
[13] Li Shizhen, S. 941; Wang Ang, Rolle 4, S. 11
[14] Li Shizhen, S. 940 f.
[15] Beijing University of TCM, Herbal Pharmacology Education and Research Center, S. 390
[16] Beijing University of TCM, Herbal Pharmacology Education and Research Center, S. 389

einen Neffen zum Gehilfen. Der arbeitete zwar fleißig, sammelte, trocknete und mahlte Kräuter, drehte Pillen und kümmerte sich um die Rechnungen. Jedoch die richtige Leidenschaft zum Arztberuf fehlte ihm. Nebenan wohnte ein junger Bauer; der verspürte eine starke Leidenschaft in sich, die Landwirtschaft seinen Brüdern zu überlassen und selbst Arzt zu werden. Eines Tages nahm er all seinen Mut zusammen und ging zu dem berühmten Arzt nebenan und flehte ihn an: „Hochverehrter Meister, nehmen Sie mich als Schüler auf! Ich bin zwar als Bauer geboren, doch fühle ich mich zum Arzt berufen." Der Arzt jedoch lehnte sein Ansinnen ab, meinte, er nehme keine Schüler auf. Der junge Bauer allerdings wusste, dass Ärzte üblicherweise ihre Schüler am Abend unterrichten. Er dachte sich, ‚da könnte ich mich doch einfach heimlich unters Fenster setzen und mir die Lektion mit anhören.' Gedacht, getan; an diesem Abend schlich sich also der Bauer zum Haus des Arztes und belauschte einen Teil des Gesprächs zwischen dem Arzt und seinem Gehilfen. Als er sich anschlich, sagte der Gehilfe gerade: „… Der zögert die Bezahlung der Rechnung nun schon ewig hinaus, wollen Sie nicht Zinsen verlangen?" – „Ach, lassen wir die Zinsen (suan le, li ke zhi 算了，利可止)", antwortete der Arzt. Diesen Satz nun hatte der Bauer aufgeschnappt, das Gespräch davor aber nicht gehört. Wenn man diesen Satz nur einfach ohne Kontext hört, kann man ihn aufgrund der gleichen Aussprache als „Knoblauch kann Durchfall stillen (suan, li ke zhi 蒜，痢可止)" verstehen. Der Bauer war begeistert: „Da bin ich doch gerade im rechten Augenblick gekommen und habe den Kernsatz des heutigen Unterrichts aufgeschnappt! Mit Knoblauch kann man also Durchfall behandeln!" Zufällig hörte er dann am nächsten Tag, dass ein Verwandter von ihm im nächsten Dorf an der Ruhr erkrankt war und ganz bedrohlichen Durchfall hatte. Da machte er sich schnell auf den Weg, um diesen Vetter zu besuchen und ihn mit Knoblauch zu heilen. Der Vetter fand das zwar erst etwas sonderbar, aß dann aber täglich den Knoblauch – und nach wenigen Tagen war er wieder gesund. In dem Dorf seines Vetters nun waren gerade auch andere Leute an der Ruhr erkrankt. So blieb der Bauer also noch im Dorf und gab allen von seinem neu entdeckten Wundermittel. – Und es half! Alle Opfer der grassierenden Ruhr wurden schnell geheilt. So wurde der Bauer rasch als Heiler berühmt und viele Leute kamen mit Durchfallleiden zu ihm. So hörte schließlich auch der berühmte Arzt aus seinem Heimatdorf davon und kam, um ihm einen Besuch abzustatten. Der Arzt sprach: „Ich habe gehört, dass du Dysenterie heilen kannst. Wer hat dir das beigebracht?" In Verlegenheit gebracht, stammelte der Bauer: „Ja, also ehrlich gesagt, Meister, habe ich das von Ihnen gelernt", und er erzählte ihm die ganze Geschichte. Der Arzt erinnerte sich schließlich an das Gespräch an jenem Abend und klärte lachend das Missverständnis auf: „An jenem Abend haben wir nicht über Dysenterie, sondern über Zinsen geredet!" „So hab ich mir das also selbst zusammengereimt!", erwiderte der Bauer peinlich berührt. „Aber wie kommt es denn, dass Knoblauch tatsächlich Durchfall heilt?", fragte er erstaunt. „Tja, da hast du also eine große Entdeckung gemacht!", sagte der Arzt. „Du scheinst eine gute Intuition zu haben. Ich habe mich also entschlossen, dich nun doch als Schüler aufzunehmen."[17]

Ob diese Geschichte sich nun wirklich so zugetragen hat oder nicht, sie illustriert doch anschaulich die Wirksamkeit von Knoblauch bei infektiösen Durchfällen.

Die Behandlung von Pertussis

Bei Keuchhusten kann man Knoblauch mit frischem Ingwer *(Sheng jiang)* und braunem Zucker *(Hong tang)* kurz abkochen und einnehmen.[18]

Die Behandlung von Parasiten

Knoblauch vertreibt Haken-, Spul- oder Madenwürmer. Zur Therapie von Madenwürmern kann man Knoblauch zerquetschen, diese Paste zusammen mit hellem Sesamöl *(Xiang you)* anrühren und äußerlich auf den After auftragen. Man kann auch einen verbleibenden Einlauf mittels 10%iger Knoblauchlösung machen.[19]

[17] Hung I-nang, S. 28 ff.
[18] Beijing University of TCM, Herbal Pharmacology Education and Research Center, S. 389
[19] ebenda

Kontraindikationen

In der *Enzyklopädie der Materia Medica* heißt es, dass Knoblauch die Lunge, die Leber und die Augen schädige, den Geist verneble und die Persönlichkeit angreife.[20]

Aufgrund seiner heißen Natur ist Knoblauch bei Hitze-Mustern und bei Yin-Mangel mit Leere-Hitze, insbesondere bei sexueller Übererregtheit und Pollutionen sowie bei Erkrankungen der Augen, der Zunge, der Mundhöhle, der Zähne und des Halses kontraindiziert. Dies meint vor allem Zungen- und Mundgeschwüre (Aphthen), Halsentzündungen und gerötete, schmerzhafte Augen. Auch bei der äußerlichen Anwendung ist Vorsicht geboten. Knoblauch reizt die Haut stark und kann je nach Empfindlichkeit des Patienten zu Rötung, Hitzegefühl oder Blasenbildung führen. Daher darf er nicht zu lang auf der Haut verbleiben. Während der Schwangerschaft sind Knoblaucheinläufe verboten.

Der Knoblauch ist also nur nach genauer Abwägung der Konstitution des Patienten und seiner Krankheitssituation anzuwenden. Weder als Arznei- noch als Lebensmittel eignet er sich für jedermann.

15.2 *Shān Yào* 山藥 (山药) Dioscoreae Rhizoma

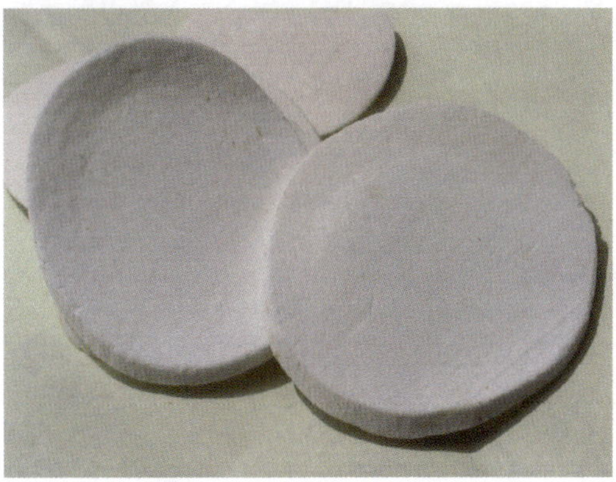

Abb. 15.2 *Shān Yào* 山藥 (山药) Dioscoreae Rhizoma

- Pharmazeutische Bezeichnung: Dioscoreae Rhizoma
- Botanischer Name: Dioscorea opposita (syn. Dioscorea batatas)
- Familie: Dioscoreaceae (Schmerwurzgewächse)
- Deutsche Namen: Chinesische Yamswurz, Opposita-Yamswurzel, Dioscorea-Rhizom
- Deutsche Übersetzung des chinesischen Namens: „Bergarznei"
- Beinamen: *Shŭ yù* 薯蕷 / 署豫 („Yamswurz"), *Shān yù* 山蕷 („Berg-Yams"), *Shān shŭ* 山薯 („Bergkartoffel"), *Shŭ yào* 薯藥 („Kartoffelarznei"), *Huái shān yào* 懷山藥 / *Huái shān* 淮山 („Berg-Yams aus der Huaiqing-Präfektur")

Namen und Signaturen

Die Chinesische Yamswurz ist seit alters ein in China weit verbreitetes Nahrungs- und Arzneimittel. Ursprünglich sammelte man die wildwachsenden Wurzelstöcke. Später ging man dazu über, die Yamswurzel zu kultivieren. Seitdem unterscheidet man die wilde Yamswurz *(Ye shan yao)* und die „Hausyamswurz" *(Jia shan yao)*. In Geschmack und nährender Qualität reicht die kultivierte jedoch nicht an die wilde heran. In der *Materia Medica des Göttlichen Landmannes* wurde die Yamswurz vor etwa 2000 Jahren als Arzneimittel der oberen Kategorie eingestuft, was sie nicht nur als Mittel zur Behandlung von Krankheiten auszeichnet, sondern auch als eines zur Förderung der Gesundheit und eines langen Lebens. Dies wurde auch von der modernen Forschung bestätigt. Analysen und Untersuchungen ergaben, dass die Yamswurz eine ideale Kombination aus Kohlenhydraten, Eiweißen, Fetten, Enzymen, Vitaminen und Mineralstoffen beinhaltet. Insbesondere ihre Schleimstoffe schmieren den Darm und beugen somit Obstipation vor. Daher wurde die Yamswurz als ein „ein langes Leben begünstigender Faktor" eingeschätzt.[21]

Als Signaturen stechen die schwarze Farbe der Haut und die weiße Farbe des Fleisches des Rhizoms ins Auge. Die schwarze Farbe stellt den Bezug zur Niere her und die weiße Farbe den zur Lunge. Der

[20] Li Shizhen, S. 940 f.

[21] Wang Huanhua et al., Band 1, S. 47

Bezug zur Milz offenbart sich in seinem „süßen", d.h. nährenden Geschmack, der in Wirklichkeit eher fad zu nennen ist. Auch Zhang Xichun erklärte den Bezug von *Shan yao* zu diesen drei Leitbahnen über sein Erscheinungsbild: *„Shan yao ist von weißer Farbe, daher tritt es in die Lunge ein. Aufgrund seines süßen Geschmacks kehrt es in die Milz ein. Durch seinen dicken, sämigen Saft kräftigt es die Niere."*[22]

Eigenschaften und Anwendungsgebiete

Shan yao ist süß und neutral; tritt in die Leitbahnen von Lunge, Milz und Niere ein. Entsprechend diesen drei Organbereichen, in denen *Shan yao* vor allem wirkt, lassen sich seine Anwendungsgebiete in drei Gruppen unterteilen. *Shan yao* supplementiert vor allem Milz und Magen. Es behandelt Milz-Leere-Muster mit Symptomen wie Appetitlosigkeit, Durchfall oder weichen Stühlen, Abgeschlagenheit, Erschöpfung, Kachexie und spontanem Schwitzen. In der *Materia Medica des Göttlichen Landmannes* heißt es: *„Shu yu ist süß und warm. Es behandelt Schädigungen der Mitte und supplementiert [die Mitte in Fällen von] Abmagerung. Es vermag [sowohl] Kälte- [als auch] Hitze-Pathogene zu beseitigen. Es supplementiert die Mitte und mehrt das Qi, mehrt die Kraft und lässt die Muskeln und das Fleisch wachsen. Durch lange Einnahme werden der Gehör- und der Gesichtssinn geschärft; es macht den Körper leicht und [wenn man es einnimmt, wird man] nicht hungrig. Es verlängert das Leben."*[23]

Shennongs Beschreibung der Wirkungen der Yamswurz beziehen sich zum überwiegenden Teil auf ihre die Mitte stärkenden Eigenschaften. „Muskeln und Fleisch", „Kraft", „nicht hungrig" oder auch „Abmagerung" sind der Milz zugeordnete Aspekte. Durch die Erwähnung von Ohren und Augen lässt sich jedoch auch ein Rückschluss auf die Nieren-Essenz ziehen. Die Wirkung auf die Niere ist offenbar erst in späterer Zeit über bestimmte Wirkungen der Yamswurz festgeschrieben worden. In klassischen Quellen findet man die Niere zumeist nur indirekt erwähnt, wie z.B. in den *Verschiedenen Aufzeichnungen Berühmter Ärzte*, wo es unter anderem heißt: *„[Die Yamswurz] stillt Lendenschmerzen, supplementiert bei Entkräftung und Abmagerung und füllt die fünf Speicherorgane."*[24] Dieser Text konstatiert also, dass *Shan yao* alle fünf Speicherorgane kräftigt. Doch durch die Erwähnung der „Lendenschmerzen" wird ein ausdrücklicher Bezug zur Niere hergestellt. Dies ist schon ein entscheidender Hinweis auf die Funktion von *Shan yao* in der berühmten Rezeptur *Liu Wei Di Huang Wan*, in welcher *Shan yao* die präparierte Rehmanniawurzel *(Shu di)* dabei unterstützt, das Nieren-Yin zu supplementieren. Schließlich findet sich bei Li Shizhen auch ein direkter Hinweis auf die Niere. Er schrieb: *„[Die Yamswurz] mehrt das Nieren-Qi, stärkt Milz und Magen, stillt Durchfall oder Dysenterie, wandelt Schleim-Flüssigkeiten und befeuchtet die Haut."*[25]

An diesen klassischen Kommentaren wird also deutlich, dass *Shan yao* auch die Niere supplementiert. Es verfügt außerdem über mild adstringierende, festigende Eigenschaften, die zum Teil auf seinem faden Geschmack beruhen, welcher Feuchtigkeit heraussickern lässt, somit weichen Stuhl verfestigt und auch vaginalen Ausfluss und spontane Samenergüsse unterbindet.

Drittens supplementiert *Shan yao* die Lunge, wozu es durch seine leuchtend weiße Farbe geradezu prädestiniert ist. In diesem Zusammenhang wird es bei chronischem Husten und Asthma oder Kurzatmigkeit und spontanem Schwitzen angewandt.

Der in der Republikzeit wirkende Arzt Zhang Xichun war ein großer Freund der Yamswurzel; er hat sie in vielen verschiedenen Situationen bei vielen unterschiedlichen Leiden angewandt. Besonders gern wendete er sie in frischer Form als Suppe an. Insbesondere, meinte er, sei dies ein ideales Mittel, um viele verschiedene Kindererkrankungen zu behandeln. Er empfahl, frische Yamswurz weichzukochen, leicht mit Zucker zu süßen und dies regelmäßig zu essen. Gegen das verbreitete Vorurteil, dass die Yamswurz eher ein Nahrungsmittel sei, mit dem man keine schweren Erkrankungen behandeln könne, wehrte sich Zhang Xichun unter anderem, in-

[22] Zhang Xichun: *Zhong Yao Qin Shi Ji*, S. 64
[23] Zhu Shifeng, Band 1, S. 114; Li Shizhen, S. 987
[24] Tao Hongjing: Ming Yi Bie Lu, S. 26; Li Shizhen, S. 987
[25] Li Shizhen, S. 987

dem er von einigen schwierigen Fällen berichtete, die er erfolgreich damit behandelt hatte. Hier der Fall einer Wöchnerin mit schwerer Atemnot: *„Eine Wöchnerin litt zehn Tage nach der Geburt unter starker Atemnot mit keuchender Atmung, starkem Schwitzen, Fieber und Husten vor Erschöpfung. Die behandelnden Ärzte hatten ihr Drogen wie Astragalus (Huang qi), Rehmannia praeparata (Shu di) und Paeonia alba (Bai shao) gegeben, doch davon schwitzte sie umso mehr. Bei der Untersuchung stellte ich fest, dass der Puls extrem schwach und sehr schnell war. Die Frau befand sich also bereits in einem sehr kritischen Zustand, fast schon nicht mehr behandelbar. Daraufhin kochte ich 180 g frische Yamswurz ab und gab der Kranken diese Suppe langsam in kleinen Schlucken zu trinken. Nachdem sie die erste Portion der Suppe ausgetrunken hatte, füllte ich neues Wasser auf und kochte die Reste vom ersten Mal noch einmal aus. Den ganzen Tag und die ganze Nacht lang trank sie also nur von dieser Yamswurzsuppe und nahm darüber hinaus nichts zu sich. Am nächsten Morgen kochte ich erneut 180 g frische Yamswurz ab und gab der Kranken davon wie am Vortage zu trinken. Nach drei Tagen war die Frau vollständig genesen.“*[26]

Die Anwendung bei Diabetes

Diabetes mellitus fällt in der chinesischen Medizin unter den Krankheitsbegriff „auszehrender Durst“ *(xiao ke)*. Diese Krankheit wird vor allem auf Yin-Leere der Lunge, des Magens und der Niere zurückgeführt. *Shan yao* vermag das Qi und das Yin in all diesen drei Bereichen zu supplementieren. Insbesondere seine festigende Wirkung auf die Niere macht man für seine hilfreiche Wirkung bei Diabetes verantwortlich. Heutzutage ist *Shan yao* ein Standardmittel bei Diabetes und in fast jeder Rezeptur enthalten, die dieses Leiden behandelt. Hier soll zur Illustration dieses Anwendungsbereiches eine Begebenheit aus dem vergangenen Jahrhundert berichtet werden:

„In Shanghai lebte der Chemiker Wu Yunchu. Er hatte in Japan Chemie studiert und nach seiner Rückkehr nach China forschte und arbeitete er unermüdlich, bis ihm schließlich ein riesiger Erfolg beschieden war: Er hatte den Geschmacksverstärker Natriumglutamat entdeckt. Daraufhin arbeitete er noch härter und baute in Shanghai eine Fabrik zur Herstellung von Geschmacksverstärker auf. So hatte er schließlich zwar großen finanziellen Erfolg, doch durch die jahrelange harte Arbeit hatte er seine Gesundheit ruiniert. Bei einer Untersuchung stellte sich heraus, dass er an Diabetes erkrankt war. Die zu jener Zeit üblichen Injektionen zur Regulierung des Blutzuckers schlugen bei ihm jedoch nicht an. Ein Freund hatte ihm erzählt, dass man Diabetes auch gut mit chinesischer Medizin behandeln könne, und hatte ihm die zwei Kräuter Astragali Radix (Huang qi) und Dioscoreae Rhizoma (Shan yao) empfohlen. Doch anstatt sie zusammen einzunehmen, entschloss er sich, sie nacheinander auszuprobieren. Als Erstes nahm er Huang qi ein und maß täglich seinen Zucker im Urin. Als sich nach einer Woche keine Besserung eingestellt hatte, gab er dieses Mittel auf und probierte Shan yao. Daraufhin senkte sich sein Zucker im Urin mit jedem Tag. Nach nur kurzer Zeit war er von seinem Diabetes geheilt.“[27]

Von diesem und von vielen anderen Fällen kann man ersehen, dass die Yamswurz durchaus ein vielversprechendes Arzneimittel in der Diabetesbehandlung ist, auch wenn es gewiss nicht immer so schnell anschlägt wie in diesem Beispiel. Abgesehen von der Anwendung der Yamswurzel ist an diesem Fall auch die vermutliche Pathogenese interessant. Hier wurden zwar keine Details über die Lebensgewohnheiten des Betroffenen gemacht, doch wird erwähnt, dass er immer sehr hart gearbeitet und sehr spartanisch gelebt habe. Tage- und vermutlich auch nächtelanges angestrengtes Arbeiten – dazu noch im Chemielabor – kann durchaus das Nieren-Yin schädigen. Weiterhin darf man annehmen, dass Wu Yunchu auch oft von seinem neu erfundenen Geschmacksverstärker gekostet und ihn großzügig angewendet haben wird. Natriumglutamat ist meiner Erfahrung nach von heißer Natur und neigt dazu, das Nieren-Yin zu schädigen und Leere-Feuer zu entfachen. Dies dürfte hier ein entscheidender Faktor bei der Entstehung seiner Zuckerkrankheit gewesen sein.

[26] Zhang Xichun: *Zhong Yao Qin Shi Ji*, S. 64

[27] Wang Huanhua et al., Band 1, S. 50 f.

Auch der oben erwähnte Arzt Zhang Xichun wendete *Shan yao* hochdosiert in Kombination mit Astragalus *(Huang qi)* erfolgreich bei Diabetes an. Ebenso berichtet der berühmte, 1969 verstorbene Arzt Shi Jinmo aus seiner Erfahrung, dass man mithilfe von *Shan yao* sowohl den Zucker im Urin als auch den Blutzuckerspiegel bei Diabetikern senken könne. Er meinte, dass das süß-neutrale *Shan yao* eine stark ausgeprägte Wirkung habe, das Milz-Yin zu supplementieren, und er bezieht sich dabei auf den Arzt der Ming-Dynastie Zhou Shenzhai, den er mit den Worten zitiert: *„Bei Milz-Yin-Mangel muss man Shan yao hochdosiert anwenden.“*[28]

Kontraindikationen

Bei der Anwendung von *Shan yao* als Einzelmittel ist zu beachten, dass seine befeuchtende und nährende Wirkung zu Feuchtigkeit und Völle führen kann. Daher ist *Shan yao* in Fällen von Feuchtigkeit, Qi-Stagnation und bei allen Fülle-Mustern kontraindiziert. Manche Patienten reagieren auch mit Blähungen und Bauchschmerzen auf die hochdosierte Einnahme von Dekokten aus *Shan yao*. In diesen Fällen sollte man die Dosis reduzieren und es mit Feuchtigkeit trocknenden und Qi regulierenden Kräutern kombinieren.

15.3 *Sāng* 桑 Morus alba

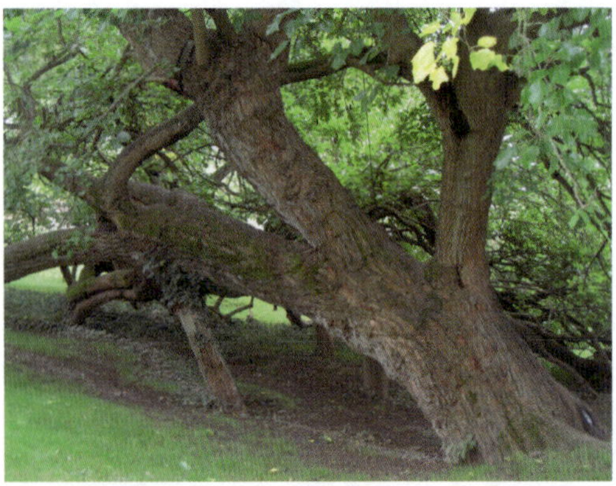

Abb. 15.3a *Sāng* 桑 Morus alba

- Botanischer Name: Morus alba
- Familie: Moraceae (Maulbeergewächse)

Der Maulbeerbaum stammt aus China, ist aber inzwischen auch in vielen anderen Regionen der Welt verbreitet, insbesondere in Persien und im Mittelmeerraum. Auch in Deutschland kann man ihn finden, wobei er in südlichen Regionen besser gedeiht, da er etwas frostempfindlich ist.[29] Die Kultivierung des Maulbeerbaums hat in China eine jahrtausendelange Tradition. Vor allem als Futter für die Seidenraupen hatte und hat der Maulbeerbaum eine große wirtschaftliche Bedeutung. Darüber hinaus werden die reifen Maulbeeren gern als Frischobst gegessen und auch zu Sirup oder Fruchtmus eingekocht. Und nicht zuletzt stellt der Maulbeerbaum eine unerschöpfliche Quelle von Arzneimitteln dar. Seine Blätter, Zweige, Früchte und Wurzelrinde werden arzneilich verwendet. Im Folgenden sollen diese einzelnen Teile des Baumes separat besprochen werden.

15.3.1 *Sāng Yè* 桑葉 (桑叶) Mori Folium

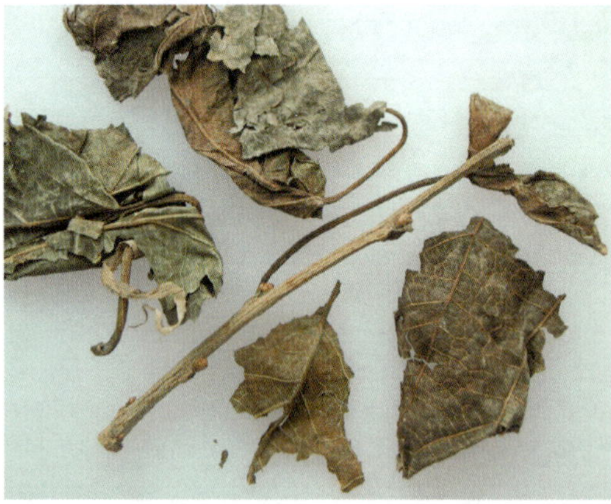

Abb. 15.3b *Sāng Yè* 桑葉 (桑叶) Mori Folium*

- Pharmazeutische Bezeichnung: Mori Folium
- Deutscher Name: Maulbeerblätter
- Deutsche Übersetzung des chinesischen Namens: „Maulbeerblätter“
- Beinamen: *Dōng sāng yè* 冬桑葉 („Wintermaulbeerblätter“), *Shuāng sāng yè* 霜桑葉 („Frostmaulbeerblätter“), *Tiě shān zǐ* 鐵扇子 („Metallfächer“)

[28] Wang Huanhua et al., Band 1, S. 51

[29] http://www.biozac.de/biozac/capvil/Cvmorus.htm

Namen und Signaturen

Der Name *Sang* ist ein Eigenname, dessen Etymologie hier nicht weiter erörtert werden soll. Von größerem Interesse sind dagegen die Beinamen *Shuang sang ye* und *Dong sang ye*. Diese beziehen sich darauf, dass die im Winter, nach dem ersten Frost geernteten Blätter von höchster arzneilicher Qualität sein sollen. Man nimmt an, dass die Maulbeerblätter, die Frost durchgemacht haben, erst ihr gesamtes Qi und ihre volle Kraft besitzen. Im *Spiegel der Hundert Kräuter* von Zhao Xuekai wird die Ernte der Maulbeerblätter sehr genau beschrieben: „*Erst nach einem kräftigen Schneefall werden [die Maulbeerblätter] am darauffolgenden Tag gepflückt, dann aufgefädelt und ans Fenster auf der Schattenseite des Hauses zum Trocknen gehängt. Dann ist ihre Farbe dunkelgrün bis schwarz. Wenn der Wind durch sie bläst, entsteht dabei ein metallischer Klang. Daher nennt man [die Maulbeerblätter auch] „Metallfächer" (Tie shan zi). Die nach der Wintersonnenwende geernteten Blätter sind von bester Qualität.*"[30]

In dieser sehr anschaulichen Beschreibung von Zhao Xuekai werden mehrere wichtige Aspekte von *Sang ye* angesprochen. Da die Maulbeerblätter nach der Wintersonnenwende gepflückt werden, können sie das Herbst-Qi voll und ganz in sich aufnehmen. Sie werden erst dann gepflückt, wenn die Blätter der meisten Bäume bereits dem Mandat des Herbstes Folge geleistet haben und herabgefallen sind. Dies macht *Sang ye* zu einer Metall-Droge. Auch der „metallische Klang", den sie im Wind entfalten, ist Ausdruck dessen. Allein schon dadurch, dass sie Blätter sind, haben sie einen besonderen Bezug zur Lunge, zu den der Lunge zugeordneten Skleren und zur Körperoberfläche. Der Wind, dem sie besonders lange ausgesetzt sind, macht die Maulbeerblätter auch zu einer Wind-Droge, welche bei ihrer kalten Natur Wind-Hitze zu behandeln vermag. Wind gehört andererseits der Wandlungsphase Holz an – und schließlich haben die Maulbeerblätter auch durch ihre grüne Farbe einen Bezug zur Leber.

[30] Wang Huanhua et al., Band 3, S. 10

Eigenschaften und Anwendungsgebiete

Sang ye wird in modernen *Materiae Medicae* als süß, bitter und kalt bezeichnet. Li Shizhen hat es als scharf, süß, kalt und leicht giftig beschrieben. Kostet man es, so kann man nur eine sehr geringe Schärfe, einen dezent süßen Unterton und einen mäßig bitteren Geschmack feststellen. Seine Kälte ist in der Tat von beachtlicher Intensität. Menschen mit schwachem Magen sollten damit also sehr vorsichtig sein. Die von Li Shizhen proklamierte Schärfe darf man wohl vor allem als ein funktionelles Charakteristikum verstehen, da *Sang ye* zu den kühl-scharfen, oberflächenbefreienden Mitteln gehört und von Wind-Hitze befreit. Somit behandelt *Sang ye* Wind-Hitze-Muster mit Fieber, Kopfschmerzen, Augenrötung, Halsschmerzen, Heiserkeit und Husten.

Der bittere Geschmack und die kalte Natur stehen für die Hitze klärende Eigenschaft von *Sang ye*. Davon, dass der bittere Geschmack den scharfen überwiegt, kann man ableiten, dass *Sang ye* nicht nur oberflächliche Wind-Hitze herauslöst, sondern in noch stärkerem Maße Hitze der Leber und der Leber-Leitbahn klärt. In diesem Sinne behandelt *Sang ye* gerötete, tränende, gereizte, trockene oder schmerzhafte Augen entweder durch Wind-Hitze oder Leber-Hitze. Hierzu kann es sowohl innerlich als auch äußerlich angewendet werden.

Weiterhin klärt *Sang ye* Lungen-Hitze und befeuchtet die Lunge. Entsprechend wird es bei Husten und Halsentzündungen aufgrund von Lungen-Hitze oder Trockenheit der Lunge angewendet. Für die befeuchtende Wirkung ist der unterschwellige süße Geschmack dieser Droge verantwortlich. Der süße Geschmack der Maulbeerblätter weist auch darauf hin, dass sie ein gewisses supplementierendes Potenzial besitzen. Insbesondere heißt es, dass sie das Haarwachstum fördern. So schrieb Li Shizhen: „*[Sang ye] behandelt Husten aufgrund von konsumptiver Hitze, klärt die Augen und fördert das Haarwachstum.*"[31] Die Kräftigung der Augen und die Förderung des Haarwuchses könnte man als Supplementierung des Leber-Blutes durch *Sang ye* interpretieren. In der Tat haben es einige Ärzte in der Vergangenheit in diesem Sinne benutzt. So wird

[31] Li Shizhen, S. 1204

15

von der Kaiserin Cixi aus der Qing-Dynastie berichtet, dass die Hofärzte ihr eine Rezeptur Namens *Augen klärende und lebenverlängernde Pille (Ming Mu Yan Ling Wan)* verordnet hatten, welche allein aus den beiden Mitteln *Sang ye* und Flos Chrysanthemi *(Ju hua)* bestand.[32] Doch darf man *Sang ye* keinenfalls als supplementierendes Arzneimittel missverstehen, da es aufgrund seiner erheblichen Kälte leicht zu einer Schädigung der Mitte, und dadurch des nachgeburtlichen Qi, führen kann. Von der Kaiserin Cixi wird an anderer Stelle auch berichtet, dass sie an einer schwer zu behandelnden Milz-Schwäche litt. Dabei ist es nicht auszuschließen, dass diese Milz-Schwäche von einer übermäßigen Einnahme kalter Arzneimittel herrührte. Möglicherweise ist die Haarwuchs fördernde Wirkung zum Teil auch auf das Klären von Hitze bzw. Leere-Hitze der Leber und der Niere – und weniger auf einen supplementierenden Effekt zurückzuführen.

Der unterschwellig süße Geschmack stellt *Sang ye* außerdem in einen Bezug zum Magen. Während dieser Leitbahnbezug in modernen Standardwerken keine Erwähnung mehr findet, schrieb Li Shizhen: *„Sang ye tritt in die Leitbahnen des Magens und des Dickdarms ein. Wenn man das Dekokt über den Tag verteilt anstelle von Tee oder Wasser trinkt, kann man damit auszehrenden Durst behandeln.“*[33] Dies impliziert eine Magen- und Dickdarm-Hitze klärende und das Magen-Yin regenerierende Wirkung der Maulbeerblätter.

Eine weitere Eigenschaft von *Sang ye*, die sich seit der *Materia Medica des Göttlichen Landmannes* wie ein roter Faden durch alle Pharmakopöen zieht, ist die Behandlung des übermäßigen Schwitzens, insbesondere des nächtlichen Schwitzens.

Die Behandlung von Nachtschweiß

Im Jahre 1973 veröffentlichte der renommierte Pekinger Arzt Wei Longxiang einen Fallbericht:

„Ein 35-jähriger Mann litt schon seit über einem Jahr an heftigen Schweißausbrüchen am ganzen Körper, die allnächtlich gegen Mitternacht einsetzten. Seine Sachen waren jedes Mal durch und durch nass. Bei diesem Patienten fiel mir eine Geschichte ein, die ich früher einmal gelesen hatte. Darin war von einem Wandermönch aus Yanzhou die Rede, der nur sehr wenig aß und dessen Körper sehr abgehärmt war. Jeden Abend, wenn er sich hinlegte, brach ihm am ganzen Körper der Schweiß aus. Am nächsten Morgen waren seine Kleider völlig durchnässt. Und dies ging 20 Jahre so – kein Kraut konnte ihm helfen. Als er in einem anderen Kloster zu Besuch war, sprach der dortige Mönch zu ihm: „Ich kenne ein wunderbares Mittel, das dein Leiden heilen wird.“ Und nachdem er dieses Mittel nur drei Tage lang eingenommen hatte, war sein altes Leiden tatsächlich geheilt. Dieses Rezept bestand aus einem einzigen Mittel: aus gemahlenen Maulbeerblättern, die Frost durchgemacht hatten. Davon waren täglich 6 g auf leeren Magen mit warmem Wasser einzunehmen. Nachdem ich mir diese Geschichte in Erinnerung zurückgerufen hatte, dachte ich mir, dass ich diese Rezeptur doch auch bei jenem Patienten ausprobieren könnte. Ich wies ihn also an, täglich 6 g Sang-ye-Pulver mit Reissuppe einzunehmen. Nach drei Tagen war sein Nachtschweiß tatsächlich gestillt. Später traf ich noch auf andere Patienten mit Nachtschweiß, denen ich ebenfalls diese Rezeptur verordnete. Und jedes Mal verschwanden die Beschwerden nach nur sehr kurzer Zeit. Sang ye besitzt also zweifellos Nachtschweiß stillende Eigenschaften.“[34]

Auch viele andere Ärzte haben im Laufe der langen Geschichte der chinesischen Medizin diese Wirkung von *Sang ye* erwähnt. So schrieb beispielsweise Zhu Danxi: „Maulbeerblätter, die Frost durchgemacht haben, zu Pulver zermahlen und mit dünner Reissuppe eingenommen, stillen Nachtschweiß.“[35] Auch bei anderen Arten pathologischen Schwitzens wurde *Shuang sang ye* eingesetzt. Der berühmte Arzt Qin Bowei behandelte damit unter anderem auch heftiges Schwitzen am Kopf und im Gesicht, und Fu Qingzhu, der es bei verschiedenen Schweiß-Mustern angewendet hatte, nannte es „ein wunderbares Mittel, um Schweiß zurückzuhalten“.[36]

[32] Wang Huanhua et al., Band 3, S. 10
[33] Li Shizhen, S. 1204
[34] Wang Huanhua et al., Band 3, S. 8 f.
[35] Li Shizhen, S. 1204
[36] Wang Huanhua et al., Band 3, S. 9

Bei diesen Indikationen wird *Sang ye* zumeist als Pulver mit Reissuppe eingenommen, kann aber auch als dicke Reissuppe *(zhou)* gekocht werden. Die Reissuppe hat in beiden Fällen die Funktion, den Magen vor der bitteren Kälte dieses Mittels zu schützen.

Die Äußerliche Anwendung

Bei Entzündungen der Augen, beispielsweise bei Bindehautentzündungen, kann das Kochwasser der Maulbeerblätter auch lokal in Form von Augenspülungen, Augentropfen oder Auflagen angewendet werden. Der frische Presssaft dieser Blätter wird auch auf toxische Wunden, Insekten-, Skorpion- und Schlangenbisse aufgetragen.

Eine volkstümliche Art der Anwendung der Maulbeerblätter ist die in Form eines Kräuterkissens, wobei die getrockneten Blätter in ein Kissen gestopft werden. Von diesen Maulbeerblätter-Kräuterkissen heißt es, dass sie Schwindel und verschwommene Sicht behandeln, den Geist beruhigen und den Schlaf fördern.

Kontraindikationen

Personen mit Qi- und Yang-Mangel sollten dieses Mittel nicht einnehmen. Insbesondere bei Leere-Kälte der Lunge und der Mitte ist es kontraindiziert.

15.3.2 *Sāng Shèn* 桑椹 Mori Fructus

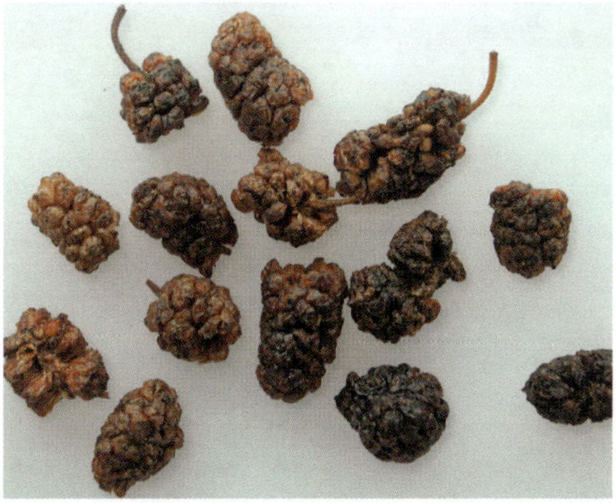

Abb. 15.3c *Sāng Shèn* 桑椹 Mori Fructus*

- Pharmazeutische Bezeichnung: Mori Fructus
- Deutsche Namen: Maulbeeren, Maulbeerfrüchte
- Deutsche Übersetzung des chinesischen Namens: „Maulbeeren“
- Beinamen: *Sāng shèn* 桑葚 / *Sāng shèn zǐ* 桑椹子 („Maulbeeren“), *Sāng guǒ* 桑果 / *Sāng shí* 桑實 / *Sāng zǎo* 桑棗 („Maulbeerfrüchte“), *Sāng rén* 桑仁 („Maulbeerkerne“), *Wū shèn* 烏椹 („Schwarze Maulbeeren“), *Rén jīng* 人精 („Menschliche Essenz“), *Wén wǔ shí* 文武實 („Kriegs- und Friedensfrüchte“)

Namen und Signaturen

Die reifen Maulbeeren werden in China und anderen Regionen gern als Frischobst gegessen, wobei sich die Chinesen auch der kräftigenden Wirkung dieser Früchte bewusst sind. Da die reifen Früchte nach dem Pflücken sehr schnell schlecht werden, spielt der Handel mit ihnen allerdings keine allzu große Rolle. Häufiger findet man sie daher zu Sirup, zu Fruchtmus oder zu Wein verarbeitet angeboten. Die Maulbeeren sind demnach gleichermaßen Nahrungs- wie Arzneimittel.

In China werden vor allem die schwarzen und die rot-violetten Maulbeeren geschätzt, wie auch im Beinamen „Schwarze Maulbeeren“ *(Wu shen)* zum Ausdruck kommt. Das Schwarz dieser Früchte ist ähnlich wie bei Brombeeren ein ins Schwarze übergehendes Violett. Im Laufe ihrer Reifung werden sie erst rot und dann schwarz. Die rote Farbe weist auf den Blut-Bezug dieser Früchte hin und somit auf den Bezug zu den beiden Blut-Organen Herz und Leber. Die schwarze Farbe stellt den Bezug zur Niere her. In der Tat supplementieren die Maulbeeren die Leber und die Niere, namentlich das Leber-Blut und das Nieren-Yin. Der saure Geschmack weist ebenfalls auf die Leber hin und ist auch für die sammelnde Wirkung dieses Mittels verantwortlich. Durch sein Wesen als samentragende Frucht steht *Sang shen* mit der Essenz speichernden Niere in Verbindung und wie die meisten Samen hat *Sang shen* auch eine darmbefeuchtende Wirkung.

Eigenschaften und Anwendungsgebiete

Sang shen ist süß, sauer und kühl. Allerdings schwanken die Angaben zur Natur von *Sang shen* in der Literatur erheblich zwischen kalt, kühl, leicht kühl und warm. Diese verschiedenen, sich widersprechenden Angaben beruhen sehr wahrscheinlich darauf, dass manche Autoren die Natur der frischen Früchte und andere wiederum die Natur der getrockneten Droge beschrieben haben. Meiner Erfahrung nach sind die frischen Maulbeeren kühl, während die als Arzneidroge verwendeten getrockneten Früchte neutral sind. Dies ist bei einem Mittel, welches das Yin nährt, auch sehr wahrscheinlich. *Sang shen* tritt vor allem in die Leitbahnen von Leber und Niere ein. Manche Quellen erwähnen noch einen Herz-Bezug und andere sogar einen Lungen-Bezug.

Wie gerade von seinen Signaturen abgeleitet worden ist, nährt *Sang shen* das Leber-Blut und das Nieren-Yin. Damit einher geht eine die Augen und Ohren kräftigende sowie den Haarwuchs fördernde Wirkung. Weiterhin befeuchtet es die Därme und erzeugt Körperflüssigkeiten. Durch seine Blut, Yin und Körperflüssigkeiten nährende Wirkung beruhigt es auch den Geist, stillt Durst und mildert Nervosität.

Bei diesen Wirkungen muss man allerdings auch zwischen der frischen und der getrockneten Frucht unterscheiden. Meiner Erfahrung nach wirken die frischen Maulbeeren stärker darmbefeuchtend, wohingegen das Dekokt der getrockneten Maulbeeren diese Eigenschaft nicht besitzt. Ganz im Gegenteil hält es aufgrund seiner sauer-adstringierenden Qualität den Stuhl eher zurück. Dafür ist der supplementierende Effekt bei der getrockneten Droge stärker ausgeprägt, da sie die Milz nicht durch ihre kühle Natur beeinträchtigen.

Angewendet wird *Sang shen* vor allem bei Blut- und Yin-Leere-Mustern mit Symptomen wie Schwindel, Tinnitus, Schwerhörigkeit, Taubheit, Schlaflosigkeit, Durst, Nervosität, vorzeitigem Ergrauen der Haare, Schwäche und Schmerzhaftigkeit in den Lenden oder Obstipation – insbesondere bei älteren Patienten.

In der *Enzyklopädie der Materia Medica* heißt es, dass sich die Essenz des Maulbeerbaumes in den Maulbeeren sammelt.[37] Daher besitzen sie auch einen Bezug zur Niere und zu ihrer Essenz speichernden Funktion. In der *Materia Medica von Süd-Yunnan* nimmt Lan Mao explizit Bezug auf diese Eigenschaft von *Sang shen*: „*Sang shen* kräftigt die Nieren und festigt die Essenz. Bei langfristiger Einnahme werden die [ergrauten] Haare schwarz und die [getrübten] Augen klar."[38] Die Essenz festigende Wirkung von *Sang shen* beruht selbstverständlich vor allem auf seinem sauren Geschmack und der damit verbundenen zurückhaltenden Wirkung, während der süße Geschmack gleichzeitig nährend wirkt. Indem mit der Niere die Basis des ganzen Körpers gekräftigt wird, breitet sich diese Kräftigung auch auf alle anderen Speicherorganen aus. So schrieb beispielsweise Chen Cangqi über *Sang shen*: „*[Sang shen] nützt den fünf Speicherorgane und den Gelenken, fördert den freien Qi- und Blut-Fluss. Bei langer Einnahme wird man nie hungrig sein. Es beruhigt die Wanderseele (hun) und den Geist (shen), schärft die Sinne und den Verstand und wirkt der Alterung entgegen.*"[39]

Die Maulbeeren sind also ein ausgezeichnetes Leber- und Nieren-Tonikum, das sich insbesondere zur Behandlung chronischer Augenleiden eignet. Dazu kann und soll es langfristig angewendet werden. In China benutzt man es am häufigsten in Form von Sirup, der morgens auf leeren Magen eingenommen wird. Auch eignet es sich zur Herstellung einer dicken Reissuppe *(zhou)*. Und natürlich kann man es auch in Dekokten oder Teeaufgüssen verwenden. Zur Kräftigung der Augen kann man es sowohl als Einzeldroge als auch in Kombination mit synergistisch wirkenden Kräutern verwenden, beispielsweise mit Bocksdornbeeren *(Gou qi)*, Cassiasamen *(Jue ming zi)* und Wegerichsamen *(Che qian zi)*.

Kontraindikationen

Wegen seiner darmbefeuchtenden Wirkung sollten Patienten mit Durchfällen oder weichen Stühlen aufgrund von Milz-Schwäche nicht zu viel der frischen Maulbeeren essen. Außerdem soll *Sang shen* nicht in Eisentöpfen abgekocht werden.

[37] Yu Xiaoping et al., S. 1090

[38] Gao Xuemin: Zhong Yao Xue, S. 559

[39] Li Shizhen, S. 1203

15.3.3 *Sāng Bái Pí* 桑白皮 Mori Cortex

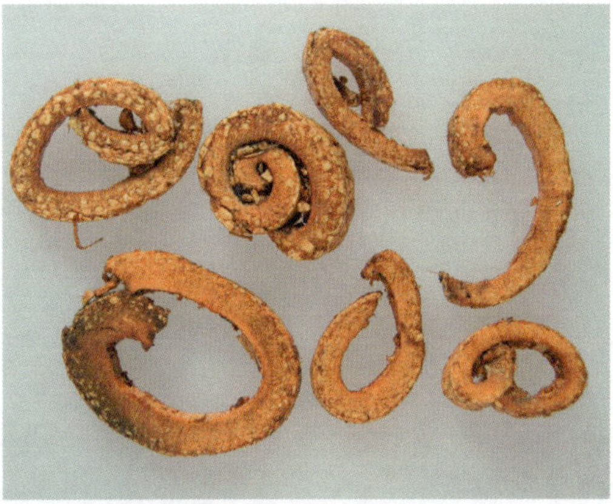

Abb. 15.3d *Sāng Bái Pí* 桑白皮 Mori Cortex*

- Pharmazeutische Bezeichnung: Mori Cortex
- Deutsche Namen: Maulbeerwurzelrinde, Maulbeerbaumwurzelrinde
- Deutsche Übersetzung des chinesischen Namens: „Weiße Maulbeerrinde"
- Beinamen: *Sāng gēn bái pí* 桑根白皮 („Weiße Rinde der Maulbeerwurzeln"), *Sāng pí* 桑皮 („Maulbeerrinde")

Namen und Signaturen

Sang bai pi ist die Rinde der Wurzel des Maulbeerbaumes. Die entscheidende Signatur dieser Droge ist ihre weiße Farbe. Dies macht sie zu einer Lungen-Droge. Durch ihre kalte Natur klärt sie Lungen-Hitze.

Eigenschaften und Anwendungsgebiete

Sang bai pi ist süß und kalt. Li Dongyuan und Wang Haogu hatten *Sang bai pi* auch einen scharfen Geschmack zugeschrieben. Aufgrund seiner weißen Farbe und seines leicht scharfen Geschmacks tritt es in die Lungen-Leitbahn ein; aufgrund seines süßen Geschmacks tritt es in die Milz-Leitbahn ein. Es stillt Husten und Atemnot, wirkt harntreibend und schwemmt Ödeme aus.

Das Hauptanwendungsgebiet von *Sang bai pi* ist Husten oder Asthma aufgrund von Lungen-Hitze. Ein weiteres Anwendungsgebiet sind oberflächliche Ödeme, Gesichtsödeme oder auch generalisierte Ödeme, die entstehen, wenn Lungen-Hitze die herabführende Bewegung des Lungen-Qi behindert, wodurch Wasser im oberen Erwärmer stagniert. Bereits in den *Verschiedenen Aufzeichnungen Berühmter Ärzte* heißt es, dass *Sang bai pi* pathologisches Wasser aus der Lunge beseitige und auch Ödeme, abdominelle Völle und Kopfdruck behandle.[40] Das heißt, dass *Sang bai pi* Wasseransammlungen aus allen Körperbereichen ausleitet und verschiedene Ödeme sowie Brust- und Bauchwassersucht behandelt. Li Shizhen schrieb: *„[Sang bai pi] drainiert die Lunge und fördert [die Stuhlausscheidung] in Dünn- und Dickdarm. Es führt das Qi hinab."*[41] Damit betont er die Lungen-Hitze klärende Wirkung und erklärt zugleich, auf welche Weise *Sang bai pi* die Lunge klärt und Husten stillt. Indem es aufgrund seiner kalt-befeuchtenden Natur die Därme befeuchtet und das Qi herabführt, vermag es auch das gegensinnig aufsteigende Lungen-Qi wieder nach unten zu führen. Ri Huazi schrieb unter anderem, dass *Sang bai pi* die Mitte reguliere, das Qi herabführe, Schleim auflöse und Durst stille.[42] An diesem Zitat wird unter anderem deutlich, dass *Sang bai pi* auch eine Wirkung auf die Mitte hat, die auf seinen süßen Geschmack zurückzuführen ist. Manche Autoren waren sogar der Ansicht, dass *Sang bai pi* auch über ein supplementierendes Potenzial verfügt. So schrieb Li Dongyuan: *„Durch seinen süßen Geschmack vermag Sang bai pi das Ursprungs-Qi zu festigen und Leere zu supplementieren. Durch seinen scharfen Geschmack vermag es die Lunge zu drainieren und Husten zu stillen."*[43] Mittels süß-kalter Arzneimittel das Yin von Magen und Lunge zu regenerieren ist ein auch heute noch häufig verwendeter Behandlungsansatz. Doch wegen seiner kalten Natur ist *Sang bai pi* nicht zur längerfristigen Supplementierung geeignet, sondern sollte nur im Rahmen von Hitze-Mustern und deren Folgeerscheinungen angewandt werden. Sein Vorteil gegenüber bitter-kalten Hitze klärenden Mitteln liegt darin, dass *Sang bai pi* nicht die Mitte und die physiologischen Körperflüssigkeiten schädigt.

40 Tao Hongjing: Ming Yi Bie Lu, S. 131; Li Shizhen, S. 1202
41 Li Shizhen, S. 1202
42 Li Shizhen, S. 1202
43 Li Shizhen, S. 1202

Heutzutage wird *Sang bai pi* vor allem in Fällen von Husten aufgrund von Lungen-Hitze angewendet, wobei es die Lungen-Hitze vor allem über den Urin ausleitet. Diese Behandlungsstrategie hatte Li Shizhen bereits in der *Enzyklopädie der Materia Medica* beschrieben: *„Die Stärke von Sang bai pi liegt in seiner harntreibenden Eigenschaft. Dies ist [eine Behandlung nach dem Prinzip], bei Fülle den Sohn zu drainieren. Es ist also indiziert bei Husten aufgrund von pathologischem Wasser in der Lunge oder aufgrund von exzessivem Lungen-Feuer."*[44] Dies ist ein an die Fünf-Wandlungsphasen-Theorie angelehntes Behandlungskonzept, bei welchem die Niere (Wasser) als Sohn der Lunge (Metall) angesehen wird. Indem man Wasser über die Niere drainiert, drainiert man auch das Wasser und mit ihm das Feuer aus der Lunge, der Mutter.

Ein weiteres wichtiges Anwendungsgebiet von *Sang bai pi*, welches auch auf seine Lungen-Hitze klärende Funktion zurückzuführen ist, ist Nasenbluten. Die Nase ist die Körperöffnung der Lunge. In Fällen von Lungen-Hitze kann es dazu kommen, dass das Lungen-Qi gegensinnig nach oben aufsteigt und das Blut mit sich reißt. Dieses Blut tritt dann als Nasenbluten in Erscheinung. Da *Sang bai pi* Lungen-Hitze klärt und das Qi herabführt, ist es ein ideales Mittel, um Nasenbluten zu behandeln. Zu diesem Thema kursiert auch die folgende Geschichte:

„Im Jahre 1992 machte ein Absolvent einer chinesischen TCM-Universität ein Praktikum im Pekinger Tong-Ren-Krankenhaus. Dort behandelte er einen Patienten mit Nasenbluten. Er verschrieb wiederholt blutkühlende und blutstillende Arzneimittel, doch das Nasenbluten wollte einfach nicht zum Stillstand kommen. Deswegen bat er seinen Lehrer Lu Shiru um Hilfe. Lu Shiru untersuchte den Patienten und prüfte die Rezeptur des Praktikanten. Daraufhin sprach er: „Die Rezeptur ist zwar korrekt und entspricht dem Muster des Patienten, doch fehlt noch das i-Tüpfelchen." Nachdem er dies gesagt hatte, nahm er einen Stift und schrieb auf das Rezept noch „Sang bai pi 15 g". Nachdem der Patient zwei Packungen dieser Rezeptur getrunken hatte, berichtete er, dass sein Nasenbluten vollständig zum Stillstand gekommen war. Lu Shiru berichtet aus seiner klinischen Erfahrung, dass Nasenbluten aufgrund von Lungen-Hitze oft sogar durch Sang bai pi als Einzelmittel in einer Dosis von 20 g sehr effektiv zu behandeln sei."[45]

Kontraindikationen

Wegen seiner kalten Natur ist *Sang bai pi* bei Patienten mit Leere-Kälte-Konstitution kontraindiziert und es sollte nur in Fällen von Lungen-Hitze angewendet werden.

15.3.4 *Sāng Zhī* 桑枝 Mori Ramulus

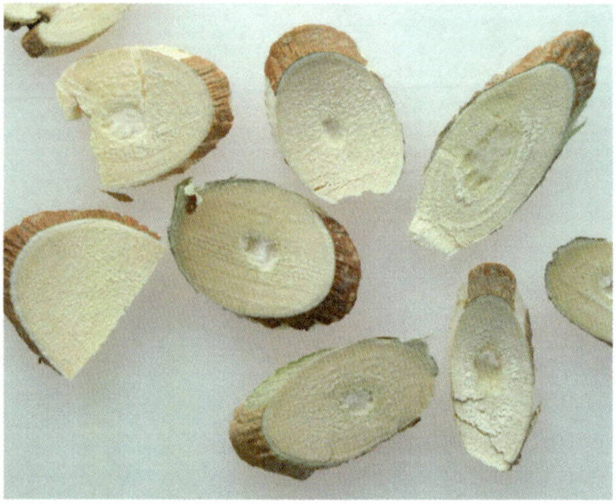

Abb. 15.3e *Sāng Zhī* 桑枝 Mori Ramulus*

- Pharmazeutische Bezeichnung: Mori Ramulus
- Deutscher Name: Maulbeerzweige
- Deutsche Übersetzung des chinesischen Namens: „Maulbeerzweige"
- Beinamen: *Sāng tiáo* 桑條 („Maulbeerstreifen")

Namen und Signaturen

Die Maulbeerzweige ähneln in ihrer langgestreckten Form den Gliedmaßen des Menschen und mit ihren zahlreichen Verdickungen den Gelenken. Diese Signatur wird im Chinesischen noch augenfälliger, da die Schriftzeichen für Gliedmaßen und Zweige gleich ausgesprochen werden. Man kann sogar sa-

[44] Li Shizhen, S. 1202

[45] Wang Huanhua et al., Band 3, S. 11

gen, dass das Zeichen *zhi* 肢 für Glied von dem Zeichen *zhi* 枝 für Zweig abgeleitet worden ist, indem man das Klassenzeichen für Baum gegen das für Körperteil ausgetauscht hat. Entsprechend behandelt *Sang zhi* Erkrankungen der Gliedmaßen, insbesondere der Arme.

Eigenschaften und Anwendungsgebiete

Sang zhi ist leicht bitter und neutral. Es tritt in die Leber-Leitbahn ein. Es vertreibt Wind-Feuchtigkeit, macht die Leitbahnen und Netzgefäße durchgängig und fördert die Harnausscheidung. Li Shizhen schrieb: *„Sang zhi tut den Gelenken gut und beseitigt Schmerzen im Rahmen von Wind-Kälte-Feuchtigkeit-Bi.“*[46] In diesem Sinne wird *Sang zhi* auch heute noch zur Behandlung von Bi-Syndromen, insbesondere von Wind-Feuchtigkeit-Hitze-Bi, mit Schulterschmerzen, Armschmerzen, Gelenkschmerzen, Parästhesien, Spasmen, Krämpfen oder Ödemen der Gliedmaßen angewendet. Da *Sang zhi* als Einzelmittel vergleichsweise schwach ist, wird es zumeist mit anderen Wind-Feuchtigkeit vertreibenden Kräutern kombiniert. Da neutral und relativ mild ist, kann es sowohl bei Hitze- als auch bei Kälte-Bi-Syndromen verabreicht werden, sowohl bei akuten als auch bei chronischen.

Su Song schrieb, dass man mit *Sang zhi* Schlaganfällen und halbseitiger Lähmung vorbeugen könne. Auch meinte er, dass man es langfristig einnehmen könne, da es weder kalt noch heiß sei. Heute behandelt man mit *Sang zhi* in entsprechenden Kombinationen Folgen eines Schlaganfalls wie Hemiplegie und Spasmen der Glieder.[47] Moderne Quellen führen auch blutdrucksenkende, entzündungswidrige und das Immunsystem anregende Effekte von *Sang zhi* auf.[48]

[46] Yu Xiaoping et al., S. 1091
[47] Yu Xiaoping et al., S. 1091; Jiao Shude, S. 253
[48] Bensky / Gamble, Materia Medica, 1993, S. 160; Gao Xuemin: Zhong Yao Xue, S. 218

15.4 *Sháo Yào* 芍藥 (芍药) Paeoniae Radix alba, Paeoniae Radix rubra

- Pharmazeutische Bezeichnung: Paeoniae Radix alba bzw. Paeoniae Radix rubra
- Botanische Namen: Paeoniae alba; P. veitchii etc.
- Familie: Ranunculaceae (Hahnenfußgewächse)
- Deutsche Namen: Weiße Pfingstrosenwurzel bzw. Rote Pfingstrosenwurzel; Päonienwurzel
- Deutsche Übersetzung des chinesischen Namens: „Päonie“ (Eigenname)
- Beinamen: *Jiāng lí* 將離 („Muss [dich] verlassen“), *Lí cǎo* 離草 („Abschiedspflanze“), *Hé lí* 何離 („Wie [könnte ich] gehen“), *Kě lí* 可離 („Kannst gehen [ich werde auf dich warten]“)

Allgemeines über die Päonien in der chinesischen Medizin

Der Name *Shao yao* 芍藥 ist ein Eigenname und lässt sich daher nur mit dem deutschen Eigennamen „Päonie“ übersetzen, auch wenn beide Namen eine unterschiedliche Bedeutung haben. Der deutsche Name Pfingstrose kommt daher, dass diese Pflanze um Pfingsten herum blüht. Doch diese Feiertage waren im antiken China, aus dem die Pflanze ursprünglich stammt, nicht bekannt. Dort ist sie schon seit über 3000 Jahren als Zierpflanze sehr beliebt und seit mindestens 2000 Jahren wird sie auch arzneilich verwendet. Mehrere Beinamen beziehen sich auf den alten chinesischen Brauch, dass sich Liebende diese Blume schenken, um ihre Zuneigung auszudrücken – insbesondere, wenn sie voneinander scheiden müssen.[49] Li Shizhen hatte die Ansichten seiner Zeit widergespiegelt, als er sagte: *„Unter all den Blumen nimmt Mu dan den ersten Rang ein und Shao yao den zweiten. Daher heißt es, dass Mu dan der König unter den Blumen sei und Shao yao der Premierminister.“*[50] Beide Pflanzen, sowohl *Mu dan* (Paeonia suffruticosa) als auch *Shao yao* (Paeonia lactiflora) sind Pfingstrosenarten. Da es inzwischen durch Züchtung un-

[49] Li Shizhen, S. 507 und 517; Zhu Shifeng, Band 2 S. 147
[50] Li Shizhen, S. 520

zählig viele Unterarten dieser Pflanzen gibt, fällt dem Laien die Unterscheidung nicht leicht. In Bezug auf die arzneilich benutzten Arten kann man sagen, dass *Mu dan* eher strauchartig, mit dickeren, holzigen Stängeln wächst und *Shao yao* feinere, nicht oder weniger verholzte Stängel besitzt.

Bei *Shao yao* unterscheidet man wiederum eine rote und eine weiße Art. Dabei handelt es sich jedoch nicht um ein und dieselbe Pflanze, die lediglich in unterschiedlichen Farben blüht, sondern auch aus botanischer Sicht um zwei verschiedene Unterarten. Die rote *(Chi shao)* und die weiße Päonie *(Bai shao)* unterscheiden sich nicht nur in der Farbe ihrer Blüten, sondern auch in der Farbe ihrer Wurzeln, die gleichermaßen rot bzw. weiß sind. Mitunter werden auch die Wurzeln von ein und derselben botanischen Art für beide Drogen verwendet. Dabei stammt die Droge *Bai shao* aber von der kultivierten Art und die Droge *Chi shao* von der wildwachsenden.[51]

Als die Pfingstrosenwurzel in der *Materia Medica des Göttlichen Landmannes* zum ersten Mal arzneilich beschrieben worden ist, unterschied man noch nicht zwischen der roten und der weißen Art. Die Wirkungen, die *Shao yao* dort zugeschrieben worden sind, umfassen Aspekte der Wirkungen beider Drogen. Erst Tao Hongjing unterschied im fünften Jahrhundert klar zwischen *Chi shao* und *Bai shao*.

Einer Legende nach soll der berühmte Arzt Hua Tuo, der im zweiten Jahrhundert lebte, die Päonienwurzel in die Medizin eingeführt haben:

„Der berühmte Arzt Hua Tuo aus der Zeit der Drei Reiche hatte alle möglichen Pflanzen in seinem Garten vor und hinter dem Haus angepflanzt. Denn Hua Tuo mochte es, die Arzneipflanzen selbst zu probieren, bevor er sie seinen Patienten gab. Nur so konnte er sich ihres Wesens und ihrer genauen Wirkung gewiss sein. Daher hatte er seinen Patienten auch niemals falsche Arzneimittel gegeben.
Eines Tages schenkte ihm jemand eine Päonie (Shao yao), die er vor seinem Haus anpflanzte. Um ihre arzneilichen Qualitäten einschätzen zu können, probierte er ihre Blätter, Stängel und Blüten. Doch konnte er keine besonderen arzneilichen Eigenschaften feststellen, weshalb er sie auch nie zur Heilung von Krankheiten einsetzte.
Eines Tages, spät am Abend, als Hua Tuo gerade an seinem Schreibtisch studierte, hörte er plötzlich eine Frau weinen. Er schaute zum Fenster hinaus, doch erkannte er im Mondenschein nur verschwommen die Gestalt einer schönen jungen Frau, die irgendwie frustriert oder beleidigt wirkte. Hua Tuo ging hinaus, um zu schauen, was es damit auf sich hatte. Doch als er draußen war, war keine Menschenseele zu erblicken. An der Stelle, an der er gerade die Frau gesehen hatte, stand nur die Päonie. Da kam es Hua Tuo in den Sinn, dass womöglich diese Päonie jene Frau sei, die er gerade gesehen hatte. Kopfschüttelnd wandte Hua Tuo sich zu ihr und sprach: „Du besitzt einfach keine besonderen Eigenschaften, wie sollte ich dich als Heilkraut nutzen?“ Daraufhin ging er ins Haus zurück, um weiter zu studieren. Als er sich gerade hingesetzt hatte, hörte er jedoch schon wieder dieses Wehklagen – doch als er hinausging, sah er wieder nur die Päonie in seinem Garten stehen. Dies wiederholte sich einige Male. Hua Tuo fand das sehr merkwürdig. Er weckte seine fest schlafende Frau und erzählte ihr alles haarklein. Seine Frau blickte aus dem Fenster, betrachtete all die kleinen Kräuter und großen Bäume und sprach dann zu ihrem Mann: „All diese Pflanzen hier verwandeln sich in deinen Händen in die wirksamsten Heilkräuter; sie haben schon unzähligen Menschen das Leben gerettet oder von schweren Leiden befreit. Nur diese Päonie schätzt du gering. Mir scheint, du hast sie noch nicht gründlich genug untersucht – deswegen fühlt sie sich ungerecht behandelt. Als Hua Tuo dies hörte, lachte er nur und sagte: „Ich habe alle Kräuter probiert und bin mir ihrer Eigenschaften bewusst. Ich nehme die Mittel, welche die jeweilige Situation erfordert. Und damit lag ich immer richtig. Diese Päonie habe ich auch schon mehrfach probiert. Ich habe ihre Blätter, Stängel und Blüten gekostet und bin überzeugt davon, dass sie nicht als Arzneimittel taugt. Ich habe sie nicht im Geringsten achtlos behandelt!“ Daraufhin sprach seine Frau zu ihm: „Du hast nur den oberirdischen Teil der Pflanze probiert. Aber die Wurzel, hast du die schon untersucht?“ Hua Tuo aber verlor die Geduld und wollte nichts mehr von dieser Päonie hören, legte sich ins Bett und schlief. Seine Frau dachte bei sich, dass Hua Tuos Heilkunst in der Tat ein sehr hohes Niveau habe, doch dass er auch ebenso hochnäsig sei. Sie mach-

[51] Bensky / Gamble, Materia Medica, 1993, S. 278

te sich Sorgen, dass er nicht mehr wie früher auf die Ratschläge anderer Menschen hörte, und sie fürchtete, dass er so eines Tages Fehler machen würde. Nach ein paar Tagen setzte bei Hua Tuos Frau die Monatsblutung sehr heftig ein. Das Blut ergoss sich schwallartig und sie hatte starke Unterleibsschmerzen. Sie dachte sich, sie werde einmal die Päonie als Mittel dagegen ausprobieren. Hinter dem Rücken ihres Mannes grub sie die Wurzel aus, kochte sie ab und trank das Dekokt. Innerhalb von ein paar Stunden kam ihre heftige Blutung allmählich zum Stillstand und die Unterleibsschmerzen waren wie weggeblasen. So ging sie zu ihrem Mann und berichtete ihm von ihrer guten Erfahrung mit der Päonienwurzel. Als Hua Tuo das hörte, dankte er seiner Frau für diese wertvolle Erfahrung. Nun wusste er, dass die Päonienwurzel ein sehr gutes Mittel ist, um Blutungen und Bauchschmerzen zu stillen.“[52]

Aus dieser Legende um Hua Tuo erfahren wir also zwei der wichtigsten Wirkungen der Päonienwurzel: sie stillt Blutungen und lindert krampfartige Schmerzen. Von diesen Wirkungen kann man auch ableiten, dass es sich bei der in dieser Legende beschriebenen Art von *Shao yao* um die weiße *(Bai shao)* handeln muss.

In der klassischen Literatur findet man eine verwirrende Vielzahl von mitunter sogar gegensätzlichen Funktionszuschreibungen zu dem Mittel *Shao yao*. Das mag zum Teil daran liegen, dass unterschiedliche Pfingstrosenarten benutzt worden waren oder auch daran, dass die Pfingstrosenwurzel unterschiedlich aufbereitet oder in unterschiedlichen Kombinationen verwendet wurde. Die verschiedenen Aufbereitungsarten verändern die arzneiliche Wirkung von *Shao yao* ganz entscheidend – und zwischen den beiden Arten, also der roten und der weißen Päonie, gibt es auch erhebliche Unterschiede. Diese Unterschiede sollen im Folgenden so übersichtlich wie möglich dargestellt werden.

[52] Wang Huanhua et al., Band 2, S. 20 f.; http://www.epochtimes.com/b5/3/1/19/c10004.htm

Der Unterschied zwischen *Bai shao* und *Chi shao*

Im Folgenden werden die Unterschiede zwischen diesen beiden Drogen anhand von klassischen Kommentaren hergeleitet. Tao Hongjing, der diese beiden Drogen als Erster differenziert hatte, sagte: *„Die rote [Päonienwurzel] … steht der schmerzstillenden Wirkung von Angelica sinensis (Dang gui) in nichts nach.“* Cheng Wuji, ein großer Kenner des Werkes von Zhang Zhongjing und erster Kommentator der *Abhandlung über Kälte-Schädigung*, sagte: *„Bai [shao] supplementiert und Chi [shao] drainiert.“* Damit hat Cheng Wuji im 12. Jahrhundert bereits die bis heute gültige Unterscheidung von *Bai shao* und *Chi shao* formuliert. Spätere Autoren behielten diese Einschätzung bei und ergänzten sie noch feinsinnig. Zhang Yuansu sagte: *„Bai [shao] supplementiert und Chi [shao] zerstreut. [Sie] drainieren die Leber und supplementieren Milz und Magen. … Bai shao tritt in die Milz-Leitbahn ein und ist das Mittel der Wahl bei Durchfall. Durchfall ist immer eine Taiyin-Erkrankung – deswegen darf [Bai shao] dabei nicht fehlen. Zusammen mit der in Honig gebratenen Süßholzwurzel (Zhi gan cao) als Assistenten stillt es Bauchschmerzen. Im Sommer kann man ein wenig Scutellariawurzel (Huang qin) hinzugeben und bei Kälteaversion gibt man Zimtzweige (Gui zhi) hinzu – das ist das wunderbare Rezeptieren von [Zhang] Zhongjing.“* Sein Schüler Li Dongyuan meinte: *„Bai [shao] trägt die Farbe des Westens, daher supplementiert es. Chi [shao] trägt die Farbe des Südens, daher drainiert es.“* Schließlich fasste Li Shizhen alles zusammen und schrieb: *„Die weiße oder rote Farbe der Wurzel richtet sich nach der weißen oder roten Farbe der Blüten. Dies macht den Unterschied [zwischen beiden Arten] aus. … Bai shao yao kräftigt die Milz und vermag von der Mitte aus das Holz zu drainieren. Chi shao yao zerstreut Pathogene und vermag Stagnationen im Blut zu bewegen. … [Bei Frauen] nach der Geburt besteht eine Leber-Blut-Leere – [dann darf man also] nicht noch mehr drainieren. Daher ist [es in diesen Fällen] kontraindiziert.“*[53]

[53] alle Zitate in diesem Absatz nach Li Shizhen, S. 518

In diesen und anderen klassischen Zitaten findet man die beiden Drogen also oft als Yin-Yang-Paar mit gegensätzlichen Wirkungen gegenübergestellt. Doch gibt es bei allen Unterschieden auch Gemeinsamkeiten. Die wichtigsten Eigenschaften findet der Leser in Gegenüberstellung in der folgenden Tabelle (➤ Tab. 15.1):

Tab. 15.1 Unterschiede und Gemeinsamkeiten von *Bai shao* und *Chi shao*

Paeoniae Radix alba *(Bai shao)*	**Paeoniae Radix rubra** *(Chi shao)*
weiße Blüten und weiße Wurzeln	rote Blüten und rote Wurzeln
supplementiert das Blut	zerstreut Blut-Stase
supplementiert die Erde und drainiert das Holz	klärt Hitze und kühlt das Blut; wirkt klärend und ableitend
schmerzstillend	schmerzstillend
adstringierend und zurückhaltend	austreibend und zerstreuend

Die moderne pharmakologische Forschung in China hat ebenfalls sowohl unterschiedliche als auch gemeinsame Wirkungen der beiden Drogen herausgefunden, welche die klassischen Angaben zu bestätigen scheinen. Für beide Drogen hat man fiebersenkende, beruhigende, schmerzlindernde, krampflösende und gefäßerweiternde Wirkungen bestimmen können. *Chi shao* hat darüber hinaus eine deutlich bakteriostatische Wirkung und vermag auch Grippeviren zu hemmen. Dies bestätigt also den Hitze klärenden Effekt von *Chi shao*. Für *Bai shao* hat man insbesondere herausgefunden, dass es die Herzkranzgefäße erweitert, Spasmen der glatten Muskulatur löst, die Sekretion der Magensäure hemmt, den Blutdruck senkt, Schmerzen stillt, beruhigt, die Harnausscheidung fördert und dem Schwitzen entgegenwirkt.[54]

Im Folgenden sollen beide Päonienwurzeln einzeln porträtiert werden.

[54] Zhu Shifeng, Band 2 S. 148 f.

15.4.1 *Bái Sháo* 白芍 Paeoniae Radix alba

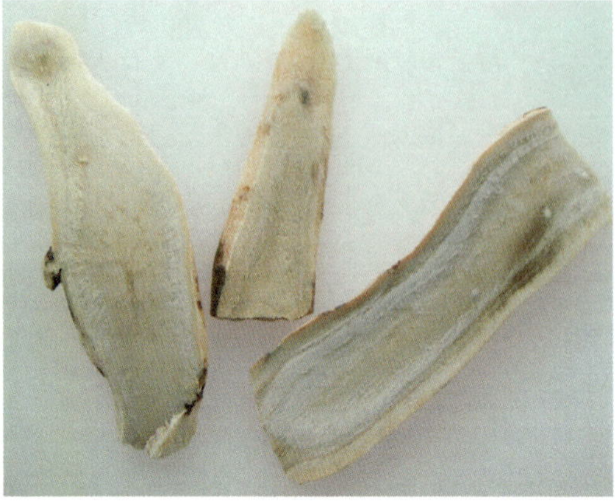

Abb. 15.4a *Bái Sháo* 白芍 Paeoniae Radix alba*

- Pharmazeutische Bezeichnung: Paeoniae Radix alba
- Botanischer Name: Paeonia lactiflora
- Familie: Ranunculaceae (Hahnenfußgewächse)
- Deutsche Namen: Weiße Pfingstrosenwurzel, Weiße Päonienwurzel
- Deutsche Übersetzung des chinesischen Namens: „Weiße Päonie"
- Beinamen: *Bái sháo yào* 白芍藥 („Weiße Päonie"), *Jīn sháo yào* 金芍藥 („Goldene Päonie")

Namen und Signaturen

Das „weiß" *(bai)* im Namen von *Bai shao* ist vor allem im Gegensatz zum Rot der roten Päonienwurzel zu sehen. Dieses Weiß ist allerdings kein strahlendes Weiß, sondern besitzt, zumindest bei der getrockneten Droge, einen gelblichen Einschlag, daher vermutlich auch der Beiname *Jin shao yao* („Goldene Päonie"), wobei hier „golden" als goldgelb zu verstehen ist.

Seine weiße Farbe und sein adstringierender Geschmack machen es zu einer Metall-Droge. Damit ist allerdings nicht gemeint, dass *Bai shao* vorwiegend Lungen-Erkrankungen behandelt. Doch es führt das Mandat des Herbstes aus, es sammelt und zieht zusammen. Durch die damit verbundene Stärkung des Metalls kann das ungestüme Holz über den Kontrollzyklus im Zaume gehalten werden, was wiederum die Mitte-Erde entspannt. So wirkt es supplementierend in der Taiyin-Lunge-Milz-Sphäre und gleichzeitig drainierend in der Holz-Leber-Sphäre. Diesen Mechanismus hat auch Wang Ang in *Die Quintessenz der Materia Medica* beschrieben: „*Bai shao yao ... beruhigt Milz und Lunge und festigt die Poren. Die Lunge regiert Haut und Körperbehaarung, die Milz regiert Muskeln und Fleisch. Wenn Leber-Holz nicht die Erde übermäßig kontrolliert, dann ist die Milz beruhigt. Ist die Milz in Fülle, kann sie Metall hervorbringen. Dann ist das Metall beruhigt. Sind Milz und Lunge beruhigt, dann sind die Poren gefestigt.*“[55]

Eigenschaften und Anwendungsgebiete

Bai shao besitzt ein außerordentlich komplexes Wirkspektrum und ist nicht leicht mit ein paar Worten zu beschreiben. Mehr als bei den meisten anderen Arzneimitteln ist seine Wirkung von seiner Aufbereitung und seiner Kombination mit anderen Drogen abhängig und variiert dabei erheblich. Daher werden zuerst die Arten der Aufbereitung und typische Kombinationen diskutiert, bevor die ureigenen Eigenschaften und Wirkungen beschrieben werden.

Die Aufbereitung von *Bai shao*

Li Shizhen schrieb über *Shao yao*: „*Größtenteils benutzen die Leute die unbehandelte Droge. Um ihre kalte Wirkung zu vermeiden, benutzt man die in Wein gebratene Droge. Wenn man Frauenleiden auf der Blut-Ebene behandelt, sollte man sie in Essig anbraten.*“

Und Zhu Danxi sagte: „*Shao yao drainiert Milz-Feuer. Es ist von kalter Natur und von saurem Geschmack. Im Winter muss man es in Wein anbraten. [Auch] bei der Behandlung von Bauchschmerzen sollte man es in Wein anbraten. Doch es eignet sich nur für Patienten mit Bauchschmerzen aufgrund von Blut-Leere. Wegen seiner sauer-kalten und adstringierenden Natur besitzt es keine warm-zerstreuenden Eigenschaften. Behandelt man Durchfall mit Bauchschmerzen, muss man die angebratene Droge benutzen. Bei Tenesmen kann man es auch benutzen, ohne es vorher anzubraten. Nach der Geburt sollte man es nicht anwenden, da seine saure Kälte das Hervorbringen und Sich-Ausbreiten stört.*“[56]

Die folgende Tabelle gibt einen Überblick über die verschiedenen Aufbereitungsarten von *Bai shao* und deren Wirkungen (➤ Tab. 15.2):

Tab. 15.2 Die Aufbereitungsarten von *Bai shao*

Aufbereitungsart	Wirkung
in Reisessig anbraten (*Cu chao bai shao* oder *Cu bai shao* oder *Cu shao*) 醋炒白芍 / 醋白芍 / 醋芍	• wirkt insbesondere auf der Blut-Ebene und behandelt Frauenleiden • wirkt stärker die Leber adstringierend, schmerzstillend, Blut nährend und blutstillend
in Wein gebraten (*Jiu chao bai shao* oder *Jiu chao bai shao* oder *Jiu shao*) 酒炒白芍 / 酒白芍 / 酒芍	• mildert die kalte Natur von *Bai shao* ab und harmonisiert die Mitte; wirkt stärker blutbelebend • besonders empfehlenswert im Winter • behandelt Bauchschmerzen
trocken angebraten, d.h. geröstet (*Chao bai shao* oder *Zhi bai shao*) 炒白芍 / 炙白芍	• behandelt Durchfall mit Bauchschmerzen
angebrannt bzw. verkohlt (*Jiao bai shao* oder *Jiao shao* oder *Bai shao tan*) 焦白芍 / 焦芍 / 白芍炭	• wirkt besonders stark adstringierend und blutstillend

Bai shao in verschiedenen Kombinationen

Li Shizhen schrieb: „*Zusammen mit Atractylodes macrocephalus (Bai zhu) supplementiert [Shao yao] die Milz. Zusammen mit Chuanxiong (Chuan xiong) drainiert es die Leber. Zusammen mit Ginseng (Ren shen) supplementiert es das Qi. Zusammen mit Angelica sinensis (Dang gui) supplementiert es das Blut. In Wein angebraten (jiu chao) supplementiert es das Yin. Zusammen mit Glycyrrhiza (Gan cao) stillt es Bauchschmerzen. Zusammen mit Coptis (Huang lian) stillt es Durchfall und Dysenterie. ... Zusammen mit Ingwer (Sheng jiang) und Jujuben (Da zao) wärmt es die Leitbahnen und zerstreut Feuchtigkeit.*“[57]

[55] Wang Ang, Rolle 1, S. 39
[56] beide Zitate in diesem Abschnitt nach Li Shizhen, S. 518
[57] Li Shizhen, S. 518

Die folgende Tabelle gibt einen Überblick über typische Kombinationen von *Bai shao* und deren Wirkungen (➤ Tab. 15.3):

Tab. 15.3 Typische Kombinationen von *Bai shao*

Kombination	Wirkung	Beispielrezepturen
+ Atractylodis macrocephalae Rhizoma *(Bai zhu)*	Milz supplementierend und Leber beruhigend	*Xiao Yao San, Tong Xie Yao Fang*
+ Chuanxiong Rhizoma *(Chuan xiong)*	Leber-Qi und -Blut regulierend	*Si Wu Tang*
+ Angelicae sinensis Radix *(Dang gui)*	Blut supplementierend	*Si Wu Tang*
+ Ginseng Radix *(Ren shen)*	Qi und Blut supplementierend	*Ba Zhen Tang*
+ Glycyrrhizae Radix *(Gan cao)*	Bauchschmerzen lindernd, Krämpfe lösend, die Leber erweichend	*Shao Yao Gan Cao Tang*
+ Coptidis Rhizoma *(Huang lian)*	Durchfall und Dysenterie behandelnd	*Shao Yao Tang*
+ Cinnamomi Ramulus *(Gui zhi)*	Ying- und Wei-Qi regulierend, Oberflächen-Leere-Syndrom mit Schweißaustritt und Kälteaversion behandelnd	*Gui Zhi Tang*

„+" steht für „plus", d.h., die genannte Droge wird mit *Bai shao* kombiniert.

Nun sind schon sehr viele Funktionszuschreibungen für *Bai shao* erwähnt worden. Diese beziehen sich jedoch häufig auf die Wirkungen, die es in bestimmten Kombinationen hat. Doch was ist sein eigentliches Wesen, was sind seine ursprünglichen Eigenschaften? Diese Frage ist bei diesem Kraut besonders schwer zu beantworten, da es in klassischen Texten so viele, oft widersprüchliche Angaben darüber gibt und ihm oft auch Eigenschaften zugeschrieben werden, die es lediglich in bestimmten Kombinationen besitzt.

In der *Enzyklopädie der Materia Medica* von Li Shizhen wird die Päonienwurzel als bitter und neutral bezeichnet, wobei nicht deutlich zum Ausdruck kommt, ob er die weiße oder rote Wurzel meint. Tao Hongjing nennt *Bai shao* sauer und leicht kalt; er spricht ihm auch eine geringe Toxizität zu. Li Dongyuan bezeichnet *Bai shao* ebenfalls als sauer und nennt es auch geringfügig toxisch. Er nennt es kalt. Nach Li Donyuans Ansicht ist es eine Yin-Droge, die sowohl aufsteigen als auch absteigen kann. Auch viele andere Autoren betonen den sauren Geschmack.[58]

Bai shao besitzt durchaus eine leicht bittere Komponente, die auch für ihre leicht kalte Natur mitverantwortlich ist. Im Vordergrund steht jedoch der saure, leicht adstringierende Geschmack mit einer leicht süßen, nährenden Grundnote. Die Implikationen der weißen Farbe und des adstringierenden Geschmacks sind bei der Diskussion der Signaturen bereits beschrieben worden. Diese führen seine Wirkung primär in die Lunge und sekundär in Leber und Milz. Durch seinen mild sauren Geschmack geht *Bai shao* aber auch direkt in die Leber.

Eine durch emotionale Einflüsse eingeengte, gestaute Leber verhärtet sich, wie man in der chinesischen Medizin sagt, und ihr Qi attackiert dann oft horizontal die Mitte, anstatt sich gleichmäßig und harmonisch in alle Richtungen auszubreiten. *Bai shao* kann durch seine saure Yin-Qualität die Leber wieder erweichen, wodurch auch die Mitte wieder entspannt wird. Auf welche Weise die Leber genau drainiert wird, beschreibt Wang Ang in bestechender Weise: *„Bai shao yao … drainiert Leber-Feuer. Der saure Geschmack adstringiert die Leber. Die Leber drainiert man mittels Adstringieren. Bei der Leber kommt das Zerstreuen dem Supplementieren gleich."*[59]

Zusammenfassung

Fassen wir also die wichtigsten Wirkungen von *Bai shao* zusammen: Es wirkt zusammenziehend, wobei es Blut und Yin supplementiert. Es supplementiert insbesondere das Blut und Yin von Leber und Milz. Es erweicht die Leber, lindert Schmerzen, löst Krämpfe, stillt Blutungen, übermäßiges Schwitzen und Durchfall. Es wirkt dem Aufsteigen des Leber-Yang entgegen.

[58] Li Shizhen, S. 518; Hu Xiqin, S. 132
[59] Wang Ang, Rolle 1, S. 39

Seine schmerzstillende Wirkung bezieht sich einerseits auf Schmerzen im Bauchraum, welche die moderne Medizin als Spasmen des Magen-Darm-Traktes bezeichnen würde. In diesem Sinne kann es z.B. in der Rezeptur *Tong Xie Yao Fang* beim Reizdarmsyndrom mit krampfartigen Bauchschmerzen und Durchfall angewandt werden. Andererseits bezieht sich seine schmerzstillende und krampflösende Wirkung auf Unterleibsschmerzen und Menstruationsstörungen. Es behandelt hauptsächlich unregelmäßige Menstruation, Menorrhagie oder tröpfelnde Blutungen in Verbindung mit Blässe, Schwindel oder Herzklopfen aufgrund von Leber-Blut-Mangel. Dafür kann es in der Rezeptur *Si Wu Tang* benutzt werden. Außerdem behandelt es in der Rezeptur *Xiao Yao San* Schmerzen in den Flanken und unter den Rippenbögen, Krämpfe oder Schmerzen im Epigastrium und Abdomen oder Schwindel aufgrund von Leber-Qi-Stauung.

Kontraindikationen

Wegen seiner leicht kalten Natur sollen Patienten mit Durchfällen oder weichen Stühlen aufgrund einer Milz- und Magen-Schwäche und Patienten mit Yang-Mangel *Bai shao* nicht oder nur sehr vorsichtig in entsprechenden Kombinationen einnehmen.

15.4.2 *Chì Sháo* 赤芍 Paeoniae Radix rubra

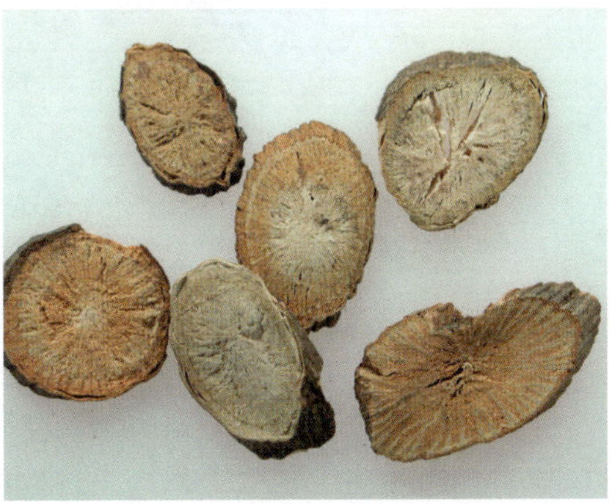

Abb. 15.4b *Chì Sháo* 赤芍 Paeoniae Radix rubra*

- Pharmazeutische Bezeichnung: Paeoniae Radix rubra
- Botanische Namen: Paeoniae veichii, P. lactiflora, P. obovata
- Familie: Ranunculaceae (Hahnenfußgewächse)
- Deutsche Namen: Rote Pfingstrosenwurzel, Rote Päonienwurzel
- Deutsche Übersetzung des chinesischen Namens: „Rote Päonie“
- Beinamen: *Chì sháo yào* 赤芍藥 („Rote Päonie“), *Mù sháo yào* 木芍藥 („Holzige Päonie“)

Namen und Signaturen

Das namensgebende Rot der Wurzel und der Blüten dieser Pflanze weist eindeutig auf den Bezug zum Blut und zum Blut-Organ Leber hin.

Eigenschaften und Anwendungsgebiete

Die Angaben zum Geschmack von *Chi shao* gehen selbst in der zeitgenössischen Fachliteratur weit auseinander. Es wird entweder als sauer und bitter beschrieben oder nur als bitter oder als scharf und bitter. Zumindest stimmen alle Quellen in der Angabe der Natur von *Chi shao* überein; es ist leicht kalt. Der von Jiao Shude postulierte scharfe Geschmack scheint eher ein funktionelles Kriterium zu beschreiben als den realen Geschmack, denn *Chi shao* zerstreut Blut-Stase und bricht Blut-Akkumulationen auf. Dies ist eine Funktion, die im Allgemeinen nur scharfe Arzneimittel besitzen. Aufgrund seines bitteren Geschmacks und seiner leicht kalten Natur kühlt es das Blut und drainiert Leber-Feuer. Der unterschwellige saure Geschmack führt *Chi shao* in die Leber.

Anders als *Bai shao* wirkt *Chi shao* nicht Blut supplementierend, sondern Blut-Stase zerstreuend. Beide Drogen werden häufig bei Menstruationsproblemen angewendet. Doch während *Bai shao* durch seine zurückhaltende Wirkung vorwiegend Menstruationsstörungen aufgrund von Blut-Mangel behandelt, verwendet man *Chi shao* bei Dysmenorrhoe, Amenorrhoe und Unterleibsschmerzen durch Tumoren, insbesondere Myome, aufgrund von Blut-Stase. Über diese Anwendung im gynäkologischen Bereich hinaus wird *Chi shao* auch bei Blut-Stase mit Schwellungen, Blutergüssen und Schmerzen infolge traumatischer Verletzungen angewandt. Aufgrund seiner blutkühlenden Wirkung findet es auch Verwendung in der Dermatologie. Dort behandelt es neben Furunkeln, Karbunkeln und Abszessen in entsprechenden Kombinationen auch verschiedene Arten von Ekzemen, Verbrennungen oder Verbrühungen.

Kontraindikationen

Chi shao sollte nur in Fällen von Blut-Stase oder Blut-Hitze, nicht aber bei Blut-Mangel angewendet werden. Bei komplexen Mischbildern von Blut-Stase und Blut-Mangel muss man es vorsichtig in entsprechenden Kombinationen benutzen.

15.5 *Lí* 梨 Pyri Fructus, *Lí Pí* 梨皮 Pyri Pericarpium

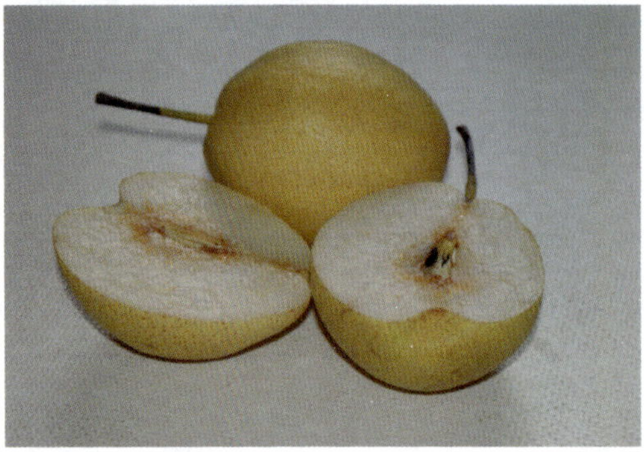

Abb. 15.5 *Lí* 梨 Pyri Fructus, *Lí Pí* 梨皮 Pyri Pericarpium

- Pharmazeutische Bezeichnung: Pyri Fructus (Birne) bzw. Pyri Pericarpium (Birnenschale)
- Botanische Namen: Pyrus bretschneideri, P. pyrifolia, P. ussuriensis
- Familie: Rosaceae (Rosengewächse)
- Deutsche Namen: Birne bzw. Birnenschale
- Deutsche Übersetzung des chinesischen Namens: „Birne" bzw. „Birnenhaut"
- Beinamen: *Kuài guǒ* 快果 („Erquickende Frucht"), *Guǒ zōng* 果宗 („Urahn der Früchte"), *Yù rǔ* 玉乳 („Jadebrust"), *Mì fù* 蜜父 („Honig-Vater"), *Lí shí* 梨實 („Birnenfrucht")

Namen und Signaturen

Li 梨 ist ein Eigenname, den man praktisch nur als Birne übersetzen kann. Doch wenn man das Schriftzeichen *li* 梨 analysiert, entdeckt man die beiden Teile *li* 利 (Nutzen, nützlich) und *mu* 木 (Holz, Baum). Daher könnte man *li* 梨 auch als „nützliche Baumfrucht" verstehen. Doch im Kontext der chinesischen Medizin besitzt *li* 利 oft die Bedeutung von „fördern", im Sinne von Fördern von Ausscheidungsprozessen. So redet man beispielsweise von *li niao* 利尿 (die Harnausscheidung fördern), von li dan 利膽 (den Gallenfluss fördern) oder von *li chang* 利腸 (den Stuhlgang fördern). In diesem Sinne hatte Zhu Danxi den chinesischen Namen der Birne verstanden und wie folgt erklärt: *„Li 梨 (Birne) steht für li 利 (fördern). Damit ist seine nach unten gerichtete, abführende Natur gemeint."*[60] Die nach unten gerichtete Wirkung der Birne beschrieb auch Tao Hongjing: *„Es gibt viele Arten von Birnen, wobei alle kalt und abführend sind. Wenn man zu viel davon isst, schadet dies dem Menschen. Die gewöhnlichen Leute nennen sie „erquickende Frucht" (Kuai guo) und wenden sie nicht medizinisch an [sondern essen sie wegen ihrer erfrischenden Wirkung]."*[61]

Zu den Signaturen der Birne lässt sich sagen, dass ihr weißes Fruchtfleisch wie auch die strahlend-weißen Blüten den Bezug zur Wandlungsphase Metall mit seinen beiden Organen Lunge und Dickdarm herstellen. Der leicht adstringierende Geschmack der Birnenschale entspricht ebenfalls der zusammenziehenden Natur der Metallphase. Der süße Geschmack führt die Wirkung der Birne auch in die Leitbahnen von Milz und Magen. Die Schale der in China verbreiteten Birnen ist im Übrigen auch nicht glatt und grün bis gelb wie in unseren Breiten, sondern etwas rau und sandfarben. Davon lässt sich ein weiterer Bezug zur Erdphase ableiten.

Eigenschaften und Anwendungsgebiete

Die Birne ist von kalter Natur und süßem, leicht säuerlichem Geschmack. Sie tritt in die Leitbahnen von Lunge, Dickdarm, Magen, Milz und Herz ein.

[60] Li Shizhen, S. 1034
[61] Li Shizhen, S. 1034; Tao Hongjing: Ming Yi Bie Lu, S. 309

Den leicht adstringierenden Geschmack der Haut, der zugegebenermaßen von Art zu Art schwankt und bei manchen Arten kaum ausgeprägt ist, erwähnen die chinesischen Quellen nicht. Diese mild adstringierende Komponente spielt jedoch eine nicht zu unterschätzende Rolle bei der Behandlung des Hustens, da somit das durch den Husten geschwächte Lungen-Qi zurückgehalten wird, sich regenerieren kann.

Li Shizhen kritisierte den oben zitierten, etwas herabwürdigenden Kommentar von Tao Hongjing, dass Birnen nur als Erfrischungsmittel dienten und nicht als Arzneimittel taugten. Li selbst hielt die Birne für ein sehr potentes Arzneimittel, das sowohl drainierende als auch supplementierende Eigenschaften besitzt. Er schrieb ihr folgende Eigenschaften zu:

„Die Birne (Li shi) ... behandelt Wind-Hitze, befeuchtet die Lunge, kühlt das Herz, löst Schleim auf, führt Feuer herab und löst Toxine heraus. ... Der Nutzen der Birne ist wahrlich nicht gering, nur sollte man nicht zu viel davon essen."[62]

Die Behandlung von Husten und Lungen-Hitze

Es ist bekannt, dass Birnen ein gutes Hustenmittel sind. In der *Materia Medica der Tang-Dynastie* heißt es: „[Die Birne] behandelt Hitze-Husten und stillt Durst."[63] Auch Li Shizhen hatte angemerkt, dass Birnen die Lunge befeuchten, Schleim auflösen und Feuer herabführen. Wie auch die folgende Legende veranschaulicht, vermag die Birne Lungenerkrankungen aufgrund von Hitze oder Trockenheit zu behandeln.

„Im alten China lebte einst ein überaus geiziger Bauer, der viele Kinder hatte. Eines Tages erkrankte einer seiner Söhne an einer schweren Lungenerkrankung. Diese Krankheit war so schwer, dass auch der Arzt keinen Rat wusste. Es sah so aus, als ob der Junge nur noch auf seinen Tod zu warten hätte. Doch sein geiziger Vater sprach zu ihm: „Glaub nur nicht, dass du dich auf deinem Krankenbett ausruhen könntest und umsonst zu essen bekommst. Wenn du schon nicht hart arbeiten kannst, so kannst du dich zumindest um den Birnengarten kümmern." In jenem Jahr wehten besonders kräftige Herbstwinde über das Land und in einer Nacht wurden viele noch unreife Birnen vom Baum geweht. Darüber ärgerte sich der geizige Bauer, da er die unreifen Birnen nicht gut verkaufen konnte. Daher beschloss er, dass seine gesamte Familie nun gekochte Birnen anstelle von Reis essen solle, so dass er Reis aufsparen und diesen verkaufen könnte. So blieb also auch seinem lungenkranken Sohn nichts weiter übrig, als tagein, tagaus nur Birnen zu essen. So verging einige Zeit. Dann ereignete es sich, dass der zuvor konsultierte Arzt draußen dem kranken Jungen begegnete. Der Arzt wunderte sich: „Nanu, du siehst ja schon wieder ganz gut aus! Lass mich mal deinen Puls fühlen. ... Ja, deine Krankheit hat sich in der Tat erheblich gebessert! Was für Arzneimittel hast du denn genommen?" Der Junge erwiderte: „Belieben Sie zu scherzen? Mein Vater würde mir doch nie im Leben Arzneien kaufen. Stattdessen hat er mir nur tagtäglich Birnen anstatt Reis zu essen gegeben." – „Ach so?", wunderte sich der Arzt. „Na vielleicht haben dir die Birnen ja geholfen, wieder gesund zu werden? Iss doch einfach weiter Birnen. Es scheint dir gutzutun." Am Tag darauf kam der Arzt zum Bauern und kaufte eine große Kiepe voll Birnen, die er dann anderen Patienten gab, welche auch an schweren Lungenerkrankungen litten. Nach etwa einem Monat war bei all diesen Patienten eine beträchtliche Besserung ihrer lebensbedrohlichen Lungenleiden eingetreten. Da man Birnen nicht lange aufbewahren kann, verfiel der Arzt auf die Methode, Birnen zu Sirup einzukochen, wodurch man ein haltbares Konzentrat der Birnen hat, das die Patienten auch langfristig anwenden können. Und nachdem die Patienten ein halbes Jahr diesen Sirup eingenommen hatten, waren sie alle von ihren Krankheiten geheilt, die der Arzt zuvor als unheilbar eingeschätzt hatte. Seitdem weiß man, dass Birnen gegen Lungenerkrankungen helfen."[64]

In der heutigen klinischen Praxis werden Birnen relativ selten angewendet, doch in der chinesischen

[62] Li Shizhen, S. 1034 f.

[63] Li Shizhen, S. 1034

[64] Hung I-nang, S. 52 ff.

Volksheilkunde weiß man um die Wirksamkeit der Birnen bei Husten und Lungenentzündungen. Als Arzneidroge werden in Apotheken heutzutage nicht die ganzen Birnen vertrieben, sondern die getrocknete Schale *(li pi)*, Pericarpium Pyri oder auch Exocarpium Pyri genannt. Dabei wird allerdings nicht nur die hauchdünne Schale an sich abgeschält und getrocknet, sondern diese zusammen mit einem Anteil des Fruchtfleisches. Wenn man gerade frische Birnen zur Verfügung hat, kann man das frische Fruchtfleisch samt Schale abkochen und das Dekokt trinken. Dazu möchte ich einen persönlichen Erfahrungsbericht einbringen: Mein seinerzeit 4-jähriger Sohn erkrankte aufgrund von Herbst-Trockenheit an einem trockenen, bellenden Husten, der sich nachts verschlimmerte. Er verweigerte das Trinken von Kräutertees oder kräftigen Dekokten chinesischer Kräuter. Die allgemein erhältlichen Hustensäfte mit einer hohen Konzentration an Zucker oder Süßstoffen und einer vergleichsweise geringen Konzentration an Wirkstoffen führten zu keiner Besserung. Der Husten hielt bereits drei Wochen an, als ich bei einem Spaziergang an einem wildwachsenden Birnbaum vorbeikam. Die wilden Birnen waren klein und nicht besonders süß; stattdessen überwog der leicht adstringierende Geschmack der Schale. Das Fruchtfleisch war körnig. Nach Entfernung der Stiele und Kerngehäuse kochte ich die Birnen ab. Diese leicht süße Birnensuppe schmeckte meinem Sohn zu meiner großen Erleichterung gut. In der Nacht danach hustete er deutlich weniger. Nach ein paar Tagen der Einnahme dieser Birnensuppe war der hartnäckige Husten ausgeheilt.

Jede Jahreszeit hat ihre spezifischen Erkrankungen, aber auch ihre natürlichen Mittel dagegen. Aufgrund der befeuchtenden Wirkung der Birnen oder Birnenschalen eignen sie sich besonders zur Behandlung von trockenem Husten aufgrund von Hitze und Trockenheit der Lunge.

Die Behandlung von Unruhe und Durst aufgrund von Herz-Hitze

Die Birne klärt Herz-Hitze und befeuchtet den durch Hitze und Trockenheit ausgedörrten Hals. Daher wird sie bei innerer Unruhe oder bei psychischen Erkrankungen aufgrund von Herz-Hitze angewendet. Ri Huazi schrieb: „*Die Birne … beruhigt Gereiztheit, Atemnot, Keuchen und Hitze-Manie.*“[65] In der *Enzyklopädie der Materia Medica* berichtet Li Shizhen von einem Kaiser der Tang-Dynastie, der einst durch Birnen von quälender innerer Unruhe und Durst geheilt worden ist: „*Es gibt auch noch eine Art von Birnen mit rosaroten Blüten. Diese Birnen vermögen Gereiztheit, Unruhe und Durst [aufgrund von Herz-Hitze] zu beseitigen. Einst erkrankte der Kaiser Tang Wuzong*[66] *an diesem Leiden. Die verschiedensten Arzneimittel blieben bei ihm wirkungslos. Später gab ein daoistischer Meister Namens Xing vom Qingcheng-Berg dem Kaiser frisch gepressten Birnensaft von den Rosarote-Blüten-Birnen zu trinken. Daraufhin genas der Kaiser vollständig. Danach schickte der Kaiser Leute aus, um Birnbäume dieser Art zu suchen, doch konnten sie keine finden. Doch dann entdeckten sie auf dem Chang-Berg einen einzigen Baum. Den brachten sie in die Kaiserstadt und pflanzten ihn dort an. So konnte Tang Wuzong noch mehr dieser wohltuenden Früchte essen. Diese waren sehr effektiv darin, extreme Hitze und Unruhe des Herzens zu beseitigen. Nach vielen Jahren vertrocknete dieser Baum schließlich und starb ab. Leider hatte man ihn nicht weiter kultiviert. Daher kann die Nachwelt nun nicht mehr von diesen Früchten essen.*“[67]

Interessant an dieser Anekdote ist die Verwendung der Birnen von rötlich blühenden Bäumen. Im Sinne der Signaturenlehre deutet die rötliche Farbe auf einen Herz-Tropismus hin. Zur Beruhigung des Geistes bevorzugte man hier also Birnen von rötlich blühenden Bäumen, während die von weiß blühenden Bäumen vornehmlich in die Lungen-Leitbahn eintreten.

Die Hitze abführende und entgiftende Wirkung der Birne

Li Shizhen schrieb auch, dass die Birne Toxine herauslöst, insbesondere Abszess-Toxine und Alkohol-Toxine. In der *Enzyklopädie der Materia Medica* führt er auch eine Geschichte an, die beschreibt, wie ein Mann, der an einer schweren Erkrankung auf-

[65] Li Shizhen, S. 1034
[66] Kaiser Tang Wuzong lebte von 814 bis 846.
[67] Yu Xiaoping et al., S. 913

grund von Hitze-Toxinen litt, durch Birnen geheilt worden ist:

„Ein Gelehrter fühlte sich unwohl; er verspürte Unruhe und Beengung in der Herzgegend, war missmutig und insgesamt weniger kraftvoll als normalerweise. Deswegen suchte er den berühmten Arzt Yang Jilao auf. Nachdem Yang Jilao ihn untersucht hatte, sprach er: „Sie leiden an einer schweren Hitze-Erkrankung, die mit der Zeit Qi und Blut verbraucht. Nach drei Jahren werden Sie Karbunkel und Abszesse bekommen und daran sterben." Niedergeschlagen verließ er Yang Jilao. Doch später hörte er von einem daoistischen Meister auf dem Mao-Berg, der berühmt war für seine Heilkunst und dabei trotzdem sehr demütig war. Er zog sich Sachen an, die für Diener üblich waren, und suchte so diesen daoistischen Meister auf in der Hoffnung, bei ihm arbeiten zu dürfen. Der Meister nahm ihn sofort als Schüler auf. Nach langer Zeit enthüllte der Gelehrte dem Meister seine wahre Identität und seinen ursprünglichen Wunsch nach Heilung. Nachdem der Meister ihn untersucht hatte, lachte er und sprach: „Du kannst jetzt wieder zurückgehen. Du musst nur jeden Tag eine Birne essen. Wenn die frischen Birnen vom Markt verschwunden sind, dann nimm getrocknete, gieße sie mit heißem Wasser auf, iss die im Wasser aufgequollenen Stückchen und trink den Saft. So wird deine Krankheit mit Sicherheit geheilt werden und du wirst wieder zu Kräften kommen. Der Gelehrte tat, wie ihn der Meister geheißen hatte. Nach einem Jahr traf er dann wieder den Arzt Yang Jilao. Als dieser den kräftigen Mann mit gesund wirkender elastischer Haut sah, fühlte er seinen Puls. Dieser war gleichmäßig rhythmisch, kraftvoll und ganz harmonisch. Erstaunt sagte er: „Sie müssen einem außergewöhnlichen Menschen begegnet sein. Kein normaler Mensch kann solch eine Krankheit behandeln." Der Gelehrte erzählte Yang Jilao, was sich zugetragen hatte. Daraufhin zog sich Yang Jilao ein Gewand für besondere Anlässe an und stattete dem daoistischen Meister einen Besuch zur Ehrerbietung ab."[68]

Wie man an diesem Beispiel sieht, können mitunter schwere Erkrankungen mit einfachen Mitteln erfolgreich behandelt werden. Man muss sie nur anzuwenden wissen. Li Shizhen kommentiert diese Geschichte mit den Worten: *„Hieran kann man sehen, dass die beschriebenen Wirkungen der Birne mit meinen eigenen beiläufigen Beobachtungen übereinstimmen. Kann man also wirklich behaupten, dass die Birne nur über ein sehr geringes supplementierendes Potenzial verfügt?"*[69]

Einen anderen Fall der diätetischen Anwendung von Birnen beschrieb der berühmte Arzt der Qing-Dynastie Fei Boxiong. Dabei war ein reicher Mann aufgrund des übermäßigen Genusses von Ginseng reversibel erblindet. Fei Boxiong wies ihn an, täglich frischen Birnensaft zu trinken, um die durch die übermäßige Ginsengeinnahme bedingten Hitze-Toxine auszuleiten. Die vollständige Falldarstellung kann der Leser im Abschnitt über Ginseng nachlesen. Durch das Trinken von Birnensaft wird der Darm befeuchtet und somit der Stuhlgang gefördert. Auf diese Art werden im Körper befindliche Toxine über den Stuhl ausgeleitet.

Oben ist Li Shizhen bereits mit den Worten zitiert worden, dass die Birne Alkohol-Toxine herauszulösen vermag. Kou Zongshi schrieb, dass Birnen am besten geeignet seien, hitzebedingte Unruhe und Gereiztheit, Durst und Trockenheit von Mund und Hals bei Trinkern zu behandeln. Doch er räumt ein, dass dies nur eine symptomatische Behandlung sei, die die Wurzel des Leidens nicht beseitigen könne.[70]

Die Birne – roh oder gekocht

Zu der Frage, wie sich die Wirkung der frischen Birne bzw. des frischen Birnensaftes von der Wirkung der gekochten Birne bzw. des Birnendekokts unterscheidet, schrieb Wang Ang: *„Die rohe Birne klärt Hitze der sechs Durchgangsorgane; die gare [d.h. die gekochte oder gedämpfte] Birne reichert das Yin der fünf Speicherorgane an. Bei Fülle-Feuer sollte man die rohe Birne anwenden, bei Leere-Feuer die gare."*[71]

Die äußerliche Anwendung der Birne

Su Jing schrieb: *„Wenn man Birnenscheiben auf Verbrühungen und Verbrennungen auflegt, lindert dies die Schmerzen und beugt Geschwürbildung vor."*[72]

[68] Li Shizhen, S. 1035; Wang Ang, Rolle 3, S. 7

[69] Li Shizhen, S. 1035; Yu Xiaoping et al., S. 915

[70] Kou Zongshi, S. 138

[71] Wang Ang, Rolle 3, S. 7

[72] Li Shizhen, S. 1034

15

Kontraindikationen

Aufgrund seiner kalten Natur sollte die Birne bei Patienten mit einer Schwäche von Magen und Milz nur sehr vorsichtig angewendet werden. Bei chronischen Durchfällen oder weichen Stühlen und Bauchschmerzen aufgrund von Milz-Schwäche sowie bei Husten aufgrund von Lungen-Kälte ist sie kontraindiziert. Patienten mit Schleim-Mustern sollten Birnen auch strikt meiden.

Li Shizhen schrieb: *„Bei übermäßigem Verzehr wird die Milz durch die Kälte [der Birnen] geschädigt. Man wird davon lethargisch und kraftlos. Patienten mit Stich- und Schnittverletzungen, stillende Frauen und Menschen mit Blut-Mangel sollten sie strikt meiden.“* Ma Zhi schrieb, dass Birnen im Übermaß verzehrt zu Kälte-Dysenterie führen. Und Kou Zongshi meinte schließlich auch, dass ein übermäßiger Verzehr von Birnen leicht die Milz schädige, doch dass Birnen in geringer Menge verzehrt unbedenklich seien.[73]

15.6 *Lái Fú Zǐ* 萊菔子 Raphani Semen

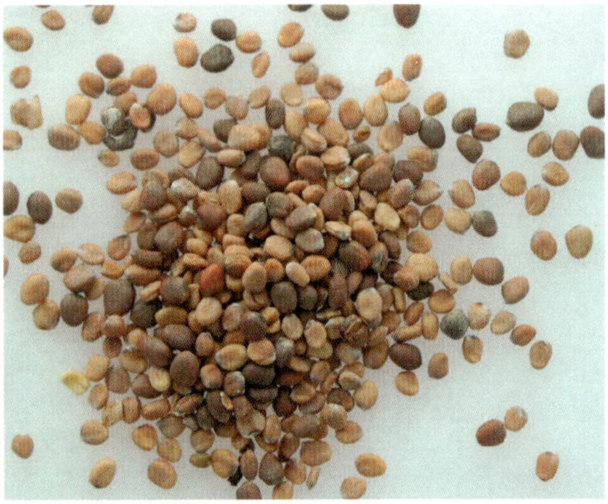

Abb. 15.6 *Lái Fú Zǐ* 萊菔子 Raphani Semen*

- Pharmazeutische Bezeichnung: Raphani Semen
- Botanische Namen: Raphanus sativus
- Familie: Cruciferae = Brassicaceae (Kreuzblütler)
- Deutsche Namen: Rettichsamen
- Deutsche Übersetzung des chinesischen Namens: „Rettichsamen“ (Eigenname)
- Beinamen: *Luó bo zǐ* 蘿蔔子 („Rettichsamen“), *Tǔ sū zǐ* 土酥子 („Erdbuttersamen“)

Namen und Signaturen

Lai fu 萊菔 und *Luo bo* 蘿蔔 sind zwei aus verschiedenen Regionen Chinas stammende Eigennamen des Rettichs, die sich nicht weiter übersetzen lassen. Der Name *Tu su* 土酥 („Erdbutter“) rührt von der weißen, butterartigen Farbe des reifen Rettichs her. In diesem Namen kommt auch die Erdnatur des Rettichs zum Ausdruck. So schrieb Wang Ang, dass Rettich der Erde angehöre, und auch Zhu Danxi meinte noch vor ihm, dass Rettich zur Erde gehöre, aber auch Metall- und Wasser-Eigenschaften habe.[74] Sowohl der Rettich an sich als auch seine Samen besitzen gleichzeitig scharfen und süßen Geschmack. Der süße Geschmack führt die Wirkung in die Erd-Organe Milz und Magen, der scharfe Geschmack und die weiße Farbe des Rettichs führen die Wirkung in Metall-Organe Lunge und Dickdarm.

Eigenschaften und Anwendungsgebiete

Die Rettichsamen sind scharf, süß und neutral; sie treten in die Leitbahnen von Lunge, Milz, Magen und Dickdarm ein. Mittels ihrer Schärfe zerstreuen sie Nahrungsstagnation und wandeln Schleim. Rettichsamen führen das Qi herab, wodurch sie einerseits den Stuhlgang fördern sowie Völlegefühl beseitigen und andererseits das Lungen-Qi herabführen, wodurch Atemnot und Asthma gelindert werden.

[73] Alle Zitate in diesem Absatz nach Yu Xiaoping et al., S. 914

[74] Wang Ang, Rolle 4, S. 15; Li Shizhen, S. 952

Zwei historische Fallgeschichten

Vom Kaiser Guang Xu aus der Qing-Dynastie wird berichtet, dass er einst an einer Schleim-Obstruktion mit Völlegefühl und Bauchschmerzen litt. Leider war der Kaiser ein unverbesserlicher Freund von Tonika. So wies er seine Hofärzte an, ihm ein Tonikum zu verschreiben, um damit seine Beschwerden zu lindern. Die Ärzte respektierten seinen Wunsch und gaben ihm eine supplementierende Rezeptur. Doch wie bei supplementierenden Arzneien kaum anders zu erwarten, verschlimmerten sich seine Beschwerden dadurch nur. Bei der nächsten Abkochung der Kräuter schüttete ein junger, untergeordneter Arzt heimlich eine Handvoll Rettichsamen in den Kochtopf, denn er wusste, dass diese das Qi bewegen, den Magen stärken, Nahrungsstagnation auflösen und Schleim wandeln. Nachdem der Kaiser die erste Schale davon getrunken hatte, verminderten sich seine Beschwerden schon etwas, nach der zweiten Schale fühlte er sich schon deutlich erleichtert, und nach der dritten Schale war er wieder gesund. Doch konnte der Kaiser Guang Xu sich seine Neigung zu übermäßigem Supplementieren und zu Völlerei nicht abgewöhnen. Dies mögen auch Gründe für seinen frühen Tod im Alter von nur 38 Jahren gewesen sein.

Von der Kaiserin Ci Xi aus der Qing-Dynastie gibt es auch viele Aufzeichnungen über ihre Krankheiten und Wehwehchen, über ihre Vorliebe für bestimmte Medikamente und über ihr ungestümes Temperament. Auch sie hatte eine Schwäche für Tonika, insbesondere für Ginseng, was ihr ebenfalls nicht immer zum Vorteil gereichte:

Eines Jahres hatten die Hofköche anlässlich ihres Geburtstages viele wohlschmeckende Speisen mit dem Aufdruck des Schriftzeichens für langes Leben für sie zubereitet. Da die bereits betagte Ci Xi an diesem Tag in bester Laune war, aß sie mehr, als ihr schwacher Magen verkraften konnte, mit der Folge, dass sie tags darauf krank im Bett lag. Da sie ihre Lebensgeister schwinden fühlte, wies sie ihre Ärzte an, ihr ein Dekokt aus bestem Ginseng herzustellen. Anfangs zeitigte dieses Ginsengdekokt auch sehr gute Wirkungen, doch nach einigen Tagen blieben diese positiven Effekte aus und mehr und mehr neue Beschwerden kamen hinzu. Sie bekam Spannungskopfschmerzen, ein Beklemmungsgefühl in der Brust, verlor den Appetit, war sehr gereizt und wurde oft wütend. Einmal bekam sie nach einem heftigen Wutausbruch sogar Nasenbluten. Da wussten sich die Hofärzte auch nicht mehr zu helfen. Daher wurde ausgerufen, dass derjenige, der der Kaiserin helfen kann, reich belohnt werden würde. Daraufhin kam der renommierte Arzt Cao Cangzhou aus Suzhou in die Hauptstadt, um Ci Xi zu behandeln. Nachdem er sich ein Bild von der Situation verschafft hatte, nahm er 9 g Rettichsamen, zermahlte diese fein, mischte sie mit dunklem Mehl und formte mit etwas grünem Tee drei große Pillen daraus. Der Arzt gab den Pillen noch einen wohlklingenden Namen und sagte der Kaiserin, dass sie morgens, mittags und abends je eine Pille davon einnehmen solle. Nachdem sie die erste Pille eingenommen hatte, hörte ihre Nase auf zu bluten, nach der zweiten Pille löste sich das Beklemmungsgefühl in der Brust auf und nach der dritten Pille hatte die Kaiserin wieder gesunden Appetit und verlangte zu speisen.[75]

Zhu Danxi sagte einst, dass *Lai fu zi* eine Mauern umreißende Effektivität besitze, wenn es um die Behandlung von Schleim geht.[76] Dies kommt auch in den oben genannten Beispielen zum Ausdruck. Der Kaiser Guang Xu litt wegen überreichlichen Genusses edler Speisen und supplementierender Arzneimittel an einer Schleim-Blockade im Bauchraum. Eine Handvoll Rettichsamen vermochte dieses Problem aufzulösen. Li Shizhen schrieb über die Rettichsamen: „*Sie führen das Qi herab, beruhigen Atemnot, behandeln Schleim, lösen Nahrung[sakkumulation] auf, beseitigen Druckgefühl [im Brust- und Bauchraum], fördern Stuhlgang und Harnausscheidung, stillen Schmerzen aufgrund von [stagniertem] Qi, [behandeln] Dysenterie [mit] Tenesmen und verhelfen Abszessen oder Exanthemen zum Durchbruch. ... Alle seine Wirkungen beruhen auf seiner Qi regulierenden Effektivität.*“[77]

Diese Beschreibung der Wirkungen von *Lai fu zi* erklärt auch die prompte Effektivität bei der Behandlung der Kaiserin Ci Xi. Durch Völlerei bei schwa-

[75] Beide Legenden in diesem Abschnitt zitiert nach Wang Huanhua et al., Band 3, S. 72 f.

[76] Li Shizhen, S. 952; Wang Ang, Rolle 4, S. 16

[77] Li Shizhen, S. 952

chem Milz- und Magen-Qi und anschließender überreichlicher Einnahme von Ginseng hat sich die stagnierte Nahrung in Schleim und Hitze gewandelt. Der Schleim bedingte das Völle- und Beklemmungsgefühl in der Brust und den Verlust des Appetits; die aufsteigende Hitze bedingte den Spannungskopfschmerz, die Reizbarkeit, die häufigen Wutausbrüche und das Nasenbluten. Indem *Lai fu zi*, wie Li Shizhen beschreibt, die Nahrungsakkumulation auflöst, den Schleim umwandelt und das stagnierte Qi herabführt, setzt es genau am entscheidenden Punkt an und beseitigt alle Beschwerden in kurzer Zeit. Doch ist zu bedenken, dass die tiefer liegende Ursache derartiger Beschwerden oft die Schwäche des Magen- und Milz-Qi ist. Qi bewegende Arzneimittel wie *Lai fu zi* vermögen das Qi nicht zu stärken – im Gegenteil, bei dauerhafter Anwendung schwächen sie es nur. Daher sind manche Ärzte gegen die häufige Anwendung von Nahrungsstagnation auflösenden Drogen wie *Lai fu zi*. Doch Zhang Xichun, der *Lai fu zi* gern und häufig anwandte, meinte dazu: *„Gleichgültig, ob unbehandelt oder geröstet, [Lai fu zi] fördert in jedem Fall den regulären Qi-Fluss, öffnet Stauungen, beseitigt Druck- und Völlegefühl. Es ist ein Qi umwandelndes Mittel – und kein Qi zerbrechendes. Doch Ärzte behaupten immer wieder, dass es ein harsches Qi zerbrechendes Mittel sei, das man nicht in größeren Dosen oder langfristig einnehmen dürfe. Doch ist dies keine korrekte Theorie! Schließlich schädigen alle Qi regulierenden Arzneimittel bei Einnahme als Einzelmittel oder bei langfristiger Einnahme das Qi. Doch wenn man gerösteten Lai fu zi zu feinem Pulver zermahlt und davon nach jeder Mahlzeit etwa 3 g einnimmt, dann wird es dank seiner Nahrungsstagnation auflösenden und den Qi-Fluss fördernden Wirkung das Qi nicht schädigen. Dadurch, dass man auf diese Weise mehr Nahrung zu sich nehmen kann, wird auch die Qi-Ebene genährt. Wenn man Völle beseitigen und Stauungen öffnen möchte und Lai fu zi dabei mit Ginseng (Ren shen), Astragalus (Huang qi) [und] Atractylodes (Bai zhu) kombiniert, wie sollte es dann selbst bei reichlicher und langfristiger Anwendung zu einer Schädigung des Qi kommen?“*[78]

Die gleichzeitige Anwendung von Rettich bzw. Rettichsamen und supplementierenden Arzneimitteln wird bis heute kontrovers diskutiert. Landläufig ist bekannt, dass man während der Einnahme supplementierender chinesischer Kräuter keinen Rettich essen und keinen Tee trinken soll. Dieser Rat wird einem in besseren chinesischen Apotheken stets mit auf den Weg gegeben, wenn man dort entsprechende Arzneimittel kauft. Diese Ansicht geht offenbar auf Sun Simiao aus der Tang-Zeit zurück, der sagte, dass Rettich nicht zusammen mit Rehmanniawurzel *(Di huang)* eingenommen werde dürfe, da sonst die Haare schnell ergrauen würden.[79] Dies wurde später auf alle supplementierenden Arzneimittel ausgeweitet und Rettich wurde auch mit Rettichsamen gleichgesetzt. Doch gab es immer wieder auch Ärzte, die behauptet haben, dass Rettichsamen die Effektivität von Ginseng noch steigerten. Wie man in den beiden oben geschilderten Fällen aus der Qing-Dynastie gut erkennen konnte, sind die Rettichsamen tatsächlich in der Lage, die mitunter überschießende Wirkung von Ginseng zu regulieren. Ginseng wiederum supplementiert das durch Rettichsamen potenziell geschädigte Qi. So ergänzen diese beiden Arzneimittel einander und können als effektives Paar angesehen werden.

Kontraindikationen

Wie aus dem letzten Abschnitt hervorgeht, ist *Lai fu zi* als scharfes und zerstreuendes Mittel in Fällen von Nahrungsstagnation und Schleim-Blockade aufgrund von Qi-Leere sehr vorsichtig anzuwenden.

15.7 *Lái Fú* 莱菔 Raphani Radix

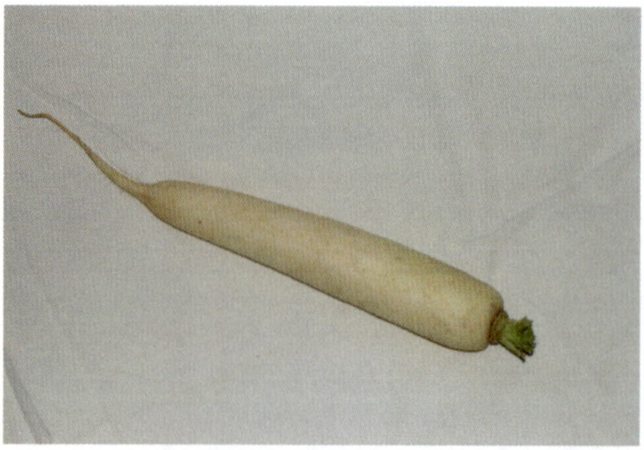

Abb. 15.7 *Lái Fú* 莱菔 Raphani

[78] Zhang Xichun: *Zhong Yao Qin Shi Ji*, S. 129

[79] Yu Xiaoping et al., S. 820

- Pharmazeutische Bezeichnung: Raphani Radix
- Botanische Namen: Raphanus sativus
- Familie: Cruciferae = Brassicaceae (Kreuzblütler)
- Deutsche Namen: Rettichwurzel
- Deutsche Übersetzung des chinesischen Namens: „Rettich" (Eigenname)
- Beinamen: *Luó bo* 蘿蔔 („Rettich")

Während man in heutigen Pharmakopöen im Allgemeinen nur Einträge zu den Rettichsamen *(Lai fu zi)* findet, galt in der *Enzyklopädie der Materia Medica* von Li Shizhen der Haupteintrag zum Rettich der Rettichwurzel *(Lai fu)*. Erst im Anschluss daran wurden auch die Samen kurz erwähnt. Dies spricht also dafür, dass der Rettich in China nicht nur ein hochgeschätztes Gemüse ist, sondern auch als Arzneimittel Verwendung fand. Die Eigenschaften und Anwendungsgebiete der Rettichwurzel und der Rettichblätter ähneln denen der Samen. Der Rettich an sich gilt als scharf und süß. Nur bei seinem Temperaturverhalten sind sich die verschiedenen Autoren nicht einig. Meng Shen bezeichnet ihn als kalt; Sun Simiao nennt ihn neutral und Ri Huazi meint, dass er die Mitte wärme und Leere supplementiere. Die Blätter bezeichnet Li Shizhen als scharf, bitter und warm. In der *Materia Medica der Tang-Dynastie* von Su Jing wird der Rettich wie folgt beschrieben: *„Ob roh gegessen oder gekocht, Rettich führt das Qi herab, hilft, Getreide [also Stärke] zu verdauen, harmonisiert die Mitte, beseitigt Schleim und kräftigt den Körper. Mit Saft aus frischem Rettich kann man den auszehrenden Durst [Diabetes oder starker Durst anderer Genese] stillen."*[80]

Vergleicht man verschiedene Beschreibungen der Wirkungen des Rettichs, kommt man zu dem Schluss, dass er höchstwahrscheinlich von kühler Natur ist. Wie sollte eine warme Arznei auszehrenden Durst stillen, der in den meisten Fällen auf Yin-Leere und auflodernden Feuer beruht? Sowohl in der *Enzyklopädie der Materia Medica* als auch in der *Quintessenz der Materia Medica* heißt es auch, dass das Trinken von frischem Rettichsaft Nasenbluten und Blutspucken zu stillen vermag. Außerdem heißt es dort, dass Rettich, zu Mus zerquetscht, auf traumatische Verletzungen, also auf Verstauchungen oder Knochenbrüche, sowie auf Verbrühungen und Verbrennungen aufgetragen werden kann.[81] Ein warmes Arzneimittel könnte man wohl kaum auf Verbrennungen auftragen!

Dass der Rettich die Mitte harmonisiert und Schleim beseitigt, könnte man in der Tat als wärmende Wirkung auffassen, da die meisten Drogen mit derartigen Wirkungen warm oder zumindest neutral sind. Doch erscheint es am wahrscheinlichsten, dass der Rettich die Mitte harmonisiert und Schleim beseitigt, indem er das Qi herabführt, also den physiologischen Qi-Mechanismus wiederherstellt. Ist Nahrungsstagnation beseitigt, kann das Magen-Qi wieder absteigen und das Milz-Qi wieder aufsteigen. Wie sollte dann noch Schleim entstehen?

In Bezug auf das Vermögen des Rettichs, Nahrungsstagnation zu beseitigen, ist auch interessant, dass die moderne Analyse seiner Inhaltsstoffe ergeben hat, dass er reichlich Stärke verdauende Enzyme enthält.[82] In diesem Licht gewinnt auch die von klassischen Ärzten propagierte Ansicht neue Aktualität, dass Rettich „Teigwaren-Gift" kontrolliere. Hierzu findet sich in der *Enzyklopädie der Materia Medica* auch die folgende Legende: *„Als der indische Mönch Poluomen nach China kam, sah er, dass die Menschen dort sehr viele Nudelgerichte und andere Teigwaren aßen. Er wunderte sich darüber und fragte: „Weizenteigwaren sind sehr heiß, wie könnt ihr so viel davon essen?" Doch dann sah er, dass viele dieser Gerichte auch Rettich enthielten. Da wurde ihm klar, dass Rettich die Hitze aus Teigwaren neutralisiert."*[83]

Mit „Teigwaren" (*mian shi* 麵食) meint man alle vorwiegend aus Weizenmehl hergestellten Speisen, insbesondere Nudeln und brotähnliche Erzeugnisse wie Dampfbrötchen (*man tou* 饅頭) und gefüllte Dampfbrötchen (*bao zi* 包子). Dass Teigwaren als heiß und toxisch bezeichnet werden, ist auch für uns Europäer von großem Interesse, da wir schließlich ebenfalls sehr viel Brot und andere Teigwaren konsumieren. Zwar ist Weizen an sich kaum als heiß zu bezeichnen. Die in der chinesischen Medizin als adstringierende Droge verwendeten Weizenkörner, Tritici Semen *(Fu xiao mai)*, gelten sogar als kühl. Dabei handelt es sich zwar um die noch nicht ganz

80 Li Shizhen, S. 951; Yu Xiaoping et al., S. 820

81 Wang Ang, Rolle 4, S. 15; Li Shizhen, S. 951

82 Wang Huanhua et al., Band 3, S. 75

83 Li Shizhen, S. 951; Wang Ang, Rolle 4, S. 15

15

reifen Früchte, doch sind auch die reifen Weizenkörner leicht kühl bis neutral. Was macht nun die Hitze von Teigwaren aus und wie können sie zu Giften im Körper führen? Zum einen wird Teig fermentiert, um Brötchen oder Brot herzustellen. Dies gilt auch für die chinesischen Dampfbrötchen. Dabei verändert sich die ursprünglich kühle bis neutrale Natur des Weizens in Richtung Wärme, welche durch das Backen noch verstärkt wird. Zum anderen führen Weizenprodukte wegen ihrer leicht adstringierenden Wirkung und klebrigen Natur leicht zu Obstipation, was eine Stagnation im Darm bedeutet. Stagnation wandelt sich bekanntlich zwangsläufig in Hitze. Dies dürfte die Grundlage dessen sein, was der indische Mönch Poluomen als „Teigwaren-Gift" bezeichnet hat. Rettich wie auch Rettichsamen lösen Nahrungsstagnation auf, führen das Qi herab und fördern den Stuhlgang. Auf diese Weise also vermag der Rettich die Folgen eines übermäßigen Konsums von Weizenmehlprodukten zu beseitigen bzw. ihnen vorzubeugen. Über die Beseitigung von „Teigwaren-Gift" hinaus heißt es bei Wang Ang, löse Rettich auch alkoholisches Gift und Tofu-Akkumulationen auf.[84]

Wegen seiner gesundheitsfördernden und kräftigenden Wirkungen wird der Rettich in China auch als „kleiner Ginseng des zehnten Monats" bezeichnet. Der „zehnte Monat" bezieht sich auf die traditionelle Erntezeit nach dem chinesischen Mondkalender. Von dieser Zeit heißt es auch: *„Kommt der Rettich auf den Markt, brauchen die Apotheken nicht zu öffnen."*[85]

Doch ein übertriebener Verzehr des Rettichs ist wiederum auch nicht zu empfehlen, denn in der *Enzyklopädie der Materia Medica* heißt es auch: *„Isst man reichlich Rettich, wird das Qi aufgewühlt; allein frischer Ingwer kann sein Gift kontrollieren", und: „Bei übermäßigem Konsum laugt Rettich das Blut aus und führt zu vorzeitigem Ergrauen der Haare."*[86]

Moderne Anwendungen des Rettichsaftes

Aus der früheren Sowjetunion wird berichtet, dass man Rettichsaft mit Honig vermischt zur Behandlung von Bluthochdruck und Arteriosklerose der Herzkranzgefäße angewendet hat. Diese Wirkungen ließen sich in späteren Tierexperimenten belegen. Außerdem fand man dabei heraus, dass man durch die Einnahme von Rettichsaft der Entstehung von Gallensteinen vorbeugen kann. Die moderne pharmakologische Forschung in China hat für die Rettichsamen ebenfalls belegen können, dass sie den Blutdruck wie auch den Cholesterinspiegel senken, der Arteriosklerose vorbeugen, Schleim lösen, Husten und Asthma stillen und eine beträchtliche inhibierende Wirkung gegen eine Vielzahl pathogener Keime besitzen.[87]

Die Behandlung von Migräne mittels Rettichsaft-Nasentropfen

Zum Abschluss soll hier noch ein historischer Behandlungsbericht von Wang Ang aufgeführt werden:

„Wang Jinggong litt an Migräne. Man presste den Saft aus frischem Rettich und tropfte dem liegenden Patienten etwas davon in die Nase. Bei Schmerzen auf der linken Seite tropfte man ins rechte Nasenloch und bei Schmerzen auf der rechten Seite tropfte man ins linke Nasenloch oder man tropfte in beide Nasenlöcher. So konnte ein jahrzehntelang bestehendes Leiden mittels einiger Einträufelungen geheilt werden."[88]

Warum sollte man eine so einfache Methode in der Praxis nicht einmal ausprobieren?

[84] Wang Ang, Rolle 4, S. 15
[85] Wang Huanhua et al., Band 3, S. 75
[86] Yu Xiaoping et al., S. 820; Li Shizhen, S. 952
[87] Wang Huanhua et al., Band 3, S. 76; Gao Xuemin: Zhong Yao Xue, S. 318
[88] Wang Ang, Rolle 4, S. 15 f.

Anhang

Glossar *Pinyin* **– deutsch** 369

Bibliographie 372
Chronologie der chinesischen Geschichte 375
Register allgemein 376
Register Arzneimittel – *Pinyin* xxx
Register Arzneimittel – pharmazeutischer Name xxx

Online

Klassische Ärzte

Die bedeutendsten Werke der chinesischen Arzneimitteltherapie

Drogen nach Kategorien in der *Materia Medica des Göttlichen Landmannes*

Anleitung zur Aussprache der chinesischen Lautumschrift *(Hanyu Pinyin)*

Glossar *Pinyin* – deutsch

ān shén 安神 den Geist beruhigen
bái tū 白秃 weiße Krustenbildung auf dem Kopf mit Haarausfall (wörtlich: „weiße Kahlköpfigkeit")
bān zhěn 斑疹 makulopapulöses Exanthem
bēn tún qì bìng 奔豚氣病 (kurz: bēn tún 奔豚) Rennendes-Ferkel-Erkrankung (Empfindung des Aufsteigens von Qi aus dem Abdomen in den Brustkorb und in den Hals)
bēng lòu 崩漏 unregelmäßige Uterusblutungen, zu starke oder tröpfelnde Uterusblutungen
bí nǜ 鼻衄 Nasenbluten
bì 痹 Bi-Syndrom, schmerzhafte Blockaden (d.h. Ansammlung von pathogenen Faktoren, wie Wind, Kälte, Feuchtigkeit oder Hitze, die zu Blockaden im Qi- und Blut-Fluss geführt haben)
biàn xuè 便血 Blut im Stuhl
bǔ 補 supplementieren (in der Akupunktur als „tonisieren" übersetzt); Supplementierung
chǎn hòu xuè yūn 產後血暈 Blut-Schwindel nach der Geburt, postpartaler Blut-Schwindel (d.h. Schwindel nach der Geburt aufgrund von Blut-Leere und/oder Blut-Stase)
chuǎn 喘 Atemnot, Keuchen; keuchen
dà cháng 大腸 Dickdarm
dàn 淡 fad
dào hàn 盜汗 Nachtschweiß [wörtlich: „räuberischer Schweiß"]
dīng 疔 tiefverwurzelter Dornfurunkel
dìng chuǎn 定喘 Atemnot beruhigen
dìng zhì 定志 die Emotionen beruhigen
dù qí liáo fǎ 肚臍療法 Bauchnabeltherapie (Applikation von Arzneimitteln auf dem Bauchnabel)
è chuāng 惡瘡 Hautläsion mit schlechter Heilungstendenz
è lù 惡露 Lochien
è lù bú jìn 惡露不盡 übermäßig lang andauernder Lochienfluss
è xuè 惡血 1. pervertiertes Blut (d.h. Blut, das infolge von Blut-Stase die Blutgefäße verlässt und seine physiologischen Funktionen nicht mehr ausüben kann); 2. Lochien
fèi 肺 Lunge
fèi wěi 肺痿 (auch 肺萎) Lungenatrophie
fú shǔ 伏暑 verborgene Sommerhitze
fǔ 腑 1. Hohlorgan, Durchgangsorgan; 2. Därme (Gedärme)
gān 疳 Gedeihstörungen von Kindern, Ernährungsstörungen von Kindern
gān huǒ shàng yán 肝火上炎 Leber-Feuer flammt auf, aufflammendes Leber-Feuer
gān yáng shàng kàng 肝陽上亢 aufsteigendes Leber-Yang
guī jīng 歸經 Leitbahnbezug; tritt in … Leitbahn ein
dà mài 大脈 großer Puls
diē dǎ sǔn shāng 跌打損傷 Fall- und Schlagverletzungen, traumatische Verletzungen
fán zào 煩躁 Gereiztheit und Ruhelosigkeit / Nervosität und Agitiertheit
fǎn wèi 反胃 Erbrechen von anverdauter Nahrung [mit Völlegefühl bei Leere-Kälte von Magen und Milz]
fēng 風 Wind
fēng hán 風寒 Wind-Kälte
fēng rè 風熱 Wind-Hitze
fēng shī 風濕 Wind-Feuchtigkeit; modern: Rheuma, Rheumatismus
fǔ 腑 1. Hohlorgan, Durchgangsorgan; 2. Därme
gān xǐ tiáo dá 肝喜條達 Die Leber mag es harmonisch und gleichmäßig.
gōng jī 攻積 Akkumulation attackieren
gǔ zhēng 骨蒸 dampfende Knochen, das Syndrom der dampfenden Knochen
gù shèn sè jīng 固腎澀精 die Niere festigen und den Samen zurückhalten
hán 寒 Kälte; kalt
hán níng 寒凝 Kälte-Koagulation, Kältezusammenballung
hán rè 寒熱 abwechselndes Auftreten von Fieber und Schüttelfrost, Fieber und Frösteln, Schüttelfrost
hóng mài 洪脈 überflutender Puls
huà shī 化濕 Feuchtigkeit wandeln
huà shī lì shuǐ 化濕利水 Feuchtigkeit wandeln und Wasser ausleiten
huà shí 化食 Nahrungsstagnation wandeln
huà tán 化痰 Schleim wandeln
huǎn gān huǒ 緩肝火 Leber-Feuer mäßigen
huí chóng 蛔蟲 Spulwürmer, Ascariden
huó xuè 活血 Blut beleben; blutbelebend
huǒ 火 1. Feuer (als physiologischer oder als pathogener Faktor); 2. die Wandlungsphase Feuer
huǒ dú 火毒 Feuer-Toxine
hún 魂 Wanderseele
jiàng huǒ 降火 Feuer herabführen
jiǎo qì 腳氣 Bein-Qi-Syndrom, Beriberi-artiges Syndrom
jiě 解 herauslösen, befreien
jiě biǎo 解表 die Oberfläche befreien
jiě dú 解毒 Toxine herauslösen
jiě yù 解鬱 Stauung auflösen
jiě shǔ 解暑 Sommerhitze herauslösen
jīn yè 津液 Körperflüssigkeiten
jiàn pí 健脾 die Milz stärken
jīng 精 1. Essenz; 2. Samen (d.h. der männliche Samen, Ejakulat)
jīng 經 1. Leitbahn; 2. (= *yuè jīng* 月經) Monatsfluss, Menstruation; 3. Klassiker, Kanon (der Fachliteratur)
jīng luò 經絡 Leitbahnen und Netzgefäße, Haupt- und Netzleitbahnen
jīng qì 精氣 Essenz; essenzielles Qi

jīng xián 驚癇 Schreck-Epilepsie
jiǔ qiào 九竅 1. die neun Körperöffnungen (d.h. Augen, Nasenlöcher, Ohren, Mund, Harnröhre oder Vagina und Anus); 2. die neun Sinnespforten (d.h. Augen, Nasenlöcher, Ohren, Mund, Zunge und Hals)
jū 疽 tiefsitzender Abszess, Yin-Abszess
kǒu jìn 口噤 Kieferklemme, Trismus
láo 勞 Auszehrung; Überlastung
láo rè 勞熱 Auszehrungshitze, Hitze durch Auszehrung
láo sòu 勞嗽 konsumptiver Husten
lì 痢 Dysenterie (infektiöse Enteritis, oft mit eitrig-blutigem Durchfall)
lì jí 痢疾 Dysenterie (infektiöse Enteritis, oft mit eitrig-blutigem Durchfall)
lì niào 利尿 harntreibend
lì shuǐ 利水 Wasser ausleiten
liàn fèi 斂肺 das Lungen-Qi zurückhalten
liáng 涼 kühl; kühlen
liáng xuè 涼血 das Blut kühlen; blutkühlend
lín 淋 schmerzhaftes Wasserlassen, Dysurie
luǒ lì 瘰癧 Skrofeln, Skrofulose (Lymphknotentuberkulose)
míng mù 明目 die Augen klären(d)
mìng mén huǒ 命門火 Feuer des Lebenstors, Mingmen-Feuer
nèi shāng 內傷 innerliche Schädigung; innerlich bedingt, durch innerliche Schädigung bedingt
niào xuè 溺血 / 尿血 Blut im Urin, Hämaturie
nuǎn wèi 暖胃 den Magen wärmen
páng guāng 膀胱 Blase
páo zhì 炮製 Aufbereitung von Drogen
pí 脾 Milz
píng 平 neutral
píng chuǎn 平喘 Atemnot beruhigen
píng gān 平肝 die Leber beruhigen
pò 魄 Körperseele
pò xuè 破血 Blut-Stase aufbrechen
qī shāng 七傷 die sieben Schädigungen [1. Nach *Jinkui Yaolüe:* Schädigung durch Überessen (食傷), Schädigung durch Kummer (憂傷), Schädigung durch Trinken (飲傷), Schädigung durch sexuelle Zügellosigkeit (房室傷), Schädigung durch Hunger (飢傷) Schädigung durch Überlastung (勞傷), Schädigung des Nähr- und Verteidigungs-Qi sowie der Leitbahnen und Netzgefäße (經絡榮衛氣傷); 2. Nach *Zhubing Yuanhou Lun:* „Überessen schädigt die Milz. Starke Wut und gegensinnig fließendes Qi schädigen die Leber. Das Heben schwerer Gewichte und das Sitzen auf feuchtem Boden schädigt die Niere. Unterkühlung des Körpers und das Trinken kalter Getränke schädigt die Lunge. Kummer und Sorgen sowie übermäßiges Denken und Grübeln schädigen das Herz. Wind, Regen, Kälte und Sommerhitze schädigen den Körper. Starke Angst schädigt die geistige Präsenz.“ 3. Nach *Zhubing Yuanhou Lun:* „Die sieben Schädigungen sind: erstens genitale Kälte (kalter Penis), zweitens genitale Atrophie (schlaffer Penis), drittens abdominelle Anspannung, viertens Spermatorrhö, fünftens Mangel an Sperma und feuchter Hodensack, sechstens klares und dünnes Sperma, siebtens häufiges Wasserlassen beim Unvermögen, die Blase richtig zu entleeren, eventuell mit trübem Urin.“]
qīng rè 清熱 Hitze klären
qì 氣 1. Qi; 2. (siehe *liù qì* 六氣) klimatische Einflüsse (Umwelteinflüsse/-faktoren); 3. Temperaturmerkmal (Temperaturverhalten) (von Arzneimitteln)
qì fèn 氣分 Qi-Schicht [*wen bing*]; Qi-Ebene (Qi-Aspekt) [wenn nicht *wen bing*]
qì jī 氣機 Qi-Mechanismus [d.h. das physiologische Auf- und Absteigen des Qi]
qì xū 氣虛 Qi-Leere
rè 熱 Hitze; heiß
rè dú 熱毒 Hitze-Toxine
rè xià 熱下 heißes Abführen
rè xià fǎ 熱下法 Methode des heißen Abführens
ruǎn jiān sàn jié 軟堅散結 Verfestigungen erweichen und Knoten zerstreuen
rùn cháng 潤腸 den Darm befeuchten, die Därme befeuchten; darmbefeuchtend
rùn zào 潤燥 Trockenheit befeuchten
sān jiāo 三焦 die drei Wärmebereiche, Dreifacher Erwärmer
sàn jié 散結 Knoten zerstreuen
sàn xuè 散血 Blut-Hitze zerstreuen (und Blut kühlen)
sè 澀 (auch 濇) adstringierend, herb (ein leicht bitterer Geschmack, wie von manchen unreifen Früchten oder adstringierenden Kräutern, der ein leichtes Taubheitsgefühl oder pelziges Gefühl auf der Zunge hervorruft)
shàng pǐn 上品 Arzneimittel der oberen Kategorie (dies bezieht sich auf die Einteilung im *Shén Nóng Běn Cǎo Jīng.*)
shén 神 Geist, Shen
shén hūn 神昏 Bewusstseinstrübung
shèn 腎 Niere
shèn shī 滲濕 Feuchtigkeit heraussickern lassen (d.h. Feuchtigkeit ausleiten und Ödeme ausschwemmen)
shēng 生 1. hervorbringen (einer der Fünf-Wandlungsphasen-Zyklen und eine der Fünf Transformationen); erzeugen; 2. leben; Leben
shēng jīn 生津 Körperflüssigkeiten erzeugen
shī rè 濕熱 Feuchtigkeit-Hitze
shí jī 食積 Nahrungsakkumulation, akkumulierte Nahrung
shí mài 實脈 voller Puls
shū gān 疏肝 die Leber lockern, die Leber freischaufeln
sì qì 四氣 die vier Temperaturmerkmale (von Arznei- oder Nahrungsmitteln) (synonym mit *sì xìng* 四性)
sì xìng 四性 die vier Temperaturmerkmale (von Arznei- oder Nahrungsmitteln) (synonym mit *sì qì* 四氣)
sù shí 宿食 Nahrungsstagnation

tāi yī bú xià 胎衣不下 Retention der Plazenta, Retention des Mutterkuchens
tán 痰 Schleim
tán yǐn 痰飲 dünner Schleim (d.h. akkumulierte Flüssigkeit durch das Unvermögen der Milz, die Körperflüssigkeiten umzuwandeln und zu transportieren)
tiān jīng 添精 die Essenz auffüllen
tōng 通 durchgängig [Physiologie]; durchgängig machen, von Blockaden befreien, den Weg bahnen, zum Durchbruch verhelfen; penetrieren [Therapie]
tōng biàn 通便 Stuhlgang fördern
tòng fēng 痛風 schmerzhafter Wind [modern: Gicht]
tōng jīng 通經 die Menstruation fördern, der Menstruation den Weg bahnen
tōng luò 通絡 die Netzgefäße durchgängig machen
tōng qiào 通竅 die Sinnesöffnungen / Sinnespforten durchgängig machen / von Blockaden befreien
tōng yīn tōng yòng 通因通用 das Fließen fördern, um übermäßiges Fließen zu behandeln
tòu xié 透邪 pathogene Faktoren hinaustreiben
tòu zhěn 透疹 Exanthemen zum Durchbruch verhelfen, Ausschlag zum Durchbruch verhelfen
tuì rè 退熱 Hitze zurückdrängen, Fieber senken
tuō dú 托毒 Toxine aus der Tiefe hervorholen
wài gǎn 外感 äußerlich zugezogen; sich äußerliche pathogene Faktoren zuziehen
wēi wēn (auch: *wéi wēn*) 微溫 leicht warm
wèi 胃 Magen
wèi qì 衛氣 Wei-Qi, Abwehr-Qi
wēn 溫 warm; Wärme; wärmen
wú dú 無毒 ungiftig, nicht giftig, nicht toxisch
wú míng zhǒng dú 無名腫毒腫毒 unbenannte toxische Schwellungen (plötzlich an der Körperoberfläche auftretende Rötung und Schwellung)
wǔ láo 五勞 die fünf Erschöpfungen, die fünf Überlastungen
wǔ xíng 五行 die fünf Wandlungsphasen
xí fēng 熄風 Wind auslöschen
xià rǔ 下乳 die Laktation fördern
xiàng huǒ 相火 ministerielles Feuer [hat seinen Ursprung im Lebenstor Mingmen. Mingmen, Leber, Gallenblase und der Dreifache Erwärmer enthalten Aspekte des ministeriellen Feuers.]
xiāo dǎo jī zhì 消導積滯 Akkumulationen und Stagnationen zerstreuen und abführen
xiāo jī 消積 Akkumulationen zerstreuen
xiāo kě 消渴 auszehrender Durst [traditioneller Krankheitsbegriff, der mit diabetischen Erkrankungen sehr große Überschneidungen aufweist, mitunter aber lediglich starken Durst und Trockenheit im Mund bezeichnet]
xiāo shí 消食 Nahrungsakkumulation auflösen
xiāo shuǐ 消水 Ödeme ausschwemmen
xiāo zhǒng 消腫 abschwellend wirken; Ödeme ausschwemmen
xiǎo cháng 小腸 Dünndarm
xiè 瀉 drainieren (in der Akupunktur als „sedieren" übersetzt)
xiè xià 瀉下 abführen; Abführen
xīn 心 Herz
xīn bāo 心包 Perikard, Herzbeutel
xiōng bì 胸痹 Brust-Bi, schmerzhafte Obstruktion der Brust
xiū xī lì (auch: *xiū xí lì*) 休息痢 intermittierende Dysenterie
xū 虛 Leere
xū huǒ 虛火 Leere-Feuer
xū láo 虛勞 durch Überlastung bedingte Leere, Konsumption, Auszehrung, Entkräftung
xū rè 虛熱 Leere-Hitze
xuān fèi 宣肺 das Lungen-Qi wieder ausbreiten
xuàn yūn 眩暈 Schwindel
xuè (modern auch: *xiě*) 血 Blut, Xue
xuè fèn 血分 Blut-Schicht [*wen bing*]; Blut-Ebene [wenn nicht *wen bing*]
xuè xū 血虛 Blut-Leere
xuè yè (modern auch: *xiě yì*) 血液 Blut, Blutflüssigkeit
xuè yè shēng huà 血液生化 Blut-Bildung, Erzeugung und Transformation des Blutes
xuè yū 血瘀 Blut-Stase
yì jīng 益精 die Essenz mehren
yì pí 益脾 die Milz kräftigen
yì qì 益氣 das Qi mehren
yíng qì 營氣 Ying-Qi, Nähr-Qi
yōng 癰 oberflächlicher Abszess, Yang-Abszess (schließt Furunkel und Karbunkel mit ein)
yǒu dú 有毒 giftig, toxisch
yǒu xiǎo dú 有小毒 geringfügig toxisch, geringfügig giftig
yù 鬱 Stauung; gestaut
yù huǒ 鬱火 Stauungsfeuer
yù rè 鬱熱 Stauungshitze
yuè jīng bù tiáo 月經不調 unregelmäßige Menstruation, Menstruationsstörungen
yuán qì 元氣 Ursprungs-Qi
zàng 臟 Speicherorgan, Yin-Organ, Organ
zàng fǔ 臟腑 1. Speicherorgane und Hohlorgane (Durchgangsorgane); 2. Organe; 3. Funktionskreis(e)
zào shī 燥濕 Feuchtigkeit trocknen
zēng jīng 增精 Essenz hinzufügen
zhèng qì 正氣 reguläres Qi (physiologisches Qi)
zhǐ ké 止咳 Husten stillen, hustenstillend
zhǐ kě 止渴 Durst stillen, durststillend
zhǐ ǒu 止嘔 Erbrechen stillen, Erbrechen stillend
zhǐ xuè 止血 Blutungen stillen; blutstillend
zhì 志 1. Wille; 2. Emotionen [wie in *wǔ zhì* 五志]; 3. geistige Präsenz, Vigilanz [wie in *shén zhì* 神志]
zhú yū xuè 逐瘀血 stagniertes Blut austreiben, Blut-Stase austreiben
zì hàn 自汗 spontanes Schwitzen

Bibliographie

Chinesischsprachige Quellen

Zeitgenössische Werke und Sekundärliteratur zu klassischen Werken der Materia Medica

Beijing University of TCM, Herbal Pharmacology Education and Research Center *(Beijing Zhongyiyao Daxue Zhongyao Jiaoyanshi)* (Hrsg.): *Yaoxing Gekuo Sibai Wei, Bai Hua Jie* (Memorierverse zur Natur von 400 Arzneimitteln, Erklärungen in modernem Chinesisch), People's Medical Publishing House, Beijing, 2002

Chen Fuju, Zhuang Bochen (Hrsg.): *Zhongyao Caise Tupu* (Handbuch der Chinesischen Heilkräuter mit Farbigen Abbildungen), Hao-Xiong-Di-Verlag, Taipei 1997

Chen Guanyu (Hrsg.): *Zhong Yi Ge Jia Xue Shuo Shi Yi* (Explantion of the Theories of the Most Important Scholars of Chinese Medicine), Wen Guang Press, Taipei 1992

Chen Hongling (Hrsg.): *Cao Yao Zhi Bai Bing* (Kräuter heilen alle Leiden), Pei-Lin-Verlag, Tapei, 1999

Chen Mengzhen, Chen Zhifeng (Hrsg.): *Cao Yao Zhi Bai Bing [2]* (Kräuter heilen alle Leiden [2]), Pei-Lin-Verlag, Tapei, 2000

China Academy of TCM, Institute of Herbal Research *(Zhongyi Yanjiuyuan, Zhongyao Yanjiusuo)* et al. (Hrsg.): *Zhongyao Paozhi Jingyan Ji* (Kompilation der Erfahrungen im Präparieren von chinesischen Arzneimitteln), People's Medical Publishing House, Beijing, Zweite Auflage, 1974

Fan Yongsheng (Hrsg.): *Jingui Yaolue* (Das Wichtigste aus der Goldenen Truhe, Lehrbuch), Chinese Pharmacology and TCM Publishing House, Beijing, 2003

Fu Qingzhu (ursprünglicher Autor); Yang Jianbing, Wang Zongzhu (Adaptation und Kommentierung): *Fu Qing Zhu Nü Ke Bai Hua Jie* (Moderne Adaptation von Fu Qingzhu's Gynäkologie), San-Qin-Verlag, Xian, 2000

Gao Xuemin (Hrsg.): *Zhong Yao Xue* (Chinese Herbology), Chinese Pharmacology and TCM Publishing House, Beijing, 2002

Gao Xuemin, Li Xingguang: *Yaoxingfu Baihuajie* (Eigenschaften der Arzneimittel, Erklärung in modernem Chinesisch), People's Medical Publishing House, Beijing, Zweite Auflage, 2004

Han Weiheng (Hrsg.): *Zhongyao Zhengbie Mingji* (Die Namen und Beinamen der Chinesischen Arzneimittel), Hunan Science and Technology Press, Changsha, 2005

Hu Xiqin (Hrsg.): *Zhenzhunang Buyi Yaoxingfu Baihuajie* (Übertragung der „Ergänzung der im Beutel voller Perlen ausgelassenen Eigenschaften der Arzneimittel" in modernes Chinesisch), uspründlicher Autor: Li Dongyuan, San-Qin-Verlag, Xian, 2000

Hu Xian'guo (Hrsg.): *Zhongyi Yuanlai Zheme Youqu* (So unterhaltsam kann Chinesische Medizin sein), Nongcun-Duwu-Verlag, Beijing, 2006

Huang Huang (Hrsg.): *Ming Zhong Yi Lun Fang Yao* (Renommierte Ärzte erörtern den Gebrauch von Rezepturen und Kräutern), Jiangsu Science and Technology Publications, Nanjing, 2005

Jiao Shude: *Yong Yao Xin De Shi Jiang* (Ten Lectures on my Personal Insights Using Herbs), People's Medical Publishing House, Beijing, 2004

Li Keguang: *Jingui Yaolüe Jingzhu Duben* (Ausgewählte und Kommentierte Texte aus dem Werk „Das Wichtigste aus der Goldenen Truhe"), Zhi-Yin-Verlag, Taipei, 2002

Li Yongchun: *Shiyong Zhongyi Cidian* (Praktisches Wörterbuch der Chinesischen Medizin), Zhi-Yin-Verlag, Taipei, 2001

Lu Xiangzhi, Du Huifang et al. (Hrsg.): *Mingyi Mingjia Yongyao Xinde Huijiang* (Kompilation der Erkenntnisse berühmter Mediziner in der Anwendung von Heilkräutern), Shaanxi Science and Technology Publications, Xian, 2006

Nanjing University of Traditional Chinese Medicine: *Huangdi Neijing Suwen Yishi* (Die Wesentlichen Fragen des Inneren Klassikers des Gelben Kaisers mit Textinterpretation), Wen-Guang-Verlag, Taipei 1994

Qi-Ye-Verlagsbuchhandlung: *Zhongyi Mingci Shuyu Dacidian* (Großes Wörterbuch der Fachbegriffe der Chinesischen Medizin), Taipei, 1991

Qiu Dewen, Wu Jiarong, Xia Tongheng (Hrsg.): *Bencao Gangmu Caise Yaotu* (Coloured Illustrations of Drugs from Bencao Gangmu), Xinchuan Publishing, Taipei, 2001

Pan Xingchu: *Biaozhun Yaoxing Dacidian* (Großes Standardlexikon der Natur der Kräuter), Tzong-Her-Verlag (Zonghe Chubanshe), Tainan (Taiwan), 1987

Ruan Daxiang: *Hanfang Yiyao Cidian* (Dictionary of Chinese Medicinals), Tzong-Her-Verlag *(Zonghe Chubanshe)*, Tainan (Taiwan), o.J.

Shanben Dezi: *Manhua Zhongguo Yixue Lishi* (Illustrierte Geschichte der Chinesischen Medizin), Übersetzung aus dem Japanischen, Taiwan Wisdom Publishing, Taipei, 2000

Sun Color Verlag (Hrsg.): *Yaocai Yangsheng Shidian* (Chinese Herb Guide), Sun Color Culture Co., Taipei, 2002

Taiwan Department of Health, Committee on Chinese Medicine and Pharmacy (Hrsg.): *Renshi Changyong Zhongyao* (Häufig Benutzte Chinesische Kräuter Kennen und Erkennen), Band 1 bis 3, Taipei, 1998

Tianzhong Xiaozhi, Shencang Jiagao: *Yaoyong Zhiwu Da Shidian* (Handbuch der Offizinellen Pflanzen), Nong-Xing-Verlag, Taizhong (Taiwan), 2003

Wang Huanhua, Ni Huizhu, Chu Nong: *Zhongguo Yaohuaji* (Kompilation von Geschichten und Wissenswertem über chinesische Arzneimittel), Wangwen Publishing, Taipei, 2005

Wang Junning: *Bencao Guji – Changyong Yaowu Peiwu Yingyong Kao* (Klassische Schriften der Materia Medica – Analyse der Kombination und Anwendung häufig verwendeter Arzneimittel), People's Medical Publishing House, Beijing, 2007

Wu Chengyan, Zhao Guoping: *Bencao Guji – Changyong Yaowu Xingwei Guijing Yu Gongyong Zhuzhi Duizhao* (Klassische Schriften der Materia Medica – Auflistung der Eigenschaften und Funktionen häufig verwendeter Arzneimittel), People's Medical Publishing House, Beijing, 2007

Wu Shengyi: *Taiwan Qingcaoyao* (Taiwans Heilkräuter), Band 1 bis 3, Kai-Shan-Verlagsbuchhandlung, Tainan (Taiwan), 1985

Xu Guangxing (Hrsg.): *Yingyong Yiguwen* (Angewandtes klassisches medizinisches Chinesisch), Zhejiang University Press, Hangzhou, 2000

Xu Jiqun (Hrsg.): *Fangjixue* (Chinese Medical Formulas), Zhi Yin Press, Taipei, 2002

Yan Shiyun (Hrsg.): *Zhong Yi Ge Jia Xue Shuo* (The Theories of the Most Important Scholars of Chinese Medicine), China Press of Traditional Chinese Medicine, Beijing 2003

Yang Weijie (Hrsg.): *Huangdi Neijing Lingshu Yijie* (The Spiritual Axis of the Inner Classic of the Yellow Emperor, a Translation into Modern Chinese with Commentary), Zhi Yuan Publishing, Taipei, 1999

Yang Xiaoguang, Zhao Chunyuan: *Zhongyi Zhongyao Yishi Zhenwen* (Anekdoten aus der Welt der Chinesischen Medizin und ihrer Arzneimittel), People's Military Medical Press, Beijing, 2007

Yao Xiangxiong: *Yi Yao Zhi Yi Bing* (Ein Arzneimittel behandelt eine Erkrankung), Lian-Jing-Verlag, Taipei, 2001

Yu Xiaoping, Huang Zhijie: *Bencao Gangmu Baihua Jingjie Quanshu* (Vernacular Chinese Adaptation of the Complete Bencao Gangmu), Xinchuan Publishing, Taipei, 2003

Yue Meizhong (Autor), Chen Keyi (Hrsg.): *Yue Meizhong Yixue Wenji* (Kompilation Medizinischer Essays von Yue Meizhong), Chinese Pharmacology and TCM Publishing House, Beijing, 2000

Zhang Yi, Yang Zaihua (Hrsg.): *Wen Liang Han Re, Shi Zhong Yao* (Warm, Kühl, Kalt, Heiß – Chinesische Kräuter Kennen und Erkennen), Shu-Quan-Verlag, Taipei, 1994

Zhou Jiarong (Hrsg.): *Zhongguo Yixueshi Cidian* (Dictionary of the History of Chinese Medicine), Chunghwa Books, Hongkong, 2002

Zhu Shifeng (Hrsg.): *Manshu Shennong Bencao Jing* (Illustrierte Materia Medica des Göttlichen Landmannes), Zhilin Wenhua Verlag, Taipei 2002

Klassische chinesische Originalwerke

Chen Jiamo (Autor), Wang Shumin et al. (Punktuierung und Kommentierung): *Ben Cao Meng Quan* (Enthüllung der Materia Medica), People's Medical Publishing House, Beijing, 1988

Chen Shiduo: *Ben Cao Mi Lu* (Geheime Aufzeichnungen zur Materia Medica), Shanxi Science and Technology Publishing House, Taiyuan, 2006

Cheng Guopeng (Autor), Tian Daihua (Hrsg.): *Yi Xue Xin Wu* (Urplötzliche Medizinische Erkenntnisse), People's Medical Publishing House, Beijing, 2006

Fei Boxiong: *Yi Chun Sheng Yi* (The Refined in Medicine Remembered), kommentiert und punktuiert von Wang Xinhua, Jiangsu Science and Technology Publications, Jiangsu, 1982

Fei Boxiong: *Yi Fang Lun* (Abhandlung über medizinische Rezepturen), Wen-Xing-Verlag, Taizhong (Taiwan), 2005

Fu Qingzhu (Autor); Guo Fang (Hrsg.): *Fu Qing Zhu Nan Nü Ke* (Fu Qingzhu's Männer- und Frauenheilkunde), Academy Press, Beijing 2006

Huang Gongxiu: *Ben Cao Qiu Zhen* (Suche nach dem wahren Wissen über die Materia Medica), Shanghai Science and Technology Publications (Shanghai Kexue Jishu Chubanshe), Shanghai, 1959

Kou Zongshi (Autor); Yan Zhenghua et al. (Punktuierung und Kommentierung): *Ben Cao Yan Yi* (Erweiterung der Materia Medica), People's Medical Publishing House, Beijing, 1990

Li Shizhen (Autor), Shang Zhijun, Ren He (Hrsg., Kommentator): *Ben Cao Gang Mu* (Enzyklopädie der Materia Medica), Anhui Science and Technology Publications, Hefei, 2001

Li Zhongzi: *Lei Gong Pao Zhi Yao Xing Jie* (Erklärung von Großvater Leis Abhandlung über die Aufbereitung von Arzneidrogen), Tzong-Her-Verlag, Tainan (Taiwan), o.J.

Ling Huan: *Ben Cao Hai Li* (Schaden und Nutzen in der Materia Medica), Verlag für Klassische Schriften der TCM (Zhongyi Guji Chubanshe), Beijing, 1982

Miao Zhongchun (Author); Li Shun-Bao, Chu Xuan-Ren (Hrsg., Komm.): *Miao Zhong-Chun Yishu Quanji* (Das Vollständige Medizinische Werk von Miao Zhong-Chun), Academy Press, Beijing, 1998

Meng Shen (Autor), Zhang Ding (Ergänzung), Shang Zhijun (Hrsg., Kommentator): *Shi Liao Ben Cao* (Materia Medica der Ernährungsheilkunde), Anhui Science and Technology Publications, Hefei, 2003

Sun Xingyan: *Shennong Bencao Zhenjing* (Die wahre Materia Medica des Göttlichen Landmannes), Tzong-Her-Verlag (Zonghe Chubanshe), Tainan (Taiwan), o.J.

Tao Hongjing (Autor, Hrsg.); Shang Zhijun, Shang Yuansheng (Punktuierung und Kommentierung): *Ben Cao Jing Ji Zhu* (Kommentierte Kompilation der Materia Medica des Göttlichen Landmannes), People's Medical Publishing House, Beijing, 1986

Tao Hongjing (Kompilierung zu Zeiten der Liang-Dynastie); Shang Zhijun (Punktuierung und Kommentierung): *Ming Yi Bie Lu* (Verschiedene Aufzeichnungen Berühmter Ärzte), People's Medical Publishing House, Beijing, 1986

Wang Ang: *Ben Cao Bei Yao* (Die Quintessenz der Materia Medica), Tzong-Her-Verlag (Zonghe Chubanshe), Tainan (Taiwan), o.J.

Wu Pu (Erste Neukompilation während der Wei-Dynastie), Sun Xingyan, Sun Pingyi (Zweite Neukompilation während der Qing-Dynastie): *Shennong Bencao Jing* (Materia

Medica des Göttlichen Landmannes), People's Medical Publishing House, Beijing, o.J.
Wu Qian (Hrsg. während der Qing-Dynastie), Zheng Jinsheng (Hrsg.): *Yi Zong Jin Jian* (Goldener Spiegel der Medizinischen Tradition), People's Medical Publishing House, Beijing, 2006
Yan Xiting, Shi Danning, Hong Qi'an: *De Pei Ben Cao* (Materia Medica der Kombinationen), Shanghai Science and Technology Publications, Shanghai, 1959
Zhang Lu (Autor); Zhao Xiaoqing (Punktuierung und Kommentierung): *Ben Jing Feng Yuan* (Die Ergründung der Ursprünge der Materia Medica des Göttlichen Landmannes), Chinese Pharmacology and TCM Publishing House, Beijing, 1996
Zhang Qi: *Ben Cao Shu Lu* (Beschreibende Aufzeichnung der Materia Medica), Wen-Xing-Verlag, Taizhong (Taiwan), 2006
Zhang Xichun (Autor); Liu Guantao (Punktuierung, Hrsg.): *Zhong Yao Qin Shi Ji* (Aufzeichnungen über eigene Erfahrungen mit der Einnahme von chinesischen Arzneimitteln), Academy Press, Beijing, 2007
Zhang Xichun (Autor); Wu Wenqing, Wang Zhipu (Punktuierung, Hrsg.): *Yi Xue Zhong Zhong Can Xi Lu Chu Fang Xue* (Die Rezepturenlehre aus den Aufsätzen über Medizin, in Verbundenheit mit der Chinesischen und in Anerkennung der Westlichen Medizin), Fujian Science and Technology Publications, Fuzhou, 2003
Zhang Yuansu: *Zhen Zhu Nang Er Zhong, Zang Fu Biao Ben Yao Shi* (Zwei Versionen vom Beutel voller Perlen; Die Anwendung von Arzneimitteln [zur Behandlung der] Speicher- und Durchgangsorgane sowie von Manifestation und Wurzel), Wen-Xing-Verlag, Taizhong (Taiwan), 2006
Zheng Quan (Autor), Shang Zhijun (Hrsg., Kommentator): *Yao Xing Lun* (Abhandlung über die Natur der Arzneimittel), Anhui Science and Technology Publications, Hefei, 2006
Zhou Yan: *Ben Cao Si Bian Lu* (Aufzeichnungen zur Materia Medica unter achtsamer Differenzierung), People's Medical Publishing House, Beijing, 1960

Chinesisch-Englischsprachige Quellen

Harbaugh, Rick: *Zhongwen Zipu* (Chinese Characters, A Genealogy and Dictionary), Han Lu Book & Publishing Co., Taipei, 1998
Hung I-nang (Hong Yi'nan): *Zhongguo Caoyao Gushi* (Stories about Chinese Herbal Medicine), Sinorama Magazine Publications, Taipei 1996
Ou Ming (Hrsg.): *Hanying Zhongyi Cidian* (Chinese-English Dictionary of Traditional Chinese Medicine), Joint Publishing (h.K) Co., Hongkong, 1988

Englischsprachige Quellen

Bensky, Dan & Gamble, Andrew: *Chinese Herbal Medicine: Materia Medica*, Eastland Press, Seattle, Washington, 1993
Bensky, Dan; Clavey, Steven; Stöger, Erich; Gamble, Andrew: *Chinese Herbal Medicine: Materia Medica*, 3rd Edition, Eastland Press, Seattle, Washington, 2004
Bensky, Dan & Barolet, Randall: *Formulas & Strategies*, Eastland Press, Seattle, Washington, 1990
Geng Junying, Huang Wenquan, Ren Tianchi, Ma Xiufeng: Practical Traditional Medicine & Pharmacology – Medicinal Herbs, New World Press, Beijing 1991
Ma Jian: *Red Dust: A Path through China*, Anchor Books, New York, 2002
Flaws, Bob: *Something Old, Something New: Essays on the TCM Description of Western Herbs, Pharmaceuticals, Vitamins and Minerals*; Blue Poppy Press, Boulder, Colorado USA, 1991

Deutschsprachige Quellen

Kalg, Andreas / Kaufhold, Peter: *PhytoMagister professional, Kräuter-Repertorium, TCM-Datenbank*, Kaufhold Software, 2000–2008
Kaufhold, Peter: *PhytoMagister professional, Kräuter-Repertorium, Datenbank für Europäische und Ayurvedische Heilkräuter*, Kaufhold Software, 2000–2006
Mayr, Franz Xaver: Schönheit und Verdauung, Die Verjüngung des Menschen durch sachgerechte Wartung des Darmes, Verlag Neues Leben, Alberschwende, Österreich, 1991
Pschyrembel, Klinisches Wörterbuch, 256., neu bearb. Aufl., Walter de Gruyter, Berlin 1990
Ruan Ji-Yuan (Autor), Kalg, Andreas (deutsche Übersetzung): Chinesische Fußmassage, Urban & Fischer (Elsevier Germany), München, 2008

Chronologie der chinesischen Geschichte

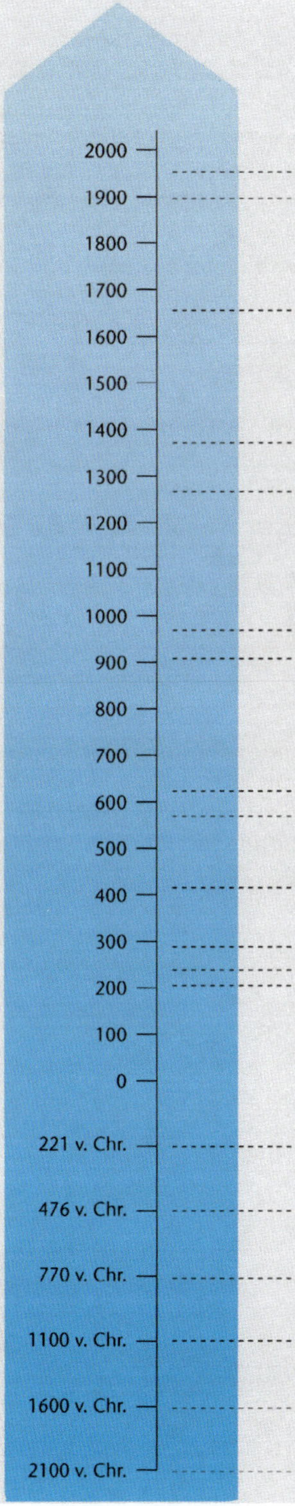

seit 1949	Volksrepublik China: seit 1949 auf dem chinesischen Festland
1912–1949	Republik China: seit 1912 (seit 1949 nur noch in Taiwan)
1644–1911	Qing-Dynastie
1368–1644	Ming-Dynastie
1271–1368	Yuan-Dynastie
1115–1234	Jin-Dynastie
960–1279	Song-Dynastie
906–1125	Liao-Dynastie
907–960	Fünf Dynastien
618–907	Tang-Dynastie
581–618	Sui-Dynastie
420–581	Nördliche und Südliche Dynastien
265–420	Jin-Dynastie
220–280	Periode der drei Reiche
206 v. Chr.–220 n. Chr.	Han-Dynastie
221–207 v. Chr.	Qin-Dynastie
475–221 v. Chr.	Periode der Streitenden Reiche
770–476 v. Chr.	Frühlings- und Herbstperiode
11. Jh. bis 771 v. Chr.	Zhou-Dynastie
16.–11. Jh. v. Chr.	Shang-Dynastie
21.–16. Jh. v. Chr.	Xia-Dynastie

Register

A

Abdomen
- Schmerzen 189

Abgeschlagenheit 72, 150, 342
- Gan cao 189

Abmagerung 143, 342
Abort 77, 143
Absteigen 9
Abstillen 117
Abszess
- Anfangsstadium 219, 241
- Che qian cao 106
- Chi shao 358
- Dang gui 218
- Da suan 338
- He shou wu 321
- Huang lian 154
- Huang qin 163
- Jin yin hua 85
- Ju hua 33
- Li 360
- Ma chi xian 274, 276
- Mu dan pi 130
- Niu bang zi 267
- Pu gong ying 333
- Qing hao 178
- mit Schmerzen 163
- She chuang zi 270
- Xiang fu 206
- Yi mu cao 232
- Yuan zhi 239
- Zi hua di ding 137

Abwehrkraft 54, 68, 146
Abwehr-Qi 73, 244
Acanthopanacis Cortex 25
Acanthopanaxlikör 27, 28
Achyranthes aspera 262
Achyranthis Bidentatae Radix 261
Aconitvergiftung 190
Adipositas, Schwitzen 143
Agitiertheit 80
AIDS 176
Albiziae Cortex 211
Alkohol 52
Alkoholkonsum, langjähriger 77
Alkoholsucht 328
Alkohol-Toxine 327, 360
Alkoholvergiftung 77
Allergie 64
Allii sativi Bulbus 337
Alterung 89, 159, 322
- Qian shi 228

Amenorrhoe
- Chi shao 357
- Dang gui 215, 217
- Gui zhi 37
- Hong hua 121
- Niu xi 263
- Shan za 125
- mit Unterleibsschmerzen 157

Amöbenruhr 339
Analprolaps
- Shi liu pi 69

Anämie 68
Anästhesie 53
Anbaugebiet 247
Angelicae sinensis Radix 213
Angina pectoris 100, 122, 126
Angststörung 80
Anosmie 181
Anti-Aging-Droge 228, 322
Anusprolaps
- Chai hu 308

Aphrodisiakum 258
Aphthen 155, 181, 250, 274
Appetitanregung 31
Appetitlosigkeit 40, 62, 64, 67, 72, 76, 142, 259
- Gan cao 189
- durch Kälte 202
- Milz-Schwäche-Syndrom 150
- Mu xiang 200
- Shan yao 342

Appetitverlust 80
Arctii Fructus 266
Armschmerzen 351
Artemisiae Annuae Herba 173
Artemisinin 176
Arteriosklerose 126, 223, 313
- Lai fu 366

Arzneimittel 19
Asari Radix 179
Asarumwurzel 181
Askaridiasis 317
Asteris Radix 133
Asternwurzel 133
Asthma 118
- bittere Drogen 7
- Di gu pi 93
- Huang qi 146
- Hu tao ren 253, 255
- Kuan dong hua 291
- Lai fu 366
- Ma huang 185
- Ren shen 60, 62
- Sang bai pi 349
- Shan yao 342
- Wu wie zi 196
- Xi xin 181
- Xi yang shen 257

Astigmatismus 89
Astragali Radix 140
Aszites 313, 316, 349
Atemnot 60, 62, 181, 189, 291, 349, 360
- Hu tao ren 253, 255
- Lungen-Hitze 185
- Ma huang 185
- Qian niu zi 317
- Shan yao 343

Atemwege, trockene und gereizte 79
Atemwegserkrankung
- allergische 132

Atemwegsinfektionen 315
Atmung
- beschleunigte 112
- flache 61

keuchende 185
Atrophie
- Ju hua 34
- Niu xi 265
- Suo yang 287
- Wu jia pi 26
- Zi wan 135

Aucklandiae Radix 199
Aufsteigen 9, 10
- gegensinniges 10

Aufstoßen
- Ban xia 297
- saures 202, 249

Augäpfel, schmerzende 301
Augen
- blutunterlaufene 157
- getrübte 154
- Klären 34
- Kräftigung 348
- Niu bang zi 267
- Pu gong ying 335
- schmerzhafte 154
- trockene 223

Augendruck 302, 303
Augenentzündung 86
Augenerkrankung
- chronische 89
- Hitze 222
- Jue ming zi 222

Augenleiden 32
- Che qian zi 104, 105
- chronische 348
- Gou qi 89

- Huang lian 152
- Ju hua 32, 33
- Xia ku cao 300
Augenringe, dunkle 105
Augenrötung 335
- Chai hu 308
- Che qian zi 105
- Chong wei zi 235
- Gou teng 112
- Huang lian 154
- Ju hua 33
- Ma huang 185
- Sang ye 345
- Xia ku cao 300, 303
- Zi hua di ding 137
Augenschmerzen 301, 308
- Xia ku cao 303
Augenschwellung 104, 335
- Huang lian 154
- Ju hua 33
- Xia ku cao 300, 303
- Zi hua di ding 137
Augenspülung 154
Augentrockenheit 89, 274
Augentrübung 88, 89
Ausfluss
- vaginaler 69, 70, 76, 197, 226, 284, 322, 342
- vaginaler blutig-eitriger 274
Ausleitung 159
Auszehrung 26, 27, 76

B
Bäder
- She chuang zi 269
Bai he 78
Bai ji 169
Bai shao 353, 354
Bai tou weng 107
Bakterienruhr 339
Bandwürmer 70
Ban xia 294
Bauch
- Völlegefühl 40
Bauchschmerzen
- Bai he 80
- Dang gui 217
- Da suan 339
- Ding xiang 202
- hernienartige 249
- Huang qin 163
- Hu jiao 259
- krampfartige 357
- Mu gua 29
- postpartale 263
- stechende 122
- Verdauungsschwäche 124
- Wu zhu yu 249
- Xu chang qing 312
Bauchwassersucht 349
Baummelone 28
Begierde, gesteigerte sexuelle 337
Beinatrophie 135
Beine
- Spannungsgefühl 29
Beinmuskulatur, Atrophie 264
Bein-Qi 29, 30
Beinschwäche 89
Benommenheit 175
Beriberi-artiges Syndrom 29
Bettlägerigkeit 281
Bettnässen 42, 181
Beulen 312
Bian dou 74
Birne 358
Bi-Syndrom 217, 265, 312, 351
Bitter 7
Blähungen 40, 124, 235
Blasenerkrankung 94
Blasensteine 95
Blässe 62, 72
Bletillae Rhizoma 169
Blockaden, schmerzhafte 312
Blut
- im Stuhl 100
- im Urin 100
Blutarmut 68
Blutbildung 64, 67
- Förderung 90
Blutcholesterin, erhöhtes 126
Blutdruck 35, 90
Blutdrucksenkung 313
- Sang zhi 351
Bluterbrechen 100, 130, 157, 163, 171
Bluterguss
- Chi shao 357
Blutfette 35, 90, 126, 223
Blutflussvolumen, Erhöhung 313
Blutgefäße 313
Blutgerinnungszeit, Verkürzung 100
Bluthochdruck 111, 126
- Che qian zi 105
- Evodiapulver 250
- Gou teng 111, 112
- Jue ming zi 223
- Lai fu 366
- Mu dan pi 132
- Xia ku cao 302, 303
Bluthusten 61, 93, 130, 135, 171
Blut-Leere-Muster
- Dang gui 217
Blutreinigung 273
Blut-Schwindel, postpartaler 121
Blutspucken 100
Blutstillung 356
- Huang lian 155
- Ma bo 315
- Qing hao 178
- Ren shen 61
- San qi 100
Blutung
- anale 70
- Ma chi xian 274
- postpartale 274
- rektale 100
- Ren shen 61
- vaginale 70, 100
- Zhi zi 48
Blutzirkulation 64
Blutzucker 90,344
Bocksdorn 88
Botenkraut 308
Brechdurchfall 30, 339
Bronchiektasen 136, 207
Bronchitis 207, 208, 313
Brunelle 300
Brustabszess 163, 334
Brustdrüsenabszess 303
Brust, Knotenbildung 333
Brustkorb, Schmerzen 100
Brustkrebs 303
Brustschmerzen 40, 308
Brustwassersucht 208, 349
Bupleuri Radix 305

C
Calvatia 314
Carthami Flos 120
Caryophylli Flos 201
Cassiae Semen 221
Chaenomelis Fructus 28
Chai hu 305
Chemotherapie 68, 167
Che qian 101
Che qian zi 102
Chi shao 353, 357
Cholera 30
Cholesterinsenkung 273, 313
Cholesterinspiegel
- Lai fu 366
Cholezystitis 94
Chong wei zi 234
Chrysanthemenwein 34
Chrysanthemi Flos 31
Cinnamomi Ramulus 35
Cistanches Herba 283
Citri sarcodactylis Fructus 39, 41
Clematidis Radix 277
Cnidii Fructus 268
Codonopsis Radix 65

Coptidis Rhizoma 151
Corni Fructus 41
Crataegi Fructus 122
Curculiginis Rhizoma 280
Cuscutae Semen 270
Cyathulae Radix 261
Cynanchi paniculati Radix 309
Cynomorii Herba 286
Cyperi Rhizoma 203

D

Da huang 156
Dang gui 213
Dang shen 65
Darm, Ablagerungen 159
Darmabszess 85
Darmbeschwerden
- durch Kälte 202
Darmerkrankung, chronisch entzündliche 100
Darmkrämpfe 189, 200
Darmparasiten 330
- Shi liu pi 70
Darmparasitose 317
Darmträgheit 159
Da suan 337
Da zao 71
Dekubitalgeschwür 144
Delirium 154
Dendrobii Herba 43
Depression 72, 190
- He huan 212
Dermatitis
- allergische 269
- atopische 312
Diabetes
- Ge gen 326
- Gou qi 89
- Huang jing 150
- Huang qin 162
- Shan yao 343
- Shi hu 44
- Tu si zi 272
- Wu mei 167
- Wu wie zi 197
Diarrhoe 102, 104
- Wu wie zi 197
Di gu pi 91
Ding xiang 202
Dioscoreae Rhizoma 341
Diphtherie 339
Drogen
- bitter-gelbe 139, 151
- grüne 172
- Organbezug 15
- rote 119
- schwarze 164
- stachelige und spitze 15
- süß-gelbe 139, 140
- violette 132
- weiße 168
Drogenkombination 5
Druckgefühl, abdominelles 80
Dünndarmperistaltik 45
Durchblutung 54
Durchfall 76, 102, 103, 116
- akuter, infektiöser 167, 207
- Bai shao 356
- Bai tou weng 109
- Bian dou 76
- blutig-eitriger 163, 327
- blutiger 152, 274
- chronischer 62, 69, 143, 166
- Da huang 157
- Dang shen 67
- Da suan 339
- mit Eiter 152
- Ge gen 327
- Hu jiao 259
- Ingwer 245
- Kälte und Feuchtigkeit 117
- Mu xiang 201
- Qian shi 227
- schmerzhafter 109
- Shan yao 342
- Sheng jiang 245
- Shi liu pi 69
- Sommerhitze 76
- Verdauungsschwäche 124
- Wu mei 166
- Wu wie zi 197
- Wu zhu yu 250
Durst 76, 89, 92, 162, 343
- Ge gen 326
- Huang lian 154
- Pu gong ying 335
- Sang bai pi 349
- Sang shen 348
- starker 44, 45, 69
- Trockenheit des Mundes 167
- unstillbarer 227
Dysenterie
- Bai ji 171
- Bai tou weng 109
- chronische 125
- Da suan 338, 339
- Einlauf 153
- eitrig-blutige 152, 161
- Ge gen 327
- Huang lian 152
- Ma chi xian 274
- Mu xiang 201
- Shan za 125
- Shi liu pi 69
- Wu mei 166
- Wu zhu yu 250
- Xu chang qing 313
Dysmenorrhoe
- Chi shao 357
- Dang gui 217
- Gui zhi 37
- Hong hua 121
- Mu dan pi 130
- Niu xi 263
- Xiang fu 204
- Yi mu cao 232
Dyspepsie 103
Dysurie 102
- blutige 104, 241, 274
- Che qian cao 106
- Che qian zi 104
- Hu tao ren 253
- Jin qian cao 95
- Ma chi xian 274
- Niu xi 263, 264
- Pu gong ying 333

E

Eigennamen, unerklärliche 337
Eiter 85
- Ausleitung 163
Eklampsie 112
Ekzem
atopisches 132
- Chi shao 358
- feuchtes 117, 269, 274, 312
- superinfiziertes 208
Embolie 100
Enteritis, infektiöse 109, 152
Entgiftung 77
Entkräftung 89, 143, 342
- Kuan dong hua 292
Entwicklungsverzögerung 26
Entzündung
- Chai hu 307
Enuresis 181
Enzyklopädie der Materia Medica des Li Shizhen 20
Ephedrae Herba 182
Epigastrium
- Drainieren 151
- Schmerzen 40, 189, 357
Epilepsie 112
Erbrechen (s. Übelkeit)
- Ban xia 297, 298
- Bian dou 76
- Ding xiang 202
- Fo shou 40
- Hua jiao 116
- Hu jiao 259
- Mu xiang 200
- Schwangerschaft 243
- Sheng jiang 243

- Sommerhitze 76
- Wu zhu yu 249
Erdessenz 55
Erektion 270
Ergrauen, frühes 89, 322, 348
Erkältung 180, 183, 243
- febrile 37
- Ren shen 58
Ernährung 29, 76
Erschlaffung 26
Erschöpfung 64, 67, 72, 177, 342
- Da zao 72
Erysipel 137, 232
- Ma chi xian 274, 276
Erythrozyten 67, 100
Euryales Semen 225
Evodiae Fructus 248
Exantheme 327

F
Farfarae Flos 289
Fehlgeburt, drohende 105, 163
Feuchtigkeit-Bi 227
Feuchtigkeit-Hitze
- Ausleiten 162
Fieber (s. Körpertemperatur)
- abendliches 177
- Chai hu 307
- chronisches geringgradiges 81, 257
- delirantes Reden 157
- und Exanthem 86
- Ge gen 326
- hohes 154
- nächtliches 131
- Niu bang zi 267
- Qing hao 175
- Sang ye 345
- Shi hu 44
- verborgene Hitze im Blut 174
Fischgräten, Erweichen 278
Fischvergiftung 77
Flankenschmerz 206, 308
- Di gu pi 93
Flechten 276, 339
Fleischakkumulation 338
Fleischvergiftung 77
Fluor vaginalis 197, 272
Follikulitis 276
Fo shou 39
Fraktur
- He huan 213
- San qi 100
- Tu si zi 272
Frauenheilkunde 204, 214
- Yi mu cao 230
Freie Radikale 228
Frigidität 269
Frostbeulen 117
Frösteln 131
Fructus Liquidambaris 235
Fülle-Hitze
- Klären 162
Fünf Kontraindikationen 9
Fünf Überlastungen 52
Fünf Verstärkungen 25
Funktionsstörung, sexuelle 196
Furunkel
- Che qian cao 106
- Chi shao 358
- Da suan 339
- Huang lian 154
- Jin yin hua 85
- Ma chi xian 274, 276
- Niu bang zi 267
- Pu gong ying 333
- Yuan zhi 239
- Zi hua di ding 137
Füße, kalte 116
Fußpilz 276

G
Gallenabfluss 336
Gallenblasenerkrankung 94
Gallenfluss, Förderung 95
Gallensteine 28, 94, 95
- Vorbeugung 366
Gan cao 188
Gardeniae Fructus 47
Gastrodiae Rhizoma 49
Gebärmutter 270
Geburt 105, 125
- Auszehrung 177
- Dang gui 218
Geburtshilfe 121, 232
- Yi mu cao 230
Gedächtnis 64
Ge gen 324
Geisteskrankheiten 311
Gelbsucht 335
- Da huang 157
- Jin qian cao 95
Gelenkbeweglichkeit 269
Gelenke
- Sang zhi 351
Gelenkschmerzen 28, 351
- Dang gui 217
Gelenkschmerzen, rheumatische 312
Gelenkschwellung 26
Gereiztheit 112, 360
Geruch 199
Geruchssinn, Verminderung 194
Geschmack 5, 8, 9, 179
- adstringierender 7
- bitterer 7
- fader 6
- salziger 7
- saurer 7
- scharfer 6
- sehr süßer 6
- süßer 6
Geschwür
- Anfangsstadium 219
- chronisches 171
- Dang gui 218
- Da suan 339
- eitriges 85
- Hals 250
- Ju hua 33
- Kopf 303
- Ma bo 315
- nicht heilendes 144
- Qing hao 178
- schlecht heilendes 106
- Shan za 126
- She chuang zi 269
- Xiang fu 206
Gesicht, Ödem 185, 349
Gesichtsschmerzen 181
Gicht 279
Gifte 190
Ginseng 55
- alleinige Anwendung 63
- amerikanischer 255
- Drogenkombinationen 60
- Lai fu zi 364
- Notfallmittel 61
- übermäßiger Genuss 361
Ginseng Radix 54
Gliedmaßen
- Krämpfe 28
- Ödeme 351
- Spannungs- und Schweregefühl 26
Gliedmaßen, untere 150
Glycyrrhizae Radix 187
Gou qi 88
Gou qi zi 91
Gou teng 110
Granatapfel 68
Granati Pericarpium 68
Grieß 94
Grind 178
Grübelzwang 80
Gui zhi 35
Gürtelrose 208
Gynäkologie
- Yi mu cao 232

H
Haarausfall 89, 274, 276
Haarefärben 253
Haarwuchs 345, 348
Hahnenschrei-Durchfall 197
Hakenwürmer 339, 340

Halsentzündung 86
- eitrige 190
- Ma bo 315
- Sang ye 345
Halsobstruktion, schmerzhafte 291
Halsschmerzen 137, 223
- Jin yin hua 86
Halsschwellung 86, 137, 315
Halstrockenheit 44, 45, 69, 257, 327
Hämatit 119
Hämoglobinsynthese 67
Hämoptyse 171
Hämorrhoiden 157, 171, 207
- Chai hu 308
- Spülung 209
Harnausscheidung
- Förderung 81, 106, 183
- Normalisierung 296
- übermäßige 42
- unkontrollierbare 226
- Yi mu cao 232
Harnblasensteine 94
Harngries 253, 264
Harninkontinenz 264, 281
- älterer Mensch 281
- Qian shi 226
- Shan zu yu 42
- Tu si zi 272
Harnverhalt
- Lungenkräuter 134
Harnwegssteine 95, 253, 264
Haut
- Hitzegefühl 93
- toxische Schwellung 190
Hautentzündung 86
Hauterkrankung 132
- allergische 132
- Bai ji 172
- eitrige 276
- entzündliche 334
- He shou wu 322
- juckende 269
- She chuang zi 269
Hautläsion 339
- Hitze-Toxine 138
He huan 211
Heiserkeit 45, 345
Hemiplegie 53, 146, 235, 351
Hepatitis 223, 313, 335
Hernienschmerzen 202
Herpes zoster 208
Herz 72
- He huan 212
Herzdurchblutung 54
Herzembolie 100
Herzerkrankung 126
Herzklopfen 112, 189, 197, 239, 357
Herzkrankheit, koronare (KHK) 100, 122, 126
Herzneurose 190
Herzschwäche 64
Herzstärkung 64
He shou wu 318
Heuschnupfen 132
Hinken 26
Hitze-Manie 360
Hitzewallungen 89
Hodensack, Ekzem 270
Holzige Päonie 127
Homalomenae Rhizoma 229
Hong hua 120
Hormonhaushalt
- Xian mao 281
Houttuyniae Herba 207
Hua jiao 114
Huang jing 147
Huang lian 151
Huang qi 141
Huang qin 160
Huflattich 289, 290
Hu jiao 257
Hungergefühl, ständiges 335
Hungern 52
Husten 10
- Atemnot 116
- Bai he 82
- Ban xia 296
- chronischer 40, 79, 82
- chronischer trockener 81
- Dang gui 220
- Da zao 72
- Di gu pi 92
- Gan cao 189
- gegensinnig aufsteigendes Qi 134
- Hua jiao 116
- Hu tao ren 253, 254, 255
- konsumptiver 135
- Kuan dong hua 291
- Lai fu 366
- Li 359
- durch Lungen-Hitze 185
- Ma bo 315
- Ma huang 185
- Qian niu zi 317
- Sang bai pi 349, 350
- Sang ye 345
- Schleim 239, 292, 295
- Shan yao 342
- trockener 360
- tuberkulöser 83
- Wu mei 166
- Wu wie zi 196
- Wu zhu yu 249
- Xi xin 181
- Yuan zhi 238
- Zi wan 135
Hu tao ren 252
Hyazinthenbohne 75
Hyperthyreose 167
Hypertonie
- Mu dan pi 132
- Xia ku cao 302
Hypertonie, nervöse 112
Hysterie 80, 190

I

Ikterus 333, 335
- Jin qian cao 95
Immunsystem 64, 68, 90, 313
Impotenz
- mit Erektionsschwäche 284
- mit Erektionsstörungen 218
- Gou qi 89, 90
- Hu tao ren 253
- medikamenteninduzierte 218
- Niu xi 264
- Shan zu yu 42
- She chuang zi 269
- Suo yang 287
- Tu si zi 272
- Wu jia pi 27
- Xian mao 281
Infektanfälligkeit 68, 143, 146
Infertilität
- Bian dou 77
- Gou qi 89
- He shou wu 320, 322
- männliche 90, 105, 145, 281
- She chuang zi 269
- Tu si zi 272
- weibliche 90, 145, 281, 320
Ingwer 242, 244
Ingwerfußbad 245
Innerer Klassiker
- Entsprechungssystem 12
Insektenstich 274, 339
Insomnia 64
Intelligenz, Stärkung 239

J

Jiao mu 117
Jin qian cao 94
Jin yin hua 83
Juckreiz
- Genitalien 269
- Hua jiao 117
- Niu bang zi 267
- parasitär bedingter 178
- Shan za 126
- She chuang zi 269
- vaginaler 27, 270
- Xu chang qing 311, 312

Jue ming zi 221
Jueyin-Schleim-Kopfschmerz 249
Juglandis Semen 251
Ju hua 31
Jujubae Fructus 71
Jujuben 71

K

Kachexie 72, 342
Kälte-Bauchschmerzen 116
Kälte-Dysenterie 259
Kälte-Husten, chronischer 243
Kälte-Magenschmerzen 117
Kälte-Schmerzen 339
Kaltschweißigkeit 61
Karbunkel
- Che qian cao 106
- Chi shao 358
- He shou wu 321
- Huang lian 154
- Jin yin hua 85
- Ma chi xian 276
- Niu bang zi 267
- Pu gong ying 333
- Zi hua di ding 137
Kater 327
Kehle, trockene 154
Keime, darmpathogene 109, 275
Keime, pathogene 313, 339
Keuchatmung 82, 93
Keuchen 291, 317, 360
Keuchhusten 208, 339, 340
Kind
- Asthma 185, 254
- Dysenterie 153
- Entwicklungsverzögerung 26
- Ernährungsstörungen 76
- Fieber 111
- Gedeihstörungen 330
- Haarausfall 274
- Krampfleiden 54, 111
- Laufen 26
- Shan yao 342
- Wegerichsamen 103
Kindererkrankungen 330
Kinderlosigkeit 281, 322
Klette, große 266
Klimakterium 131
Knieschmerzen 44, 287
- Heshou wu 322
- Niu xi 263, 264, 265
Knoblauch 337
Knochen
- dampfende 93, 131
- Erschlaffung 26
Knochenbruch 101, 272
- Tu si zi 272
Knochenschmerzen 42
Knoten 303
Kollaps 56, 61
- kritischer Blutdruckabfall 62
Kontaktdermatitis 274
Kontaktekzem 312
Konvulsionen 112
Konzentration 64, 150
Kopfdruck 349
Kopfschmerzen 32
- Bluthochdruck 112
- Chai hu 308
- Chong wei zi 235
- Di gu pi 93
- Ge gen 327
- Gou qi 89
- Gou teng 112
- Jin yin hua 86
- Jue ming zi 223
- Qing hao 175
- Sang ye 345
- Tian ma 53
- Wu zhu yu 249
- Xia ku cao 302, 303
- Xi xin 180
Kopoubohne 324
Körperflüssigkeiten
- Erzeugung 63
- Regeneration 45
Körperhälfte, untere 264
Körpertemperatur (s. Fieber)
- nächtliche erhöhte 131
- Undulieren 176
Kräftigung 35
Kraftlosigkeit 29, 67, 76
Kraftsuppe 73
Krämpfe 351
- Bai shao 356
- Mu gua 29, 30
- Tian ma 53
- Wind-Feuchtigkeit-Bi-Syndrome 180
Krampfleiden 111, 112
Krätze 178, 269, 339
Kraut, Kräuter
- Aufbereitung 4
- Farbe 12
- Harmonisierung 73
- phallische 283
- Vergiftung 190
Krebs 28, 64
Krustenbildung, Kopf 276
Kuan dong hua 289
Kudzuwurzel 324
Kurzatmigkeit 62, 67, 72, 82, 189, 342

L

Lablab Semen album 74
Lachen, grundloses 312
Lähmung 32, 53, 146, 287
Lähmung, halbseitige 351
Lai fu 365
Lai fu zi 362
Laktation 333
Langlebigkeit 92, 150
Langlebigkeitschrysanthemenwein 35
Lasiosphaera 314
Läuse 117, 178
Lebensmittel, verdorbene 190
Lebensverlängerung 35
Leber 33
- Jue ming zi 223
Leberzirrhose, mit Aszites 223
Leere-Muster
- süße Drogen 6
Lendenschmerzen 253, 263, 264, 265
- chronische 89
- He shou wu 322
- Sang shen 348
- Shan yao 342
- Shan zu yu 42
- She chuang zi 269
- Suo yang 287
- Tu si zi 272
Lendenwirbelsäule, Schmerzen 27
Leonuri Herba 230
Leonuri Semen 234
Lethargie 62
Leukopenie 68
Li 358
Libido
- Verlust 269
Lichtempfindlichkeit 303
Lilie 78
Lilienzwiebelerkrankung 80
Lilii Bulbus 78
Li pi 358
Li Shizhen 20
Lochienstau 121, 232
Lonicerae Caulis 86
Lonicerae Flos 83
Löwenzahn 332
- antibiotische Wirkung 336
Luftzug 86
Lu lu tong 235
Lumbalgie 272
Lungenabszess 207
Lungenatrophie 136
Lungenblutung 171
Lungenentzündung 207, 360
Lungenerkrankung 91, 359
Lungenerkrankung, chronische 171

Lungenerkrankung, obstruktive 292
Lungen-Hitze-Husten 93, 162
Lungenkrebs 136, 208
Lungen-Qi-Leere-Husten 135, 293
Lungentuberkulose 136, 171, 303
Lungen-Tuberkulose 81
Lustlosigkeit 72
Lycii Cortex 91
Lycii Fructus 87
Lymphknotentuberkulose 303
Lysimachiae Herba 94

M
Ma bo 314
Ma chi xian 273
Madenwürmer 330, 339, 340
- Shi liu pi 70
Magen 297
- Ban xia 296
Magenblutung 171
Magen-Darm-Trakt
- Schleimhäute 189
Magenerkrankung 30
Magen-Feuer 335
Magengeschwür 189
Magengrube, brennender Schmerz 83
Magen-Hitze-Muster 162
Magenkrämpfe 189
Magenschmerzen 189
- Bai he 80
- Hitze-Typ 83
- Hu jiao 259
- durch Kälte 202
- Mu xiang 200
- Wu zhu yu 249
- Xu chang qing 312
Magensekrete, Anregung 45
Magenstärkung 124
Magnoliae Flos 192
Ma huang 182
Malaria 109, 174, 176, 177, 307
Mann, sexuelle Funktionsstörungen 42
Masern
- Ge gen 327
Masern-Exanthem 15, 266
Mastitis 240, 276
- Huang qin 163
- Jin yin hua 85
- Ma chi xian 274
- Pu gong ying 333
- Xia ku cao 303
- Yi mu cao 232
Maulbeerbaum 344
Maulbeerbaumwurzelrinde 349
Maulbeerblätter 345
Maulbeerfrüchte 347
Maulbeerzweige 350
Melancholie 72, 190
Menorrhagie
- Bai shao 357
- Shan zu yu 42
- Shi liu pi 70
Menstruation
- Regulation 130, 217
- schmerzhafte 130, 204
- unregelmäßige 42, 204, 263
- Wang bu liu xing 241
- Xu chang qing 312
- Yi mu cao 232
Menstruationsbeschwerden 232
- Lu lu tong 235
Menstruationsblutung
- vorzeitige geringe 93
Menstruationsfluss 37
Menstruationsstörung
- Bai shao 357
- Chai hu 308
- Chi shao 357
- Dang gui 217
Merkfähigkeit 239
Migräne 235
- Tian ma 53
Miktion, erschwerte 317
Milchmacher-Suppe 145
Milchstau 241
Milz 296
Milzerkrankung 30
Milz-Nieren-Leere-Durchfall 272
Milz-Schwäche-Durchfall 327
Morbus Menière 53
Mori Cortex 349
Mori Folium 344
Mori Fructus 347
Mori Ramulus 350
Morus alba 344
Mouches voulantes 272
Moutan Cortex 126
Mu dan pi 127
Müdigkeit 67, 150
Mu gua 28
Mumefrucht 165
Mume Fructus 164
Mumepflaume 165
Mumps 137, 267, 315
Mundgeruch 203, 335
Mundgeschwür 155, 181, 250
Mundhöhle, Blutung 315
Mundtrockenheit 44, 167, 257, 335
- Ge gen 326
Muskel
- Erschlaffung 26
Mutismus 80
Muttermilch 145
Mu xiang 199
Myom 37, 121, 125, 157, 357

N
Nachtschweiß 118, 346
- Huang qi 143
- Wu wie zi 197
Nackenschmerzen 327
Nähr-Qi 73, 244
Nahrungsstagnation 31, 159, 338, 362
- Auflösung 124
Namensgebung
- Anbaugebiet 247
- ausländische Herkunft 251
- Farbe 119
- Form und Erscheinungsbild 25
- Geruch 199
- Geschmack 179
- Jahreszeiten 289
- Personen 305
- Tiere 261
- Wirkung 211
Nasenbluten 106, 335, 339, 350
- Che qian cao 106
- Da huang 157
- Da suan 339
- Di gu pi 93
- Huang qin 163
- Ma bo 315
- Mu dan pi 130
- San qi 100
Nasenerkrankung, eitrige 209
Nasenkräuter 193
Nasenpolypen 181
Nasenschleim, reichlicher 193
Nase, verstopfte 193
Natriumglutamat 343
Nephritis, akute 185
Nephritis, chronische 227, 258
Nervensystem, Anregung 64
Nervosität 79, 81, 83, 175, 190, 257, 348
Nesselsucht 312
Netzgefäße 311, 312
Neugeborenes
- Entgiftung 155
Neurasthenie 79
Neurodermitis 312
- Mu dan pi 132
- She chuang zi 269
Nierenentzündung 227
Nierensteine 95
Niu bang zi 266
Niu xi 261
Notoginseng Radix 97
Nüsse 252

O
Oberbauchschmerzen 206, 308
Obstipation
- Alter, hohes 285
- bittere Drogen 8
- Da huang 159
- Dang gui 219
- He shou wu 321
- Huang lian 154
- Jue ming zi 223
- Ju hua 35
- Niu bang zi 267
- Qian niu zi 316, 317
- Rou cong rong 284
- Sang shen 348
- Suo yang 287
Ödem
- Che qian zi 104
- fade Drogen 6
- Huang qi 146
- Niu xi 263
- Pu gong ying 334
- Sang bai pi 349
- Wu jia pi 26
- Xu chang qing 313
- Yi mu cao 232
Ohnmacht 121
Opisthotonus 53
Orchitis 208

P
Paeoniae Radix alba 351, 354
Paeoniae Radix rubra 351, 357
Panacis Quinquefolii Radix 255
Paniculatum-Schwalbenwurz 310
Parasiten 316, 338, 339
- Hua jiao 116
Parästhesie 53, 217, 235, 351
Paratyphus 339
Parodontose 89
Pelvitis 208
Penis
- Schmerzen 264
- Verkümmerung 27
Pertussis 340
Pfeffer, schwarzer 257
Pfingstrosenwurzel 351
Pflanzenstruktur, Bewertung 15
Pharbitidis Semen 316
Phytotherapie 13
Pinellia 295
Pinelliae Rhizoma 294
Piperis Nigri Fructus 257
Plantaginis Herba 106
Plantaginis Herba et Semen 101
Plantaginis Semen 102
Plasmodien 176
Pneumonie 208
Pollutionen
- Che qian cao 106
- Gou qi 89, 90
- He shou wu 322
- Hu tao ren 253
- Qian shi 226
- Shan zu yu 42
- Shi liu pi 70
- Suo yang 287
- Tu si zi 272
Polygalae Radix 236
Polygonati Rhizoma 147
Polygonatum 148
Polygoni multiflori Radix 318
Portulacae Herba 273
Portulak 273
Potenz
- Gou qi 91
- Rou cong rong 283, 284
- Suo yang 286
Potenzstörungen 308
Prämenstruelles Syndrom (PMS) 204
Prävention, Ingwer 245
Prellung 100, 245
- Xu chang qing 312
Prostatitis 208
Proteinurie 227
Prozess, oxidativer 228
Prunellae Spica 300
Pseudoginseng 97
Psychische Erkrankungen 81, 190, 312, 360
Puerariae Radix 324
Pu gong ying 331
Pulsatillae Radix 107
Puls, sehr schwacher 61
Pyri Fructus 358
Pyri Pericarpium 358

Q
Qi
- aufwärts rebellierendes 295, 297
- und Blut 61
- entgleistes 4
- Supplementierung 142
- übles, miasmatisches 34
Qian nian jian 229
Qian niu zi 316
Qian shi 226
Qi-Leere-Asthma 67
Qi-Leere-Muster
- Dang gui 217
Qi-Mechanismus 10
Qing hao 173
Quetschung 100
- Xu chang qing 312
Quintessenz der Materia Medica von Wang Ang 21
Quisqualis Fructus 328

R
Raphani Radix 365
Raphani Semen 362
Reiseübelkeit 243
Reizbarkeit 72
Reizdarmsyndrom 357
Rekonvaleszenz 255
Rektumprolaps
- Chai hu 308
- Huang qi 143
- Ren shen 62
- Shi liu pi 69
- Wu mei 166
Ren dong teng 86
Restharn 27
Rettich 364
Rettichsamen 362, 365
Rettichwurzel 365
Rhabarberwurzel 156
- als Tonikum 158
Rhei Radix et Rhizoma 156
Rhen shen 55
Rheumatische Erkrankungen
- Mu gua 29
- Tian ma 53
- Wei ling xian 278
- Wu jia pi 26
Rheumatischen Erkrankungen
- Qian nian jian 230
Rhinitis 193
Rhinitis, allergische 132
Rot 119
Rötung
- Zhi zi 48
Rou cong rong 283
Rückenschmerzen 150
Ruhelosigkeit 64, 80, 81, 154

S
Salz 7
Samenerguss, vorzeitiger 70, 226
Samenschwäche 284
San bai pi
Sang 344
Sang bai pi 349
Sang shen 347
Sang ye 344
Sang zhi 350
San qi 97
Scheide, Juckreiz 270
Schisandrae Fructus 195
Schizophrenie 312
Schlafförderung 64, 239, 299

Schlaflosigkeit 64
- Bai he 79, 81, 82
- Ban xia 298, 299
- Bluthochdruck 112
- Gan cao 190
- Gou qi 89
- He huan 212
- He shou wu 322
- Huang lian 154
- psychische Ursache 80
- Sang shen 348
- schwere 83
- Wu wie zi 197
- Xia ku cao 301
- Yuan zhi 239
Schlafstörungen
- Da zao 72
- traumgestört 83, 89, 197
Schlaganfall 235, 351
- Huang qi 146
- Tian ma 53
Schlangenbiss 274, 339
Schlankmacher 224
Schleimhäute
- toxische Schwellung 190
Schleim, Umwandlung 298
Schluckauf 202, 203, 297
Schmerzen
- Chai hu 307
- epigastrische 312
- genitale 284
- gynäkologische 250
- krampfartige 29
- rheumatische 312
- Wind-Feuchtigkeit-Bi-Syndrome 180
- Wu zhu yu 249
Schmerzen, epigastrische 80
Schmerzlinderung
- Pu gong ying 333
Schmerzstillung 249, 312
- Bai shao 357
Schnittverletzung 106, 218
- Ma chi xian 276
Schock 56, 62
Schulterschmerzen 351
Schüttelfrost 175, 177, 307
Schwäche 62, 142, 322
- muskuläre 26, 287
Schwangerschaft
- Kuan dong hua 293
- Tu si zi 272
Schwangerschaftserbrechen 243 (s. Erbrechen)
Schweben 9, 10
Schweiß (s. Schwitzen)
Schweißlosigkeit 327
Schwellung
- Chi shao 357
- Mu dan pi 130
- toxische 138
- Zhi zi 48
Schwerhörigkeit 89, 348
Schwindel 32, 89
- Bai shao 357
- Bluthochdruck 105, 112
- Chai hu 308
- Chong wei zi 235
- Da huang 157
- Geburtshilfe 121
- Gou qi 89
- Gou teng 112
- He shou wu 322
- Mangel an Nieren-Essenz 150
- Qing hao 175
- Sang shen 348
- Shan zu yu 42
- Tian ma 53
- Tu si zi 272
- Xia ku cao 302, 303
Schwindsucht 79, 135, 136, 292
Schwitzen, Schweiß
- Adipositas 143
- Bai shao 356
- dampfende Knochen 131
- fieberbedingtes 63
- Klimakterium 131
- Kopf 346
- nächtliches 131, 346
- spontanes 42, 143, 342
- starkes 63
- zurückhalten 197
Scutellariae Radix 160
Sehen, unscharfes 223
Sehkraft
- Förderung 89
- Nachlassen 105
- Schwäche 44
- Verminderung 89, 223
Sehnen
- Entspannung 29
- Erschlaffung 26
Sehstörung 272
Seidenakazie 211, 212
Senkungsbeschwerden 308
- Huang qi 143
- Ren shen 62
Seuchen 311, 313
Sexualfunktion, Kräftigung 90
Sexualtonikum 269
Shan yao 341
Shan zha 123
Shan zhu yu 41
Shaoyang-Syndrome 174, 307
Shao yao 351
She chuang zi 268
Sheng jiang 242
Shennong 19
Shi hu 43
Shi jun zi 328
Shi liu pi 68
Sicht, verschwommene 89, 322
Sichuanpfeffer 115
Sieben Schädigungen 52
Signaturen 11
- farbliche 12
- Wachstums- und Blütezeit 16
Signaturenlehre 12, 13
- chinesisches Konzept 14
Sinusitis 181, 193
- chronische 209
Skelettwachstum 89
Skrofulose 109, 301, 303
Sommerhitze 174, 175
Soor 178
Spasmus 53, 235, 351
- Beine 281
- Magen-Darm-Trakt 357
Speichelfluss, vermehrter 249
Sperma
- Kräftigung 27, 44, 90
- Zurückhalten 196
Spermatorrhoe
- Gou qi 90
- He shou wu 322
- Qian shi 226
- Shan zu yu 42
- Shi liu pi 70
- Suo yang 287
- Tu si zi 272
Sprachfunktion, verbesserte 54
Sprachstörungen 146
Spülung
- She chuang zi 269
Spulwürmer 329, 330, 339, 340
- Hua jiao 116, 117
- Shi liu pi 69, 70
Sputum
- blutiges 81, 257
- eitrig-blutiges 136
- gelbes fischiges 162
Star, grauer 89
Stärkeakkumulation 338
Staubpilz 314
Steinbildung 104
Steingrieß 97
Steinleiden 95
Stichverletzung 106, 218
- Ma chi xian 276
Stillzeit 145
Stimme
- Dendrobium-Tee 45

- schwache 62
Stimmungsaufhellung 238
Stimmungsschwankungen 72, 212
Stimmverlust 315
Stinkesche 248
Strahlentherapie 68, 167
Strauchpäonie 127
Stresserkrankungen 206, 328
Stuhl
- Blutabgang 69
- blutiger 155, 166
- dünner 67, 142
- trockener 150
- weicher 62, 72, 76, 189, 342
- Zurückhalten 197
Stuhlausscheidung, Förderung 81
Stuhlgang
- Birnensaft 361
Suo yang 286
Süßholz 188

T
Täniasis 317
Taraxaci Herba 331
Taubheit 42, 89, 308, 348
Taubheitsgefühl, Beine 29
TCM-Reproduktionsmedizin 272
Teilbäder, Viola 139
Temperaturqualitäten 5
Tenesmen 109, 163, 167, 200
Tetanie 53
Thrombenbildung 313
Thrombus 100
Tian ma 49
Tics 53, 112, 265
Tinnitus 42, 89, 308, 348
- Tu si zi 272
Tonika 19
Toxine
- Absorption 190
- Lösen 137
Tränenfluss 32, 155, 223, 303
Traurigkeit 312
Tremor 53, 112
Tuberkulose 135, 339
- Bai he 79
Tumoren
- abdominelle 109, 121, 125, 130, 232, 338
- San qi 100
- Schluckauf 203
Tu si zi 270
Typhus 339

U
Übelkeit (s. Erbrechen) 202
- Ban xia 297
- Fo shou 40
- Hu jiao 259
- Mu xiang 200
- Wu zhu yu 249
Überarbeitung 52
Ulcus cruris 106
Ulkus 171
Uncariae Ramulus cum Uncis 110
Unfruchtbarkeit
- Dang gui 218
- Huang qi 145
- männliche 269
- Rou cong rong 284
- Suo yang 287
- weibliche 269
- Xian mao 281
Unruhe 189, 197, 360
- He huan 212
Unsterblichkeitskräuter 277
Unterleibsschmerzen 121, 250, 312, 357
- postpartale 37
- Tumoren 357
Urin
- blutiger 93, 104, 106, 163, 263, 264
- Nachtröpfeln 272
- Zurückhalten 197
Urtikaria 312
Uterusblutung
- unphysiologische 76
Uteruskontraktionen 232
Uterusprolaps
- Chai hu 308
- Huang qi 143
- Ren shen 62

V
Vaccariae Semen 240
Verbrennung 48, 172, 265, 361
Verbrühung 48, 172, 361
Verdauung, Anregung 338
Verdauungsbeschwerden 200
- durch Kälte 202
Verdauungsschwäche 124
Verdauungsstörungen
- Evodiapulver 250
Vergesslichkeit 64, 189, 239
Vergiftung 77, 190
Verletzung
- traumatische 100, 130, 157, 212, 263, 358
- Tu si zi 272
Verstauchung 100, 245
Vertigo 89
Verwirrtheit 82, 312
Vier Temperaturmerkmale 3
Violae Herba 137
Völle, abdominelle 157, 349
Völlegefühl 40, 124, 297
Vorfallsleiden 69

W
Wadenkrämpfe 30, 189, 339
Walnuss 252
Wang bu liu xing 241
Waschung
- Ma chi xian 276
- She chuang zi 269
Waschung, Viola 139
Wasseransammlungen 76, 349
Wasserdrogen 226
Wasserlassen
- häufiges 42, 253, 281, 287
- reichliches 272
Wechselfieber 177
Wechseljahresbeschwerden 130
Wegerichsamen 102
Wehentätigkeit 265
Wei ling xian 277
Wein
- Wu jia pi 27
Weinen 312
Weißdorn 122
Windaversion 327
Wind-Feuchtigkeit-Bi-Syndrome 235, 278, 312
Wind-Feuchtigkeit-Kälte-Bi-Syndrome. 278
Wind-Hitze-Erkrankung 267
Wind-Kälte-Feuchtigkeit-Bi-Syndrome 351
- Wu jia pi 26
Wind-Kälte-Husten 243
Wind-Ödeme 185
Wirkrichtung 9, 11
Wochenbett 125, 145, 232
Wu jia pi 25
Wu mei 165
Wundheilung 171, 212
Wundmedizin 206
Wurmmittel 330, 339
Wu wei zi 195
Wu zhu yu 248, 249

X
Xia ku cao 300
Xiang fu 203
Xian mao 280
Xin yi 192
Xi xin 179
Xi yang shen 255
Xu chang qing 309

Y
Yamswurz 341
Yang 3

Yangming-Kopfschmerzen 335
Yang-Qi, Anheben 308
Yi mu cao 230
Yin 3
Yin-Yang-Dysbalance 3
Yuan zhi 236
Yu xing cao 207

Z
Zahnausfall 89
Zahnfleischbildung 89
Zahnfleischbluten 335
Zahnschmerzen 109, 312, 335
Zahnwachstum 89
Zanthoxyli Pericarpium 114
Zanthoxylo Semen 117
Zellalterung 146
Zerrungen
– Xu chang qing 312
Zhi zi 47
Zi hua di ding 137
Zingiberis Rhizoma recens 242
Zinnober 119
Zi wan 133
Zungengeschwür 155, 250
Zwölffingerdarmgeschwür 171, 189
Zyklusstörungen (s. Menstruation)
Zystitis 94

Register Arzneimittel - *Pinyin*

Bǎi Hé 百合	Lilii Bulbus	78
Bái Jí 白及	Bletillae Rhizoma	169
Bái Tóu Wēng 白頭翁 (白头翁)	Pulsatillae Radix	107
Bàn Xià 半夏	Pinelliae Rhizoma	294
Biǎn Dòu 扁豆	Lablab Semen album	74
Chái Hú 柴胡	Bupleuri Radix	305
Chē Qián 車前 (车前)	Plantaginis Herba et Semen	101, 102
Dà Huáng 大黄	Rhei Radix et Rhizoma	156
Dà Suàn 大蒜	Allii sativi Bulbus	337
Dà Zǎo 大棗 (大枣)	Jujubae Fructus	71
Dāng Guī 當歸 (当归)	Angelicae sinensis Radix	213
Dì Gǔ Pí 地骨皮	Lycii Cortex	91
Dīng Xiāng 丁香	Caryophylli Flos	201
Fó Shǒu 佛手	Citri sarcodactylis Fructus	38
Gān Cǎo 甘草	Glycyrrhizae Radix	187
Gé Gēn 葛根	Puerariae Radix	324
Gǒu Qǐ Zǐ 枸杞子	Lycii Fructus	87
Gōu Téng 鉤藤 (钩藤)	Uncariae Ramulus cum Uncis	110
Guì Zhī 桂枝	Cinnamomi Ramulus	35
Hé Huān 合歡 (合欢)	Albiziae Cortex, Albiziae Flos	211
Hé Shǒu Wū 何首烏 (何首乌)	Polygoni multiflori Radix	318
Hóng Huā 紅花 (红花)	Carthami Flos	120
Hú Jiāo 胡椒	Piperis Nigri Fructus	257
Hú Táo Rén 胡桃仁	Juglandis Semen	251
Huā Jiāo 花椒	Zanthoxyli Pericarpium	113
Huáng Jīng 黄精	Polygonati Rhizoma	146
Huáng Lián 黄連 (黄连)	Coptidis Rhizoma	151
Huáng Qí 黄耆 (黄芪)	Astragali Radix	140
Huáng Qín 黄芩	Scutellariae Radix	160
Jīn Qián Cǎo 金錢草 (金钱草)	Lysimachiae Herba	94
Jīn Yín Huā 金銀花 (金银花)	Lonicerae Flos	83
Jú Huā 菊花	Chrysanthemi Flos	31
Jué Míng Zǐ 決明子 (决明子)	Cassiae Semen	220
Kuǎn Dōng Huā 款冬花	Farfarae Flos	289
Lái Fú Zǐ 萊菔子	Raphani Semen	362
Lái Fú 萊菔	Raphani Radix	364
Lí 梨, *Lí Pí* 梨皮	Pyri Fructus, Pyri Pericarpium	358
Lù Lù Tōng 路路通	Fructus Liquidambaris	235
Mǎ bó 馬勃 (马勃)	Lasiosphaera / Calvatia	314
Mǎ Chǐ Xiàn 馬齒莧 (马齿苋)	Portulacae Herba	273
Má Huáng 麻黄	Ephedrae Herba	182
Mǔ Dān Pí 牡丹皮	Moutan Cortex	126
Mù Guā 木瓜	Chaenomelis Fructus	28
Mù Xiāng 木香	Aucklandiae Radix	199
Niú Bàng Zǐ 牛蒡子	Arctii Fructus	266
Niú Xī 牛膝	Achyranthis Bidentatae Radix, Cyathulae Radix	261
Pú Gōng Yīng 蒲公英	Taraxaci Herba	331
Qiān Nián Jiàn 千年健	Homalomenae Rhizoma	229
Qiān Niú Zǐ 牽牛子 (牵牛子)	Pharbitidis Semen	315
Qiàn Shí 芡實 (芡实)	Euryales Semen	225
Qīng Hāo 青蒿	Artemisiae Annuae Herba	173
Rěn Dōng Téng 忍冬藤	Lonicerae Caulis	86
Rén Shēn 人參 (人参)	Ginseng Radix	54
Ròu Cōng Róng 肉蓯蓉 (肉苁蓉)	Cistanches Herba	283
Sān Qī 三七	Notoginseng Radix	97
Sāng 桑	Morus alba	344
Shān Yào 山藥 (山药)	Dioscoreae Rhizoma	341
Shān Zhā 山楂	Crataegi Fructus	122
Shān Zhū Yú 山茱萸	Corni Fructus	41
Sháo Yào 芍藥 (芍药)	Paeoniae Radix alba, Paeoniae Radix rubra	351
Shé Chuáng Zǐ 蛇床子	Cnidii Fructus	268
Shēng Jiāng 生薑 (生姜)	Zingiberis Rhizoma recens	242
Shí Hú 石斛	Dendrobii Herba	43
Shǐ Jūn Zǐ 使君子	Quisqualis Fructus	328
Shí Liú Pí 石榴皮	Granati Pericarpium	68
Suǒ Yáng 鎖陽 (锁阳)	Cynomorii Herba	286
Tiān Má 天麻	Gastrodiae Rhizoma	49
Tù Sī Zǐ 菟絲子 (菟丝子)	Cuscutae Semen	270
Wáng Bù Liú Xíng 王不留行	Vaccariae Semen	240
Wēi Líng Xiān 威靈仙 (威灵仙)	Clematidis Radix	277
Wǔ Jiā Pí 五加皮	Acanthopanacis Cortex	25
Wū Méi 烏梅 (乌梅)	Mume Fructus	164
Wú Zhū Yú 吳茱萸 (吴茱萸)	Evodiae Fructus	248
Xì Xīn 細辛 (细辛)	Asari Radix	179
Xī Yáng Shēn 西洋參 (西洋参)	Panacis Quinquefolii Radix	255
Xià Kū Cǎo 夏枯草	Prunellae Spica	399
Xiān Máo 仙茅	Curculiginis Rhizoma	280
Xiāng Fù 香附	Cyperi Rhizoma	203
Xīn Yí Huā 辛夷花	Magnoliae Flos	191
Xú Cháng Qīng 徐長卿	Cynanchi paniculati Radix	309
Yì Mǔ Cǎo 益母草	Leonuri Herba	230
Yú Xīng Cǎo 魚腥草 (鱼腥草)	Houttuyniae Herba	207
Yuǎn Zhì 遠志 (远志)	Polygalae Radix	236
Zhī Zǐ 梔子 (栀子)	Gardeniae Fructus, Gardeniae Semen	47
Zǐ Huā Dì Dīng 紫花地丁	Violae Herba	137
Zǐ Wǎn 紫菀	Asteris Radix	133

Register Arzneimittel – pharmazeutischer Name

Acanthopanacis Cortex	*Wǔ Jiā Pí* 五加皮	25
Achyranthis Bidentatae Radix, Cyathulae Radix	*Niú Xī* 牛膝	261
Albiziae Cortex, Albiziae Flos	*Hé Huān* 合歡 (合欢)	211
Allii sativi Bulbus	*Dà Suàn* 大蒜	337
Angelicae sinensis Radix	*Dāng Guī* 當歸 (当归)	213
Arctii Fructus	*Niú Bàng Zǐ* 牛蒡子	266
Artemisiae Annuae Herba	*Qīng Hāo* 青蒿	173
Asari Radix	*Xì Xīn* 細辛 (细辛)	179
Asteris Radix	*Zǐ Wǎn* 紫菀	133
Astragali Radix	*Huáng Qí* 黄耆 (黄芪)	140
Aucklandiae Radix	*Mù Xiāng* 木香	199
Bletillae Rhizoma	*Bái Jí* 白及	169
Bupleuri Radix	*Chái Hú* 柴胡	305
Carthami Flos	*Hóng Huā* 紅花 (红花)	120
Caryophylli Flos	*Dīng Xiāng* 丁香	201
Cassiae Semen	*Jué Míng Zǐ* 決明子 (决明子)	220
Chaenomelis Fructus	*Mù Guā* 木瓜	28
Chrysanthemi Flos	*Jú Huā* 菊花	31
Cinnamomi Ramulus	*Guì Zhī* 桂枝	35
Cistanches Herba	*Ròu Cōng Róng* 肉蓯蓉 (肉苁蓉)	283
Citri sarcodactylis Fructus	*Fó Shǒu* 佛手	38
Clematidis Radix	*Wēi Líng Xiān* 威靈仙 (威灵仙)	277
Cnidii Fructus	*Shé Chuáng Zǐ* 蛇床子	268
Coptidis Rhizoma	*Huáng Lián* 黄連 (黄连)	151
Corni Fructus	*Shān Zhū Yú* 山茱萸	41
Crataegi Fructus	*Shān Zhā* 山楂	122
Curculiginis Rhizoma	*Xiān Máo* 仙茅	280
Cuscutae Semen	*Tù Sī Zǐ* 菟絲子 (菟丝子)	270
Cynanchi paniculati Radix	*Xú Cháng Qīng* 徐長卿	309
Cynomorii Herba	*Suǒ Yáng* 鎖陽 (锁阳)	286
Cyperi Rhizoma	*Xiāng Fù* 香附	203
Dendrobii Herba	*Shí Hú* 石斛	43
Dioscoreae Rhizoma	*Shān Yào* 山藥 (山药)	341
Ephedrae Herba	*Má Huáng* 麻黄	182
Euryales Semen	*Qiàn Shí* 芡實 (芡实)	225
Evodiae Fructus	*Wú Zhū Yú* 吳茱萸 (吴茱萸)	248
Farfarae Flos	*Kuǎn Dōng Huā* 款冬花	289
Fructus Liquidambaris	*Lù Lù Tōng* 路路通	235
Gardeniae Fructus, Gardeniae Semen	*Zhī Zǐ* 梔子 (栀子)	47
Gastrodiae Rhizoma	*Tiān Má* 天麻	49
Ginseng Radix	*Rén Shēn* 人參 (人参)	54
Glycyrrhizae Radix	*Gān Cǎo* 甘草	187
Granati Pericarpium	*Shí Liú Pí* 石榴皮	68
Homalomenae Rhizoma	*Qiān Nián Jiàn* 千年健	229
Houttuyniae Herba	*Yú Xīng Cǎo* 魚腥草 (鱼腥草)	207
Juglandis Semen	*Hú Táo Rén* 胡桃仁	251
Jujubae Fructus	*Dà Zǎo* 大棗 (大枣)	71
Lablab Semen album	*Biǎn Dòu* 扁豆	74
Lasiosphaera / Calvatia	*Mǎ bó* 馬勃 (马勃)	314
Leonuri Herba	*Yì Mǔ Cǎo* 益母草	230
Lilii Bulbus	*Bǎi Hé* 百合	78
Lonicerae Caulis	*Rěn Dōng Téng* 忍冬藤	86
Lonicerae Flos	*Jīn Yín Huā* 金銀花 (金银花)	83
Lycii Cortex	*Dì Gǔ Pí* 地骨皮	91
Lycii Fructus	*Gǒu Qǐ Zǐ* 枸杞子	87
Lysimachiae Herba	*Jīn Qián Cǎo* 金錢草 (金钱草)	94
Magnoliae Flos	*Xīn Yí Huā* 辛夷花	191
Morus alba	*Sāng* 桑	344
Moutan Cortex	*Mǔ Dān Pí* 牡丹皮	126
Mume Fructus	*Wū Méi* 烏梅 (乌梅)	164
Notoginseng Radix	*Sān Qī* 三七	97
Paeoniae Radix alba, Paeoniae Radix rubra	*Sháo Yào* 芍藥 (芍药)	351
Panacis Quinquefolii Radix	*Xī Yáng Shēn* 西洋參 (西洋参)	255
Pharbitidis Semen	*Qiān Niú Zǐ* 牽牛子 (牵牛子)	315
Pinelliae Rhizoma	*Bàn Xià* 半夏	294
Piperis Nigri Fructus	*Hú Jiāo* 胡椒	257
Plantaginis Herba et Semen	*Chē Qián* 車前 (车前)	101, 102
Polygalae Radix	*Yuǎn Zhì* 遠志 (远志)	236
Polygonati Rhizoma	*Huáng Jīng* 黄精	146
Polygoni multiflori Radix	*Hé Shǒu Wū* 何首烏 (何首乌)	318
Portulacae Herba	*Mǎ Chǐ Xiàn* 馬齒莧 (马齿苋)	273
Prunellae Spica	*Xià Kū Cǎo* 夏枯草	399
Puerariae Radix	*Gé Gēn* 葛根	324
Pulsatillae Radix	*Bái Tóu Wēng* 白頭翁 (白头翁)	107
Pyri Fructus, Pyri Pericarpium	*Lí* 梨, *Lí Pí* 梨皮	358
Quisqualis Fructus	*Shǐ Jūn Zǐ* 使君子	328
Raphani Radix	*Lái Fú* 萊菔	364
Raphani Semen	*Lái Fú Zǐ* 萊菔子	362
Rhei Radix et Rhizoma	*Dà Huáng* 大黄	156
Scutellariae Radix	*Huáng Qín* 黄芩	160
Taraxaci Herba	*Pú Gōng Yīng* 蒲公英	331
Uncariae Ramulus cum Uncis	*Gōu Téng* 鉤藤 (钩藤)	110
Vaccariae Semen	*Wáng Bù Liú Xíng* 王不留行	240
Violae Herba	*Zǐ Huā Dì Dīng* 紫花地丁	137
Zanthoxyli Pericarpium	*Huā Jiāo* 花椒	113
Zingiberis Rhizoma recens	*Shēng Jiāng* 生薑 (生姜)	242

Rhei Radix et Rhizoma	*Dà Huáng* 大黄	156
Scutellariae Radix	*Huáng Qín* 黄芩	160
Taraxaci Herba	*Pú Gōng Yīng* 蒲公英	331
Uncariae Ramulus cum Uncis	*Gōu Téng* 鉤藤 (钩藤)	110
Vaccariae Semen	*Wáng Bù Liú Xíng* 王不留行	240
Violae Herba	*Zǐ Huā Dì Dīng* 紫花地丁	137
Zanthoxyli Pericarpium	*Huā Jiāo* 花椒	113
Zingiberis Rhizoma recens	*Shēng Jiāng* 生薑 (生姜)	242